"十二五"普通高等教育本科国家级规划教材

科学出版社"十四五"普通高等教育本科规划教材

生物制品学

（第三版）

主　编　王俊丽　聂国兴

编　者　（以姓氏笔画为序）

王俊丽（河南师范大学）

卢荣华（河南师范大学）

冯军厂（河南师范大学）

刘涌涛（新乡医学院）

闫　潇（河南师范大学）

杨丽萍（河南师范大学）

秦超彬（河南师范大学）

聂国兴（河南师范大学）

科学出版社

北京

内 容 简 介

本书是在《生物制品学》（第二版）基础上进行全面修订和重新编排而成。全书共分为 4 篇 17 章。第一篇生物制品总论，主要介绍了生物制品概述，生物制品的质量管理与控制，生物制品用菌/毒种、细胞基质和实验动物，生物反应器，生物制品的制备、贮藏和运输，生物安全与防护等的相关知识。第二篇疫苗，介绍了疫苗相关理论、技术和应用，以及目前正在应用和研发的各种细菌类和病毒类疫苗。第三篇治疗类生物制品，介绍了重组蛋白质和多肽制品、抗体药物、血液制品、基因治疗制品等的相关知识，另外简单介绍了已应用于临床的几种细菌免疫调节剂和微生态制剂。第四篇诊断制品，主要介绍了诊断制品的不同分类和免疫诊断制品、基因诊断制品的相关诊断技术。

本书可作为高等院校生物制药、生物技术、生物工程等专业的本科生教材，也可作为高等院校非生物专业学生的素质教育教材，并可供相关专业教师、科研人员、研究生、产业界人士及其他有兴趣的读者阅读。

图书在版编目（CIP）数据

生物制品学 / 王俊丽，聂国兴主编. —3 版. —北京：科学出版社，2022.3
"十二五"普通高等教育本科国家级规划教材　科学出版社"十四五"普通高等教育本科规划教材

ISBN 978-7-03-071647-7

Ⅰ. ①生⋯　Ⅱ. ①王⋯　②聂⋯　Ⅲ. ①生物制品 - 高等学校 - 教材
Ⅳ. ① R977

中国版本图书馆 CIP 数据核字（2022）第 031587 号

责任编辑：王玉时　马程迪/责任校对：宁辉彩
责任印制：霍　兵 / 封面设计：蓝正设计

科学出版社 出版
北京东黄城根北街 16 号
邮政编码：100717
http://www.sciencep.com

北京凌奇印刷有限责任公司印刷
科学出版社发行　各地新华书店经销

*

2008 年 8 月第　一　版　开本：787×1092　1/16
2022 年 3 月第　三　版　印张：26
2025 年 1 月第二十九次印刷　字数：700 000
定价：79.80 元
（如有印装质量问题，我社负责调换）

前　言

　　教育、科技、人才是全面建设社会主义现代化国家的基础性、战略性支撑。必须坚持科技是第一生产力、人才是第一资源、创新是第一动力，深入实施科教兴国战略、人才强国战略、创新驱动发展战略，开辟发展新领域新赛道，不断塑造发展新动能新优势。《生物制品学》（第二版）从 2012 年出版以来已有近十年时间。十年来生物制品领域的许多理论和相关技术不断被突破，新产品大量涌现。单抗药物无疑是这十年来发展最为迅速的一大类生物制品，2012年市场上只有不到 30 种，到 2021 年已增至 100 种，而单抗药物的制备技术也从传统的单克隆抗体技术、抗体文库展示技术发展到转基因小鼠技术、单细胞测序技术等。被称为先进疗法药物（ATMP）的基因治疗药物、体细胞治疗药物、组织工程产品及组合 ATMP 产品也得到了长足发展，十年间涌现出了几十种新产品。在疫苗研究领域，由于基因组学、结构生物学、反向遗传学、生物信息学及免疫组学 / 抗体组学技术的快速发展并相互融合，相关研究正逐步从传统疫苗研究发展到精准设计免疫原和改造病原体基因组的"疫苗学 3.0"时代。药物基因组学与测序技术、芯片技术和生物信息学技术及平台的结合，不仅使人们能够快速识别和解释单个患者疾病背后的遗传和分子基础，还能预测某一特定药物适于何种反应的患者，从而使药物开发和临床应用进入一个新阶段——精准医疗阶段。与此同时，生物制品的内涵和应用边界大大扩展，其分类和定义也在悄然发生变化。

　　面对十年来生物制品领域日新月异的进步，《生物制品学》（第二版）的不少知识逐渐显得陈旧。为改变这种状况，编者曾多次与科学出版社同仁商讨第三版的编写和出版问题，并于2018 年开始进行编写和修订。其间几易其稿，总感觉不是这部分的知识不够全面，就是那部分的介绍不够前沿，抑或有些内容的侧重点不对，是以至今方得出版。虽然第三版仍有很多地方不尽如人意，但考虑到我们是在编写生物制品学教材，而不是在综述生物制品研究进展，不可能将所有最新知识呈现给读者。另外，编者毕竟都只是从事一线教学的老师，而不是该领域的专家，学识和专业水平决定了本书无法达到足够的高度和深度，甚至可能出现一些错误而不自知。已有的不足和缺陷，望同行专家能给予谅解和批评指正，我们会在以后新知识的学习和积累中尽量修改和纠正。

　　第三版在知识框架上基本遵从了第二版，但在编排形式上做了调整，由第二版的六篇二十六章缩减成四篇十七章。第一篇仍是"总论"，后三篇仿照 2020 年版《中华人民共和国药典》（三部）对生物制品的收录和编排形式，分为"疫苗"（第二篇）、"治疗类生物制品"（第三篇）和"诊断制品"（第四篇）。第一篇和第二篇同第二版一样，分别由六章和三章内容组成，知识框架也基本相似，但内容做了较大幅度的重组、删减和增订。第三篇是本版改动最大的部分，不仅内容上进行了大幅度的修订，编排形式上也发生了重大变化，将第二版中的第三篇（血液制品）、第四篇（生物技术药物）和第五篇（免疫调节剂和微生态制剂）整合在一起，分成六章（"重组蛋白质和多肽制品""抗体药物""血液制品""基因治疗制品""细菌免疫调节剂""微生态制剂"）加以介绍。第四篇是删减幅度最大的一部分。由于诊断制品种类繁多、成分多样、产品更新速度快，很多老的诊断制品逐渐被淘汰，而新的诊断制品哪些属于生物制品目前尚没有统一的标准和界限，所以本篇删除了第二版中的大部分内容，只着重介绍了与生物学相关的诊断技术。

在第三版的编写、校订过程中，全体编者都倾注了大量的心血。其中，卢荣华老师负责编写第一至三章；闫潇老师负责编写第四至六章；刘涌涛老师负责编写第七章；冯军厂老师负责编写第八章；王俊丽老师负责编写第九章；秦超彬老师负责编写第十章；聂国兴老师负责编写第十一至十二章；杨丽萍老师负责编写第十三至十七章。全书的统稿由王俊丽老师负责，审校由聂国兴老师负责。在此，对所有参编人员的辛苦付出表示衷心的感谢！

最后感谢所有为本书出版付出努力和给予关心及关注的出版社编辑、同行专家和读者朋友，你们的认可、鼓励甚或苛责，都是我们自省和臻善的巨大动力。

王俊丽

2021 年 10 月

目 录

第一篇 生物制品总论

第二篇　疫　苗

第三篇　治疗类生物制品

第四篇　诊　断　制　品

第一篇

生物制品总论

第一章

概　述

第一节　生物制品及生物制品学

2015 年版《中华人民共和国药典》(三部)关于生物制品的定义为：生物制品 (biological product) 是以微生物、细胞、动物或人源组织和体液等为起始原材料，用生物学技术制成，用于预防、治疗和诊断人类疾病的制剂。根据此定义，生物制品应包括：主要用于预防疾病的疫苗，主要用于治疗疾病的血液制品、重组蛋白质及多肽制品、抗体药物、基因药物、微生态制剂等，以及用于诊断疾病的诊断试剂。

生物制品学 (biologicology) 是研究各类生物制品的来源、结构功能特点、应用、生产工艺、原理、现状、存在问题与发展前景等诸多方面知识的一门学科。

生物制品是伴随着生物技术的发展而发展的，同时又与微生物学、免疫学、生物化学及分子生物学等基础理论的发展密不可分。生物制品是现代医学中发展比较早的一类药品，随着相关学科和技术的发展，其种类和品种不断增加，在疾病的预防、治疗和诊断中起着越来越重要的作用。然而，在较长时期内，它并没有成为一门学科，可能是因为它所包含的经验性成分比较多，缺乏形成独立学科的理论基础。20 世纪 40 年代以后人们对微生物的遗传、营养、代谢，以及它们的致病因子和抗原成分有了较为系统的研究。另外，自 20 世纪 50 年代以来，克隆选择学说、免疫球蛋白的结构、巨噬细胞及 T 细胞 (T 淋巴细胞) 和 B 细胞 (B 淋巴细胞) 的功能、主要组织相容性复合体 (major histocompatibility complex, MHC) 的参与、抗体形成的遗传基础、细胞因子的作用等逐步得到阐明，免疫学作为生物制品学的一门重要基础学科，开始渐渐成为一门独立的学科。更重要的是分子生物学的兴起，提供了基因技术和杂交瘤技术两个有划时代意义的新技术，发酵工程和蛋白质化学的发展提供了现代生物反应器和蛋白质的分离纯化、检测技术。这些科学技术的发展，扩大了生物制品的范畴，同时给生物制品提供了系统的理论和技术基础。目前，生物制品学已经发展成为以微生物学、免疫学、生物化学、分子生物学等学科为理论基础，以现代生物技术 (包括基因工程、细胞工程、发酵工程、蛋白质工程等) 为技术基础的一门新的独立学科。

第二节　生物制品的历史和发展

提到生物制品人们首先会想到疫苗，提到疫苗，就不得不提起人类与天花做斗争的历史。人为方法预防天花的最早记载是我国的宋代。宋真宗时，有峨眉山人曾为丞相王旦的儿子接种人痘预防天花，创造了"以毒攻毒"的预防方法，这是人类使用疫苗预防传染病的最早记载，是中国人民对世界医学的一大贡献。然而人痘中天花病毒的毒力并未大幅减弱，接种人痘的危险性很大，健康人接种可能会患天花甚至死亡。

真正意义上的生物制品始于 18 世纪英国医生詹纳研制的用于预防天花的牛痘苗。天花于 18 世纪末在欧洲肆虐横行时人们注意到一个令人惊奇的现象，一些挤牛奶的农妇很少得天花，这可能是因为那些挤牛奶的农妇在与奶牛接触的过程中感染了症状较轻的牛痘。1796年，詹纳第一次用牛痘苗接种人体取得了巨大的成功，从此种植牛痘的技术传遍了欧洲，后又传到北美洲和亚洲。

作为牛痘苗的发明者，詹纳当时并不清楚为什么牛痘能够预防天花。19世纪中叶，随着微生物学的蓬勃发展，人们相继认识了各种病原微生物。1870年，法国科学家巴斯德在对鸡霍乱病的研究中发现，将鸡霍乱弧菌连续培养几代，可以将细菌的毒力降到很低。给鸡接种这种减毒细菌后，可使鸡获得对霍乱的免疫力，从而发明了第一个细菌减毒活疫苗——鸡霍乱疫苗。巴斯德将此归纳为对动物接种什么病菌就可以使其不受该病菌感染的免疫接种原理，由此奠定了疫苗的理论基础。此后，随着微生物学和免疫学的发展、细菌和病毒分离培养技术的不断进步及现代分子生物学技术的应用，各种疫苗相继问世。在人类使用疫苗来预防和控制传染病的200多年历史中，大多数烈性传染病得到了控制，其中天花从地球上被彻底消灭。疫苗的使用拯救了无数人的生命，人类的平均寿命也因此延长了数十年。

值得一提的是，生物制品的发展与细菌学、病毒学、生物化学、免疫学、分子生物学等学科密切相关。细菌培养方法的建立，增加了细菌类疫苗的品种，细菌的纯培养使人类认识到单个细菌毒力与致病力的关系，从而为研制减毒活疫苗提供了理论依据。细菌外毒素的研究，不仅在免疫学方面使人类对抗原抗体的反应有所认识，也建立了一些检测抗原抗体的方法，促进了类毒素疫苗、相应的抗毒素和多种抗菌血清的开发。随着多种诊断菌液、诊断血清相继问世，传染病的确诊多以血清学诊断为依据。疫苗、治疗用的抗血清及血清学诊断试剂的实际应用，也促进了免疫机理的研究。细胞培养技术的建立，使得科学家成功分离到多种病毒毒株，从而研制出多种病毒类疫苗，如麻疹疫苗、脊髓灰质炎疫苗等。利用生化技术纯化蛋白质，促进了多种抗原的纯化、浓缩，为开发纯化疫苗、亚单位疫苗提供了基本技术。很多生物制品的质量检测指标，都是借鉴生物化学和免疫学的方法。人类用重组基因工程分子生物学技术，开发了多种重组生物技术药物和重组疫苗。

总之，生物制品新产品的开发、质量的改进、检测指标的制定等，都是参考、引用相关学科的理论或技术手段，通过进一步研究而取得的成果。20世纪70年代以来，由于细胞工程、基因工程、蛋白质工程等新学科、新技术的出现和发展，生物制品的品种有了大幅度的增加，出现了单克隆抗体、基因工程重组制品、微生态制剂等多种治疗类生物制品。疫苗类制品也有了许多新品种，特别是出现了细菌多糖疫苗、基因工程疫苗、以核酸为基础的疫苗等。

生物技术的发展，使得抗原、抗体的制备，可采用杂交瘤技术（单克隆抗体）、多肽合成法或用基因工程技术大量生产，使酶联免疫吸附试验（enzyme linked immunosorbent assay，ELISA）/放射免疫分析（radioimmunoassay，RIA）的诊断精确度更高；20世纪90年代发展起来的聚合酶链反应（PCR）技术及近年来迅速发展的基因芯片技术，使人类诊断和检测疾病的手段深入分子水平，诊断工具日益专一、快速，应用面更广，质量更高，经济效益更显著。因此，诊断制品的品种也越来越丰富。

生物制品产业属于生物高技术、知识密集型产业，研制经费高、风险大，但同时又有较高的回报率。如今，老龄化引起的疾病，如肿瘤、心血管疾病、神经系统疾病、病毒感染性疾病、变态反应性疾病等均呈上升态势，依赖常规的药物和治疗手段难以解决这些问题。国内外市场更加需要研究开发新一代的高效预防、诊断及治疗方法。从目前生物制品研究的趋势来看，疫苗、单克隆抗体、重组人功能蛋白、基因治疗等是研究与开发最为热点的领域。这些领域的技术进展，以及生物制品的研究和开发成果，必将进一步改善人类生活的质量，延长人类的寿命。

第三节　我国生物制品的发展

我国生物制品的发展可以追溯到宋朝时期人痘技术的使用。到了明代，人痘已广泛使用，并先后传到世界各国。人痘可以说是我国生物制品的萌芽，但直到 1919 年，我国才出现真正意义上的生物制品。1917 年，绥远（现内蒙古自治区的一部分）的萨拉齐发生鼠疫，鼠疫被扑灭后我国于 1919 年在北平天坛成立了中央防疫处（北京生物制品研究所的前身），这是我国第一个生物制品研究所。1935 年，我国建立兰州制造所，名为西北防疫处。在旧中国，生物制品得不到应有的重视，规模小，品种少，发展慢。病毒疫苗只有牛痘苗和羊脑狂犬病疫苗两种；细菌疫苗只生产一些灭活疫苗；类毒素、抗毒素和其他免疫血清等都是粗制品，质量低下，生产数量也很有限。

新中国成立后，随着"预防为主"卫生工作方针的提出，生物制品获得迅速发展，特别是改革开放以来，我国生物制品事业取得了显著进展，主要表现在以下几方面。

一、机构的建立

1. 生物制品研究所

新中国成立初期，中央政府首先整顿了生物制品机构的体制，把私营生物制品厂并入国有生物制品研究所。通过机构调整，成立了北京、上海、武汉、长春、兰州和成都 6 个规模较大的生物制品研究所，以及 1 个主要研究生产脊髓灰质炎疫苗的研究所——中国医学科学院昆明医学生物学研究所，还专门成立了成都输血研究所。研究和生产的品种主要是一些常用的预防性制品和血液制品。各研究所直属卫生部领导。

2. 中国生物制品检定所

中国生物制品检定所成立于 1950 年，20 世纪 60 年代初与药检合并，称"中国药品生物制品检定所"（简称中检所），2010 年更名为"中国食品药品检定研究院"（简称中检院）。中检院是法定的国家药品、生物制品质量最高检验和仲裁机构，依法承担实施药品、生物制品、医疗器械、食品、保健品、化妆品、实验动物、包装材料等多领域产品的审批注册检验、进口检验、监督检验、安全评价及生物制品批签发，负责国家药品、医疗器械标准物质和生产检定用菌、毒种的研究、分发和管理，并开展相关技术的研究工作。目前，中检院已发展成为集检定、科研、教学、标准化研究于一体的综合性国家级药品、生物制品和医疗器械质检机构，是世界卫生组织（World Health Organization，WHO）指定的"世界卫生组织药品质量保证中心"。

3. 中国生物制品标准化委员会

中国生物制品标准化委员会于 1989 年成立，最初称为"卫生部生物制品标准化委员会"，1999 年更名为"中国生物制品标准化委员会"，下设 5 个分委会：病毒制品委员会、细菌制品委员会、血液制品委员会、生物工程产品委员会和诊断试剂委员会。该委员会是我国生物制品最高学术咨询组织，是以制定和修订中国生物制品标准为主要工作任务的专业化委员会。

二、生产的发展

自新中国成立以来，经过几十年的艰苦奋斗，我国生物制品事业逐步走上轨道，不断研制出大量人民急需的生物制品。20 世纪 80 年代后我国生物制品进入高速发展期，生物制品的种类、剂型快速增加。生物制品产品的质量实现与国际接轨，绝大多数老的品种已达到 WHO 规程的要求，新的品种一律实行 WHO 标准或国际先进标准。国家提出生物制品企业要率先达到

GMP（《药品生产质量管理规范》）要求，尤其是血液制品生产企业。生物技术产品生产车间或企业均按 GMP 的要求设计、建设和验收，其他制品生产车间也逐步通过技术改进，达到 GMP 要求，以使生物制品走向国际市场。

1. 产品品种增多

传统的生物制品种类和品种都较少，主要包括人血浆制品、动物血清类制品、疫苗类制品等。进入 20 世纪 80 年代后，我国生物制品的品种有了大幅度增加，出现了单克隆抗体、基因工程重组制品、基因治疗制品、微生态制剂等多种新型生物制品，疫苗类制品也有了许多新品种，特别是出现了细菌多糖疫苗、基因工程疫苗等（表 1-1）。

我国应用酶工程技术研究出了一批相应的诊断酶、试剂盒、酶电极及诊断测试仪器，并已经形成自己的新型诊断试剂工业。

表 1-1 我国已批准生产的主要生物制品

类别	产品
疫苗类制品	牛痘疫苗、甲型肝炎疫苗、乙型肝炎疫苗、水痘疫苗、流感疫苗、麻疹疫苗、腮腺炎疫苗、风疹疫苗、狂犬病疫苗、脊髓灰质炎疫苗、乙型脑炎疫苗、出血热疫苗、黄热病疫苗、轮状病毒疫苗、森林脑炎疫苗、卡介苗、炭疽疫苗、肺炎疫苗、流感嗜血杆菌疫苗、伤寒疫苗、流脑疫苗、破伤风疫苗、白喉疫苗、百日咳疫苗、钩端螺旋体疫苗等
微生态制剂	口服双歧杆菌类制品、地衣芽孢杆菌类制品、蜡样芽孢杆菌类制品、酪酸梭菌类制品、枯草芽孢杆菌类制品、肠球菌类制品等
血液制品	人血白蛋白、各种免疫球蛋白、人凝血因子Ⅷ、人凝血因子Ⅸ、人纤维蛋白原、人凝血酶原复合物等
重组蛋白质及多肽药物	干扰素、白细胞介素-2、促红细胞生成素、表皮生长因子、成纤维细胞生长因子、粒细胞集落刺激因子、粒细胞巨噬细胞集落刺激因子、胰岛素、生长激素、链激酶、组织纤溶酶原激活剂等
抗体药物	抗人 T 淋巴细胞 CD3 单抗、抗人肝癌单抗、破伤风抗毒素、抗蛇毒血清、抗狂犬病血清等

2. 生产规模扩大，生产厂家和从业人员增多

新中国成立初期，生物制品的研究和生产主要集中在卫生部和医科院所属的几大生物制品研究所，产品品种和从业人员都很少。20 世纪 80 年代以来，由于生物技术的发展和我国医药市场的开放，由过去六大国有生物制品研究所研制、生产、供应生物制品的垄断格局被打破，开展生物制品研究的机构和进入生物制品生产领域的企业大幅增加，从事生物制品行业的人员也显著增多。同时，生物制品的生产规模逐渐由原来的小规模向大规模转化。绝大部分细菌类产品的生产已经变更为发酵培养工艺，细菌培养规模也从原来的"升"级水平达到或超过"吨"级水平。病毒类疫苗的细胞培养很多已转变成传代细胞培养，传代细胞的培养方式从转瓶转化为生物反应器培养。基因工程重组产品的哺乳动物细胞表达系统的培养已达到数十吨的规模。

除了培养规模的扩大，有效抗原的纯化工艺规模也大幅提高。以单一抗原组分为主要成分的细菌疫苗的纯化工艺中，应用了大容量离心机及生产规模的液相层析分离系统；在灭活病毒疫苗和血液制品生产、纯化工艺中，使用了超滤系统、大型滤压设备等；在生物制品终产品的分装、冻干等工艺中，使用的分装机的分装速度，从过去的每小时 3000～4000 支，发展到现在的每小时 3 万支以上；冻干机的冻干面积，从过去的几平方米，扩大到现在的几十平方米，批冻干瓶数从原来的几万支，扩大到现在的几十万支。上述这些关键设备的应用，大大提高了生物制品的生产规模。

生产规模的扩大和生产企业的增多，使得我国生产的生物制品种类和数量大幅增加。目前我国是世界上最大的疫苗生产国，共有40多家疫苗生产企业，可生产60多种疫苗，相应地预防30多种传染病，年产能超过10亿剂，年接种量达到7亿剂，国产疫苗约占全国实际接种量的95%。由于疫苗的长期大面积使用，1964年天花在我国完全被消灭；目前脊髓灰质炎（小儿麻痹症）也基本被消灭；自1992年对新生儿实施乙型肝炎（简称乙肝）疫苗接种以来，乙肝带毒率已由高峰期的16%降至8%以下，只要继续接种疫苗，乙肝带毒率也必将继续降低。

3. 生产工艺改进

由于技术和设备等的发展，生物制品的生产工艺和质量控制手段有了根本的改变，由原来传统的手工作坊式操作，逐渐向自动化改变；生产规模由原来的小规模向大规模转化。

就血液制品来说，大多数生产工艺从原来的硫酸铵沉淀法改进为低温乙醇法分离技术；分离方法由离心分离工艺转变为压滤分离工艺；工艺中多采用管道化连接，减少了暴露机会；生产工艺中增加了加热、低pH、膜过滤或有机溶剂/去污剂（solvent/detergent，S/D）法等病毒灭活工艺，大大增加了血液制品的安全性和血浆的综合利用率。

疫苗的生产工艺和细菌、细胞的培养工艺有了显著改进，细菌培养彻底摆脱了传统的固体培养方式，绝大多数细菌的培养已采用发酵培养工艺。细胞培养也从传统的转瓶工艺逐渐转化成生物反应器培养工艺。随着对细菌类疫苗有效抗原成分的分析和了解，疫苗抗原的纯化工艺中使用了更多的先进工艺，采用精制技术和工艺，提取和纯化有效抗原为疫苗组分，去除非抗原成分，减少疫苗的不良反应。例如，炭疽疫苗由减毒活疫苗转变为纯化的单一成分的保护性抗原疫苗；使用了近70年的百白破联合疫苗中的百日咳疫苗是全菌体灭活疫苗，现已被以纯化的百日咳杆菌有效抗原成分——百日咳毒素和丝状血凝素为组分的无细胞百日咳疫苗所取代，以此为基础，发展了第二代百白破疫苗，即无细胞百白破疫苗。

三、制品质量的管理

生物制品是一类特殊的药品，它除用于临床治疗和诊断以外，主要用于健康人预防疾病，接种对象多为婴幼儿。质量好的产品可增强人的免疫力，防治疾病，造福人民。质量差的制品不但不能保障人民的健康，还可能带来灾难。因此，其质量与人的生命攸关。

从我国生物制品质量管理上看，它的发展大致可以分为以下3个阶段。

1. 成品把关阶段

20世纪20～40年代为质量管理的成品把关阶段，即单纯依靠成品检定，剔除废品。当时既无生物制品制造检定规程，也无统一的制品质量标准，制造检定无章可循，方法随人而异。

2. 初级预防阶段

20世纪50～70年代发展到初级预防阶段，1952年我国制订第一部《生物制品规程》（草案），1959年修订后经卫生部批准作为我国生物制品规程。1979年又对《生物制品规程》进行了修订并制订出我国的《生物制品制造检定规程》。在此阶段已重视对生产菌种、毒种和半成品的质量控制，并加强了质量管理部门的职能，达到了初步预防控制制品质量的目的。

3. 全面质量管理阶段

20世纪80年代以后发展为全面质量管理阶段，质量控制手段由传统经验型向现代目标型转化，生产设施和管理实现了由质量管理（quality control）向质量保证（quality assurance）的转化，引入了国际标准化组织（international standard organization，ISO）标准、GMP等现代化企业和现代制药企业规范管理的理念。全面实施了GMP、批签发和企业注册标准等一系列旨在提高药品质量管理水平的制度，使我国的药品在质量上与国际标准接轨。

　　为提高生物制品的质量，国务院及卫生部（现中华人民共和国国家卫生健康委员会）相继制定了一系列法律法规，如《中华人民共和国药品管理法》《中华人民共和国药品管理实施条例》《生物制品管理规定》《药品生产质量管理规范》《新生物制品审批办法》《生物制品批签发管理办法》《中国生物制品规程》《预防用生物制品生产供应管理办法》《血液制品管理条例》《疫苗流通和预防接种管理条例》等，此外，国家药品监督管理部门制定的多个规章，包括《药品注册管理办法》《药品流通监督管理办法》《药品召回管理办法》等，同样适用于生物制品。

　　在严格进行质量管理的同时，生产技术和设备的更新改进也保证了生物制品质量的可靠性。在生物制品生产过程中的关键点，如发酵培养、生物反应器、层析纯化、超滤、冷冻干燥等工艺关键点，采用了许多在线检测仪器和设备，能够在线检测 pH、溶解氧量、温度、培养物浓度、蛋白质含量、冷冻干燥参数等与产品质量相关的数据；产品分装机的分装精度由过去的（0.5 ± 0.15）mL，提高到（0.5 ± 0.005）mL；在质量检测手段方面，引入了各种现代科学技术发展的成果，如原子光谱技术、电子显微技术、酶免疫技术、放射和荧光标记技术等，使得生物制品有效成分和非药物残留物质的质量控制和检测更加精确、可靠。

主要参考文献

金镛. 2018-1-25. 疫苗领域主力与新秀辉映［N］. 医药经济报，（6）.

金瑜，姚东宁，邵蓉. 2014. 我国生物医药产品的发展和监管［J］. 中国医科大学学报，45（3）：378-382.

杨晓明. 2009. 生物制品的现状和发展前景［J］. 上海预防医学杂志，21（7）：351-353.

赵铠，章以浩. 2003. 中国生物制品发展史略（1910～1990）［M］. 北京：北京生物制品研究所.

赵铠，章以浩，李河民. 2007. 医学生物制品学［M］. 2版. 北京：人民卫生出版社.

中国药典委员会. 2015. 中华人民共和国药典（三部）［M］. 北京：中国医药科技出版社.

第二章

生物制品的质量管理与控制

第一节　生物制品的质量特点

生物制品是用于疾病的预防、治疗和诊断的重要产品，其质量的优劣直接关系到千百万人的健康和生命安危，因而人们常把"生物制品"称为"生命制品"。虽然与其他产品一样，生物制品一旦进入流通领域即成为商品，但生物制品又不同于一般商品。一般商品根据其质量优劣可分为一等品、二等品甚至等外品，它们在不损害消费者利益的前提下可以不同的价格在市场销售。而生物制品却只有合格品和不合格品之分，即使只有一项指标不符合要求，也是不合格品，不允许出厂、销售和使用，否则可能会产生不堪设想的后果。因此，生物制品的质量标准不能与一般商品相提并论。

作为一大类药品，生物制品的质量至少应满足以下三方面的要求：安全性、有效性和可控性。安全性即使用安全，副作用小。生物制品不应存在不安全因素，否则使用后不仅收不到应有的效果，反而会对使用者造成危害。有效性即使用后能产生相应的效力。预防制品在使用后，对控制疫情、减少发病应有明显作用；治疗制品在使用后应产生一定的疗效；诊断制品用于疾病的诊断，其结果必须准确。无效的制品，不仅没有使用价值，反而会妨碍预防、治疗或诊断工作。可控性即制品的生产工艺、条件，成品的药效稳定性，外观、包装、使用方法等都是可控的。

但是，生物制品又不同于普通药品（化学药和中药），其属性和特性表现在以下几个方面：①起始材料均为生物活性物质；②生产加工全过程是生物过程，是无菌操作过程；③有些生物制品的生产过程是活病毒或活细菌的培养过程；④很多生物制品的有效成分为蛋白质或多肽，分子质量较大并具有复杂的分子结构，较不稳定，易失去生物活性，易被微生物污染，易被酶分解破坏；⑤生物制品效价或生物活性检定多采用生物学分析方法，具有变异性；⑥生物制品的活性成分多数对温度比较敏感，所以原材料、中间品、成品的运输、贮存、使用均需要保持在规定的温度下；⑦预防制品的使用对象不是患者，而是健康人，而且多数是婴幼儿。因此，各国药品监督管理部门对于生物制品均采取了较一般化学药品更为严格的监管措施。

由于生物制品质量的特殊性，WHO针对生物制品提出6项管理功能：①一整套有关生物制品审批程序和审批标准的法规文件；②审批结论要以临床试验数据为依据；③对疫苗、血液制品等生物制品的出厂销售实行批签发制度；④要有对生物制品进行质量评价的法定实验检定机构和实验室设施；⑤对生物制品生产企业实施GMP定期检查；⑥对生物制品有效性和不良反应进行上市后监测。

第二节　生物制品质量管理的发展

生物制品的质量管理经历了3个发展阶段：第一阶段是质量检验阶段，仅对产品的质量实行事后把关，即强调产品质量是通过检验来控制的，这是一种"质量源于检验"（quality-by-testing，QbT）的理念。但质量检验并不能提高产品质量，只能部分剔除次品或废品，因而只能对产品的质量进行初步的控制。第二阶段是对生产过程进行质量控制的阶段，强调产品质量不是检验出来的，而是生产制造出来的，因而应对产品生产的全过程进行质量控制，即对产品生产过程中影响产品质量的所有因素进行控制，从而将质量控制从事后把关提前到产品的生产制造过程，对产品的质量提供了进一步的保证。这种理念称为"质量源于生产过程"（quality-by-production，QbP）。第三阶段是贯彻"质量源于设计"（quality-by-design，QbD）理念的阶段，这是一个建立并有效实施全面质量管理体系阶段，强调产品质量首先是设计出来的，其次才是制造出来的，将质量管理从制造阶段进一步提前到设计阶段，因为产品生产过程的质量控制和最终的质量检验均无法弥补其设计上存在的缺陷，即产品的最终设计决定了其最终质量。

因此，生物制品的质量主要涉及 3 个环节：研发阶段的质量设计、生产过程的质量控制和全方位的质量检验。在生物制品研制和使用的 200 多年间，特别是在疫苗、抗血清研制的早期阶段（19 世纪和 20 世纪上半叶），在疫苗、抗血清的试制和生产过程中，由于制品污染、减毒活疫苗的减毒不彻底、脱毒方法不正确、安全评价方法不健全、生产工艺不严谨及生产环节缺乏空气净化等原因，在历史上曾发生过多起生物制品质量事故，造成了灾难性后果。事实上，生物制品的质量涉及从研发、生产、流通到使用的全过程，每一个环节出现问题都可能造成严重的事故。因此，生物制品质量管理必须实行全过程管理，即全面质量管理。

我国生物制品质量的管理遵循药品的全面质量管理模式，这种模式是国家药品监督管理部门与药事单位（包括生产、经营和使用单位）双管齐下，通过推行和实施一系列法律法规和行政规章来实现的。国家药品监督管理部门负责药品监督管理工作，各药事单位按照有关法律法规和规章制度进行药品的研发、生产、经营和使用。药品监督管理部门设置或者确定药品检验机构，承担依法实施药品审批和药品质量监督检查所需的药品检验工作。各药事单位设有与药品质量管理有关的机构和专门人员，负责药品质量工作。这种全过程管理还体现在全员的参与性，即从事医药工作的每一个成员都是药品质量的直接或间接相关者。

我国现行的生物制品质量管理和监督手段包括法律、法规、部门规章和行业标准。法律即《中华人民共和国药品管理法》；法规是指《中华人民共和国药品管理法实施条例》；部门规章有《药物非临床研究质量管理规范》《药物临床试验质量管理规范》《药品生产监督管理办法》《药品注册管理办法》《药品生产质量管理规范》《药品经营质量管理规范》《药品不良反应报告和监测管理办法》《药品召回管理办法》《直接接触药品的包装材料和容器管理办法》《药品说明书和标签管理规定》《生物制品批签发管理办法》等；行业标准即《中华人民共和国药典》。所有这些法律、法规、部门规章和行业标准涉及药品、生物制品从研发到流通各个阶段的质量管理措施，形成了一套完善的质量管理体系，为保证我国生物制品质量和人民用药安全提供了执行标准和法律依据。

第三节　生物制品的质量标准

一、药品质量标准

药品质量标准是国家为保证药品质量，根据药品的质量属性（quality attribute，QA），对其质量指标、检验方法和生产工艺等做出的技术规定，是药品生产、经营、使用及监督管理等各环节必须遵守的具有强制性的技术准则和法定依据。药品质量标准是针对某一目标化合物或者处方工艺所做出的基本技术要求，是日常检验或者评价药品质量符合性的重要依据之一，同时药品质量标准的完善与否也是工艺水平、分析技术、人员素质等综合实力的最终体现。因此药品质量标准的发展水平也间接地代表着一个国家药品行业的发展水平。

《中华人民共和国药品管理法》（2019 年修订）规定，国务院药品监督管理部门颁布的《中华人民共和国药典》（以下简称《中国药典》）为国家药品标准。2020 年版《中国药典》，分为四部，其中一部为中药，二部为化学药，三部为生物制品，四部为通则和药用辅料。覆盖了中药、化学药、生物制品、原料药、药用辅料、药包材以及标准物质的质量控制技术要求。国家药品质量标准不仅是判定药品质量是否符合规定要求的法规，同时也是指导和规范药品研发过程中质量标准建立的技术规范。事实上，我国目前已逐步形成以《中国药典》为核心，《药品注册标准》为基础，《进口药品标准》为辅的药品质量标准体系，其标准是药品生产、经营、使用、检验和监督管理部门共同遵循的法定依据。

《中国药典》（三部）是我国生物制品制造及检定的国家标准，是检测和评价生物制品质量、保障公众用药安全的法定技术规范和依据，也是国家对生物制品企业的生产及检定工作实施质量监督管理的主要依据。

二、生物制品质量标准的建立

药品质量标准由放行检验项目、可接受标准和分析方法组成，其制定过程包括放行检验项目的确定、可接受标准的确立、分析方法的验证、参比物质的建立等。质量标准的研究、确定贯穿整个药品的研发阶段，并在产品的整个生命周期中随着对产品理解的深入及风险评估发生相应的变化。如何在研发阶段拟定合适的质量标准是药品注册及上市评价的重要考虑点。生物制品通常由生物大分子组成，成分及结构复杂，生产工艺的差异可能导致产品质量的不同，即便是同类产品，其质量标准的拟定往往也难以完全套用已上市产品的质量标准，而是需要基于早期研发数据，按照具体情况具体分析的原则拟定符合产品特点的质量标准和相应的检测方法。一般来说，确立生物制品质量标准需要做到以下几方面。

1. 放行检验项目的确定

放行检验项目需根据对制品的质量属性（QA）的研究结果来确定。QA 是指制品的理化特征、生物学活性、免疫学性质、纯度和杂质组成及含量等，其变化会对产品的安全性和有效性产生潜在的影响。对制品进行全面的 QA 确证及产品特性分析是制定质量标准的重要基础。通常的研究策略为：通过早期研发阶段确定 QA 与产品安全和有效性的相关性，在此基础上考虑生产工艺、贮存条件对 QA 的影响及是否有适宜的检测方法。

（1）QA 确证及产品特性分析　　生物制品的 QA 确证及产品特性分析研究可分为以下几个方面。

1）产品的组成及含量。对于重组制品来说，产品含量一般指蛋白质含量；对于疫苗类制品来说是指抗原含量，通常选择适宜的物理、化学方法和（或）免疫化学方法进行测定。

2）杂质。杂质一般分为产品相关杂质和工艺相关杂质。

对于重组制品来说，产品相关杂质包括目标产物的聚合体、降解产物、电荷异构体、疏水突变体等；对于各类疫苗，产品相关杂质包括无活性的病毒颗粒、非目的范围的多糖、包装不完整的病毒样颗粒等。

工艺相关杂质包括细胞基质（宿主细胞蛋白、宿主细胞 DNA）、细胞培养物（诱导剂、抗生素或培养基成分）或下游工艺残留物。

3）污染物。污染物是指带入的外源性物质而不是生产工艺的一部分，如各种微生物、细菌内毒素等。

4）其他规定的 QA。包括蛋白质结构（一级、二级或高级结构及糖基化、磷酸化、氧化、脱酰胺、二硫键等翻译后修饰）、免疫学特性及生物活性等。

5）原材料及其他。全面的产品质量控制还包括原材料检测、工艺过程控制、工艺验证、研发过程中质量特性分析、稳定性研究和 GMP 的执行等方面。

此外，还要对有些属性的检测点进行分析和确证，如对于有些含有佐剂的疫苗，由于佐剂的干扰，难以在成品中对 DNA、宿主细胞蛋白质等项目进行检测，因此这些检测项一般在添加佐剂之前的原液阶段进行检测。

一般来说，产品自研发开始时便需要建立一套与之相应的系统性的检测项目。在产品的整个生命周期（包括临床前研究阶段、临床试验期间、上市前、上市后），随着工艺放大或变更以及研发经验、新知识的获得，检测项目需要进行适当调整。例如，随着对产品 QA 有更好的了解和发现新的杂质，则需要建立新的检测项目并开发相应的方法。另外，在研发过程中由于产业化放大及工艺变更可能导致产品相关杂质和工艺杂质的变化，因此需评估生产变更对产品质量标准的影响。

（2）药典要求与放行检验项目　在放行检验项目的设定中，还应充分参考注册国的药典或监管当局的具体规定，以保证产品放行检测项目的设立能够满足相关监管法规的要求。

国内外药典常规放行检定项目一般包括以下几个方面：鉴别试验、纯度和杂质、效价、含量、安全性试验（包括无菌试验、细菌内毒素检测、异常毒性试验等）、其他检测项目（包括外观、可见异物、不溶性微粒、pH、渗透压摩尔浓度、装量、稳定剂和水分测定等）。

总之，放行检验项目的选择需结合制品的 QA 和生产工艺、法规要求及对产品知识的积累等进行确定和更新。

2. 可接受标准的确立

可接受标准（acceptance criteria）是指原液、制剂或产品生产中间阶段的样品应符合的数值限度、范围或其他适宜的测量值。通常，可接受标准是基于多批产品的统计分析而拟定的。但更为重要的是，标准限度的合理性需结合临床前和临床研究批次的数据、稳定性研究数据、产品相关开发数据等予以充分论证。质量标准限度的拟定还应考虑在贮藏过程中原液和制剂可能发生降解，应对生产过程中和（或）贮存过程中产生的明显降解产物（产品相关杂质）予以分析并纳入质量标准。对于易受贮存过程影响、变化幅度较大且与产品安全性、有效性相关的检测项目，需同时设置放行标准和货架期标准。

在产品生命周期中，组成产品质量标准的要素并不是一成不变的，而是会随着不同的产品研制阶段及外部法规环境等因素的变化而发生改变，从而导致产品质量标准随之发生变化。例如，对于基于工艺能力制定的质量标准，需结合生产批次的数量进行修订，在研发早期，由于批次数据有限，可以基于研究方法的变异性制定较宽的范围。从统计分析的角度来看，25～30批的数据累积可较好地预测产品的工艺能力，进一步累积工艺批次至 85 批时可最终确定产品的质量标准。因此，欧美等国家的监管机构通常要求在产品上市累积生产至 30 批或累积生产3 年后，以补充申请的方式进行产品质量标准的更新。

3. 分析方法的验证

分析方法是质量标准的组成部分，它包括但不限于样品、参比对照品、试剂的配制，仪器的使用，标准曲线的绘制，计算公式的运用等。

分析方法的验证是证明一个分析方法具有相当的准确性、可靠性及适合于其既定用途的过程，是药品研发和质量控制的关键一环。方法验证一般是对专属性、准确性、精密度、线性范围、检测限度、定量限度、耐用性等几个指标中的一个或几个的研究，用于不同检测目的的试验方法需进行不同参数的测定。

产品质量标准分析方法通常可分为药典方法和非药典方法。药典方法在被确定为标准方法前已经经过适当的验证；非药典方法（包括药典方法的替代方法）一般是源自参考文献的方法或自建方法。对于各类方法均需进行验证，但依方法来源的不同对于验证的要求有所不同。

在产品的整个生命周期，分析方法均存在方法建立、验证、变更或转移等过程。每个分析方法（包括药典方法）一旦成功验证（或确认）和实施，在产品的生命周期中就应该严格按照该方法操作，以保证方法能持续适合其既定用途。当分析方法发生变更（如实验参数、设备、试剂的变更）及发生有可能影响目标分析物组成的生产过程的变更时（如生产工艺变更、制剂配方变更、生产工艺规模放大等），需对该方法进行再验证。

值得重视的是，生物制品是生物来源（或其半合成类似物）的物质，其效力和安全性不能只用化学或物理试验来评价，而是需要用生物学方法进行验证。使用活体动植物、动植物组织、细胞、血液组分或微生物等进行生物制品的检定试验，称为生物测定法。这种测定方法的变异性比化学或物理测定大得多。

4. 参比物质的建立

药品质量标准的建立过程中，参比物质的制备是极其重要的。参比物质在产品量值溯源、产品定性、杂质控制等药品质量控制中均发挥重要作用，同时也是评价上市产品与临床试验用样品质量可比性的桥梁。在研制参比物质时可参考 WHO 的相关指南，如能获得国际标准品或国家标准品，则应尽可能用它们作为参比物质。

第四节　新药研发中的质量管理

新药研发是一项系统的技术创新工程，涉及多领域、多学科，其目的在于通过试验研究不断改进药物性能，并证明其安全性、有效性和质量可控性，最后通过申报和审批取得上市许可。研发阶段既是药品生命周期的起始阶段，也是质量系统各要素实施运用的基础阶段和关键阶段。

一、药品研发的 QbD 理念

质量源于设计（quality-by-design，QbD）理念由美国著名质量管理专家 Joseph M. Juran 博士提出，最早被应用于汽车工业以提高汽车产品质量。2004 年 9 月，美国食品药品监督管理局（Food and Drug Administration，FDA）在《21 世纪药品生产质量管理规范——一种基于风险的方法》中正式将 QbD 理念引入药品的质量管理。QbD 是指在可靠的科学管理和质量风险管理基础之上，预先定义好目标，并强调对产品与工艺的理解及工艺控制的一个系统的研发方法。从该定义出发，QbD 的研发模式是：首先确认目标，该目标不仅仅是一个具体药物或制剂，还包括该药物或制剂的相关物理、化学、生物学等具体质量指标；然后在设计理念已确认到位的前提下，全方位收集设计目标的相关信息，包括理论、文献及试验信息；对以上因素全面考虑后设计生产方案，并通过试验等手段确定产品的关键质量属性（critical quality attributes，CQA）；将所有的 CQA 与原辅料影响因素和工艺参数相连贯，根据认知和对工艺的控制程度，逐步建立设计空间（design space，即每一质量因素在药品注册要求下的可变化范围）；最终完成设计并完善整体战略方案；在药品整个生命周期包括后续的质量提升过程中进行有效管理。目前，QbD 理念已广泛应用于药品研发、生产、流通和临床应用。

实施 QbD 理念是将过程分析技术（process analytical technology，PAT）和风险管理（risk management，RM）综合应用于药品开发过程，其目的不是消除生产中的偏差，而是建立一种可以在特定范围内通过调节偏差来保证产品质量稳定性的生产工艺，从而将对药品质量的控制从生产阶段提前到研发阶段。

二、我国药品研发的质量管理

现阶段，我国规范药品研发行为的法律法规主要有《中华人民共和国药品管理法》《中华人民共和国药品管理法实施条例》，部门规章主要是《药品注册管理办法》、《药物非临床研究质量管理规范》（Good Laboratory Practice of Drugs，GLP）和《药物临床试验质量管理规范》（Good Clinical Practice of Drugs，GCP）。研发机构依据相关法律法规和部门规章进行临床前和临床阶段的试验设计、试验操作、质量管理和安全性评价，并对研发的新药进行注册，而药品监管部门据此对研发机构的药品研发进行质量监督和控制。

1. 药物研发类型及新药研发流程

根据我国《药品注册管理办法》中对于化学药品、中药/天然药及生物制品的注册分类，可将药物研发的类型分为创新药物和仿制药物。不同药物的研发要求不同。对于生物制品来说，无论是创新药物还是仿制药物，全部按照新药流程进行研发。

一般来说，新药从研发到上市需要经过研发筛选（包括市场调查与专利调查）、临床前研究、临床试验、新药注册、产业化生产和经营等几个阶段，各阶段彼此关联并互为补充。研发筛选阶段主要在实验室进行，包括以下几方面的工作：发现新药物靶点，物理化学性状的研究，制剂处方筛选及工艺研究，质量标准及稳定性研究。临床前研究阶段主要通过动物实验验证药理药效及进行毒理试验与安全性评价试验。临床试验前要向管理部门提出进行人体临床试验的申请，通过Ⅰ、Ⅱ、Ⅲ期临床试验后可申请新药生产，新药生产上市后还要进行第Ⅳ期临床试验。

2. 新药研发中的质量管理要点

（1）临床前研究的操作规范　　为申请药品注册而进行的药物临床前研究，包括药物的合成工艺、提取方法、理化性质及纯度、剂型选择、处方筛选、制备工艺、检验方法、质量指标、稳定性、药理、毒理、动物药代动力学研究等。生物制品还包括菌/毒种、细胞株、生物组织等起始原材料的来源、质量标准、保存条件、生物学特征、遗传稳定性及免疫学的研究等。在进行药理、毒理和药效学评价时，要求符合我国的 GLP。GLP 是从事药品非临床（或称临床前）研究的质量管理规范，其所规范的项目有：单次给药毒性试验、反复给药毒性试验、生殖毒性试验、遗传毒性试验、致癌试验、局部毒性试验、免疫原性试验、安全性药理试验、依赖性试验、药代动力学试验。影响药物非临床安全质量的主要因素是试验中的各种误差，如系统误差（应避免）、偶然误差（尽量减少）及人为过失误差（应杜绝）。GLP 的基本精神就是尽量避免和降低试验中的各种误差。

GLP 是保障药品质量的至关重要的一步，也是国际上新药非临床安全评价的共识和资料互认的要求。只有按照 GLP 进行的药品安全性评价资料才会被互认。事实上，GLP 的概念已扩展到其他有毒有害物质（如农药、环境和食品污染物、工业毒物、射线等）的实验室安全性评价，以及各类健康相关产品（食品和保健食品、化妆品、涉水产品、消毒产品等）的实验室评价（包括安全性和功效学评价），甚至还包括对临床实验室大部分检验工作的管理。因此，可以说目前 GLP 的范围已经覆盖与人类健康有关的所有实验室研究工作。

（2）依法进行新药申请　　新药申请是指未曾在中国境内上市销售的药品的注册申请，

可分为两个阶段：新药临床试验申请（clinical trial application，CTA/investigational new drug application，IND）及新药上市许可申请（new drug application，NDA）。新药临床试验一般是指尚未经过上市审批，正在进行各阶段临床试验的新药。CTA 或 IND 申请的目的是请求药品管理当局核准进行第一次人体临床试验。《药品注册管理办法》是进行新药申请的法律依据，它既是法定的衡量标准，也是建立在科学研究基础上的标准，解读和执行药品注册法规是研发成功的关键之一。

（3）临床研究阶段的质量管理　　临床研究的目的是评价新药是否可以安全、有效地用于治疗、预防或诊断特定的疾病。临床研究的结果是药品批准与否的一项最重要指标。临床研究的项目和操作规范要按照《药物临床试验质量管理规范》（GCP）的要求进行。临床试验数据是药品安全性及有效性的直接评价依据，临床试验的各个环节都应按照质量保证系统的步骤执行，特别要提高临床试验方案设计的科学合规性，实现临床试验数据审查、试验过程的精细化管理，提高临床试验研究者的责任意识等，从而在药品研发终端设置可靠屏障，从源头上确保药品安全、有效。

生物制品作为药品的一种，具有药品的一般属性，因此适合于一般药品的注册管理制度。生物制品与一般药品的注册法规可以有高度一致性，二者可以相互参照、相互借鉴，甚至可以在"求同存异"的基础上融为一体。但从产品特性看，生物制品又有着不同于一般药品的显著特点，所以对生物制品又需要采取不同于一般药品的监管方式。一方面，由于其具有复杂、难控制和风险大的特点，各国药品监督管理部门对生物制品均采取了较一般化学药品更为严格的监管措施；另一方面，基于其多样、不成熟和发展快的特点，从技术要求方面又难以制定统一的和非常明确的技术标准，所以多采取较为灵活的、具体问题具体分析的评价原则。

第五节　生产过程的质量保证

生产过程中的质量管理和控制在生物制品制造中具有重要地位，也是生物制品质量的关键。生物制品属于药品，其生产过程的质量管理和控制方式与一般药品有相通之处，但也有其特殊性，一般要做到两方面的工作：生产全过程的规范化管理及各主要环节的质量检定。

一、生产过程的质量管理

为确保药品企业能够在生产过程中实现规模化、标准化的全程控制，《中华人民共和国药品管理法》第四十三条规定："从事药品生产活动应当遵守《药品生产质量管理规范》（Good Manufacture Practice，GMP），建立健全药品生产质量管理体系，保证药品生产全过程符合法定要求。"

1. GMP 的含义

GMP 是用科学、合理、规范化的条件和方法来控制药品生产的全过程，最大限度地降低药品生产过程中污染、交叉污染以及混淆、差错等风险，从而保证持续稳定地生产出优质药品的一套管理制度。GMP 是药品质量管理体系的一部分，是对药品生产管理和质量控制的基本要求。通常情况下，药品生产过程的质量控制是以经过多次试验验证的数据作为事实依据，在药品生产的全过程进行多点控制，涉及原料、辅料、包装材料、中间品、原液、半成品、成品等多个环节。

2. GMP 发展概况

GMP 最初是由美国坦普尔大学的 6 名教授编写制定的，1963 年美国国会第一次将其作为法令颁布，并通过美国 FDA 实施。经过几年的实践，GMP 在药品生产和质量保证中的积极作用逐渐被各国政府所接受。1967 年 WHO 在《国际药典》附录中做了收载。1969 年，WHO 在第 22 届世界卫生大会上公布了 GMP，并建议各成员国药品的生产采用 GMP 制度。这标志着 GMP 的理论和实践开始走向世界。1977 年第 30 届世界卫生大会上，WHO 再次推荐 GMP，并将其确定为 WHO 法规。此后，世界上许多国家为了维护消费者利益和提高本国药品在国际市场的竞争力，根据药品生产和质量管理的特殊要求，结合本国的国情，相继制定或修订了自己的 GMP 制度以及详细的规则和各种指导原则，现在已有 100 多个国家实行 GMP 制度。随着社会的发展，医药科技的进步，各国在执行 GMP 的过程中不断地对其加以修改和完善，并制定出更为详细的规则和各种指导原则。

我国于 20 世纪 80 年代初开始 GMP 的起草和制定工作。1982 年，中国医药工业公司组织起草了《药品生产管理规范》（试行稿），根据有关药厂试行情况，于 1985 年修订后，作为我国药品行业标准进行公布。我国卫生部药政管理部门于 1984 年开始组织起草制订我国《药品生产质量管理规范》，经过调查分析，以 WHO 的 GMP 为基础，制定出我国的 GMP，于 1988 年正式颁布执行，之后于 1992 年、1998 年和 2010 年分别进行了修订。

3. GMP 的主要类型

根据适用范围可将 GMP 分为 3 类：①国际性的 GMP。例如，WHO 的 GMP、欧洲自由贸易联盟制定的 GMP、东南亚国家联盟制定的 GMP 等。②国家性质的 GMP。是由本国的权力机构颁布的 GMP，如我国卫生部药政管理部门、美国食品药品管理局、英国卫生和社会保障部、日本厚生劳动省（Ministry of Health，Labor and Welfare，MHLW）等政府机关代表国家制定的 GMP。③行业性的 GMP。例如，美国制药工业联合会制定的 GMP、中国医药工业公司制定的 GMP 及其实施指南、瑞典工业协会制定的 GMP，甚至还包括药厂或制药公司制定的 GMP。这类行业性的 GMP 往往较国家颁布的 GMP 标准更为严格。

只有国家性质的 GMP 为该国强制实行的标准，其余皆为推荐标准。

4. GMP 管理的要点

不同国家和组织颁布的 GMP 在具体条款上有差异，但基本内容是一致的，都涉及 3 个方面：①人员；②硬件，即药品生产企业的厂房设施、设备、原材料等；③软件，包括组织、制度、工艺、操作、卫生标准、记录、教育等管理规定。硬件是基础，是实施 GMP 与药品生产的平台；软件是保障，是药品良好质量的设计和体现；人员是关键，是软硬件实施结合的主体，是工作质量的直接体现，高素质人员是推行实施 GMP 的重要保证。

我国现行的 GMP 为 2010 年修订版，包括"药品 GMP 基本规范"和"无菌药品""原料药""生物制品""血液制品""中药制剂"5 个附录。

GMP 基本规范的内容共 14 章，313 条，主要参照 WHO 和欧洲药品管理局（European Medicines Agency，EMA）的 GMP 标准，并结合我国国情，按照"软件硬件并重"的原则，贯彻质量风险管理和药品生产全过程管理的理念修订而成。总体标准高于 WHO，但低于欧盟 EMA 的标准。与 1998 年修订版相比（共 14 章 88 条），该版的篇幅大量增加；GMP 标准和新药品企业准入门槛大为提高；强调药品生产与药品注册及上市后监管的联系；更加注重科学性，强调指导性和可操作性。其适于所有药品的生产，是药品生产质量管理规范的基本要求。

5. 生物制品 GMP 管理的要点

生物制品属于药品，其生产和质量管理也应遵循 GMP 要求。GMP 要求对制品生产用起始材料（生产用菌/毒种、生产用细胞、原料血浆、动物及人源组织、体液等）、原液制备、中间品加工纯化、半成品配制、成品分装的各个工序环节都实行质量控制和质量保证。WHO 提出的国家控制当局对生物制品的 6 项管理功能中，其中一项最重要的职能就是推行、实施生物制品 GMP。我国 2010 年修订版 GMP 附录 3 中关于生物制品的要求共 8 章 57 条，与 1998 年修订版的生物制品 GMP（共 39 条）相比，篇幅有所增加，根据生物制品生产的特点，强调了对生产工艺和中间过程的严格控制，规定了防止污染和交叉污染的一系列要求，强化了生产管理，特别是对种子批、细胞库系统的管理要求，以及对生产操作及原辅料的具体要求。

由于血液制品的特殊安全性要求，2010 年修订版 GMP 还专门制定了血液制品附录。其重点内容是确保原料血浆、中间产品和血液制品成品的安全性，对原料血浆的复检、检疫期设定、供血浆人员信息和产品信息追溯、中间产品和成品安全性指标的检验、检验用体外诊断试剂的管理、投料生产、病毒灭活、不合格血浆处理等各个环节都特别提出了具体要求。

6. GMP 的作用特点

GMP 的作用特点包括以下几方面：① GMP 的实施涉及两个方面，一是政府药政管理部门从管理角度出发，把 GMP 看成政府对制药厂（包括生物制品生产单位）提出的最低要求，并作为药品质量监督员检查药厂和药品质量的依据；二是对制药单位来说，应把 GMP 视为本厂所必须具备的技术水平，即生产管理、质量管理和质量监测应达到的水平。② GMP 是根据通用的原则性规定，针对本国所有药厂而制定的。各药厂应按 GMP 要求，制定更具体的实施条例。③ GMP 是为了防患于未然。GMP 强调药品质量是设计和生产出来的，而不是检验出来的。应该把管理的重点放在生产过程中，通过对生产过程的严格控制来保证生产出安全有效的药品。④ GMP 强调有效性的证实，即对一个工序或一件用具、设备在用于生产之前，要经过验证，证明是符合要求的、有效的，以确保产品质量。⑤在管理系统上，GMP 要求有生产管理部门和质量管理部门两权分立的特点，在组织上两者的地位是平行的，在人事上两部门的负责人不能互相兼任。⑥ GMP 强调人员素质、卫生要求、无菌要求、核对制度及质量监督检查制度。

GMP 作为药品质量管理体系的一部分，是药品生产管理和质量控制的基本要求。实施 GMP 不仅有利于生产和质量的管理，而且有利于国家药品监督管理部门的监督检查，其目的是最大限度地降低药品生产过程中的污染、交叉污染以及混淆、差错等风险，确保持续稳定地生产出符合预定用途和注册要求的药品。自 GMP 实施以来，确实对保证药品质量起到了积极作用，已得到制药行业的普遍认可。随着药品生产实践的继续、药品生产技术的进步，人们对药品生产及质量保证手段的认识将逐步深化，GMP 的内容也将不断完善，要求将不断提高。

二、生物制品的质量检定

为保证最终上市的每一个制品都达到质量要求，除了生产过程严格按照 GMP 进行管理外，还要在生产的每个环节，按要求对每个项目或指标进行质量检定，以控制生物制品的最终质量。

所谓质量检定，就是生产企业质量管理部门根据国家规定的现行法定质量标准，或高于法定标准的企业内控项目及检验方法，对原料、辅料、原液、半成品、成品、包装材料及生产工艺用水等进行物理化学和生物学检验，这是生物制品质量保证措施的重要组成部分。我国 GMP 明确要求，生产企业的质量管理部门应负责药品生产全过程的质量管理和检验，质量管理部门应配备一定数量的质量管理和检验人员，并有与药品生产规模、品种、检验要求相适应的场所、仪器和设备。

对生物制品的检定一般分理化检定、安全性检定和效力检定三个方面。

1. 生物制品的理化检定

（1）物理性状检定

1）外观。制品外观异常往往会涉及制品的安全和效力。通过特定的人工光源或仪器检测澄明度，对外观类型不同的制品，有不同的要求：透明液制品，应为本色或无色澄明液体，不得含有异物、白点、凝块、浑浊或摇不散的沉淀物，其色泽应符合该制品规程要求，如乙脑疫苗、抗毒素、人免疫球蛋白等；悬浊液制品，应为乳白色混悬液，不得有摇不散的菌块或其他异物，如各种细菌疫苗、吸附剂制品等；冻干制品，应为淡黄色或白色疏松体，呈海绵状或结晶状，应无融化现象，如冻干疫苗、冻干基因工程干扰素等。

2）真空度。冻干制品进行真空封口，可进一步保证制品的生物活性和稳定性。因此真空封口的冻干制品应进行真空度检查，通常可用高频火花真空测定器检查其真空程度，凡有真空度者瓶内应出现蓝紫色辉光。

3）溶解时间。取一定量冻干制品，按规程要求，加适量溶剂，检查溶解时间，其溶解速度应在规定时限内。

（2）化学成分测定

1）蛋白质含量。类毒素、抗毒素、血液制品、基因工程产品等，需要测定蛋白质含量，以检查其有效成分，计算纯度和比活性。测定蛋白质含量的方法有凯氏定氮法、福林酚法（Lowry法）、双缩脲法、2,2'-联喹啉-4,4'-二羧酸法（BCA法）、考马斯亮蓝法（Bradford法）和紫外-可见分光光度法等，应针对不同制品自身蛋白质特性选择适宜的测定方法并做相应方法学验证，同时应尽可能选用与待测定品种蛋白质结构相同或相近的蛋白质作对照品。

2）防腐剂含量。常用的防腐剂有苯酚、甲醛、硫柳汞等，可用于脱毒、灭活和防止杂菌污染。《中国药典》列举的各防腐剂测定法有：苯酚含量测定为溴量法，游离甲醛含量测定有比色法和乙酰丙酮比色法，硫柳汞含量测定有双硫腙滴定法和原子吸收分光光度法，《中国药典》还规定制品中苯酚含量应不高于3.0g/L，游离甲醛含量应不高于0.2g/L，硫柳汞含量应不高于0.1g/L。

3）纯度。精制抗毒素、类毒素、血液制品以及基因工程产品在制造过程中经过精制提纯后，要求检查其纯度是否达到要求。检查纯度通常采用电泳和层析技术。根据介质的不同，电泳的方法很多，如区带电泳、免疫电泳等都是生物制品质检的常用技术。凝胶层析具有操作简便、分辨力好、重复性强、回收率高、可进行分子质量测定等优点，目前在蛋白质、多肽、核酸、多糖等方面应用日益广泛。人血丙种球蛋白中IgG各组分含量就是采用凝胶层析法测定的，A群流脑多糖抗原分子质量测定也用此法。

4）其他化学成分测定。

A. 水分含量。冻干制品中残余水分含量的高低，可直接影响制品的质量和稳定性。一些活菌/活疫苗含残余水分过高，易造成活菌/活毒的死亡而失效；含水分过低，使菌体脱水，也可造成活菌/活毒死亡。白蛋白、抗毒素等则要求水分越低越好，有利于长期保存，不易变性。

水分含量测定方法很多，有费休氏法（Fischer法）、烘干法、减压干燥法、甲苯法和气相色谱法等。

B. 氢氧化铝（或磷酸铝）含量。精制破伤风类毒素、白喉类毒素、乙肝基因工程疫苗等常用氢氧化铝作吸附剂，以提高制品的免疫效果，这类制品需要测定氢氧化铝含量。《中国药典》规定制品中氢氧化铝含量应不高于3.0mg/mL。

C. 磷含量。细菌多糖疫苗需要测定磷含量，以控制其有效成分的含量。测定方法为钼蓝比色法。《中国药典》规定提纯多糖疫苗的磷含量应≥80mg/g。

D. *O*-乙酰基含量。流脑多糖疫苗需要测定 *O*-乙酰基含量。测定方法可用比色法，《中国药典》规定 A 群流脑多糖疫苗的 *O*-乙酰基含量应不低于 2mmol/g，C 群应不低于 1.5mmol/g。

2. 生物制品的安全性检定

（1）一般安全性检查

1）异常毒性试验。异常毒性有别于药物本身所具有的毒性特征，是指由生产过程中引入或其他原因所致的毒性。试验时给予动物一定剂量的供试品溶液，在规定时间内观察动物出现的异常反应或死亡情况，以检查供试品中是否污染外源性毒性物质及是否存在意外的不安全因素。

2）无菌试验。《中国药典》要求对无菌药品、生物制品、医疗器具、原料、辅料等均应进行无菌检查。无菌检查应在无菌条件下进行，试验环境必须达到无菌检查的要求，检验全过程应严格遵守无菌操作，以防止微生物污染，且防止污染的措施不得影响供试品中微生物的检出。单向流空气区、工作台面及环境应定期按医药工业洁净室（区）悬浮粒子、浮游菌和沉降菌测试方法的现行国家标准进行洁净度确认。隔离系统应定期按相关的要求进行验证，其内部环境的洁净度须符合无菌检查的要求。日常检验还需要对试验环境进行监控。

3）热原试验。生物制品在制造过程中被某些细菌或其他物质所污染，可引起机体的致热反应，这就是通常所说的热原反应。目前公认的致热物质主要是革兰氏阴性菌内毒素，其本质为脂多糖（lipopolysaccharide，LPS）。

目前多采用家兔试验法作为检查热原的基准方法。取适用的家兔 3 只，测定其正常体温后 15min 以内，自耳静脉缓缓注入规定剂量并温热至约 38℃ 的供试品溶液，然后每隔 30min 测量其体温 1 次，共测 6 次，以 6 次体温中最高的一次减去正常体温，即该兔体温的升高温度（℃）。例如，3 家兔中有 1 只体温升高≥0.6℃，或 3 只家兔体温升高的总和≥1.3℃，应另取 5 只家兔复试。在初试的 3 只家兔中，体温升高均低于 0.6℃，并且 3 只家兔体温升高总和低于 1.3℃；或在复试的 5 只家兔中，体温升高≥0.6℃的家兔不超过 1 只，并且初试、复试合并 8 只家兔的体温升高总和≤3.5℃，均判定供试品的热原检查符合规定；在初试的 3 只家兔中，体温升高≥0.6℃的家兔超过 1 只；或在复试的 5 只家兔中，体温升高≥0.6℃的家兔超过 1 只；或在初试、复试合并 8 只家兔的体温升高总和超过 3.5℃，均判定供试品的热原检查不符合规定。

内毒素的检测或量化多采用鲎试剂法，该法由于具有灵敏度高、特异性好、简便等优点，已广泛应用于注射用药品、食品、临床标本及各种水质的内毒素检测。利用鲎试剂检测细菌内毒素主要有两种方法：凝胶法和光度测定法。凝胶法是根据鲎试剂与细菌内毒素发生凝集反应的原理来检测或半定量内毒素的方法。光度测定法包括浊度法和显色基质法。浊度法是通过检测鲎试剂与内毒素反应过程中的浊度变化而测定内毒素含量的方法。显色基质法是利用检测鲎试剂与内毒素反应过程中产生的凝固酶使特定底物释放出呈色团的多少而测定内毒素含量的方法。检测供试品时，可使用以上方法中的任何一种。但当测定结果有争议时，除另有规定外，以凝胶法结果为准。

（2）灭活、脱毒情况及残余毒力检查　　主要针对疫苗类制品。

1）活毒检查。灭活疫苗、类毒素疫苗等制品，菌/毒种多为致病性强的微生物，培养好的原液常用甲醛或苯酚进行灭活，如果灭活不完全，就会在使用时发生严重事故，所以要进行活毒检查。需用对原菌/毒种敏感的动物进行试验，如乙脑灭活疫苗和人用狂犬病疫苗用小鼠，脊髓灰质炎疫苗用猴子，破伤风类毒素用豚鼠，白喉类毒素用家兔。制品中如残留有未被灭活的细菌或病毒，则注射动物后，能引起动物发病或死亡。

2）解毒试验。主要用于检查类毒素等需要脱毒的制品。多用敏感动物进行检查，如检查破伤风类毒素脱毒是否完全可用豚鼠，当有游离毒素存在时，会使豚鼠发生破伤风症状以至死亡。检查白喉类毒素可用家兔做皮肤试验，如脱毒不完全，则注射局部出现红肿、坏死。

3）残余毒力试验。用于活疫苗的检查。生产这类制品的菌/毒种本身是活的减毒株，允许有轻微的残余毒力存在。残余毒力与活疫苗的免疫原性有关，残余毒力过小，免疫原性低；残余毒力过大，免疫原性虽好，但毒性反应大，使用不安全。残余毒力能在所接种动物的机体反应中表现出来。不同制品，其残余毒力的大小有不同的指标要求，测定和判断的方法也不同。例如，炭疽芽孢杆菌苗用豚鼠做试验，要求在注射部位出现水肿；布鲁氏活菌苗用小鼠测半数致死量（median lethal dose，LD_{50}），要求残余毒力为 10 亿～20 亿个菌。

（3）外源性污染检查

1）外源病毒因子检查。病毒类制品在毒种选育和生产过程中，经常使用动物组织或细胞进行培养，有可能通过培养病毒的细胞（如鸡胚细胞、地鼠肾细胞、猴肾细胞等）带入有害的潜在病毒。这种外来的病毒也可在培养过程中同时繁殖，使制品污染，因此需要对毒种和细胞进行外源病毒污染的检查。

2）支原体检查。主要针对细胞培养的病毒疫苗、基因工程产品及杂交瘤技术生产的制品。由于细胞培养的病毒疫苗不断增多，生产单克隆抗体的杂交瘤的大量出现，因此在各种细胞培养液和疫苗生产中支原体污染的问题日益引起人们的关注。

能够污染细胞的支原体有 20 多种，有的细胞株可以同时污染两种以上的支原体。应对主细胞库、工作细胞库、病毒种子批、对照细胞、病毒类疫苗的病毒收获液和原液以及临床治疗用细胞进行支原体检查。

3）血浆外源污染性检查。血液制品生产中所用的原料血浆，易受通过血液传播的病原微生物及其代谢产物的污染。目前已知，人类可通过血液及相应制品携带或传播的病毒种类有乙型肝炎病毒、丙型肝炎病毒、人类免疫缺陷病毒、人嗜 T 淋巴细胞病毒、巨细胞病毒、B19 病毒、甲型肝炎病毒等。随着科学技术不断发展，检测手段日趋提高，一些通过血液传播的新的传染病不断被发现，如克-雅病（Creutzfeldt-Jakob disease，CJD）、变异克-雅病（vCJD）等通过血液及血液制品传播的可能性也开始受到人们的关注。

《中国药典》（三部）规定对血液制品所用的原料血浆要严格进行乙型肝炎病毒表面抗原（HBsAg）、丙型肝炎病毒抗体（抗 HCV）、人类免疫缺陷病毒抗体（抗 HIV）和病毒核酸的检查，对其成品也要进行 HBsAg 等的检测。

4）残余宿主细胞 DNA 检查。主要针对细胞培养的病毒疫苗、基因工程产品及杂交瘤技术生产的制品。目前检测手段以分子杂交技术最为敏感和特异。供试品中的外源性 DNA 经变性为单链后吸附于固相膜上，在一定温度下可与相匹配的单链 DNA 复性而重新结合成双链 DNA，称为杂交。将特异性单链 DNA 标记后，与吸附在固相膜上的供试品单链 DNA 杂交，并使用与标志物相应的显示系统显示杂交结果，与已知含量的阳性 DNA 对照品比对后，可测定供试品中外源性 DNA 的含量。《中国药典》规定残余 DNA 含量应小于 100pg/剂量。

5）宿主细胞残余蛋白质检查。对于基因工程生物制品，宿主细胞残余蛋白质超过一定量后会引起机体的免疫反应，因此要对残余蛋白质含量进行检测。一般认为中国仓鼠卵巢（Chinese hamster ovary，CHO）细胞蛋白比大肠杆菌菌体蛋白危害大，所以不同表达体系生产的目标产品要求的宿主细胞蛋白质残余量不同，如来自大肠杆菌的产品应不大于 0.1%，来自 CHO 细胞的表达产品应不大于 0.05%。

（4）过敏性物质检查　某些生物制品（如抗毒素）是采用异种蛋白为原料所制成，因此需要检查其中过敏源的去除是否达到允许限度。此外，有些制品在生产过程中可能污染一些能引起机体致敏的物质。上述情况都需要进行过敏性物质检查。

1）过敏性试验。一般采用豚鼠做试验。先用待检样品给动物致敏，连续 3 次隔日腹腔注射，每次 0.5mL。2~3 周后，再以同样的样品由静脉或心脏攻击。如有过敏原存在，动物立即出现过敏症状，轻者表现为鼻痒、喷嚏、烦躁不安、呼吸困难等，重者可出现过敏性休克和痉挛而死亡。立即打开胸腔，进行尸检，可见明显膨胀和隔膜下充血等肉眼可见病变。

2）牛血清残余量测定。牛血清主要用于细胞培养，其中的蛋白质成分对人体来说为异种蛋白质。制品中牛血清残余量如果偏高，多次使用能引起机体产生过敏反应。WHO 及我国药典均要求病毒疫苗中残余牛血清含量不得超过 50ng/mL。

3）血型物质的检测。人血白蛋白、人免疫球蛋白、抗毒素等制品含有少量的 A 或 B 血型物质，可使受者产生高滴度的抗 A、抗 B 抗体，O 型孕妇使用后可能会引起新生儿溶血病。为此，这类制品应检测血型物质含量。通常检测的血型物质有抗 A、抗 B 血凝素和类 A 血型物质。

3. 生物制品的效力检定

生物制品是具有生物活性的制剂，它的效力一般采用生物学方法测定。生物学测定法是利用生物体来测定待检品活性或效价的一种方法，它以生物体对待检品生物活性的反应为基础，以生物统计为工具，运用特定的试验设计，通过比较待检品和相应标准品或对照品在一定条件下，所产生特定生物反应的剂量间的差异来测得待检品效价。

（1）动物保护力试验（或称免疫力试验）　动物保护力试验是将疫苗免疫动物后，再用同种的活菌、活毒或毒素攻击，从而判断制品的保护水平。与测定动物免疫后的抗体水平相比，这种方法可直接观察制品的免疫效果。

（2）活菌数和活病毒滴度测定

1）活菌数测定。活细菌疫苗的效力与所含活菌数量有关，如卡介苗是活细菌疫苗，在菌体免疫原性不变的情况下，其中所含活菌数的比例越高，接种人体后所产生的免疫效果越好。但为控制其不良反应，也不能过高。活菌数的测定方法是先用比浊法测出制品的含菌浓度，然后进行一系列 10 倍稀释，从最后几个稀释度（估计接种后能长出 1~100 个菌）取一定量菌液涂布接种于适宜的平皿培养基上，培养后计取菌落数，并计算活菌率（%）。

2）活病毒滴度测定。活病毒疫苗以病毒滴度表示其效力，活病毒感染细胞后，可引起细胞圆缩、细胞破碎、细胞融合等现象。一般以半数组织细胞培养感染量（median tissue culture illness dose，$TCID_{50}/CCID_{50}$）来测定，如麻疹疫苗的滴度测定：麻疹病毒在人或猴来源的细胞中容易增殖，增殖后引起细胞融合形成多核巨细胞病变。测定时将稀释至一定倍数的麻疹病毒和 Vero 细胞（非洲绿恒河猴肾细胞）接种于微量组织培养板中，培育后镜下观察病变，以能使 50% 细胞发生病变效应的最高稀释度作为终点。根据卡伯法计算病毒滴度。

活病毒的效价检定也可采用蚀斑法。因为病毒感染体外细胞并使之失去正常代谢能力，逐渐死亡发生病变，此时原来能被中性红染色的能力随之丧失，因此在适当浓度病毒的单层细胞上会出现蚀斑，也可称为空斑。病毒效价以蚀斑形成单位（plaque forming unit，PFU）表示。目前水痘减毒活疫苗的效价测定就采用蚀斑法。水痘病毒能在敏感的 MRC-5（人胚肺细胞）上产生病变，即出现空斑，然后用亚甲蓝染色，被染成蓝色为正常细胞，未着色为病变空斑，根据空斑数计算病毒滴度。

（3）血清学试验　所谓血清学试验是指体外抗原抗体反应试验。预防用的生物制品免疫动物或人体后可刺激机体产生相应抗体。抗体形成水平，也是反映制品质量的一个重要方面。用血清学试验可检查抗体和抗原的效价。

抗原抗体反应具有高度的特异性，只要一方已知，即可检测另一方。抗原抗体在体外结合时，可因抗原的物理性状不同或参与反应的成分不同而出现各种类型的反应，如凝集反应、沉淀反应、中和反应和补体结合反应，以上4种类型反应即所谓的经典血清学反应。在此基础上经过不断的技术改革，又衍生出许多快速而灵敏的抗原抗体反应，如间接凝集试验、反向间接凝集试验、各种免疫扩散、免疫电泳，以及荧光标记、酶标记、同位素标记等高敏感的检测技术（详见第十七章）。

（4）其他相关的检定和评价

1）鉴别试验，也称特异性试验。主要鉴别其是否为本物质，如确定麻疹减毒活疫苗中只含有麻疹病毒而不含其他病毒。一般采用已知特异血清（国家检定机构发给的标准血清或参考血清）和适宜方法对制品进行特异性鉴别。不同的制品采用不同的方法，如中和试验、凝集试验、沉淀试验、间接血凝试验、免疫电泳以及菌种形态和培养特性的检查等。许多生物制品的鉴别试验可以通过效力试验确定，如免疫动物后所产生的特异性抗体等。

2）稳定性试验。制品的质量水平，不仅表现在出厂时效力检定结果，而且还表现在其效力的稳定性，因而需进行测定和考核。一般方法是将制品置于不同温度（2~10℃,25℃,37℃）下，观察不同时间（1，2，3……周；1，2，3……月）内的效力下降情况来判断其稳定性。例如，麻疹减毒活疫苗的稳定性要求是：样品37℃放置一周后，其滴度不应低于 $3.5\ lgCCID_{50}/mL$；滴度下降幅度应不大于 $1.0\ lgCCID_{50}/mL$。对于冻干卡介苗的稳定性要求是：样品37℃放置4周后，其活菌数应不低于放置4℃下同批样品的20%。

3）人体效果观察。对于新研发的制品，实验室结果不能完全代表人体结果，仅有实验室检定结果是不够的，必须进行人体效果观察，以考核和证实制品的实际质量。尤其是治疗用制品，必须通过临床使用才能肯定其效力。观察时，必须制订妥善计划和疗效指标，选择一定例数适应证患者，并取得临床诊断和检验的准确结果，才能获得正确的疗效评价。

三、生物制品标准物质

生物制品标准物质是指用于生物制品效价、活性或含量测定的或其特性鉴别、检查的生物标准品或生物参考物质。生物制品是具有生物活性的制剂，不能单纯用理化方法来衡量其效力或活性，而要用生物学方法来衡量。但生物学测定往往由于实验动物、活性材料的个体差异、所用试剂或原材料的纯度或敏感性不一致等原因，导致试验结果不一致。这种差异在不同实验室之间更为突出。为使检定的尺度统一，尽量减少误差，从而获得一致的结果，需要在进行测定的同时，用一已知效价的制品作为对照来校正试验结果，这种对照品就是标准物质。

生物制品标准物质由WHO或国家检定机构制备、审定和分发，前者称为国际生物制品标准物质，后者称为国家生物制品标准物质。企业工作用标准物质必须经国家标准物质标化后方能使用。

1. 国际生物制品标准物质

国际上将生物制品标准物质分为三类：国际生物标准品（international standard）、国际生物参考品（international reference preparation）和国际生物参考试剂（international biological reference reagent）。

国际生物标准品是由WHO根据国际协作研究的结果而制定的，是用于衡量某一制品效价或毒性的特定物质，其生物活性以国际单位（international unit，IU）表示。国际生物参考品是指虽然经国际协作研究，但尚不适于定为国际标准，却又具有一定的使用价值，因此称为参考品，一般不定国际单位。国际生物参考试剂是用于微生物（或其产物）鉴定或疾病诊断的生物学诊断试剂、生物材料或特异性抗血清。

国际生物制品标准物质为生物制品的活性测定，在世界范围内提供统一的标准和方法，并以相同方式表示，即国际单位或其他合适的单位，它使得世界各地的质量测试结果具有可比性。WHO 国际生物制品标准物质的主要制备人和分发人是英国国家生物标准品及质量检定所（National Institute for Biological Standards and Control，NIBSC），这是一个 WHO 的国际标准品供应中心，95% 以上的生物制品标准物质的国际标准由该机构提供。疫苗及大多数治疗类生物制品的有效使用都取决于 NIBSC 所提供的国际生物制品标准物质的可用性。不过近年来，生物制品标准化工作的增加使得许多其他实验室和组织相继加入。

2. 国家生物制品标准物质

国家生物制品标准物质分为两类：国家生物标准品和国家生物参考品。

国家生物标准品，是指用国际生物标准品标定的，或由我国自行研制的（尚无国际生物标准品者）用于定量测定某一制品含量、效价或毒性的标准物质，其含量以质量单位（g，mg，μg）表示，生物学活性以国际单位（IU）、特定单位（AU）或单位（U）表示。

国家生物参考品，是指用国际生物参考品标定的，或由我国自行研制的（尚无国际生物参考品者）用于微生物（或其产物）定性鉴定或疾病诊断的生物试剂、生物材料或特异性抗血清；或指用于定量检测某些制品生物效价的参考物质，如用于麻疹活疫苗滴度或类毒素絮状单位测定的参考品，其效价以特定单位（AU）或单位（U）表示，而不以国际单位（IU）表示。

第六节　生物制品的国家批签发

生物制品国家批签发（national lot release of biological products）是国家药品质控当局对疫苗或其他规定的生物制品，在每批产品上市销售前或进口时，实行强制性资料审查和实验室检验，然后决定是否签发上市的一种管理制度，其目的是从政府监督层面加强生物制品质量管理，保证生物制品安全、有效。

《中华人民共和国药品管理法实施条例》（2017 年版）第 39 条和《生物制品批签发管理办法》（2017 年版）第 2 条均规定：疫苗类制品、血液制品、用于血源筛查的体外诊断试剂及国家规定的其他生物制品在销售前或进口时，应当按照国家规定进行检验或审核批准，检验不合格或者未批准的不得销售或进口。国家药品监督管理局（National Medical Products Administration，NMPA）主管全国生物制品批签发工作，承担生物制品批签发检验或者审核工作的药品检验机构由 NMPA 指定。

一、国家批签发制度的建立与发展

生物制品的原材料、生产工艺和检定方法的生物学特性，使得制品有可能在效力、安全、稳定性、生产一致性、联合疫苗中组分的可变性等方面发生问题，同时预防类疫苗的使用对象是广大健康儿童，所以必须严格保证制品的安全性和有效性。鉴于此，WHO 在 1992 年的技术系列报告中明确表示"国家质控当局对生物制品批记录摘要的严格审查是生物制品质量控制最重要的部分"，因此在疫苗生产国和使用国都应执行生物制品的国家批签发制度。在 1999 年 WHO《疫苗国家管理的技术指导原则》中更明确了疫苗等生物制品的国家批签发制度。

我国于 2001 年开始试行批签发制度，2004 年颁布实施《生物制品批签发管理办法》，共 6 章 37 条，对批签发工作进行指导。此后，我国的批签发管理从无到有、逐步完善，所涉及的产品品种最初为 6 个，到 2006 年所有疫苗类制品、2008 年所有血液制品全部纳入批签发管理。同时授权中国食品药品检定研究院（中检院）和北京、上海、四川、湖北、广东、吉林、甘肃

7个省级药检所承担生物制品全部或部分项目批签发工作。2009年，国家食品药品监督管理局发布《关于加强生物制品批签发现场抽样管理工作的通知》，授权上海市食品药品检验所承担上海市辖区流感疫苗的国家批签发工作。我国疫苗生产具有生产企业数量多、疫苗品种多和签发批次多的特点。目前全球疫苗生产企业的1/4集中在我国，签发的疫苗批次逐年上升。

二、我国生物制品批签发的程序和要求

1. 申请

只有持有合法的《药品生产企业许可证》的单位才有权对其产品申请国家批签发证书。申请批签发的制品必须具有药品批准文号或进口药品注册证。生物制品企业一般应在完成其生产、检定后方可申请批签发（对有效期短或检验周期长的品种，生产企业可在生产完成后申报国家批签发）。申报时生产企业须提供：生物制品批签发申请表；企业质量保证部门负责人签字并加盖本部门印章的批制造及检验记录摘要；检验所需的同批号样品；与制品质量相关的其他资料；进口预防用疫苗类生物制品，应当同时提交生产国药品管理当局出具的批签发证明文件，并提供中文译本。

2. 检验、审核与签发

承担批签发检验或者审核的药品检验机构负责对生产企业的申报资料进行审核。审核内容包括：申报资料是否齐全，制品批制造及检定记录摘要是否加盖质量保证部门印章及负责人签字；生产及检定用菌种、毒种、细胞等是否与NMPA批准的一致；生产工艺是否与NMPA批准的工艺一致；生产过程的质量控制是否达到国家药品标准的要求；制品原液、半成品及成品的检验项目、方法和检验结果是否符合国家药品标准的规定；制品包装、标签及使用说明书是否符合相关规定。

批签发检验或者审核工作可单独采取资料审查的形式，也可采取资料审查和样品检验相结合的方式。样品检验又分为全部项目检验和部分项目检验。具体品种所采用的批签发检验或者审核方式以及检验的项目，由中检院负责组织论证后确定，报NMPA批准，并予公告。

NMPA根据批签发检验或者审核结果做出批签发的决定，并向申请批签发的生产企业发出批签发证明文件，对于符合要求的，签发《生物制品批签发合格证》，允许该制品出厂销售或进口。经审查不符合国家规定的则签发《生物制品批签发不合格通知书》，该批制品不许销售或进口。

我国的生物制品批签发制度，是国家药品监督管理部门加强生物制品管理的重要措施，其实施以《中华人民共和国药品管理法》和《中华人民共和国药品管理法实施条例》为法律基础，符合WHO制定的疫苗国家管理的基本要求，为提高生物制品的质量，降低不合格产品流入市场的可能性，保证人民的用药安全起了重要的作用；同时也为我国生产的生物制品走出国门，走向国际市场提供了前提条件。

主要参考文献

阿丽塔，穆鑫，唐小利，等. 2015. 1984～2014年治疗性生物药物发展历程及展望［J］. 中国药理学通报，31（10）：1356-1363.

陈斌，魏明春，岳淑贤. 2010. QbD在药品产业化进程中的应用及有关问题的探索［J］. 上海医药，31（7）：320-322.

戴胜云，徐冰，张毅，等. 2016. 质量源于设计（QbD）在药物分析方法开发中的应用研究进展［J］. 药

物分析杂志, 36 (6): 950-957.

关孚时. 2008. WHO 关于生物制品国际标准品和其他参照品的制备指南 [J]. 兽医导刊, 10: 49-51.

郭中平. 2014. 我国生物制品质量标准体系的探讨 [J]. 中国新药杂志, 23 (9): 994-997.

国家药典委员会. 2015. 中华人民共和国药典 (2015 年版) [M]. 北京: 中国医药科技出版社.

国家药典委员会. 2020. 中华人民共和国药典 (2020 年版) [M]. 北京: 中国医药科技出版社.

胡晨希, 邵蓉. 2011. DSUR 制度对我国药品研发过程中质量控制的启示 [J]. 药品评价, 8 (16): 32-35.

金少鸿, 粟晓黎. 2011. 基于 QbD 理念的药品质量分析研究新概念 [J]. 药物分析杂志, 31 (10): 1845-1849.

兰奋, 洪小栩, 宋宗华, 等. 2020. 《中国药典》2020 年版基本概况和主要特点 [J]. 中国药品标准, 21 (3): 185-188.

李翠, 宁宜宝, 蒋卉, 等. 2014. NIBSC 生物制品标准物质管理状况分析 [J]. 中国兽药杂志, 48 (12): 54-56.

李敏, 常卫红. 2017. 生物制品质量标准研究与建立一般原则的探讨 [J]. 中国新药杂志, 26 (16): 1887-1893.

李孙华, 王士义, 李丽洁, 等. 2015. 生物制品研发机构质量管理体系的构建策略 [J]. 中国当代医药, 22 (21): 137-143.

刘忠娥. 2017. 北京市药品生产日常监督标准化指标参数构建研究 [D]. 北京: 北京中医药大学硕士学位论文.

吕昀, 李云飞, 张闻, 等. 2016. 药品研发质量管理体系分析和对策探讨 [J]. 中国药事, 30 (11): 1603-1608.

钱思源, 王涛. 2015. 新药临床试验申请评价基本考虑 [J]. 中国临床药理学杂志, 31 (21): 2170-2174.

苏娴, 高云佳. 2017. QbD 理念在药品研发中的应用 [J]. 中国医药导报, 14 (29): 178-180.

王明娟, 胡晓茹, 戴忠, 等. 2014. 新型的药品质量管理理念 "质量源于设计" [J]. 中国新药杂志, 23 (8): 948-954.

王瑞峰, 张晓明. 2016. 浅析 "质量源于设计" 在制药生产中的应用 [J]. 机电信息, 2: 23-25.

王晓娟, 曹琰, 郭中平. 2013. 我国生物制品国家标准的历史沿革 [J]. 中国生物制品学杂志, 26 (4): 582-584.

王晓娟, 曹琰, 赵雄, 等. 2020. 《中国药典》2020 年版三部细菌制品增修订概况 [J]. 中国药品标准, 21 (4): 295-298.

魏金锋, 王凤华, 李海艳, 等. 2013. GLP 实验室质量管理体系的建立. 中国药理学与毒理学杂志, 27 (3): 505.

鱼刚, 杨文烨. 2015. 药物研发质量管理体系的构建 [J]. 中国药事, 29 (9): 895-899.

赵雄, 王晓娟, 曹琰, 等. 2021. 《中国药典》2020 年版 (三部) 生物技术产品增修订概况 [J]. 中国药品标准, 22 (1): 5-9.

赵宇新, 麻广霖, 张伟. 2020. 中国药典的发展历史及启示 [J]. 中国药品标准, 21 (6): 481-486.

中华人民共和国食品药品监督管理局 (局令第 6 号). 2017-11-24. 药品经营许可证管理办法 (2017 修正) [Z].

中华人民共和国国务院令 (第 360 号). 2017-4-1. 中华人民共和国药品管理法实施条例 (2017 年修订) [Z].

中华人民共和国食品药品监督管理局 (局令第 13 号). 2015-5-18. 药品经营质量管理规范 [Z].

中华人民共和国食品药品监督管理局 (局令第 28 号). 2009-9-10. 药品注册管理办法 [Z].

中华人民共和国食品药品监督管理局 (局令第 29 号). 2007-12-6. 药品召回管理办法 [Z].

中华人民共和国食品药品监督管理局（局令第 34 号）. 2017-6-4. 药物非临床研究质量管理规范［Z］.

中华人民共和国食品药品监督管理局（局令第 39 号）. 2017-12-20. 生物制品批签发管理办法［Z］.

中华人民共和国卫生部（第 79 号令）. 2010-10-19. 药品生产质量管理规范（2010 年修订）［Z］.

中华人民共和国卫生部（第 81 号令）. 2010-12-13. 药品不良反应报告和监测管理办法［Z］.

中华人民共和国药品监督管理局，中华人民共和国卫生健康委员会. 2020. 国家药监局国家卫生健康委关于发布药物临床试验质量管理规范的公告（2020 年第 57 号）［Z］.

中华人民共和国主席令（第 45 号）. 2015-4-24. 中华人民共和国药品管理法（2015 修正）［Z］.

周爱萍. 2017. 生物治疗药物和生物类似药研究进展［J］. 中国新药杂志，26（3）：296-299.

3 第三章

生物制品用菌 / 毒种、细胞基质和实验动物

第一节 生物制品用菌 / 毒种

一、菌 / 毒种在生物制品生产中的重要性

生物制品用菌 / 毒种是指直接用于制造和检定生物制品的细菌、支原体、立克次体或病毒等天然微生物，以及 DNA 重组工程菌菌种。

医学微生物菌 / 毒种是国家重要的生物资源，在医疗、防疫、教学和科研中起重要作用。生物制品工作者从自然界或临床上分离到大量菌 / 毒株，经过筛选、研究等工作，某些菌 / 毒株被确定可用于生物制品的生产，这些菌 / 毒株在实验室条件下的纯培养物可作为接种物扩大培养、传代及保藏，它们被称为菌种或毒种，在生产过程中起着种子作用，是生物制品研究、生产和检定中不可缺少的物质基础。

菌 / 毒种是生物制品生产的根本，无论哪一类制品，只要与细菌或病毒有关就离不开菌 / 毒种。疫苗类制品，无论是灭活疫苗、活疫苗、组分疫苗或亚单位疫苗，都是由菌 / 毒种扩大培养发展而来的；治疗类制品中的全菌体制剂及提纯的菌体组分制剂（如多糖核酸、细胞壁骨架等），也必须有相应的菌 / 毒种才能生产；诊断制品多数是基于提取抗原后制备成的各种体内、体外诊断制剂及抗血清，其生产同样离不开菌 / 毒种。

优良的菌 / 毒种是生物制品质量的基本保证。菌 / 毒种的抗原结构、免疫原性、毒力、毒性及在传代过程中的变异性等都直接或间接地影响相应生物制品的质量，因而在筛选生产用菌 / 毒种时，必须严格把握菌 / 毒种的质量，综合考虑各方面的因素，使菌 / 毒种符合相应生物制品生产的要求。

二、菌 / 毒种的筛选原则

微生物种子的筛选是决定生物制品质量的关键，生物制品的安全性、有效性及质量可控性从某种意义上来说取决于种子的选育。一般来说，筛选菌 / 毒种，要根据所生产制品的用途、使用方法、生产过程、生产条件等因素来确定。一般筛选时应考虑以下几个方面。

1. 安全性

疫苗主要是用于广大健康人群预防疾病，因此其安全性尤应受到重视。灭活疫苗生产使用的菌 / 毒种一般毒力较高，对人有致病性，在生产过程中必须注意彻底灭活，并加强疫苗的安全试验。减毒活疫苗通常是选用对易感人群无致病力的弱毒菌 / 毒种，这类菌 / 毒种仍具有一定的残余毒力。一般残余毒力强的免疫原性好，但临床反应较大，接种者难以忍受，而残余毒力弱的临床反应虽轻，但免疫原性差，疫苗免疫效果不好。因此，要使减毒活疫苗接种反应轻而又免疫原性好，就必须选择减毒适宜的菌 / 毒种。治疗类或体内诊断类生物制品，有些是菌 / 毒种本身经过处理后制备的，有些是由菌 / 毒种的代谢产物或细胞组分制备的，由于不是用于

健康人而是患者，其所选用的菌/毒种尤应考虑安全性。

2. 免疫原性

用于生产生物制品的菌/毒种应有良好的免疫原性，用它生产的预防类制品注射人体后，要能促使机体产生高滴度的保护性抗体或激发必要的细胞免疫反应，且有良好的免疫持久性。某些治疗类或诊断类生物制品的菌/毒种，或其细胞组分作为抗原时，也应具备良好的免疫原性，在接种人体或动物时可产生特异性抗体或相关抗体。

3. 遗传稳定性

生产用菌/毒种如为无毒或弱毒株尤应注意其遗传稳定性。弱毒株的来源一般有两个途径：一种是天然弱毒株，另一种是采用物理、化学或生物学方法使毒力较强的菌/毒株诱变为弱毒株。在选种时要特别注意选择那些变异后遗传稳定的菌/毒株，以防止在传代或疫苗生产中发生毒力返祖。此外，应尽可能选择那些具备独特的、稳定的生物学或代谢特征的菌/毒种，以便与攻毒的同型菌或自然感染的同型菌相区别。

4. 无致癌性

生产用菌/毒种及其代谢物质都不应有致癌作用，对菌/毒株进行人工诱变时，也不允许使用有致癌性的药物来筛选菌/毒种，以免对使用者造成危害。这一要求对预防类、治疗类及体内诊断类制品是至关重要的，对体外诊断类制品的要求虽不如上述制品严格，但也要尽量避免涉及致癌物质。

5. 生产适用性

生产用菌/毒种应易于培养和生产，生产工艺和流程应尽可能简单化。生产多糖和蛋白质等组分疫苗时，所用菌/毒种应含有丰富的有效组分，有效组分应易于分离和纯化，无效组分易于除去。

三、菌/毒种的质量控制

生产用菌/毒种的质量控制应严格按照《中国药典》的规定进行。新生物制品所用的菌/毒种按《药品注册管理办法》办理。凡改变生产检定用菌/毒种，各生产单位自行分离或收集的菌/毒种拟用于生产或检定者，均须经国家药品检定机构审查和NMPA认可。

可通过两个方面的工作来保证菌/毒种及其培养产物的稳定：一是对筛选好的菌/毒种建立种子批系统，使生产所用菌/毒种代次一致，保证生产所用种子的来源和表达产物稳定；二是对菌/毒种的来源和生物学特性进行质控，以确保所用菌/毒种正确、无变异、无杂菌污染。

1. 种子批系统的建立

为使生产用菌/毒种在生产中的代次稳定一致和保障产品的批间一致性，从而保证制品质量的稳定性和可靠性，GMP规定应建立种子批系统（seed lot system）。所谓种子批系统，是指特定菌株、病毒或DNA重组工程菌的贮存物，通常包括原始种子、主种子批和工作种子批。

（1）原始种子　原始种子（original seed）是指细菌、病毒分离株经适应性培养、传代后，经生物学特性、免疫原性和遗传稳定性等特性研究鉴定，可用于生物制品生产的种子。原始种子用于制备主种子批。

某一菌/毒株经试验被选定可用于生物制品生产后，为确保能为制品的生产提供充足的质量均一的种子，采用一定方法对选定的菌/毒株进行纯培养，收获培养物，制成单一批，为了保存和使用方便，通常将这样的纯培养物分成一定数量和一定装量的小包装（如安瓿），在规定限度内，这些小包装内的菌/毒种即原始种子，它们具有均一的组成和同一的质量。

（2）主种子批　主种子批（master seed lot）是由原始种子传代扩增至特定代次，并经一次制备获得的同质和均一的悬液分装于不同容器内制备而成。主种子批用于制备工作种子批。

制备主种子批时，从原始种子中取 1 支，启封，通过适当方式进行传代，达到某一特定代次，增殖到一定数量后，将该代次的所有培养物均匀混合成一批，分成一定数量和一定装量的成分一致的小包装（如安瓿），经全面检定合格后即主种子批，以保存原始种子的条件保存备用。

主种子批的制备应达到足够的量，以便保证相当长时间内的生产需要。主种子批一旦全部用完，必须按规定方法利用原始种子重新制备培养物，制成主种子批。

（3）工作种子批　　工作种子批（working seed lot）是由主种子批传代扩增至特定代次，并经一次制备获得的同质和均一的悬液分装于不同容器内制备而成，直接用于生物制品的生产。

每次生产前启开 1 支工作种子批菌 / 毒种，检定合格后用于生产。生产结束后将该菌 / 毒种销毁废弃，再次生产时取另 1 支工作种子批菌 / 毒种进行生产。工作种子批的制备规模和分装量较大，一般保存时间较短。

（4）种子批系统中菌 / 毒种的传代和保存　　为了保证生产用菌 / 毒种的稳定和代次一致，由原始种子制备主种子批，起始传代一般不得超过 3 代，由主种子批开启后至工作种子批，以及工作种子批开启至发酵罐培养，传代次数均应不超过《中国药典》规定的代次。

由于主种子批来源于单一原始种子，并且由足够数量的一次加工产生的均质单管种子组成，每一个工作种子批又必须由该主代种子库内的均质种子加工产生，从而保证了每一批生物制品均来源于一个稳定的种子系统。

大多数菌 / 毒种经冷冻干燥后，置适宜条件下保存；一些毒种在超低温下或液氮中冷冻保存。

2. 菌种的质量控制

（1）菌种来源　　用于生物制品生产或检定的菌种来源与历史应清楚，应由国家药品检定机构或 NMPA 委托的单位保存、检定和分发。

（2）菌种特性检定　　生产用菌种在使用前应进行全面检定，其生物学特性要与原始种子一致。检定内容如下。

1）形态学特性。菌种在适宜的培养基上生长的菌落应光滑，具有典型的菌落特征，取培养物进行革兰氏染色，在显微镜下检查菌形，应具有典型形态，对有芽孢或荚膜的菌种也应做相应染色并镜检。

2）生长特性。应验证菌种生长的最适温度及温度范围，最适 pH 及特殊营养条件。

3）生化特性。菌种接种生化培养基，经 37℃ 培养，应具有典型的生化反应特征。

4）血清学试验。生产用菌种的血清凝集价，不应低于血清原效价的一半。用特异性血清做玻片凝集反应时应呈强凝集。

5）毒力试验。将菌种培养物制备成一定浓度的菌悬液，做系列稀释，并分别注射敏感动物，一个 LD_{50} 的菌数不得超过《中国药典》规定的菌数。

6）免疫力试验。按《中国药典》要求制备成菌液，免疫适宜的动物，通常免疫两次，末次免疫后进行攻击，应能保证 50%～80% 的动物存活。各制品对免疫力合格的指标要求不一。

7）毒性试验。将生产用菌种的培养物制成灭活菌液，并稀释为不同浓度，不加防腐剂，注射体重为 10～18g 的若干小鼠，一般要求 3d 后试验组的总体重不得少于注射前的总体重，7d 后试验组小鼠平均增加的体重不少于对照组平均增加的 60%，并不得有死亡。

8）抗原性试验。将免疫力试验所用的菌液静脉注射体重为 2kg 左右的家兔至少 3 只，末次免疫10～14d后采血做定量凝集试验，血清对免疫菌的凝集效价要求达到《中国药典》规定的高度。

3. 毒种的质量控制

（1）毒种来源　用于生产或检定的毒种来源及历史应清楚，由国家药品检定机构或NMPA委托的单位保存、检定和分发。

（2）毒种特性的检定

1）无菌试验。冻干毒种每次启封和传代后均需做无菌试验，合格者方可使用。

2）病毒滴度。在制品生产前需检定毒种的病毒含量，不同的制品采用不同的敏感动物，经适宜途径进行病毒含量测定。

3）纯毒试验。纯毒试验的目的是鉴定毒种的特异性，所用特异性抗血清（或参考品）由国家检定机构分发。根据不同毒种的要求，本试验在生产前或生产末期进行，用敏感动物或细胞做中和试验。

四、菌/毒种的保藏与管理

菌/毒种的种类繁多、数量巨大，要使其存活并保持原有的生物学性状不变，不仅需要很好的保藏，也需要很好的管理。我国和世界上很多国家都有较完整的菌/毒种保藏管理机构，国际上也有菌种保藏联合会来组织和促进这一工作。由于与生物制品有关的菌/毒种主要是医用菌/毒种，因此这里重点介绍医用菌/毒种的管理。

1. 保藏管理机构

我国共设有三个医学微生物菌种保藏管理中心：中国医学真菌菌种保藏管理中心，由中国医学科学院皮肤病防治研究所负责；中国医学细菌菌种保藏管理中心，由中国食品药品检定研究院负责；中国医学病毒毒种保藏管理中心，由中国疾病预防控制中心病毒病预防控制所负责。各保藏管理中心的任务是：①负责本门类微生物菌/毒种的选择、收集、鉴定、保藏、交换和供应；②开展菌/毒种分类、鉴定及保藏管理的研究；③组织学术交流和经验交流；④办理国内外菌/毒种交换；⑤编制保管的菌/毒种目录。保藏管理中心下设专业实验室，承担全国性的业务工作。

2. 菌/毒种的分类

《中国药典》以《人间传染的病原微生物名录》为基础，根据病原微生物的传染性、感染后对个体或群体的危害程度，将医学微生物菌/毒种分为4类：一类是指能够引起人类或者动物非常严重疾病的微生物，以及中国尚未发现或者已经宣布消灭的微生物，如天花病毒、新疆出血热病毒、埃博拉病毒、黄热病毒等；二类是指能够引起人类或者动物严重疾病，比较容易直接或者间接在人与人、动物与人、动物与动物间传播的微生物，如口蹄疫病毒、高致病性禽流感病毒、汉坦病毒、人类免疫缺陷病毒、乙型脑炎病毒、狂犬病毒、严重急性呼吸综合征（SARS）冠状病毒、炭疽芽孢杆菌、结核分枝杆菌、霍乱弧菌等；三类是指能够引起人类或者动物疾病，但一般情况下对人、动物或者环境不构成严重危害，传播风险有限，实验室感染后很少引起严重疾病，并且具备有效治疗和预防措施的微生物，如甲、乙、丙、丁、戊型肝炎病毒，甲型流感病毒H2N2亚型，麻疹病毒，百日咳博德特菌，肺炎衣原体，破伤风梭菌，白喉棒状杆菌等；四类是指在通常情况下不会引起人类或者动物疾病的微生物。

表3-1～表3-7为2020年版《中国药典》对常用生物制品生产、检定用菌/毒种的生物安全分类。重组制品生产用工程菌株的生物安全按第四类管理，基因治疗等以病毒为载体的生物技术制品参考相应病毒分类进行管理。

表 3-1 细菌活疫苗生产用菌种

疫苗品种	生产用菌种	分类
皮内注射用卡介苗	卡介菌 BCG D_2 PB302 菌株	四类
皮上划痕用鼠疫活疫苗	鼠疫杆菌弱毒 EV 菌株	四类
皮上划痕人用布鲁氏菌活疫苗	布鲁氏菌牛型 104M 菌株	四类
皮上划痕人用炭疽活疫苗	炭疽杆菌 A16R 菌株	三类

表 3-2 细菌灭活疫苗、纯化疫苗及治疗用细菌制品生产用菌种

疫苗品种	生产用菌种	分类
伤寒疫苗	伤寒沙门菌	三类
伤寒甲型副伤寒联合疫苗	伤寒沙门菌、甲型副伤寒沙门菌	三类
伤寒甲型乙型副伤寒联合疫苗	伤寒沙门菌，甲型、乙型副伤寒沙门菌	三类
伤寒 Vi 多糖疫苗	伤寒沙门菌	三类
霍乱疫苗	霍乱弧菌 O1 群，EL-Tor 型菌	三类
A 群脑膜炎球菌多糖（结合）疫苗及相关联合疫苗	A、C、Y、W135 群脑膜炎球菌	三类
23 价肺炎球菌多糖疫苗	肺炎球菌	三类
吸附百日咳疫苗及其相关联合疫苗	百日咳杆菌、破伤风杆菌、白喉杆菌	三类
钩端螺旋体疫苗	钩端螺旋体	三类
b 型流感嗜血杆菌结合疫苗	b 型流感嗜血杆菌	三类
注射用母牛分枝杆菌	母牛分枝杆菌	三类
短棒杆菌注射液	短棒杆菌	三类
注射用 A 群链球菌	A 群链球菌	三类
注射用红色诺卡氏菌细胞壁骨架	红色诺卡氏菌	三类
卡介菌多糖核酸注射液	卡介菌 BCG D_2 PB 302 菌株	四类
肉毒抗毒素	肉毒杆菌	三类
肉毒毒素	肉毒杆菌	三类

表 3-3 病毒活疫苗生产用毒种

疫苗品种	生产用毒种	分类
麻疹减毒活疫苗	沪-191，长-47 减毒株	四类
风疹减毒活疫苗	BRD Ⅱ减毒株，松叶减毒株	四类
腮腺炎减毒活疫苗	S79，Wm84 减毒株	四类
水痘减毒活疫苗	OKa 株	四类
乙型脑炎减毒活疫苗	SA 14-14-2 减毒株	四类
甲型肝炎减毒活疫苗	H2，L-A-1 减毒株	四类
脊髓灰质炎减毒活疫苗	Sabin 减毒株，中Ⅲ$_2$ 株	四类
口服轮状病毒疫苗	LLR 弱毒株	四类
黄热病疫苗	17D 减毒株	四类
天花疫苗	天坛减毒株	四类

表 3-4　病毒灭活疫苗生产用毒种

疫苗品种	生产用毒种	分类
乙型脑炎灭活疫苗	P_3 实验室传代株	三类
双价肾综合征出血热灭活疫苗	啮齿动物分离株（未证明减毒）	二类
人用狂犬病疫苗	狂犬病毒（固定毒）	三类
甲型肝炎灭活疫苗	减毒株	三类
流感全病毒灭活疫苗	鸡胚适应株	三类
流感病毒裂解疫苗	鸡胚适应株	三类
森林脑炎灭活疫苗	森张株（未证明减毒）	二类

表 3-5　微生态活菌制品生产用菌种

生产用菌种	分类	生产用菌种	分类
青春型双歧杆菌	四类	屎肠球菌 R-026	四类
长型双歧杆菌	四类	凝结芽孢杆菌 TBC169	四类
嗜热链球菌	四类	枯草芽孢杆菌 BS-3，R-179	四类
婴儿型双歧杆菌	四类	酪酸梭状芽孢杆菌 CGMCC No. 0313-1，RH-2	四类
保加利亚乳杆菌	四类	地衣芽孢杆菌 63516	四类
嗜酸乳杆菌	四类	蜡样芽孢杆菌 CGMCC No. 04060. 4，CMCC 6335	四类
粪肠球菌 CGMCC No. 04060.3，YIT0072 株	四类		

表 3-6　体内诊断制品生产用菌种

制品品种	生产用菌种	分类	制品品种	生产用菌种	分类
结核菌素纯蛋白衍生物	结核杆菌	二类	布鲁氏菌纯蛋白衍生物	猪布鲁氏菌 I 型（S2）菌株	四类
锡克试验毒素	白喉杆菌 PW8 菌株	三类	卡介菌纯蛋白衍生物	卡介菌 BCGPB302 菌株	四类

表 3-7　生物制品检定用菌／毒种

检定用菌／毒种	分类	检定用菌／毒种	分类
百日咳杆菌 18323	三类	乙型脑炎病毒 P3 株／SA14 株	二类
鼠疫杆菌	二类	森林脑炎病毒森张株	二类
炭疽杆菌	二类	出血热病毒 76-118 株和 UR 株	二类
羊布鲁氏菌	二类	狂犬病毒 CVS-11 株	二类
结核分枝杆菌减毒株（H37Ra）	三类	脊髓灰质炎病毒	二类
草分枝杆菌 CMCC 95024	四类	短小芽孢杆菌 CMCC 63202	四类
藤黄微球菌 CMCC 28001	四类	大肠埃希菌 CMCC 44102/44103	三类
啤酒酵母菌	四类	乙型副伤寒沙门菌 CMCC 50094	三类
缺陷假单胞菌	四类	肺炎支原体	三类
金黄色葡萄球菌 CMCC 26003	三类	口腔支原体	三类
铜绿假单胞菌 CMCC 10104	三类	嗜热脂肪芽孢杆菌	四类
枯草芽孢杆菌 CMCC 63501	四类	肺炎克雷伯菌 CMCC 46117	三类

检定用菌/毒种	分类	检定用菌/毒种	分类
生孢梭菌 CMCC 64941	四类	支气管炎鲍特菌 CMCC 58403	三类
白色念珠菌 CMCC 98001	三类	黏质沙雷菌	三类
黑曲霉 CMCC 98003	四类	蜡样芽孢杆菌 CMCC 63301	三类

3. 菌/毒种的管理

医学微生物学保藏管理中心内设有医学菌/毒种库,由临床收集的菌/毒种先登记入菌/毒种库大帐,临时编号,待检定合格后给予国家正式菌/毒种编号,并按合适方法将一定数量菌/毒种入库保存,同时建档备查。所有库内保存的菌/毒种,其来源、特性、用途等都有详细记录。

为不断充实我国医学菌/毒种这一生物资源,中国医学微生物菌/毒种各保藏管理中心或专业实验室可向有关单位或个人收集和索取所需的菌/毒种。任何个人或单位分离或筛选到具有一定价值的菌/毒种时,应及时将该菌/毒种及详细资料送交中心或有关专业实验室检定复核,检定合格后对确有价值和资料齐全的菌/毒种给予国家标准编号,并建立档案,入库保存,编入国家标准菌/毒种目录。向中国医学微生物菌/毒种各保藏管理中心领取菌/毒种必须持有单位正式公函,说明菌/毒种名称、型别、数量及用途。领取一、二类菌/毒种时,需经当地省(自治区、直辖市)卫生局同意,索取一类菌/毒种还需卫生部批准。

从国外引进我国未发现或致病性强的医学病原微生物时,应经卫生部批准。任何单位或个人从国外交换或索取所得到的菌/毒种,应在3~6个月检定完毕,并将菌/毒种复制一份,连同资料送有关保藏管理中心或专业实验室保藏。

国外向我国索要菌/毒种时,负责供应的单位应及时向有关保藏管理中心申报。对国外保密、专利、一类、二类及未曾向国外供应过的菌/毒种向国外交换供应时,应经卫生部批准。

4. 生产单位菌/毒种的保存与管理

《中国药典》要求各生产单位建立自己的菌/毒种保藏管理中心,由本单位质量管理部门对本单位的菌/毒种按药典中《生物制品生产、检定用菌种、毒种管理规程》施行统一管理。

由国家菌/毒种保藏机构统一编号的菌/毒种,使用单位不得更改或仿冒。入库的菌/毒种经检定后,根据其特性,应选用冻干或适当方法及时保存;不能冻干保存的菌/毒种,应根据其特性,置适宜环境至少保存两份或保存于两种培养基;保存的菌/毒种均应贴有牢固的标签,标明菌/毒种编号、名称、代次、批号和制备日期等内容。各单位自行分离或收集的拟用于生产或检定的菌/毒种,均须经中检院审查认可,新生物制品所用的菌/毒种按《新生物制品审批办法》办理。

生产用菌/毒种应按各项制品规程要求定期进行检定。不同属或同属菌/毒种的强毒及弱毒株不得同时在同一或未经严格消毒的无菌室内操作。一、二类菌/毒种及芽孢杆菌、真菌必须在严格隔离的专用实验室及动物室内操作,并应加强对操作人员的防护。活菌、活毒操作必须严格执行《活菌、活毒操作管理制度》。三、四类菌/毒种的操作应按各项制品规程的规定在专用或适当的实验室内进行。各单位的质量检定部门应定期了解本单位的菌/毒种保管、检定及使用情况,必要时进行抽查,或会同制造部门进行检查。

对于种子批的管理应遵循以下要求:原始种子,应详细记录其背景,如名称、时间、地点、来源、代次、菌/毒株代号和历史等,并进行有关特性鉴定。主种子批和工作种子批应详细记录代次、安瓿的存放位置、识别标志、冻存日期和库存量。凡传代、冻干及分发,记录均应清晰、可追溯，并定期核对库存数量。一般不能用主种子批代次以上的种子直接制备疫苗。用工作种子批增殖获得的细菌培养物不得再回冻保存和再次用于生产。为避免种子混淆和丢失，菌/毒种应设专人管理，非生产用菌/毒种应严格与生产用菌/毒种分开存放。

第二节 生物制品用细胞基质

一、细胞基质的种类及其在生物制品中的应用

细胞基质（cell substrates）是指可用于生物制品生产和检定的细胞。

常用于生物制品生产和检定的细胞基质有动物或人源的连续传代细胞系、二倍体细胞株及原代细胞。生产非重组制品所用的细胞基质，是指来源于未经修饰的用于制备主细胞库的细胞系/株和原代细胞。生产重组制品的细胞基质，是指含所需序列的、从单个前体细胞克隆的转染细胞。生产杂交瘤制品的细胞基质，是指通过亲本骨髓瘤细胞系与另一亲本细胞融合的杂交瘤细胞系。

1. 原代细胞

原代细胞（primary cell）是指取自一个或多个动物个体组织或器官制备的细胞培养物。组织来源可有两类：胚胎和成体组织。常用的胚胎组织有鸡胚、哺乳动物胚胎、人工流产的人胎儿等；成体组织中的肾（常用的如猴肾、地鼠肾、沙鼠肾、家兔肾、犬肾等）、肺、肌皮等较常用。

原代细胞在病毒疫苗生产中的应用已有50多年，证明是安全有效的。我国已上市的疫苗中，乙型脑炎疫苗、肾综合征出血热疫苗、狂犬病疫苗使用地鼠肾细胞；麻疹疫苗、流行性腮腺炎疫苗使用鸡胚细胞；脊髓灰质炎疫苗使用猴肾细胞。

原代细胞用于生产生物制品的优点：①使用的细胞培养液相对简单；②很多病毒都可以在原代细胞上生长繁殖，具有广泛的敏感性；③原代细胞的来源比较容易，尤其是地鼠，是哺乳动物中繁殖最快的动物之一；④原代细胞属正常细胞，不会有DNA突变，无致瘤性。

原代细胞的缺点：①不能建立细胞库，只能限于原始培养的细胞或传少数几代（一般不超过5代）使用。②存在潜在的病毒等外源因子污染问题。原代细胞本身可能携带内源性病毒（如人类或灵长类动物细胞可能携带乙型肝炎病毒、逆转录病毒，还有可能含有整合在细胞DNA上的病毒基因）和外界污染的病毒。目前从原代猴肾细胞的培养中发现了不少于20种血清性病毒。③来自不同动物个体的细胞质量和敏感性有差异，这种不稳定导致对同一种病毒灵敏度的差异，从而影响产品的稳定性。鉴于原代细胞的这些缺点，《中国药典》规定：用于制备注射用活疫苗的动物细胞应来源于无特定病原体（specific pathogen free，SPF）动物；制备口服疫苗和灭活疫苗的动物细胞应来自清洁级或清洁级以上动物；所用动物应符合实验动物微生物学和寄生虫学检测要求的相关规定；用于制备鸡胚或鸡胚细胞的鸡蛋，除另有规定外，应来自SPF鸡群；检定所用的动物，除另有规定外，均应用清洁级或清洁级以上的动物。

2. 连续传代细胞系

根据《中国药典》的定义，细胞系（cell line）是由原代细胞群经系列传代培养获得的细胞群，该细胞群通常是非均质的，且具有明确的特性，可供建库用。连续传代细胞系（continuous cell lines，CCL）是在体外能无限倍增的细胞群，但不具有来源组织的细胞核型特征和接触抑制特性。

连续传代细胞系一般是由人或动物肿瘤组织或正常组织经传代或转化而来，它常常由于染色体的断裂变成了异倍体而失去了正常细胞的特点，从而获得了无限增殖的能力。这种转化过程可以是自发的，即正常细胞在传代培养过程中，大部分细胞随着传代次数的增加，寿命逐渐终结，但其中个别细胞可自发地转化成有无限生命力的细胞系。这种自发的转化多发生在啮齿动物。有的细胞可经人为方法进行转化，如采用某些病毒（如 SV40）或某些化学试剂（如甲基胆蒽）。直接从动物或人的肿瘤组织中建立的细胞系也是转化的细胞。转化的细胞具有无限的生命力，而且常常倍增时间较短，对培养条件要求也较低，故更适于大规模工业化生产。

在生物制品生产中应用较多的肿瘤细胞系有：HeLa 细胞，为人子宫颈上皮癌细胞；Namalwa，为人伯基特淋巴瘤细胞；Hep-2 细胞，来源于人喉头细胞癌；Sp2/0 和 NS0，为小鼠骨髓瘤细胞。由正常细胞转化的细胞系有：Vero 细胞，来源于非洲绿猴肾（African green monkey kidney，AGMK）细胞；BHK21，来源于乳地鼠肾（baby hamster kidney）细胞；CHO 细胞，来源于中国仓鼠卵巢（Chinese hamster ovary）细胞；MDCK 细胞，来源于犬肾（Madin-Darby canine kidney）细胞。

目前普遍认为连续传代细胞系是生产药品和生物制品的最佳基质，其优点有：①可建立经严格鉴定的细胞库系统，保证产品的质量和稳定性；②培养液比较简单；③对病毒有广谱的灵敏度；④容易大规模培养；⑤容易被重组 DNA 质粒转染，翻译后能正确加工由转染 DNA 编码的哺乳动物蛋白质，且重组产物可分泌到培养液中，因此现代生物技术中的工程细胞和杂交瘤细胞多来源于连续传代细胞系。连续传代细胞系可生产的生物制品可概括为三类：病毒类疫苗、生物活性蛋白质及单克隆抗体。

与原代细胞一样，使用连续传代细胞系生产生物制品，也存在外源病毒污染问题。依据携带对人体致癌性病毒的能力，可把细胞基质的危险程度分成三类：高危险度，来自人或非人灵长类血液和骨髓细胞，山羊和绵羊细胞，杂交瘤细胞；中度危险，哺乳动物非血源性细胞，如成纤维细胞和上皮细胞；低度危险，人二倍体细胞或来源于禽类组织的细胞。

3. 二倍体细胞株

二倍体细胞株（diploid cell strains，DCS）是在体外具有有限生命周期的细胞群，在培养一定代次后细胞会进入衰老期，其染色体具有二倍性，且具有与来源物种一致的染色体核型特征，生长具有接触抑制性。

目前用于生物制品的二倍体细胞株多是来源于人胚肺成纤维细胞，如美国的 WI-38、IMR-90 等；英国的 MRC-5、MRC-9 等；中国的 2BS、KMB-17 等。海弗利克于 1961 年和雅各布斯于 1967 年分别建立的人二倍体细胞株 WI-38 和 MRC-5，被国际公认为人二倍体细胞参考株。利用人二倍体细胞株生产的脊髓灰质炎疫苗、风疹疫苗、狂犬病疫苗、甲型肝炎疫苗和麻疹疫苗等已在多数国家批准使用。

人胚肺成纤维二倍体细胞，可培养 60～80 代，之后细胞终止分裂繁殖而死亡。

与连续传代细胞系一样，人 DCS 具有广泛的病毒敏感谱，可建立经严格鉴定的细胞库系统，因此是制备病毒类疫苗的适宜基质。又由于人 DCS 来源于人胚胎的正常组织，用它制备的疫苗无异种 DNA 及异种蛋白质残留的隐患，同时可以避免其他动物源性病毒和有害微生物对人体健康的影响，因此安全性优于非人源性原代及传代细胞制备的疫苗；而且用二倍体细胞制备的疫苗注射后副作用轻，免疫效果好。但二倍体细胞的培养液要求较高，需用胎牛血清，生产成本较高，且不易大规模生产。

二、细胞库系统的建立

当二倍体细胞或连续传代细胞用于生产生物制品时，采用细胞库系统（cell bank system）。

细胞库的建立可为生物制品的生产提供检定合格、质量相同、能持续稳定传代的细胞。

1. 细胞库系统的组成

细胞库系统可分为二级细胞库系统和三级细胞库系统两种。二级细胞库系统只含有细胞种子（cell seed）和主细胞库（master cell bank，MCB）；三级细胞库系统含有细胞种子、主细胞库和工作细胞库（working cell bank，WCB）。细胞种子用于制备主细胞库；主细胞库用于制备工作细胞库。如果产品每年生产只需少量细胞，可以使用二级细胞库系统。

细胞种子是指来源于人或动物的单一组织、经过充分鉴定的一定数量的细胞。这些细胞是由一个原始细胞群体发展成传代稳定的细胞群体，或经过克隆培养而形成的均一细胞群体，通过检定证明适用于生物制品的生产或检定。将细胞种子定量均匀分装于一定数量的安瓿或适宜的细胞冻存管，于液氮或−130℃以下冻存，供建立 MCB 用。对于引进细胞，生产者经验证后可将其作为细胞种子，供建立 MCB 用。

MCB 是由细胞种子培养至特定倍增水平或传代水平，并经一次制备获得的同质和均一的悬液分装于容器制备而成。将 MCB 细胞定量分装于一定数量的安瓿或适宜的细胞冻存管，保存于液氮或−130℃以下，供制备 WCB 用。生产企业的 MCB 最多不得超过两个细胞代次。

WCB 是由 MCB 的细胞经培养至特定倍增水平或传代水平，并经一次制备获得的同质和均一的悬液分装于容器制备而成。WCB 的保存同细胞种子和 MCB 一致。生产企业的 WCB 必须限定为一个细胞代次。冻存时细胞的传代水平须确保细胞复苏后传代增殖的细胞数量能满足生产一批或一个亚批制品。生产时，从冻存的 WCB 中取出 1 支或多支安瓿，复苏后混合培养，传至一定代次后供生产用，其代次不得超过该细胞用于生产的最高限定代次。生产用细胞的最高限定代次应根据研究结果确定，但不得超过国际认可的最高限定代次。从 WCB 取出的细胞经增殖后获得的细胞不得再回冻保存用于生产。

2. 细胞库的管理

主细胞库和工作细胞库应分别存放。每一个库应在生产设施内至少 2 个不同的地点或区域存放。

每种细胞库均应分别建立台账，详细记录放置位置、容器编号、分装及冻存数量、取用记录等。细胞库中的每支细胞均应具有细胞系/株名、代次、批号、编号、冻存日期等信息。

为保证细胞冻存后仍具有良好的活力，冻存前的细胞活力应不低于90%，冻存后应取一定量的可代表冻存全过程的冻存管复苏细胞，复苏后细胞的活力应不低于80%。二倍体细胞冻存后，应至少做一次复苏培养并连续传代至衰老期，检查不同传代水平的细胞生长情况。细胞冻存后，可定期复苏细胞，并通过复苏后细胞的活力数据验证细胞在冻存及贮存条件下的稳定性。

3. 细胞检定

细胞库建立后应至少对 MCB 细胞及生产终末细胞进行一次全面检定。每次从 MCB 建立一个新的 WCB，均应按规定项目进行检定。所制备的 WCB 细胞在用于生产前须经鉴定合格后方可使用。

细胞检定主要包括以下几个方面：细胞鉴别、外源因子和内源因子的检查、成瘤性/致瘤性检查等。其中，成瘤性是指细胞接种动物后在注射部位和（或）转移部位由接种细胞本身形成肿瘤的能力；致瘤性是指细胞裂解物中的化学物质、病毒、病毒核酸以及细胞成分接种动物后，导致被接种动物的正常细胞形成肿瘤的能力。必要时还须进行细胞生长特性、细胞染色体检查、细胞均一性及稳定性检查。这些检查内容对于 MCB 细胞和 WCB 细胞及生产限定代次细胞均适用。

生产用细胞龄限制在细胞寿命期限的前 2/3 内。二倍体细胞的细胞龄通常以群体倍增水平计算，也可以每个容器细胞群体细胞数为基础，每增加 1 倍作为一世代进行粗略估算，即 1 瓶细胞传 2 瓶（1∶2 分种率），再长满瓶为一世代；1 瓶传 4 瓶（1∶4 分种率）为二世代；1 瓶传 8 瓶（1∶8 分种率）为三世代。传代细胞的体外细胞龄可采用细胞群体倍增水平或传代水平计算。连续传代细胞系的细胞龄可以群体倍增水平计算，也可按照固定的传代比率进行传代，每传代一次视为一代。

第三节　菌种和细胞的培养

一、细菌的营养、生长与培养基

1. 细菌生长所需的一般条件

细菌属于单细胞原核生物，体积微小，结构简单，繁殖迅速，在适宜的环境条件下具有相对稳定的形态结构和生理活动特征。一般细菌的生长需要以下几个条件。

（1）充足的营养　　细菌生长所需要的营养物质主要有氮源、碳源、无机盐、生长因子和水等，这是细菌生长繁殖所需的原料和能量来源。

氮主要被细菌作为合成含氮化合物的原料。从分子态氮到复杂的含氮化合物，如硝酸盐、铵盐、氰化物、尿素、胺、酰胺、嘌呤、嘧啶、氨基酸、肽、胨和蛋白质，都可作为细菌的氮源。

碳源既可被细菌用来合成含碳化合物，也可作为化能型细菌的能源。自养类细菌主要以 CO_2 作为合成细胞物质的碳源，异养化能型细菌可以利用各种有机碳化合物作为其碳源。

按照细菌所需矿物质元素的多少，可将其分为主要元素和微量元素。细菌所需的主要元素有磷、硫、镁、钾、钠、钙等；微量元素有铁、铜、锌、锰、硼、钴、钼等。

许多细菌的生长还需要一些自身不能合成的生长因子，一般包括三类：维生素、氨基酸和嘌呤（或嘧啶）。维生素的需要量一般很低，其中以维生素 B 族最为重要，因为它们是辅酶和辅基的组成成分，如金黄色葡萄球菌（*Staphylococcus aureus*）的生长需要完整的硫胺素分子。氨基酸的需要量一般比维生素高，因为氨基酸是组成蛋白质和酶的结构物质，如肠膜明串珠菌（*Leuconostoc mesenteroides*）是需要氨基酸最多的菌类，其生长需要 17 种氨基酸。某些细菌，特别是乳酸菌，生长需要嘌呤和嘧啶以合成核苷酸。

水是细菌细胞的重要组成部分，占细胞总重量的 75%～90%。水使细菌原生质处于溶胶状态，一切生命活动，如营养物质的吸收、代谢、生长繁殖等都离不开水。

（2）适宜的酸碱度　　pH 可影响细胞膜的通透性和稳定性，以及物质的溶解和电离等过程。在 pH 7.0～7.6 时，多数病原菌菌体内的酶活性最强，有利于新陈代谢。少数菌必须在偏酸或偏碱的条件下生长，如结核杆菌为 pH 6.5～6.8，乳酸杆菌为 pH 5.5，霍乱弧菌在 pH 8.8 时生长最好。

（3）合适的温度　　通常 35～37℃适合病原菌生长，但各类细菌对温度的要求差异较大，如鼠疫杆菌和小肠结肠炎耶尔森菌（*Yersinia enterocolitica*）是 28℃，空肠弯曲菌（*Campylobacter jejuni*）是 42℃。

（4）一定的气体环境　　根据对氧需求的不同，可将细菌分为 4 类：①专性需氧菌（obligate aerobe）。此类细菌具有完善的呼吸酶系统，需要分子氧作为受氢体完成有氧呼吸，在无游离氧的环境中不能生长，如结核杆菌、霍乱弧菌等。②微需氧菌（microaerophilic bacterium）。此类细菌在低氧压（5%～10%）下生长最好，当氧压超过 10% 时对其生长有抑制作用，如空肠弯曲菌、幽门螺杆菌（*Helicobacter pylori*）等。③兼性厌氧菌（facultatire anaerobe）。兼具有氧呼吸和无氧酵解两种功能，无论在有氧或无氧环境都能生长，但以有氧时生长较好。大多数病原菌属此类。④专性厌氧菌（obligate anaerobe）。此类细菌缺乏完善的呼吸系统，只能在无氧环境中进行酵解，在有游离氧存在时，不能利用分子氧，而且还会遭受氧分子的毒害，甚至死亡，如破伤风梭菌、脆弱拟杆菌（*Bacteroides fragilis*）等。

2. 细菌培养基与细菌的人工培养

培养基（culture medium）是人工配制的，适合微生物生长、分离和鉴别的营养基质，不仅在微生物学领域发挥着重要作用，也是医学卫生研究、医药工业生产、临床细菌检验、流行病学调查及生物制品制造的基础。目前除麻风分枝杆菌（*Mycobacterium leprae*）、梅毒螺旋体（*Treponema pallidum*）等少数菌种外，绝大多数细菌都可以在人工培养基上生长。培养基的组成和配比是否恰当对微生物的生长、产物的形成、提取工艺的选择、产品的质量和产量等都有很大的影响。常用的培养基都应符合一些基本要求：①必须含有合成细胞的原料；②满足一般生化反应的基本条件，如碳源、氮源、无机盐、生长因子等；③一定的 pH 等条件。但对某一微生物和产品来讲，究竟用哪些原料做培养基还需要一系列实验的摸索，才能确定一种既有利于微生物生长，又能保证得到高产优质产品且成本低廉的较为理想的培养基配方。

培养基的种类很多，分类方法也多种多样，一般按用途和物理性状分类。

按培养基用途分类，可分为：①基础营养培养基。含微生物生长繁殖所需基本物质，多以牛肉浸粉、蛋白胨、氯化钠为基础，也可增加所需的其他物质，如血液等。琼脂是培养基中常用的凝固剂，以支撑细菌的生长形态形成菌落。②选择鉴别培养基。在培养基中加入指示剂或化学物质，抑制某些细菌生长而有助于需要的细菌生长，或通过指示剂颜色变化分离鉴别细菌。例如，在培养基中加入青霉素可抑制革兰氏阳性菌生长，而利于革兰氏阴性菌的生长；加入链霉素则可获得与加青霉素相反的选择效果。又如，在培养基中加入亚硫酸铋，既能抑制革兰氏阳性菌生长，又能抑制许多革兰氏阴性菌生长，但伤寒沙门菌却能在这个培养基上长出具有棕色环的黑色菌落。③特殊培养基，如厌氧培养基、抗生素效价测定和药敏试验培养基。

按培养基物理性状分类，可分为：①液体培养基。将营养物质溶解于液体中，调整 pH，灭菌后即液体培养基。常用于细菌增菌或观察细菌的生化反应。②固体培养基。液体培养基中加入 13～15g/L 琼脂制成。可在平皿中制成平板，用于分离培养细菌、活菌计数、选择培养、药敏试验；也可在试管中制成斜面，用于菌种传代和短期保存。③半固体培养基。液体培养基中加入 2～5g/L 琼脂制成，用于细菌动力观察和菌种短期保存。

3. 培养基在生物制品中的应用

在生物制品的很多方面都需用到细菌培养基，如细菌疫苗、外毒素、诊断制品的生产，生产及检定用菌株的保存，生物制品质量检定中的无菌试验等。因此，培养基也被称为生物制品的基础材料。

生物制品生产用培养基的成分与微生物分离鉴定用培养基基本相同，但有些特殊要求，主要是：①原材料不得含有毒性物质，也不得含有对人致敏的物质；②培养基的所有成分不得引起典型菌株发生变异，以保证菌株有充分的免疫原性；③不得引起产品发生外源性污染。

（1）培养基在细菌疫苗生产中的应用　　细菌疫苗的生产需要用大量的培养基。目前用于预防接种的细菌疫苗有活疫苗、灭活疫苗、多糖疫苗、类毒素疫苗等，可用于预防结核病、布鲁氏菌病、鼠疫、炭疽病、痢疾、钩端螺旋体病、伤寒、百日咳、流行性脑脊髓膜炎、白喉等多种细菌类传染病，每种疫苗的生产都离不开相应的培养基。

（2）培养基在细菌毒素生产中的应用　　生产类毒素疫苗和抗血清时，首先要制备毒素。生物制品中常用的毒素生产培养基有白喉棒状杆菌产毒培养基、破伤风产毒培养基、气性坏疽产毒培养基及各型肉毒梭菌产毒培养基等。生产不同的毒素各有专用的培养基配方。

（3）培养基在生物制品检定中的应用　　无菌试验是所有预防类制品、治疗类制品和体内诊断类制品必须进行的一个安全性检定项目，其目的是检查制品是否无菌、是否污染有杂菌或灭活疫苗是否还含有活的本菌。无菌试验所用培养基质量要求高，应适合需氧菌、厌氧菌或真菌的生长。

因为细胞培养多需使用小牛血清，可能会有支原体污染。因此，对于需要用细胞培养制备的生物制品，需进行支原体检查。各种支原体的培养也需要特定的培养基。

（4）培养基在诊断制品制备中的应用　　诊断菌液是用于检测样本中是否含有相应细菌抗体的细菌类诊断制品，其有效成分是菌体或菌体抗原，如伤寒、副伤寒及变形杆菌诊断菌液。这类制品在制备时需大量培养相应菌种，因此每种诊断菌液的制备都必须有相应的培养基。

各种细菌的诊断血清，如沙门菌属、志贺菌属、肠致病性大肠埃希菌、脑膜炎奈瑟菌及O1群霍乱弧菌等诊断血清的制造，需要先制备免疫用细菌或相应抗原，因此相应培养基是制备这类制品的基础物质。

二、细胞的培养与应用

细胞是一切动植物生命体的基本组成单位。细胞虽小，却非常精密、复杂，并有着巨大的生产效率，可以生产出许许多多维持机体生命所必需的产物。因此，很早以前人们就考虑到要很好地利用这个"加工厂"。1949年，Enders及其同事发表了关于在培养细胞中生长病毒的报道，为采用细胞培养技术生产病毒疫苗奠定了基础。随着基因工程的发展，人们逐渐认识到许多基因产物不能在原核细胞内表达，它们需要经过真核细胞所特有的翻译后修饰，以及正确的切割、折叠后，才能具有与天然分子一样的功能和抗原性。于是动物细胞便成为一种重要的宿主细胞，用以生产各种各样重要的生物制品。

1. 离体培养的细胞形态

利用动物细胞制备生物制品离不开细胞的体外培养。动物细胞的结构较原核细胞复杂得多，而且同一个体内的各种细胞都有明确的分工。功能不同的细胞，形态也各有差异，如肌肉细胞呈纺锤形，具有收缩伸展的作用；神经细胞具有很长的纤维性分支，以便接受和传递刺激；红细胞呈圆盘状，使与外界接触的表面积增大，有利于和周围环境交换气体和在血管内流动；上皮细胞由于覆盖于表面，常常相互挤压成不规则的立方形、纺锤形。然而当细胞离体培养时这些分化的形态便会消失。根据生长特性，通常将离体培养的细胞分为3类：贴壁细胞、悬浮细胞和兼性贴壁细胞。

（1）贴壁细胞　　大多数正常二倍体细胞的生长都需在一定的支持物（如玻璃、塑料等）上贴附、伸展后才能生长增殖。细胞在支持物表面贴附生长后，一般形成两种形态：成纤维样细胞型或上皮样细胞型。前者主要为来源于中胚层组织的细胞，如成纤维细胞、心肌细胞、平滑肌细胞、成骨细胞等，细胞生长时胞体呈梭形或不规则的三角形，中央有圆形核，胞质向外伸出2～3个突起，细胞间常借该突起相互连接成放射状、漩涡状或火焰状的细胞群；后者主要为来源于外胚层或内胚层组织的细胞，如皮肤细胞、肠管上皮细胞和肺泡上皮细胞等，细胞呈扁平的不规则多角形，中央有圆形核，生长时彼此紧密连接成单层细胞片。

贴壁细胞一般具有接触抑制现象。

（2）悬浮细胞　这类细胞的生长不依赖支持物表面，可在培养液中呈悬浮状态生长，如血液内的淋巴细胞和用以生产干扰素的 Namalwa 细胞等，细胞呈圆形。

（3）兼性贴壁细胞　有些细胞既可贴附于支持物表面生长，在一定条件下，还可以在培养液中呈悬浮状态良好地生长。这类细胞称为兼性贴壁细胞，如 CHO 细胞、小鼠 L929 细胞。当它们贴附在支持物表面生长时呈上皮样或成纤维样细胞的形态，而当悬浮于培养基中生长时则呈圆形。

2. 动物细胞的培养条件和培养基

（1）动物细胞的培养条件　与微生物相比，动物细胞的培养难度要大得多。一方面因为动物细胞对营养的要求很高，它不仅需要 12 种必需氨基酸、8 种以上的维生素、多种无机盐和微量元素，以及作为主要碳源的葡萄糖等，还需要多种细胞生长因子和贴壁因子等才能生长；另一方面由于没有细胞壁，动物细胞对周围环境非常敏感，包括对各种物理化学因素，如渗透压、pH、离子浓度、剪切力等的变化耐受力很弱。

为了使细胞在体外培养成功，必须满足以下基本条件：①所有与细胞接触的设备、器材和溶液，都必须保持清洁和绝对无菌，避免细胞外微生物的污染；②必须有足够的营养供应，并避免即使是极微量的有害物质的掺入；③保证有适量的氧气供应；④需要随时清除细胞代谢中产生的有害产物；⑤有良好的适于生存的环境条件，包括 pH、渗透压和离子浓度等；⑥要及时分种，保持合适的细胞密度。

（2）细胞培养基的种类和组成　动物细胞对培养基的要求较高，而且随着细胞种系的不同，要求有很大差异。因此常常需要花费很大的精力和时间对每种细胞系进行研究，以便配制适于这一细胞特殊需要的培养基。利用动物细胞生产生物制品之所以成本较高，培养基复杂且昂贵是其主要原因。

从研究和使用历史来看，动物细胞培养基大致可分成三类：天然培养基、合成培养基和无血清培养基。

1）天然培养基。在细胞培养的早期阶段，人们多采用天然材料做培养基，如血浆凝块、血清、淋巴液、胚胎浸液、羊水、腹水等。由于该类材料成分复杂，组分不稳定，且来源有限，因此难以满足大量培养和生产的需要。

2）合成培养基。合成培养基是按细胞生长需要，将一定比例的氨基酸、维生素、无机盐、葡萄糖等组合成的基础培养基。1950 年，摩根等首先采用成分明确的化学试剂配制成了第一个合成培养基——199 培养基，从而开创了合成培养基的研究使用阶段。它的优点是：成分明确，组分稳定，可大量生产。目前市场上已有上百种合成培养基商品，使用最广泛的有 BME、MEM、DMEM、HAM F12、RPMI1640、ISOCOV、199 和 McCoy5A 等。

不同的合成培养基组成成分各不相同，但都含有以下几部分。

A. 氨基酸。不同培养基中所含氨基酸的种类和含量不尽相同，但至少需含有细胞在生长中所必需的而自身又不能合成的 12 种必需氨基酸，即精氨酸、胱氨酸、组氨酸、异亮氨酸、亮氨酸、赖氨酸、甲硫氨酸、苯丙氨酸、苏氨酸、色氨酸、酪氨酸和缬氨酸。此外，谷氨酰胺是几乎所有细胞的重要碳源和能源。因此目前的商品合成培养基中含氨基酸种类最少的是含该 13 种氨基酸的 MEM 培养基，最多的是含 21 种氨基酸的 199 培养基。

B. 维生素。维生素是一类重要的维持细胞生命活动的低分子活性物质，多数是形成酶的辅基或辅酶。由于它们不能靠细胞自己合成，或合成不足，所以必须由培养基供给。有些维生素在细胞培养中还起着特殊的作用，如维生素 A 对细胞的贴壁有重要作用；维生素 C 有抗氧化作用；胆碱对细胞膜的完整性有重要作用，缺少时细胞变圆，甚至死亡。

C. 糖类。细胞的生长需依赖于碳源，它是维持细胞生命活动的能量来源，主要是葡萄糖和谷氨酰胺，有的培养基内还加有核糖和脱氧核糖。

D. 无机盐。无机盐的作用是保持细胞的渗透压，缓冲 pH 的变化，并积极参与细胞的代谢。

E. 其他成分。有些合成培养基中还加有核酸的前体，如腺苷、鸟苷、胞苷、尿苷等。有的还加有氧化还原剂，如谷胱甘肽等。

尽管各种合成培养基给细胞培养提供了很大方便，但单纯采用这种合成培养基，细胞并不能很好地增殖，甚至不能贴壁。因此在使用时常常需要加入一定量的动物血清，最常用的是添加 5%～10% 的小牛血清。在杂交瘤细胞的培养中，对血清的要求更高，常需添加 10%～20% 的胎牛血清。

3）无血清培养基。通常，动物细胞的生长均有赖于血清的存在。目前，细胞培养中使用的血清多是牛血清。在生物制品的生产实践中发现，利用含牛血清的培养基培养动物细胞存在以下一些问题：牛血清存在外源病毒、真菌和支原体等微生物污染的危险；不同批次牛血清间的生物活性和因子的不一致，导致产品和实验结果的重现性差；制品中残留的牛血清易引起被接种者对血清的过敏反应；牛血清成分的去除增加了后期分离纯化的步骤；血清蛋白会干扰制品的某些生物指标的测定，如在研究激素和药物对正常或肿瘤细胞的作用时，血清会对结果产生干扰。因此，从 20 世纪 50 年代起，许多科学家就开始进行无血清培养基的研究。今天，无血清培养基在大规模细胞培养和生物制品的生产中更加受到重视。

目前市面上已有许多用于各种细胞培养的无血清培养基，它们均是由上述合成培养基中加入不同种类的补充因子所构成。补充因子是代替血清的各种因子的总称。多数无血清培养基须补加 3～8 种因子，任何单一因子都不能取代血清。已知有 100 多种此类因子，按其功能的不同可分为四类：①激素和生长因子。使用最多的激素是胰岛素，它除了能促进糖原和脂肪酸的合成外，对细胞生长也有刺激作用。在生长因子方面，用得较多的有表皮生长因子、成纤维细胞生长因子、神经细胞生长因子等。②结合蛋白。最常使用的是转铁蛋白和白蛋白。大多数哺乳动物细胞上存在特定的转铁蛋白受体，受体与转铁蛋白 /Fe^{3+} 复合物结合是细胞获取必需微量元素的主要方式。白蛋白通过与维生素、脂类、激素、金属离子和生长因子结合，稳定和调节这些物质在无血清培养基中的活性，白蛋白还可结合毒素和减轻蛋白酶对细胞的影响。③贴附和伸展因子。常用的有纤维结合蛋白（fibronection，Fn）、胶原、多聚赖氨酸等。④其他补充因子。包括消除氧自由基损害作用的谷胱甘肽、某些微量元素（如硒）等。

目前在大规模动物细胞的培养中已普遍使用无血清培养基。在疫苗、单抗和各种生物活性蛋白等生物制品的应用领域，优化无血清培养基的成分可使不同的细胞在最有利于细胞生长和表达目的产物的环境中维持高密度培养。在人类细胞培养中，应用无血清培养基还能选择性地控制及避免成纤维细胞的过度生长。在无血清条件下，某些细胞的生长量和目标产物的产量甚至较有血清时高出数倍。

3. 动物细胞大规模培养的方法

从生产实际来看，动物细胞的大规模培养主要有贴壁培养、悬浮培养和固定化培养几种方法。

（1）贴壁培养 贴壁培养是让细胞贴附在某种支持物上生长繁殖的培养方法，它适用于贴壁细胞和兼性贴壁细胞。贴壁培养的细胞在传代或扩大培养时常常需要用酶将其从支持物上消化下来，分离成单个细胞后再进行培养。

规模化贴壁培养的经典方法是转瓶培养。转瓶培养是将贴壁细胞置于经过表面处理的转瓶内，同时注入一定量的培养液，转瓶以一定转速旋转，细胞交替接触空气和培养液，以维持细胞的生长繁殖。转瓶培养因其结构及操作相对简单，耗资少，只需增加转瓶数目即可实现扩大培养，产品收获方便，因此早期应用广泛，为基于细胞培养生产的药物及疫苗做出了贡献。但转瓶培养所需劳动强度较大，培养参数无法检控，难以实现均一化，使得批间差异较大，有限的贴附面积限制了产量的进一步提高，尤其是悬浮培养及固定化技术的出现和不断成熟，使得转瓶培养技术逐渐被淘汰。

（2）悬浮培养　规模化悬浮培养方式类似于微生物发酵，即细胞在生物反应器中随着培养液的运动而以分散悬浮状态进行生长繁殖，并产生各种产品。与传统的转瓶式贴壁培养相比，悬浮培养具有如下优点：①传代方便（不需酶进行消化处理），易于收获细胞；②培养装置的自动化程度高，节省人力的同时也降低了因人为操作而造成的污染；③可对细胞生长环境进行实时监控，随时掌握细胞的最佳生长状态；④可以高密度培养细胞；⑤通过精确有效的工艺控制手段，在获得最大产量的同时能稳步提高产品的质量；⑥可实现细胞的无血清生长过程。由于存在众多优势，规模化悬浮培养成为动物细胞规模化培养的理想模式。

生产用细胞大多数为贴壁生长型细胞，要实现规模化悬浮培养，首先要对贴壁细胞进行驯化或改造以适应悬浮生长状态。目前，MDCK 细胞、小鼠骨髓瘤 NS0 细胞、人胚肾细胞 HEK293、BHK21 细胞、Vero 细胞、CHO 细胞等均已实现悬浮生长，并用于生产。其中 CHO 细胞是目前工业化生产重组蛋白质应用最广泛的细胞系。

（3）固定化培养　细胞固定化培养方式来源于固定化酶技术，即将细胞以物理或化学手段限定于一定空间区域内进行生长繁殖，达到较大的细胞密度，从而提高产品的产量。通常采用吸附法或包埋法对细胞进行固定，由此衍生出的固定化规模培养技术有微载体培养、多孔载体培养、微囊化培养和中空纤维培养等，其中微载体培养技术最为成熟并应用最广。

1）微载体培养。微载体培养技术由荷兰学者范韦策尔于 1967 年提出并创立，它兼顾了单层贴壁培养和悬浮培养的优点，使不能悬浮培养的细胞贴附在微载体表面生长繁殖。该技术的出现和不断成熟弥补了转瓶培养等传统贴壁细胞培养工艺的缺陷，成为贴壁细胞规模化培养的重要方法，也使得细胞培养的工业化更上一个台阶。

微载体（microcarrier）是指直径在 60～250μm 的无毒、非刚性、密度均一的微球形颗粒，允许贴壁依赖性细胞贴附在其表面进而以悬浮状态生长。微载体表面光滑，带有适当电荷，可吸引细胞贴附，但不吸收培养液，略重于培养基，缓慢搅拌即均匀悬浮于培养基中。合成微载体的材料主要有葡聚糖（dextran）、聚乙烯（polyethylene）、聚丙烯酰胺（polycrylamide）、明胶（gelatin）等。

常培养的细胞有猴肾、狗肾、兔肾和鸡胚等的原代细胞，人二倍体细胞，CHO 细胞、BHK21、Vero 细胞等细胞系，以及一些杂交瘤细胞。生产时将微载体和浓细胞悬液等材料一起加入反应器中，37℃下先静止数小时（进行细胞贴壁），然后补足培养液开始搅拌培养。细胞贴附到微载体上扩展生长，随后逐渐形成丰满的单层。

微载体培养技术综合了贴壁培养和悬浮培养的优点：①提高了贴壁细胞的培养规模，在有限的空间里提供更大的贴附面积；②贴壁细胞在微载体上生长失去接触抑制，可形成多层，获得更高的细胞密度；③实现了贴壁细胞培养的自动化可控化管理，减少了人力，降低了污染概率，提高了产品产量的同时还保证了质量。但微载体培养也存在一些缺陷：①剪切力对细胞的损害；②凋亡细胞不及时清除可引起细胞的大面积死亡；③随着细胞数量的增加要及时补充微载体，但微载体的补给增加了操作难度和污染概率；④微载体的价格普遍昂贵；⑤没有一种微载体适合所有细胞；⑥部分微载体难以降解和回收。

2）多孔载体培养。传统的实心微载体只能固定贴壁细胞，而且在培养后期细胞由于老化而降低了贴壁能力，容易从微载体上脱落下来，同时细胞的贴壁需要血清中的某些物质和某些因子的帮助。为克服这些不足，人们又开发出了系列多孔载体用于动物细胞培养。

多孔载体是一种用于大规模高密度动物细胞培养的支持物，其内部是具有网状结构的小孔，能使细胞在其孔内生长。多孔载体用于动物细胞培养具有很多优点：①易固定化细胞；②大的比表面积可保证细胞充分的生长空间；③细胞生长在载体内部，可免受机械损伤，同时又可以提高搅拌强度和通气量，强化传质；④多孔载体不仅能培养贴壁细胞，也适合于悬浮细胞的固定化培养。

3）微囊化培养。微囊是一种用人造的半透膜制成的多孔微球体，小分子物质可以自由通过，而各种酶、辅酶、离子交换剂、活性炭及蛋白质等大分子物质则可包裹在其中不能逸出。微囊化培养技术是 20 世纪 70 年代由 Lin 和 Sun 创建的一种大规模培养技术，其要点是：在无菌条件下将拟培养的细胞、生物活性物质及生长介质共同包裹在薄的半透膜中形成微囊，再将微囊放入培养系统内进行培养。生长介质为 1.4% 海藻酸钠溶液，半透膜由多聚赖氨酸形成。培养系统可采用搅拌式或气升式生物反应器。

微囊化培养的优点：①微囊化为细胞创造了一个微生态环境，可防止细胞在培养过程中受到物理损伤；②活性蛋白不能从囊中自由出入半透膜，提高了细胞密度和产物含量，并且方便对目的产物进行分离纯化。缺点是：①微囊制作复杂，成功率不高；②微囊内死亡的细胞会污染正常产物；③收集产物必须破壁，不能实现生产连续化。

4）中空纤维培养。中空纤维培养系统由 Knazek 等于 1972 年提出，它是由一组中空的纤维束封装于圆筒内制成。中空纤维是一种细微的管状结构，其构造类似于毛细血管，管壁是极薄的半透膜，允许一些小分子物质及规定的物质通过。纤维内空间称为内室，可灌流培养液；管与管之间称为外室（参考第四章第二节）。细胞种植在空心纤维外室的管壁上，吸取从内室渗透出来的养分。中空纤维材料有乙酸纤维素、聚氯乙烯 - 丙烯复合聚合物、多聚碳酸硅等。

该培养系统的优点：①一般的细胞体外培养是在二维平面上生长，失去了体内的立体空间性，而中空纤维系统很好地模拟了细胞在体内的三维存在状态；②体积小，却能够在很小的体积里提供相当大的表面积，供细胞高密度生长；③细胞和培养液分别存在于不同的腔室内，避免了培养液流动产生的不良应力对细胞的影响；④通过选择半透膜孔径可以控制某些代谢物质的流动，从而控制细胞生长的影响因素或者浓缩产物，获得高浓度和高纯度的产物。缺点在于：①观察细胞比较困难；②物质的流动会造成纤维膜的堵塞；③产生的过量气体或者细胞的生长会破坏纤维。

第四节 生物制品用实验动物

一、实验动物的特点

根据我国《实验动物管理条例》2017 年修订版的解释，实验动物是指经人工饲育，对其携带的微生物实行控制，遗传背景明确或者来源清楚的，用于科研、教学、生产、检定及其他科学实验的动物。

根据科学研究的要求，实验动物应具有以下要素。

1. 遗传背景清楚

遗传背景不同的实验动物对同一实验处理的反应性是不一样的，这样会直接影响实验结果的准确性和可靠性。因此，实验动物必须是经过人工培育、遗传背景明确的动物。

根据遗传特点的不同，实验动物可分为近交系（inbred strain）、封闭群（closed colony）和杂交群（hybrid colony）。

近交系是经过至少连续20代的全同胞兄妹交配培育而成的动物。而且同一品系内的所有个体都可追溯到起源于第20代或以后代数的一对共同祖先。

封闭群是以非近亲交配方式进行繁殖生产的一个实验动物种群，在不从其外部引入新个体的条件下，至少连续繁殖4代。

杂交群是由不同品系或种群之间杂交产生的后代。

2. 健康状态实施控制

在实验动物的生长、繁育和使用过程中，必须对其携带的微生物和寄生虫实施监控。根据对微生物和寄生虫的控制程度，我国将实验动物划分为4个等级：普通动物（conventional animal）、清洁动物（clean animal）、无特定病原体动物（SPF）和无菌动物（germ-free animal，GF）。

（1）普通动物　普通动物常用于教学和预试验，要求不能携带所规定的人畜共患病病原、人畜共患寄生虫和动物烈性传染病的病原，在开放环境饲养。

为了防止人畜共患病和烈性传染病的发生，垫料应高压消毒；饮水符合城市饮用水标准；饲养室要有防野鼠设备；坚持保持环境卫生并经常进行笼器具的消毒；外来动物应经过隔离检疫后再引入饲养室；对大型实验动物应按照国家标准要求进行疫苗接种；严禁无关人员进入饲养室。

（2）清洁动物　清洁动物常用于生物制品的生产、科研和检定工作。除普通动物应排除的病原和寄生虫外，清洁动物还要求不能携带对动物危害大和对科学研究干扰大的病原和寄生虫。

清洁动物饲养在屏障环境内。对温度、湿度、噪声、气流速度、压力梯度、换气次数、光照强度等环境指标实施有效控制。所有用具均须经过严格消毒后才可进入环境内；动物饲喂^{60}Co照射过的饲料；垫料和饮水经高压消毒。工作人员须经淋浴（或风淋）后，更换灭菌工作服、鞋、帽、口罩和手套等，方可进入动物室进行操作。

（3）无特定病原体动物　SPF动物也常用于生物制品的生产、科研和检定工作，除清洁动物应排除的病原和寄生虫外，SPF动物还要求不携带具有潜在感染性或条件致病性和对科学研究影响大的病原和寄生虫，其饲养条件也与清洁动物相同。

（4）无菌动物　无菌动物主要用于科学研究，同时作为实验动物品种（系）的保种，体内不含有可检出的一切生命体。

无菌动物来源于剖宫产或无菌卵的孵化，饲养在隔离器中，人工无菌哺乳获得的动物。其饲养要求与无特定病原体动物基本一致。

3. 在特定环境条件下人工培育而成

实验动物是在达到一定要求的环境中，为了科学研究需要而定向培育和繁殖的动物，是多学科研究的成果和科技含量较高的生物技术产品，为医学、遗传学、发育生物学及畜牧学等众多学科提供了丰富的动物模型资源。

4. 应用范围明确

实验动物应用领域包括医学、药学、产品质量检验、环保、国防乃至实验动物科学本身，特别是在人类生命现象的研究方面，实验动物扮演着人类替身的角色，是"活的精密仪器"，最终为科学的发展、人类生存和健康服务。因此，实验动物与经济动物、野生动物和观赏动物有着明显的区别。

二、常用实验动物及其在生物医学研究中的应用

1. 小鼠

（1）生物学特性　　小鼠（*Mus musculus*）属于哺乳纲啮齿目鼠科小鼠属，是啮齿目中体形最小的动物，成年雄性体重 20～40g，雌性 18～35g。小鼠生长快，成熟早，繁殖力强。雌鼠和雄鼠的性成熟日期分别在第 35～50d 和第 70～80d，每胎产仔 8～15 只。小鼠对环境温度、湿度敏感。

（2）在生物医学研究中的应用　　由于小鼠体形小、生长快、饲养管理方便、容易达到标准化，在生物医学研究中得到广泛应用，其使用量超过其他实验动物。

1）传染病学和免疫学研究。小鼠对多种病原体具有敏感性，可用于多种病原体自身特性、致病机理和实验治疗性研究。

各种免疫缺陷小鼠，如自身免疫性溶血性贫血的新西兰黑色小鼠、补体 C5 缺失的 AKR/N 小鼠等，都是研究免疫机理和免疫缺陷病的动物模型。

2）生物制品的研究和生产。用于某些菌/毒种的传代及疫苗检定，如毒力测定、灭活验证、安全试验和外源因子检测等。

3）药理学和毒理学研究。小鼠常用于药理学研究和药物毒理的安全性评价。

4）肿瘤学研究。许多品系小鼠可自发肿瘤，如 AKR 小鼠白血病发病率为 90%，C_3H 小鼠乳腺癌发病率为 90%～100%。小鼠还可通过诱发产生各种肿瘤模型，因此是研究肿瘤病因、发病机理和防治，以及抗癌药物筛选的重要动物模型。

5）遗传学和遗传性疾病的研究。小鼠的研究历史悠久，目前仅在美国杰克逊实验室保存的小鼠品系就达 2000 余种，近交系达 400 余种，此外还有各种转基因小鼠。这些动物是研究遗传学和遗传性疾病以及基因治疗的最佳动物模型。

6）生殖生理研究。小鼠性周期短，可从阴道细胞涂片识别各个性生理时期，有利于进行计划生育、避孕、抗生育、抗着床等的研究。

2. 金黄地鼠

（1）生物学特性　　金黄地鼠（*Mesocricetus auratus*）属于啮齿目的仓鼠亚科，又称叙利亚地鼠，金黄色，成年个体重 120～150g，染色体 22 对。目前世界各国饲养的不同品系的金黄地鼠，都是 1930 年在叙利亚发现的同胞后代，由于为同一祖先，遗传学上血缘相近。

金黄地鼠生长发育迅速，6～8 周性成熟，妊娠期为 14～17d，是妊娠期最短的哺乳类实验动物，平均每胎产 6～8 只。

（2）在生物医学研究中的应用　　金黄地鼠的肾细胞作为培养病毒的基质，可用于生产狂犬病疫苗、乙型脑炎疫苗等。

金黄地鼠的颊囊中可接种肿瘤组织，因而主要用于肿瘤的移植、筛选、诱发和治疗等研究，是肿瘤学研究中常用的动物之一。

金黄地鼠性成熟早、妊娠期短，便于生殖生理和生育研究。

金黄地鼠可自发患糖尿病，常用于糖尿病研究。

金黄地鼠蛀牙的产生与饲料和口腔微生物有关，这一特性被广泛用于龋齿研究。

3. 豚鼠

（1）生物学特性　　豚鼠（*Cavia porcellus*）属于啮齿目豚鼠科，为食草性动物，喜群居。5月龄时性成熟，妊娠期65～70d，一般每胎产仔3～4只。

豚鼠体温调节能力差，受外界温度变化影响大，体内缺乏左旋葡萄糖内酯氧化酶，自身不能合成维生素C，对青霉素、四环素、红霉素等抗生素特别敏感，给药后易引起急性肠炎或死亡，易发生速发型和迟发型超敏反应。

豚鼠品种主要有英国种、阿比西尼亚种、秘鲁种和安哥拉种，也可根据毛的特性不同分为短毛、硬毛和长毛三种。目前我国常用的为英国种短毛豚鼠，属于封闭群。

（2）在生物医学研究中的应用　　豚鼠对组胺极为敏感，常用于平喘药、抗组胺药以及变态反应、过敏性休克的研究，特别是迟发型超敏反应与人类相似。免疫学试验所用的补体、红细胞多取自豚鼠。

豚鼠对毒物刺激反应灵敏，疫苗的毒性试验常采用豚鼠，白色豚鼠的皮肤常用于化妆品检验和外用药物对皮肤的刺激实验等研究。

因体内不能合成维生素C，可采用人工控制的方法造成维生素C缺乏，因此豚鼠是研究实验性坏血病的良好动物模型。

4. 家兔

（1）生物学特性　　家兔（*Oryctolagus cuniculus*）属于哺乳纲兔形目兔科，属草食类单胃动物。体形中等，成年家兔体重为1.5～2.5kg。妊娠期30～35d，每胎产仔1～13只。

实验用家兔有数十种。我国医学生物学研究中最常用的有日本大耳白兔、新西兰兔和青紫蓝兔。

家兔属于刺激性排卵的多胎动物，雌兔必须通过雄兔的交配刺激才能排卵。

（2）在生物医学研究中的应用

1）发热和热源实验。家兔对体温变化十分灵敏，正常体温为38.5～39.5℃，最易产生发热反应，发热反应典型、恒定。因此常选用家兔进行发热和解热机理的研究，以及药品、生物制品的热原检查。

2）免疫学研究。常用家兔进行抗体产生试验。

3）病毒学研究。家兔肾原代细胞对多种病毒敏感，因此可用于病毒的研究，也可用于某些病毒疫苗的生产（如风疹减毒活疫苗）和检定。

4）皮肤刺激试验。家兔皮肤对刺激反应敏感，且其反应近似于人，因此常选用家兔皮肤进行毒物和药物对皮肤局部作用的研究。

5）生殖生理研究。根据家兔诱发排卵特性，可通过诱发排卵或抑制其排卵进行生殖生理研究和避孕药物的筛选。

5. 鸡

（1）生物学特性　　鸡（*Gallus gallus*）属于鸟纲鸡形目鸡形科原鸡属。

鸡为卵生动物。母鸡交配后12d仍有60%的母鸡产受精卵，当年鸡有4次不完全换羽现象，1年以上的鸡，每年秋末冬初换羽1次，换羽期间母鸡多次停止产蛋，且需要较长的恢复期。

鸡的品种品系很多，常用于实验的有白来航鸡、北京白鸡、滨白鸡等品系。

（2）在生物医学研究中的应用

1）病毒学研究。鸡胚是培养病毒的基质，并可作为生产流感疫苗、黄热病疫苗等的原材料。用鸡胚制备的成纤维原代细胞在病毒学及生物制品的研究及生产中应用也较广。

某些病毒通过鸡胚传代可以使毒力减弱，如口蹄疫AⅡ型鼠化病毒，通过鸡胚传代后，毒力可降低一个滴度。

2）免疫学研究。鸡红细胞呈椭圆形，核大，血凝性好。利用该特点，可进行多种病毒的鉴定和血清学方法的建立。在炎症吞噬反应试验中，鸡红细胞常作为炎症渗出液内白细胞的吞噬异物。

3）肿瘤学研究。鸡感染马立克病毒可导致肿瘤发生，是研究病毒致瘤机理的重要动物模型。

6. 犬

（1）生物学特性　　犬（*Canis lupus familiaris*）属于哺乳纲食肉目犬科，为食肉性动物。春秋季发情，妊娠期58～63d，每胎产仔2～8只。

犬的嗅觉和听觉灵敏，对外界的适应能力强。视觉较差，无立体感，为红、绿色盲。神经系统较发达，能较快地建立条件反射。

比格犬是目前国际上通用的标准实验用犬，原产英国，体型小，性情温顺，遗传性能稳定。我国于1983年引入并繁殖成功。

（2）在生物医学研究中的应用　　常用于药物临床前的各种药理实验研究和药物的安全性评价；由于犬的解剖生理特点较一般哺乳动物更接近于人，因而被广泛应用于基础医学研究。

7. 猕猴

（1）生物学特性　　猕猴（*Macaca mulatta*）属于哺乳纲灵长目猴科猕猴属，为群居杂食性动物。2岁时达到性成熟，每胎大多只产1只。"性皮肤"是猕猴属的生殖生理特征之一。

猕猴属共12种46亚种，分布于我国的有5种。作为实验动物的主要有恒河猴、食蟹猴等。

（2）在生物医学研究中的应用

1）病毒学研究。原代猴肾细胞是生产脊髓灰质炎减毒活疫苗的细胞基质，猕猴也是该疫苗神经毒性试验的动物模型。

2）生殖生理研究。猕猴的生殖生理与人类非常接近，是用于各种避孕药和节育器研究的理想动物。

3）药理学和毒理学研究。在对麻醉药和毒品的依赖性上，猕猴的表现与人类接近，戒断症状比较明显且易于观察，为新型麻醉剂和具有成瘾性新药临床前试验常用的动物。

4）器官移植研究。作为灵长类的一员，猕猴是人类的近属动物，在组织结构、生理和代谢功能等方面同人类相似。例如，猕猴组织相容性白细胞抗原（rhesus monkey histocompatibility leukocyte antigen，RhLA）是灵长类动物中研究主要组织相容性复合体基因区域的重要对象之一，同人类白细胞抗原（human leukocyte antigen，HLA）相似，猕猴RhLA也具有高度的多态性，其基因位点排列也同人类有相似性。

此外，猕猴还广泛应用于传染病、老年病、营养性疾病、遗传性疾病、行为学和精神病及神经生物学、环境卫生公害等领域的研究。

三、动物实验伦理学及动物福利

动物实验伦理学（animal experiment ethics）是在保证动物实验结果科学、可靠的前提下，针对人的活动对动物所产生的影响，从伦理方面寻求给动物提供保护的必要性的依据，它是人类对待实验动物所持有的道德观念、道德规范和道德评价的一种理论体系，是传统伦理学在实验动物科学这一领域中的具体体现。例如，大量生产单克隆抗体的传统方法是小鼠腹水法。但由于该方法给小鼠造成极大的痛苦和伤害，欧洲不少国家（如荷兰、瑞典、英国）已经发布有关单克隆抗体生产指南，规定除个别情况外，限制使用动物进行单克隆抗体的生产。为解决这一问题，科学家开展了替代方法的研究。目前已有数种体外技术取代了这种体内生产的方法，如培养杂交瘤细胞的体外发酵系统。此外，由于动物保护主义的影响，人们对是否需使用大量动物来进行热原质检测给予极大的关注。为此，科学家建立了"细菌内毒素试验法"来替代动物活体试验，这种方法作为家兔热原质试验的替代性体外检验技术，在许多国家已被写入检验规程。这些替代方法的建立与应用，不仅减少了在科学研究、制品生产和检定工作中的动物使用量，而且降低了成本，并有利于生产和检定的标准化。因而可以说，对动物实验伦理问题的关注在一定程度上推动了科学研究手段的改进和发展。

实验动物福利（laboratory animal welfare）是在生产和使用中对实验动物的一种保护，它强调的是对各种影响动物健康的不良因素进行有效控制和改善，在兼顾探索科学问题的基础上，通过研究动物的生活环境条件、动物"内在感受"、人道的实验技术等，最大限度地满足动物维持生命、维持健康和提高舒适度的需求，而不是那种不宰不杀的极端"动物保护"。

主要参考文献

白玉，罗建辉. 2006. 用于生产生物制品的建库哺乳动物细胞基质的制备、鉴定和检测［J］. 国际生物制品学杂志，29（6）：251-254.

楚品品，蒋智勇，勾红潮，等. 2018. 动物细胞规模化培养技术现状［J］. 动物医学进展，39（2）：119-123.

国家药典委员会. 2015. 中华人民共和国药典（三部）［M］. 北京：中国医药科技出版社.

黄小琴，李彦涵，陶玉芬，等. 2009. KMB-17 细胞株的遗传稳定性［J］. 中国生物制品学杂志，22（2）：150-154.

李洪波，王常勇，江红. 2006. 微囊技术在生物医学中应用的研究进展［J］. 解放军医学杂志，31（1）：83-84.

梁本，王佳凤，侯良玉，等. 2014. 人二倍体细胞（2BS 株）细胞库的建立及生物学特性鉴定［J］. 中国生物制品学杂志，27（11）：1384-1386.

任贵方. 1988. 世界卫生组织发表关于生物制品用的细胞的报告［J］. 病毒学报，4（1）：52，81，90.

沈红杰，公殿力，邸相辉，等. 2004. 不同细胞基质制备的麻疹减毒活疫苗质量比较［J］. 中国生物制品学杂志，17（5）：311-312.

王春华，李冲之，王锦才，等. 2011. 原代细胞生产中潜在的污染因素及其控制措施［C］. 新型疫苗与抗体创制关键技术及质量控制研讨会：113-116.

王辉，张月兰，张颖，等. 2007. 流行性乙型脑炎病毒在二倍体细胞上的适应性［J］. 中国生物制品学杂志，20（7）：500-502.

王建斌. 2016. 人二倍体细胞株遗传特征的分析研究［D］. 昆明：昆明医科大学硕士学位论文.

王祎. 2008. 动物无血清细胞培养基的研究现状及进展［J］. 科教文汇，10：275-276.

吴昊，马颖，单爽，等. 2013. 可视化微囊化细胞共培养分离体系的建立［J］. 中国细胞生物学学报，35（5）：697-702.

吴萌，殷建忠，朱武洋. 2014. 原代细胞永生化的研究进展［J］. 国际病毒学杂志，21（1）：42-45.

夏放. 2016. SPF 金黄地鼠种群标准化管理与质量控制［J］. 实验动物科学，33（3）：66-68.

姚伟，钟建琴，苏波，等. 2010. 细胞工厂培养沙鼠肾原代细胞制备肾综合征出血热灭活疫苗［J］. 中国生物制品学杂志，23（6）：613-618.

赵铠，章以浩，李河民. 2007. 医学生物制品学［M］. 2 版. 北京：人民卫生出版社.

中华人民共和国卫生部. 1985-3-23. 中国医学微生物菌种保藏管理办法 [Z].

中华人民共和国卫生部. 2006-1-11. 人间传染的病原微生物名录 [Z].

周海钧. 1997. 用细胞培养技术生产药品和生物制品安全性问题的进展 [J]. 药物生物技术, 4（1）: 61-64.

Rene Leiva MD. 2006. A brief history of human diploid cell strains [J]. National Catholic Bioethics Quarterly, 6(3): 443-451.

4 第四章

生物反应器

第一节　生物反应器的含义

传统意义上的生物反应器是指能为生物反应提供适宜的反应条件，以达到特定生产目标的装置系统，它是一种生物功能模拟机，被广泛应用于污水处理、工业生产、生物制药和再生医学等行业，如酶反应器或细胞反应器，其体积可以小到一个培养瓶，也可以大到一栋建筑。拉特利奇和克里斯蒂安森在其编著的 *Basic Biotechnology* 一书中对这种反应器的定义为："生物反应器或称发酵罐是一切基于生物技术的生产过程（包括疫苗、蛋白质、有机酸、氨基酸、抗生素等的生产，酶或微生物的生物转化，生物修复和生物降解，以及用作生物肥料的微生物接种物的培养）的核心。生物催化剂、微生物、动物或植物细胞均在生物反应器中产生和维持。"

近年来，由于转基因动植物逐渐实现了表达产物的产业化，因而它们也被称为生物反应器，即在动植物活体内，通过机体自身对各种条件的调节控制实现目标产物的生产。因此，就目前而言，生物反应器（bioreactor）泛指能行使全部或部分生物学功能的天然生物体或人工模拟器具，据此可将生物反应器分为离体生物反应器和活体生物反应器。活体生物反应器属于生物学研究范畴，又分为动物生物反应器和植物生物反应器，其研究内容基本上涵盖了生物学的大部分基础学科。

第二节　离体生物反应器

离体生物反应器主要是利用微生物、动植物细胞或酶等生物催化剂的功能进行生物化学反应的离体人工装置系统，按其大小可分为实验室规模（lab scale）、中试规模（pilot scale）和生产规模（industrial scale）。一般来说，将小于20L的反应器定为实验室规模，主要用于培养工艺的研究；20～100L为中试规模，主要用于提供一定量的产品，供纯化、临床前的各种检测和临床观察，也包括进一步的工艺优化试验；大于100L则为生产规模用生物反应器。但这样的划分不是绝对的，尤其是对于动物细胞培养和微生物培养是有一定区别的，对于前者来说，10L也可称为中试规模，而用以培养微生物的反应器，有人将100L甚至1000L还看作中试规模。对于组织工程中的组织或器官培养来说，一个很小的培养瓶就可能成为其生产用的反应器。

一、离体生物反应器的种类

离体生物反应器种类繁多，生物催化剂不同或生产目的不同，采用的反应器就可能不同。不同的离体生物反应器，在结构、操作方式及生物反应过程上具有不同特点，因此可从多个角度进行分类。

1. 根据生物催化剂分类

生物催化剂主要有酶和细胞两大类。酶催化反应是底物在酶的作用下进行反应，产生人们需要的酶解产物；细胞催化反应是通过细胞培养，利用细胞中的酶系，把培养基中的物质通过复杂的生物反应转化成新的细胞及其代谢产物。相应地，离体生物反应器也可以分为酶反应器和细胞反应器。

（1）酶反应器　以酶作为催化剂进行反应的装置就是酶反应器，它是用于完成酶促反应的核心装置，为酶催化反应提供合适的场所和反应条件，以便在酶的催化下，使底物（原料）最大限度地转化成产物。酶催化反应与一般的化学反应并无本质的区别，在反应过程中酶本身无变化。因此，酶催化反应器的结构往往与化学反应器类似，只是通常不能有太高的温度和压力。

根据反应系统中酶的存在形式，可分为游离酶及固定化酶反应器两大类。游离酶反应器又称均相酶反应器，酶在反应系统中以水溶液状态与底物反应。固定化酶反应器又称非均相酶反应器，是将酶固定于一定的载体上，其最大优点是反应结束后，酶可容易地被分离去除、回收，并可反复利用。游离酶催化采用的装置通常是搅拌罐反应器，固定化酶催化除了搅拌罐反应器外，常选择固定床反应器或酶膜反应器。

（2）细胞反应器

1）细胞反应器的设计要求。细胞培养过程是典型的自催化过程，细胞本身既是催化剂，又是反应的主要产物之一。因此，催化剂的量是随反应的进行而不断增大的。对于这种活的催化剂，在反应过程中保持细胞的生长和代谢活性是对反应器设计的基本要求。

对于细胞参与的生物反应过程，一般需要满足下列基本要求：①几乎所有以目标产物生产为目的的生物反应过程都属于纯种培养，生物反应器应该保证反应体系不被杂菌污染；②细胞培养都需要在合适的温度、pH、压力、溶解氧浓度、剪切力等条件下进行，因此一个设计良好的生物反应器应该具有完善的上述参数的测量和控制系统，使这些参数能维持在适当的范围内；③对于连续或半连续方式运行的生物反应器，需要有反应器液位的测量和控制系统、营养物质的供应系统及培养产物的排出系统，在可能的条件下，还需要主要营养物质、细胞及产物的在线或离线检测系统；④培养基中一般含有丰富的蛋白质或多肽，培养过程中细胞也会向培养介质中释放蛋白质，由于蛋白质具有表面活性剂的性质，在通气搅拌中会产生大量的泡沫，将影响生物反应器的正常操作，因此生物反应器应具有机械或化学消泡能力。

2）细胞反应器的种类。根据细胞类型的不同，细胞反应器又可分为微生物细胞反应器、动物细胞反应器和植物细胞反应器。根据不同类型细胞的生理特点，对反应器也有不同的要求，如细胞是好氧的，同时对剪切力又非常敏感，在设计反应器时如何在氧传递和剪切力之间的矛盾中找到一个平衡点就成为要考虑的首要问题；植物细胞培养可能需要可见光，就要采用光生物反应器。

A. 微生物细胞反应器。又称发酵罐，是生产上最基本也是最主要的设备，其作用是按照发酵过程的工艺要求，保证和控制各种生化反应条件（如温度、压力、供氧量、密封防漏防污染等），促进微生物的新陈代谢，使之能在低消耗下获得较高的产量。微生物细胞的多样性决定了产物的多样性。目前微生物发酵所能获得的产物谱非常广，包括酶及其他蛋白质类、核酸及核苷酸类、酯类及多糖类、初级代谢产物（醇、有机酸、氨基酸等）及范围广泛的次级代谢产物（抗生素、维生素、甾类化合物等）。这些产物在医药、能源、食品、轻工、农业、环境及新材料等领域起着十分重要的作用。

根据培养的微生物是否需氧，又分为厌氧生物反应器和好氧生物反应器。厌氧生物反应器不需供氧，设备结构一般较为简单；好氧生物反应器生产过程中需不断通入无菌空气，因而其设备的结构比厌氧生物反应器复杂。大多数工业微生物都需要氧，因此发酵罐通常采用通气和搅拌来增加氧的溶解。

B. 动物细胞反应器。动物细胞对培养基的营养要求相当苛刻，并且生长缓慢，对机械剪切力相当敏感。

按照细胞培养方式不同可将细胞培养反应器分为三类：悬浮培养用生物反应器、贴壁培养用生物反应器和包埋培养用生物反应器。悬浮培养用生物反应器是指细胞在生物反应器中不贴壁，悬浮于细胞培养液中生长，如搅拌式生物反应器、气升式生物反应器等；贴壁培养用生物反应器需要用微载体，微载体悬浮于反应器的细胞培养液中，细胞贴附在微载体上生长，如搅拌式生物反应器、中空纤维式生物反应器等；包埋培养用生物反应器是使用多孔载体或微囊，细胞被截留在载体中或包埋于微囊中，既适用于悬浮细胞培养，也可用于贴壁细胞的培养，如流化床生物反应器、固定床生物反应器等，其优点在于能最大限度地降低搅拌剪切力对细胞的伤害，但由于生物反应器增大体积后溶解氧的供给受到限制，因此其工艺放大较困难。

C. 植物细胞反应器。植物细胞培养是在离体条件下，以单细胞或细胞团为单位进行的植物组织培养方式。相对于动物细胞，植物细胞大部分能够悬浮生长，对氧的需求量较低。但与动物细胞一样，植物细胞生长较慢，对机械剪切力敏感。另外，植物细胞易于黏附成团使搅拌不匀而导致营养物质的传输受到限制。

植物细胞反应器技术为植物有用代谢产物的合成提供了有效途径。目前用于植物细胞培养的生物反应器种类较多，主要有搅拌式、气升式、鼓泡式及转鼓式生物反应器，此外还有植物细胞固定化培养生物反应器、光生物反应器及一次性培养生物反应器等。

2. 根据操作方式分类

根据反应器操作方式的不同，可将其分为间歇操作反应器、连续操作反应器和半连续操作反应器。

（1）间歇操作反应器　　间歇操作又称分批操作，其基本特征是：反应物料一次加入一次卸出，反应器内物系的组成随时间而变化。因此，它属于非稳态过程。由于随着反应的进行，反应器内营养基质不断消耗，有害代谢产物不断积累，因此反应只能在一定有限的时间内进行。

以酶为催化剂的间歇操作反应器，在反应开始到反应结束的整个过程中，无底物和产物的加入与输出，反应过程中，底物浓度、产物浓度均只随反应时间而变化。以细胞为催化剂的间歇操作反应器，先加入反应基质后进行灭菌（或在灭菌过的反应器中加入经过灭菌的培养基），然后接种。接种后除了好氧反应需要在反应过程中通入无菌空气、消除泡沫所用的消泡剂以及维持一定 pH 所用的酸、碱之外，反应过程中不再加入反应基质，也不输出产物。整个反应过程中基质浓度、产物浓度和细胞浓度均随反应时间而变化，尤其是细胞本身将经历不同的生长阶段，显示出不同的催化活力。

间歇操作反应器具有以下优点：因生产周期较短而较适合遗传变异性大的细胞；不会产生严重的染菌问题；对过程控制的要求较低。

（2）连续操作反应器　　连续操作是指向反应器内以一定流量不断加入新的基质，同时以相同流量不断取出反应液，这样可以不断补充细胞所需的营养物质，同时有害代谢产物不断被稀释而排出，因此生物反应可以连续稳定地进行下去。连续操作的优势是可以长期高密度培养细胞，这对于以获取细胞分泌物为目的的细胞培养来说特别有利。连续操作由于时间过长，易发生杂菌污染，而且细胞易发生退化变异。但连续操作反应器在污水处理中得到了广泛应用，因为不需要考虑染菌的问题，而且还可以在长期的连续培养过程中由于自然选择使优势微生物种群得以增殖，有利于污水处理过程。

（3）半连续操作反应器　　半连续操作是指原料与产物只有一种为连续输入或输出，而其余则为分批加入或输出的操作。这种操作方式对生物反应有着特别重要的意义，如存在基质抑制的细胞反应，当基质浓度过高时会对细胞的生长产生抑制作用，若利用半连续操作，则可使基质浓度处在较低水平，以解除其抑制作用。对细胞反应，此种半连续操作又常称为补料分批培养，或称流加操作技术。半连续培养能延长细胞生长稳定期的时间，适合次级代谢产物（如抗生素）的合成；在避免基质抑制的前提下可大幅度增加单位反应器体积中的基质投入量，有利于实现细胞的高密度培养；对以细胞本身或胞内产物为目标产物的过程也非常适合。

3. 根据反应器结构特征分类

根据反应器的主要结构特征（外形和内部结构）的不同，可将离体生物反应器分为釜（罐）式、管式、塔式和膜式等类型。釜（罐）式生物反应器的高径比（H/D）较小，一般为（1～3）∶1；管式生物反应器的高（长）径比较大，一般为>30∶1；塔式生物反应器的高径比介于罐式和管式之间；膜式生物反应器一般是在其他形式的反应器中装有膜组件，起固定化生物催化剂的作用或起分离作用。釜（罐）式生物反应器能用于间歇、流加和连续三种操作模式，而管式、塔式和膜式生物反应器一般适用于连续操作。

4. 根据反应器内物料混合方式和混合状态分类

根据物料混合方式的不同，离体生物反应器可分为机械搅拌式、气流搅拌式和液体环流式。机械搅拌式生物反应器采用机械搅拌实现反应体系的混合；气流搅拌式生物反应器以压缩空气作为动力来实现反应体系的混合；而液体环流式生物反应器通过外部的液体循环泵实现反应体系的混合。

二、常用离体生物反应器及其基本结构

1. 搅拌式生物反应器

搅拌式生物反应器（stirred-tank bioreactor）是最经典和最早被采用的一种生物反应器，它适用于大多数的生物过程，是形成标准化的通用产品，既用于微生物的发酵，也广泛用于动植物细胞的大量培养。到目前为止，对于新的生物过程，首选的生物反应器仍然是搅拌式生物反应器，它主要由以下一些部分组成（图4-1）。

（1）**罐体** 小于5L的实验规模的生物反应器一般用玻璃制作，大于5L的则用不锈钢。为了获得较好的混合和溶解氧效果，用于培养微生物的罐体高径比一般在（2～3）∶1。但在培养动物细胞时，由于其对搅拌的剪切力敏感，搅拌速度一般较低，因此高径比一般采用（1～1.5）∶1，以便增大液体与空气的接触面。当采用不锈钢制作罐体时，为了便于观察内部培养情况，常在罐体上装有视镜。在培养微生物时，由于搅拌速度较高，为防止形成湍流，在罐体上常装有挡板。

（2）**搅拌系统** 搅拌的目的是使细胞和养分能在培养基中均匀分布，使养分能充分地被细胞利用，同时还可使气体分散成较小的气泡，增大气液

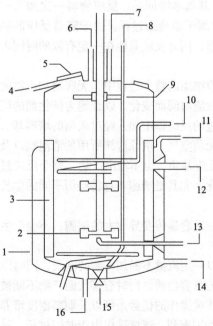

图 4-1　搅拌式生物反应器示意图
1. 水夹套；2. 叶片；3. 挡板；4. 进料口；
5. 视镜；6. 接种口；7. 排气；8. 传送线；
9. 消泡桨；10. 冷却蛇管；11. 出水；12. 取样口；
13. 空气入口；14. 进水；15. 排料、收获；
16. 冷凝物

界面，有利于氧的传递。

目前采用的搅拌系统主要有两种，一种是机械搅拌系统，另一种是磁力搅拌系统，后者有利于罐体的密封，但不适用于大容量的搅拌式生物反应器。在培养微生物的发酵罐内，多数采用多层扁平叶片的涡轮式搅拌器，但在培养动物细胞的生物反应器内，一般倾向于采用较大的倾斜桨叶搅拌器或船舶推进桨式搅拌器，特别在采用微载体培养时更是如此，它可在较低的搅拌转速下使载体悬浮。

（3）加温和冷却系统　　多数采用夹套和盘管系统，用以进行加热或冷却以满足不同的微生物和动植物细胞在生长中对温度的要求。

（4）进出气系统　　除厌氧菌的发酵培养外，其他的微生物和动植物细胞都需要不断供氧才能生长。进入的空气需经过滤除菌以防培养物污染。培养微生物时一般经装在罐体底部的气体分布器或喷嘴形成气泡进入培养基。由于培养基内一般均含有蛋白质，在鼓泡通气时可产生大量泡沫，因此在罐体内常装有消泡桨。在培养动植物细胞时，由于气泡对细胞有一定的损害，因此除改进分布器使气泡减小外，已开发出多种无气泡的通气装置，如采用聚丙烯中空纤维膜或透气的硅胶管。为避免因排出气体中的水汽使滤器潮湿，在排气管路中加有冷凝装置。

（5）进出液系统　　连续和半连续反应器需装配必要的进出液收集、控制，以及将细胞进行分隔回流等的设备系统。

（6）检测和控制系统　　为保证生物反应器的物化参数处在微生物或细胞生长的最佳条件，现代的搅拌式生物反应器上均配备有各种传感器和控制系统，包括温度、pH、溶解氧、转速、液位等，有的还装备有测定罐压、培养物黏度、浊度等的传感器。

（7）管线和接头　　这也是整套设备中不可缺少的组成部分。实验室规模的小罐一般采用硅胶管，接头分别为内外磨口的玻璃接头、不锈钢接头等，它们都便于拆装，并可直接用火焰消毒防止连接时污染。中试和生产规模的管道和接头则均为不锈钢管道和阀门连接。

2. 气升式生物反应器

气升式生物反应器（airlift bioreactor）的特点是气体通过装在罐底的喷管进入反应器的导流管，致使该部位液体的密度小于导流管外部区域的液体密度，从而使液体循环流动。它以气体为动力，靠导流装置的引导，形成气液混合物的总体有序循环。反应器内有上升管和下降管。向上升管通入气体，使管内气含率升高，相对密度变轻，气液混合物向上升，气泡变大，至液面处部分气泡破裂，气体由排气口排出。剩下的气液混合物相对密度较上升管内的气液混合物大，由下降管下沉，形成循环。

气升式生物反应器结构简单，不需要搅拌（图 4-2），一般有两种构型，即内循环式和外循环式。它与搅拌式生物反应器相比，剪切力小，混合均一，氧和营养的传递好，由于没有了机械搅拌的结构，有利于设备的密封并降低了造价。为了使培养基良好地循环和充分地混合，反应器的高径比一般在 10:1 左右。在培养动植物细胞时，为了减少因气泡的张力对细胞造成的危害以及由此产生的泡沫，要求通气时产生的气泡直径为

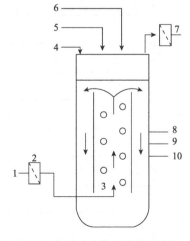

图 4-2　气升式生物反应器示意图
1. 进气；2. 过滤器；3. 导流筒；4. 接种；
5. 无菌培养基；6. 消毒用蒸气；7. 排气过滤器；8. pH 电极；9. 温度计；10. 溶氧电极

1～2mm，空气流速为 0.01～0.06m³/（m³·min）。该反应器可用于微生物和悬浮细胞的批式生产，也可用于贴壁细胞的微载体培养。

3. 中空纤维式生物反应器

中空纤维式生物反应器（hollow-fiber bioreactor）是由数百乃至数千根中空纤维集束、培养液容器、蠕动泵和供氧器组成，各部分用硅胶管连接，形成一回路（图4-3）。纤维壁似海绵状，厚 50～75μm，内壁表面有一层超滤膜，可以截留相对分子质量为 10 000、50 000 或 100 000 的物质。中空纤维外表面与反应器内面之间的空隙，称毛细管外空间或中空纤维外部空间（extracellular space，ECS）。

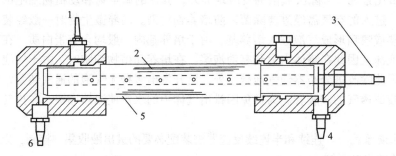

图 4-3　Vitafiber Ⅱ型圆柱状中空纤维式生物反应器示意图

1. ECS 出口；2. 中空纤维；3. 细胞接种管；4. 培养基进口；5. 毛细管外空间；6. 培养基出口

中空纤维式生物反应器既适于贴壁细胞培养，也适于悬浮细胞培养。当细胞接种于外腔后，细胞可附着于纤维表面，也可渗入海绵状纤维壁，1～3 周后细胞可占据所有毛细管外空间，并在纤维表面堆积成多层，甚至 10 多层细胞，细胞密度可高达 10^8 个 /cm²，此时细胞的分裂停顿，但其代谢和分化功能可保持数月之久，细胞可保持较高的存活性、健康的形态和核型。该反应器占地空间小，产物质量高，生产成本低（生产 Ig 纯化的单克隆抗体的成本，为用小鼠腹水生产成本的 1/2，为搅拌式生物反应器生产成本的 1/6）。

4. 透析袋或膜式生物反应器

在微生物或动物细胞培养过程中，都会产生一些代谢产物，其中有些如乳酸、氨等对细胞的生长和产物的生产会产生抑制作用。透析袋或膜式生物反应器（dialysis bag or membrane bioreactor）可将这些有害代谢产物透析或过滤掉，从而使细胞生长至更高密度，同时可根据需要选用不同分子质量的膜，使产物保留在膜内或与细胞分开。最简单的是直接将细胞置于透析袋内，并将其悬于一较大的盛有培养基的容器内，然后旋转培养，容器内的培养基可不断更换。

膜式生物反应器既可用以培养贴壁细胞，也可培养悬浮细胞，可由双室系统（培养基和细胞）或三室系统（培养基、细胞和产物）构成（图4-4），根据需要可反复重叠成 30～400 层，总面积达 7～

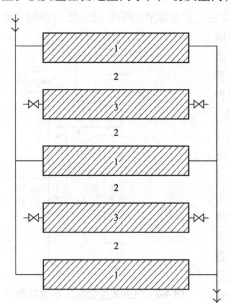

图 4-4　三室系统的膜式生物反应器示意图

1. 培养基；2. 细胞；3. 产物

$35m^2$。室与室之间的膜，可采用微孔滤膜（用以保留细胞），也可采用可通过不同分子质量物质的超滤膜（用以保留产物）。该反应器的优点是既可使细胞达到很高密度（细胞室内达10^8个/mL），又可随意组合进行操作达到保留和浓缩产品或及时分离提纯产品的目的。

5. 固定床或流化床式生物反应器

固定床或流化床式生物反应器（fixed bed or fluidized bed bioreactor）主要用于固定化酶反应、固定化细胞反应和固态发酵。

固定化的主要优点是可以重复利用生物催化剂，便于将生物催化剂与反应产物分离。通过固定化酶技术可以将酶截流在反应器内以便连续进行酶反应。有些酶固定化后化学和物理性质发生变化，选择性增强，寿命延长。适用于固定床和流化床的固定方法有物理吸附、共价结合、交联和包埋等。固定床反应的特点是结构比较简单，装填的材料可以是一切对细胞无毒又有利于细胞贴附的材料，如不锈钢、玻璃环、玻璃珠、光面陶瓷、塑料等实心的载体，或有孔的陶瓷、玻璃、聚氨酯塑料等。前一类材料细胞只能生长在表面，因而细胞密度不会太高，但比较经济，液体流动阻力较小，多数可重复使用，因而采用较多。后者由于有孔，细胞可进入载体内，因而可高密度培养细胞，但当载体过大时，在载体内的细胞常因营养物和氧的交换不够充分而影响其生长和代谢。

维拉克斯公司推出的 CF-IMMO 培养系统——多级流化床 CF-IMMO 生物反应器（图 4-5）或 SF-2000 流化床生物反应器专用于多孔微球的培养，微球由胶原制成，直径约 $500\mu m$，孔径 $20\sim40\mu m$，密度为 $1.6\sim1.8g/mL$。当培养液从流化床下部往上以一定流速输入时，微球可在一定范围内悬浮旋转，从而保证了微球内细胞可获得充分的营养和氧。

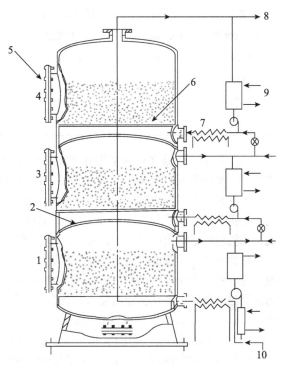

图 4-5　多级流化床 CF-IMMO 生物反应器示意图
1. 一级；2. 固相隔膜；3. 二级；4. 三级；5. 清洁孔；
6. 多孔分配板；7. 加热器；8. 收液；9. 膜气体交换器；
10. 培养基进口

三、离体生物反应器的检测和控制系统

1. 培养过程中需检测的物化参数

在微生物和动植物细胞的培养过程中，需通过测定各种各样的参数来认识整个生物过程。按照所测定参数的性质，可将其分为物理参数、化学参数和间接计数参数等（表 4-1）。尽管各种参数对于了解微生物和细胞培养过程的优劣，以及用以优化培养工艺都很重要，但这些参数并不同等重要，也不是每个生物反应器都必须具备能测定所有这些参数的能力，其中以温度、pH、溶解氧（dissolved oxygen，DO）、搅拌速度和进出液流量最为重要，控制了这些参数，加上培养基成分和细胞浓度，也就控制了其他各种参数和整个培养工艺。

表 4-1　微生物和动植物细胞培养过程中需检测的参数

物理参数		化学参数		间接计数参数	
名称	单位	名称	单位	名称	单位
温度	℃	物料酸碱度	pH	氧传递系数	L/h
罐压	kg/cm^2	氧化还原电位	RH, mV	氧传递速率	mmol/h
搅拌速度	r/min	溶解氧浓度	% 饱和度	氧消耗速率	mmol/10^9 细胞或 g/h
搅拌轴功率	kW	排气 O_2 浓度	% 饱和度	比氧消耗率	mmol/（细胞·h）
装液量	m^3, L	溶解 CO_2 浓度	% 饱和度	稀释率	L/h
液位	m	排气 CO_2 浓度	% 饱和度	比增殖率	L/h
进出液流量	L/h, mL/min	氨基酸浓度	μmol/L	倍增时间	h
物料密度	g/cm^3	糖浓度	mg/mL	细胞生产速率	g/（L·h）
物料浊度	OD 值	乳酸浓度	mg/mL	比消耗率	μmol/（10^6 细胞·h）
物料黏度	cP	无机离子浓度	mmol/L	单位容积生产率	g/（m^3·h）
				细胞生物量	g/L, 细胞 /mL

（1）温度　　温度对微生物和动植物细胞的生长非常重要。培养物不同，对温度的要求也不同，如哺乳动物细胞的最佳温度为 37℃ 左右，昆虫细胞则为 27℃，而微生物则可分为 3 类：低温菌（如发光细菌）、中温菌（如一般细菌、霉菌、酵母、放线菌）和高温菌（如嗜热脂肪芽孢杆菌、温泉细菌），它们的最适温度分别为 10～20℃、20～40℃、50～60℃。一般来说，当温度低于细胞的最佳生长温度时，其代谢减弱但仍能存活，而温度过高细胞则会死亡。

目前常用于检测温度的传感器有玻璃水银温度计、水银接触温度计、电阻温度计（铜电阻温度计、铂电阻温度计）和热敏电阻半导体温度计等。有的反应器直接将探头插入培养基，有的则通过一套管，并在套管内装入传热介质如甘油等，直接插入培养基内的传感器需耐高压蒸汽消毒。一般通过控温仪或微处理机以开关（on-off）或三联（proportional-integral-derivative，PID）控制方式控制反应器的水套温度，或通过加热垫的开关达到对温度的控制。在培养低于室温的细胞和微生物时，常需配备冷却设备或对局部室温进行控制。

（2）pH　　pH 的高低对微生物和动植物细胞的各种酶活性、细胞壁通透性，以及许多蛋白质的功能都有重要影响。目前普遍采用的检测培养基 pH 的传感器是玻璃复合式参比电极，它由玻璃电极和银 - 氯化银参比电极组成。对培养基进行 pH 检测后，一般以比例控制（proportional control）或三联控制方式来控制培养基的 pH。在培养初期，培养基的 pH 通常偏碱性，此时主要靠电磁阀控制进入培养基的 CO_2 量。由于 $CO_2 + H_2O \rightleftharpoons H_2CO_3 \rightleftharpoons H^+ + HCO_3^-$，增加了氢离子浓度，使 pH 下降。随着细胞密度提高，代谢产物乳酸的积累，pH 开始下降，此时主要靠加碱蠕动泵的开关，控制加入 $NaHCO_3$（0.65mol/L）或 NaOH（0.1～0.5mol/L）的量，由于 $NaHCO_3 \longrightarrow Na^+ + HCO_3^-$，$NaOH + H_2CO_3 \longrightarrow NaHCO_3 + H_2O \longrightarrow Na^+ + HCO_3^- + H_2O$，而 $HCO_3^- + H^+ \longrightarrow H_2CO_3 \longrightarrow H_2O + CO_2$，使 pH 上升。

为了使培养基的 pH 得到更好的控制，常常在配制培养基时添加某些缓冲系统，如磷酸盐缓冲系统、Na_2CO_3-CO_2 缓冲系统。还可加入缓冲剂，如 Hepes、Tricine 和 TES 等。此外，用果糖代替葡萄糖作为碳源也有利于 pH 的稳定。

（3）溶解氧　　除了某些厌氧菌外，所有其他微生物和动植物细胞的生长都需要氧的存在，但需氧量因种类不同而异。动物细胞的氧消耗量为 $0.06\sim0.3\mu mol/$（10^6 细胞·h）或 $2.4mg/$（10^6 细胞·d）。在短时期的缺氧条件下，细胞可通过酵解途径继续生存。纯氧对细胞有毒性作用。不同微生物对氧的需求有很大差异，对于需氧菌来说，其临界氧浓度，即所需的最低溶解氧浓度一般在 $0.003\sim0.05mol/L$（相当于空气中的氧在培养液中平衡浓度的 $1\%\sim20\%$），其氧消耗速率为 $0.05\sim0.25g\ O_2/$（g 干菌体·h）。

目前用于生物反应器检测溶解氧的传感器多数是极谱式（polarographic）或电流式（galvanic）覆膜电极，其原理都是：当给浸入稀盐溶液的两根电极间加上合适电压时氧被还原，使线路中产生电流。为防止裸露的电极表面中毒，降低电流输出，也为了防止培养基内氧以外的其他可溶成分被还原，以及搅拌对电极的干扰，通常在电极顶端加一透气膜，并用一薄层电解液使其和电极分开，从而构成了覆膜电极。为提高电极的敏感性需选择薄而透气性高的膜。

由于氧属于难溶性气体，在 $25℃$，一个大气压时氧在纯水中的平衡浓度为 $8.5g/m^3$，在培养液中则不高于 $8g/m^3$。而实际能被细胞和微生物利用的常在 20% 以下，大部分未被利用者从反应器中排出，因此如何控制氧的供应，提高氧的传递，一直是化学工程工作者的研究课题，也是反映生物反应器性能好坏的一个重要指标。在微生物发酵时，溶解氧的控制主要通过溶解氧电极的信号，以三联控制或简单的开关控制方式控制进气阀以及改变搅拌速度；在进气量增大引起大量泡沫时，可通过电接触点式液位测量和控制系统，使自动加消泡剂装置工作，定时定量地加入消泡剂。对于动物细胞，由于它们对气泡和搅拌引起的剪切力都很敏感，因此要保持所需的溶解氧比较困难，目前常采用的措施如下：①改变进气的组分。为适应动物细胞生长的需要，通常采用 O_2、N_2、CO_2 和空气 4 种气体供应，并可根据需要，以三联控制方式调节进气的比例。培养后期当细胞密度很高时，可将氧气替代空气。②适当提高罐压，即关小排气口，有利于氧在培养基中的溶解。③加大通气流量。为防止产生气泡，可采用无气泡通气装置，如透气硅胶管等。④适当提高转速。为避免剪切力的影响，可加入 pluronic F68（$0.01\%\sim0.1\%$）等试剂提供一定程度的保护，还可采用微囊、多孔微球等培养技术。⑤在反应器外通气，即先在培养基储液罐内通气，使氧达到所需的饱和度，然后送入反应器，并通过控制其循环速度以满足细胞生长所需的氧，这样可减小因气泡和搅拌对细胞的损害。

（4）搅拌速度 搅拌的作用在于使罐内的物料充分混合，有利于营养物和氧的传递，因此在可能的情况下总希望采用较高转速，如在微生物培养时一般转速都在 400r/min 以上。但在动物细胞培养时，由于它们没有细胞壁，对剪切力较敏感，因此搅拌速度一般控制在 100r/min 左右。在采用微载体培养时，为了使细胞良好地贴附不致脱落，搅拌速度常采用 40～60r/min。

（5）进出液流量 在半连续和连续培养过程中，都需要不断补充新鲜培养液，并抽出部分反应物。一般采用间接法，即通过对泵速的控制达到对流量的控制。在控制进出液流量时需注意如下几点：①采用蠕动泵时要经常检查以防硅胶管磨损破裂，要经常变更与滚柱相接触的硅胶管部位。②可同时装备检测液面水平的电接触点探头，并用以控制进液泵。当液面与触点电极接触，进液泵就停止进液，以此维持罐体内的物料量，同时保持进出液量的平衡。③若无液位计控制系统时，可采用抽液量稍大于进液量的方法，并将出料口置于液面下一定高度，使抽液不致过多，又防止了进液量过大时溢出罐外。④在灌流培养时除了要控制进出液保持平衡外，还需使细胞与排出液分离，以保持和提高反应器内细胞密度。

（6）其他 上述 5 个方面可以说是最重要的，也是最基本的控制参数。此外，在细菌发酵中，灌压（用自动气动薄膜阀控制）、液位（用电接触点进行控制）、黏度（用振动式黏度计测定），以及排出气体中 O_2 和 CO_2 浓度的连续测定等也常常被采用。

2. 主要参数的检测和控制方法

细胞培养过程中各种参数的检测方法基本可分为两类：在线（in-line or on-line）检测和离线（at-line or off-line）检测。在线检测通常涉及与工艺设备相关联或接近的传感器，测量相对连续。而离线检测的时间点是离散的，检测之前需要进行人工取样或联机自动取样，有时还要进行样品制备。生物反应器的原位直接测量属于在线检测范畴，而原位探针通常称为在线传感器。离线检测需要从反应器中分流样本流，测量之后，样本流不一定返回到反应器中，其中at-line检测的样品在接近反应器的地方进行分析，而off-line检测的样品则需送到实验室进行分析。

随着在线传感器研究技术的不断发展与更新，生物过程中能够被及时准确测量的状态参数越来越多，并出现了一大批新型的在线传感装置，这些设备能够达到耐高温、高压的要求，能够实现实时或者离线的灭菌要求，同时受环境等其他因素的影响比较小。已经应用到细胞培养领域的在线传感装置见表4-2。

表 4-2 细胞培养过程中的新型在线传感装置

传感器类别	测定参数	应用效果
活细胞传感仪	细胞密度、细胞大小	通过比生长速率，监测细胞生长平台期及细胞凋亡、细胞裂解
连续注射分析化学发光测定系统	葡萄糖浓度	控制补加速率，防止培养体系营养耗竭
在线显微成像系统	细胞密度	利用比生长速率控制产物生成模式
质谱仪	耗氧率	调控细胞生理状态及细胞活性
近红外光谱	生物量、葡萄糖及乳酸浓度	控制细胞培养的补料速率及培养体系产物质量变化
电子嗅	气体及烃类化合物	探测病毒是否对动物细胞早期感染
微热量计	热通量	控制比生长速率，监控底物消耗程度
代谢通量分析仪	碳标记葡萄糖二维核磁共振谱	在高密度流加培养CHO细胞中，控制细胞代谢活性
多波长荧光传感软件包	葡萄糖浓度及细胞密度	控制细胞比生长速率及产品质量监控

四、离体生物反应器与组织工程

组织工程（tissue engineering）的概念最早是由美国国家科学基金会在1987年正式提出和确定的。其核心是应用细胞生物学和工程学的原理及方法，研究开发具有生物活性的人工替代物，用以修复或改善人体受损伤的组织。应用组织工程技术构建工程化组织，需要在体外将种子细胞接种在具有三维多孔结构的生物可降解支架材料上，再联合应用各种生长因子，通过体外培养，促进种子细胞向特定细胞分化并形成需要的组织和器官。这一策略涉及组织工程的3个关键要素：种子细胞、支架材料和生长因子。但要使这3个要素在体外形成能够满足人类治疗需求的工程组织，就需要给它们提供一个能够模拟体内微环境的反应系统，于是学者把目光投向了生物反应器。生物反应器在组织工程中的应用大大促进了组织工程的发展，并被列为组织工程的第四大关键要素。

1. 组织工程生物反应器的设计要求

组织工程生物反应器的实质是在体外模拟动物机体组织、器官的生理环境，促进种子细胞在体外再生成具有相应生理功能的组织或器官。因此，生物反应器要能够实现以下目标：实现种子细胞的规模化扩增；细胞要在三维立体支架上高密度、均匀化生长；培养出的组织要有相应的生理功能。三维组织中的细胞与单个或二维的细胞相比，其形态、结构和功能存在着显著差异。马洛维茨等在实验中对软骨细胞进行连续单层培养时，软骨细胞去分化为"成纤维细胞样"结构，并且主要产生 I 型胶原。将这些去分化细胞移至旋转壁式生物反应器中继续培养，这些细胞又自行聚合，形成固体质块，并产生 II 型胶原和其他特征性的软骨细胞外基质成分。因此，组织工程生物反应器与普通动物细胞培养用生物反应器的设计要求是不完全相同的。

一般来说，用于组织工程研究的生物反应器应满足以下基本要求。

（1）为细胞和组织生长提供合适的力学环境　机体的各种组织时刻处于各种应力的作用之中。应力对于细胞的增殖、分化和组织的成熟都是必不可少的，特别是在肌肉骨骼组织、软骨组织和心血管组织结构的形成中起重要作用。体外培养过程中，一定范围的剪切力可促进种子细胞与支架载体的贴附，并维持细胞在体外的表型。而且不同种类的应力作用于不同种类组织所产生的效应是不一致的，因此组织工程生物反应器应加载有针对不同来源种子细胞的特定力学装置。

（2）给细胞和组织生长提供有效且恒定的物质传递　在细胞 - 支架复合物的生长过程中，起关键限制作用的因素是适宜的氧气浓度和适时的物质运输（包括营养物质的补给和代谢产物的清除）。所以，组织工程生物反应器的关键问题是物质转运。目前，已用于临床或接近临床应用的组织工程产品，主要有皮肤、瓣膜、软骨和膀胱等，这些产品的共同特点是对培养过程中传质能力的要求相对较低。而对于大多数工程化组织来说，氧和营养要及时得到供应，产生的废物需及时排除。显然，体外培养的工程化组织，由于缺乏血管而传质效率较低，且细胞只能通过扩散作用进入支架内，其大小受到了很大限制。因此，大块工程化组织的物质转运是组织工程面临的最大挑战之一，也是生物反应器要解决的问题之一。

（3）可实时检测培养信息并进行精细调节　组织培养对环境的特殊要求需要设计特殊的检测控制系统，要能够对反应器内的环境参数，如氧分压、pH、温度、应力刺激、液体流速等，进行实时检测，并对其变化进行精细调节。

2. 组织工程中常用的生物反应器

目前应用于组织工程的生物反应器主要有搅拌式生物反应器、气升式生物反应器、旋转壁式生物反应器、灌注式生物反应器等。组织工程中使用的搅拌式和气升式反应器源于普通的动物细胞培养，其基本结构和工作原理与相应的细胞培养反应器一致。

目前在医学组织工程研究中最常用的机械搅拌式生物反应器是搅拌瓶生物反应器，其主要特点是采用磁力转子搅动培养液，把种植了细胞的支撑骨架浸没在磁力搅拌的培养液中，细胞在持续搅动的培养液中生长。搅拌式生物反应器的最大优点是能培养各种类型的动物细胞，产品质量稳定，培养工艺容易放大，非常适合于工业化生产。但是机械搅拌产生的剪切力较大，而且种植在支架材料上的细胞受到的剪切力非常不均匀：材料表面的细胞受到的剪切力较大，营养物质交换充分，而材料内部的细胞受到的剪切力较小，营养物质的转运较差。因此，这种方法使种子细胞在支架内分布不均，支架表面细胞密度高，而内部细胞密度却较低。

气升式生物反应器因工作条件柔和，操作简单，有较好的传热、传质特性，因此比较适合动物细胞的培养。但气升式生物反应器的操作弹性小；在低流速时，特别是 *H/D* 大、高密度培养时，混合性能不佳；由于利用气流进行培养基的搅拌，连续的气流在培养基中始终占有一定的空间，因此在一定程度上影响了传质性能。

旋转壁式生物反应器（rotating wall vessel bioreactor，RWVB）的出现是组织工程生物反应器发展的一个里程碑，它是 1990 年由克莱斯等首先研发成功，随后于 1992 年被美国国家航空航天局（NASA）应用，作为在地面上模拟微重力条件下细胞生长的一种新型细胞及组织培养装置。RWVB 的主体一般由水平放置的内外同心圆筒组成，内筒由可进行气体交换的半透膜构成，外筒由非通透性的材料制成，内外筒之间充满培养基和预先种植了细胞的支架。这是一种由无气泡膜式扩散进行气体交换的水平式旋转细胞培养系统，反应器在动力系统的带动下，容器内培养液和培养物绕水平轴旋转。根据具体要求，确定圆筒的旋转方式。圆筒刚开始转速较慢，随着培养物体积的增大而动态地增加转速，使旋转产生的离心力刚好和细胞与微载体或支架复合物的重力平衡，无须固定支架即可使之悬浮于培养液中。因该系统无气泡或搅拌器，故几乎没有破坏性的剪切力，使得大细胞团得以形成，细胞表型表达更充分。RWVB 因具有微重力环境、低剪切应力、高效的传质过程及零顶空间（整个生物反应器系统被培养基充满）等优点，是目前细胞贴壁和悬浮培养的最新装置，也是组织工程领域中应用最广泛的一种，其内生长的细胞或组织不会受到任何主宰生长方向的单个应力矢量的影响，组织会向各个方向均匀生长，有利于形成三维组织结构；而且培养出的细胞在保持完整的信号转导和组织特异性代谢途径方面具有明显的优势，所以其生理功能更接近于自然，不仅适合作为器官移植的供体，还可用于细胞毒理学反应、放射生物学、肿瘤生成、胚胎形成的研究。但目前的旋转壁式生物反应器很少能在线供液，而且难以在工业上放大。

灌注式生物反应器是将接种了细胞的支架置于灌注系统中，培养液以恒定流速被泵送到反应器，再收集到反应器废液瓶中，可通过设定的速率推动细胞悬液或培养基流过多孔支架，增强细胞在支架内的接种率及均匀性，输送充足的营养并移除多余的细胞代谢物。由于支架与灌注腔的内壁紧密接触，所以进入灌注腔的培养液全部从支架内部通过，使得支架内部每个部分的细胞均得到充足的营养物质交换和基本一致的流体剪切力。因此，灌注式生物反应器克服了机械混合产生的不良剪切应力，促进细胞在支架材料中均匀分布，并可以对细胞的微环境进行更为精确的监测和控制，使培养细胞的密度及质量可以得到很大提高。

由于不同组织的机械性能和生理功能不尽相同，所以不同组织的生物反应器系统也不完全相同。因此，近年来出现了一些特殊设计的个性化生物反应器，如为适应心血管组织而设计的脉动反应器、为肌腱组织设计的提供张力条件的反应器以及研究半月板应力负荷的生物反应器等。

3. 生物反应器在组织工程中的应用及发展方向

生物反应器为三维工程化组织的构建提供了良好的方法，可以满足细胞、组织培养过程中对微环境的不同要求，实现工程化组织的安全性再生。目前生物反应器在组织工程中主要有以下几方面的应用：①研究组织细胞培养中不同环境因素如何影响特定细胞、组织的三维功能化；②改进功能化组织的质量，降低生产成本；③实现工程化组织从实验研究到标准的工业化、规模化生产。

目前，组织工程正迅速地向产业化迈进，培育出的骨骼、软骨、血管、皮肤以及神经组织正在应用于体内实验。但现有的组织工程反应器还处于初级阶段，培养产生的细胞数量往往太少，或者产生的组织片常常比需要的薄。因此，需要模拟人体组织器官的形态、构造和生理功能及组织器官再生机制，设计制作更完善的组织工程反应器。生物反应器内环境必须更接近于生物体内环境，这就要求对生物反应器内部温度、pH 及气体分压等参数进行精确的控制。因此，要针对多种物理因素（磁场、电场、应力场等）对组织细胞的影响进行研究。生物反应器也必须开发出新的附加装置以适应这些要求。不同细胞的生存环境不同，反应器应根据细胞的生长特点进行设计。例如，悬浮细胞不需要支架，贴壁细胞需要支架；有的细胞需要力，有的则不需要；有的需要脉动力，而有的需要恒力。力可分为拉力、压力和剪切应力，因此反应器发展的趋势应该是设计出专用反应器或形成某个系列，配置相应的附件，不同细胞只需更换相应的部件即可。将来的生物反应器将是集培养、控制、研究、生产于一体的智能化系统生命机器。随着组织工程学的发展，组织培养生物反应器也将得到逐步的完善，并向着自动化、多功能化、高效率和多样化发展。

第三节 动物生物反应器

一、概述

近年来，动物转基因技术的发展，使得利用转基因动物的器官或组织生产活性蛋白质成为可能，于是一种新型的活体生物反应器——动物生物反应器应运而生并迅速发展。

将特定的目的基因从某一生物体分离，体外扩增和加工后，导入另一动物的早期胚胎细胞中，使其整合到宿主动物的染色体上，在动物的发育过程中表达，并通过生殖细胞传给后代。这种在基因组中稳定整合有人工导入外源基因的动物称为转基因动物（transgenetic animal）。动物生物反应器就是利用转基因活体动物的器官或组织，高效表达某种外源蛋白质，进行工业化生产功能蛋白质的技术。动物体就像一个活的发酵罐，其温度、气体、水分和 pH 均由动物体自身调控。

自 1980 年世界上第一只转基因动物（小鼠）出现以来，转基因技术在 30 多年的时间里不断取得重大突破，相继成功获得了转基因家兔、山羊、绵羊、猪、牛、鱼及家禽等，大大加快了动物育种改良的进度。转基因动物最诱人的前景之一，在于作为生物反应器来生产人类所需要的、用现有其他方法较难获得的生物活性蛋白质药物。1987 年，戈登等将人组织型纤溶酶原激活剂（tPA）cDNA 与小鼠乳清酸蛋白（whey acidic protein，WAP）基因启动区构建融合表达结构，首建乳腺生物反应器小鼠模型，并在小鼠的乳腺中成功表达人类医用蛋白 tPA。1991 年，赖特等在羊的乳腺中表达了人抗胰蛋白酶基因，其含量高达 35g/L。2004 年，雷等将大鼠硬脂酰辅酶 A 的基因转入羊体内，获得的转基因羊乳汁中单不饱和脂肪酸和共轭亚油酸含量明显提高，对患心血管疾病人群的健康非常有益。2006 年，美国科学家马加等培育出乳汁中分泌有人溶菌酶的转基因山羊，以其奶饲喂仔猪，仔猪胃肠道的大肠杆菌等细菌数量明显降低。同时，中国农业大学先后成功获得了转有人乳清蛋白、人乳铁蛋白、人岩藻糖转移酶、人溶菌酶的转基因奶牛，为我国的"人源化牛奶"产业化奠定了重要的基础。

到目前为止，人们利用转基因动物生物反应器相继获得了多种珍贵蛋白质，人 α_1-抗胰蛋白酶、人尿激酶、人凝血因子Ⅸ等诸多重要蛋白质在转基因动物中得到有效表达。动物生物反应器作为一种全新的生产模式，在生产高附加值蛋白质方面展现出广阔的应用前景。同时，大量的风险资金涌入该领域，一批以转基因动物生物反应器为核心的新型制药公司相继建立，以美国的 GTC 公司、英国的 PPL 公司及荷兰的 Pharming NV 公司为代表的几十家利用转基因动物生物反应器生产贵重医用蛋白质药物的公司，已生产出 100 多种珍贵的医用蛋白质药物。2006 年，GTC 公司用转基因山羊乳腺生产的药物——抗凝血酶Ⅲ（商品名"ATryn"）在欧洲上市，成为世界上第一个动物乳腺生物反应器重组蛋白质药物，2009 年该药物又在美国上市。荷兰 Pharming NV 公司用转基因兔乳腺生产的 C1 酯酶抑制剂（商品名"Ruconest"），分别于2010 年和 2014 在欧洲和美国上市。美国 Alexion 制药公司利用转基因鸡生产的重组溶酶体酸性脂肪酶（商品名"Kanuma"）于 2015 年经 FDA 批准上市。这些药物的上市，标志着转基因药物真正迈入了产业化阶段。

二、动物生物反应器生产医用蛋白的优越性

与传统的离体生物反应器相比，转基因动物生物反应器有着不可比拟的优越性：一是转基因动物可以不断繁殖扩群，而一个动物就像一个"天然药物工厂"，可以大规模地生产出无免疫原性且生物活性接近天然提取物的蛋白质药物。二是转基因动物反应器的生产成本较低，而目的产物价格较高，有很大的盈利空间。据测算，同样生产 1g 的基因工程药物，通过传统的细胞培养需 800～5000 美元的成本，而转基因动物生物反应器只需 0.02～0.50 美元，这样大大降低了投资的风险。三是研发周期短。一种新药从开发研制到上市一般至少需要 12 年，而通过转基因动物生物反应器一般只需大概 5 年。如果以转基因动物乳腺反应器研制的周期来算，主要取决于动物的泌乳周期，如转基因猪为 12 个月，转基因绵羊为 18 个月，转基因奶牛为 15～29 个月。

三、动物生物反应器的类型

目前，已开展生物反应器研究的动物包括昆虫中的家蚕；哺乳动物中的鼠、牛、羊、猪、兔等；禽类中的鸡和鹌鹑等。根据目的蛋白表达部位的不同可分为乳腺、血液、禽输卵管、膀胱、精囊腺、唾液腺、丝腺等生物反应器。这里重点介绍昆虫中的家蚕生物反应器、哺乳动物乳腺生物反应器和禽输卵管生物反应器。

1. 家蚕生物反应器

家蚕生物反应器有两种：一种是采用家蚕核型多角体病毒（nuclear polyhedrosis virus，NPV）表达系统表达外源蛋白，而家蚕作为 NPV 增殖的载体，称为家蚕 NPV 表达系统生物反应器；另一种是利用 *piggBac* 转座子介导的转基因家蚕表达外源蛋白，其中研究最多的是家蚕丝腺表达系统，称为转基因家蚕丝腺生物反应器。

（1）家蚕 NPV 表达系统生物反应器　　家蚕 NPV 是一种杆状病毒，其基因组为闭环双链 DNA，可编码百余种结构蛋白和非结构蛋白，其中多角体蛋白基因上具有非常强有力的启动子，在病毒感染后期进行高效表达。但多角体蛋白基因不是病毒复制的必需基因，即使部分或全部被其他外源基因取代，仍能形成有感染性的病毒粒子。根据这一特性，将外源基因取代多角体蛋白基因的全部或部分并置于多角体蛋白基因启动子的控制之下，形成重组质粒，与野生型家蚕 NPV DNA 共转染于家蚕细胞，外源基因通过体内同源重组而置换出多角体蛋白基因，然后通过空斑筛选等方法分离、纯化出重组病毒。纯化的重组病毒在培养细胞中扩增繁殖后，感染家蚕虫体，外源基因在虫体内大量表达。由于多角体病毒主要侵染家蚕的血淋巴细胞，收集蚕血淋巴，经过离心、沉淀、透析和纯化等手段可分离纯化出目的外源蛋白。

家蚕 NPV 表达系统最早由梅达于 1984 年开发出来，并首次在家蚕幼虫体中表达了人 α 干扰素基因，表达的产物不仅具有生理活性，而且表达量是其他真核生物表达系统最高表达量的千倍以上，显示出明显的优势，引起了人们的强烈兴趣。目前已用家蚕 NPV 表达系统在家蚕体内成功表达的基因有：丙肝病毒核心蛋白 C 的完整基因和包膜蛋白 E1 完整基因及部分 E2 基因、人嗜 T 淋巴细胞病毒 I 型的 *env* 和 *p40* 基因、人免疫缺陷病毒 *gag*、*env*、*pol* 的基因等，表达产物主要用作相应病毒的疫苗；人生长激素、人 β 干扰素、人胰岛素样生长因子 -II 融合蛋白、人白细胞介素-3、人表皮生长因子、人粒细胞巨噬细胞集落刺激因子、人血小板生成素、人促红细胞生成素等，表达产物主要作为人用治疗性药物；小鼠白细胞介素-3、猪生长激素、草鱼的生长因子、禽马立克病毒糖蛋白 B 抗原、传染性鸡法氏囊病病毒主要宿主保护性抗原 VP2 蛋白等基因，表达产物可用作兽药；利尿激素、保幼激素酯酶、慈姑蛋白酶抑制剂 B 等基因，表

达产物用于害虫防治。

（2）转基因家蚕丝腺生物反应器　　转基因家蚕丝腺生物反应器是将外源基因置于家蚕丝蛋白基因启动子的调控下，利用家蚕丝腺细胞高效表达目的蛋白的转基因动物表达系统。

1）家蚕丝腺的结构与功能特点。丝腺是家蚕合成和分泌蚕丝蛋白的特化器官，从形态和功能上可分为三个不同的区域：后部丝腺、中部丝腺和前部丝腺。蚕丝蛋白主要由后部丝腺合成的丝素和中部丝腺合成的丝胶组成。丝素蛋白为非溶解性纤维状蛋白，由重链蛋白（Fib-H）、轻链蛋白（Fib-L）和糖蛋白（P25）以 6∶6∶1 的摩尔比组成。丝胶为亲水性蛋白，由丝胶 1（Ser-1）、丝胶 2（Ser-2）和丝胶 3（Ser-3）3 种成分组成。丝素蛋白在后部丝腺合成后转运到中部丝腺的管腔中，之后被丝胶蛋白包被，并被转运到前部丝腺。家蚕通过 "8" 字形的头部运动，将丝蛋白拉出并在接触空气时变硬。丝蛋白中丝素和丝胶的比例约为 3∶1。

2）转基因家蚕丝腺生物反应器的原理。目前家蚕的转基因技术主要采用 *piggBac* 转座子介导外源基因插入家蚕基因组。*piggBac* 转座子是从粉纹夜蛾 TN-368 细胞系中分离的 DNA 型转座子，全长 2472bp，可编码分子质量约 64kDa 的转座酶。转座酶具有把 *piggBac* 转座子 "切出 - 插入" 的功能，且总是在宿主基因组的 TTAA 序列切开，插入转座子后再复制 TTAA 序列，完成转座功能。2000 年，塔穆拉等以 *piggBac* 转座子为载体，获得了转基因家蚕，由此确立了比较成熟的构建转基因家蚕的方法。

piggyBac 转座子实际应用于转基因家蚕研究，采用的是两种不同类型 *piggyBac* 转座子构成的双转座子质粒系统。第一种是由外源目的基因替换了转座酶的 *piggyBac* 转座子质粒，它的作用是提供外源目的基因，但因为不能表达转座酶，其本身不能自动转座，称为供体转座子（donor）；第二种是缺失 1 个末端重复结构域的 *piggyBac* 转座子质粒，它的作用是提供转座酶，帮助 donor 插入家蚕基因组，但其本身不能插入家蚕基因组内，称为辅助转座子（helper）。将两种质粒同时导入受体昆虫，辅助质粒提供转座酶，引发携带外源基因的供体质粒发生转移并插入宿主基因组内。随着宿主细胞不断分裂，两种转座子发生分离，这时已经发生转座而插在家蚕基因组中的 donor，就永远失去了再转座的能力，其所携带的外源基因便可以在宿主体内稳定地遗传，并持续地表达目的蛋白。

通过控制重组蛋白质在丝腺组织中的表达区域，可间接控制重组蛋白质在丝腺中的定位：在后部丝腺中表达目的基因可使重组蛋白质定位于丝素，称为丝素表达系统；在中部丝腺中表达目的基因则使重组蛋白质定位于外层丝胶，称为丝胶表达系统。目前已开发出利用 Ser-1 启动子、Fib-L 启动子、Fib-H 启动子和 P25 启动子等在家蚕中部丝腺或后部丝腺表达重组蛋白质的表达系统。丝素表达系统的目的产物表达量高，但由于丝素蛋白不溶于水，且表达的重组蛋白质为融合蛋白，所以目的产物的分离纯化较烦琐；丝胶表达系统的目的产物位于外部的丝胶中，不仅可溶于水，且为非融合蛋白，便于从蚕丝中分离纯化，但蚕丝中丝胶只占丝素的1/3，所以丝胶表达系统的目的产物表达量低于丝素表达系统。

家蚕丝腺有着惊人的蛋白质合成和分泌能力。一条家蚕在幼虫 5 龄期短短的 6～7d 可合成 500mg 左右的丝蛋白。如果将外源基因置于丝蛋白基因启动子的调控下，就能利用家蚕丝腺细胞高效表达外源基因，并利用吐丝结茧收集表达产物。

3）转基因家蚕丝腺生物反应器的应用。转基因家蚕丝腺生物反应器表达外源基因主要有两个方面的应用：一是开发家蚕的生产潜力，利用家蚕表达外源基因来生产外源蛋白。目前已利用家蚕丝腺生物反应器成功表达了多种生物活性蛋白质，包括生长因子、细胞因子、单克隆抗体、疫苗和胶原蛋白等。二是利用转基因操作来改善蚕丝的性能。通过在丝腺中导入各种功能的 DNA 片段，可利用家蚕作为生物反应器大规模生产具有高抗菌性、高力学性、生物可降解性、生物兼容性和其他特性的蚕丝生物材料，或者通过基因修饰改善天然蚕丝纤维的一些缺点，如易褶皱、易褪色、难梳理、难纺织等。

（3）家蚕生物反应器的优点　　家蚕的生长周期短，7周左右的时间即可完成一个世代，每个雌蛾可产下400～500粒受精卵，有利于高效、方便地进行转基因实验；家蚕经过长达5000多年的人工驯养、选育，性情温顺，幼虫活动范围小，成虫已完全丧失飞行能力，不会与野外昆虫交配而导致外源基因逃逸；蚕丝蛋白成分简单，主要由3种丝素蛋白（Fib-H、Fib-L和P25）和3种丝胶蛋白（Ser-1、Ser-2和Ser-3）构成，且合成的外源蛋白可以随蚕丝蛋白一起被分泌到体外，目的蛋白提纯方便；家蚕具有多种蛋白质翻译后修饰能力，合成的蛋白质多具有生物活性；只需要通过饲养转基因家蚕，就可以不断地分离得到外源蛋白，同时也可以延续转基因家蚕品种。

2. 乳腺生物反应器

（1）概念及基本原理　　动物乳腺生物反应器（mammary gland bioreactor）或称动物个体乳腺表达系统，是利用哺乳动物乳腺特异表达的乳蛋白基因的调控序列构建表达载体，制备转基因动物，指导特定外源基因在乳腺中表达，并从转基因动物的乳汁中获得重组蛋白质。乳腺生物反应器是目前研究和应用最为广泛的一类动物生物反应器，已实现产业化的有GTC公司用转基因山羊乳腺生产的抗凝血酶Ⅲ和Pharming NV公司用转基因兔乳腺生产的C1酯酶抑制剂。

乳腺生物反应器的基本原理是应用重组DNA技术和转基因技术先将目的基因置于乳腺特异性调控序列之下，再将表达载体转移到处于原核阶段（或1～2细胞的受精卵）的动物胚胎中，经过胚胎移植得到转基因乳腺表达个体，在其乳汁中提取具有生物活性的重组蛋白质。目前，商业化研发药用蛋白质最常用的乳腺生物反应器调控元件是：啮齿动物（小鼠）的乳清酸蛋白（WAP）基因调控序列、绵羊的β-乳球蛋白（ovine β-lactoglobulin, BLG）基因调控序列、山羊的β-酪蛋白（goat β-casein）基因调控序列、牛的α_{s1}-酪蛋白（bovine α_{s1}-casein）基因调控序列，这些都是内源性乳蛋白基因高表达的调控元件，能够指导目的基因在乳腺组织中特异、高效地表达，而且可以跨越种属界限，如小鼠的WAP调控元件在转基因猪乳腺中表达人蛋白质C比在转基因小鼠中更有效。

（2）乳腺生物反应器的应用

1）生产药用珍稀蛋白。除已上市的抗凝血酶及C1酯酶抑制剂外，还有多种人源蛋白在动物乳腺中得到成功表达，如胰岛素样生长因子、神经生长因子-β、生长激素、溶菌酶、促红细胞生成素、血小板生长因子、人组织型纤溶酶原激活剂、甲状旁腺激素等。

2）提高动物乳汁的营养价值，并降低有害物质的含量。例如，导入乳铁蛋白基因以提高乳铁蛋白在奶牛乳汁中的含量；导入溶菌酶基因可以降低乳汁中的细菌含量，并可改善食用者的肠道微生态。

3）改变乳汁的组成成分，使其性质更接近人乳。

（3）乳腺生物反应器表达重组蛋白质的优势　　乳腺生物反应器的最大特点是可以实现重组蛋白质在乳腺组织中的高效特异性表达，并从动物乳汁中获取目的产物，在生产药用蛋白质上与传统生产方式相比优势非常明显。

1）乳腺生产药用重组蛋白质产量高。哺乳动物的乳腺是高度分化的腺体，具有超强的蛋白质合成能力，尤其是经过改良的动物品系。乳腺生物反应器重组蛋白质的表达量可达到每毫升奶几十毫克。

2）重组产品活性高。动物的乳腺组织不仅能大量、持续地表达蛋白质，而且可对表达的蛋白质进行糖基化、脂化、磷酸化、羧化等一系列后加工，所以生产出的药用蛋白质在结构、功能上与相应的天然蛋白质极为相似甚至完全相同。

3）生产成本低。一旦建立了转基因动物乳腺生物反应器，通过常规繁殖可将转基因性状遗传给下一代。而一只转基因动物相当于一个制药车间，只要简单地饲养好动物，即可源源不断地得到贵重的药物蛋白质。转基因动物产品的生产成本主要用于产品提纯，而乳汁的成分简单，一般的纯化工艺就能获得纯度高达99%的产品。

4）转基因对动物自身的伤害小。哺乳动物的乳腺是相对封闭的分泌系统，其特异性表达的目的蛋白很少进入血液循环，从而避免了目的产物对转基因动物造成伤害。

3. 禽输卵管生物反应器

（1）概念及基本原理　　禽输卵管生物反应器就是利用卵清蛋白基因的组织特异性表达调控序列构建包含目的基因的输卵管特异性表达载体，通过转染或显微操作等手段，将表达载体导入实验动物体内，使目的基因在输卵管上皮细胞中得到表达并在蛋清中获得目的蛋白。例如，将目的基因整合进实验动物的基因组中并在种系间稳定传递，可以得到持续表达目的蛋白的转基因动物。目前，研究较多的是鸡输卵管生物反应器。

卵清蛋白为含磷的糖蛋白，是蛋清中含量最高的蛋白质组分，特异表达于输卵管膨大部的管腺上皮细胞，并由上皮细胞以顶浆分泌的方式分泌到输卵管管腔内。卵清蛋白基因5′端调控序列的$-900 \sim +9$bp区域可以在输卵管中发挥定位表达的作用。因此，许多研究者首选该基因5′端调控序列作为制备鸡输卵管生物反应器的调控元件。鸡具有与哺乳动物不同的繁殖系统，因而鸡的转基因技术与哺乳动物有许多不同之处。目前在所有介导转基因鸡输卵管生物反应器生产药用蛋白质的研究中，慢病毒载体法是最详尽、技术最成熟、应用最广泛和最成功的技术体系。慢病毒属于逆转录病毒，能够在感染宿主细胞后逆转录出相应的DNA，并整合进宿主染色体内。与其他逆转录病毒相比，慢病毒不仅能感染正在分裂的细胞，还能感染静止细胞，这一优势大大增加了感染效率，提高了转基因鸡制备的成功率。构建慢病毒表达载体时，首先是将卵清蛋白的启动子从相应的质粒中酶切下来，然后连接入已进行密码子优化的外源基因质粒上，形成卵清蛋白启动子和外源基因共表达质粒；再将共表达质粒用慢病毒质粒系统进行包装，进而获得慢病毒表达载体。最后将慢病毒表达载体注入未孵化受精蛋胚盘的胚下腔中。由于受精蛋产于体外时已处于含有5万~6万个细胞的桑椹期或原肠早期，为多细胞发育阶段，适于逆转录病毒的感染，因此慢病毒表达载体可将外源基因引入胚盘的原始生殖细胞并稳定整合到基因组中。

（2）鸡输卵管生物反应器的优势　　相比于其他动物生物反应器，鸡输卵管生物反应器生产药用蛋白质具有多个优势。

1）研发周期短、生产效率高。鸡的繁殖周期短，从外源基因转移至鸡体内到开始产蛋仅需6个月，转基因母鸡扩群周期短，而且鸡的繁殖能力强。对于能够持续表达目的蛋白的转基因产蛋鸡来说，每一只转基因产蛋鸡的卵清蛋白生产能力约为1.2kg/年。

2）产物易收获和提纯。鸡输卵管生物反应器生产的药用蛋白质分泌于蛋清中随鸡蛋排出体外，不参与母鸡本身的代谢活动，因此不仅不会对鸡体产生任何不利影响，还容易收获表达产物。而且，蛋清是一种相对简单的混合物，蛋白质含量高、种类少（仅11种蛋白质），其中一半以上为卵清蛋白，非常利于后续工作中目的蛋白的提纯。

3）表达产物质量高。鸡输卵管生物反应器可对表达的目的蛋白进行糖基化和磷酸化修饰，使其具有天然蛋白质的活性，而且鸡体内蛋白质的寡糖链比哺乳动物的更近似人类。此外，鸡蛋具有天然无菌环境，目的蛋白不易被污染。

4）转基因鸡的生物安全性高。由于一些人畜共患病和其他因素的制约，哺乳动物生物反应器连续生产药用蛋白质时需要不断重复繁杂的检疫程序来确保其生物安全性。而鸡输卵管生物反应器可以通过利用 SPF 鸡来避免这一难题。

四、目前动物生物反应器存在的问题

尽管动物生物反应器有些已实现产业化，但仍存在一些需要解决的问题。

1. 外源基因在动物基因组中的整合问题

传统转基因技术，如显微注射、转座子、慢病毒感染等，将目的基因插入动物基因组内的整合方式是随机的，易发生调节失控、遗传不稳定、表达率不高等问题，对后期转基因动物品系组建和育种带来诸多不利。虽然近年来出现的锌指核酸酶（zinc finger nucleases，ZFN）、转录激活样效应因子核酸酶（transcription activator-like effector nucleases，TALEN）和规律成簇间隔短回文重复序列（clustered regularly interspaced short palidromic repeats/CRISPR-associated 9，CRISPR/Cas9）系统等基因编辑技术，可在基因组靶位点产生高效、准确的 DNA 双链断裂（double strand break，DSB），为定点整合转基因技术提供了条件，但这些技术存在不同程度的脱靶概率，对受体细胞的后期影响存在不确定因素，同时对打靶位点具有一定要求。

2. 转基因动物的成活率低

在目的基因的分离和改造，组织特异表达载体的构建及转基因关键性技术上存在的缺陷，无法保证对基因的定点整合，因此转基因动物常会出现繁殖力下降、胚胎早期死亡等各种生理及病理缺陷。

3. 产品安全性问题

动物体内虽然可以对外源蛋白进行翻译后修饰，但由于牛、羊等家畜存在自身机体保护系统，可对所有外源性物质产生排斥反应，如出现蛋白质水解等问题；乳汁中可能含有的微生物及不完全修饰的多肽都对产品的安全性构成了极大的威胁，所以在分离过程中要去除所有可能引起人类变态反应的蛋白质；转基因动物可能存在免疫原性和人畜共患病，要防止把动物性疾病传染给人。

4. 成本问题

利用目前的转基因技术建立优质转基因动物生物反应器品系周期较长，成本高，前期投资巨大。

第四节 植物生物反应器

一、概述

植物生物反应器广义上是指利用植物系统，包括植物细胞、组织器官及整株植物为工厂，大量生产具有重要功能的蛋白质，或能够用于食品添加剂、工业原料的植物次生代谢物；狭义上是指以转基因植物体为加工厂，规模化生产各种高附加值的生物制品。

1986 年，巴塔等首次在转基因烟草中成功表达出人类生长激素；1989 年，希亚特等首次利用转基因烟草将两个重组基因产物正确折叠和装配，生产出具有与哺乳动物产物相同功能的抗体，证实了植物作为生物反应器的可行性。目前，在植物中已成功表达的药用蛋白质有抗体、酶、激素、生长因子、血浆蛋白和疫苗抗原等。常见的植物，如烟草、马铃薯、番茄、大豆、玉米、小麦、大麦、水稻、油菜、拟南芥、亚麻芥等都可以用来制备植物生物反应器。目标产物可导向叶片、种子、根系、果实和块茎；也可导向叶片的亚细胞区，如细胞间区、叶绿体、内质网膜和细胞质。

植物生物反应器是以农业的形式完成原料生产，而加工过程和最终产品又以医药的形式完成，将农业和制药业有机整合，因此又叫作植物分子医药农业，其整个系统需要实现分子生物学、药理学、蛋白质分析和农业的有机结合。

二、几种主要的表达系统

利用植物表达外源蛋白的表达体系主要有核转化系统、叶绿体转化系统、瞬时表达系统和悬浮细胞表达系统。

1. 核转化系统

核转化是最早也是应用最广泛的植物转化技术，通过农杆菌介导或微粒子轰击等方式将外源基因整合到植物染色体的核基因组中，然后经抗性筛选获得表达外源蛋白的植株。这种表达方式的优点是外源基因能稳定表达并遗传给后代，且蛋白质能够进行完整的翻译后修饰。但外源基因容易受到基因沉默、位置效应（外源基因的表达因插入位置不同而变化的现象）等的影响，使得表达量较低或不稳定；由于缺乏稳定的细胞内环境，编码的外源蛋白在细胞质中容易被降解；如果与近缘作物或杂草杂交，会造成基因漂移。在目前研发的相关产品中，由于受表达量低等因素的限制，还没有通过临床 I 期试验的例子。

为解决表达量低的问题，研究者采取了多种措施进行改善：①启动子的选择。研究发现，同一启动子在不同植物表达体系中表达效率不同，如烟草花叶病毒 35S 启动子较适用于双子叶植物，而玉米泛素蛋白启动子则更适用于单子叶植物；空间上为了让外源蛋白集中表达于某个器官，可以采用组织特异性启动子，包括种子特异性启动子、马铃薯块茎启动子和番茄果实启动子等；为避免外源蛋白的表达对植物个体生长发育造成影响，可以采用诱导型启动子，在需要时通过诱导物刺激表达；通过把一些能够促进真核基因表达的顺式作用元件与启动子结合或者使用双启动子来强化启动子的功能。②对目的基因进行序列修饰。例如，在两端加上 5′- 非编码区（UTR）和 3′-UTR，可以提高转录 mRNA 的稳定性和翻译的效率；而通过给外源基因加上信号肽序列（如内质网滞留信号肽 KDEL），可以使目的蛋白的表达累积在某个细胞器内，以提高外源蛋白的表达量。

2. 叶绿体转化系统

叶绿体转化系统是将外源基因经同源重组的方式定点整合到叶绿体基因组中。与核转化相比，叶绿体转化系统有如下优点：①植物细胞中叶绿体基因组拷贝数可高达 10 000，这可极大提高外源基因的表达量；②引入叶绿体基因组的外源基因不会发生位置效应，也不会发生基因沉默；③开花前收获植株，能够防止通过花粉或种子发生转基因漂移；④与核转化系统一样可以稳定遗传。脊髓灰质炎病毒、疟原虫、结核杆菌、轮状病毒、猪流感病毒等多种病原体的抗原都已在叶绿体中成功获得了高表达。但目前叶绿体转化技术也存在明显的问题：①定点插入了外源基因的叶绿体基因组只占较少的一部分，易形成叶绿体转化的异质体，而异质体在遗传上不稳定，必须去除野生型的叶绿体基因组拷贝得到同质体才能够稳定遗传；②叶绿体基因表达所用的核糖体体系类似于原核生物，意味着叶绿体中所表达的蛋白质也不能进行翻译后加工修饰，不能形成复杂的空间结构；③虽然已有关于番茄、茄子、莴苣、大豆叶绿体转化系统成功建立的报道，但常规的叶绿体转化系统仍局限在烟草中。

3. 瞬时表达系统

瞬时表达技术主要是利用植物病毒作为载体，将目的基因带入植物细胞并随着病毒基因复制和扩散增殖进行快速表达的一项技术，是植物遗传转化与植物病毒学技术的融合，其基本程序是：首先构建携带病毒表达载体的农杆菌 T-DNA；然后通过植物叶片气孔注射或真空渗入的方法，使农杆菌进入植物叶片细胞间隙，借助农杆菌侵染作用使病毒 DNA 载体有效运输到植物细胞中；最后病毒载体在植物细胞中大量复制，几天之内就能表达大量的外源蛋白。该技术的优势是在提高表达速度和表达量的同时大大降低实验研究的时间和经济成本。

以病毒基因组为框架的表达载体构建是瞬时表达技术的关键，可将外源基因与病毒衣壳蛋白融合，或用衣壳蛋白启动子启动外源基因。也可采用多顺反子表达的策略，用一个启动子表达多个外源基因。在瞬时表达体系中经常使用的病毒载体包括烟草花叶病毒（tobacco mosaic virus，TMV）、马铃薯 X 病毒（potato virus X，PVX）、花椰菜花叶病毒（cauliflower mosaic virus，CMV）、苜蓿花叶病毒（alfalfa mosaic virus，AMV）等。第一代技术是以病毒的完整基因组作为载体，将目的基因插入病毒基因组某个开放阅读框启动子后面形成表达载体，通过接种到植物体上使目的基因在植物细胞中表达。第二代技术是在不影响基因表达功能的前提下缩减载体中病毒基因的长度，从而可载入较长的目的基因。

瞬时转化系统可快速、高效地表达外源蛋白。但由于目的基因并未整合到植物基因组上，所以无法稳定遗传，需重复转化，不利于推广应用。

4. 悬浮细胞表达系统

将农杆菌转化形成的植株或愈伤组织制备成悬浮细胞，能够较为容易地在发酵罐等离体生物反应器中进行扩大生产。已上市的人用葡萄糖脑苷脂酶就是采用胡萝卜细胞表达的。目前悬浮细胞表达系统存在的问题是：随着重组蛋白质的不断表达，体系中的蛋白酶含量随之增高，不利于重组蛋白质的大量积累，且较为成熟的植物悬浮细胞培养体系只在烟草、拟南芥、胡萝卜和水稻中建立。

三、植物生物反应器在生物制品研究中的应用

利用植物生物反应器生产具有药学活性的植物蛋白和多肽是近年来生物制品研究领域的一个重要课题。转基因植物抗体、疫苗和各种药用蛋白质均表现出很好的开发和应用前景。

1. 转基因植物抗体

将编码全抗体或抗体片段的基因导入植物，在植物中表达出具有识别及结合抗原功能的全抗体或部分抗体片段即植物抗体。1989 年，美国生物学家 Hiatt 等将小鼠 IgG 的重链和轻链基因导入烟草，通过有性杂交在 F_1 代中得到由重链和轻链组装成的功能性抗体，就此开创了植物抗体的先河。植物细胞不但可以对表达的重组抗体蛋白进行正确的组装和后期加工，使抗体以二聚体形式存在，其表达产物还能保持良好的生物学特性，具有较高的亲和力。近 30 年来，大量的治疗性抗体已经在植物中获得表达，包括全抗体、嵌合抗体、分泌抗体、单链抗体和重链可变区等。

尽管有大量关于抗体在植物中成功表达的报道，但目前只有为数不多的植物源抗体产品获准上市或进行临床试验。一个是古巴基因工程和技术中心利用转基因烟草生产的乙肝病毒单克隆抗体，已在古巴实现商业化；另一个是美国星球生物科技公司（Planet Biotechnology）利用转基因烟草表达的分泌型 IgA 单克隆抗体（商品名"CaroRX"），通过临床试验证实可有效清除人口腔内的变异链球菌，因此可用于预防和治疗由细菌引起的龋齿。此外，美国 Mapp 公司研发了一种名为 ZMapp 的试验性生物药物，是以转基因烟草表达的 3 种抗埃博拉病毒的人鼠嵌合单克隆抗体，该药物在 2014 年治愈了 18 只感染埃博拉病毒的恒河猴和 2 名感染病毒的美国医疗援助人员。

2. 转基因植物疫苗

在植物生物反应器用于生物医药的研究中，最受关注同时研究进展也最快的是生产各种疫苗用的抗原蛋白。目前已有100多种抗原蛋白在植物中获得表达，其中有10多种是人用疫苗抗原，如乙型肝炎病毒、人类免疫缺陷病毒、致病性大肠杆菌等病原的抗原。

转基因植物疫苗有两个研究方向：一个是利用植物体生产大量的蛋白质抗原，经分离和提纯再制备成疫苗；另一个是不需要分离纯化的口服疫苗，即以畜禽饲用牧草或人类饮食中包括的植物可食用部分表达抗原蛋白，通过直接食用即可获得免疫保护。后者因免疫方便和操作安全等优点而成为转基因植物疫苗的首选。首例植物来源的口服疫苗早在1995年即研发成功，是利用烟草和马铃薯表达的大肠杆菌热不稳定肠毒素B亚单位，在饲喂小鼠后能够引起血清IgG和分泌型IgA合成。此后，马铃薯块茎表达的诺如病毒衣壳蛋白VP1、马铃薯和玉米表达的大肠杆菌毒素疫苗、水稻表达的霍乱疫苗等都进入了临床I期试验，在被试者体内引发了血清抗体。在拟南芥中表达禽流感H5N1毒株的血凝素抗原，可获得140μg/g鲜重的高表达量，叶片冻干后与免疫助剂同时饲喂小鼠，不仅能诱导合成特异性抗流感病毒血凝素的IgA和IgG，还能引发细胞免疫反应，显示出良好的免疫保护效果。美国陶氏益农公司（Dow AgroSciences）采用烟草悬浮细胞表达系统生产的禽用新城疫病毒疫苗，2006年经美国农业部兽用生物制品中心批准上市，成为第一个获得生产许可证的转基因植物疫苗，虽然该疫苗最终未实现商业化生产，但为开发新型转基因植物疫苗提供了技术支持。

3. 其他转基因植物药用蛋白质

第一个实现在植物中表达的药用蛋白质是1986年通过烟草愈伤组织表达的人类生长激素。迄今为止，人们已经成功地在植物中表达的蛋白质有人胰岛素、红细胞生成素、干扰素、溶菌酶、人生长激素、脑啡肽、人表皮生长因子、人凝血因子、白细胞介素、人血红蛋白、人血清白蛋白、水蛭素和胸腺素等。以色列Protalix公司通过胡萝卜根部细胞悬浮培养技术生产出的重组人葡萄糖脑苷脂酶（商品名"Elelyso"），于2012年5月获美国FDA批准，用于治疗I型戈谢病，该产品是第一个上市的利用转基因植物生产的人用药用蛋白质，可以采用注射途径使用。

四、植物生物反应器的优势

与微生物和动物表达系统相比，植物生物反应器具有以下优势：①生产成本低，易于大规模工业化生产。植物能进行光合作用，仅需要来自土壤的矿物质和水分便可在适宜的条件下获得大量人们所需的转基因产物。②植物细胞具有全能性，易于获得再生植株，遗传操作相对简单，培养周期较短。③转基因植物通过自交得到的后代遗传性状稳定。④产物贮藏在种子、果实和块茎中便于贮运。⑤无毒副作用，安全性好。植物体不产生对人致病的微生物或潜在的致病微生物。⑥植物中的蛋白质加工途径相对保守，表达产物能进行正确的糖基化、磷酸化、酰胺化及翻译后加工过程，因此表达产物具有与高等动物细胞一样的免疫原性和生物活性。⑦植物转基因技术比较成熟，自从1983年世界首例转基因植物——转基因烟草问世，至今已有35科120多种植物转基因获得成功；1986年首批转基因植物被批准进入田间试验，至今国际上已有30个国家批准数千例转基因植物进入田间试验，涉及的植物种类达40多种。

五、目前植物生物反应器存在的问题

虽然很多蛋白质产品已在植物生物反应器中获得成功表达，但实现上市的却极少。限制转基因植物蛋白药物推广应用的原因，主要是植物中外源蛋白的表达量较低及目标蛋白活性较差。此外，下游加工成本及转基因植物的生物安全也是目前植物生物反应器在应用中要考虑的问题。

1. 目标产物表达量偏低

表达量低增加了下游加工的难度及生产的经济成本，同时也容易导致口服疫苗的免疫耐受。因此，提高植物体外源蛋白的表达量一直是植物生物反应器表达体系的研究热点。目前已在基因转录和翻译效率方面取得了很大进展，通过选择合适的宿主、采用强启动子、进行密码子优化、控制目标蛋白糖基化模式、创建低蛋白酶细胞培养系统、克服基因沉默等措施均可有效提高目标产物的产量。另外，科学家也在目标蛋白定位及贮藏方面做了大量工作，对蛋白质进行特定部位的定位表达能较好地提高产物积累量。

2. 目标蛋白活性差

保持目标蛋白的人源化活性是采用植物表达系统生产药用重组蛋白质的基本要求之一。对高等生物而言，翻译后糖基化修饰是保证蛋白质生物活性的重要环节。然而，植物与哺乳动物细胞在糖基化修饰方式上存在一定差异。植物中的糖基化修饰主要为 β-1,2-木糖，而哺乳动物中没有木糖糖基修饰方式；动物细胞中的糖基化修饰主要是通过 α-2,6-唾液酸转移酶和 β-1,4-半乳糖转移酶；植物糖蛋白在五糖核心结构上还连接有 α-1,3-岩藻糖，而在哺乳动物中则为 α-1,6-岩藻糖。植物与动物细胞糖蛋白内糖链结构的不同，使得植物表达体系生产的糖蛋白有可能在哺乳动物体内引起非预期免疫应答反应，如某些植物源蛋白会引起人和动物产生过敏反应。因此，如何在植物中表达高度人源化的含有半乳糖基和唾液酸基团结构的糖蛋白是其作为生物反应器需要解决的另一难题。

3. 下游加工成本高

虽然转基因植物的构建和种植成本较低，但若要对基因表达产物进行提纯，费用却很昂贵。因此在进行上游设计时应尽量考虑下游纯化加工的成本问题。合理选择转基因植物表达系统是降低成本的有效方法。将外源基因整合到直接食用的植物中或者植物的可食器官中即可避免或部分避免表达产物的加工，如香蕉易消化、口感好，尤其适于婴幼儿和牙齿不好的老年人，而且产量高、种植面广，能够满足多数人的经济需求。此外，将重组蛋白质定位到植物的可食种子中表达，可以使其稳定存在于胚乳细胞的蛋白质颗粒中，不仅能方便贮存运输还能减少下游加工处理与提纯的成本。

4. 转基因植物的生物安全问题

利用植物生物反应器生产药用蛋白质的安全性一直备受人们关注。在开花期，转基因植物的花粉释放及花粉传播可引起外源基因的漂移。由于其产物蛋白质的特殊性，必须采取措施，以保证这类特殊用途的转基因植物不能进入食物链。科研人员在培育药用转基因植物的同时，利用一些特殊的有明显表型的标记基因（如荧光蛋白基因），使这类株系很容易被识别，从而可有效避免这类药用转基因植物中的外源基因向环境中逃逸。

主要参考文献

包梦醒，吴新. 2014. 乳腺生物反应器研究进展［J］. 中国牛业科学，40（40）：74-77.

曹竹安，陈坚. 2011. 生物反应工程原理［M］. 北京：清华大学出版社.

岑沛霖，关怡新，林建平. 2005. 生物反应工程［M］. 北京：高等教育出版社.

陈金梅，姜路壹，洪治. 2015. 植物生物反应器制药的现状及展望［J］. 生物技术通报，31（10）：1-7.

崔振腾，陈亚洁，曾鹏，等. 2013. 家蚕生物反应器的研究概述［J］. 蚕桑通报，44（3）：1-4.

段永波，赵丰兰，倪大虎，等. 2014. 水稻胚乳表达药用重组蛋白研究进展［J］. 中国新药杂志，23（7）：787-792.

扈延龄，王爱荣，宫海峰，等. 2015. 自制双腔生物反应器构建组织工程软骨复合体的体外性能 [J].
中国组织工程研究，19（16）：2489-2493.

黄绍华，董久鸣，刘云财，等. 2015. 利用转基因家蚕丝腺生物反应器生产重组蛋白的应用前景 [J].
蚕桑通报，46（4）：15-19.

贾士儒. 生物反应工程原理 [M]. 4版. 北京：科学出版社.

李春民，汪忠镐. 2010. 生物反应器在血管组织工程中的应用及进展 [J]. 中国生物医学工程学报，29
（2）：305-309.

李德强，戴尅戎. 2008. 生物反应器在组织工程中的应用进展 [J]. 国际骨科学杂志，29（1）：8-10.

李贵，张小梅，吕永钢. 2016. 三维工程化肿瘤模型的构建及应用 [J]. 生命的化学，36（6）：823-833.

李国玲，钟翠丽，莫健新，等. 2017. 动物基因组定点整合转基因技术研究进展 [J]. 遗传，39（2）：
98-109.

李文荣，郑克勤. 2012. 利用植物生物反应器生产药用蛋白质 [J]. 生命的化学，32（2）：151-154.

李小卫. 2016. 家蚕丝腺生物反应器表达手足口病疫苗 EV71 的研究 [D]. 福州：福建农林大学硕士学
位论文.

李永双，石放雄，于福先，等. 2011. 家禽输卵管生物反应器的研究进展 [J]. 黑龙江畜牧兽医，12：
30-32.

梁振鑫，尹富强，刘庆友，等. 2015. 转基因动物乳腺生物反应器相关技术及研究进展 [J]. 中国生物
工程杂志，35（2）：92-98.

林梅. 2008. 生物反应器在构建组织工程产品中的应用研究 [J]. 医疗卫生装备，29（4）：32-34.

刘培磊，李宁，连庆，等. 2013. 利用植物生物反应器生产药用蛋白的研究进展 [J]. 生物技术进展，
3（5）：309-316.

刘蓉蓉. 2017. 转基因植物生产疫苗和药物的研发进展 [J]. 生物技术通报，33（9）：17-22.

吕仁发，周强. 2005. 生物反应器在组织工程中的应用 [J]. 中国修复重建外科杂志，19（12）：1036-
1039.

满朝来，于晓龙. 2008. 转基因鸡及输卵管生物反应器 [J]. 畜牧兽医科学，24（12）：30-35.

单建林，许建中. 2004. 生物反应器在组织工程学中的应用及其前景 [J]. 中国临床康复，8（26）：
5620-5621.

宋政，牛俊伟，孙晓先，等. 2013. 转基因鸡输卵管生物反应器生产药用蛋白研究进展 [J]. 中国家禽，
35（19）：38-42.

唐伟，梁崇妮，朱宁，等. 2010. 生物反应器在组织工程中应用的研究进展 [J]. 医学综述，16（17）：
2593-2595.

王佃亮，韩梅胜. 2003. 动物细胞培养用生物反应器及相关技术 [J]. 中国生物工程杂志，23（11）：
24-27.

王丽辉，杨鹏翔，丁宁. 2012. 鸡输卵管生物反应器的研究进展 [J]. 黑龙江畜牧兽医，9（上）：
30-32.

王庆忠，李国荣，尹昆，等. 2005. 乳腺生物反应器的研究现状和产业化前景 [J]. 生命科学，17（1）：
76-80.

吴金辉，张西正，郭勇，等. 2003. 用于组织工程化培养生物反应器的研究进展 [J]. 国外医学生物医
学工程分册，26（2）：63-67.

夏焕章，熊宗贵. 2006. 生物技术制药 [M]. 2版. 北京：高等教育出版社.

闫伟洋，冯文化. 2015. 戈谢病及相关治疗药物 [J]. 中国新药杂志，24（13）：1493-1497.

杨贺，李晓薇，陈欢，等. 2015. 利用植物生物反应器生产药用蛋白的研发现状［J］. 生物产业技术，01：32-38.

杨艳坤，郭雯雯，隋涌，等. 2015. 规模化哺乳细胞培养技术生产病毒疫苗：过程工程和生物反应器［J］. 生物产业技术，1：7-15.

叶露鹏. 2015. 高效家蚕丝腺生物反应器的关键因素分析［D］. 杭州：浙江大学博士学位论文.

易小平. 2018. 动物细胞培养过程 PAT 和在线生物检测技术［J］. 生物产业技术，1：33-40.

俞俊棠，唐孝宣. 1992. 生物工艺学（下册）［M］. 上海：华东理工大学出版社.

袁蓓，李京生，吴燕民. 2013. 利用植物生产药用蛋白的进展、局限及应对策略［J］. 草业学报，22（4）：283-299.

曾庆平. 2010. 生物反应器：转基因与代谢途径工程［M］. 北京：化学工业出版社.

张丹凤，余自青，吴锁伟，等. 2016. 植物生物反应器在分子医药农业中的应用［J］. 中国生物工程杂志，36（1）：86-94.

张鹏，朱宏. 2011. 转基因植物生物反应器的研究［J］. 哈尔滨师范大学自然科学学报，27（5）：77-80.

钟伯雄，危浩，庄兰芳. 2011. piggyBac 转座子介导的转基因家蚕丝腺生物反应器研究进展［J］. 中国农业科学，44（21）：4488-4498.

周文林，叶爱红，曹锦如. 2011. 转基因家蚕生物反应器研究进展［J］. 蚕桑通报，42（2）：6-9.

Marlovits ST, Tichy B, Truppe M, et al. 2003. Collagen expression in tissue engineered cartilage of aged human articular chond rocytes in a rotating bioreactor [J]. Int J Artif Organs, 26(4): 319-330.

Tekoah Y, Shulman A, Kizhner T, et al. 2015. Large-scale production of pharmaceutical proteins in plant cell culture-the protalix experience [J]. Plant Biotechnology Jounal, 13: 1199-1208.

5

第五章

生物制品的制备、贮藏与运输

第一节　生物制品的制备

一般生物制品的制备需经历原料的获取、目标产物的提取和纯化、半成品配制和成品包装等几个步骤。

一、原料的获取

这里所说的原料是指来源于微生物、人或动植物的细胞、组织、体液成分，以及采用重组技术或生物合成技术生产的生物原料。在生物制品的制备过程中，原料的质量是生物制品制备的基础，直接关系到终产品的质量和生产工艺的稳定。

1. 原料的选择

（1）原料选择的注意事项　　生物在不同的生长发育期可合成不同的生化成分，所以生物的生长期对生理活性物质的含量影响很大。对于不同来源的原料，要注意选取其最佳生长时期。植物原料要注意生长的季节性；微生物原料最好选取对数生长期，因为这时的微生物生长代谢能力最强；动物原料要选取适当的年龄与性别。

（2）选择原料时应遵循的原则　　原料来源丰富，产地接近，成本低；原料新鲜，其有效成分含量高并易于获得，其中杂质含量尽可能少；对原料中的杂质、异构体，必要时应进行相关的研究并提供质量控制方法；起始原料应质量稳定、可以控制，原材料应有来源、标准和供货商的检验报告，必要时应根据制备工艺的要求建立内控标准。

2. 原料的预处理

生理活性物质易失活与降解，采集时必须保持材料的新鲜，防止腐败、变质及微生物污染。因此生物材料的采集必须快速，及时进行预处理并适当保存。对于动物原料，采集后要立即处理，去除结缔组织、脂肪组织等，并迅速冷冻贮存；对于植物原料，要择时采集并就地去除不用的部分，然后进行保鲜处理；对于微生物原料，要及时将菌体与培养液分开，并进行保鲜处理。

3. 原料的保存

（1）冷冻法　　适用于所有生物原料。常用−40℃速冻，如在−80～−70℃可保存更长时间。

（2）有机溶剂脱水法　　常用的有机溶剂是丙酮。该法适用于原料少而价值高、有机溶剂对活性物质没有破坏作用的原料，如脑垂体等。

（3）防腐剂保鲜法　　常用乙醇、苯酚、甘油等。该法适用于液体原料，如发酵液、提取液等。

二、目标产物的提取和纯化

1. 生物组织与细胞破碎

目标成分大部分存在于生物组织或细胞中，要分离或提取这些产物或为提高提取率，首先要进行生物组织或细胞的破碎。破碎细胞是为了破坏细胞壁和细胞膜，使细胞内容物有效地释放出来，获得有效的提取。

破碎的方法很多，按照是否存在外加作用力可分为机械破碎法和非机械破碎法两大类（表 5-1），其中机械破碎法主要靠剪切力来破碎细胞，包括高速匀浆破碎法、高速搅拌珠磨破碎法、超声波振荡破碎法、高压匀浆法等。机械破碎法的优点是速度快，处理量大，不会带入其他化学物质。其缺点是会产生热量，要采取冷却措施，以防止有效成分失活。非机械破碎法相对较温和，细胞不能全部被破碎，或是细胞膜部分被通透而释放出目标蛋白等活性制品，包括渗透压冲击破碎法、反复冻融法、热处理法、化学渗透法、酶解法等。非机械破碎法往往不能破坏 DNA，从细胞中释放出来的 DNA 会发生聚合，大大增加液体的黏度。

表 5-1 机械破碎法和非机械破碎法比较

项目	机械破碎法	非机械破碎法	项目	机械破碎法	非机械破碎法
破碎原理	机械切碎	溶解局部壁膜	设备	专用设备	不需专用设备
碎片大小	碎片细小	碎片较大	通用性	强	差
内含物释出	全部	部分	成本	低	高
时间、效率	时间短、效率高	时间长、效率低	适用范围	实验室，工业生产	实验室

2. 固液分离

一般待提取的目标成分在提取液中以溶解状态存在，如果提取液为器官或组织匀浆或细胞破碎液，则会含有大量组织细胞碎片及颗粒性杂质，因此需要对提取液进行固液分离。固液分离是生物制品制备过程中经常遇到的重要生产操作，培养基、发酵液、某些中间产品和半成品等都需进行固液分离。

固液分离可采用离心、膜过滤或双水相分配等方法。

离心使细胞碎片分配在一相（通常为下相）而分离，也起部分纯化作用。

膜过滤技术有微滤、超滤和反渗透等，微滤用于分离细胞、细胞碎片、包含体和蛋白质沉淀物等固体颗粒；超滤用于浓缩蛋白质、多糖和核酸等大分子物质；反渗透用于脱去抗生素、氨基酸等小分子中的水分。

双水相分配法是向水相中加入溶于水的某种高分子化合物后，形成密度不同的两相，溶质在两相中有不同的溶解度，从而达到分离和提纯某种目标产物的目的。双水相萃取系统是由两种水溶性高聚物或一种高聚物与无机盐在水溶液中混合而成，一相中含一种高聚物较多，而另一相中含另一种高聚物较多，这就是双水相系统。常用的水相系统有聚乙二醇 - 葡聚糖和聚乙二醇 - 无机盐。聚乙二醇富集的上相一般会有目的产物和其他杂蛋白，下相含有细胞碎片、核酸、多糖等。双水相分配法既能克服离心分离中设备投资大、能耗高的缺点，也不存在膜过滤中的泄漏和堵塞问题，因此适于工业化生产。

3. 目的产物的分离纯化

固液分离之后，各种成分均以溶解状态分散在提取液中，相对于产品成分，其他成分属于杂质，杂质中可能含有病毒、多肽与蛋白质、热原质、脂类、多糖、多酚、氧化产物、核酸、盐、多聚体、与目的物类似的异构体等，需采用各种适宜的技术手段去除，这一过程就是分离纯化。分离纯化是生物制品制备的核心操作，常用技术有分级沉淀、超滤、电泳、色谱（层析）等。分离纯化生物制品的一般程序是：首先根据产品的分子结构和理化性质制订出可行的分离纯化方法，然后破碎生物材料的组织细胞、提取生化产品的混合物，利用盐析法、有机溶剂沉淀及其他沉淀剂沉淀等方法对相应的生化产品粗提；再利用电泳技术、色谱技术和膜分离等技术对粗提产品进行进一步的分离纯化；最后可对纯化的生化产品进行分析鉴定并制成制剂。由于生化物质种类繁多，因此分离纯化的实验方案也千变万化，没有一种分离纯化的方法可适用于所有物质的分离纯化，一种物质也不可能只有一种分离纯化方法。所以，具体的分离纯化方法是根据目的物的物化性质与生物学性质和具备的实验条件而定。

分离纯化的实质与最终目的是在去除各种杂质的同时将目的产品成分进行富集与浓缩。纯化工艺的每一步均应有纯度、提纯倍数、收获率等资料。纯化工艺中应尽量不加入对人体有害的物质，若不得不加入时，应设法除净，并在最终产品中检测残留量，其最低限量的规定除应远低于有害剂量，还要考虑到多次使用后的累积作用。

三、半成品配制

半成品（final bulk）是指经提纯后的一批原液经稀释、配制成均一的用于分装至终容器的中间产物。配制半成品时除了要将原液按规定进行稀释，通常还要按比例加入各种辅料。因此，半成品配制过程可能包括一个或多个步骤。

生物制品生产用辅料是指生物制品配方中所使用的辅助材料。根据用途，生物制品生产常用辅料包括以下几类：①佐剂。是与疫苗抗原结合以增强其特异免疫反应或疫苗临床效果的一种或多种成分混合的物质，如铝佐剂、油乳佐剂等。②稳定剂或保护剂。用于稳定或保护生物制品有效成分、防止其降解或失去活性的物质，如甘油、蔗糖、白蛋白等。③防腐剂。用于抑制微生物生长、防止微生物污染的物质，如苯酚、硫柳汞等。④赋形剂。用于冻干制品中使药品成型、起支架作用的物质，如蔗糖、山梨醇、乳糖等。⑤助溶剂。用于增加药品溶解性的物质，如一些表面活性剂。⑥矫味剂。用于改善口服药品口感的物质，如蔗糖、甘露醇、糖精钠等。⑦稀释剂、缓冲剂。用于溶解、稀释制品，调整制品酸碱度的溶剂，如注射用水、氯化钠注射液、磷酸盐缓冲生理氯化钠溶液（PBS）等。不同种类的制品可能需要添加不同的辅料。

半成品配制完成后应尽快分装。

四、成品包装

半成品按规定装量和适宜方式分装并封闭于最终容器后（或经冻干），再经目检、贴签、包装后即成为成品（final products）。

1. 包装的含义和种类

包装是指运用一定技术及设备将药品包封于容器及包装材料中的操作过程。

包装材料（packaging materials）是指成品内、外包装的材料，以及标签，防伪标志和药品说明书。包装材料不仅能盛装和保护内装的药物，还能反映内装物的相关信息，是药品外在质量的主要体现。

根据国家药品监督管理局（NMPA）制定的注册药品包装材料产品目录，药品包装可有以下几种类型：①输液瓶（袋、膜及配件）；②安瓿瓶；③药用（注射、口服或外用剂型）瓶（管、盖）；④药用胶塞；⑤药用预灌注射器；⑥药用滴眼（鼻、耳）剂型瓶（管）；⑦药用硬片（膜）；⑧药用铝箔；⑨药用软膏管（盒）；⑩药用喷（气）雾剂泵（阀门、罐、筒）；⑪药用干燥剂。

按照包装的功能可将药品包装分为工业包装和商业包装两类。工业包装又称为大包装或外包装，通常有方便贮运的作用；商业包装又称为销售包装，可再细分为中包装和小包装或内包装。内包装是直接接触药品的包装，对包装的材质要求较高，装量常与药品的使用剂量有关；

中包装通常是数个小包装组合而成的新包装整体，大多数是药品最后的销售形式，在对药品的保护，方便销售、计量、陈列，以及宣传药品等方面的功能要求较高。

2. 包装的作用

（1）保护内装物　　包装可以保护产品的质量和数量，使之免受外来因素的影响。由于生物制品系活性物质，其活性易受光、热、空气、水分和微生物的破坏，因此良好的包装显得尤为重要。

为保证制品质量稳定，包装需要具有密闭、密封、熔封或严封、遮光等功能。密闭是指能防止尘埃、异物等混入的包装；密封是指能防止药品风化、吸潮、挥发或被异物污染的包装；熔封或严封是指能够防止空气、水分进入和微生物污染的包装；遮光是指能够防止紫外线透入，保护药品不受光化作用影响的包装。

（2）方便使用　　生物制品常用的包装形式有下列三种：①单元化包装。制品按用量单位来进行包装，用时一次用完。血液制品和一些预防制品如狂犬病疫苗、冻干腮腺炎活疫苗等常用此形式分包。②多剂量包装。将多次剂量分装在一个包装单元内。许多防疫制品都按多剂量进行分包，以利于在人群中大范围使用，减少拆封的操作，提高工作效率。③组合包装。诊断制品多用此种包装形式，其方法是先将一种测定所需的各试剂按用量比例单独分装，然后组成一个试剂盒。通过变换包装的形式，可使制品满足不同的应用需要。

（3）构成商品，促进销售　　唯有当产品成为商品之后，才有可能广为销售，否则就无法到达使用者手中。一种产品要构成商品，必须符合质量和明确效用的要求，而包装可以起到这样的作用。一个独立的包装，都有具体的品名、规格、批号、生产日期、有效期、生产厂家的封口保证及使用说明书。这些内容一方面表明了内容物的质量可靠性，使消费者确立对产品的信心；另一方面通过文字的形式将这些信息传递给医生、技术人员、经销人员和使用者，以便使各种制剂能正确地为需要者所使用。因此各种生物制品在制成后如不通过包装工序，就无法成为有价值的商品而达到防病治病的最终目标。

（4）物流合理化　　制品由工厂生产出来后还需经过储运、装卸、批发、零售等多个环节，才能最终到达使用者的手中。这个物品流通的过程，称为物流。为使生物制品物流的合理化，以便集中处置，要根据实际需要，选用以下的包装与措施：①防震包装；②隔热包装或保温包装；③防潮包装；④运输包装；⑤销售包装。

3. 包装的要求

（1）包装材料的要求　　药品包装的保护功能主要通过包装材料的性能及结构来实现，故选择包装材料时需综合考虑材质的性能、成本、资源、使用是否方便等各种因素。生产、进口和使用包装材料须符合国家标准。不同包装材料的性能特点见表5-2。

表5-2　不同包装材料的性能特点

材料	性能特点	用途
玻璃	防潮、易密封、透明美观、稳定性好；质重、易碎、运输不便；可溶出碱性物质和产生"脱片"	通常制成药品内包装容器，包装固体或液体制剂。除熔封外，需与瓶塞、填充材料、封口材料等辅助材料一起使用
塑料	牢固、易封口、透明美观、质轻、易携带、价格低廉；需加入各种添加剂，透气、透水，易吸附药物或溶出各种成分而导致药物变质	常用作药品的内包装容器，包装固体或液体制剂，也可用作药品的中包装
金属	耐压性、密封性、遮光性、防潮性好；成本高；易与药物发生化学反应	一般用于包装软膏剂、气雾剂、化学危险品、压缩气体等
橡胶	密封性好；易溶出杂质污染药液或吸附药物导致药液变质	一般不与药品直接接触，仅作瓶塞等封口材料

不同的制品所选用的包装材料和容器可能不同，但与药品直接接触的内包装材料和容器（包括塞子等）应符合国务院药品监督管理部门的有关规定，应符合药用要求并应无毒、无害、洁净、无菌，且与内容物应不发生化学反应，并不得影响内容药物的质量。

包装上必须按规定印有或贴有标签（各类标签应标注的内容与要求见表5-3），并附有说明书。此外，包装上还应印有注册商标、药品批准文号等标记。

表5-3　不同标签的标注内容与要求

标签类别	标注内容与要求
内包装标签	必须标明药品名称、规格、生产批号，尽可能标明适应证或功能主治、用法用量、贮藏、有效期、生产日期、生产企业等内容
中包装标签	应注明药品名称、主要成分、性状、适应证或功能主治、用法用量、不良反应、禁忌证、规格、生产日期、贮藏、生产批号、有效期、批准文号、生产企业等。由于包装尺寸原因不能注明不良反应、禁忌证、注意事项时，应注明"详见说明书"字样
外包装标签	应注明药品名称、规格、贮藏、生产日期、生产批号、有效期、批准文号、生产企业以及说明书规定以外的必要内容，包括包装数量、运输注意事项或其他标记

（2）包装生产区域洁净级的要求　药品外包装操作通常在30万级洁净区域进行。

内包装生产区域的洁净度要求可按剂型予以划分。片剂、胶囊剂、粉针剂、丸剂、软膏剂、颗粒剂等固体制剂的要求：口服制剂达到10万级；无菌粉针剂要求达到1万级，局部100级标准。口服液、酊剂、酒剂、安瓿剂、滴眼剂等液体制剂的内包装生产区域，因剂型的质量标准要求不同而有很大区别：无菌制剂如安瓿剂、滴眼剂等液体的灌装在1万级区域中完成，一般要求灌装结束后立即灭菌；口服液体的灌装在10万级区域完成，也要求立即灭菌；外用液体如酊剂、酒剂的灌装在30级区域完成，一般不需要灭菌。

第二节　生物制品的贮藏与运输

生物制品中的有效成分，通常是由蛋白质、脂肪、糖和核酸等活性物质所组成，它们可能是一个单一的分子，也可能是具有一定组织结构的细菌或病毒。这些物质不但都有固定的分子结构，而且有一定的空间构型。如果在分子结构或空间位置的排列上发生了变化，都可能引起变性失活或死亡。为防止在贮藏和运输过程中其主要成分发生变性失活，《中国药典》和《药品生产质量管理规范》（GMP）均规定：生物制品的贮藏、运输应符合"生物制品贮藏和运输规程"。

一、生物制品的贮藏管理要求

贮藏是指生物制品的中间产物或成品，在规定条件下的存放过程。

根据《生物制品贮藏和运输规程》，生物制品的运输管理需满足以下要求：①每种制品的贮藏条件（包括温度、湿度、是否需要避光等）应符合《中国药典》中的相关规定或批准的要求；②应配备专用的冷藏设备或设施用于制品贮藏，并按照中国现行GMP的要求划分区域，分门别类有序存放；③应建立制品出入库记录和成品销售、出库复核、退回、运输、不合格药品处理等相关记录。

二、生物制品的运输管理要求

根据《生物制品贮藏和运输规程》，生物制品的运输管理需满足以下要求：①生物制品中所含活性成分对温度敏感，应在规定的运输条件下采用最快速的运输方式，缩短运输时间，除另有规定外，应采用冷链运输；②每种制品的运输贮藏条件应符合药典或批准的温度要求；③应避免运输过程中震动对制品质量的影响。

由于生物制品在运输过程中因温度变化导致的质量变化，具有累积和不可逆的特点，故运输体系的构建对保证制品的质量和降低整个冷链系统的成本有着十分重要的意义。

三、冷链系统

由于多数生物制品对温度敏感，所以在保存和运输生物制品时往往对温度有一定的要求，多数需要采用冷链系统进行全程的温度控制。

冷链系统（cold chain）是指生物制品从厂家的生产、包装、贮藏、运输、装卸和销售，直到被消费者使用的各个环节，为保证制品的安全和药效功能、减少药效损耗、防止药效的流失和变质，而采取的独特的保冷措施和物流方式。冷链是一个环环相扣的完整供应链，其成功实施需要先进的人员管理、精益的流程控制和可靠的保冷设备三者的有机结合。一个完整而成功的冷链系统是保障生物制品质量的不可或缺的元素。

按冷链系统的温度要求，可将生物制品分为冷藏制品和冷冻制品。冷藏制品一般要求贮藏和运输温度为 2～8℃，多数制品属于此类，如酶、白蛋白、胰岛素、卡介苗、百白破疫苗、重组乙肝疫苗等；冷冻制品是指需要在 0℃以下温度条件下贮藏和运输的制品，如 A 型肉毒素要求的温度为−20～−5℃，麻疹减毒活疫苗、脊髓灰质炎减毒活疫苗、新鲜冷冻血浆等为−20℃以下。

主要参考文献

蔡剑梅. 2016. 浅谈药品经营质量管理中的冷链验证 [J]. 北方药学，13（1）：150.

李刚，王玉兰，于长友，等. 2015. 生物制品在运输、存储过程中的风险控制分析 [J]. 口岸卫生控制，21（3）：7-8.

颜杰，王卫红. 2015. 药品贮藏条件问题探讨及解决建议 [J]. 中国药事，29（5）：482-484.

张庆年，李东久. 2012. 医药品冷链物流运输体系的构建 [J]. 交通企业管理，11：58-60.

中国药典委员会. 2015. 中华人民共和国药典（三部）[M]. 北京：中国医药科技出版社.

钟秀英. 2010. 冷链药品分类与流通特点 [J]. 物流工程与管理，32（11）：103-104.

周东坡，赵凯，马玺. 2007. 生物制品学 [M]. 北京：化学工业出版社.

周小雅. 2006. 制剂工艺与技术 [M]. 北京：中国医药科技出版社.

第六章

生物安全与防护

第一节 概　述

广义的生物安全（biosafety）泛指与生物有关的各种因素，特别是病原微生物、基因修饰物、外来有害生物等生物因子对人类健康、社会和自然环境可能造成的危害以及人们对此采取的综合防范措施。从此概念出发，引起生物安全问题的因素主要有三个方面：一是天然的生物因子，主要包括动物、植物和微生物。其中由微生物特别是致病微生物所导致的安全问题，如生物武器、生物恐怖、重大传染病的暴发流行等，是人类所面临的最重要最现实的生物安全问题。二是转基因产品，主要包括转基因动物、转基因植物和转基因微生物。目前对自由研究、制造、引入（环境）、投放（市场）和排放转基因生物可能产生的环境风险和安全问题，已经引起许多国家的关注和学术界的争论。三是生物科学研究与开发应用，科学家为预防控制疾病而进行微生物和生物医学研究时或人们利用生物技术进行其他研究时，如果防范措施不严就有可能出现意想不到的安全问题。尤其是生物技术的滥用对人类健康、生态环境以及社会、经济都可能造成严重危害。

不管哪种因素引起的生物安全问题，其危害途径不外乎两种：生物因子的实验室感染或泄漏，以及生物因子在自然环境中的传播或入侵。人类大多数的生物学相关活动都离不开实验室研究，尤其是在生物医学的相关研究和生产活动中，生物安全问题更是主要发生在室内。因此，本书主要介绍生物医学实验室和生物制品生产过程中的生物安全问题。

第二节　实验室生物安全及防护

实验室生物安全是指在从事与病原微生物菌/毒种及样本有关的生产、研究、教学、检测、诊断等活动中，为避免危险生物因子造成实验室人员暴露和向周围环境扩散并导致危害而采取的综合措施。

一、实验室生物因子

这里所说的生物因子（biological agents）是指可能引起感染、过敏或中毒的所有微小生物体（包括基因修饰的、细胞培养的和寄生于人或动物体的）和生物活性物质。

根据生物因子对个体和群体的危害程度将其分为 4 级：①危害等级 Ⅰ。低个体危害，低群体危害。不会导致健康工作者和动物致病的细菌、真菌、病毒和寄生虫等生物因子。②危害等级 Ⅱ。中等个体危害，有限群体危害。能引起人或动物发病，但一般情况下对健康工作者、群体、家畜或环境不会引起严重危害的病原体。③危害等级 Ⅲ。高个体危害，低群体危害。能引起人或动物严重疾病，或造成严重经济损失，但通常不会因偶然接触而在个体间传播，或能用抗生素抗寄生虫药治疗的病原体。④危害等级 Ⅳ。高个体危害，高群体危害。能引起人或动物非常严重的疾病，一般不能治愈，容易直接、间接或因偶然接触在人与人，或动物与人，或人与动物，或动物与动物之间传播的病原体。危害等级为Ⅱ、Ⅲ、Ⅳ级的生物因子可称为"病原体"（pathogens）或"感染因子"（infectious agents）。

二、实验室生物安全防护措施

实验室生物安全主要通过实验室建筑设计、实验室设施和运行管理来保证。为此，在生物安全防护中应采取三项主要措施：配备良好的实验室安全防护设备；合理设计和建设实验室结构和布局；制定完善的实验室管理规程和操作技术指南。对某种特殊病原因子做出正确的危险评估（risk assessment）后，综合应用这三种措施进行安全防护。

1. 生物安全防护设备

安全防护设备通常被定义为实验室安全的一级屏障，包括系列生物安全柜，各种密封性容器和其他为消除和减少暴露于有害生物材料而专门设计加工的设备、个体防护装置和措施等。

（1）生物安全柜　　生物安全柜（biological safety cabinet，BSC）是具备气流控制及高效空气过滤装置的操作柜，通过对排到大气中的气体进行过滤，可有效降低实验过程中产生的有害气溶胶（气溶胶是指悬浮于气体介质中的粒径一般为 $0.001 \sim 100 \mu m$ 的固态或液态微小粒子形成的相对稳定的分散体系）对操作者和环境的危害。BSC 是最有效、最常用的防护设备之一，可有效防止和隔离传染性溅出物和气溶胶的产生和扩散，是为保护工作人员、整个实验和环境而设计的。BSC 分为三级：Ⅰ级、Ⅱ级和Ⅲ级。Ⅰ级和Ⅱ级为柜前开放式，能为实验室操作人员和实验环境提供良好的保护，Ⅲ级为气密性安全柜，可为人员和环境提供最高水平的保护。

1）Ⅰ级生物安全柜。Ⅰ级 BSC 至少安装一个高效空气过滤器（high efficiency particulate air filter，HEPA）对排气进行净化（高效空气过滤器是指在规定条件下对粒径为 $0.3 \mu m$ 微粒的滤除效率高于 99.97% 的空气过滤器），工作时安全柜正面玻璃推拉窗打开一半，上部为观察窗，下部为操作窗口。外部空气由操作窗口吸进但不能从操作窗口逸出，可保证工作人员不受感染，但不能保证试验品不受污染。

2）Ⅱ级生物安全柜。Ⅱ级 BSC 至少安装一个 HEPA 对排气进行净化，是目前应用最为广泛的柜型，可提供人员、环境和试验品的防护。与Ⅰ级 BSC 一样，Ⅱ级 BSC 也是由前窗开口进气，可防止在操作微生物时可能生成的气溶胶从前窗逃逸，从而保护操作人员。与Ⅰ级 BSC 不同的是，未经过滤的进气流会在到达工作区域前被进风格栅俘获，因此试验品不会受到外界空气的污染。另外，经过 HEPA 过滤的垂直层流气流从安全柜顶部吹下（被称作"下沉气流"），不断吹过安全柜工作区域，以保护柜中的试验品不被外界尘埃或细菌污染。排出口的 HEPA 使排出的空气得到净化（保护环境），可再次循环回到实验室或通过管道排出到建筑物外。Ⅱ级 BSC 用来操作指定的一、二和三类风险的微生物（其分类方法见第三章第一节），还可提供细胞培养传代所需的无微生物的工作环境及用于非挥发性抗瘤和化疗药物的研究。

3）Ⅲ级生物安全柜。Ⅲ级 BSC 是为三至四级生物安全实验室设计的，可对人员和环境提供最大的保护，适用于高风险的生物试验。Ⅲ级 BSC 是一个没有开放式观察窗的气密性结构，所有气体不参与循环，柜内对外界保持负压。送入的空气通过 HEPA 进入安全柜内，排出的空气在排到外部环境之前通过两个 HEPA。工作人员通过连接在柜体的手套进行操作，试验品通过双门的传递箱进出安全柜以确保不受污染。

（2）其他安全设备　　用于处理、运输和储存病原的密封容器也是安全设备。密封容器的例子之一是安全离心机，它带有一个安全罩，可防止在离心期间释放气溶胶。

（3）个人防护设备　　个人防护设备（personal protective equipment，PPE）是为了保护实

验室工作人员免受生物性、化学性和物理性等危险因子伤害的器材和用品，主要是指手套、外套、防护服、鞋套、呼吸器、面罩、靴子、护目镜等装备，是保护工作人员安全的最后一道防线。防护设备的种类很多，包括头部防护、躯体防护、眼面部防护、呼吸防护等，可根据所进行工作的性质来选择合适的个人防护用品。

1）实验服。实验服包括实验室外套、工作服、防护服。长袖外套用来减小皮肤或衣服的污染。在预计可能会发生液体泼洒的环境中，外套必须能够防止液体渗透，以保护衣物免于污染。不用时应将清洁的防护服置于专用存放处，在离开实验室前往非实验区前必须脱掉防护服并留在实验室内。污染的防护服应置于适当标记的防漏袋中放置和搬运。

2）面部防护设备。包括防护眼镜、面部防护罩或其他的眼面部保护装置，主要在处理感染性材料时使用。

3）手套。应根据可能的危险和执行的活动选择手套。在从事生物危险、有毒性的和其他对身体有害的病原时必须戴手套。当处理热的材料或干冰时必须戴耐热手套。操作高度精确的精细工作时应使用薄壁手套。当操作危险性材料时，实验服下边的袖子和袖口要能被手套覆盖住。

4）呼吸防护设备。在某些情况下，可能需要额外的呼吸防护设备，如面具、个人呼吸器、正压服等。选择呼吸器是基于危险和防护因素的要求，人员必须仔细试戴，并在能够确信呼吸器提供有效防护前试验合适性。

在进行容易产生高危害病原微生物气溶胶的操作时，要求同时使用适当的个人防护装备、生物安全柜和（或）其他物理防护设备。某些情况下，在生物安全柜里操作是不现实的，此时个人防护设备将成为实验人员和感染性物质之间的一级屏障，如某些动物研究、动物尸检、生物制品生产等。

2. 实验室建筑设计和建设

实验室的特殊设计和建设要求构成了实验室安全的二级屏障，它不仅有助于保护实验室工作人员，也为保护实验室外人员提供安全屏障。

二级屏障的设计和建设与实验室所要研究的特定病原体的传播风险有关。在生物安全一级和二级实验室内，由于大部分工作人员直接接触病原因子或通过污染的环境造成感染，因此，其二级屏障应做如下处理：实验室工作区要和公用通道分开，采用消毒设施（如高压灭菌器）和手动清洗设施等。

当存在可能会感染传染性气溶胶的危险时，为防止气溶胶逸出室外污染周边环境，防护设施将更加严格，需要使用较高等级的一级防护和多重二级屏障。二级屏障的设计应包括：专门的确保定向气流的通风系统；净化或除去废气中危害因子的空气处理系统，对室内排出的气体进行严格过滤，对排气中含有的病原因子进行消毒或排除；设置可控制的入口通道区；实验室进入通道设置气闸；实验室要建在独立的建筑物内或以模式实验室形式与其他设施分开。

3. 实验室管理规程和操作技术

每个实验室都应制定详细的实验室管理规程和生物安全操作手册。手册中应记载多种可能遇到的危害物，指明消除或减少接触这些危害因素的特殊规程和处理方法。实验室负责人应根据需要对工作人员定期进行适当的安全操作培训，并强调实验室安全是所有实验室人员的职责，每个实验人员应及时向主管报告任何不安全的行为或情况。

进行生物安全防护的最重要措施是严格执行标准的实验操作技术。为此，工作人员首先要提高生物安全意识，并了解实验室存在哪些生物安全隐患。实验室常见的生物危险有：微生物气溶胶的吸入，操作中发生刺伤、割伤，被感染的动物咬伤，以及不明原因的实验室相关感染。易形成气溶胶的实验用具有细菌接种环（棒）、移液器、离心机、注射器等；易形成气溶胶的实验室操作有标本涂片、标本混合、匀浆、震荡、开启培养皿和安瓿、液体倾倒和泼洒等。因此，实验室工作人员除了认真学习《实验室生物安全通用要求》《病原微生物实验室生物安全管理条例》《医疗废物管理条例》等法规和文件外，更要自觉遵守实验室安全制度和生物安全措施，熟练掌握操作流程和正确处理实验室生物因素意外事件的方法，掌握各种仪器、设备的操作步骤和要点，熟悉个人安全防护装备的使用方法；还应根据实验中接触的传染源不同，定期注射相应疫苗。

实验室安全规程和操作技术一定要和设施建设、工程建筑、安全设备及管理规范彼此配套，相辅相成。

三、生物安全实验室

1. 生物安全实验室的概念

生物安全实验室（biosafety laboratory）是指通过防护屏障的建造和管理措施的实施，能够避免或控制被操作的有害生物因子对工作人员和环境的危害，达到生物安全要求的生物实验室，主要用于开展微生物学、生物医学、生物化学、动物实验室及生物制品等领域的研究。

生物安全实验室的防护屏障一般分为两级：一级防护屏障又称一级隔离，是操作对象和操作者之间的隔离，主要通过生物安全柜、正压防护服等防护设施和设备来实现；二级防护屏障又称二级隔离，是生物安全实验室和外部环境的隔离，通过建筑设计和设施（如气密的建筑结构和平面布局，通风空调和空气净化系统，污染空气和污染物的过滤除菌和消毒灭菌设备等）实现防止有害生物因子从实验室散逸到外部环境的目的。

生物安全实验室中的操作对象通常为生物性危险物，包括人类与动植物的病原体（如细菌、真菌、病毒、寄生虫等），含有或可能含有病原的人或动物组织、细胞，过敏原、毒素（来自动物、植物或微生物）等。

2. 生物安全实验室的安全级别

生物安全实验室的建设工作要根据将在其中进行的实验和操作对象来开展。建设者应针对实验室各类操作对象所引起的疾病的严重性、感染途径、感染性与毒性、抗生素抗性范围、是否有有效的治疗方法与疫苗、传媒（如节肢动物）是否存在、病原是否为本土性及对动植物的影响等来进行生物危害评估。不同生物危害级别的操作对象，人员受感染所引起的疾病的严重性、感染途径和感染性也不会相同，因而对生物安全实验室的相应级别、设计与建造、设备与装置会提出不同的要求。我国《实验室生物安全通用要求》（GB 9489—2008）根据对所操作生物因子危害程度和采取的防护措施（一级和二级屏障），将实验室生物安全防护水平分为4级：一级、二级、三级、四级。一级防护水平最低，四级防护水平最高。以生物安全水平（bio-safety level，BSL）-1、BSL-2、BSL-3、BSL-4表示仅从事体外操作的实验室的相应生物安全防护水平。以活体生物实验室安全水平（animal bio-safety level，ABSL）-1、ABSL-2、ABSL-3、ABSL-4表示包括从事动物活体操作的实验室的相应生物安全防护水平。

一级生物安全实验室适用于操作已知其特征的、在健康人群中不引起疾病的、对实验室工作人员和环境危害最小的生物因子，如枯草芽孢杆菌、乳酸杆菌等。不需要特殊的一级和二级屏障，除需要洗手池外，依靠标准的微生物操作即可获得基本的防护。

二级生物安全实验室适合操作对人和环境有中度危害的不通过气溶胶传播的生物因子，如O157：H7大肠杆菌，沙门菌，甲、乙、丙型肝炎病毒等。对一级屏障的要求为各实验室根据实际情况选用合适的Ⅱ级生物安全柜和个人防护设施；对二级屏障的要求为生物安全柜应安装在实验室内气流流动小、人员走动少、离门和中央空调送风口较远的地方，并需要在 BSL-1 的基础上增加高压灭菌器和洗眼装置等。对二级生物安全实验室的工作人员来说，首要的危险是感染性物质，因此必须特别小心污染了的针头和锐器。

三级生物安全实验室适用于操作主要通过呼吸途径使人感染，严重的甚至是致死疾病的微生物及其毒素，如炭疽芽孢杆菌、黄热病毒、汉坦病毒、SARS 冠状病毒等。对一级屏障的要求为特殊的人体防护设施和呼吸道防护措施，工作人员严格的操作规范，Ⅱ级或Ⅲ级生物安全柜；对二级屏障的要求为在 BSL-2 的基础上，实验室和进入走廊隔开，双门进入，自动关闭，排出的空气不循环，室内负压（BSL-3 主实验室相对于大气的最小负压不得小于−30Pa，ABSL-3 主实验室相对于大气的最小负压不得小于−50Pa），双开门高压灭菌器。

四级生物安全实验室适用于对人体、动植物或环境具有高度的危险性，通过气溶胶途径传播或传播途径不明，目前尚无有效疫苗或治疗方法的致病性微生物或未知传播风险的有关病原体及其毒素，如埃博拉病毒、出血热病毒、中东呼吸综合征病毒、马尔堡病毒等。对一级屏障的要求为Ⅲ级生物安全柜，正压防护服；对二级屏障的要求为在 BSL-3 的基础上应为单独建筑或隔离的独立区域，有供气系统、排气系统、真空系统、消毒系统、外排空气二次 HEPA 过滤，BSL-4 主实验室相对于大气的最小负压应不小于−50Pa，ABSL-4 主实验室相对于大气的最小负压应不小于−60Pa。

我国《病原微生物实验室生物安全管理条例》（2016 年）明确规定实验室的生物安全级别应与其拟从事的实验活动相适应：一级和二级安全水平的实验室属于基础实验室，不得从事高致病性病原微生物的实验活动；三级和四级安全水平的实验室为防护实验室，应当通过实验室国家认可，符合条件的可从事高致病性病原微生物的实验活动；二至四级生物安全实验室应实施两级隔离（屏障），一级隔离通过生物安全柜、负压隔离器、正压防护服、手套、眼罩等实现；二级隔离通过实验室的建筑、空调净化和电气控制系统来实现，并要求实验室内的污染物必须经过处理才能出实验室。不同危害性的微生物必须在不同的物理性防护条件下进行操作，一方面可防止实验人员和其他物品受到污染，另一方面也可防止其释放到环境中。

3. 目前我国高级别生物安全实验室的建设和运行模式

三级和四级实验室属于高级别生物安全实验室。

目前我国高级别生物安全实验室平面工艺布局一般分为核心主实验区域（主防护区）、辅助实验区域及非洁净区域（辅助办公区域），并设立一级和二级屏障用以防止病原微生物对实验室操作人员、实验室外部环境造成污染伤害。一级屏障环境主要采用生物安全柜、罩式防护衣等设备或方式把致病微生物隔离在一定空间内，把危险微生物与操作人员分开，保护操作人员不被感染。二级屏障环境通过设立清洁区、污染区、缓冲间及对不同区域和房间之间进行压差控制，把实验室和外界环境隔离开来，防止病原微生物从实验室泄露到外部环境，保护外部环境及人员不被感染伤害。

高级别生物安全实验室运行模式一般有正常运行、值班运行和消毒运行三种工作模式。三种工作模式通过自控条件进行远距离切换，并实现对室内条件、风量的控制要求，以满足不同的使用方式和消毒方法。

实验室的运行控制需要建筑设计、实验室工艺、暖通空调、电气自控等相关专业进行合作设计，对实验室的人流、物流、压差、室内环境等进行控制，具体控制原则及要求如下。①人流控制。人员进入：人员出入口→实验室控制走廊→一次更衣室→缓冲间→二次更衣室→实验室。人员出来：实验室→二次更衣室→缓冲间→一次更衣室（淋浴）→实验室控制走廊→人员出入口。②洁物控制。洁物入口→洁物电梯→实验室内走廊→实验室。③污物控制。实验室→

室内高压灭菌锅→双门高压灭菌器→传递窗→污物走廊→污物电梯→污物出口。④压差控制。实验室相对大气压为负压，对室内压力及相邻房间的压力梯度进行严格控制，控制气流流向，保证气流由清洁区流向缓冲区再流向污染区。⑤室内环境参数控制。温度18～25℃；相对湿度30%～70%；洁净度7级；噪声≤60dB（A）；平均照度300lx。

第三节　生物制品相关的生物安全

生物制品的研究和生产所用原材料多为细菌、病毒等微生物以及人和动物的组织、细胞、体液及组织提取物，这些材料内在的安全风险，以及近年来利用基因重组技术生产的某些新产物的安全风险，使生物制品研发及生产过程中的生物安全问题受到世界各国的高度重视。

一、生物制品研发及生产中的生物安全问题

在生物制品研发及生产中主要存在以下几个方面的生物安全问题：①生物制品的研究和生产中，涉及大量病原微生物的操作，有些还涉及高致病性微生物。它们对人类和环境都有极强的危害性，一旦出现实验室感染或外泄，都会造成人员感染、环境污染及遗传性状不稳定等严重后果。②随着现代基因工程技术的发展，在药品的研究和生产过程中涉及大量的基因操作，如外源基因的获取、转移、插入等。这些操作可导致新的转基因微生物的产生，而这些新的转基因微生物一方面有可能本身就是新的高致病性微生物，另一方面一旦外泄有可能与其他微生物交换遗传物质，产生新的有害微生物或者增加有害微生物的危害性。③基因治疗对于某些遗传性疾病、肿瘤和心血管疾病来说是一种极有前途的治疗手段，但由于这些外源的或者经过修饰的基因进入人体后，可能与人体细胞染色体DNA发生整合或与某些基因发生交换，由此引起的人体健康问题和潜在的环境危害是一个需要引起高度重视的生物安全问题。此外，出于基因治疗目的而对生殖细胞进行的遗传操作和目前正在进行的人体细胞克隆，会打乱人类固有的生殖方式、遗传信息系统，从而带来长期的、潜在的、严重的自然和社会问题。④转基因动物和植物可以作为生产治疗性生物制品和疫苗的生物反应器，对这些转基因动、植物在饲养/种植和管理过程中，如果不与其所转基因、所用载体、种群特性相适应，就存在与相应自然物种发生遗传物质交换的可能性，从而有可能影响自然种群的平衡，对生态系统造成严重后果。

二、生物制品相关生物安全问题的管理和控制

现代生物技术的发展，在人类抗击疾病、解决食品短缺和防治环境污染等方面发挥巨大作用的同时，也可能对环境和人类健康产生巨大风险。随着人们对这些风险的认识逐步加深，许多国家制定了相应的生物安全法规。1995年12月，联合国环境规划署制定了《国际生物技术安全技术准则》，初步建立了统一的国际生物安全标准。2000年1月通过的根据《生物多样性公约》条款制定的《卡塔赫纳生物安全议定书》，是协调世界各国生物安全问题，规定基本生物安全标准和原则的重要文件。我国对生物安全也高度重视，于2000年8月签署了《生物安全议定书》，并于2005年9月正式成为其缔约方。与此同时，我国还制定了包括农业转基因生物安全有关的管理条例和评价管理办法，《病原微生物实验室生物安全管理条例》《基因工程安全管理办法》等一系列法律法规。根据我国《病原微生物实验室安全管理条例》（2019年版），国务院卫生主管部门主管与人体健康有关的实验室及其实验活动的生物安全监督工作；国务院兽医主管部门主管与动物有关的实验室及其实验动物的生物安全监督工作；国务院其他有关部门在各自职责范围内负责实验室及其实验活动的生物安全管理工作。

从事生物制品研究和生产，需要长期反复接触各种生物材料，如各种动物的血液和器官、各种微生物的培养物等，其中相当多的部分具有一定的危险性，一旦麻痹大意就会对安全生产和个人健康产生较大的危害，特别是由于病原微生物或者条件致病微生物的处理不当而发生的获得性感染最为常见。由于微生物感染具有一定的隐蔽性、传染性和潜伏期，因此对人体的损害往往比较严重，社会危害性也较大。被感染者可以是实验室从事微生物研究工作的科技人员；也可以是在车间从事具体生产劳动的工作人员；还可以是为上述人员服务的辅助人员，如清理实验室感染性废物的清洁工和原料、成品的搬运工；有时还可以是一些与生物制品生产无直接联系的人员，如上述人员的家属或厂区附近的居民等。因此要特别重视微生物的安全问题，提高生物学防护技术，将其危害性降低到最低程度。

近年来，我国在生物安全尤其是农业生物安全的系统化管理方面做了大量的工作，包括机构建设、相关法律法规的制定和数据交换系统的建立等，取得了可喜的成绩。但对生物制品研究和生产领域的生物安全问题重视不够，虽然已制定的《病原微生物实验室安全管理条例》《基因工程安全管理办法》等法规与生物制品的生物安全相关，但这些法规在生物制品领域的实施和落实有待进一步加强。GMP是对药品质量和生产进行控制和管理的基本要求。2010年版GMP虽然增加了质量风险管理与评估的内容，但其主要目的是对制品质量风险进行评估，忽略了生物安全的风险管理。GMP条款未能充分体现涉及生物制品生产与质量控制中的生物安全问题，其管理体系与文件制定未与国内相关生物安全法规标准相衔接。

生物制品的研发和生产会涉及很多方面的生物安全问题，其潜在的安全风险涉及菌毒种的保藏运输、生产过程、生产设备设施、动物效力评价、废弃物处理以及生产人员的素质等多方面。为保证生产企业的生物安全，应尽快建立与生产企业生物安全相关的管理体系和技术规范。

主要参考文献

陈保文，刘刚，都伟欣，等. 2010. 生物制品生产与质量控制的生物安全风险分析 [J]. 中国药事，24（7）：631-634.

陈玉琴，姜典才，陈国庆，等. 2007. 生物制品研发及生产过程中的生物安全问题 [J]. 中国药事，21（2）：79-81.

柯昌文. 2008. 实验室生物安全应急处理技术 [M]. 广州：中山大学出版社.

梁慧刚，黄翠，马海霞，等. 2016. 高等级生物安全实验室与生物安全 [J]. 中国科学院院刊，31（4）：452-456.

刘刚，陈保文，王国治，等. 2010. 生物制品GMP管理中生物安全问题浅析 [J]. 中国药事，24（10）：1022-1024.

陆兵，李京京，程洪亮，等. 2012. 我国生物安全实验室建设和管理现状 [J]. 实验室研究与探索，31（1）：192-196.

马东光，张爱萍，马霄，等. 2011. 疫苗生产与GMP认证检查的生物安全问题探讨 [J]. 中国药事，25（12）：1171-1173.

秦川. 2007. 现代生活与生物安全 [M]. 北京：科学普及出版社.

秦玉强. 2018. 我国高级别生物安全实验室现状和发展目标探讨 [J]. 建筑热能通风空调，37（1）：96-99.

王宪龙. 2017. 生物制品有毒区排风系统的高效过滤器设置方案 [J]. 工程设计与装备，20：51-53.

王小兵，陈永青. 2006. 实验室生物安全［J］. 中国卫生工程学，5（5）：299-305.

赵凯，章以浩，李河民. 2007. 医学生物制品［M］. 北京：人民卫生出版社.

中华人民共和国国家质量监督检验检疫总局，中国国家标准化管理委员会. 2005. 医学实验室安全要求［S］.

中华人民共和国国家质量监督检验检疫总局，中国国家标准化管理委员会. 2008. 实验室生物安全通用要求［S］.

中华人民共和国国务院令第 424 号. 2016-2-6. 病原微生物实验室生物安全管理条例（2016 年修订）［Z］.

第二篇

疫　苗

第七章

疫 苗 总 论

第一节 概 述

疫苗（vaccine）是最重要、应用最广的一类生物制品，是人类预防疾病的重要武器。根据 2015 年版《中国药典》（三部）"人用疫苗总论"中的定义，疫苗是以病原微生物或其组成成分、代谢产物为起始材料，采用生物技术制备而成，用于预防、治疗人类相应疾病的生物制品，接种人体后可刺激免疫系统产生特异性体液免疫和（或）细胞免疫应答，使人体获得相应病原微生物的免疫力。

疫苗是一类特殊的药物，它与一般药物具有明显的不同：一般药物主要用于患病人群，疫苗主要用于健康人群；一般药物因疾病分布不同而用于不同年龄段的患者，疫苗主要用于婴幼儿和儿童；一般药物主要用于治疗疾病或减轻患者的症状，疫苗主要用于通过免疫机制使健康人预防疾病；人类可以通过一般药物减轻病痛，但只有通过疫苗才能彻底控制和消灭一种疾病，如已被人类消灭的天花。疫苗研制和应用的理论基础涉及多个学科，是一个集微生物学、传染病学、免疫学、流行病学、生物化学、分子生物学和遗传学为一体的综合性理论体系。

第二节 疫苗的成分、性质和种类

一、疫苗的基本成分

疫苗是由性质和作用不同的物质共同组成的复合物，其基本成分包括抗原、佐剂、防腐剂、稳定剂、灭活剂及其他相关成分。这些基本要素从不同角度确保了疫苗能够有效刺激机体，产生针对病原微生物的特异性免疫反应，同时确保疫苗在制备和保存过程的稳定性。

1. 抗原

在机体内能刺激免疫系统发生免疫应答，并能诱导机体产生可与其发生特异反应的抗体（antibody，Ab）或效应细胞的物质，称为抗原（antigen，Ag）。

（1）抗原的特性 抗原一般具备两个重要特性：一是免疫原性（immunogenicity），即抗原刺激机体产生免疫应答，诱生抗体或致敏淋巴细胞的能力；二是抗原性（antigenicity），又称反应原性（reactivity），即抗原与其所诱生的抗体或致敏淋巴细胞发生特异结合或反应的能力。同时具有免疫原性和抗原性的物质称免疫原（immunogen），又称完全抗原（complete antigen），即通常所说的抗原；仅具有抗原性而不具备免疫原性的物质，称为不完全抗原（incomplete antigen），又称半抗原（hapten）。一般来说，具有免疫原性的物质同时具有抗原性，即完全抗原。半抗原若与大分子蛋白质或非抗原性的多聚赖氨酸等载体交联或结合，也可成为完全抗原。能诱导变态反应的抗原称为变应原（allergen）；可诱导机体产生免疫耐受的抗原称为耐受原（tolerogen）。

（2）构成抗原的基本条件

1）异物性。由于机体自身组织不能刺激机体的免疫反应，故抗原必须为外来物质。一般来说，物质来源的亲缘关系越远，化学结构差别越大，抗原性也就越强；反之抗原性越弱。例如，器官移植中异种移植物排斥强烈，无法存活；同种移植物排斥较弱，可存活一定期限；而自身移植物不排斥，可长期存活。再如，鸭血清蛋白对鸡是弱抗原，而对家兔则是强抗原。

2）一定的理化特性。抗原的理化特性包括分子质量、化学结构等。一个有效免疫原的相对分子质量大多在 10×10^3 以上。相对分子质量越大，免疫原性越强。这可能是由于高分子物质在体内停留的时间较长，与免疫细胞接触的机会多，利于刺激机体产生免疫应答。蛋白质的相对分子质量一般在 10×10^3 以上，所以有良好的免疫原性。

抗原的免疫原性还与抗原的化学结构有密切关系：直链结构的物质一般缺乏免疫原性，多支链或带状结构的物质容易成为免疫原；球形分子比线形分子的免疫原性强；多种氨基酸的随机线性共聚物可具有免疫原性，且其免疫原性随共聚物中氨基酸种类的增加而增加，加入芳香族氨基酸的效果更明显，如大分子明胶就是无分支的直链结构，又缺乏环状基团，所以免疫原性微弱，但若在分子中连上 2% 酪氨酸，就会明显增强明胶的免疫原性；一般刚性结构的分子比柔性结构的分子易产生免疫原性。

3）特异性。抗原的特异性是指抗原刺激机体产生免疫应答及与应答产物发生反应所显示的专一性，即某一特定抗原只能刺激机体产生特异性的抗体或致敏淋巴细胞，且仅能与该抗体或对该抗原应答的淋巴细胞有特异性结合。

决定抗原特异性的结构基础是存在于抗原分子中的抗原表位，它是抗原与 T 或 B 淋巴细胞表面分子及抗体特异结合的基本结构单位，通常由 5～15 个氨基酸残基或 5～7 个多糖残基或核苷酸组成。能与抗体分子结合的抗原表位的总数称为抗原结合价。一个半抗原相当于一个抗原表位，仅能与抗体分子的一个结合部位结合；天然抗原一般是大分子，由多种、多个抗原表位组成，是多价抗原，可以和多个抗体分子结合。

不同的抗原之间可能含有相同或相似的抗原表位，称为共同抗原表位。某些抗原不仅可与其诱生的抗体或致敏淋巴细胞反应，还可与其他抗原诱生的抗体或致敏淋巴细胞反应，就是因为彼此具有共同抗原表位。抗体或致敏淋巴细胞对具有相同和相似表位的不同抗原的反应，称为交叉反应。交叉反应的发生并非否定抗原的特异性，而是由于抗原的异质性和共同表位所致。

（3）抗原的分类　依据抗原诱生抗体时对 T 细胞的依赖性，可将抗原分为胸腺依赖性抗原和非胸腺依赖性抗原。胸腺依赖性（thymus dependent，TD）抗原也称 T 细胞依赖性抗原，其刺激机体产生抗体依赖于 T 细胞辅助。绝大多数蛋白质抗原及细胞抗原属 TD 抗原。非胸腺依赖性（thymus independent，TI）抗原也称 T 细胞非依赖性抗原，其主要特征是不易降解，能激活初始 B 细胞而不需要 T 细胞辅助。多糖、糖脂、核酸等多为 TI 抗原。TI 抗原又可分为两类：TI-1 抗原具多克隆 B 细胞激活作用，如细菌脂多糖（LPS）即典型的 TI-1 抗原，成熟或未成熟 B 细胞均可对其产生应答；TI-2 抗原表面含多个重复表位，如肺炎荚膜多糖、聚合鞭毛素等，它们只能刺激成熟 B 细胞。

根据抗原与机体的亲缘关系，可分为以下 4 种：①异种抗原（xenogenic antigen）。指来自不同种属的抗原。对人类而言，病原微生物及其产物、植物蛋白、用于治疗目的的动物抗血清及异种器官移植物等为常见的异种抗原。②同种异型抗原（allogenic antigen）。也称同种抗原或人类的同种异体抗原，指同一种属不同个体所具有的特异性抗原。重要的人类同种异型抗原有红细胞血型抗原，包括 ABO、Rh 等 40 余个抗原系统，其对安全输血极为重要；人类主要组织相容性抗原（major histocompatibility antigen，MHA），又称人类白细胞抗原（human leukocyte antigen，HLA），是具有高度多态性的抗原系统；另外，同一种属不同个体的同类免疫球蛋白也存在抗原性的差异，即免疫球蛋白的同种异型（allotype）。③自身抗原（autoantigen）。正常情况下，机体免疫系统不对自身正常组织或细胞产生免疫应答，即处于自身耐受状态。但在某些病理情况下（如隐蔽抗原或隔离抗原被释放；自身抗原发生改变或被修饰等），自身抗原成分可诱导机体产生自身免疫应答，从而引起自身免疫病。④异嗜性抗原（heterophilic antigen）。是一类与种属无关，存在于人、动物及微生物之间的共同抗原，又称Forssman抗原。例如，A族溶血性链球菌表面成分与人肾小球基底膜及心肌组织具有共同抗原，故溶血性链球菌感染后，其刺激机体产生的抗体可能与具有共同抗原的心脏、肾组织发生交叉反应，从而导致肾小球肾炎或心肌炎。

　　根据抗原的理化性质，可分为颗粒抗原（如细菌、细胞等）和可溶性抗原（如蛋白质抗原、多糖抗原及多肽抗原等）。

　　（4）抗原在疫苗中的作用　　抗原是疫苗最主要的有效活性成分，能有效地激发机体的免疫反应，产生保护性抗体或致敏淋巴细胞，从而对同种细菌或病毒的感染产生有效的预防作用。一个疫苗的成功与否，最基本的要素是其抗原的免疫原性和反应原性。

2. 佐剂

　　佐剂（adjuvant）能增强抗原的特异性免疫应答，这种加强可表现为增强抗体的体液免疫应答或细胞免疫应答或二者兼有。理想的佐剂除了应有确切的增强抗原免疫应答作用外，应该是无毒、安全的，且必须在非冷藏条件下保持稳定。

3. 防腐剂

　　为了保证疫苗在保存过程中不受微生物污染，疫苗制备过程中一般添加适量的防腐剂（antiseptic substance）。在提高疫苗的保质期方面，防腐剂起到重要的保障作用，如硫柳汞、2-苯氧乙醇、氯仿、甲醛、苯酚、叠氮化钠等。在选择防腐剂种类时，应注意防腐剂对疫苗效果是否可能发生负面影响。由于添加剂量比较低，一般情况下疫苗中的防腐剂不会对人体造成严重的不良反应。但随着近年来人类接种疫苗种类的增加，防腐剂进入人体内的累积量大大增加。WHO强调，各国应加紧研制无防腐剂疫苗和联合疫苗，尽可能减少儿童对防腐剂，尤其是对汞的接触，以确保儿童健康。

4. 稳定剂

　　有效抗原表位是疫苗的作用基础，而某些抗原表位对环境中温度、光等因素非常敏感，极易发生变性而导致疫苗的免疫原性降低。为保证作为抗原的病毒或其他微生物存活并保持免疫原性，疫苗中常加入适宜的稳定剂或保护剂，如冻干疫苗中常用的乳糖、明胶、山梨醇等。

5. 灭活剂及其他相关成分

　　灭活剂主要用于疫苗生产过程中对活体微生物的杀灭。活体细胞或病毒的灭活可采用加热、紫外线照射等物理方法，但物理方法一般会对抗原的免疫原性造成较大影响。因此在疫苗生产制备中常采用化学方法灭活。常用的化学灭活剂有丙酮、酚、甲醛、去氧胆酸钠等。由于这些物质对人体有一定毒害作用，因此在灭活抗原后必须及时从疫苗中除去，并经严格检定以保证疫苗的安全性。

　　此外，在制备疫苗时还需使用缓冲液、盐类等非活性成分。缓冲液的种类、盐类的含量都影响疫苗的效力、纯度和安全性，因此都有严格的质量标准。

二、疫苗的性质

疫苗的基本性质主要包括免疫原性和免疫记忆性。

1. 免疫原性

疫苗的免疫原性取决于抗原的特性。影响疫苗免疫原性强弱的因素包括：①抗原的强弱、大小和稳定性。抗原分子质量过小易被机体分解、过滤，不易产生良好的免疫应答，这就是为什么半抗原物质和游离 DNA 缺乏免疫原性。②抗原的理化性质。颗粒型抗原、不可溶性抗原的免疫原性最强，各类蛋白质的免疫原性较强，多糖次之，类脂则较差。有些较弱的抗原可以通过与佐剂合用来增强免疫应答。

但需要注意的是，免疫原性太大，可能会刺激机体产生过强的免疫应答，对机体造成损害；免疫原性太小则起不到刺激机体产生免疫应答的作用，因此需要在这两者之间寻找平衡点。

2. 免疫记忆性

免疫记忆是指机体对某一特异性抗原产生特异性识别及应答的同时，能够记住该抗原，当再次遭遇同一抗原时，发生快速、强烈的免疫应答。免疫记忆是适应性免疫反应的重要特征。在适应性免疫应答过程中，特别是在免疫效应的后期，大部分效应性 T、B 细胞发生凋亡，一小部分分化为抗原特异的记忆细胞保存下来，通过自发增殖维持一定数量。免疫记忆在体内可维持很长时间。一个疫苗成功的因素之一是应能诱发更多效应性 T、B 细胞向抗原特异的记忆细胞分化，以使疫苗的保护性更长久。

三、疫苗的种类

疫苗的分类是与其发展过程、应用对象、应用领域、组成成分和制造技术等密切相关的。因此疫苗的分类方法有多种，研究目的不同，可以有不同的分类，如根据使用对象，可分为人用疫苗和动物用疫苗；根据抗原的来源，可分为细菌类疫苗、病毒类疫苗等；按使用方法，可分为注射用疫苗、划痕用疫苗、口服用疫苗、喷雾用疫苗等；根据研制技术特点又可分为传统疫苗和新型疫苗。《中国药典》（2020 年版）根据疫苗组成成分和生产工艺，将人用预防传染病的疫苗分为灭活疫苗、减毒活疫苗、亚单位疫苗、基因工程重组蛋白质疫苗等。

1. 灭活疫苗

灭活疫苗（inactivated vaccine）是指病原微生物经培养、增殖，用理化方法杀死后制成的疫苗，如百日咳全菌体灭活疫苗、伤寒灭活疫苗、甲型肝炎灭活疫苗等。灭活疫苗主要由细菌或病毒颗粒组成，疫苗中含有的菌体或病毒颗粒是"死"的，因此又称作死疫苗。

灭活疫苗的使用方法通常是经注射途径接种，进入人体后可直接引起免疫应答，但不能生长繁殖，因此相对较安全、稳定，不用担心会引起机体的感染，且易于保存和运输，有效期较长。

灭活疫苗也具有下面的缺点和不足：①强毒株常被选择作为制造疫苗的菌/毒株，在制造过程中需要严格的灭活操作，保证疫苗中不含有灭活不完全的颗粒；②灭活疫苗所提供的免疫力较短暂，为完成免疫程序，需要进行多次接种，机体由于反复接受疫苗中异种蛋白的刺激，可能出现不良的过敏反应；③有些灭活疫苗，如早年制备的麻疹灭活疫苗，可使有些接种者在以后自然接触麻疹病毒时，引起一种严重的麻疹感染过敏反应；④一般只能刺激机体产生抗病原体外膜蛋白的循环性抗体 IgM 和 IgG，不能诱生局部免疫产生 IgA 抗体，因此，野生病原体仍可以到达侵入门户，且在那里繁殖扩散，如呼吸道病毒到达鼻咽部、肠道病毒到达消化道；⑤一般只能诱导体液免疫，很难激发细胞免疫，其主要原因有两个方面，一是在灭活过程中，病原体的蛋白质受到破坏，有的变性失去了免疫原性；二是经过灭活的病原体蛋白在体内经过补体加工处理后，其肽段上的表位受到破坏，被抗原提呈细胞（antigen presenting cell，APC）提呈给主要组织相容性复合体（major histocompatibility complex，MHC）Ⅰ类分子时，MHC Ⅰ对这些表位的识别受到了限制。

2. 减毒活疫苗

减毒活疫苗（live attenuated vaccine）是指采用病原微生物的自然弱毒株或经培养传代等方法减毒处理后获得致病力减弱、免疫原性好的病原微生物减毒株制成的疫苗，如皮内注射用卡介苗、麻疹减毒活疫苗等。

传统的活疫苗一般是以生物学或其他技术降低或消除病原体的致病性，但保留了有效的感染性和免疫原性，进入机体后有一定的生长繁殖能力，类似亚临床感染，通过模拟微生物自然感染状态来刺激机体的免疫应答，既可引起体液免疫，又可刺激细胞免疫，并可为宿主提供长期的保护效果。因此，免疫效果好，维持时间长，接种剂量较小且多数只需一次免疫。除了注射接种，减毒活疫苗还可采用黏膜免疫途径接种，即经口或鼻腔引入抗原或疫苗。黏膜免疫机理主要是能引起消化道或呼吸道局部的免疫反应，如分泌性 IgA 的产生等。同时抗原激起的活性免疫细胞也转移至全身，引起全身性免疫反应。因此黏膜免疫可引起局部和全身免疫。而注射途径的免疫只能引起全身免疫，不产生局部免疫反应。很多病原的感染途径为经消化道或呼吸道感染，因此预防这类传染病的疫苗以黏膜免疫产生的免疫效果比注射途径好。口服脊髓灰质炎活疫苗就是黏膜免疫的成功例子。

减毒活疫苗的缺点是：在机体内有毒力恢复的潜在危险性，有可能造成潜在感染和传播；活性易受环境条件的影响，不易于保存和运输，有效期相对较短。

3. 亚单位疫苗

亚单位疫苗（subunit vaccine）是指病原微生物经培养后，提取、纯化其主要保护性抗原成分或代谢产物制成的疫苗，前者如脑膜炎球菌多糖疫苗、流感亚单位疫苗等；后者如白喉类毒素、破伤风类毒素等。

亚单位疫苗的纯度高，成分单一，因此安全性好，副反应小，但免疫原性弱，制备时需添加佐剂以增强疫苗的免疫效果。

4. 基因工程重组蛋白质疫苗

基因工程重组蛋白质疫苗（recombinant protein vaccine）是指采用基因重组技术将编码病原微生物保护性抗原的基因重组到细菌（如大肠杆菌）、酵母或动物细胞（如 CHO 细胞），经培养、增殖后，提取、纯化所表达的保护性抗原制成的疫苗，如重组乙型肝炎疫苗等。

5. 其他类型疫苗

由不同病原微生物抗原混合制成的疫苗为联合疫苗，如吸附百白破联合疫苗、麻腮风联合减毒活疫苗；由同种病原微生物不同血清型的抗原混合制成的疫苗为多价疫苗，如 A 群 C 群脑膜炎球菌多糖疫苗、双价肾综合征出血热灭活疫苗；由病原微生物的保护性抗原组分与蛋白质载体结合制成的疫苗为结合疫苗，如 A 群 C 群脑膜炎球菌多糖疫苗。

第三节　疫苗设计和制备的技术要求与工艺流程

一、灭活疫苗

根据病原体类型的不同，灭活疫苗又可分为细菌灭活疫苗和病毒灭活疫苗，其制备过程主要包括菌/毒种的培养、灭活剂和灭活方法的使用及疫苗的后处理三大步。

由于细菌和病毒在种属和进化方面的同一性及其在结构组成和生物学活性方面的差异，这两类灭活疫苗的设计和制备具有一定的共性，又有明显的区别。

1. 灭活疫苗菌/毒种的要求

用于制备灭活疫苗的菌/毒种应符合以下基本条件：①必须具有很强的免疫原性，诱发机体产生的免疫应答，足以阻止相应病原体的入侵或防止机体发生相应的疾病；②应具有恒定的培养特性和生化特性，并在传代过程中能长期保持这些特性不发生变异；③应易于在人工培养基上或特定的组织或细胞中培养并可进行规模化生产；④在培养过程中不产生或产生较小的毒性；⑤针对不同的病原血清型选择符合当地流行的菌/毒株，以保证所制造的疫苗具有良好的免疫效果；对于同型菌/毒株，要求选择能产生最好保护效果的品种；对于多血清型的病原则应选择抗原谱广、保护面宽的血清型。

2. 灭活方法

灭活方法对机体免疫应答会产生明显影响。现今生产灭活疫苗的灭活方法可分为物理方法和化学方法两大类。物理方法有加热、紫外线和射线灭活。加热灭活法的原理是使蛋白质变性，从而使病原体失去传染性，灭活的温度和时间视病原体的生物学性质和热稳定性而定。紫外线灭活主要是作用于病原体的 DNA 和（或）RNA，使病原体的 DNA 形成 T-T 二聚体，致使无法以此 DNA 为模板转录为 mRNA、不能复制子代 DNA 与合成蛋白，从而使病原体失去感染性。化学方法是现在应用的主要灭活方法，使用的灭活剂有福尔马林、丙酮、苯酚、β-丙内酯、乙烯亚胺、双乙烯亚胺、磷酸三丁酯、乙醇、硫柳汞等，其中福尔马林是传统的灭活剂，应用最广泛。不同的灭活剂对不同病原体的作用机制不同，对疫苗的免疫原性的影响也各有不同。

不同疫苗所用的灭活方法不同，无论采用何种方法，病原体能否被完全灭活，不仅与病原体本身的浓度有关，而且与病原体悬液的成分、pH、灭活剂的浓度、灭活时间长短和温度高低有关。

3. 灭活疫苗的制备工艺

灭活疫苗的制造工艺简单、免疫原性好、易于制备多价疫苗。

细菌灭活疫苗的抗原成分是杀死的全菌体，可通过菌体中的各类保护性抗原刺激机体的免疫系统，达到预防该疾病的目的。其基本制备工艺过程见图 7-1。

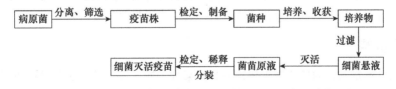

图 7-1　细菌灭活疫苗的制备工艺流程

不同种类的病毒灭活疫苗，其制备工艺各异，但基本程序相似，如图 7-2 所示。

二、减毒活疫苗

传统的减毒活疫苗分为细菌活疫苗和病毒活疫苗两大类，是以传统的细菌培养、病毒培养技术所制备的全病原体（全菌体或全病毒颗粒）疫苗，研制这类疫苗的首要工作是筛选合适的疫苗用减毒株，其减毒标准应达到足以产生模拟自然发生的隐性感染、引起免疫应答满意水平，但不诱生临床症状。

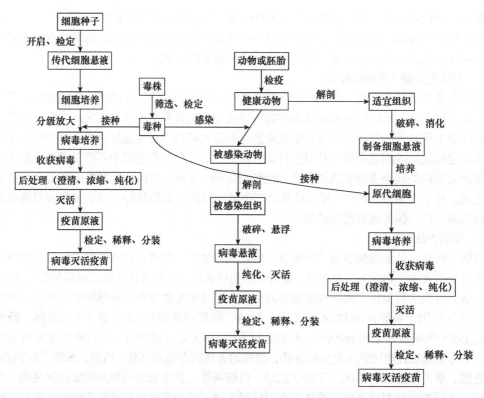

图 7-2　病毒灭活疫苗制备工艺流程

可用于筛选减毒活疫苗株的技术主要有以下几种：①将能够感染某种哺乳动物的天然病原体作为人用疫苗株使用，如人类使用的牛痘及副流感病毒；②将野生型病原体通过人工减毒获得，当前用于制备活疫苗的菌/毒种，大多通过此方法获得；③从天然减毒株中筛选疫苗株，如脊髓灰质炎病毒疫苗Ⅱ型株就是一种非常成功的天然减毒毒株；④筛选能在低温条件下生长，但在 37℃难以生长的突变体（温度敏感株），使其在人体中不能大量繁殖，从而失去或减少对人体有害的毒性作用，如流感病毒疫苗株；⑤营养缺陷型变异株，如痢疾杆菌依链株、伤寒杆菌依链株等；⑥人工杂交株，如痢疾杆菌与大肠杆菌杂交的痢疾杆菌活疫苗株等。

减毒活疫苗的生产工艺中不包含灭活步骤，其他流程与灭活疫苗基本一致。

三、亚单位疫苗

亚单位疫苗不是完整的病原微生物，而是其某种（或几种）结构成分或代谢产物，故称亚单位疫苗。根据其来源可分为类毒素疫苗和组分疫苗两大类。类毒素疫苗是从细菌培养液中提取细菌外毒素蛋白，然后用化学方法脱毒制成的无毒但仍保留免疫原性的一类疫苗，免疫后诱导机体产生的抗体（又称抗毒素）能特异中和相应的细菌毒素，如破伤风类毒素、白喉类毒素等。组分疫苗是从病原体本身结构中提取的具有免疫保护作用的抗原成分制成的疫苗，应用最多的是从细菌荚膜中纯化的多糖疫苗；用化学试剂裂解流感病毒，提取其血凝素和神经氨酸酶制成的亚单位疫苗也属于组分疫苗。

1. 类毒素疫苗

一些致病细菌，如白喉杆菌、破伤风梭菌、气性坏疽梭菌、霍乱弧菌、葡萄球菌、大肠杆菌等，可通过其生长过程中产生的毒素引起宿主发病，这种毒素是细菌的代谢产物，能够从菌体扩散或者自溶后释放到菌体外，因此称为外毒素。外毒素通常是毒素类细菌的重要保护性抗原，经福尔马林或加温处理后可去除毒性而仍保留免疫原性，即脱毒后成为类毒素。类毒素可用于细菌毒素性疾病的预防。其生产工艺一般可分为菌种筛选和制备、培养产毒、收获毒素、脱毒和精制等几个步骤（图 7-3）。

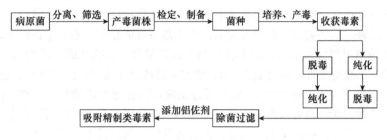

图 7-3 类毒素疫苗的生产工艺流程

（1）产毒 产毒是类毒素生产的第一步，可通过人工培养产毒细菌而获得毒素。生产毒素须具备生产菌株、产毒培养基和培养方法几个条件。

1）生产菌株。并不是所有的病原菌株都能在人工培养条件下产毒，必须选择产毒力强而又稳定的菌种，如白喉杆菌 PW8 株是公认的能产生高效价白喉毒素的菌种。保持菌株的产毒稳定性也很重要。细菌发生变异能丧失产毒能力，因此必须采取有效措施，防止发生变异。一般采用冻干保存菌种的方法来防止菌株发生变异。此外，经常筛选产毒力高的菌落也是一个比较实用的方法。产毒力一旦降低或丧失，可采取措施恢复，如气性坏疽梭菌可通过在易感动物体内传代恢复毒力。

2）产毒培养基。制造毒素用的培养基，其成分比较复杂，但应符合下列几个方面的要求：①能提供产毒所必需的成分；②能调节影响产毒诸因素的平衡；③能缓解对产毒有害物质的作用；④能保护已经产生的毒素；⑤不能含有对人有害或引起过敏反应的物质。

3）培养方法。各种菌株的产毒最适温度、最适时间及培养方法等，都要根据菌种的特性与具体的实验来决定。一般来说，若毒素出现于增殖期者（如产气荚膜梭菌 α 毒素、白喉毒素等）在对数生长期结束之后或在平衡期内停止培养；若毒素出现于菌体自溶崩解过程中（如破伤风毒素、肉毒毒素等），在进入对数死亡期之后停止培养。培养时间过短，达不到毒素浓度最高峰；时间过长，毒素纯度会下降，应兼顾毒素浓度和纯度两个指标。毒素的最高纯度一般都出现在最大浓度之前。

（2）脱毒 使毒素转变为类毒素称为毒素的脱毒。可以先将毒素纯化然后脱毒，也可以收集毒素之后先脱毒然后纯化类毒素。

甲醛是比较理想的脱毒剂，因为用很低浓度的甲醛就能使毒素完全脱毒并保持良好的抗原性。影响甲醛脱毒效果的因素主要有：①温度。在其他因素固定时，温度越高，脱毒越快。但温度超过 40℃对抗原有较大破坏，一般脱毒温度为 37～39℃，但有的毒素如 E 型肉毒毒素在 30℃以下脱毒更有利。② pH。在碱性条件下，脱毒快，用较低浓度的甲醛即可达到脱毒效果，但在较强碱溶液中脱毒，抗原性损失大。因此脱毒时一般采用微碱性，pH 7.0～7.5 较为适宜。③甲醛浓度。甲醛浓度高，脱毒速度快，但抗原性损失大。④毒素种类。不同的菌株、培养基和培养条件制备的毒素含有不同浓度和不同种类的含氮化合物，如蛋白质、肽、氨基酸等，这些物质都能与甲醛起作用。因而，不同毒素在脱毒时对温度、pH、甲醛量的要求是不同的。

提纯毒素与粗制毒素的脱毒情况也不同，提纯毒素所需甲醛浓度低于粗制毒素，脱毒也比粗制毒素快。以上因素相互联系、相互影响，任何一个发生改变都会有不同的结果，因此在生产中要综合考虑，选择最佳脱毒条件。

（3）精制　　精制即纯化过程，凡适用于蛋白质纯化的方法都可用于毒素或类毒素的精制。用于类毒素的制造应考虑到适用于规模化生产；精制条件要温和，避免对抗原性有任何损伤。

（4）毒性逆转现象的避免　　类毒素制备时需要避免毒性逆转现象的发生。与毒性逆转有关的因素：①稀释。精制类毒素在脱毒完成但尚未制备成成品时，不发生毒性逆转。这是因为精制类毒素中游离甲醛含量很高，只将精制类毒素稀释（如稀释成成品的浓度），才有可能出现毒性逆转。②脱毒条件。提高脱毒 pH、增加甲醛浓度（游离甲醛浓度小，逆转程度严重，反之则逆转程度轻甚至不发生逆转）、提高脱毒温度可减轻毒性逆转程度。在加强脱毒条件情况下，再延长脱毒时间，则可以得到不解离的制品。强化脱毒条件虽然可以控制毒性逆转，但由于脱毒过深，对抗原性的损害大。因此，两者要兼顾，选取适中的脱毒条件。③小分子物质的影响。向精制类毒素中加各种氨基酸，如酪氨酸（Tyr）、精氨酸（Arg）、甘氨酸（Gly）、苏氨酸（Thr）、赖氨酸（Lys）以及丙氨酸（Ala），可明显减轻或防止毒性逆转。

2. 细菌纯化多糖疫苗

细菌纯化多糖疫苗是 20 世纪 80 年代以来疫苗发展的重要成就之一，其主要成分是从荚膜细菌培养物中提取的荚膜多糖（capsular polysaccharide，CPS）。CPS 是细菌细胞壁外荚膜中的主要成分，可以是同多糖或异多糖，其成分与结构常与细菌的病原性和血清型有关，同时也是一种重要的保护性抗原。引起人类疾病并带有 CPS 的细菌主要有 b 型流感嗜血杆菌（Hib）、肺炎球菌、流行性脑膜炎双球菌及伤寒杆菌等。

细菌多糖疫苗制备工艺如图 7-4 所示。

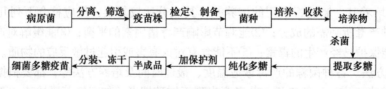

图 7-4　细菌多糖疫苗制备工艺流程

由于多糖属于非胸腺依赖性抗原，因此多糖疫苗具有以下特点：①在幼小动物或婴幼儿体内只能产生微弱的免疫反应，甚至不产生免疫反应，免疫反应随年龄的增长而增强；②只产生低亲和力抗体，主要为 IgM 和 IgG3 抗体；③只产生短暂的免疫反应，不具备反复接种时的免疫记忆和免疫增强效应；④容易产生免疫耐受；⑤普通的佐剂对这种抗原不易起到免疫增强作用。

为克服这些缺点，研究者将多糖与载体蛋白共价连接，通过载体蛋白提供适当的 T 细胞表位，由 T 细胞协助 B 细胞产生多糖特异性抗体，使多糖从非胸腺依赖性抗原（thymus independent antigen，TI-Ag）转变为胸腺依赖性抗原（thymus dependent antigen，TD-Ag），这类细菌疫苗称为多糖 - 蛋白结合疫苗。目前该类疫苗广泛使用的蛋白载体有破伤风类毒素（tetanus toxoid，TT）、白喉类毒素（diphtheria toxoid，DT）、CRM197（白喉毒素的一种突变体）和未分型流感嗜血杆菌蛋白 D（nontypeable haemophilus influenzae protein D，NHTPD）。已上市的细菌多糖蛋白结合疫苗有流感嗜血杆菌多糖结合疫苗、脑膜炎球菌多糖结合疫苗和肺炎球菌多糖结合疫苗，均是采用化学交联法将细菌多糖共价连接到载体蛋白。制备时首先从病原菌中获得具有免疫原性的多糖，从工程菌中得到载体蛋白，将多糖和载体蛋白活化，再通过化学反应将二者共价连接，即得到糖 - 蛋白结合疫苗。

四、基因工程疫苗

虽然人类利用疫苗预防传染病已有100多年的历史，但直到今天在许多传染病疫苗的研制和应用中仍存在许多问题，主要表现在：①有些病原体还不能通过体外培养方式获得足够量来用于基础研究和开发应用研究，如乙型肝炎病毒、丙型肝炎病毒、戊型肝炎病毒、人乳头瘤病毒、麻风分枝杆菌、疟原虫等；②有些病原体虽能进行体外培养，但有潜在致癌性和免疫病理作用等涉及安全性的问题，如Ⅰ型嗜人T淋巴细胞病毒、人类免疫缺陷病毒、单纯疱疹病毒、登革热病毒、呼吸道合胞病毒等；③部分传统疫苗接种后免疫效果差而且副反应大，如霍乱、痢疾、百日咳、伤寒等疫苗。基因工程技术的出现为解决上述诸多问题与研制相应的疫苗提供了新的思路和方式。

目前基因工程疫苗的研制手段基本上可分为两大类：一类是将病原体通过基因突变或缺失的方法获得减毒活疫苗，或者将某一病原的抗原基因克隆到已获批准在临床使用的非致病性细菌或病毒载体中制备成新的减毒活疫苗；另一种则是将某一病原的抗原基因克隆到原核或真核细胞中构建工程菌（或工程细胞），通过大规模培养工程菌（细胞）获得基因表达产物（目的抗原），然后分离纯化目的抗原制成疫苗，这类疫苗称为基因工程亚单位疫苗或基因工程重组蛋白质疫苗。后者在人用疫苗中已成功应用于乙肝疫苗的制备，其制备的一般程序如图7-5所示。

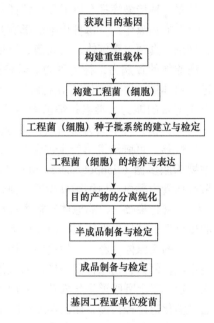

图 7-5 基因工程亚单位疫苗的制备工艺流程

基因工程亚单位疫苗的研制过程可分为上游和下游两个阶段。上游阶段的工作主要在实验室完成，其主要工作是：分离和克隆目的基因；构建 DNA 重组体；构建工程菌（细胞）。此阶段是研究开发必不可少的基础。下游阶段主要是从工程菌（细胞）的大规模培养直到产品的分离纯化、质量控制等，是将实验室成果产业化、商品化，其主要工作包括：工程菌（细胞）的培养和目的产物的表达；目的产物的分离纯化；工程菌（细胞）大规模发酵最佳参数的确立，新型生物反应器的研制，高效分离介质及装置的开发，分离纯化的优化控制等。

第四节　疫苗在预防传染病中的应用

机体抵抗外来微生物（细菌、病毒等）和寄生虫的侵袭，是依赖于机体的固有免疫和适应性免疫的相互协调、补充来实现的。适应性免疫实质上是对固有免疫的增强。适应性免疫的记忆功能，使利用疫苗进行免疫接种来进行传染性疾病的预防成为可能。疫苗作为一种外来的抗原物质，与所有感染因子一样，无论其通过何种途径（口服、皮下、皮内、喷雾等）进入机体，它都将为机体的免疫系统所识别，并引起一系列的固有和适应性免疫反应，从而对病原体引起的传染病产生有效的预防作用。

一、传染病的特征

在人类生存的外环境中，存在着众多微生物，其中有一部分能侵袭人体甚至导致发病，称为病原微生物或病原体。病原体通过某种方式在人群中传播或流行，称为传染。由各种病原体所引起的具有传染性的疾病，称为传染病。很多传染病的流行不仅对人类健康造成了极大威胁，也给社会经济造成了严重损失。

1. 传染病的基本特征

几乎每种传染病都有以下几个特征。

（1）有病原体　　每种传染病都有其特异的病原体，包括病毒、立克次体、衣原体、支原体、细菌、真菌、螺旋体、放线菌、原虫等。

病原体的致病力，称为毒力。致病微生物的毒力主要体现在两方面：①侵袭力。指病原体进入机体后，黏附和侵袭宿主细胞、突破机体防御功能而获得生长繁殖和扩散蔓延的能力。②产生毒素的能力。毒素是细菌毒力的重要因素，分为外毒素和内毒素两类。外毒素为细菌产生的代谢物，其本质为蛋白质，可分泌到周围环境中，对组织的毒害作用有明显的选择性，其抗原性强，可刺激机体产生抗毒素（毒素的相应抗体）；内毒素存在于菌体细胞壁内，其本质主要为脂多糖（lipopolysaccharide，LPS），当菌体被破坏、溶解后释放出来，可引起发热、弥散性血管内凝血、白细胞减少及出血性坏死等毒性作用。

（2）有传染性　　病原体从宿主排出体外，通过一定方式到达新的易感者体内，呈现出一定的传染性，其传染强度与病原体种类、数量、毒力、易感者的免疫状态有关。

一定的病原体，经一定的途径，侵入机体的一定部位，并在此生长繁殖，称为病原体的特异性定位。例如，伤寒杆菌经口侵入机体，定位于肠道淋巴组织内生长繁殖；白喉杆菌经鼻咽侵入，定位于上呼吸道生长繁殖。病原体的特异性定位常常可以构成传染病的传播途径，如伤寒通过消化道途径传播，而白喉通过呼吸道途径传播。

（3）有流行性、地方性、季节性

1）流行性。按照传染病流行过程的强度和广度，可将其流行性分为以下几种：①散发。指传染病在人群中散在发生。②流行。指某一地区或某一单位，在某一时期内，某种传染病的发病率超过了历年同期的发病水平。③大流行。指某种传染病在一个短时期内迅速传播、蔓延，超过了一般的流行强度。④暴发。指某一局部地区或单位，在短期内突然出现众多患同一种疾病的患者。

2）地方性。地方性是指某些传染病由于其中间宿主受地理条件、气温条件变化的影响，常局限于一定的地理范围内发生，如通过蚊媒传播的登革热病主要在热带和亚热带流行，人畜共患的炭疽病或布鲁氏菌病主要在牧区传播。

3）季节性。季节性是指某些传染病的发病率在年度内有季节性发病的特点，并与温度的改变有关。

（4）有免疫性　　传染病痊愈后，人体在一定时间内对同一种传染病病原体产生不感性，称为免疫。不同的传染病，病后免疫状态不同，有的传染病患病一次后可终身免疫，有的还可再次感染。

2. 临床特征

（1）临床分期　　按传染病的发生、发展及转归可分为4期。

1）潜伏期。是指病原体自侵入人体至首发症状出现的时间。

不同的传染病，其潜伏期长短各异，短至数小时，长至数月乃至数年。同一种传染病，在不同患者中的潜伏期长短也不尽相同，这主要与病原体的数量和毒力有关：当侵入机体的病原体数量较多时，疾病发作的潜伏期就短，反之则潜伏期较长，病情较轻或不发病；毒力强的病原体，少量也会引起感染。推算潜伏期对传染病的诊断和检疫有重要意义。

2）前驱期。是潜伏期末至发病期前，出现某些临床表现的一个短暂时期，一般为 1~2d，患者呈现乏力、头痛、微热、皮疹等表现。多数传染病看不到前驱期。

3）发病期。是各传染病所特有的症状和体征，随病情发展陆续出现的时期。症状由轻而重，由少而多，逐渐或迅速达到高峰。

4）恢复期。病原体完全或基本被消灭，患者的免疫力提高，病变修复，临床症状陆续消失的时期。

（2）临床类型 为便于诊断及判断病情变化和传染病转归等，可将传染病分为各种临床类型：根据起病缓急及病程长短分为急性、亚急性和慢性（包括迁延型）；按病情轻重可分为轻型、普通型、重型及暴发型；按病情特点可分为典型和非典型。

3. 传染病在传染过程的表现

当病原体侵入机体后，人体与其在一定的环境条件下相互斗争。斗争的结果可出现下述表现，这些表现可交替出现或同时出现，也可移行或转化，呈现为动态变化。

（1）病原体很快被消灭或排出体外 由于人体强大的防御能力，病原体在侵袭部位或在体内被迅速消灭，这种防御作用是由皮肤、消化道、呼吸道或泌尿生殖道的黏膜屏障作用、胃酸的杀菌作用、正常体液的溶菌作用及组织细胞的吞噬作用等固有免疫所完成。

（2）隐性感染 机体抵抗力较强，侵入的病原体具有一定的数量且可在体内生长繁殖，但临床症状轻微或无症状，称为亚临床感染或隐性感染。

（3）显性感染 侵入的病原体克服机体的防御能力并在体内不断生长、繁殖、产生毒性，引起一系列病理生理性和组织破坏性变化，在临床上出现该传染病的症候群，称显性感染。

（4）潜伏感染 侵入的病原体与机体保持暂时的平衡状态，人体不出现疾病的表现，但也不能将病原体完全清除。之后一旦人体防御能力降低，病原体可迅速大量繁殖，并引起疾病，称为潜伏感染。疟疾、结核病均有此表现。某些病毒也可在体内潜伏多年后导致发病，如麻疹病毒可潜伏于中枢神经系统，一二十年后引起一种称为亚急性硬化性全脑炎的疾病。

（5）病原携带状态 病原体侵入机体后，可以停留在入侵部位，或者侵入较远的脏器，继续生长繁殖，人体不出现任何的疾病表现，但能排出病原体而成为传染源，如乙型肝炎病毒携带者。

二、疫苗的预防接种

预防接种又称免疫接种（immunization），是根据传染与免疫的原理，用人工方法制备成自动免疫制剂（疫苗）或被动免疫制剂（动物抗毒素血清和人免疫球蛋白等），按照国家规定的免疫程序，由合格的接种技术人员，对适宜的接种对象进行接种，保护机体不被病原体感染或保护被感染的机体不发病，从而预防和控制传染病的流行。

自然条件下，一种传染病是不会自行消灭的。控制或消灭传染病的主要和有效的措施是改善人们的社会生活和工作环境，提高机体的健康水平。其中，疫苗免疫接种是预防、控制和消灭传染病的最有效和最经济的途径。

1. 目前我国可用于接种的疫苗种类

我国《疫苗流通和预防接种管理条例》将疫苗分为两类。第一类疫苗又称计划内疫苗，是政府免费向公民提供，公民应当依照政府规定受种的疫苗，包括国家免疫规划确定的疫苗，省（自治区、直辖市）人民政府在执行国家免疫规划时确定的疫苗，以及县级以上人民政府或者其卫生主管部门组织的应急接种或者群体性预防接种所使用的疫苗。目前，第一类疫苗以儿童常规免疫疫苗为主，包括乙型肝炎疫苗、卡介苗、脊髓灰质炎疫苗、无细胞百白破疫苗、白破疫苗、麻疹疫苗、麻腮风疫苗、甲肝疫苗、A群流脑疫苗、A群C群流脑疫苗和乙脑疫苗等。此外，还包括对重点人群接种的出血热疫苗和应急接种的炭疽疫苗、钩端螺旋体疫苗。第二类疫苗又称计划外疫苗，是指由公民自费并且自愿受种的其他疫苗，包括b型流感嗜血杆菌疫苗、甲型肝炎灭活疫苗（进口）、流感疫苗、水痘疫苗、无细胞百白破疫苗（进口）、风疹疫苗、狂犬病疫苗、乙型肝炎疫苗（加强型）、肺炎球菌多糖疫苗、麻腮风疫苗（进口）、轮状病毒疫苗等。

疫苗之所以能预防和控制传染病的传播和流行，是因为疫苗可以模拟病原体感染机体的过程，诱导机体产生固有和适应性免疫反应，从个体和整体上提高人群免疫力，降低人群易感性。

2. 预防接种对象

（1）儿童计划免疫　　我国从1978年开始实施儿童国家免疫规划（National Immunization Program，NIP）计划免疫，NIP进程主要分为三个阶段：第一阶段（1975～1992年），国务院首先将卡介苗、百白破、麻疹和脊髓灰质炎疫苗纳入NIP；第二阶段（1992～2007年），NIP疫苗新增至6种，除上述4种疫苗外，乙型肝炎疫苗、白破疫苗也被纳入NIP；第三阶段（2007年至今），随着扩大NIP的实施，除上述提到的6种疫苗外，甲型肝炎疫苗、流脑疫苗、乙脑疫苗、麻腮风疫苗也于2007年被纳入NIP。同时国务院特别提出，根据传染病流行趋势，在流行地区对高危人群开展流行性出血热疫苗、炭疽疫苗和钩端螺旋体疫苗接种工作。

这些疫苗的接种对象大都是7岁以内儿童，有些不能给大龄儿童或少年、成年接种，否则可能会发生超敏反应等不良反应。

（2）成人的免疫接种　　在特殊情况下，如疫情需要，要给易感高危人群予以接种。例如，钩端螺旋体流行地区，应给农民和接触污染水源的人员接种钩端螺旋体疫苗。

（3）特殊职业人群的免疫接种　　乙型肝炎疫苗除给予规定的人群接种外，对接触可疑污染血液或血液制品的医务人员及肾透析患者应接种该疫苗；兽医、动物饲养人员及某些野外工作者应接种狂犬病疫苗；长期接触牲畜的放牧人员、饲养人员、屠宰人员和毛皮加工人员等应接种布鲁氏菌活疫苗。

（4）特殊对象的免疫接种　　接种要根据疫苗的反应和效果等特殊性质决定接种对象，如破伤风抗毒素只限于给受伤较重或伤口较深受泥土污染者进行预防和治疗；狂犬病疫苗只给被动物咬伤或抓伤的人接种，而不主张给所有人接种。

3. 疫苗有效免疫反应的基本要素

疫苗的接种效果取决于疫苗本身的性质及其与机体的相互作用，即多种因素能够影响机体对疫苗免疫应答的类型和强度。

（1）疫苗的性质　　即疫苗免疫原性和免疫记忆性。对于任何形式的疫苗而言，它所被要求的基本特性就是在其进入机体后，能够诱导机体产生免疫应答，而此免疫应答的中心内容是形成一个有效的免疫记忆，这个免疫记忆能够在同样的野生型病原体进入机体时，做出迅速的判断和反应，使机体在该病原体未能增殖至一定程度并构成对机体的损害时，就已利用此记忆反应产生的抗体或细胞免疫，将其彻底消灭清除。

（2）疫苗免疫剂量、途径、次数及间隔　　疫苗进入机体的数量、途径，再次免疫间的时间间隔、次数以及是否应用免疫佐剂与佐剂类型等都明显影响机体对抗原的应答。一般来说，疫苗剂量要适中，太低和太高会诱导免疫耐受；免疫途径以皮内免疫最佳，皮下免疫次之，腹腔注射和静脉注射效果差，口服易诱导耐受；注射间隔时间要适当，次数不要太频繁，同时要选择好免疫佐剂的种类。

（3）宿主的年龄、性别、状态及遗传因素　　整体而言，青壮年比幼年和老年对疫苗的免疫应答强；女性比男性抗体生成高，但孕妇的应答能力受到显著抑制；感染或免疫抑制剂都能干扰和抑制免疫系统对疫苗的应答。

机体对抗原的应答还受遗传因素的控制，因此，个体间的遗传差异会导致对同一疫苗的免疫应答与否及应答的程度不同。在诸多遗传因素中，主要组织相容性抗原（MHA）是涉及免疫应答质和量的关键分子。

（4）佐剂的应用　　将佐剂预先或与抗原同时注入体内，可增强机体对该抗原的免疫应答或改变免疫应答类型。目前采用基因重组等生物技术制备的重组蛋白质疫苗或基因疫苗，免疫原性相对较弱，一般需要免疫佐剂的帮助才能有效地引发机体免疫应答。

4. 免疫规划和疫苗接种策略

为了保证疫苗接种的免疫效果，达到预防、控制和消灭传染病的目的，免疫接种工作应根据传染病的流行情况和特征、对人群健康的危害性、主动和被动免疫的原理、免疫制剂的特性、接种的效益和弊端，以及国家和地方疾病控制规划等因素，制订合理的免疫规划和疫苗接种策略。

免疫规划在我国通常称计划免疫，是指按照国家或者省（自治区、直辖市）确定的疫苗品种、免疫程序或者接种方案，在人群中有计划地进行预防接种，以预防和控制特定传染病的发生和流行。其策略的核心是预防接种。《中华人民共和国传染病防治法》规定："国家实行有计划的预防接种制度。国务院卫生行政部门和省、自治区、直辖市人民政府卫生行政部门，根据传染病预防、控制的需要，制定传染病预防接种规划并组织实施。""国家对儿童实行预防接种证制度。国家免疫规划项目的预防接种实行免费。医疗机构、疾病预防控制机构与儿童的监护人应当互相配合，保证儿童及时接受预防接种。"

搞好预防接种工作，关键是要建立科学的免疫程序（immunization programme），并按规定的免疫程序实施接种。免疫程序的内容主要包括：免疫制品种类；初次接种（初免）的年龄；免疫剂量；接种次数；每次间隔的合理时间及合理的加强免疫。免疫程序的种类主要包括：儿童基础免疫程序及暂未列入计划免疫的推荐免疫程序；成人免疫程序；特殊职业人群免疫程序；特殊地区人群需要接种的疫苗程序。免疫程序是否适宜将直接影响疫苗在防疫措施中的作用和免疫接种副反应的发生。表 7-1 显示了我国免疫规划疫苗儿童免疫程序。

表 7-1　我国免疫规划疫苗儿童免疫程序（2020 年版）

疫苗	接种途径	剂量	接种年（月）龄													
			出生	1月	2月	3月	4月	5月	6月	8月	9月	18月	2岁	3岁	4岁	5岁	6岁
HepB	肌内注射	10μg/20μg	1	2					3								
BCG	皮内注射	0.1mL	1														
IPV	肌内注射	0.5mL			1	2											

续表

疫苗	接种途径	剂量	接种年（月）龄														
			出生	1月	2月	3月	4月	5月	6月	8月	9月	18月	2岁	3岁	4岁	5岁	6岁
OPV	口服	1粒/1滴					1								2		
DTaP	肌内注射	0.5mL				1	2	3				4					
DT	肌内注射	0.5mL															1
MMR	皮下注射	0.5mL								1		2					
JE-L*1	皮下注射	0.5mL								1			2				
JE-I	肌内注射	0.5mL								1、2			3				4
MPSV-A	皮下注射	0.5mL							1		2						
MPSV-AC	皮下注射	0.5mL												1			2
HepA-L*2	皮下注射	0.5mL/1.0mL										1					
HepA-I	肌内注射	0.5mL										1	2				

注：HepB. 乙型肝炎疫苗；BCG. 卡介苗；IPV. 脊髓灰质炎灭活疫苗；OPV. 口服脊髓灰质炎减毒活疫苗；DTaP. 无细胞百白破联合疫苗；DT. 白破疫苗；MMR. 麻腮风疫苗；JE-L. 乙型脑炎减毒活疫苗；JE-I. 乙型脑炎灭活疫苗；MPSV-A. A群流脑多糖疫苗；MPSV-AC. A群C群流脑多糖疫苗；HepA-L. 甲型肝炎减毒活疫苗；HepA-I. 甲型肝炎灭活疫苗

1. 接种第1剂；2. 接种第2剂；3. 接种第3剂；4. 接种第4剂

*1JE-L与JE-I可任选，JE-L采用2剂接种程序；JE-I采用4剂程序，第1、2剂间隔7～10d

*2HepA-L和HepA-I可任选，HepA-L采用1剂接种程序；HepA-I采用2剂接种程序

免疫程序的制订主要根据流行病学、免疫学因素及具体实施条件三个方面来考虑。免疫程序并非固定不变，也不能强求统一，应根据各地的规划要求、疫苗发放策略、实施条件、疫情及儿童免疫应答等考虑制订。目前世界各国儿童免疫程序并不一致，甚至一个国家的不同地区免疫程序也不尽相同。当一个地区的人群已经普遍得到免疫，或者是某些传染病的流行规律发生改变和已经消失时，免疫程序就应做适当的调整。同时，随着新疫苗的研制成功，也会有更多的疫苗纳入儿童免疫程序。所以同一地区的免疫程序也应随着疾病谱的变化、传染病流行规律的变化和新疫苗的问世以及使用中不良反应等问题而改变。

5. 疫苗接种的不良反应

（1）一般反应　　一般反应是由生物制品本身所固有的特性引起的，对机体只造成一过性生理功能障碍，通常出现局部反应和全身反应。

局部反应限于接种局部，主要表现为：红肿，伴有疼痛，多在接种后10h左右出现，24h达到高峰，2～3d消失，不留痕迹。全身反应只见于少数受种者。接种灭活疫苗的全身反应一般在接种后5～24h出现，主要表现为体温升高，可持续1～2d。接种减毒活疫苗者出现反应时间稍晚，消失也很快，除体温升高外，个别可伴有头痛、乏力和全身不适或恶心、呕吐等反应，一般持续1～2d即自行消失。

无论局部反应还是全身反应，一般都无须特殊处理，只需适当休息、多饮水和防止继发其他疾病。对较重的局部反应，可用清洁毛巾热敷，但卡介苗（BCG）的局部反应不能热敷。对较重的全身反应，可采用对症治疗，如有高热、头痛，可适当给予退烧药。

（2）异常反应　　异常反应一般只在极少数受种者中发生，临床症状往往较严重，处理不当或不及时可发生严重后果，通常与疫苗的种类和受种者个体的病理生理状态有密切关系。异常反应可分为非特异性反应、精神性反应、超敏反应、生物学特异反应、免疫缺陷所致的严重反应以及其他一些至今原因不明的反应。

1）非特异性反应。主要表现为：①局部化脓性感染。由疫苗分装或安瓿破裂而使疫苗污染致病菌，或因注射器材、接种局部消毒不严而引起。典型的症状为接种局部的红、肿、热、痛，严重的引起脓肿。②全身化脓性感染。多数是由于不安全注射引起，有高热、昏迷和败血症等一系列症状，如果抢救不及时会造成死亡。③无菌性脓肿。多数是由于接种含吸附剂疫苗引起，或因接种部位不正确，或因注射过浅、剂量过大，疫苗使用前未充分摇匀所致。接种后1~3周在局部出现硬结、肿胀和疼痛，可持续数周至数月不愈。

2）精神性反应。是受种者由于精神过度紧张和恐惧心理，造成暂时性脑贫血引起短时间失去知觉和行动能力的现象，俗称晕针。在空腹、过度疲劳、接种场所空气污浊和气候闷热等情况下易发生。轻者出现心慌、恶心、面色苍白、手足发冷、发麻和全身出汗等，经过短时间休息即可恢复正常。重者出现面色苍白、恶心、呕吐、出冷汗、心跳缓慢、血压略有下降并失去知觉。数十秒钟至数十分钟即可恢复清醒，一般可完全恢复或有1~2d头晕、乏力。

3）超敏反应。超敏反应是免疫接种常见的异常反应，其临床症状表现多样，轻者一过而愈，重者救治不当可造成死亡，多见于有过敏史的人。主要有以下几种类型：①各种类型皮疹。散在或全身皮疹，荨麻疹为多见，接种后数小时至数天发生，严重时融合成片。②过敏性紫癜。属于出血性皮疹，有的表现为血小板减少、凝血异常，也有血小板正常者，有血液病史者在接种后发生的可能性较大。③血管神经性水肿。注射类毒素或抗毒素类制品后极少数人发生的一种异常反应，以反复注射者多见，出现急、消退快，消退后不留瘢痕。④过敏性休克。以周围循环衰竭为主要特征的症候群，发病急，一般在接种数分钟至一两小时发生，起初有头晕、眼花和四肢麻木等现象，有的出现荨麻疹、喉头水肿、支气管痉挛、胸闷、哮喘、呼吸困难等呼吸道症状。严重的有循环衰竭症状，如面色苍白或发绀、脉细、血压下降等。更严重的有神经系统症状，如抽搐、昏迷等。⑤血清病。是抗原 - 抗体复合物所致的Ⅲ型超敏反应。由于复合物性质不同，所致的临床表现也各异，常有发热、皮疹、关节痛等症状，个别有肾小球肾炎所致蛋白尿、血尿等。⑥阿蒂斯（Arthus）反应。属于局部Ⅲ型超敏反应，是由于接种疫苗时受种者血液中已有大量高滴度相应抗体，这些抗体与接种的抗原形成复合物，激活补体，引起接种局部白细胞浸润，导致炎症或组织坏死。

（3）疫苗合并症　　疫苗合并症与所接种疫苗的特性有关，其表现与相应微生物所形成的感染症状相似。

1）卡介苗（BCG）接种异常反应。BCG 接种后发生的合并症主要有：BCG 狼疮、BCG 骨髓炎和 BCG 全身散播，其发生主要与机体免疫功能缺陷有关。

2）麻痹性脊髓灰质炎。分为服苗相关病例和服苗接触相关病例。前者主要见于初次服苗者，后者多见于与服苗儿童亲密接触者。临床表现呈典型脊髓灰质炎病例的临床症状，且会残留麻痹。免疫缺陷患者发生率高于正常人。

3）减毒活疫苗引起的类自然感染。其症状如同相应微生物形成的一次轻度感染，临床病程短，不会发生严重并发症。症状轻者无须处理即可自愈，症状严重者需及时治疗。

（4）疫苗接种的偶合症　疫苗接种后偶合其他疾病，分为巧合、诱发和加重原有疾病三种情况。巧合是指偶合症能明显地查出有原发疾病引起的有关症状或后遗症，无论是否接种疫苗，这种疾病都必将发生，因此它与免疫接种无明显因果关系。诱发是指受种者本身患有某种疾病，但临床症状不明显，接种疫苗后导致疾病症状明显或影响生理过程，如肾炎缓解期或慢性肾炎患者在接受白喉类毒素接种时、高血压患者在接受有关肠道疫苗接种时均需慎重。加重是指患者原有慢性疾病，在免疫接种后立即引起加重或急性复发，因而，活动性肺结核、心脏功能代偿不全、急慢性肾脏病变、糖尿病、高血压、肝硬化、血液系统疾病、活动性风湿病和严重化脓性皮肤病等均被列为疫苗接种禁忌证。

三、疫苗在预防和控制传染病中的作用

健康是人类追求的永恒目标。然而，疾病和生命一样古老，对疾病状态的担忧以及与疾病的斗争写满了人类历史的每一篇章。人类控制和消灭传染病的手段主要有三条：改善卫生条件、使用特异的治疗手段和有效的疫苗接种。卫生条件的改善大大降低了由饮水和不洁食物造成的传染病发病率，而居住环境的改善可以控制甚至消灭由虫媒传播的疟疾和疫水传播的血吸虫等传染病。特异的治疗手段，包括抗生素、抗寄生虫药和对腹泻患者的口服补液疗法都对降低传染病的死亡率和控制传染病的传播起到了极大的作用。但用人工免疫的方法预防和控制传染病，是人类在同传染病做斗争中所取得的最为突出的成就。通过预防接种，全球已经成功消灭天花；大多数国家和地区已经阻断脊髓灰质炎野病毒传播；全球因白喉、百日咳、破伤风和麻疹导致的发病率、致残率与死亡率也显著下降。

我国自 1978 年开始实施计划免疫以来，以乡为单位的国家免疫规划疫苗接种率达到了 90% 以上，麻疹、百日咳、白喉、脊髓灰质炎、结核、破伤风等传染病的发病率和死亡率均降到历史较低水平；2000 年，我国通过无脊髓灰质炎的证实；5 岁以下儿童乙型肝炎病毒表面抗原携带率从 1992 年的 9.67% 降至 2014 年的 0.32%，使乙型肝炎病毒慢性感染者减少 3000 多万人。

疫苗在传染病的预防和控制中发挥的巨大作用已为世人所公认。每一种新疫苗的诞生都是人类战胜一种传染病的伟大胜利。至今还没有任何其他的医疗措施能像疫苗一样对人类的健康产生如此重大的影响，也没有任何一种治疗药物能像疫苗一样以低廉的代价将某种疾病从地球上彻底消灭。

四、联合免疫

1. 联合免疫的概念

联合免疫就是利用两种或两种以上的疫苗抗原，采用联合疫苗、混合使用或同次使用的形式进行免疫接种，以预防多种或不同血清型的同种，以及不同生活周期传染病的一种免疫手段。

联合疫苗（combined vaccine）是指生产厂家将两种或两种以上的疫苗抗原在各自完成其半成品的制备后，根据事先已确定的配伍后各抗原组分应具有的最好免疫效果的组合方式，利用物理方法制备的一种疫苗混合制剂。根据疫苗中抗原的来源，可将联合疫苗分为多联疫苗和多价疫苗。多联疫苗（multiple-diseases vaccine）中的抗原来源于不同的病原体，接种一种这样的疫苗可预防多种传染病，如吸附百白破联合疫苗、麻腮风联合减毒活疫苗等。多价疫苗（polyvalent vaccine）是指同种病原体的两个或两个以上群或型别的抗原成分组成的疫苗，可用于预防同一种传染病的不同亚型，如三价脊髓灰质炎疫苗、A 群 C 群脑膜炎球菌多糖疫苗、23 价肺炎球菌多糖疫苗等。

在实际应用中还有两种情况属于联合免疫，一种是两种不同的疫苗制剂，由医务人员将它们临时混合后使用；另一种是同次使用，即将两种或两种以上的疫苗同时给儿童接种，但接种部位和途径不同，如分别口服和肌内注射，或在不同部位注射不同的疫苗。

在以上几种不同的联合免疫手段中，接种联合疫苗是目前最主要的方式，也是联合免疫主要的研究和发展方向，因此我们这里主要介绍联合疫苗。

2. 联合疫苗

联合疫苗的发展已有几十年的历史，早在20世纪30年代，人们即开始了联合疫苗的研究。1945年，三价流感疫苗在美国获准使用，随后又有八价肺炎球菌疫苗、白破二联及百白破三联疫苗、三价脊髓灰质炎灭活及减毒活疫苗、麻腮风三联疫苗等相继问世。20世纪90年代以后，由于生物化学、免疫学、遗传学和分子生物学等学科的迅速发展和重组DNA技术的广泛应用，许多新疫苗如b型流感嗜血杆菌（*Haemophilus influenza* type b vaccine，Hib）多糖疫苗、乙型肝炎疫苗（hepatitis B vaccine，HepB）、无细胞百日咳疫苗（acellular pertussis vaccine，APV）、甲型肝炎疫苗（hepatitis A vaccine，HepA）和水痘疫苗（varicella vaccine，Var）等不断涌现，在原有传统联合疫苗的基础上，陆续诞生了一批各种配方组合的联合疫苗。目前联合疫苗的研发过程中，灭活疫苗主要是在百白破疫苗的基础上增加其他抗原成分的多联疫苗，减毒活疫苗则主要是在麻腮风疫苗的基础上增加其他抗原成分的多联疫苗，细菌多糖疫苗则是不同血清型别脑膜炎球菌与b型流感嗜血杆菌联合或多种不同血清型别的肺炎链球菌多糖结合为联合疫苗。

（1）以百白破（DTP）为基础的联合疫苗　　DTP（diphtheria，tetanus and pertussis combined vaccine）是由白喉类毒素、破伤风类毒素和百日咳菌苗混合，并吸附在氢氧化铝或磷酸铝凝胶佐剂上，加有防腐剂的联合疫苗，用于预防百日咳、白喉和破伤风3种疾病，是目前世界上使用最广的一种联合疫苗。1948年，白喉和破伤风二联疫苗（DT）首先获得批准，随后与灭活全细胞百日咳疫苗（whole cell pertussis vaccine，WPV）进行联合，研制成功吸附全细胞百白破联合疫苗（DTwP）。经过50多年的应用，证明DTwP对预防这三种病原体感染具有良好的效果，为预防百日咳、白喉和破伤风的传播发挥了重要作用。由于早期DTP中的百日咳疫苗是全菌体灭活疫苗，不良反应的发生率较高。1981年，日本率先研制成功无细胞百日咳疫苗（APV），并制成DTaP用于儿童免疫规划。DTaP中的aP为高纯度的百日咳杆菌蛋白质抗原，与DTwP相比，可大大减少疫苗的不良反应，有更好的安全性和耐受性，同时具有相似的免疫原性和效力，因而已逐渐替代DTwP。

长期预防接种实践证明DTP疫苗不仅安全有效，而且其抗原成分（尤其是白喉类毒素和破伤风类毒素）化学性质稳定，不易与加入的其他抗原发生干扰。因此，国际上将以DTP为基础的新型联合疫苗列为优先开发项目，其研发思路主要是在现有DTP基础上加入新的抗原成分，逐步发展成能预防更多疾病的联合疫苗。目前主要是将脊髓灰质炎灭活疫苗（IPV）、b型流感嗜血杆菌（Hib）多糖疫苗、乙型肝炎疫苗（HepB）等与DTP联合，已有多种此类联合疫苗上市（表7-2）。

表7-2　以DTaP为基础的联合疫苗

联合疫苗	商品名	生产厂家	百日咳抗原组成	适用人群
DTaP	Daptacel	SP	FHA, PT, PRN	6周至6岁
DTaP	Infanrix	GSK	FHA, PT, PRN	6周至7岁
DTaP	Tripedia	SP	FHA, PT	6周至7岁

续表

联合疫苗	商品名	生产厂家	百日咳抗原组成	适用人群
DTaP/Hib	TriHIBit	SP	FHA, PT	15～18 月龄
DTaP/Hib	美联吉泰	北京民海		3～24 月龄
DTaP/IPV	Kinrix	GSK	FHA, PT, PRN	4～6 岁
DTaP/IPV	Quadracel	SP		4～6 岁
DTaP/IPV/Hib	Pentacel	SP	FHA, PT, PRN, Agg2/3	6 周至 4 岁
DTaP/IPV/HepB	Pediarix	GSK	FHA, PT, PRN	6 周至 6 岁

注：SP. 赛诺菲 - 巴斯德公司（Sanofi-Pasteus）；GSK. 葛兰素史克公司（GlaxoSmithKline）；PT. 百日咳毒素（pertussis toxin）；FHA. 丝状血凝素（filamentous hemagglutinin）；PRN. 百日咳黏着素（pertactin）；Agg. 凝集原（agglutinogen）

脊髓灰质炎病毒以其表面抗原的不同可分为 1 型、2 型和 3 型。多数脊髓灰质炎是由 1 型病毒引起。脊髓灰质炎疫苗是由三种不同血清型病毒制成的多价混合制剂，目前有两种不同类型，一种是口服脊髓灰质炎减毒活疫苗（oral poliovirus vaccine，OPV），另一种是注射用脊髓灰质炎灭活疫苗（inactivated poliovirus vaccine，IPV）。DTaP 与 IPV 联合时，疫苗中的防腐剂硫柳汞会削弱 IPV 的免疫原性。另外，目前 DTaP-IPV 联合疫苗中的脊髓灰质炎病毒组分多是用 Salk 株来生产，该疫苗株存在生物安全性问题，且生产成本较高。针对上述问题，研究者采用 2-苯氧基乙醇代替硫柳汞作为防腐剂避免了 IPV 免疫原性被削弱的问题，采用减毒的 Sabin 株代替 Salk 株可降低生物安全性问题。

b 型流感嗜血杆菌为革兰氏阴性荚膜型致病菌，荚膜多糖是其主要保护性抗原。目前 Hib 疫苗的抗原组分主要是 Hib 荚膜多糖与白喉类毒素或破伤风类毒素等载体蛋白的结合体。DTP 与 Hib 联合后副反应的发生与 DTaP 或 DTwP 单独使用时相似，有的甚至低于单独使用时的副反应发生率，且与单独免疫相比抗体滴度并未下降；而多数报道显示，抗 Hib 抗体比单独使用后的水平有所下降，但也能达到保护水平，尤其使用破伤风类毒素作为载体蛋白时可以产生更好的免疫效果。

目前使用的乙型肝炎疫苗（HepB）抗原成分主要是采用基因工程方法制备的乙型肝炎病毒表面抗原（HBsAg）。DTaP 与 HepB 联合时，存在免疫程序不统一的问题，如在我国儿童计划免疫中，HepB 的免疫程序是在 0 月龄、1 月龄、6 月龄时分别注射 1 剂，而 DTP 是在 3 月龄、4 月龄、5 月龄时分别注射 1 剂。此外，联合疫苗中的 HepB 组分还存在免疫持久性的问题。针对这些问题，科学家做了大量研究。目前 WHO 推荐的免疫程序是：婴儿出生 24h 内接种首剂 HepB，随后再按 2 月龄、4 月龄、6 月龄免疫程序接种含 HepB 组分的 DTaP 联合疫苗，该免疫程序具有很好的安全性和免疫效果。此外，以汉逊酵母替代酿酒酵母系统来发酵生产 HepB 疫苗组分，可以提高联合疫苗中 HepB 的免疫持久性。

（2）以麻腮风疫苗为基础的联合疫苗　　麻疹 - 流行性腮腺炎 - 风疹（MMR）三联疫苗是按各自的工艺分别制成麻疹（measles）、流行性腮腺炎（mumps，简称腮腺炎）和风疹（rubella）病毒液，过滤后混合，加入保护剂冻干制成，最早于 1971 年在美国获批上市，免疫后可产生非常高的抗体血清阳转率。目前，MMR 疫苗已被很多国家列入国家计划免疫规划，我国使用的主要是麻疹 - 流行性腮腺炎 - 风疹三联疫苗、麻疹 - 腮腺炎或麻疹 - 风疹二联疫苗。

由于水痘（varicella）疫苗的免疫对象和免疫时间与 MMR 联合疫苗基本相同，所以人们考虑将二者联合在一起制成四联疫苗。Merck 公司的麻腮风 - 水痘联合疫苗（MMRV）（商品名 "ProQuad"）于 2005 年和 2006 年分别在美国和欧洲上市；同时，GSK 公司的 MMRV 产品

"Prorix-Tetra"在德国注册上市，随后被推广到欧洲其他国家。

（3）甲型肝炎-乙型肝炎联合疫苗 甲型肝炎疫苗（HepA）和乙型肝炎疫苗（HepB）是分别预防甲型肝炎病毒（HAV）和乙型肝炎病毒（HBV）感染的疫苗。甲型肝炎-乙型肝炎联合疫苗（HepA-HepB）于1996和1997年分别在欧洲和加拿大上市，在儿童、青少年和成人中均有很好的安全性和免疫效果。2001年，美国FDA批准HepA-HepB联合疫苗用于18岁以上成人，采用0月龄、1月龄、6月龄3次免疫程序，推荐去往甲型肝炎、乙型肝炎流行地区的旅行者使用。我国的HepA-HepB由北京科兴生物制品有限公司于2003年研制成功（商品名"倍尔来福"）。

（4）甲型肝炎-伤寒联合疫苗 甲肝-伤寒（typhoid）联合疫苗已经在全球范围内广泛使用，并且被证实对成年人安全有效，而且耐受性良好。

（5）其他联合疫苗 除以上多联疫苗外，还有多种多价疫苗或多联疫苗已得到应用或进入临床。肺炎球菌多糖疫苗的研制，从七价肺炎球菌多糖联合疫苗，到13价、14价及23价，再到肺炎球菌多糖-蛋白联合疫苗，递次扩大肺炎球菌疫苗的预防范围。流行性脑膜炎球菌A、C、Y、W135四价多糖疫苗的发展与肺炎球菌多糖疫苗相似。其他正在研制的联合疫苗还包括含多种抗原组分的轮状病毒疫苗、狂犬病疫苗、麻腮风与乙型脑炎联合疫苗以及肺炎球菌表面蛋白PspA与DTP联合疫苗等。随着生物技术的不断发展，新疫苗种类日益增多，联合疫苗因其不可替代的多方面优势，将有更加广阔的应用前景。

3. 联合疫苗研发的基本原则

联合疫苗的制备并不是各种不同抗原成分的简单混合，疫苗中各成分之间所发生的化学或物理相互作用会导致某种抗原的免疫效果发生变化，即所谓的干扰现象。这种干扰现象可以是不同疫苗抗原之间免疫效果的抑制或加强，也可能是不同疫苗抗原原有毒副作用的相加或相减。

在设计新型的联合疫苗时，首先要考虑的是疫苗抗原的配比问题。配比不合适，往往会造成不同抗原之间的干扰。例如，目前使用的脊髓灰质炎减毒活疫苗具有三个型别，而早期的疫苗是三个型别分开使用的。其原因就是初期的实验表明三个型别的混合会导致免疫干扰，最常见的是Ⅰ型病毒诱导的免疫反应常常会抑制Ⅲ型病毒诱导的免疫反应。后来大量的实验证明，这种相互间的干扰可以用调整三个型别的剂量比例来消除，当Ⅰ∶Ⅱ∶Ⅲ型的剂量比例达到10∶1∶6时，它们可以通过感染性的差别，诱导机体产生针对三个型别病毒的免疫反应，而不会出现相互间的免疫干扰作用。

除了不同疫苗抗原的剂量比例，还有许多因素可以在联合疫苗中各组分之间产生干扰，如抗原的性质（如纯化蛋白、荚膜多糖或蛋白结合多糖等）、疫苗内的添加剂（如佐剂、防腐剂、pH和渗透压调节剂等）、联合疫苗的剂型（如液体或冻干粉剂）以及它们混合以后的效力持续时间，都可影响到疫苗的安全性和稳定性。

因此，将几个单疫苗制成联合疫苗是一个完整的新疫苗的开发过程，其安全性、免疫原性和有效性必须重新评价。目前，联合疫苗的效果评价主要通过以下途径：①联合疫苗分别与每种单苗做比较；②通过对保护性抗体的血清学对照来完成；③安全性评估也是联合疫苗的一个重要方面，联合疫苗不良反应的发生率和反应程度取决于各抗原组分中不良反应最强的那个组分，而不是所有抗原组分一起的不良反应的叠加。因此，美国FDA在审查联合疫苗时，要求产品符合两个法规：一个法规要求新的联合疫苗必须能保证其中每一组分都有对应的预防效果，并且每一组分的剂量是安全和有效的；另一个法规要求只有针对指定效果安全有效的组分才可以联合，联合后产品的各个组分不能降低纯度、效价、安全性和有效性。

一般来说，联合疫苗接种部位局部反应的发生率和反应程度会略高于单个疫苗接种，但低于单个疫苗分别接种时所产生不良反应的总和。联合疫苗的抗体应答有时会略低于单独使用的疫苗，但绝对抗体水平仍可高于保护值。鉴于联合疫苗所带来的益处，发生率略高但反应程度未明显增加的不良反应被认为是可以接受的，尤其考虑到它降低了相应单个疫苗同时接种时的局部不良反应的总和。

4. 联合免疫的实际意义

我国自 2007 年扩大 NIP 范围后，计划内免费接种的疫苗已达到 14 种，可预防 15 种传染病。其中 12 种疫苗为儿童计划免疫疫苗，这意味着一个儿童要完成全部免疫，在 2 岁之前需要接种疫苗至少 20 剂次。同时，已经上市或将要上市的疫苗越来越多，其中绝大多数是针对婴幼儿和儿童的疫苗。这些疫苗为儿童预防疾病带来了福音，但也增加了儿童接种疫苗的剂次，不但增加了为接种所需的服务成本，还增加了发生异常反应的风险。而推广联合免疫不仅可以简化接种程序，还是减少接种次数、降低服务成本和接种费用、减少副反应发生率、提高接种率的重要途径；此外，更多联合疫苗的应用还可减少疫苗储存的空间需求，且更容易将新疫苗增加到免疫接种规划。因此，联合免疫一直是 WHO 积极倡导的疫苗发展方向，也是疫苗研究者长期以来追求的目标。

第五节　疫苗的免疫学基础

免疫是指机体通过识别自身和非自身（异己），有效清除体内非自身异物，从而维持机体内环境平衡的一种生理反应。机体的免疫功能是由免疫系统来完成的。正常的免疫反应对机体的基本功能体现在下列三个方面：①免疫防御功能，即识别并清除外来物质。异常情况下可发生由于免疫功能亢进导致的变态反应与免疫功能低下导致的免疫耐受。②自身稳定功能，即具有清除体内衰老细胞的作用。异常情况下可导致机体发生自身免疫病。③免疫监视功能，可清除变异细胞，即抗肿瘤免疫。

一、免疫系统的组成

免疫系统是机体行使免疫功能的生理结构，它由免疫器官和组织、免疫细胞及免疫分子组成。

1. 免疫器官和组织

免疫器官按其发生和功能不同，可分为中枢免疫器官和外周免疫器官，二者通过血液循环和淋巴循环互相联系。

（1）中枢免疫器官　　中枢免疫器官是免疫细胞发生、分化、发育和成熟的场所。人或其他哺乳动物的中枢免疫器官包括骨髓和胸腺；鸟类的腔上囊（法氏囊）相当于哺乳动物的骨髓。

1）骨髓。骨髓是造血器官，也是机体重要的中枢免疫器官，它是各种血细胞和免疫细胞发生和成熟的场所。骨髓内的造血干细胞具有自我更新和分化两种潜能，可分化为髓样干细胞和淋巴样干细胞。髓样干细胞可最终分化为红细胞、巨核细胞（进一步形成血小板）、粒细胞及单核巨噬细胞；淋巴样干细胞可分化为成熟的 B 淋巴细胞和自然杀伤（natural killer，NK）细胞及祖 T 淋巴细胞。祖 T 细胞经血流进入胸腺，发育分化为成熟 T 细胞。树突状细胞（dendritic cell，DC）可来自髓样干细胞，也可来自淋巴样干细胞。

2）胸腺。胸腺内主要有两大类细胞：胸腺细胞和胸腺基质细胞。前者绝大多数为处于不同分化阶段的未成熟 T 淋巴细胞；后者则以胸腺上皮细胞为主，还包括巨噬细胞（macrophage，M_ϕ）、树突状细胞（DC）及成纤维细胞（fibroblast）等。胸腺基质细胞及细胞外基质构成了决定 T 细胞分化、增殖和选择性发育的胸腺微环境。从骨髓迁入的祖 T 细胞在独特的胸腺微环境作用下，90% 以上发生凋亡或被 M_ϕ 吞噬，少数经复杂的分化发育过程，最终形成功能成熟的 $CD4^+T$ 细胞及 $CD8^+T$ 细胞。

成熟的免疫细胞离开骨髓或胸腺进入外周免疫器官及组织定居。

（2）外周免疫器官（组织）　外周免疫器官（组织）是成熟免疫细胞定居的场所，也是产生免疫应答的部位，包括脾、淋巴结、黏膜免疫系统和皮肤相关淋巴组织。

1）脾。脾是胚胎时期的造血器官，自骨髓开始造血后，脾演变成人体最大的外周免疫器官。

脾是成熟淋巴细胞定居的场所，其中 B 细胞约占 60%，T 细胞约占 40%。脾还是机体对血源性抗原产生免疫应答的主要场所。血液中的病原体等抗原性异物经血液循环进入脾，可刺激 T 细胞、B 细胞活化、增殖，形成效应 T 细胞和浆细胞，并分泌抗体，发挥免疫效应。体内约 90% 的循环血液要流经脾。脾内的 M_ϕ 和网状内皮细胞均有较强的吞噬作用，可清除血液中的病原体、衰老的红细胞、白细胞、免疫复合物和异物，从而发挥过滤作用，使血液得到净化。

2）淋巴结。淋巴结是结构完整的外周免疫器官，广泛存在于全身非黏膜部位的淋巴通道上。在身体浅表部位，淋巴结多分布在颈部、腋窝、腹股沟等处；在内脏，淋巴结多成群存在于器官门脉附近，沿血管干排列，如肺门淋巴结。这些都是易受病原微生物和其他抗原异物侵入的部位。

B 细胞主要定居在淋巴结靠近被膜下的浅皮质区。在该区内，大量 B 细胞聚集形成淋巴滤泡，或称淋巴小结。未受抗原刺激的淋巴滤泡无生发中心，称为初级淋巴滤泡，主要含静止的初始 B 细胞；受抗原刺激后，淋巴滤泡内出现生发中心，称为次级淋巴滤泡，内含大量增殖分化的 B 淋巴母细胞，后分化为浆细胞并产生抗体。在淋巴结浅皮质区与髓质之间的深皮质区，是 T 细胞定居的场所。淋巴结的髓质区由髓索和髓窦组成。髓索由致密聚集的淋巴细胞组成，主要为 B 细胞和浆细胞，也含有部分 T 细胞和巨噬细胞（M_ϕ）。髓窦内富含 M_ϕ。

淋巴结是发生免疫应答的主要场所之一。M_ϕ 和 DC 等抗原提呈细胞（APC）在周围组织中摄取抗原后可迁移至淋巴结，并将经加工、处理的抗原肽提呈给 T 细胞，使其活化、增殖、分化为效应 T 细胞。效应 T 细胞除在淋巴结内发挥免疫效应外，更主要的是与抗体一样，随输出淋巴管，经胸导管进入血流，再分布至全身，发挥免疫效应。淋巴结中的 B 细胞可识别和结合游离的被滤泡树突状细胞捕获的抗原，通过 T-B 细胞的协同作用，B 细胞增殖、分化为浆细胞，并分泌抗体。

淋巴结还具有滤过作用，侵入机体的病原微生物、毒素或其他有害异物，通常随组织淋巴液进入局部引流淋巴结，淋巴液在淋巴窦中缓慢移动，有利于窦内的 M_ϕ 吞噬、清除抗原性异物，从而发挥过滤作用。

3）黏膜免疫系统。黏膜免疫系统（mucosal immune system，MIS）又称黏膜相关淋巴组织（mucosa associated lymphoid tissue，MALT），由消化道、呼吸道和泌尿生殖道黏膜的淋巴组织组成，是全身免疫系统的重要组成部分。与淋巴结和脾不同，MALT 没有包膜，不构成独立的器官。根据形态结构和功能的不同，可将 MALT 分为两大类：结构组织和弥散组织。

A. 结构组织。是指具有一定结构的黏膜淋巴滤泡，包括：肠道黏膜集合淋巴结（Peyer's patches，派尔集合淋巴结）、扁桃体、阑尾，以及消化道、呼吸道和泌尿生殖道黏膜下层的淋巴小结。它们均有类似淋巴结滤泡的结构，主要含 B 细胞及其母细胞，其中 40% 为表达分泌型 IgA（secretory immunoglobulin A，sIgA）的 B 细胞；此外尚含有 DC、M_ϕ 和少量 T 细胞。黏膜固有层的派尔集合淋巴结往往聚集或融合成片，成为集合淋巴组织。位于派尔集合淋巴结上方的上皮细胞中含有一种表面没有绒毛的 M 细胞（membranous cell），负责摄取经黏膜途径进入的外来抗原并转移给小结中的 B 细胞。

B. 弥散组织。是广泛分布于黏膜上皮细胞层和黏膜固有层中的活化的 B 细胞、浆细胞、NK 细胞和 T 细胞等，分别称为上皮内淋巴细胞（intraepithelial lymphocyte，IEL）和固有层淋巴细胞（lamina propria lymphocyte，LPL）。

IEL 主要是 CD8$^+$T 细胞，而且多为 γδ$^+$T 细胞，其 TCR 抗原识别谱较窄，只能识别固有层所遇到的共同抗原。IEL 表面可表达人黏膜淋巴细胞抗原（一种整合素），介导 T 细胞的归巢或使之滞留。LPL 为 T 细胞、B 细胞的混合群体，约各占一半，大多为活化型。B 细胞中主要是 IgA 型 B 细胞及其浆细胞；T 细胞多为 CD4$^+$T 细胞。

一般来说，黏膜淋巴滤泡是"传入"淋巴区，抗原由此进入，并刺激免疫活性细胞的活化增殖，形成免疫应答；弥散组织是"传出"淋巴区，已活化、分化的免疫活性细胞在此区与抗原作用，导致抗体的分泌和 T 细胞的细胞毒作用，就是活化的免疫活性细胞发生免疫效应的部位。

MALT 的主要功能是向机体提供黏膜表面的防御作用：①完成黏膜局部的特异性免疫应答。以肠黏膜为例，经口腔进入人体的抗原穿过肠壁，引流至肠系膜淋巴结，激活局部的淋巴细胞；活化的淋巴细胞受黏膜归巢机制支配，可返回至固有层的细胞群体中；某些已被部分消化的蛋白质抗原可通过 M 细胞进入集合淋巴结，激活 T 细胞、B 细胞，活化的 T 细胞、B 细胞也可迁至固有层，或进入肠系膜淋巴结并最终进入全身循环。因此，MALT 一方面介导黏膜的局部免疫，另一方面也与整个机体免疫系统紧密联系。②产生 sIgA。MALT 的 IgA 产量明显高于其他免疫组织。sIgA 在抵御通过黏膜进入的病原体侵袭中发挥关键作用，也是通过母乳使婴儿获得被动免疫的关键成分。③下调由突破黏膜进入体内的抗原诱生的全身性免疫应答反应。MALT 有一类能下调全身性免疫应答的效应 T 细胞，若这方面的功能有异常，可能引发自身免疫；也有研究发现，口服抗原之所以易于诱导免疫耐受，与口服抗原刺激黏膜淋巴细胞产生具有免疫抑制效应的细胞因子（如 TGF-β 等）有关。

4）皮肤相关淋巴组织。皮肤相关淋巴组织（skin associated lymphoid tissue，SALT）又称皮肤免疫系统（cutaneous immune system，CIS），是由分布在皮肤表皮层和真皮层中的散在免疫细胞构成。表皮层中的朗格汉斯细胞（Langerhans cell，L 细胞），是一种未完全成熟的树突状细胞，具有很强的吞噬能力，能摄取和处理经皮肤入侵的抗原，并迁移至淋巴结内发育成熟为并指状树突状细胞，将抗原提呈给 T 细胞。真皮层中分布有 T 细胞、巨噬细胞和肥大细胞等。SALT 不仅可对经皮肤入侵的抗原发生应答反应，同时也是免疫效应发生的部位，如细胞免疫介导的迟发型超敏反应常在皮肤组织发生。

2. 免疫细胞

免疫细胞是指参与免疫应答或与免疫应答有关的细胞，可分为两类：固有免疫细胞（innate immune cell）和适应性免疫细胞（adaptive immune cell）。体内的免疫细胞通常处于静止状态，细胞必须活化，经免疫应答过程，转变为免疫效应细胞，释放免疫效应因子，才能执行免疫功能。

（1）固有免疫细胞　包括吞噬细胞、自然杀伤细胞、固有样淋巴细胞、树突状细胞、嗜酸性粒细胞、嗜碱性粒细胞、肥大细胞等。这类细胞在病原体入侵早期即发挥免疫防御作用，其免疫应答不经历克隆扩增，不产生免疫记忆，因此其介导的免疫应答称为固有免疫应答。

1）吞噬细胞。吞噬细胞（phagocyte）是一类具有吞噬杀伤功能的细胞，主要由单核/巨噬细胞系统（mononuclear phagocyte system，MPS）及中性粒细胞组成，是固有免疫系统的主要效应细胞。

A. 单核/巨噬细胞系统。MPS 包括循环于血液中的单核细胞（monocyte，Mo）和组织器官中的巨噬细胞（M_Φ），它们具有很强的吞噬能力，是机体固有免疫的重要组成细胞；同时又是一类主要的抗原提呈细胞（APC），在特异性免疫应答的诱导与调节中起关键作用。Mo 来源于骨髓中的髓样干细胞，主要存在于骨髓及血液中，占血液中白细胞总数的 3%~8%，其体积较淋巴细胞略大，胞质中富含溶酶体颗粒，颗粒内含有过氧化物酶、酸性磷酸酶和溶菌酶等多种酶类物质。Mo 在血液中仅停留 8h 左右，然后穿过毛细血管内皮，迁移到不同的组织并分化成组织特异性的 M_Φ。

Mo 分化成 M_Φ 的过程中，细胞形态和功能均发生较大变化，主要表现为细胞的体积增大 5~10 倍，细胞器的数量增加，功能更为复杂，吞噬能力更强，产生更多的水解酶，分泌大量可溶性分子。M_Φ 几乎分布于机体的各种组织中，寿命可达数月以上。一部分 M_Φ 定居于组织器官中成为组织特异性的 M_Φ，并被赋予特定的名称，如肺内的尘细胞（dust cell）、结缔组织中的组织细胞（histiocytes）、肝中的枯否细胞（kupffer cell）、脑组织中的小胶质细胞（microglial cell）、骨组织中的破骨细胞（osteoclast）、肾中的肾小球系膜细胞（mesangial cell）等。定居在组织中的 M_Φ 一般不再返回血液，但有一部分 M_Φ 仍然保持运动特性，成为游离或游走型 M_Φ，如腹腔 M_Φ，它们以类似于变形虫样的运动方式游走于机体组织间。

M_Φ 表面具有多种抗原分子，如 MHC Ⅰ和 MHC Ⅱ类分子、多种黏附分子和共刺激分子等，在免疫防御中发挥重要作用，具有广泛的生物学功能，既可触发固有免疫应答，也能启动适应性免疫应答，概括起来主要有 3 点：①直接杀伤作用。M_Φ 可通过其表面或细胞内的模式识别受体，直接识别并结合某些病原体表达的和体内衰老、损伤及凋亡细胞表面呈现的特定的分子结构；还可通过表面 IgG Fc 受体（Fc γR）和补体受体如 CR1（C3b R/C4b R），识别并摄取抗体（IgG）或补体（C3b/C4b）结合的病原体等抗原性异物。M_Φ 与病原体等抗原性异物结合后，经吞噬或吞饮作用将其摄入胞内形成吞噬体。在吞噬体内，可通过氧依赖和氧非依赖杀菌系统杀伤病原体。静止的 M_Φ 本身杀瘤作用很弱，但被细菌脂多糖或 γ- 干扰素（IFN-γ）和粒细胞巨噬细胞集落刺激因子（GM-CSF）等细胞因子激活后，能有效杀伤肿瘤和病毒感染的组织细胞。②抗原提呈作用。病原体和抗原性异物被杀伤或破坏后，在吞噬溶酶体内多种水解酶如蛋白酶、核酸酶、脂酶和磷酸酶等作用下，可进一步消化降解。其产物中有些被加工处理为具有免疫原性的小分子肽段，此种小分子肽段能与 MHC 分子结合形成抗原肽 -MHC 分子复合物，该复合物被转运至 M_Φ 表面供 T 细胞识别，从而行使抗原提呈作用。③免疫调节作用。活化的 M_Φ 可通过分泌多种细胞因子，如 IL-1β、TNF-α、IL-6、IL-12、IL-18 及 IL-10 等，参与免疫调节。

B. 中性粒细胞。中性粒细胞（neutrophil）属于小吞噬细胞，是血液中数目最多的白细胞，占外周血白细胞总数的 60%~70%。其特点是寿命短、更新快、数量多。中性粒细胞属于终末细胞，从骨髓进入外周血后 12h 内便被募集到感染部位，随后发生凋亡，并被肝和脾的 M_Φ 所吞噬。中性粒细胞细胞质内有大量均匀分布的中性颗粒，这些颗粒多是溶酶体，内含髓过氧化物酶、溶菌酶、碱性磷酸酶和酸性水解酶等丰富的酶类，与中性粒细胞的吞噬和消化功能密切相关。中性粒细胞具有趋化、吞噬、杀菌等多种生物学功能，细胞表面表达 IgG Fc 受体，可以通过补体依赖性和抗体依赖性途径发挥吞噬和杀伤效应。其吞噬作用与巨噬细胞相同，但无抗原提呈和免疫调节作用。

2）自然杀伤细胞。自然杀伤（natural killer，NK）细胞是淋巴细胞的一个亚群，占外周血淋巴细胞的10%～15%。由于多数NK细胞胞质中含有较大颗粒，故又称大颗粒淋巴细胞（large granular lymphocyte，LGL）。

NK细胞来源于造血干细胞，包括处于不同分化阶段的NK祖细胞、NK细胞前体细胞、不成熟NK细胞和成熟NK细胞。不同分化阶段的NK细胞有各自特有的表型标志，可根据需要向各类器官或组织迁移并进一步分化成熟。骨髓、肝、淋巴结、脾和肺等器官内均含有较多的NK细胞，尤其是在肝和肺中比例较高。

NK细胞不表达特异性抗原识别受体，无须抗原预先致敏就可直接杀伤被病毒感染的自身细胞或肿瘤细胞。因此在机体抗肿瘤和早期抗病毒或细胞内寄生菌感染的免疫过程中起重要作用。在肿瘤或病毒特异性IgG抗体存在条件下，NK细胞也可通过其表面的IgG Fc受体（FcγR Ⅲ）介导，识别并杀伤与IgG抗体特异性结合的肿瘤细胞或病毒感染细胞。此种以IgG抗体作为中间桥梁，定向介导NK细胞对靶细胞的杀伤作用，称为抗体依赖性细胞介导的细胞毒作用（antibody-dependent cell-mediated cytotoxicity，ADCC）。此外，NK细胞还可通过分泌IFN-γ、IL-2和TNF等细胞因子发挥免疫调节作用。

NK细胞与病毒感染细胞或肿瘤细胞密切接触后，可通过释放穿孔素、颗粒酶，表达FasL和分泌TNF-α，产生细胞杀伤作用。

3）固有样淋巴细胞。固有样淋巴细胞（innate-like lymphocyte，ILL）是体内存在的一小群淋巴细胞，包括γδ⁺T细胞、B1细胞和NKT（natural killer T）细胞。它们仅存在于机体的特殊部位，对抗原的应答不需要经历克隆扩增。

γδ⁺T细胞主要分布在皮肤的皮下组织和小肠、肺以及生殖系统等的黏膜部位，其T细胞受体（TCR）由γ和δ链组成。γδ⁺T细胞缺乏抗原受体多样性，同一黏膜组织中的γδ⁺T细胞只表达一种TCR（γδ），能识别多种病原体的共同抗原成分。

B1细胞在机体中出现较早，由胚胎期或出生后早期B细胞的前体细胞分化而来。其发生不依赖于骨髓细胞，是具有自我更新能力的长寿细胞，主要定居在腹腔、胸腔和肠壁的固有层。其所产生的抗体有两个特点：第一为低亲和力的IgM、IgA和IgG3，主要是针对多种细菌成分，如多糖、脂类和蛋白质等；第二是能产生针对自身抗原的抗体。

NKT细胞是一种表面既有T细胞受体（TCR），又有NK细胞受体的特殊T细胞亚群，来源于骨髓造血干细胞，主要在胸腺内发育。其主要功能是参与炎症反应、免疫调节、抗肿瘤、抗感染及在自身免疫病中发挥作用。

4）树突状细胞。树突状细胞（dendritic cell，DC）广泛分布于脑以外的全身组织和脏器，因具有许多分枝状突起而得名。DC是专职抗原提呈细胞，其主要功能是摄取、加工处理和提呈抗原，启动适应性免疫应答。未成熟DC摄取、加工处理抗原能力强，而提呈抗原激发免疫应答能力弱；成熟DC摄取、加工处理抗原能力弱，而提呈抗原、启动免疫应答能力强。DC能诱导初始T细胞活化，因此是机体适应性免疫应答的始动者。DC也是体内重要的免疫调节细胞，可通过分泌不同的细胞因子参与固有和适应性免疫应答。DC对抗原的提呈与巨噬细胞不同，凡颗粒性抗原必须经巨噬细胞协助，将之降解成较小片段呈可溶状态，才能被DC的树突状表面以膜结合方式或通过胞饮作用提呈给T细胞。DC膜上丰富的免疫球蛋白受体（FcγR）和C3b受体（CR1）可捕获IgG，然后将其结合的抗原分子提呈给B细胞。

5）嗜酸性粒细胞。嗜酸性粒细胞（eosinophilic granulocyte）在血液中停留时间较短，仅6～8h，进入结缔组织后可存活8～12d。细胞质内含有粗大的嗜酸性颗粒，颗粒内含碱性蛋白、阳离子蛋白、过氧化物酶、芳基硫酸酯酶和组胺酶。嗜酸性粒细胞具有趋化作用和一定的吞噬杀菌能力，特别是在抗寄生虫免疫过程中具有重要作用。此外，嗜酸性粒细胞还可通过释放组胺酶和芳基硫酸酯酶，灭活嗜碱性粒细胞和肥大细胞释放的组胺和白三烯，具有阻抑炎症反应的作用。

6）嗜碱性粒细胞。嗜碱性粒细胞（basophilic granulocyte）是数量最少的免疫细胞，约占血液中白细胞总数的 0.2%，细胞质中存在较大的碱性染色深的颗粒，颗粒内含有肝素、组胺、嗜酸性粒细胞趋化因子 A 和过敏性慢反应物质等。嗜碱性粒细胞表面表达高亲和力的 IgE Fc 受体（FcεR I），在速发型超敏反应（I 型过敏反应）中发挥重要作用。当嗜碱性粒细胞被激活时，还可以释放嗜酸性粒细胞趋化因子 A，吸引嗜酸性粒细胞聚集于局部，以限制嗜碱性粒细胞在速发型超敏反应中的作用。

7）肥大细胞。肥大细胞（mast cell）来源于骨髓干细胞，但在祖细胞时期便迁移至外周组织中，就地发育成熟。肥大细胞的形成呈多样性，胞质内含有大量的胞质颗粒，颗粒内的成分主要有组胺、肝素等炎症介质以及能降解细胞间质的蛋白水解酶等。肥大细胞广泛分布于皮肤、黏膜下层结缔组织中的微血管周围，以及内脏器官的被膜下。

肥大细胞的主要生物学功能有：①活化后通过释放胞质颗粒内的炎症介质来招募效应细胞到炎症部位；②通过分泌各种细胞因子参与免疫调节，发挥免疫效应功能；③具有较弱的吞噬功能，可参与对病原体抗原的加工和提呈，启动适应性免疫应答；④表达高亲和力的 IgE F$_c$ 受体（FcεR I），在变应原作用下由 IgE 抗体介导脱颗粒，释放出胞内活性介质（组胺、白三烯、前列腺素 D$_2$ 等），引起 I 型超敏反应。

除以上细胞外，血小板和红细胞也有固有免疫应答功能。血小板的细胞质内含有许多颗粒，内含组胺、5-羟色胺等血管活性物质。抗原 - 抗体复合物、血小板抗体等可激活血小板，使其分泌血管活性物质而参与 III 型超敏反应。红细胞表面有 C3b 受体（CR1），可与抗原 - 抗体 -C3b 复合物结合，发挥固有免疫功能，具体表现为：①促进吞噬细胞对抗原的吞噬作用；②将抗原 - 抗体 -C3b 复合物经血液带到肝、脾，由吞噬细胞吞噬，从而避免免疫复合物的沉积。

（2）适应性免疫细胞 主要包括 T 淋巴细胞和 B 淋巴细胞，经抗原刺激后能发生活化、增殖和分化，在机体适应性免疫应答中起重要作用，又称为抗原特异性淋巴细胞或免疫活性细胞。

1）T 淋巴细胞。T 淋巴细胞（T lymphocyte）来源于骨髓中的淋巴样前祖细胞，在胸腺中发育成熟，故又称胸腺依赖性淋巴细胞。成熟的 T 细胞是高度不均一的细胞群体，根据其表型及功能特征，可分为许多不同的类别及亚群，各亚群 T 细胞的表型、生物学特性及其在免疫应答中所起的作用各不相同。

T 细胞受体（T cell receptor，TCR）是所有 T 细胞表面的特异性标志，可以非共价键与另一个 T 细胞表面标志分子——CD3 结合成 TCR-CD3 复合物。TCR 可选择性地与抗原分子表面的抗原决定簇（抗原表位）结合，由 CD3 分子将抗原信号传导到细胞内，激发 T 细胞的活化。大多数成熟 T 细胞的 TCR 分子是由 α、β 两条链组成的，另有少量 T 细胞的 TCR 分子由 γ 和 δ 两条链组成。据此，T 细胞可分为 αβ$^+$T 细胞和 γδ$^+$T 细胞。通常所说的 T 细胞是指 αβ$^+$T 细胞，它们是机体免疫系统的主要 T 细胞群体。成熟的 αβ$^+$T 细胞多是 CD4$^+$或 CD8$^+$单阳性细胞；而 γδ$^+$T 细胞多是 CD4$^-$CD8$^-$双阴性细胞，也有少部分 CD8$^+$γδ$^+$T 细胞。在外周血中，αβ$^+$T 细胞占成熟 T 细胞的 90%～95%；而 γδ$^+$T 细胞仅占 5%～10%，但 γδ$^+$T 细胞在黏膜上皮中分布丰富。与 αβ$^+$T 相比，γδ$^+$T 细胞具有如下特点：① γδ$^+$T 细胞对抗原的识别性较低，识别多肽抗原时无 MHC 限制性，且多肽不需要处理成小分子肽段，可以被整体识别；② $\gamma\delta^+$T 细胞不仅可以识别多肽抗原，而且能识别一些非多肽抗原，如来自分枝杆菌的单烷基磷酸酯等，同时它们对热激蛋白有特殊的亲和力；③ $\gamma\delta^+$T 细胞不识别抗原肽 -MHC 分子复合物，但对某些 MHC Ⅰ类样分子（如 CD1）所结合提呈的抗原能产生应答；④ $\gamma\delta^+$T 细胞可能是机体固有免疫防御的重要组成部分，属固有淋巴样细胞，在皮肤黏膜局部及肝的抗感染免疫中起重要作用。

CD4、CD8 分子也是 T 细胞表面的重要功能性跨膜分子，是 TCR-CD3 复合物识别抗原的辅助受体。CD4 和 CD8 分子可同时表达于胸腺内早期胸腺细胞，称为双阳性胸腺细胞。而在成熟 T 细胞，这两种分子通常是相互排斥的。根据人成熟 T 细胞是否表达 CD4 或 CD8 分子，可将其分为 $CD4^+CD8^-$ 和 $CD4^-CD8^+$T 细胞，分别简称为 $CD4^+$T 细胞和 $CD8^+$T 细胞。在外周淋巴组织中 $CD4^+$T 细胞约占 65%，$CD8^+$T 细胞约占 35%。$CD4^+$T 细胞的 TCR 识别的抗原肽由 13～17 个氨基酸残基组成，被 MHC Ⅱ类分子提呈；$CD8^+$T 细胞的 TCR 识别的抗原肽由 8～10 个氨基酸残基组成，由 MHC Ⅰ类分子提呈。

根据 T 细胞的分化状态、表达的细胞表面分子以及功能的不同，可将它们分为初始 T 细胞（naive T cell，Tn）、效应 T 细胞（effector T cell，Te）和记忆 T 细胞（memory T cell，Tm）。

A. 初始 T 细胞（Tn）。Tn 是没有接受过抗原刺激的成熟 T 细胞。胸腺中发育成熟的 T 细胞转移到淋巴结、脾等外周免疫器官或组织，在没有接触特异抗原分子刺激前，处于相对静止状态，叫初始 T 细胞。这些细胞处于细胞周期的 G_0 期，表达 CD45RA 分子和高水平的 L- 选择素（CD62L）。Tn 可周而复始地在体内循环，以便随时识别特异性抗原。

在感染或用疫苗免疫时，特异性抗原进入机体，选择性地激活某些表达特异性 TCR 的 Tn 克隆，而该细胞克隆随即以非抗原依赖的方式迅速增殖，并在周围微环境的影响下分化为 Te。

B. 效应 T 细胞（Te）。以 Tn 发育而来的 Te 存活期较短，它们表达 CD45RO 分子和高水平的 IL-2 受体，不参与淋巴细胞的再循环，而是向外周组织迁移。Te 是机体免疫功能的执行细胞，根据其功能的不同，可分成辅助性 T 细胞（helper T lymphocyte，Th）、细胞毒 T 细胞（cytotoxic T lymphocyte，CTL 或 cytotoxic T cell，Tc）和调节性 T 细胞（regulatory T cell，Tr）。大多数 Th 细胞和 Tr 细胞能在其表面表达 CD4 抗原，大多数的 CTL 细胞表面表达 CD8 抗原。

Th 是能辅助 T、B 淋巴细胞应答的功能亚群。根据其表达的细胞因子和所行使功能的不同，又可分为 Th1、Th2、Th9、Th17、Th22、滤泡辅助 T 细胞（follicular helper T cell，Tfh）等亚类。Th1 主要通过分泌 IFN-γ、IL-2、IL-12 等细胞因子，参与细胞免疫和迟发型超敏反应性炎症反应。Th2 细胞主要分泌 IL-4、IL-5、IL-6、IL-13 等细胞因子，可促进 B 细胞的增殖、分化和抗体的生成，故 Th2 在体液免疫应答中起重要作用。Th2 细胞在变态反应及抗寄生虫感染中也发挥重要角色，因为其分泌的 IL-4 和 IL-5 可诱导 IgE 的生成和嗜酸性粒细胞的活化。在适应性免疫应答中，Th1 和 Th2 应处于相对平衡状态，许多疾病的发生和结局与 Th1/Th2 的失衡有直接关系。Th9 主要产生 IL-9 和 IL-10，可增强组织的炎症反应。Th17 可产生 IL-17、IL-17F、IL-21 和 IL-22，介导炎性反应、自身免疫病、移植排斥和肿瘤的发生发展。Th22 主要产生 IL-22、TNF 和 IL-13，在皮肤疾病中发挥重要作用。Tfh 主要产生 IL-21，辅助 B 细胞分化成为浆细胞。不同的 Th 之间相互调节、相互制约，它们的失调与感染性疾病以及自身免疫病等相关。

细胞毒性 T 细胞（CTL）是具有免疫杀伤效应的功能亚群，能识别并杀伤被特定病毒感染，且细胞膜上表达该病毒抗原的靶细胞。从肿瘤组织分离获得的 CTL 称为肿瘤浸润淋巴细胞（tumor infiltrating lymphocyte，TIL）。TIL 在体外加 IL-2 培养后，具有很高的杀伤肿瘤作用，目前已在临床上用于肿瘤治疗。

调节性 T 细胞（Tr）是具有免疫抑制作用的功能亚群，通过分泌可溶性抑制因子，可抑制 B 细胞、CTL、Th 和 M_Φ 的功能，因此又称为抑制性 T 细胞（suppressor T cell，Ts）。根据表面标志、产生的细胞因子和作用机制的不同，可将 Tr 分为 $CD4^+CD25^+Tr$、Tr1 和 Th3 等多种亚型。$CD4^+CD25^+Tr$ 可高表达 IL-2R 的 α 链（CD25）和转录因子 foxp3，它们占正常人和小鼠外周血及脾中 $CD4^+T$ 细胞的 5%～10%，具有免疫无能和免疫抑制两大功能。Tr1 增殖能力强，多在 IL-10 的诱导下生成，具有旁观者抑制效应和免疫记忆力。Th3 是在研究口服耐受机制的过程中发现的，主要分泌 TGF-β，对 Th1 和 Th2 都具有抑制作用。

C. 记忆 T 细胞。在对抗原物质应答的后期，绝大部分 Te 都发生凋亡，少量存活下来的细胞分化成记忆 T 细胞（Tm）。Tm 能表达 CD45RO 分子，并能向外周炎症组织迁移。与初始 T 细胞相似，Tm 处于细胞周期的 G_0 期，但其存活期很长，在缺乏抗原或 MHC 分子刺激的情况下，可存活数年甚至几十年。但这些 Tm 不是静止的，它们有规律地进行自发增殖来补充其数量，使其维持在一定的水平。再次接受抗原刺激后，Tm 迅速活化，分化成 Te 细胞和新生 Tm 细胞。

根据 CCR7（一种可以介导淋巴细胞穿透小静脉后高柱状内皮细胞的归巢分子）的表达情况，可将 Tm 分为 $CCR7^+$ 和 $CCR7^-$ 两个亚群。$CCR7^-Tm$ 主要存在于血液、脾和非淋巴组织，当受到抗原刺激后能迅速分化为效应细胞，产生效应分子，所以称为效应型记忆 T 细胞（effector memory T cell，T_{EM}）。$CCR7^+Tm$ 主要存在于淋巴结、脾和血液中，不存在于非淋巴组织，当受到抗原刺激后，其分化成效应 T 细胞及产生细胞因子或对靶细胞的杀伤作用较慢，所以又称为中央型记忆 T 细胞（central memory T cell，T_{CM}）。

2）B 淋巴细胞。B 淋巴细胞（B lymphocyte）主要是依靠其分泌到体液中的可溶性蛋白分子，即免疫球蛋白或抗体，发挥免疫效应功能。在骨髓中发育成熟的静息 B 细胞通过血液循环进入淋巴结和脾，在这些周围免疫器官中聚集于淋巴滤泡的冠状带。在抗原刺激和 Th 细胞辅助下，B 细胞被激活，增殖形成生发中心，进一步分化为分泌抗体的浆细胞或长寿的记忆 B 细胞。通常分泌抗体的浆细胞只能在体内存活很短时间，但在这段时间内浆细胞能分泌大量的抗体分子（一个浆细胞每秒钟能分泌 2000 多个抗体分子）。

B 细胞表面也有众多的膜分子，其中最主要的是 B 细胞受体（B cell receptor，BCR）复合物。BCR 复合物由识别和结合抗原的膜型免疫球蛋白（membrane immunoglobulin，mIg）和传递抗原刺激信号的 Igα（CD79a）/Igβ（CD79b）异源二聚体组成。不同发育和分化阶段的 B 细胞，构成 BCR 的 mIg 类别各异，不成熟 B 细胞表达 mIgM；成熟 B 细胞同时表达 mIgM 及 mIgD；浆细胞不再表达 mIg，而记忆 B 细胞则可以因 Ig 的类别转换而表达 mIgG、mIgA 或 mIgE。

抗原与 B 细胞的 BCR 结合，所产生的信号经由 CD79a/CD79b 传导至细胞内，此即激活 B 细胞的第一信号。多数情况下，B 细胞的激活还需第二信号，即 Th 细胞给予的协同刺激信号。这个信号主要由 Th 细胞和 B 细胞表面的协同刺激分子间的相互作用产生，具体来说是借助于 B 细胞表面的 CD40 与 Th 细胞表达的 CD40L（CD154）的结合。CD40 组成性表达于 B 细胞，而其配体 CD40L 仅表达于活化 T 细胞。激活后的 B 细胞增殖并分化为产生可溶性抗体的浆细胞或记忆 B 细胞。

活化的 B 细胞具有抗原提呈作用，可借其表面的 BCR 结合可溶性抗原，通过内化和加工后，以抗原肽 -MHC 分子复合物形式提呈给 T 细胞。此外，B 细胞还可通过与其他细胞的接触及产生细胞因子，参与免疫调节、炎症反应及造血过程。

根据其表面能否表达 CD5 分子，可将 B 细胞分为 B1（CD5$^+$）和 B2（CD5$^-$）两个细胞亚群。B1 主要定居在腹腔、胸腔和肠壁固有层，其表面的 BCR 可变区序列相对保守，识别的主要是广泛存在于多种病原体表面的碳水化合物抗原，如细菌脂多糖、荚膜多糖、葡聚糖和肠道菌群表面的磷脂酰胆碱等，也可识别某些变性的自身抗原，如变性红细胞、单链 DNA（ssDNA）等。B1 活化不需要 T 细胞的辅助，活化后也很少发生类别转移，所以产生的主要为 IgM 型抗体，而且抗体亲和性低。正因为如此，这种抗体能以相对低的亲和力与多种不同的抗原表位结合，该现象称为多反应性（polyreactivity），这种低亲和性的抗体被称为多反应性抗体。此外，即使无明显的外来抗原刺激，B1 也能自发分泌针对微生物脂多糖和某些自身抗原的 IgM 型抗体，即所谓的天然抗体（natural antibody）。B1 细胞也没有免疫记忆。基于上述特性，B1 细胞一般被归为固有免疫细胞（固有样淋巴细胞）。在经常接触病原微生物的腹腔等部位，B1 细胞迅速产生 IgM 抗体，构成了抗感染的第一道防线。B1 细胞产生的多反应性自身抗体可能有助于清除变性的自身抗原，但一些致病性自身抗体可能会诱导自身免疫病。此外，有证据表明，肠道固有层和肠系膜淋巴结的 B1 细胞能分泌 IgA，这种 IgA 的产生需要外源性抗原的刺激，但不依赖 T 细胞辅助。

B2 细胞即通常所说的 B 细胞，来源于骨髓中的淋巴样干细胞，在个体发育中出现较晚，而且群体的维持有赖于骨髓中持续产生的新细胞的补充。成熟的 B2 细胞主要定居在脾、淋巴结及黏膜相关淋巴组织，是适应性体液免疫应答的主要执行者。受特异性抗原刺激后，在 T 细胞辅助下，B2 细胞大量增殖，形成生发中心。在此，细胞经历类别转换、体细胞高频突变和亲和力成熟，最终分化为浆细胞，产生高亲和性抗体。同时，另有少量细胞分化为记忆 B 细胞。

3）淋巴细胞归巢与再循环。成熟淋巴细胞离开中枢免疫器官后，经血液循环趋向性迁移并定居于外周免疫器官或组织的特定区域，称为淋巴细胞归巢（lymphocyte homing）。淋巴细胞归巢与其所表达的一些黏附分子以及它们在体内的循环密切相关。这些黏附分子又称归巢受体（homing receptor），如未活化的 T 细胞、B 细胞表达的 L- 选择素和整合素 α4β7，其对应的配体分别为表达于淋巴结和派尔集合淋巴结内小血管壁内皮细胞表面的 GlyCAM-1 和 MadCAM-1。因此，成熟的 T 细胞、B 细胞可利用其归巢受体穿过高内皮小静脉进入淋巴结和派尔集合淋巴结的不同区域定居。

各种免疫器官中的淋巴细胞并不是定居不动的群体，而是通过血液和淋巴循环进行有规律的迁移。淋巴细胞在血液、淋巴液和淋巴器官之间反复循环的过程称为淋巴细胞再循环（lymphocyte recirculation）。再循环中的细胞多为静止期细胞和记忆细胞，其中 80% 以上是 T 淋巴细胞。受抗原刺激后活化的淋巴细胞很快定居于外周免疫器官，不再参与淋巴细胞再循环。

淋巴细胞通过再循环系统一周需要 24～48h。淋巴细胞再循环的意义：①T、B 细胞经过再循环，可以增加与抗原接触的机会，更有效地激发免疫应答；②淋巴组织可通过再循环系统不断更新和补充新的淋巴细胞。

3. 免疫分子

免疫分子是免疫系统的重要组成部分，既可以呈现直接的免疫效应作用，又可以发挥免疫器官之间或免疫细胞之间相互调控的信息分子或信号分子的作用。依据其存在形式，可将免疫分子分为分泌型和膜结合型两类，前者如抗体、补体、细胞因子等，是由免疫细胞或其他有关细胞合成后分泌出来，以可溶性分子的形式存在于体液中；后者如各种细胞因子受体、补体受体、抗原受体、有丝分裂原受体、I/II 类 MHC 分子、CD 分子、黏附分子等，在细胞中合成之后并不分泌于体液中，而是被结合、固定在细胞膜表面或组织表面，在一定条件下也可以脱落下来，进入体液，成为可溶性形式。

二、免疫应答

免疫应答（immune response）是指机体免疫系统受到抗原物质刺激后，免疫细胞对抗原分子识别后自身活化、增殖、分化，并产生免疫效应的一系列复杂的生物学过程。免疫应答可分为固有免疫应答和适应性免疫应答。机体对感染物的应答，包括三个阶段：首先出现一个快速的反应期，由免疫系统一些现存的效应分子发挥作用；然后进入早期诱导性应答，在感染物的启动下，各种参与炎症反应的细胞被激活而行使对感染物的清除；最后出现由淋巴细胞介导的特异性免疫应答（晚期诱导性应答）。前两个时相属于固有免疫，最后一个时相属于适应性免疫。

1. 固有免疫应答

固有免疫应答（innate immune response）又称固有免疫（innate immunity）、天然免疫（natural immunity）或非特异性免疫（nonspecific immunity），是机体与生具有的抵抗体外病原体侵袭、清除体内抗原性异物的一系列防御能力。其主要特点是：先天具有，无针对性，应答迅速，能启动和协同适应性免疫应答。固有免疫的作用由体内长期进化形成的固有免疫系统（innate immunity system）所执行。固有免疫系统由固有免疫屏障、固有免疫细胞、固有免疫分子等组成。

（1）固有免疫系统

1）固有免疫屏障。固有免疫屏障包括皮肤 / 黏膜及其附属成分的屏障作用、血 - 脑屏障、血 - 胎屏障、血 - 胸腺屏障、气 - 血屏障等，是机体抵御微生物入侵的第一道防线。人体经过漫长的进化和自然选择，形成了能维持内环境稳定和抵御病原菌等有害物质入侵，并保持机体生理平衡的保护性机制。屏障结构便是保护机制中最重要的组成部分。

皮肤具有很强的物理屏障作用，正常情况下可有效阻挡病原体的入侵。黏膜的物理屏障作用相对较弱，但黏膜上皮细胞的迅速更新、黏膜表面分泌液的冲洗作用、呼吸道黏膜上皮细胞纤毛的定向摆动，均有助于清除黏膜表面的病原体。皮肤和黏膜分泌物中含有多种杀菌、抑菌物质，主要包括：皮脂腺分泌的不饱和脂肪酸，汗腺分泌的乳酸，胃液中的胃酸，以及唾液、泪液与消化道、呼吸道和泌尿生殖道黏液中的溶菌酶、抗菌肽和乳铁蛋白等，这些物质在皮肤和黏膜表面形成抗病原体的化学屏障。在皮肤和黏膜表面寄生的正常菌群，可通过与病原体竞争上皮细胞的结合位点和营养物质，或通过分泌某些杀菌、抑菌物质对病原体产生抵抗作用。这些正常菌群构筑了皮肤和黏膜表面的微生物屏障。

血 - 脑屏障是由软脑膜、脉络丛的毛细血管壁和包在壁外的星形胶质细胞形成的胶质膜组成。此种组织结构致密，能阻挡血液中的病原体和其他大分子物质进入脑组织，从而对中枢神经系统产生保护作用。婴幼儿血 - 脑屏障尚未发育完善，故易发生中枢神经系统感染。

血 - 胎屏障是由母体子宫内膜的基蜕膜和胎儿的绒毛膜滋养层细胞共同构成。正常情况下，血 - 胎屏障不影响母胎之间营养物质的交换，但可防止母体内病原体和有害物质进入胎儿体内。妊娠早期（三个月内）血 - 胎屏障发育尚不完善，此时孕妇若感染风疹或巨细胞病毒等，可导致胎儿畸形或流产。

血 - 胸腺屏障位于胸腺皮质，可阻止微生物和大分子物质进入胸腺组织，从而维持胸腺内环境的稳定。

气 - 血屏障位于肺泡中,可阻止微生物和大分子物质进入肺实质,使肺泡中 O_2 和毛细血管内的 CO_2 顺利完成交换。

病原体或异物入侵人体必须越过各种各样的屏障。人体正是通过一系列完备的屏障结构及免疫系统的功能,维持着自身的稳定和功能的协调。当上述屏障结构受到损伤,机体便会受到病原微生物的侵害而可能发病。

2)固有免疫细胞。包括吞噬细胞、自然杀伤细胞、$\gamma\delta^+T$ 细胞、B1 细胞等,是固有免疫应答的主要成分,详见前述。

3)固有免疫分子。血液、各种分泌液及组织液中含有的补体、细胞因子、抗菌肽、溶菌酶等物质,属于机体固有免疫分子。它们是发挥抑菌、杀菌、启动和参与固有免疫反应的效应分子。

A. 补体。补体(complement,C)是参与固有免疫应答的最重要的一类免疫效应分子,有 30 余种,广泛存在于血清、组织液和细胞膜表面,是一组经活化后具有酶活性的蛋白质,通常按顺序级联式被活化,因此又称为补体系统。

依据起始顺序不同,补体激活可分为 3 条途径:①经典途径或第一途径。由抗原 - 抗体复合物结合 C1q 启动激活。此途径最先被人们所认识,它是抗体介导的体液免疫应答的主要效应方式,抗原 - 抗体复合物是其主要激活物。②旁路途径或第二途径。不经 C1、C4、C2 途径,而由 C3、B 因子、D 因子参与激活。某些细菌的内毒素、酵母多糖、葡聚糖、多聚 IgA 和 IgG4 以及其他哺乳动物细胞,可不通过 C1q 的活化而直接激活 C3,形成 C3bBb3b 复合物,该复合物与经典途径的 C4b2b3b 复合物类似,能够裂解 C5,引起相同的末端效应。③甘露糖结合凝集素途径(MBL 途径)。与经典途径的过程基本类似,但其激活起始于炎症期产生的蛋白质与病原体结合,而非依赖于抗原 - 抗体复合物。在病原体感染的早期,体内 M_ϕ 和中性粒细胞可产生 TNF-α、IL-1 和 IL-6 等炎症性细胞因子,导致机体发生急性期炎症反应,并诱导肝细胞合成与分泌急性期蛋白,其中甘露糖结合凝集素(mannose-binding lectin,MBL)和 C 反应蛋白可参与补体的激活。MBL 是一种钙依赖性糖结合蛋白,与病原微生物的糖配体结合后构象发生改变,激活与之相连的 MBL 相关的丝氨酸蛋白酶(MBL-associated serine protease,MASP)。MASP 具有与活化的 C1s 类似的生物学活性,继而激活 C4 和 C2。

补体系统被激活后,可在靶细胞表面形成攻膜复合物(membrane attack complex,MAC),从而导致靶细胞溶解。上述 3 条激活途径具有共同的末端通路,即 MAC 的形成及其溶解细胞效应。这种补体介导的细胞溶解是机体抵抗微生物感染的重要防御机制。

补体可通过多种途径参与机体的抗感染免疫。多种病原微生物逾越机体屏障结构侵入机体后,可通过旁路途径和 MBL 途径迅速激活补体,并由此产生溶菌或病毒溶解作用;某些补体裂解产物(如 C3a、C5a)具有趋化和致炎作用,可吸引吞噬细胞到达感染部位,发挥吞噬杀菌作用和引起炎症反应;有些补体裂解产物(如 C3b、C4b)具有调理和免疫黏附作用,可促进吞噬细胞对病原体的吞噬清除。上述作用可在病原体侵入机体后,特异性免疫产生之前迅速发生。当病原体特异性抗体产生后,侵入体内的病原体与相应抗体结合,也可通过经典途径激活补体,产生溶菌和促进病原体清除等抗感染免疫反应。补体成分还可参与清除循环中的抗原 - 抗体复合物及凋亡细胞。

B. 细胞因子。细胞因子(cytokine,CK)是一大类由机体多种细胞分泌的小分子蛋白质,通过结合细胞表面的相应受体发挥生物学作用。根据结构和功能的不同,可将 CK 分为白细胞介素(interleukin,IL)、干扰素(interferon,IFN)、肿瘤坏死因子(tumor necrosis factor,

TNF）、集落刺激因子（colony stimulating factor，CSF）、趋化因子（chemokine）和生长因子（growth factor，GF）等（详见第十章第二节）。

C. 抗菌肽。抗菌肽（antimicrobial peptide）是具有抗菌活性短肽的总称。已发现400余种具有非特异性免疫效应的抗菌肽或类似抗菌肽的小分子肽类，广泛存在于细菌、动植物和人类。这种内源性的抗菌肽经诱导合成，具有广谱杀菌作用，在机体抵抗病原微生物的入侵方面起重要作用。

防御素（defensin）是由29~35个氨基酸组成的阳离子肽，为最重要的一类抗菌肽，杀菌谱广，杀菌时间短，几分钟即可见效，其作用机制是：吞噬细胞摄入病原微生物之后，带有防御素的胞质颗粒通过与胞膜融合，将高浓度防御素释放至细菌周围，插入细菌细胞壁，并在其中形成孔洞，使细菌因胞壁损伤而死亡。防御素对革兰氏阴性菌和阳性菌均起作用，对某些真菌也有杀灭作用，并能选择性杀伤肿瘤细胞，抑制包膜病毒的复制。

D. 溶菌酶。溶菌酶（lysozyme）属于低分子质量不耐热碱性蛋白质，因具有溶菌活性而得名，广泛存在于各种体液、外分泌液和吞噬细胞溶酶体中。溶菌酶主要对革兰氏阳性菌和真菌起溶菌作用，可破坏细胞壁的主要组分——肽聚糖，引起细菌和真菌细胞壁损伤，导致菌体溶解。溶菌酶还可激活补体，并有促进吞噬作用。

（2）固有免疫应答的形式　固有免疫应答出现在机体抗感染应答的早期阶段，以抗原非特异性方式识别和清除各种病原体和外来异物，是机体免疫防御的第一道防线。依据其作用特点和发生的先后，固有免疫应答可以有两种形式：组成性固有免疫应答和诱导性固有免疫应答。

1）组成性固有免疫应答。参与组成性固有免疫应答的成分包括体表和黏膜的屏障结构及其上皮细胞分泌的抗菌肽和体液中的溶菌酶、细胞因子、天然抗体等。

首先是屏障结构对病原体的阻隔和清除。正常机体通过呼吸、饮食或通过小的皮肤破损而进入的微生物，绝大多数会因为体表组织（皮肤、黏膜）的屏障作用被控制在局部或被清除，很少会出现感染灶。

其次是固有免疫分子和吞噬细胞对病原体的清除。当大量病原微生物进入机体，屏障作用被破坏而不能完全抵御微生物的入侵时，微生物就会在局部形成感染灶，并在此复制和扩散。此时机体现存的免疫分子，如抗菌肽、溶菌酶、急性期蛋白、细胞因子和一些可与病原体起反应的预存抗体等，会迅速清除病原体；同时，补体旁路途径被激活，感染部位组织细胞分泌趋化因子吸引和招募吞噬细胞迁移至感染灶，吞噬并清除病原体。

组成性固有免疫应答在病原微生物或外来异物侵入机体的0~4h完成。如果组成性固有免疫应答不能完全清除病原体，机体就会在4~96h启动固有免疫细胞参与的诱导性固有免疫应答。

2）诱导性固有免疫应答。诱导性固有免疫应答属于早期诱导性应答，是指固有免疫细胞识别病原体或其他异物后被激活，发挥生物学效应，将病原体和异物清除，并启动和参与适应性免疫应答的过程。

固有免疫细胞通过其表面或胞内的模式识别受体（pattern recognition receptors，PRRs）识别并结合入侵病原体的病原相关分子模式（pathogen-associated molecular patterns，PAMPs）是启动诱导性应答的第一步。PAMPs一般是指病原体之间某些共有的并且高度保守的分子结构，以及机体自身衰老损伤或凋亡时细胞表面呈现的特定分子结构。根据其来源可分为两类：外源性的微生物相关分子模式（microbe-associated molecular patterns，MAMPs）和内源性的损伤相关分子模式（damage-associated molecular patterns，DAMPs）。MAMPs通常为病原微生物所特有，为微生物生存或致病性所必需，但宿主正常细胞不产生。MAMPs 包括革兰氏阴性菌的脂多糖（LPS）、革兰氏阳性菌的脂磷壁酸（lipoteichoic acid，LTA）、分枝杆菌的脂阿拉伯甘露聚糖（lipoarabinomannan，LAM）、肽聚糖（peptidoglycan，PG）、细菌 DNA、双链 RNA（dsRNA）、真菌多糖、葡聚糖等各种病菌的细胞成分。DAMPs 又称为警报素，一般是受损伤的或者受到胁迫的自身细胞发出的求救信号，包括热激蛋白、钙调素、血清淀粉样蛋白以及一些非蛋白类物质（如尿酸、ATP、钾离子流、活性氧、硫酸肝素等）。模式识别受体（PRRs）是一类主要表达于固有免疫细胞表面或胞内的可识别一种或多种 PAMPs/DAMPs 的分子。来自不同组织的同类固有免疫细胞均表达相同的 PRRs，具有相同的识别特性。根据 PRRs 的功能，可将其分为可溶型、细胞吞噬型和信号转导型三大类（表 7-3）。

表 7-3　固有免疫系统的主要模式识别受体

PRRs 类别	分布	主要成员	PRRs 类别	分布	主要成员
可溶型	体液、血液	MBL、CRP、LBP	信号转导型	细胞膜	TLR1/2/4/5/6/10/11
细胞吞噬型	细胞膜	MR、SR、fMLP、CR、FcR		内体膜、溶酶体膜	TLR3/7/8/9
				细胞质	NLRs、RLRs

可溶型 PRRs 以游离形式存在于各种体液或血液中，在识别 PAMPs 的同时具有效应功能，参与炎症反应对病原体的清除。目前研究得较多的可溶型 PRRs 有甘露糖结合凝集素（MBL）、C 反应蛋白（C-reactive protein，CRP）和 LPS 结合蛋白（LPS binding protein，LBP）。MBL 可识别并结合病原微生物表面的甘露糖、岩藻糖及 N- 乙酰葡糖胺等糖基配体，然后通过 MBL 补体激活途径消灭病原体，并可通过调理作用促进 Mɸ 的吞噬作用；CRP 与细菌细胞壁磷脂酰胆碱具有高亲和力，与之结合后激活补体经典途径，并具有调理作用和促炎作用；LBP 识别并结合革兰氏阴性菌的脂多糖（LPS），将 LPS 传递给 CD14，增强吞噬细胞对 LPS 的敏感性，启动 TLR4 识别的信号通路，激活效应细胞，清除病原体。

细胞吞噬型 PRRs 主要分布于固有免疫细胞的细胞膜上，通过识别和结合 PAMPs，介导细胞对病原体和机体自身衰老及受损细胞的吞噬作用。目前已发现的吞噬型 PRRs 主要有：甘露糖受体（mannose receptor，MR）、清道夫受体（scavenger receptor，SR）、甲酰甲硫氨酰肽受体（formyl-methionine-leucyl-phenylalamine，fMLP）、补体受体（complement receptor，CR）及 FcR 等。MR 为单链跨膜分子，可识别并结合微生物细胞壁糖蛋白和糖脂组分中的末端甘露糖和岩藻糖残基，从而介导细胞的吞噬作用；SR 为三次跨膜蛋白，可识别氧化的低密度脂蛋白、革兰氏阳性菌 LTA、阴性菌 LPS 等 PAMPs，以及机体衰老、突变或凋亡细胞的 DAMPs，从而有效清除血液循环中的细菌和受损细胞；fMLP 为七次跨膜受体，主要识别细菌的 N- 甲酸基多肽，趋化中性粒细胞向感染部位迁移和活化 Mɸ；CR 能够识别包被有补体成分的病原体，通过调理作用介导吞噬细胞的吞噬作用；FcR 几乎分布于所有的免疫细胞，可与 Ig 的 Fc 段结合，根据结合的 Ig 不同，可分为 FcγR（结合 IgG）、FcεR（结合 IgE）、FcαR（结合 IgA）、FcμR（结合 IgM）和 FcδR（结合 IgD）5 种类型，不同的 FcR 可发挥不同的免疫功能。

信号转导型 PRRs 与 PAMPs 结合后，通过信号传递激活细胞，发挥生物学功能。根据其结构的不同可分为：Toll 样受体（toll-like receptor，TLR）、视黄酸诱导基因 1（retinoic acid-inducible gene 1，RIG-1）样受体（RIG-1-like receptor，RLR）和核苷酸结合寡聚化结构域（nucleotide binding oligomerization domain，NOD）样受体（NOD-like receptor，NLR）三大类。TLRs 是一大类跨膜受体，因其膜外段与果蝇 Toll 蛋白同源而得名，仅识别表达于病原微生物上的高度保守的 PAMPs，通过传递活化信号，诱导活化细胞表达一系列免疫效应分子，促进吞噬、诱发炎症和启动 T 细胞应答；RLRs 主要分布在细胞质中，能够识别胞质中的病毒 dsRNA，通过激活下游信号通路，最终诱导宿主细胞产生大量的 IFN、TNF-α 和 IL-1β 等细胞因子，发挥固有免疫效应；NLRs 可识别细胞质中不同的 PAMPs 和内源性 DAMPs，是抗细胞内感染病原菌的固有免疫信号通路中重要的受体。

抗感染固有免疫应答是机体在感染早期由多细胞、多因子参与的炎症反应。炎症反应（inflammatory response）是机体组织细胞的 PRRs 识别 PAMPs 后由多细胞、多因子共同参与的免疫应答的结果，是机体组织与细胞对损伤性因子的防御反应。在感染部位的炎症反应多是由 M_Φ 对病原体的固有免疫应答所启动。

炎症反应的病理生理学表现是红、肿、热、痛，在感染局部血管主要有 4 个典型变化：①受累组织局部的毛细血管扩张，血流加快导致局部出现红、热。②血管内皮细胞活化，表达黏附分子，促使白细胞溢出。炎症开始时首先到达感染部位的白细胞是中性粒细胞，接着是单核细胞（Mo）迁移至感染部位，并溢出血管分化为组织 M_Φ。在炎症的后期其他白细胞，如嗜酸性粒细胞和淋巴细胞也进入感染部位。③局部血管通透性加大，白细胞和血浆经毛细血管渗出，引起肿胀。由于渗出物压迫和某些炎症介质直接作用于神经末梢引起疼痛。血浆蛋白的蓄积也增强了宿主的抵御。④在感染部位微血管的凝血可防止病原体通过血流向其他部位扩散，有益于宿主的抵御。

炎症通常可按其病程分为急性炎症和慢性炎症。急性炎症启动急骤，持续几天到一个月，以血浆渗出和中性粒细胞浸润为其主要特征；慢性炎症可持续数月到数年，以淋巴细胞和 Mo/M_Φ 浸润及小血管和结缔组织增生为其主要特征。

炎症的主要作用为：①把效应分子和效应细胞输送到感染部位，以增强 M_Φ 对入侵病原体的杀伤作用；②提供微血管血液凝集的一个生理屏障，防止感染通过血液扩散（抗感染炎症屏障）；③促进损伤组织的修复。

诱导性固有免疫应答在清除病原的同时，启动适应性免疫应答。

2. 适应性免疫应答

（1）适应性免疫应答的概念和特点　　适应性免疫应答又称适应性免疫（adaptive immunity）、特异性免疫（specific immunity）或获得性免疫，是指机体内抗原特异性 T 细胞、B 细胞接受抗原刺激后，自身活化、增殖、分化为效应细胞，产生一系列生物学效应的过程。

适应性免疫应答是晚期诱导性应答。未被固有免疫应答清除的感染因子直接或被抗原提呈细胞摄取后进入外周免疫器官或组织，然后被 T 细胞、B 细胞识别并产生一系列的特异性免疫反应。与固有免疫应答相比，适应性免疫应答具有如下特点：①特异性。这种特异性表现为特定的免疫细胞克隆仅能识别特定抗原，以及应答中所形成的效应细胞和效应分子（抗体）仅能与诱导其产生的特定抗原发生反应。②记忆性。参与适应性免疫的 T 细胞、B 细胞均具有保存抗原信息的功能，它们初次接触抗原并产生应答后，可形成特异性记忆细胞，以后再次接触相同抗原刺激时，可迅速被激活并大量扩增，产生更强的再次应答。③耐受性。免疫细胞接受抗原刺激后，既可产生针对特定抗原的特异性应答，也可表现为针对特定抗原的特异性不应答，后者即免疫耐受。

根据参与免疫应答和介导免疫效应的组分和细胞种类的不同，适应性免疫可分为 T 细胞介导的细胞免疫（cellular immunity）和 B 细胞介导的体液免疫（humoral immunity）。

（2）适应性免疫应答的过程　　适应性免疫应答发生的场所主要在外周免疫器官，其发生、发展和最终效应是一个十分复杂但又规律有序的生理过程，除了多种免疫细胞协同完成外，还有许多细胞因子参与，整个应答过程可分为三个阶段：感应阶段、反应阶段和效应阶段。

1）感应阶段。感应阶段又称抗原识别阶段，包括抗原提呈细胞（APC）对抗原的摄取、处理、提呈，以及 T 细胞、B 细胞对抗原的特异性识别。

A. 抗原提呈细胞。抗原提呈细胞（APC）是指能摄取和在细胞内加工处理抗原，并将抗原信息提呈给 T 淋巴细胞的细胞。APC 能对抗原进行加工和处理，并以抗原肽 -MHC 分子复合物的形式表达于细胞的表面。T 细胞能识别该复合物从而被活化并产生免疫应答反应。因此，APC 在抗原诱导机体产生特异性免疫应答的过程中发挥关键作用。

APC 可分为三类：专职 APC（professional APC）、非专职 APC（non-professional APC）和靶细胞。

专职 APC 即通常所说的 APC，包括树突状细胞（DC）、单核 / 巨噬细胞和 B 淋巴细胞。其共同特点是组成性表达 MHC Ⅱ类分子和其他参与诱导 T 细胞活化的共刺激分子，能主动摄取抗原并加工处理抗原和提呈抗原信息给 T 淋巴细胞。

非专职 APC 包括内皮细胞、成纤维细胞、各种上皮细胞、间皮细胞和嗜酸性粒细胞等，它们只能在一定条件下（如炎症因素的刺激或细胞因子的作用）才能被诱导表达 MHC Ⅱ类分子和共刺激分子，且摄取、加工处理抗原和提呈抗原信息的能力较专职 APC 弱。非专职 APC 对抗原的处理和提呈可能参与炎症反应和某些自身免疫疾病的发生。

靶细胞通常是指被病毒或胞内菌感染的以及突变的自身细胞。这些细胞组成性表达 MHC Ⅰ类分子，能加工处理内源性抗原并以抗原肽 -MHC Ⅰ类分子复合物形式将抗原信息提呈给 CD8$^+$ CTL。CTL 能够识别并特异性地杀伤这些靶细胞。机体有核细胞均能表达 MHC Ⅰ类分子，因此均可能是 CTL 的潜在靶细胞。以前未将此类细胞归为 APC，而是称其为靶细胞，但近年也将其称为 APC。因此，目前 APC 的定义为所有表达 MHC 分子并能处理和提呈抗原的细胞。

B. 抗原的摄取、处理和提呈。抗原处理（antigen processing）或称抗原加工，是指 APC 首先在感染或炎症局部摄取抗原，然后在细胞内降解抗原并将其加工处理成抗原多肽片段，再以抗原肽 -MHC 复合物的形式呈现于细胞表面。抗原提呈（antigen presentation）是指 APC 与 T 细胞接触，抗原肽 -MHC 复合物被 T 细胞的 TCR 识别，从而将抗原信息传递给 T 细胞，引起 T 细胞活化的过程。

一般抗原进入机体后，首先被局部的单核 / 巨噬细胞或其他 APC 吞噬和处理，然后以有效的方式（与 MHC 结合）提呈给 Th 细胞。APC 所表达的 Ⅰ类和 Ⅱ类 MHC 分子是抗原多肽的载体，分别提呈内源性抗原（endogenous antigen）和外源性抗原（exogenous antigen）。内源性抗原是细胞内合成的抗原，如被病毒感染细胞合成的病毒蛋白、细胞内感染菌的产物或裂解片段及肿瘤细胞内合成的蛋白质等，在细胞内合成后存在于细胞质中，直接被细胞加工、处理并以抗原肽 -MHC Ⅰ复合物的方式提呈给 CD8$^+$ CTL，这种抗原提呈方式称为 MHC Ⅰ类途径（MHC class Ⅰ presentation pathway）。外源性抗原是来源于细胞外的抗原，如被吞噬细胞吞噬的细菌、细胞、可溶性蛋白质抗原等，它们需要被 APC 通过胞吞作用（endocytosis）或内化作用（internalization）而摄入细胞的吞噬颗粒中，再被加工、处理并以抗原肽 -MHC Ⅱ复合物的方式提呈给 CD4$^+$T 细胞，这种抗原提呈方式称为 MHC Ⅱ类途径（MHC class Ⅱ presentation pathway）。在某些情况下，外源性抗原也可通过 MHC Ⅰ型分子呈递并激活 CD8$^+$T 细胞，而内源性抗原也可通过 MHC Ⅱ类途径加以提呈，这种提呈方式称为交叉提呈。

抗原提呈是机体启动对抗病毒、寄生虫和细菌入侵的免疫应答的一个基本步骤。在诱发初次免疫应答时，主要由 DC 和 M$_\Phi$ 作为抗原提呈细胞负责摄取、处理和提呈抗原；在再次免疫应答时，APC 主要是已扩增的 B 细胞克隆。

C. T 细胞、B 细胞对抗原的识别。T 细胞、B 细胞分别通过其表面的 TCR 或 BCR 识别不同种类的抗原，所以不同的抗原可以选择性地诱导细胞免疫应答或体液免疫应答，或者同时诱导两种类型的免疫应答。

T 细胞对抗原的识别具有抗原特异性和 MHC 限制性，即双重识别特性。T 细胞主要识别胸腺依赖性抗原。一方面，TCR 与抗原的结合具有高度特异性，不同的 T 细胞克隆精确识别具有不同氨基酸残基的抗原表位，对于变化多端的抗原来说，T 细胞具有十分精细的辨别能力，这是 T 细胞识别抗原特异性的基础。在接触抗原之前，机体内针对抗原的特异性初始 T 细胞克隆频率极低，抗原识别实质上是携带 MHC- 抗原肽复合物的 APC "寻找"抗原特异性初始 T 细胞克隆的过程。另一方面，T 细胞的抗原识别具有 MHC 限制性。T 细胞一般不能直接识别可溶性蛋白抗原，只能通过 TCR 识别和结合由 APC 表面 MHC 分子所展示的抗原肽。APC 和 T 细胞表面均表达多种参与二者相互作用的黏附分子对，又称共刺激分子（co-stimulatory molecule），它们的结合有助于维持、加强 APC 与 T 细胞的直接接触，并为 T 细胞激活提供共刺激信号（co-stimulatory signal）。

B 细胞对抗原的识别与抗原的种类有关。B 细胞对非胸腺依赖性（TI）抗原的识别不需要 Th 细胞辅助。TI 抗原主要激活 B1 细胞，所产生的抗体主要为 IgM。由于无特异性 T 细胞辅助，TI 抗原不能诱导抗体类型转换、抗体亲和力成熟和记忆性 B 细胞的形成（无免疫记忆）。B 细胞针对胸腺依赖性（TD）抗原的应答需要抗原特异性 T 细胞的辅助。

2）反应阶段。反应阶段又称淋巴细胞活化阶段，是指 T 细胞、B 细胞特异性识别抗原后传递活化信号，自身发生活化、增殖和分化的阶段。T 细胞、B 细胞的活化均需要双信号和多种细胞因子的参与。

A. T 细胞活化的第一信号来自 TCR 与 APC 表面的抗原肽 -MHC 复合物的结合与相互作用，该信号确保免疫应答的特异性；第二信号由 APC 和 T 细胞表达的协同刺激分子以受体和配体形式（如 B7/CD28、LFA-1/ICAM-1 或 -2、CD40/CD40L 等）相互作用而形成，其中 B7/CD28 是最重要的一组共刺激分子，可增强 IL-2 的合成，促进 T 细胞的活化。第二信号确保免疫应答在需要的条件下才能发生。如果只有第一信号而缺乏第二信号，T 细胞则处于无应答状态（anergy）。只有第一信号和第二信号同时存在时，T 细胞才发生活化。T 细胞活化的这种双信号刺激模式实质上是一种故障 - 安全（failure-safety）机制。正常组织及处于静息状态的 APC 不表达或低水平表达共刺激分子，此时由于缺乏第二信号的刺激，T 细胞处于无应答状态，有利于维持自身免疫耐受。当微生物入侵时，专职 APC 通过表达共刺激分子来提示机体处于危险之中，此时第二信号确保在正确的时间和正确的部位启动有针对性的特异性 T 细胞应答。除了上述的双信号外，还需某些细胞因子的刺激才能使 T 细胞充分活化，如活化的 APC 和 T 细胞分泌的 IL-1、IL-2、IL-6、IL-12 等在诱导 T 细胞活化的过程中也发挥重要作用。

B. B 细胞激活的第一信号由 BCR 与抗原特异性结合而启动，首先 BCR 复合物中的 mIg 识别并结合抗原表位，然后由 Igα/Igβ 将抗原刺激信号传递到胞内。第二信号（共刺激信号）由 CD4$^+$ Th 细胞与 B 细胞表面多个黏附分子对的相互作用提供。在抗原物质中，绝大多数蛋白质为胸腺依赖性（TD）抗原，B 细胞对这类蛋白质抗原的应答必须有 Th 细胞的辅助。Th 细胞对 B 细胞的辅助至少表现在两个方面：①提供 B 细胞活化必需的第二信号。Th 细胞的 TCR 特异性识别并结合 APC 表面的抗原肽 -MHC Ⅱ复合物，然后表达多种膜分子，其中最重要的是 CD40L，它可与 B 细胞表面的 CD40 结合，诱导静止期 B 细胞进入细胞增殖周期，是

刺激 B 细胞活化最强的第二信号。同时，Th 细胞与 B 细胞表面多个黏附分子对（如 LFA3/
CD2、ICAM-1 或-3/LFA1、MHC Ⅱ /CD4 等）相互作用，向 B 细胞提供协同刺激信号。②分
泌细胞因子，对 B 细胞的活化、增殖、分化起辅助作用。Th1 细胞分泌的 IL-2 和 IFN-γ 等细
胞因子，Th2 细胞分泌的 IL-4、IL-5 及 IL-6 等细胞因子有促进 B 细胞活化增殖的作用，是 B
细胞活化增殖不可缺少的条件。此外，Th 细胞在 Ig 类别转换、记忆 B 细胞的产生、生发中心
的形成和阻断 B 细胞凋亡等方面也发挥重要作用。

　　BCR 在识别抗原、B 细胞激活中有两个相互关联的作用：① BCR 与抗原特异性结合，
产生刺激 B 细胞活化的第一信号；②作为抗原提呈细胞，B 细胞通过胞吞作用将与 BCR 结
合的抗原内化，并进行加工处理，抗原降解后产生的抗原肽与 MHC Ⅱ类分子结合，以抗原
肽 -MHC Ⅱ复合物的形式提呈给特异性 Th 细胞。而活化的 Th 细胞表达 CD40L 等共刺激分
子，又可提供 B 细胞活化的第二信号。

　　在体液免疫应答中，CD4+ Th 细胞可通过提供协同刺激信号、分泌细胞因子等方式辅助 B
细胞激活，而 B 细胞作为抗原提呈细胞可通过加工、处理、提呈抗原的形式激活 Th 细胞。但
作为抗原提呈细胞，B 细胞只能激活记忆 T 细胞，不能激活初始 T 细胞。所以在初次免疫应答
中，CD4+ Th 细胞主要通过识别树突状细胞加工提呈的抗原而被激活。

　　C. T 细胞活化后，增殖、分化成效应 T 细胞（Th、CTL、Tr 等）和记忆 T 细胞。

　　T 细胞活化的信号经一系列传导分子传递到细胞核后，触发某些 T 细胞膜蛋白（如细胞因
子受体）和细胞因子的基因转录和蛋白合成，这一结果引发了活化后细胞行为的两大变化：细
胞分裂增殖和细胞分化。在众多参与 T 细胞增殖分化过程的细胞因子中，以 IL-2 的作用最为
重要。活化的 T 细胞可分泌 IL-2，并表达高亲和力的 IL-2R，通过自分泌作用促进 T 细胞增殖
并分化为效应 T 细胞。

　　初始 CD4+T 细胞接受抗原刺激后首先分化为 Th0 细胞，局部微环境中存在的细胞因子种
类是调控 Th0 细胞分化的关键因素，如 IL-12、IFN-γ 可促进 Th0 分化为 Th1 细胞；IL-4 可促
进 Th0 分化为 Th2 细胞；IL-6 和 TGF-β 可促进 Th0 分化为 Th17；TGF-β 可促进 Th0 分化为
Tr。Th0 的分化方向是决定机体免疫应答类型的重要因素：Th1 主要参与细胞免疫应答，Th2
主要介导体液免疫应答。

　　初始 CD8+T 细胞的激活主要有两种方式：① Th 细胞非依赖性。若靶细胞在提呈内源性
抗原时高表达协同刺激分子，则不需要 Th 辅助，可直接刺激 CD8+T 细胞合成 IL-2，通过自
分泌作用分化为效应 CTL。② Th 依赖性。CD8+T 细胞的靶细胞一般低表达或不表达共刺激分
子，此时 CD8+T 细胞的增殖分化需 APC 和 CD4+T 细胞的辅助。靶细胞上的病毒抗原或肿瘤
抗原等可自细胞上脱落，被 APC 摄取，经加工处理后形成抗原肽 -MHC Ⅰ类或Ⅱ类分子复合
物，可同时提呈给 CD4+T 细胞或 CD8+T 细胞。活化的 CD4+T 细胞产生的 IL-2，可辅助结合
在同一 APC 上的 CD8+T 细胞活化、增殖、分化，成为效应 CTL；或是通过活化的 CD4+T 细
胞表达 CD40L，与 APC 表面的 CD40 结合，诱导 APC 高表达协同刺激分子，从而刺激 CD8+
T 细胞活化、增殖、分化。

　　机体对特定抗原产生初次免疫应答后，部分活化的 T 细胞可转变为记忆 T 细胞（Tm）。当
抗原再次进入机体，仅需少量抗原即可激活 Tm，迅速产生强烈、持久的细胞应答。

　　D. B 细胞活化后，增殖、分化成浆细胞和记忆 B 细胞。

　　活化的 B 细胞表面表达多种细胞因子受体，可响应 Th 细胞所分泌细胞因子的作用，其中
IL-2、IL-4 和 IL-5 可促进 B 细胞增殖；IL-5、IL-6 等可促进 B 细胞分化为能产生抗体的浆细
胞（plasma cell，PC），一部分 B 细胞转化为记忆 B 细胞。记忆 B 细胞为长寿命、低增殖细胞，

可表达膜Ig，但不能大量产生分泌型抗体，一旦再次遭受同一抗原，即迅速活化、增殖、分化为浆细胞，产生大量高亲和力的特异性抗体。

3）效应阶段。是免疫效应细胞和抗体发挥作用将抗原灭活并从体内清除时期，又称抗原清除阶段。

A. B细胞介导的体液免疫效应。存在于细胞外的病原体主要由B细胞介导的体液免疫应答进行清除。成熟的初始B细胞离开骨髓进入外周循环，这些细胞若未遭遇相应抗原，即在数周内死亡；若遭遇特异性抗原，则发生活化、增殖，并分化为浆细胞，产生和分泌的抗体进入淋巴液、组织液和黏膜表面，发挥清除病原体的作用。

机体初次接受适量抗原免疫后，需经一定的潜伏期（5～10d），才能在血清中出现抗体，该种抗体含量低，持续时间短，这种现象称为初次免疫应答，产生的抗体以IgM为主。在初次应答的晚期，随着抗原被清除，多数效应T细胞和浆细胞均发生死亡，同时抗体浓度逐渐下降，抗体类型由IgM转换为IgG。当同一抗原再次入侵机体，初次应答过程中所形成的记忆T细胞和B细胞可迅速、高效、特异地产生再次应答。再次应答过程中，记忆B细胞作为APC摄取、处理抗原，并将抗原提呈给记忆Th细胞。激活的Th细胞所表达的多种膜分子和大量分泌型细胞因子又作用于记忆B细胞，使之迅速增殖并分化为浆细胞，合成和分泌大量抗体。与初次免疫应答相比，再次免疫应答有如下特点：①潜伏期明显缩短（2～5d）；②产生更高水平的抗体；③抗体绝大部分为IgG。

B细胞应答产生的特异性抗体，可通过多种机制发挥免疫效应（详见第十一章第一节）。

B. T细胞介导的细胞免疫效应。T细胞介导的细胞免疫应答通常由TD抗原引起，可引起多种生物学效应：①抗胞内寄生性病原体感染；②抗肿瘤免疫；③免疫损伤（某些自身免疫病、药物过敏反应和迟发型超敏反应）；④参与同种移植排斥反应和介导移植物抗宿主反应。这些生物学效应均是在多种免疫细胞和细胞因子的协同作用下完成的。

CD8$^+$CTL杀伤胞内感染和恶性变的靶细胞。CTL的杀伤效应具有高度特异性和细胞接触依赖性。CTL的TCR只识别并结合靶细胞提呈的抗原肽-MHC I 复合物，与靶细胞接触的CTL被激活后可通过两条途径杀伤靶细胞：一是释放穿孔素和颗粒酶。当穿孔素插入靶细胞膜时，在高浓度钙离子存在下可形成内径为16nm的孔道，使细胞外液流入细胞内，导致靶细胞裂解。颗粒酶属于丝氨酸蛋白酶，循穿孔素所致的孔道进入靶细胞，活化级联酶（caspase），诱导靶细胞凋亡。二是通过CTL表面表达FasL和分泌TNF-α，与靶细胞膜上的Fas和TNF受体结合，启动caspase信号途径，诱导细胞凋亡。

Th1细胞通过分泌细胞因子促进巨噬细胞的杀伤活性。某些胞内寄生的病原体（如分枝杆菌）可在巨噬细胞的吞噬体内生长，并逃避特异性抗体和CTL的攻击。针对此类胞内寄生的病原体，Th1细胞可通过活化巨噬细胞及释放活性因子而发挥杀伤效应。抗原活化的Th1细胞表面表达CD40L，并可产生大量IFN-γ。CD40L与巨噬细胞表面CD40结合诱导巨噬细胞活化；IFN-γ可激活转录因子STAT-1和IRF-1，使巨噬细胞活化。活化的巨噬细胞通过产生活性氧（reactive oxygen species，ROS）、一氧化氮（NO）和溶酶体酶等，有效杀灭所吞噬的微生物。Th1通过产生IL-2等细胞因子，可促进Th1细胞、CTL等增殖，从而放大免疫效应。

Th2细胞诱导由嗜酸性粒细胞和肥大细胞介导的炎症反应。寄生虫因体积大，巨噬细胞无法将其吞噬。针对寄生虫的免疫应答主要依赖Th2细胞，其主要机制为：Th2分泌IL-4、IL-5和IL-13等细胞因子，刺激寄生虫特异性IgE抗体的产生。IL-5可活化嗜酸性粒细胞。活化的嗜酸性粒细胞经其表面FcωR与IgE包被的寄生虫发生结合，然后释放主要碱性蛋白等颗粒物质，最终消灭寄生虫。

活化 T 细胞的凋亡导致免疫应答水平得以有效控制。当抗原被效应细胞清除后，T 细胞应答水平下降，大量活化的 T 细胞凋亡。活化增殖的 T 细胞通过两条诱导途径发生凋亡，以平衡和及时终止免疫应答：①活化诱导的细胞死亡（activation-induced cell death，AICD）。激活的 T 细胞可高表达死亡受体 Fas 及 FasL，二者结合后可启动 caspase 酶联反应而导致细胞凋亡。AICD 有助于控制特异性 T 细胞克隆的扩增水平，从而发挥重要的负向免疫调节作用。②被动细胞死亡（passive cell death，PCD）。在免疫应答晚期，由于大量抗原被清除，淋巴细胞所接受的抗原刺激和生存信号及所产生的细胞因子均减少，导致胞内线粒体释放细胞色素 C，通过 caspase 酶联反应而致细胞死亡。

4）适应性免疫应答的意义。通过适应性免疫应答，机体识别抗原性异物并将之清除，借以保护机体免受抗原异物的侵袭，维持机体的生理平衡。

免疫细胞在抗原识别过程中被活化、分化并产生免疫效应物质，对相应抗原产生"排除"效应，称正免疫应答，如抗感染免疫和抗肿瘤免疫等；被诱导处于不活化状态，对诱发抗原发生特异性"容忍"效应，称负免疫应答或免疫耐受。免疫应答具有分辨"自己"和"非己"的能力。在正常情况下，机体对"非己"抗原发生正免疫应答，产生排斥反应，而对自身成分产生负应答，两者都是正常机体维持内环境稳定的重要的保护性免疫机制。

在异常情况下，机体对"非己"抗原可产生过高或过低应答，甚至无应答，前者可导致变态反应，后者导致免疫功能减退；若对自身成分产生正应答，则会发生自身免疫病。这些都属于病理性免疫。

第六节 疫苗佐剂的发展与应用

一、概述

佐剂（adjuvant）又称免疫调节剂（immunomodulator）或免疫增强剂（immune potentiator），是指能非特异地通过物理或化学方式与抗原结合而增强其特异免疫性的物质。"adjuvant"一词来源于拉丁文 *adjuvare*，意思是辅助或增强者。1925 年法国免疫学家兼兽医学家 Gaston Roman 发现，在白喉、破伤风疫苗中加入木薯淀粉、琼脂、金属盐、化脓性细菌等与抗原无关的物质，可以特异地增强机体对白喉和破伤风毒素的抵抗力，于是提出免疫佐剂的概念，即"用于抗原结合，能产生比单独抗原更好的免疫的物质"，并由此开拓了一个疫苗研究新领域。1926 年，Glenny 用明矾沉淀白喉类毒素制成抗原免疫豚鼠，极大地增强了机体对抗原的特异性免疫应答，从此拉开了佐剂使用的序幕。

传统疫苗多为全菌或全病毒制成，其中含有大量非免疫原性物质，这些物质除具有毒副作用外也有一定的佐剂作用，所以一般不需外加佐剂。因此，很长一段时间以来主要是研究毒素、类毒素、抗生素的学者在研究和使用佐剂，如白喉，破伤风类毒素制剂含有氢氧化铝佐剂，免疫马匹制备抗毒素所使用的免疫原添加了弗氏完全佐剂或菊糖、淀粉等佐剂。近年来，由于对免疫原的深入研究，以及生物化学、分子生物学技术的迅猛发展，抗原越提越纯，甚至有些是合成的抗原肽，其免疫原性通常很弱，因此添加适当的佐剂来增强其免疫原性或增强宿主对抗原的保护性应答显得尤为重要。对于许多种传染病，由于没有合适的免疫佐剂而影响了菌苗、毒苗、重组蛋白质、多肽和 DNA 疫苗等的发展。因此，传染病的防控除了要研发出高效低毒的疫苗外，免疫佐剂的研发也起着至关重要的作用。

二、疫苗佐剂的作用机理

佐剂可通过不同途径影响机体的免疫应答，其作用机制可能包括：①在注射部位形成抗原储存库，使抗原缓慢释放，从而延长疫苗抗原的生物学或免疫学半衰期；②在注射部位引起炎性反应，诱导抗原提呈细胞（APC）向注射部位集中，增强抗原的摄取和提呈；③促进 APC成熟及将抗原提呈和转运至引流淋巴结；④诱导产生细胞因子，如 IL-2、IL-4、IL-6、IL-10、IL-12、TNF-α、IFN-α 和 IFN-γ 等，并通过细胞因子应答的调节，平衡机体针对抗原的 Th1 和Th2 型免疫反应。佐剂通过以上机制，增强或调节抗原的作用，以产生持久、高效和记忆性免疫应答。

事实上，多数佐剂的机制尚未明确，因为免疫反应通常激活复杂的级联反应，佐剂的首要效应很难阐明。根据免疫反应的通常概念，如果抗原不到达淋巴结则不能引起特异性免疫反应，所以任何佐剂，只要可以促进抗原进入那些回到淋巴结的细胞，都可以增强免疫反应。树突状细胞（DC）可以摄取抗原，并将其输送到淋巴结给 T 细胞。因此，DC 摄取抗原、回到淋巴结及其成熟都是产生免疫反应的关键环节。

三、免疫佐剂的主要类型

可作为佐剂的物质种类繁多，目前尚无统一的分类标准。根据来源、作用机理、物理和化学性质可分为以下几类。

1. 植物来源佐剂

目前已发现至少有 200 种植物提取物具有免疫调节作用，因其来源天然、毒性较低、代谢容易、不易产生耐药性等优点，在近年来的免疫佐剂研究中越来越受到重视。

（1）中药多糖　多种中药多糖（polysaccharide）具有佐剂活性，如黄芪、人参、党参、枸杞、淫羊藿、当归、灵芝、香菇、牛膝等中药的多糖成分。其中黄芪多糖已开发成产品在畜牧兽医生产实践中推广应用。

中药多糖的佐剂机理主要表现为以下几个方面：①增加胸腺、脾和禽法氏囊等免疫器官的重量及指数，对抗免疫损伤如环磷酰胺、放射线、化学药物等所致的免疫器官的萎缩，恢复脾和淋巴系统的功能；②活化和增强 T 细胞、B 细胞、NK 细胞的功能，促进淋巴细胞 DNA 的合成；③激活单核巨噬细胞，加强其吞噬、处理、提呈抗原的作用；④增强抗原物质的免疫原性和稳定性，促进抗体的合成与分泌，延长抗体存在时间；⑤促进白细胞介素（IL）、干扰素（IFN）、肿瘤坏死因子（TNF）等细胞因子的分泌及活性。

（2）皂苷　皂苷（saponin）又称皂素，是一种天然的植物来源的强力表面活性剂。其中从南美皂树（*Quillajasaponaria molina*）树皮中提取的皂素经透析、离子交换和分子筛等步骤初步纯化的产品称为 QuilA，具有促进 Th1 和 Th2 功能和增强体液免疫的作用，作为动物疫苗佐剂已使用多年，对猪丹毒疫苗、奶牛金黄色葡萄球菌疫苗、猪细小病毒疫苗、鸡新城疫疫苗、禽流感疫苗、口蹄疫疫苗等均有显著的佐剂作用。

皂苷可与细胞膜上的胆固醇相互作用，插入细胞膜，使细胞产生孔道，抗原可通过该孔道直接进入细胞质，被 MHC Ⅰ类分子提呈，从而诱发特异性细胞毒 T 细胞（CTL）反应。

QuilA 有很强的毒副作用，可引起溶血、局部组织坏死，甚至全身不良反应或中毒。但当将其制成免疫刺激复合物（immune stimulating complex，ISCOM）后，即在含 0.5% QuilA、0.1%胆固醇、0.1% 磷脂及抗原的磷酸盐缓冲液中，QuilA 的副作用会变得很小。

QuilA 并非单一成分，经高效液相色谱（HPLC）分析，它含有 23 个成分，其中已经确定有佐剂作用的成分是 QS-7，QS-17，QS-18 和 QS-21。纯化的 QS-21 可促进 IgG 的产生，同时具有促进细胞免疫的功能。QS-21 作为疫苗佐剂已进行众多临床研究，实验性疫苗包括 HIV 疫苗、疟疾疫苗、黑色素瘤疫苗和肺炎球菌结合疫苗等。

（3）蜂胶　　蜂胶（propolis）是一种有黏性、胶状、含有树脂的物质。工蜂从树芽（如杨树）、树皮（如松柏）或其他植物幼芽上采集来树脂，并混入它的上颚腺分泌物和蜂蜡等加工而成蜂胶。其中含树脂、多酚、多糖等化合物，是一种具有广谱生物学活性的天然物质。

将蜂胶配合抗原免疫动物，能有效激活机体的免疫系统，增强补体功能，增加免疫细胞数量，促进抗体的产生。蜂胶作为疫苗佐剂兼具抗原"仓库"和免疫刺激复合物作用，这是因为蜂胶颗粒与病原粒子之间可相互交联，形成类似免疫刺激复合物（ISCOM）的结构。在禽霍乱灭活疫苗、猪副嗜血杆菌灭活疫苗、鸡新城疫疫苗以及鸡多杀性巴氏杆菌、大肠埃希菌和肺炎克雷伯菌的三价细菌疫苗中的应用研究表明，蜂胶佐剂对机体免疫系统具有广泛的刺激作用，佐剂活性明显优于油乳佐剂，且毒性较小；此外，蜂胶疫苗的特殊超微结构使其结构稳定，耐热抗冷，能延长疫苗保护期。

2. 细菌来源佐剂

细菌来源佐剂以其免疫调节能力强、种类多而备受研究者的关注，也是目前疫苗佐剂中最有发展前途和应用前景的种类。

（1）细菌毒素　　一些细菌毒素，如霍乱肠毒素（cholera toxin，CT）、大肠杆菌不耐热肠毒素（heat-labile enterotoxin，LT）、百日咳毒素（pertussis toxin，PT）等是目前已知的强黏膜免疫佐剂。这些毒素虽然各自表现不同的毒性作用，但其蛋白质分子结构上有相似之处，即均由亚单位 A 和亚单位 B 聚合组成。分子病理学的研究证明，其毒性由亚单位 A 引起。亚单位 B 本身无毒性，但它能与宿主细胞表面受体结合，并穿透细胞，将亚单位 A 带入细胞。这类毒素统称为 A-B 结构毒素。近年来发现，这类毒素均有佐剂作用，但对其佐剂机理尚无完全一致的意见。CT 或 LT 可刺激小肠的肠腔细胞，增强黏膜细胞对抗原的通透性，使得更多的抗原分子能被肠道的淋巴系统摄取，从而增强免疫反应的效果。CT 可能通过促进 cAMP（环磷酸腺苷）的增高而增加肠上皮的通透性，从而增强免疫细胞对抗原的吸收。LT 已成功地显示出对流感和 HIV 疫苗的佐剂效应。

虽然 CT 和 LT 是很好的黏膜佐剂，但这两种毒素能引起严重的腹泻，并给中枢神经系统造成潜在的危害。如何去除 CT 或 LT 的毒性而又保留其佐剂效应是当前佐剂研究的重点课题，目前通过蛋白质工程操作和化学修饰对毒素佐剂进行改造的工作已取得较大进展，较为成功的例子是霍乱毒素 A 亚单位的蛋白质工程改造：用苯丙氨酸取代第 61 位的丝氨酸，或用赖氨酸取代第 112 位的谷氨酸，均可使毒素失去引起腹泻的能力，但仍保留较强的佐剂活性。另外，经基因改造手段可改变百日咳毒素个别氨基酸的结构而成为无毒的类毒素，如 PT-9K/129G 为一安全性很好的黏膜免疫佐剂。

（2）卡介苗的佐剂作用　　卡介苗（BCG）是减毒的牛型分枝杆菌，是预防结核病的减毒活疫苗，也是人类最早使用的疫苗之一。在对其免疫作用的研究中发现，BCG 具有很强的免疫调节效应，可通过刺激机体产生干扰素而增强疫苗的免疫效果。在动物实验中应用最广的佐剂——弗氏完全佐剂，其主要成分就是分枝杆菌。

近年来，西方国家越来越广泛地利用 BCG 的免疫佐剂作用对肿瘤进行治疗，如治疗膀胱癌等。BCG 中具有佐剂活性的成分主要是海藻糖-6,6′-二霉菌酸酯（trehalose-6,6′-dimycolate，TDM），又称 P3 或索状因子，是细胞壁的一种亲脂性糖脂，具有多种生物活性。TDM 与细胞壁骨架、脂多糖（LPS）等联合使用，能大大加强其抗肿瘤作用和免疫佐剂活性。

（3）细菌细胞壁成分　　细菌细胞壁成分，如脂多糖（LPS）、肽聚糖、甘露糖和胞壁酰肽等，能和固有免疫细胞表面的模式识别受体（PRRs）结合，激活相关的细胞内信号途径，促进细胞因子分泌。

LPS 是一种细菌内毒素，为革兰氏阴性菌（伤寒杆菌、副伤寒杆菌、霍乱弧菌等）细胞壁外膜中的重要组成成分，由糖和脂质成分组成，是细菌的重要抗原和主要免疫原，也是细菌感染的主要致病因子，被认为是造成全身性炎症综合征的主要原因。LPS 能与抗原提呈细胞（APC）表面的 TLR4 和 TLR2 结合，激活 APC，并刺激致炎细胞因子分泌，由此介导抗原特异性细胞免疫及体液免疫水平。少量的 LPS 可激活动物体内的免疫反应机制，以抵抗细菌感染，但如果免疫反应进一步扩大并失去调控，就会引起严重的炎症，甚至导致死亡。

LPS 分子由 O- 侧链、核心寡糖和脂质 A 三部分组成（图 7-6）。O- 侧链（O-specific chain）是由 2～4 个糖基组成寡糖的重复结构的长链，是高度可变的，暴露于细菌的表面，并具有抗原性（通常称为 O 抗原），其糖基组成和结构，不但在不同菌种之间，而且在同一菌种内部不同类群之间，都有所差别，成为细菌免疫学分类的基础；核心寡糖（core oligosaccharide）是由 9～10 个糖基组成的分枝寡糖链；脂质 A（lipid A）是磷酸糖脂（phosphoglycolipid）骨架，基本组成单位是以 β-1,6 糖苷键相连的 C1 和 C4 磷酸化的 D- 葡萄糖胺双糖。脂质 A 是 LPS 的主要活性组分（包括毒性和佐剂活性），不同细菌的脂质 A 结构基本相似。当双磷酸脂质 A 去掉一个磷酸根变成单磷酸脂质 A（monophosphoryl lipid A，MPL）时，便失去毒性，但仍保留免疫调节作用。目前 MPL 佐剂已应用于临床。

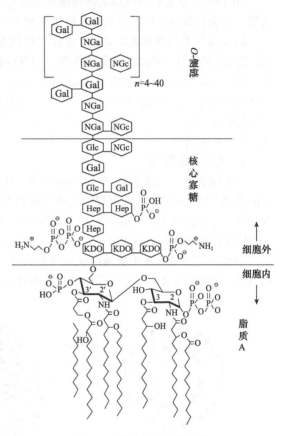

图 7-6　脂多糖的分子结构

（4）CpG ODN　　60 年前，Freund 即发现弗氏佐剂包括各种免疫刺激物质，细菌的 DNA 成分可能是其中之一。20 世纪 70 年代，属于牛型分枝杆菌的卡介菌对于实验动物和人类的肿瘤具有成功的治疗效果引起了科学家的兴趣。日本的 Tokunaga 等于 1984 年发现从 BCG 中提纯的核酸具有抗肿瘤作用，称其为 MY-1。MY-1 能使肿瘤缩小，刺激脾细胞分泌干扰素并增强自然杀伤（NK）细胞的活性。进一步的研究发现 MY-1 的这种生物学活性是由其中的一个含有 45 个碱基的脱氧寡核苷酸（oligodexynucleodeotide，ODN）序列所起的作用。经过深入研究后又发现 ODN 中有一回文序列，其中心区是由胞嘧啶核苷酸和鸟嘌呤组成的 CpG 二核苷酸基序，该 CpG 基序是 ODN 生物学活性的基本要素。CpG 序列是具有以下特点的 6 个碱基序列：中间为 2 个非甲基化的胞嘧啶和鸟嘌呤，5′ 端 2 个嘌呤，3′ 端 2 个嘧啶。其公式为 $5'X_1X_2CGYY3'$，X_1＝嘌呤，X_2＝嘌呤或胸腺嘧啶，Y＝嘧啶。

目前把含有未甲基化 CpG 基序的 DNA、细菌质粒 DNA 以及人工合成的寡核苷酸统称为 CpG DNA，即核酸佐剂或具有免疫刺激作用的 DNA 序列（immunostimulatory sequences，ISS），当将它们与蛋白质抗原疫苗共同使用时，可诱导以细胞免疫为主的免疫反应。

在核酸佐剂中以人工合成的 CpG DNA 最为常用。人工合成的 CpG 寡核苷酸在 18 个碱基以上，但一般不超过 30 个碱基，其中以含有 1～2 个 CpG 结构的作用最佳。应注意的是，如在 CpG 二核苷酸前方有 1 个 C，或者后方有 1 个 G，或者 CpG 二核苷酸直接重复，不但没有免疫刺激作用，反而有抑制作用。多数学者研究之后认为，对人体特异性免疫刺激作用最强的 CpG 结构序列为 5′TGTCGTT3′，对小鼠特异性刺激最强的 CpG 序列为 5′TGACGTT3′。

CpG ODN 能够选择性地增强脊椎动物的细胞和体液免疫应答，有效提升多种疫苗的免疫效果。它能直接活化树突状细胞、巨噬细胞和 B 细胞，增强其抗原提呈能力，促进抗体的分泌；间接活化 T 细胞和 NK 细胞，增强其功能及细胞因子的分泌，诱导 Th1 型免疫应答。因此，CpG ODN 是一种理想的免疫佐剂，与其他佐剂相比有较多优点：①CpG ODN 本身无免疫原性，不会诱发自身免疫反应；②CpG ODN 合成及纯化可进行标准化生产，极其稳定，半衰期长达几年；③疫苗配伍安全性高，可通过任何途径给药，是一种非常有效和良好耐受的新型疫苗佐剂。作为一种能同时激活体液免疫和细胞免疫的新型佐剂，CpG ODN 被越来越多地运用于疫苗及药物的研发。

3. 人工合成佐剂

（1）脂质体 脂质体（liposomes）是一种人工制备的由单层磷脂或由数层可溶性物质隔开的呈同心圆状排列的连续多层磷脂所组成的脂质小囊（图 7-7），含有磷脂、胆固醇和类脂 A 等成分，兼具佐剂和抗原载体功能。其佐剂作用体现在：①增强体液免疫应答。能显著增加循环抗体滴度或抗体形成细胞的产生；当口服免疫时，能显著增高局部 IgA 的分泌；增强免疫记忆，增加记忆 B 细胞的形成及回忆反应的强度。②增强细胞免疫应答。③增强巨噬细胞的吞噬作用和抗原提呈作用。④可作为半抗原的载体，诱发机体对半抗原的免疫应答。

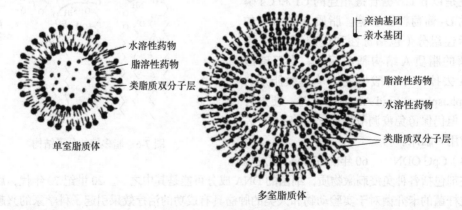

图 7-7 人工脂质体结构

脂质体作为佐剂有许多独特的优点：①安全性好。脂质体既无毒性，又无免疫原性，并且在体内有可降解性。②天然靶向性。脂质体易于定位在肾、肝、脾等巨噬细胞丰富的器官，被吞噬后经细胞内溶酶体酶的消化作用，释放抗原，激活 T 细胞、B 细胞。③减少抗原的剂量及接种次数。包裹有抗原的脂质体能被储存于巨噬细胞中缓慢释放，从而可以使机体长时间保持高效价抗体。④能降低被包裹抗原的毒性，增强动物对抗原物质的耐受性。⑤提高抗原稳定性。抗原被包封在脂质体中，因双层膜的保护，稳定性高，因而可延长疫苗使用期，降低贮存条件。⑥脂质体与 Al（OH）$_3$、胞壁酰二肽等佐剂有很好的协同作用，可共同使用这些佐剂，明显提高免疫效应。

脂质体佐剂存在的主要问题：①磷脂中的不饱和脂肪酸贮存时会逐渐氧化，产生溶血磷脂，当这种溶血磷脂含量超过磷脂总量的 1% 时，将离开脂质体并破坏其他脂质体膜；②小脂质体倾向于相互融合成大脂质体，在融合过程中可导致包入的抗原释放。

（2）免疫刺激复合物佐剂　免疫刺激复合物（ISCOM）佐剂是由抗原物质、QuilA 及胆固醇磷脂按一定比例混合后自发形成的一种具有较高免疫活性的脂质小泡，为一种像笼子一样的结构，抗原包被在微泡内。ISCOM 具有抗原提呈和免疫佐剂的双重功能，可刺激机体产生强烈而持久的全面免疫应答，可明显提高亚单位疫苗和 DNA 疫苗的免疫效果。ISOCM 能活化辅助性 T 细胞（Th）、细胞毒 T 细胞（CTL）和 B 细胞，可在增强体液免疫应答的同时诱导细胞免疫应答。ISOCM 还能有效地通过黏膜给药，从而提高黏膜免疫功能。

4. 细胞因子佐剂

细胞因子（cytokine）是一类机体在免疫反应时产生的免疫调节物质，对不同抗原、不同免疫途径接种的疫苗可发挥免疫调节效应，在免疫系统的激活和免疫细胞的诱导分化方面起重要作用。细胞因子调节免疫功能的机理：活化抗原提呈细胞（APC）并增加其数量；激活 T 细胞分化为 Th1 或 Th2 及 CTL；促进 B 细胞分化为产生不同抗体的浆细胞。

不同的细胞因子有不同的作用。IL-1 主要由单核 / 巨噬细胞产生，是 T 细胞、B 细胞的成熟剂，能刺激 T 细胞依赖性抗原及非 T 细胞依赖性抗原的抗体应答水平，并在抗肿瘤免疫中表现出免疫佐剂功能。IL-6 是淋巴类及非淋巴类细胞产生的一种多功能细胞因子，不仅能够有效地增强初次和二次免疫应答，而且对增强抗肿瘤免疫应答也有明显作用。IFN-γ 是一种 Th1 上调剂，增强抗体的产生和诱导迟发型超敏反应，可增加某些刺激引起的 IL-1 的释放，加强 APC 上 MHC 类抗原的表达和提高抗原的提呈。IL-2 可增强抗原的体液及细胞免疫应答。IL-4 是一种 Th2 上调剂。粒细胞巨噬细胞集落刺激因子（GM-CSF）是一种树突状细胞的共迁移信号，其作为乙型肝炎疫苗的佐剂经小鼠和人体试验均证明有效。

细胞因子已成为佐剂的研究重点，但细胞因子昂贵，种属特异，稳定性差、有一定毒性及潜在的自身免疫性，如果这些问题能被克服，可成为一些预防和治疗性疫苗的重要成分。

5. 矿物质佐剂

矿物质佐剂是传统佐剂中的一类，包括氢氧化铝、磷酸铝、磷酸钙、氢氧化铁、硒等，其中氢氧化铝佐剂是目前人类疫苗实际应用中使用最多的一种。

四、目前人和兽用疫苗佐剂的主要类型

1. 铝佐剂

铝佐剂是指一系列建立于氢氧化铝、磷酸羟基铝或硫酸羟基铝基础上的非结晶铝盐凝胶，是历史最悠久、应用最广泛的一类优良佐剂。疫苗用铝佐剂主要有氢氧化铝、磷酸铝和硫酸铝钾，其中氢氧化铝应用最广泛。

（1）铝佐剂的作用机制　铝盐佐剂的作用机制主要表现在以下几个方面。

1）抗原仓库作用。铝盐对大分子蛋白质、多糖等有很强的吸附能力。抗原中加入适量这样的佐剂，可以将抗原完全吸附，接种后在注射部位形成抗原储存库，然后缓慢释放抗原，起到抗原仓库作用，从而延长抗原与巨噬细胞或其他 APC 的接触，结果抗体的产生可数倍、数十倍乃至成百倍地增长。

2）多价颗粒效应。被铝佐剂吸附的抗原呈现一种多价颗粒的形式，使其能高效地被

APC 摄取并提呈，极大地增强了免疫原性。在抗原提呈过程中，可溶性抗原通过胞饮作用被树突状细胞（DC）摄取并提呈，而 DC 更倾向于通过胞吞或内吞作用摄取粒径大小合适的颗粒状抗原。因此，将可溶性抗原通过铝胶吸附制成颗粒状的制剂，能促进 APC 的抗原提呈作用。

3）免疫刺激效应。近年来的研究表明，铝盐本身有免疫调节作用，可刺激机体产生多种细胞因子或共刺激物，通过激活固有免疫系统促进适应性免疫反应，如可激活细胞内源性免疫应答相关的 NLRP3［nucleotide binding oligomerization domain（NOD）like receptor protein 3，也称作 NALP3］炎性复合体，促进巨噬细胞产生大量的 IL-1β、IL-18 等促炎症因子；可激活 Th2 细胞分泌 IL-4，诱导 MHC-Ⅱ类分子和 CD83、CD86 等的表达，从而诱导 Th2 型体液免疫应答。

（2）铝佐剂的应用　　目前，铝佐剂用于商品化的人用疫苗主要有：①儿童疫苗。吸附白喉 - 破伤风联合疫苗、百白破三联疫苗（DTP）、无细胞百白破联合疫苗（DTaP）、b 型流感嗜血杆菌（Hib）疫苗、肺炎结合疫苗、百白破 -b 型流感嗜血杆菌联合疫苗（DTP-Hib）、乙型肝炎 -b 型流感嗜血杆菌联合疫苗（HepB-Hib）、乙型肝炎疫苗（HepB）、b 型嗜血杆菌结合疫苗（PRP-OMP）等。②成人疫苗。吸附破伤风类毒素、吸附破伤风 - 白喉联合疫苗、甲型肝炎疫苗（HepA）、莱姆病疫苗、炭疽疫苗、狂犬病疫苗等。

铝佐剂也广泛用于兽用疫苗，主要有病毒疫苗（禽传染性支气管炎病毒疫苗、犬肝炎病毒疫苗、口蹄疫病毒疫苗、新城疫病毒疫苗）、细菌疫苗（多杀性巴氏杆菌疫苗、博德氏菌疫苗、肉毒梭菌疫苗、睡眠嗜血杆菌疫苗和钩端螺旋体疫苗等）和抗寄生虫疫苗（旋毛线虫疫苗、古柏线虫疫苗等）。

（3）铝佐剂的优缺点　　铝佐剂的应用已有 80 多年的历史，实践证明是一种有效的诱导免疫反应的佐剂，而且氢氧化铝成本低廉，使用方便、无毒，是胞外繁殖的细菌及寄生虫抗原的良好免疫佐剂。但它也存在明显的缺陷，主要问题是：①注射部位偶有严重局部反应，出现红斑、皮下结节、接触性过敏和肉芽肿性炎症；②因其理化性质特点，含铝胶佐剂的疫苗不能进行低温冷冻，冻后铝胶容易变性；③有可能对人、畜神经系统有影响；④铝佐剂主要激活 Th2 免疫细胞，诱导体液免疫应答，不能明显地诱导细胞介导的免疫应答，因此只适用于以抗体保护为主的疾病，如白喉、破伤风、乙肝、麻疹等；⑤会刺激 IgE 抗体产生，促进肥大细胞释放组胺及其他免疫活性物质，增加发生超敏反应的危险。

2. 油乳佐剂

油乳佐剂是一类以油类物质、乳化剂（如 Span-85 或 Tween-80）及稳定剂（如硬脂酸铝）按一定比例混合制成的佐剂，其中起佐剂作用的主要是油料。据其来源和特性，可将油乳佐剂中的油料分为矿物油和非矿物油。目前可用于佐剂的矿物油主要是液体石蜡（商品名为白油），非矿物油有花生油、角鲨烷、角鲨烯等。

（1）油乳佐剂的特性　　油乳佐剂疫苗在制备时，以油料、乳化剂和稳定剂为油相（连续相），与适当的抗原水溶液（分散相）混合，乳化成油包水（W/O）型或水包油（O/W）型或水包油包水（W/O/W）型的乳状液。

油乳佐剂的活性与其黏度、乳状液类型、乳化剂稳定性等物理性状密切相关。

黏度太大会影响乳滴的表面活性剂的结构，造成佐剂活性降低。

不同类型乳状液释放抗原的动力学行为各不相同。O/W 型乳状液中的油相比例低，安全性高，但较稀薄，扩散快，佐剂活性较低；W/O 型乳状液能在注射部位储存很长时间，给抗原提供长期的免疫增强作用，佐剂活性较高，但是较黏稠，刺激性大，安全性不高；W/O/W

型乳状液的安全性和活性介于以上两者之间，但稳定性较差，容易转化为 W/O 型。

影响乳化剂稳定性的因素很多，如亲水亲油平衡值（hydrophilic lipophilic balance，HLB）、乳化工艺等，将低和高 HLB 的乳化剂混合使用能产生特别稳定的界面膜，从而形成比较稳定的乳化体系。

选择佐剂时不仅要考虑其免疫促进作用，也要兼顾佐剂的安全性及佐剂与抗原适当比例配制后疫苗的黏度、稳定性等是否符合要求。

（2）油乳佐剂的作用机理　　油乳佐剂的作用机理主要有以下几个方面：①包被在油滴中的特异性抗原释放缓慢，能连续刺激机体产生免疫应答；②油滴能诱发机体局部产生炎症反应，有利于刺激免疫细胞的增殖，从而提高免疫应答水平；③特异性抗原包被在油滴中，避免被体液中的酶迅速分解，降低抗原分解速度，延长作用时间；④乳剂会促使 APC 在注射部位聚集和增殖，并将特异性抗原经淋巴系统运送至全身的淋巴结和脾脏处，从而诱生特异性免疫应答。

（3）油乳佐剂的种类及应用　　根据油料的不同，可将油乳佐剂分为矿物油佐剂和非矿物油佐剂两大类。

1）矿物油佐剂。矿物油佐剂中的白油是石油经深度精制脱除芳烃等有毒物质后制成的，其成分是各种饱和烃的混合物，具有无色、无毒、无味和光稳定性。油料中所含烃不同，油料的物理性状和性能也不同，从而导致其佐剂活性和副作用也不同。我国规定制造疫苗用的白油应为食品级。目前白油佐剂在国内外均广泛应用于动物疫苗，主要有弗氏佐剂、白油 Span 佐剂、Montanide ISA 系列佐剂等。

A. 弗氏佐剂。弗氏佐剂（Freund's adjuvant，FA）是矿物油佐剂中最经典的一种，由美籍匈牙利细菌学家 Freund 于 1935 年研究成功，曾广泛用于动物疫苗，有弗氏不完全佐剂与弗氏完全佐剂两种。弗氏不完全佐剂（Freund's incomplete adjuvant，FIA）是由油剂（低黏度的白油）和乳化剂（无水羊毛脂或 Tween-80）混合而成。液体石蜡与羊毛脂的组分比为（1~5）∶1，可根据需要而定，通常为 2∶1，用时与等量的抗原充分混匀，形成稳定的 W/O 型乳剂。弗氏完全佐剂（Freund's complete adjuvant，FCA）是在弗氏不完全佐剂中加入杀死的分枝杆菌或卡介苗或分枝杆菌的细胞壁成分制成。FIA 是典型的 Th2 型佐剂，主要诱导体液免疫反应；FCA 则能够刺激机体产生很强的体液免疫和细胞免疫应答，是非常强效的佐剂，但毒性较大。

FCA 和 FIA 的稳定性都较差，难以长期保存，还可引起局部肉芽肿和无菌性脓肿，且对小鼠有潜在的致癌性。目前这两种佐剂均已不再用于疫苗的生产，只应用于实验目的的免疫研究，一般初次免疫使用 FCA，以后的强化免疫使用 FIA。

B. 白油 Span 佐剂。又称 Specol 佐剂，是用轻质矿物油（白油 Marcol-52）作油相（90%），用 Span80 或 Span85 及 Tween-80 作为乳化剂（10%）制成的 W/O 型乳剂，是目前兽医生物制品中常用的一种佐剂。副作用比弗氏佐剂小，但比铝佐剂的免疫效果好。

C. Montanide ISA 系列佐剂。Montanide ISA 系列佐剂为法国 Seppic 公司开发的一系列油佐剂，有 ISA50、ISA206、ISA51 等。

ISA50 是由 85% 的矿物油和 15% 的乳化剂（甘露醇单油酸酯）组成的 W/O 型乳剂，有较强的增强免疫应答的作用，且副作用小于弗氏佐剂。

ISA206 是由矿物油和甘露醇单油酸酯制成的 W/O/W 型佐剂，它的特点是既能快速释放抗原，适用于疫情暴发时诱导最早的保护力，且效果明显优于氢氧化铝佐剂；又能诱导出 W/O 型乳剂相似的保护力和持续时间，适于长期免疫，同时注射部位的安全性优于 W/O 型乳剂。目前 Montanide ISA 206 是兽用疫苗的常用佐剂。

ISA51 佐剂的乳化剂是甘露醇单油酸酯，油料为矿物油 Drakcol 6VR，这是一种药用级的矿物油。该佐剂与抗原按体积 1∶1 混合后能提高特异性抗体滴度及 CTL 应答，这种免疫增强效应主要是通过抗原储存库效应、炎症（刺激募集 APC）效应、淋巴细胞捕获（刺激淋巴细胞在引流淋巴结堆积）等机制实现的。由古巴哈瓦那分子免疫中心研发的治疗性疫苗"Cimavax"，2008 年 6 月在古巴被批准用于晚期非小细胞肺癌的治疗，之后该疫苗相继在秘鲁和委内瑞拉上市。Cimavax 由重组人表皮生长因子（epidermal growth factor，EGF）和载体蛋白 P64（来源于 B 型脑膜炎球菌）结合而成，注射的时候使用 Montanide ISA51 辅助液进行乳化。目前该佐剂正在用于流感疫苗的临床试验。

矿物油在提高抗体的幅度和免疫持久性方面，远高于铝佐剂，对体液和细胞免疫系统均具有很强的激活作用。但矿物油不能被机体代谢，因此会产生一系列的副作用，如皮下注射时可在注射部位引起强烈的炎症、溃疡，以及肉芽肿、发热等；潴留于组织中的矿物油组分如姥鲛烷、正十六烷等，会引起佐剂性关节炎等自身免疫反应；此外，乳化剂也有一定的毒性。因此矿物油佐剂多用于动物疫苗。

2）非矿物油佐剂。与矿物油相比，非矿物油因来源于动植物体而可被机体代谢，副作用较小，因此可用于人疫苗。但非矿物油佐剂易氧化，且佐剂活性低于矿物油佐剂。

A. MF59 佐剂。MF59 佐剂是由 5% 的角鲨烯作为油相，0.5% 的 Tween-80 和 0.5% 的 Span-85 作为乳化剂，与水相抗原乳化而成的一种 O/W 纳米油乳佐剂（平均粒径<250nm）。制备时将 Span-85 分散在含有角鲨烯和 Tween-80 的缓冲液中，高速搅拌至乳状，然后将乳剂反复用微射流机流射，以形成 O/W 形式的乳剂微粒，最后过滤除菌。制备好的 MF59 纳米乳剂稳定性可达 3 年以上。

MF59 组分中的油相角鲨烯，是一种自然生成的三萜烯烃，组分单一（$C_{30}H_{50}$），但结构复杂，在许多植物、动物以及人体中都有分布，是胆固醇合成的前体物质及甾类激素合成的中间体，因此兼具生物相容性和生物可降解性。角鲨烯在人体肝中合成（>1g/d）并通过血液循环到达全身，在皮肤分布最多，是皮脂分泌物的主要组分。鲨鱼肝油中含有 80% 的角鲨烯，是角鲨烯最丰富的来源。Tween-80 和 Span-85 作为表面活性剂，二者形成稳定的分散体系，可以使油相角鲨烯均匀地分散在包含有抗原的水相中，形成稳定均一的乳液。

MF59 作为流感疫苗佐剂于 1997 年在欧洲获得认证，是继铝盐之后第二个获批上市的人用疫苗佐剂，对流感病毒、乙型肝炎病毒疫苗均是比铝盐更有效的佐剂，它对各种动物和各年龄段的人均可产生高于铝佐剂的抗体水平，且用量少，毒性低。其佐剂机制主要有以下几个方面：①促进 APC 对抗原的摄取；②刺激 M_Φ、单核细胞和粒细胞释放趋化因子，如 CCL2、CCL3、CCL4、CXCL8 等，诱导 APC 在注射部位快速聚集，提高抗原提呈的效率；③上调人单核细胞共刺激分子 CD86，下调单核细胞表面标志物 CD14，促进单核细胞分化为 DC；④促使 DC 增殖、成熟及向外周淋巴结迁移。

MF59 的主要副作用是引起注射部位疼痛。

B. AS03。AS03 是含有 α-生育酚、角鲨烯、Tween-80 的 O/W 型乳化剂，是葛兰素史克（GSK）公司研制的 AS 系列佐剂的一种，2008 年上市。α-生育酚是维生素 E 中最具生物活性的形式，为脂溶性的抗氧化剂，可以有效阻止脂肪氧化时活性氧化物的形成。

AS03 可趋化单核细胞，促进抗原诱生高水平的抗体，主要通过 NF-κB 途径刺激促炎细胞因子和趋化因子的产生。AS03 已被应用于 H1N1 流感疫苗（商品名"Pandemrix"），可诱导很强的体液免疫应答。

3. 单磷酰脂质 A

单磷酰脂质 A（MPL）为革兰氏阴性菌细胞壁脂多糖脱毒后形成的衍生物，它保留了脂多糖的免疫原性却无内在毒性，于 1997 年在欧洲获得认证，成为首个人用强效 Th1 佐剂。MPL 通过激活 TLR4 和 TLR2 而发挥作用，可激活 APC 和刺激致炎细胞因子的分泌，由此介导抗原特异性细胞免疫及体液免疫水平。目前 MPL 主要用于乙型肝炎病毒（HBV）疫苗、疱疹病毒（HSV）疫苗以及人乳头瘤病毒（HPV）疫苗。

4. AS 系列佐剂

AS（adjuvant system，AS）佐剂是由 GSK 公司研制的系列人用疫苗佐剂，包括 AS01、AS02、AS03、AS04 和 AS15，除 AS03 为单一的非矿物油佐剂外，其余均为已有佐剂组成成分的混合制剂。

（1）AS01　　AS01 是一种含有单磷酰脂质 A（MPL）和皂素 QS-21 的脂质体佐剂，能形成抗原库，使抗原缓慢释放，并对 Th1 细胞的刺激作用明显强于 Th2 细胞，其中，MPL 通过 TLR4 激活 Th1 和 Th17 细胞，QS-21 则有助于激活 CD8$^+$CTL 细胞，两者联合使用可发挥协同效应，使抗原刺激的特异性免疫反应达到最大效力。

AS01 已成功应用于疟疾疫苗。2015 年 7 月，由 GSK 公司研制的 RTS，S/AS01 被欧洲药监局批准成为全球第一个可在人体应用的疟疾疫苗（商品名 "Mosquirix"），它以 AS01 为佐剂，以重组恶性疟原虫环子孢子蛋白 - 乙肝表面抗原融合蛋白（RTS，S）为抗原。

（2）AS02　　AS02 是含有 MPL 和 QS-21 的 O/W 型乳化剂，目前 AS02 还未正式用于人疫苗，在疟疾、结核病、艾滋病疫苗的应用研究均已进入临床试验阶段。

（3）AS04　　AS04 是 MPL 吸附于铝佐剂形成的一种新型佐剂，已被用于人乳头瘤病毒（HPV）疫苗和乙型肝炎疫苗。2005 年，GSK 公司研制的以 AS04 为佐剂的新型乙肝疫苗（商品名 "Fendrix"）获欧盟批准上市，该疫苗接种 2 剂后诱导产生的抗体滴度是常规的铝佐剂乙肝疫苗的 2 倍，而两种疫苗的安全性相当。2007 年，以 AS04 为佐剂，以 HPV16 和 HPV18 L1 蛋白组成的病毒样颗粒（virus-like particle，VLP）为抗原制成的人乳头瘤病毒疫苗（商品名 "Cervarix"）被批准用于人子宫颈癌的预防。AS04 中的铝盐对 MPL 不起增强或抑制作用，只是在注射部位延长免疫细胞对 MPL 的应答时间。

AS04 的佐剂活性主要体现在：诱生促炎细胞因子；诱生趋化因子；招募单核 / 巨噬细胞、DC 到达注射部位；协助抗原诱导特异性 Th1 免疫应答；诱生 IL-2 和 IFN-γ。

AS15 是含 MPL、QS21 和 CpG 寡脱氧核苷酸的脂质体佐剂，现已被用于抗黑色素瘤和非小细胞肺癌疫苗的临床试验研究。

5. 病毒体佐剂

病毒体佐剂（virosome）是 Crucell 公司的流感疫苗（Inflexal V）和甲型肝炎疫苗（Epaxal）中的佐剂，是免疫增强性重组流感病毒体（immunopotentiating reconstituted influenza virosomes，IRIV），其 70% 的成分是磷脂酰胆碱和磷脂酰乙醇胺，30% 是提纯自流感病毒的糖蛋白血凝素（hemagglutinin，HA）和神经氨酸酶（neuraminidase，NA）。磷脂酰胆碱和磷脂酰乙醇胺形成磷脂双分子层，HA 和 NA 则插入磷脂双分子膜的表面，直径约 150nm。

IRIV 的作用机制类似于天然的流感病毒，HA 可以介导病毒体与一个内体膜的融合反应。HA 中的亚单位 HA1 含有唾液酸结合位点，通过此位点可以结合到靶细胞（如巨噬细胞等）的唾液酸残基，当结合发生后，会导致另一亚单位 HA2 的融合肽插入靶细胞的细胞膜，从而启动膜融合。NA 的作用在于催化 N- 乙酰神经氨酸从糖基上断开，导致宿主黏液的黏性降低，更有利于接近宿主的上皮细胞。作为递送系统的 IRIV 具有较大的灵活性，可通过对抗原的不同携带方式，启动 MHC Ⅰ 或 Ⅱ 途径的免疫应答。

以 IRIV 为佐剂的甲型肝炎疫苗（商品名"Epaxal"）是将甲型肝炎抗原纯化、灭活后，把抗原结合在 IRIV 表面。与铝佐剂的甲型肝炎疫苗相比，能够提供快速持久的免疫保护作用，且注射部位局部反应率较低。

五、人用疫苗佐剂的安全性

免疫佐剂一旦与疫苗联合，便成了疫苗的组成部分，由于人用佐剂疫苗是用于健康人群，特别是用于婴幼儿的，其安全性检测和评价标准以及不良反应事件监测等均有严格的要求。人用疫苗的理想佐剂应该是充分定性的、有效的、在无冷藏条件时是稳定的，而且是无毒性的。

为了加强制品的安全性，应该对佐剂本身和佐剂疫苗进行全面的安全性检查，首先须通过急性和慢性试验，并且应符合以下要求：①能使弱抗原产生满意的免疫效果；②不得引起中等强度以上的全身反应（发热＞38℃）和严重的局部反应（化脓），可在局部潴留（硬结）但必须逐渐被机体吸收；③不应引起自身免疫病；④不应引起对佐剂本身的超敏反应，不应与自然发生的血清抗体结合而形成有害的免疫复合物；⑤既不能有致癌性，也不得有致畸作用；⑥佐剂的化学成分应明确，物理和化学性质稳定；⑦在一定保存期的佐剂疫苗应稳定有效。

主要参考文献

陈琼，石继春，叶强. 2013. 细菌多糖结合疫苗载体蛋白的免疫原性干扰作用 [J]. 中国生物制品学杂志, 26（7）：1034-1039.

丁胜月，李洁琼，申昆玲. 2016. 国家免疫规划疫苗接种现状分析 [J]. 标记免疫分析与临床, 23（6）：707-712.

董鹏，程世鹏，李真光，等. 2015. CpGODN 免疫佐剂效应研究进展 [J]. 动物医学进展, 36（10）：105-109.

窦骏. 2014. 疫苗工程学 [M]. 2 版. 南京：东南大学出版社.

方鑫，梁争论. 2015. 人用疫苗佐剂作用机制的研究进展 [J]. 中国生物制品学杂志, 28（8）：866-870.

何鹏，胡忠玉. 2016. 铝佐剂效应的影响因素及铝佐剂疫苗改进的研究进展 [J]. 中国生物制品学杂志, 29（6）：654-659.

何维. 2011. 医学免疫学 [M]. 2 版. 北京：人民卫生出版社.

江丽君. 2012. 用于疫苗的免疫增强剂和递送系统 [J]. 微生物学免疫学进展, 40（3）：1-7.

李天亮，韩超峰，曹雪涛. 2016. 视黄酸诱导基因 1 样受体（RLR）识别和调控的研究进展 [J]. 细胞与分子免疫学杂志, 32（4）：549-552.

李卓凡，李卫东. 2016. MF59 佐剂的研究进展 [J]. 国际检验医学杂志, 37（18）：2596-2598.

刘洋，曹雪涛. 2014. 免疫佐剂研发和临床转化的现状与发展趋势 [J]. 中国肿瘤生物治疗杂志, 21（2）：192-202.

骆东，柳松. 2008. 油乳佐剂的研究进展 [J]. 中国家禽, 30（12）：35-37.

马兴元，廉慧锋，付作申. 2009. 疫苗工程 [M]. 广州：华南理工大学出版社.

孙晓敏，陈勇. 2018. 人用疫苗佐剂的安全性 [J]. 微生物免疫学进展, 46（1）：67-73.

陶炳根，马福宝. 2009. 疫苗的应用与发展 [M]. 北京：人民军医出版社.

王丽婵，侯启明，张庶民. 2012. 国内外联合疫苗的研究新进展 [J]. 中国生物制品学杂志, 25（4）：

516-519.

王晓平, 张金萍, 刘晓立. 2008. 疫苗针对传染病的预防与控制 [M]. 哈尔滨: 黑龙江科学技术出版社.

卫辰, 侯启明, 张庶民, 等. 2012. 以百白破疫苗为基础的联合疫苗研究进展和展望 [J]. 中华预防医学杂志, 46 (9): 853-856.

闫鸿斌, 高闪电, 贾万忠. 2008. 细胞内模式识别受体研究进展 [J]. 免疫学杂志, 24 (3): 359-362.

叶慧, 李洪哲, 郑惠文, 等. 2017. 吸附无细胞百日咳 - 白喉 - 破伤风 - 乙型肝炎 -Sabin 株灭活脊髓灰质炎联合疫苗的免疫持久性 [J]. 中国生物制品学杂志, 30 (5): 449-454.

尹志英, 龚晓英, 来时明, 等. 2017. 吸附无细胞百白破联合疫苗加强免疫与水痘减毒活疫苗联合接种的效果观察 [J]. 中国疫苗和免疫, 23 (2): 182-186.

于永利. 2017. AS 系列佐剂 [J]. 微生物学免疫学进展, 45 (1): 1-6.

岳卓, 赵玉秀, 王辉. 2016. 铝佐剂的特性及其研究进展 [J]. 中国生物制品学杂志, 29 (12): 1349-1353.

张哲, 李新圃, 杨峰. 2015. 荚膜多糖及其疫苗研究进展 [J]. 动物医学进展, 36 (11): 83-87.

郑惠文, 孙明波, 杨净思. 2014. 以吸附无细胞百日咳 - 白喉 - 破伤风疫苗为基础的联合疫苗研究进展 [J]. 中国疫苗和免疫, 20 (1): 67-72.

中华人民共和国国家卫生和计划生育委员会. 2017. 国家免疫规划疫苗儿童免疫程序及说明（2016 年版）[J]. 中国病毒病杂志, 7 (2): 81-86.

Coffman RL, Sher A, Seder RA. 2010. Vaccine adjuvants: Putting innate immunity to work [J]. Immunity, 33: 492-503.

Mosca F, Tritto E, Muzzi A, et al. 2008. Molecular and cellular signatures of human vaccine adjuvants [J]. PNAS, 105(30): 10501-10506.

Reed SG, Orr MT, Fox CB. 2013. Key roles of adjuvants in modern vaccines [J]. Nature Medicine, 19(12): 1579-1608.

Saavedra D, Crombet T. 2017. CIMAvax-EGF: A new therapeutic vaccine for advanced non-small celllung cancer patients [J]. Frontiers in Immunology, 8: 269.

Tritto E, Mosca F, Gregorio ED. 2009. Mechanism of action of licensed vaccine adjuvants [J]. Vaccine, 27: 3331-3334.

Wilson-Welder JH, Torres MP, Kipper MJ, et al. 2009. Vaccine adjuvants: Current challenges and future approaches [J]. Journal of Pharmaceutical Sciences, 98(4): 1278-1316.

第八章

细菌疫苗

第一节 概 述

细菌疫苗是一类用细菌、支原体、螺旋体或其衍生物制成的进入人体后可使机体产生抵抗相应细菌能力的生物制品。根据疫苗的成分及制备方法，可将细菌疫苗分为细菌减毒活疫苗、细菌灭活疫苗、类毒素疫苗、细菌多糖疫苗等几大类。

细菌减毒活疫苗是用人工诱变方法培育出的弱毒菌株或无毒菌株而制成的疫苗，如卡介苗、减毒的炭疽疫苗等。

细菌灭活疫苗是将自然强毒株或标准菌株人工大量培养后，经加热处理或福尔马林、戊二醛、β-丙内酯等化学处理而制成的疫苗，如全细胞百日咳疫苗、伤寒全菌体灭活疫苗等。灭活疫苗大多需加佐剂以提高其免疫效果。

类毒素疫苗是从细菌培养液中提取细菌外毒素蛋白，然后用化学方法脱毒制成的无毒但仍保留免疫原性的一类疫苗，免疫后诱导机体产生的抗体（抗毒素）能特异中和相应的细菌毒素，如破伤风类毒素、白喉类毒素等。

细菌多糖疫苗是从荚膜细菌纯化的细菌多糖，诱导机体产生的抗体可保护机体抵抗入侵荚膜菌的感染。能引起人类疾病并带有荚膜多糖的细菌主要有 b 型流感嗜血杆菌、肺炎球菌、流行性脑膜炎双球菌等。

第二节 经消化道传播的细菌疫苗

一、经消化道传播的病原菌

经消化道传播的细菌是通过粪-口途径进行传播的，即细菌经粪便排出，污染环境，再通过各种媒介，如水、食物、手、器皿等经口进入机体。经粪-口途径传播的细菌主要包括埃希菌属、志贺菌属、沙门菌属、弧菌属和螺杆菌属。

埃希菌属（*Escherichia*）有 5 种，其中大肠埃希菌（*E. coli*）是最常见的临床分离菌，也是肠道杆菌的主要成员，俗称大肠杆菌，人出生后数小时就进入肠道，并伴随终生。该菌是人类的重要条件致病菌，常引起各种肠内外感染。某些特殊菌株是腹泻和泌尿道感染的重要细菌，称为致病性大肠杆菌。

志贺菌属（*Shigella*）的细菌是人类细菌性痢疾最为常见的病原菌，俗称痢疾杆菌。该属分4个群：A 群痢疾志贺菌、B 群福氏志贺菌、C 群鲍氏志贺菌和 D 群宋内氏志贺菌。在我国，B 群福氏志贺菌和 D 群宋内氏志贺菌引起的菌痢比较常见。

沙门菌属（*Salmonella*）是一大群寄生于人类和动物肠道内的生化反应和抗原构造相似的革兰氏阴性杆菌，目前已发现 2500 多种血清型，根据对宿主的致病性，可分为 3 类：①对人致病；②对人和动物均致病；③对动物致病。与人类关系密切的沙门菌有伤寒沙门菌（*S. typhi*），甲型、乙型、丙型副伤寒沙门菌（*S. paratyphi* A、B、C），鼠伤寒沙门菌（*S. typhimurium*），猪霍乱沙门菌（*S. choleraesuis*），肠炎沙门菌（*S. enteritidis*）等 10 余种，可引起肠热症（包括伤寒和副伤寒）、急性胃肠炎或败血症等疾病。

弧菌属（*Vibrio*）细菌是一大群菌体短小、弯曲成弧形的革兰阴性菌，广泛分布于自然界，以水中最多。已发现 56 种，其中至少有 12 种与人类感染有关，尤其以霍乱弧菌、副溶血性弧菌最为重要，前者可引起霍乱，后者可引起沿海地区急性胃肠炎。

螺杆菌属（*Helicobacter*）是一类革兰氏阴性螺形杆菌，至少有 23 种，其中幽门螺杆菌最具代表性，它与胃窦炎、十二指肠溃疡和胃溃疡有密切关系，也可能与胃癌的发生有关。

目前已成熟应用的经消化道传播的细菌疫苗主要有伤寒疫苗、霍乱疫苗和痢疾疫苗。

二、伤寒疫苗

1. 伤寒的流行病学

伤寒（typhoid）是由伤寒沙门菌（*S. typhi*）引起的一种急性肠道传染病，又称肠热症，在我国属于乙类传染病。病菌主要感染肠道淋巴组织和胆囊，引起急性全身性感染，临床表现为持续发热、腹痛、头痛等，有时可出现肠出血、肠穿孔等严重并发症。部分患者在胸部、腹部或背部出现玫瑰斑，斑疹处可分离到伤寒沙门菌。

引起肠热症的病原体还有甲型、乙型、丙型副伤寒沙门菌，临床症状与伤寒相似，但病情较轻、病程较短、病死率较低。在伤寒地方性流行区，伤寒病例占 90%，副伤寒病例占 10%。引起伤寒和甲型、乙型、丙型副伤寒的病原体分别属于沙门菌属的 D_1 群、A 群、B 群和 C_1 群。伤寒目前仍然是一个严重的公共卫生问题，尤其是在热带和亚热带的不发达地区。每年全球有 1200 万～3300 万患者，死亡 21 万～60 万人，几乎全在发展中国家。近年来，虽然我国伤寒、副伤寒的发病率呈下降趋势，但在一些地区，其暴发流行仍时有发生，是我国发病率位于前十位的传染病之一。云南、贵州、广西、广东、湖南、新疆、浙江等地属于高发区。

伤寒主要通过粪 - 口途径传播。伤寒患者和无症状带菌者为传染源，他们的粪便中含有大量的伤寒沙门菌。人群普遍易感，多是因误食了被污染的水或食物而感染。因此改善环境卫生是控制伤寒流行的一个重要手段，接种疫苗也起到非常重要的作用。

2. 伤寒沙门菌

伤寒沙门菌属于肠杆菌科（Enterobacteriaceae）沙门菌属（*Salmonella*）D 群，革兰氏染色阴性，呈短粗杆状，大小为（1～3）μm×（0.5～0.8）μm，兼性厌氧，体周布满鞭毛，运动活泼，有荚膜无芽孢，在含有胆汁的培养基中生长较好，在土壤或水中可存活数月，人类是其唯一宿主。

沙门菌具有复杂的抗原结构，一般可分为 3 类：鞭毛（H）抗原、菌体（O）抗原和荚膜（Vi）抗原。鞭毛抗原是一种蛋白质，不耐热；菌体抗原，即细胞壁的脂多糖，为细菌的重要毒力因子，也是主要的保护性抗原；荚膜（Vi）抗原，是覆盖在细胞壁脂多糖外的荚膜多糖（CPS），是一种保护性抗原，也是重要的毒力因子，与细菌的侵袭力和致病性有关，具有抗吞噬作用，可阻止 O 抗原与相应抗体结合从而免受巨噬细胞吞噬。

伤寒沙门菌被摄入后，其中一部分被胃酸杀死，其余经幽门进入小肠，并很快穿过黏膜上皮，通过两种方式进入黏膜固有层：①被集合淋巴结上的圆顶状上皮细胞和其他肠道淋巴组织摄取，并进入下面的淋巴细胞；②被固有层聚集的巨噬细胞吞噬，一部分在小肠淋巴组织的巨噬细胞内存活，一部分进入肠系膜淋巴结，进一步繁殖及被巨噬细胞吞噬。这期间产生第 1 次（早期）菌血症。如果细菌毒力弱或吞噬量小，会被巨噬细胞全部杀死，临床上无症状，称为亚临床感染。若细菌毒力强,则经潜伏期增殖后,经胸导管、心脏遍布全身,产生第 2 次菌血症,患者出现高热。由于伤寒沙门菌在小肠淋巴结内大量繁殖,可造成局部坏死并出现溃疡,重症患者可导致小肠穿孔致死;另外,网状内皮系统如肝、脾、骨髓等也大量聚集细菌,并可进入胆囊使患者成为慢性带菌者。因此,伤寒是经消化道感染的累及网状内皮系统和肠道淋巴组织的全身性感染性疾病,其发病主要取决于伤寒沙门菌的感染量、毒力及人体免疫能力,某些因素如营养不良、胃酸减低等也可能促进伤寒的发病。

伤寒沙门菌感染机体后可刺激机体产生局部黏膜免疫和全身系统免疫。有效的免疫反应可阻止细菌进入黏膜固有层,进而阻断其后的感染阶段。机体对于胞外菌的免疫反应包括鞭毛抗体(H 抗体)、抗脂多糖抗体(O 抗体)和荚膜抗体(Vi 抗体)。不过,伤寒病后产生的获得性免疫并不能绝对防止复发和再感染。事实上,伤寒感染者有 15%~20% 的复发率,还有一定比例的患者感染后产生不了任何可检测的免疫反应,说明伤寒沙门菌可能有免疫抑制活性。

3. 伤寒疫苗的研究和应用

目前世界各地获准使用的有以下几类伤寒疫苗:全菌体灭活疫苗、纯化 Vi 多糖疫苗、口服 Ty21a 减毒活疫苗。

(1)全菌体灭活疫苗　伤寒全菌体灭活疫苗最早是由法国的 Pfiffer 和 Kolle 及英国的 Wright 分别于 1896 年和 1897 年研制而成。最初是通过加热或化学剂处理致病菌株制成的,但在制备过程中某些不耐热抗原受到破坏,从而降低了疫苗的免疫效果。20 世纪 60 年代研制的丙酮或热酚灭活的伤寒疫苗部分地解决了这一问题,疫苗的人群保护效果达到 85% 左右,保护时间可以持续 7 年以上。

全菌体灭活疫苗主要有 3 种,其制造方法大体相同,由于制成活菌液后所用杀菌方法不同而给予不同的名称。例如,在 1 份收取的菌液中加入 3 份丙酮灭活称为丙酮灭活苗;收取的菌液经 56℃灭活 1h,加苯酚(防腐剂)的称为加温加酚灭活苗;于收取的菌液中加入甲醛溶液灭活并用苯酚防腐的称为甲醛灭活苗。

我国自 20 世纪 50 年代以来,一直沿用甲醛杀菌苯酚防腐疫苗。生产用菌株有两个:一个是国际上通用的 Ty2 株(CMCC50098),另一个是国内分离的代表株(CMCC50402)。两者均具有伤寒菌典型培养特性和生化特性,含有相应 O 抗原及 H 抗原和丰富的 Vi 抗原。成品疫苗为这两菌株生产的原液混合后稀释制成,其浓度为 1mL 含菌 3.0×10^8 个。生产时,采用涂种法,将菌种接种在固体培养基上,37℃培养 18~24h 后,刮取菌苔混悬于磷酸盐缓冲液(PBS)中,待纯菌试验合格后,原液中加入终浓度为 1.0%~1.2% 的甲醛灭活。经无菌试验合格后,将不同菌株或不同制造日期的疫苗原液合并、稀释。稀释后的疫苗加入 3.0g/L 苯酚或其他适宜防腐剂。疫苗于 2~8℃避光保存和运输,自稀释之日起有效期为 1 年 6 个月。本疫苗主要用于部队、港口、铁路沿线工作人员,下水道、粪便、垃圾处理人员,饮食行业、医务防疫人员及水上居民或有本病流行地区的人群,采用皮下注射接种,初次免疫者需注射 3 次,每次间隔 7~10d。

我国现用疫苗中还有伤寒甲型副伤寒联合疫苗和伤寒甲型乙型副伤寒联合疫苗。前者是用伤寒沙门菌、甲型副伤寒沙门菌分别培养制成原液,经甲醛杀菌后按一定比例混合,再用含不高于 3.0g/L 苯酚或其他适宜防腐剂的 PBS 稀释制成,可同时预防伤寒及甲型副伤寒;后者是用伤寒沙门菌、甲型副伤寒沙门菌、乙型副伤寒沙门菌分别培养制成悬液,经甲醛杀菌,用 PBS 稀释制成,用于预防伤寒及甲型副伤寒、乙型副伤寒。

伤寒全菌体灭活疫苗的不良反应较重,可导致发热(6%~30%)、头痛(10%)及严重的局部疼痛(高达 35%)。因此,目前除了一些不发达地区仍在使用这种疫苗外,其他地区广泛使用的是世界卫生组织推荐的另外两种疫苗：纯化 Vi 多糖疫苗和口服 Ty21a 减毒活疫苗。

（2）纯化 Vi 多糖疫苗　　20 世纪 80 年代初，受流脑多糖疫苗成功的启示，美国 Robbins 等在重新认识伤寒菌 Vi 抗原的免疫原性后，用与流脑多糖疫苗类似的方法提取 Vi 抗原，研制出了抗原结构和免疫原性均较完好的纯化的 Vi 多糖亚单位疫苗，其主要成分是 C3 位乙酰化的 N-乙酰-D-半乳糖醛酸（1-4）连接的同聚体，是从伤寒沙门菌野生株 Ty2 中纯化得到的。制备时首先规模化培养 Ty2 株细菌，从培养上清中沉淀荚膜多糖，进而纯化和真空干燥，最后以缓冲液重悬，并加入酚作为防腐剂。该疫苗只需接种 1 次，免疫保护效果可持续至少 3 年，人群的免疫保护率达 70% 左右。

目前世界许多国家都在生产这种纯化的 Vi 多糖疫苗，我国也于 1996 年正式投入生产，采用的菌株为伤寒沙门菌 Ty2 株。

与全菌体灭活疫苗相比，纯化 Vi 多糖疫苗具有以下优点：①安全，副反应低，没有灭活疫苗那么多严重不良反应，却有大致相同的免疫保护效果；②稳定、耐热，既可制成液体制剂，也可制成冻干制品；③保存运输方便，无须冷藏；④使用方便，接种一次，即可具有一定的保护力，免疫保护力可持续 3 年。但 Vi 疫苗也有其缺点：①对 2 岁以下的儿童无效；②多糖是非胸腺依赖性抗原，不能激活辅助性 T 细胞（Th）和产生免疫记忆，重复接种不产生加强效应；③因甲型、乙型副伤寒沙门菌不表达 Vi 多糖，所以纯化 Vi 多糖疫苗对甲型、乙型副伤寒无交叉保护作用。

（3）口服 Ty21a 减毒活疫苗　　20 世纪 70 年代瑞士 Germanier 等利用亚硝基胍（nitroso-guanidine）处理伤寒毒株 Ty2 获得了 Ty21a 突变株。该突变株的尿苷二磷酸半乳糖-4-异构酶（UDP-galactose-4-epimerase，galE）活性完全缺失，半乳糖激酶（galactokinase）和半乳糖-1-磷酸尿苷酰转移酶（galactose-1-phosphate uridyl transferase）的活性降低 80% 左右，缺乏 Vi 抗原。galE 的功能是使 UDP（尿苷二磷酸）-葡萄糖转变为 UDP-半乳糖，由于 Ty21a 株缺乏 galE 活性，UDP-葡萄糖不能转变为 UDP-半乳糖，因此正常脂多糖的形成受到限制。当在培养基里补充一定浓度的半乳糖，脂多糖的形成才能继续，但在这种条件下半乳糖的形成是借助另外两种 Leloir 旁路酶，即半乳糖激酶协同半乳糖-1-磷酸尿苷酰转移酶来实现的，在外源性半乳糖浓度过高时可导致其中间代谢产物半乳糖-1-磷酸和 UDP-半乳糖累积，从而引起细胞溶解。因此在外源性半乳糖的补给控制在一定浓度下，Ty21a 株仍然可以合成脂多糖，并提供足够的免疫原性，但在接种疫苗 2～3d 后细菌就被完全清除。因此，Ty21a 疫苗对接种者既可提供较高的免疫保护力，又有很好的安全性。

Ty21a 是一种口服的减毒活疫苗，有肠溶胶囊和液体两种类型。前者用于 6 岁及以上的人群，后者主要接种于 2 岁以上的儿童，目前已被非洲、美洲、亚洲及欧洲的几十个国家批准使用，我国目前还未正式生产。两种剂型均是间隔 1 天接种 1 次，共需接种 3 剂（美国、加拿大等国为 4 剂），可诱导机体产生黏膜抗体（分泌型 IgA）和血清抗体（IgG）以及细胞免疫，保护作用可保持 5～7 年，且对乙型副伤寒有交叉保护作用（保护效果可达 49%），但对甲型副伤寒无保护作用。在疫苗接种前后 3 天内，应避免使用氯胍或抗生素。长期居住在伤寒流行地区的人群应该在接种 3 年后进行一次加强免疫，其他非流行区人群可 5～7 年再加强免疫一次，而对于经常到流行地区的旅行者，则需每年加强免疫一次。该疫苗还可与其他疫苗，包括脊髓灰质炎、霍乱和黄热病活疫苗，或麻疹-流行性腮腺炎-风疹（MMR）联合疫苗同时接种。

与出发株 Ty2 相比，Ty21a 菌株生长缓慢，营养要求苛刻，产量低，不易大批量生产；因它是用强诱变剂处理而得，基因背景不够清楚；疫苗需要多次服用，并需要冷链系统以保证其活性。这些因素均影响该疫苗的广泛使用。

4. 新型伤寒疫苗的研究

现行的伤寒疫苗虽有效，但各自都存在一些缺点。

Ty21a 疫苗的缺点是必须进行多次免疫，因此人们试图利用基因工程技术，使菌株在毒力调节系统或生物合成系统发生精确的基因突变，从而获得可用于单剂量免疫的活疫苗减毒株，如 CVD908（Ty2 菌株的 *aroC aroD* 缺失突变株）、CVD906（ISP1820 菌株的 *aro* 缺失突变株）、PBCC211（CDC10-80 菌株的 *aroA aroD* 缺失突变株）、PBCC222（CDC10-80 菌株的 *aroA aroD htrA* 缺失突变株）等，均是针对芳香族氨基酸合成途径进行基因定位突变而获得的。CVD908 是将 Ty2 株的 *aro* 基因敲除后得到的一个营养缺陷型突变株，因无法合成芳香族氨基酸、p-氨基苯甲酸及 2,3-二羟基苯酸酯，进入机体后只能短暂生存。该突变株具有很强的免疫原性，可单次口服接种，耐受性也很好，但高剂量接种会导致隐性的疫苗株菌血症。CVD906、PBCC211 及 PBCC222 等菌株可导致发热和疫苗株菌血症，因此均不适宜临床应用。在 CVD908 基础上敲除 *htrA* 基因（编码一种丝氨酸蛋白酶，敲除后会削弱细菌的压力反应能力及在巨噬细胞内的生存能力）获得的 CVD908-htrA 突变株，经临床试验有很高的免疫原性，且不会导致疫苗株血症，因此是单剂口服伤寒疫苗的良好候选菌株。

对于纯化 Vi 多糖疫苗，人们试图将其与胸腺依赖性蛋白抗原耦联，制备成结合疫苗，以改变多糖的抗原特性，使之产生免疫记忆。例如，将 Vi 抗原与破伤风类毒素、白喉类毒素或霍乱肠毒素的 B 亚单位，或铜绿假单胞菌外毒素 A 亚单位连接，可提高免疫原性，并产生免疫记忆。

三、霍乱疫苗

1. 概述

霍乱（cholera）是一种急性肠道传染病，由革兰氏阴性霍乱弧菌（*Vibrio cholerae*）引起，是发展中国家常见的急性腹泻病之一，发病急、传播快、波及面广且危害严重，是我国法定管理的甲类传染病。在自然情况下，人是霍乱弧菌的唯一宿主，主要通过食入被污染的水或食物而感染，临床上以剧烈无痛性腹泻、米泔样大便、严重脱水等为发病特征，严重者可造成血容量减少性休克和酸中毒性死亡。它的流行特点是暴发式，开始在数个不同地点同时发生，迅速传播流行可累及许多国家并持续多年。自 1817 年起共有过 7 次世界范围的霍乱大流行，1961 年开始的第 7 次世界大流行，起自印度尼西亚，以后波及五大洲的 10 多个国家和地区，至今仍未得到完全控制。

2. 霍乱弧菌

（1）生物学特性　　霍乱弧菌属于弧菌科弧菌属。早在 1854 年，意大利学者 Pacini 首次在死者肠内容物中发现了大量弧形菌，将它称为霍乱弧菌。1883 年，德国微生物学家 Rober Koch 于霍乱患者体内分离出霍乱弧菌的纯培养。

霍乱弧菌是自然环境尤其是河口水体中的定居菌群，形态呈弧形，似逗点样，革兰氏阴性，大小为 0.5μm×（1.5~3.0）μm。有极性单一鞭毛，因此可进行快速的线性运动。有菌毛，无荚膜和芽孢，兼性厌氧。与其他革兰氏阴性菌一样，霍乱弧菌也具有热不稳定的鞭毛（H）抗原和热稳定的菌体（O）抗原（细胞壁脂多糖），但霍乱弧菌的脂多糖（LPS）不含有 2-酮基-3-脱氧辛酸（2-keto-3-deoxyoctanoic acid，KDO）和半乳糖成分。

基于 O 抗原的差异，霍乱弧菌已至少被分成 206 个血清群，但目前引起人霍乱流行的主要是 O1 群和 O139 群中的产毒株。O1 群霍乱弧菌菌体抗原含有 3 种抗原因子：A、B 及 C。根据所含抗原因子的不同可分为 3 个血清型：小川型（Ogawa）、稻叶型（Inaba）和彦岛型

（Hikojima），它们分别含有 A 和 B 型、A 和 C 型，以及 A、B 和 C 型抗原因子。在霍乱流行中，常见的是小川型和稻叶型。根据表型差异，O1 群霍乱弧菌可分为两个生物型，即古典型（classical biotype）和埃尔托型（EL Tor biotype）。与古典型相比，埃尔托型在环境中存活时间更长，引发更多无症状的病例，排泄物中的含菌量也更大。在之前的 7 次大流行中，前 6 次病原体均为古典型，第 7 次的病原体则为埃尔托型。O139 型是 1992 年在孟加拉国和印度发现的可引起霍乱流行的新血清型。这种新菌株是埃尔托型的基因衍生物，目前仅限于在亚洲传播。O139 与 O1 的主要区别在于 O 抗原的不同。O139 的细胞壁上除含有 LPS 抗原外，菌体表面还有大量荚膜多糖（CPS），而 O1 只有 LPS 抗原。

（2）定居因子及霍乱毒素　　霍乱弧菌是一种非侵入性细菌，进入人体后，首先穿过黏液层，然后借助自身的定居因子（colonization factor）寄居在肠道黏膜的上皮细胞，在此繁殖并产生霍乱毒素。霍乱毒素直接作用于肠上皮细胞，使水及电解质的吸收和分泌紊乱，导致严重的呕吐和腹泻。

1）定居因子。已知有多种成分参与霍乱弧菌的定居，如脂多糖、血凝素、菌毛、外膜蛋白抗原及辅助定居因子等。

LPS 是霍乱弧菌细胞壁的主要成分，具有高度的免疫原性，其抗体在动物模型和人体试验中均显示明显的保护作用，是主要的杀弧菌抗体。

霍乱弧菌可产生多种血凝素（HA），与黏附定居有关的有：①甘露糖 - 岩藻糖耐受性细胞血凝素（mannose-fucose-resistant cell-associated hemagglutinin，MFRHA）。在霍乱弧菌的黏附过程中起重要作用，其凝集活性不能被甘露糖、岩藻糖或其他糖抑制。MFRHA 基因变异株对小鼠的毒力明显减弱。②甘露糖敏感性血凝素（mannose-sensitive hemagglutinin，MSHA）。是一种有弹性的菌毛，对甘露糖敏感，具有增强菌体黏附定居力的作用。③可溶性血凝素（soluble hemagglutinin，SHA）。有助于菌体黏附定居。

霍乱弧菌菌体存在直径为 7nm 的菌毛，可聚集成束，其表达与霍乱毒素的表达有关，因此称为毒素共调节菌毛（toxin co-regulated pilus，TCP）。TCP 是重要的保护性抗原和定居因子。

外膜蛋白（outer membrane proteins，OMP）抗原由一组位于细胞膜、分子质量不同的蛋白质组成，其中由 *IrgA* 基因编码的 77kDa 的 OMP 和 *TcpC* 基因编码的合成 TCP 菌毛必需的 55kDa 的 TcpC 脂蛋白，有助于菌体黏附定居。

致病性霍乱弧菌还能表达一种辅助定居因子（accessory colonization factor，ACF），也具有增强菌体黏附的能力。

2）霍乱毒素。霍乱弧菌能产生多种毒素，其中霍乱肠毒素（cholera toxin，CT）是引起霍乱大量水样腹泻特征的毒素，对发病起关键作用。CT 是由 1 个 A 亚单位（CTA）和 5 或 6 个 B 亚单位（CTB）组成的一个热不稳定性多聚体蛋白。CTA 和 CTB 之间以非共价键连接。CTA 可进一步解离为两个肽：A1（α）和 A2（γ）。A1 和 A2 肽链内各有一个半胱氨酸残基，它们之间仅以此二硫键相连接，A1 是借 A2 与 CTB 相连的。CTB 呈环形 5 或 6 聚体结构，每个单一的 B 亚单位大小相同。CTB 是霍乱弧菌的重要保护性抗原，也是一种良好的黏膜免疫佐剂。

CTA 是毒力活性部分，具有 ADP- 核糖基化活性；CTB 无毒性作用，但能识别并结合细胞表面的特定受体——单唾液酸神经节苷脂 1（monosialotetrahexosyl ganlioside 1，MG1）。CTB 一旦与 MG1 结合，其构型发生改变，CTA 向细胞膜靠近，继而其二硫键断裂，A1 进入细胞内，激活腺苷酸环化酶，使细胞内的环腺苷酸（cAMP）浓度增高，从而导致一系列生理变化，其中包括 NaCl 吸收被阻断，水和一些离子大量流入肠腔，造成上皮细胞发生结构性变化。在这一过程中，CT 和 cAMP 起着第一和第二信使作用。感染后患者表现为剧烈的腹泻从而造成严重脱水，血容量明显减少，微循环衰竭。大量钾离子、钠离子、钙离子和氯化物的丧失，可导致肌肉痉挛、低钾、低钠和低钙，碳酸盐丢失过多，导致代谢性酸中毒，患者最终肾衰竭、休克、死亡。因此，霍乱的治疗中补液和调整电解质含量是最为重要的环节。CT 的生物学效应，是由全毒素协同发挥作用的。经巯基醇等还原剂处理，CT 会游离出 A1 和 A2-B 复合体，这些游离体都不具有全毒素的生物学性质。

CT 很容易类毒化（toxoid），从而丧失其毒素性（toxicity）。在自然条件下类毒化的产物称为天然类毒素（choleragenoid），其免疫原性很差，而以醛类经人工处理而减毒的 CT 类毒素具有很好的免疫原性。

3. 霍乱疫苗的研究和应用

霍乱疫苗的保护性免疫主要通过肠道黏膜免疫组织产生的分泌性 IgA 抗体起作用。已感染或患过霍乱的人，90% 以上可获得牢固的免疫力。感染后获得的免疫，可保持 2~4 年。这一反应为研究霍乱疫苗提供了依据。人们对霍乱疫苗的研究和使用已有 100 多年的历史，早在 1885 年 Ferran 就首先试用霍乱活菌来进行预防。自 20 世纪初开始，国内外都曾研制过 O1 群霍乱弧菌全菌体灭活疫苗、抗霍乱毒素疫苗、抗菌抗毒素联合疫苗、减毒活疫苗等多种不同的疫苗。我国在 20 世纪 60~80 年代也曾研究和使用过 3 种霍乱疫苗：由菌体组成的"注射用灭活疫苗""浓方类苗"（细菌菌数加倍并加入霍乱类毒素和氢氧化铝吸附佐剂的疫苗）和"浓吸菌"（细菌菌数加倍的菌液再加入氢氧化铝吸附佐剂的疫苗）。所有这些疫苗因都是注射接种，不能刺激肠道产生局部免疫，且有效保护期短，反应大，被 WHO 生物标准专家委员会于 1999 宣布取消其生产。由于霍乱弧菌不具备侵袭性，主要通过在肠道内定居、分泌霍乱毒素发挥致病性，肠道黏膜免疫在霍乱免疫保护中起主要作用。因此，采用口服免疫，使局部吸收的抗原刺激肠道分泌 IgA 应是霍乱疫苗的最佳选择。从 20 世纪 80 年代，人们开始重点研究口服霍乱疫苗，并先后研制成功了口服灭活疫苗和口服减毒活疫苗。

（1）口服灭活疫苗　　口服灭活疫苗包括霍乱肠毒素 B 亚单 - 灭活全菌体疫苗（rBS-WC）和全细胞灭活疫苗（WC）两种。

1）rBS-WC。霍乱肠毒素 B 亚单位 - 灭活全菌体疫苗（B-subunit/whole cell cholera vaccine，BS-WC）是含有霍乱肠毒素 B 亚单位（BS）及灭活霍乱弧菌 O1 型的全细胞（WC）的一种疫苗，其中 BS 诱导产生的抗毒素抗体，能中和 CT 的 B 亚单位，使 CT 不能与肠黏膜受体结合；而 WC 的细胞壁中含有脂多糖（LPS）和毒素共调节菌毛（TCP）等抗原，可诱导机体产生抗菌抗体，从而抑制霍乱弧菌在肠道的定居。由于天然霍乱肠毒素 B 亚单位的提取成本高、产量低、难以开发推广应用，人们从 20 世纪 90 年代开始利用基因重组技术制备霍乱肠毒素 B 亚单位（rBS）。由瑞典生产的"Dukoral"就是这样一种重组 B 亚单位 - 全菌体灭活苗。其中的灭活霍乱弧菌含 O1 群古典生物型的小川型和稻叶型，以及埃尔托型的稻叶血清型菌株，因而能够诱导针对 O1 群古典和埃尔托型菌株的抗菌抗毒免疫。该疫苗最早于 1991 年在瑞典上市，目前已在 60 多个国家使用。为避免毒素 B 亚单位被胃酸破坏，疫苗必须与重碳酸盐缓冲剂同时摄入。接种成人和 6 岁及以上儿童时，基础免疫为 2 剂，2~5 岁儿童应接种 3 剂。完成最后一剂约 1 周后即可产生保护作用。目前尚未批准 2 岁以下的儿童接种该疫苗。Dukoral 具有良好的安全性，并可在孕妇、艾滋病毒感染者和其他免疫功能低下的人员中安全使用。由于霍乱肠毒素 B 亚单位无论在结构还是在功能上都与肠产毒性大肠埃希菌（enterotoxigenic *Escherichia coli*，ETEC）的不耐热肠毒素 B 亚单位很相似，并且这两种毒素间还可出现免疫交叉反应，因此 Dukoral 对 ETEC 感染及 ETEC 与沙门菌混合感染引起的腹泻均具有较强的保护作用，所以 rBS-WC 主要用于预防旅行者腹泻。

我国目前使用的也是这种霍乱肠毒素 B 亚单位 - 灭活全菌体疫苗，由军事医学科学院生物工程研究所马清钧等研制，于 2000 年 6 月通过我国新生物制品审评获得一类新药证书及正式生产文号，商品名为"可唯适"（Ora Vacs）。该疫苗生产时用霍乱肠毒素 B 亚单位基因重组质粒（pMM-CTB）转化大肠杆菌 MM2，使其高效表达霍乱肠毒素 B 亚单位，然后纯化、冻干制成干粉；同时培养 O1 群霍乱弧菌，并灭活、冻干制成菌粉；最后将两者混合后加入适宜辅料制成肠溶胶囊，接种对象为 2 岁及以上儿童、青少年和有接触或传播危险的成人，主要用于预防霍乱和产毒性大肠杆菌引起的腹泻。初次免疫者须服本制剂 3 次，分别于第 0 天、第 7 天、第 28 天口服，每次 1 粒。

2）全细胞灭活疫苗。全细胞灭活疫苗（whole cell，WC）最初是针对 O1 群霍乱的，在越南的现场试验中取得了不错的保护效果，各年龄组 8 个月后的有效率为 66%，但只在越南和印度尼西亚等少数国家生产。随后，根据 WHO 腹泻病疫苗筹划指导委员会的建议，研制成第 2 代灭活的全细胞二价菌苗，这种菌苗由灭活的 O1 群和 O139 霍乱弧菌全细胞构成，于 2009 年以"mORCVAX"为商品名在越南获得上市许可，以"Shanchol"为商品名在印度获得上市许可。mORCVAX 目前仅供越南国内使用，而 Shanchol 则在印度和国际市场销售，二者均为两剂的免疫程序，用于 1 岁以上的儿童和成人接种。

（2）口服减毒活疫苗 霍乱感染后能产生较强的持续 3 年的免疫力，因此可通过模拟该途径研制口服减毒活霍乱弧菌来获得免疫力。最初采用自然界中的无毒菌株，或将野生菌株用化学诱变剂诱发突变使之不产生霍乱肠毒素的 A 亚单位，而只产生 B 亚单位，但由于存在毒性回复突变的可能，均未取得较好的结果。20 世纪 90 年代，由于基因工程技术的发展，采用基因缺失或灭活技术，已能做到使霍乱的毒性因子产生不可回复的突变，于是出现了多个重组霍乱减毒株，其中最为成功的是瑞士 Berna-Biotech 公司研制的 CVD103-HgR。该疫苗是利用基因工程技术使古典生物型 569B 霍乱菌株缺失肠毒素 A 亚单位基因，但保留了 B 亚单位基因，并在其染色体溶血素基因 hlyA 位点插入汞抗性基因。在非洲、亚洲、拉丁美洲、欧洲和北美洲等地的多个城市进行的现场试验表明：给予成人单剂量 CVD103-HgR，可有效抵抗霍乱弧菌 O1 群的任一生物型或血清型，免疫后 8 天即可产生有效的保护力，对中度和重度霍乱感染可产生 80%～100% 的人群保护效果，并持续至少 6 个月；不仅对正常人具有很好的安全性，而且适用于艾滋病毒携带者。该疫苗于 1993 年在瑞士上市（商品名为"Orochol"），2003 年因商业原因退出疫苗市场，2016 年在美国重新上市，这次是由 PaxVax 公司生产，商品名为"Vaxchora"。

四、痢疾疫苗

1. 概述

痢疾（dysentery）是一种古老的疾病，它可由志贺菌属的痢疾杆菌或阿米巴原虫引起，前者称细菌性痢疾（简称菌痢，bacillary dysentery），后者称阿米巴痢疾（intestinal amebiasis）。本文主要介绍细菌性痢疾及其疫苗的研制与使用现状。

菌痢的典型症状是腹泻、发热、里急后重，并伴有黏液及脓血便。由于副溶血弧菌、鼠伤寒沙门菌、侵袭性大肠杆菌、轮状病毒、空肠弯曲杆菌、假单胞菌等也可引起菌痢样腹泻，因此在临床上常常误诊。

菌痢是一种极易传播的肠道传染病，可引起暴发流行，在我国每年 7～9 月是高发期。其主要传播途径为粪 - 口途径，发病多以食用受污染的食物和饮水而感染，儿童和老人发病率较高，患者和带菌者为传染源。全球每年的发病人数约 1.65 亿，死亡近 110 万，其中绝大多数在发展中国家。我国每年有超过 60 万患者。经济发展不平衡、卫生条件得不到充分改善、耐药菌株的不断出现，使得有效痢疾疫苗的研制已成为当前迫切的任务。

2. 痢疾杆菌

（1）病原学　　痢疾杆菌属肠杆菌科志贺菌属（*Shigella*），为革兰氏阴性短杆菌，无荚膜，无鞭毛，需氧或兼性厌氧。根据 O 抗原和生化性质的不同，可将志贺菌分为 4 个群：A 群痢疾志贺菌（*S. dysenteriae*）、B 群福氏志贺菌（*S. flexneri*）、C 群鲍氏志贺菌（*S. boidii*）和 D 群宋内氏志贺菌（*S. sonnei*）。每个群又有不同的血清型或亚型，其中 A 群有 15 个，B 群有 19 个，C 群有 20 个，D 群有 1 个。在发展中国家，B 群福氏志贺菌是主要的流行株，其次是 D 群宋内氏志贺菌，而在发达国家流行的主要是 D 群宋内氏志贺菌。我国的优势血清型是福氏 2a，其次是宋内氏志贺 I 型，其他血清型相对较少见。

痢疾杆菌有多种抗原结构。其中 O 抗原是一种保护性抗原，由脂多糖（LPS）组成，为痢疾杆菌的主要致病因子，也是分类的依据。多数志贺菌的 O 抗原由染色体基因编码，但 D 群宋内氏志贺菌的 O 抗原由位于 140MDa 大质粒上的基因所编码。痢疾杆菌的大质粒还编码一类侵袭性抗原（invasion plasmid antigen, ipa），它与痢疾菌侵入肠道上皮细胞有关，机体针对其产生的抗体可限制痢疾菌的入侵和增殖，因此是一种保护性抗原。痢疾杆菌细胞中的核糖体也是一种保护性抗原。

A 群痢疾志贺菌 I 型和 II 型菌能产生一种毒性极强的细菌外毒素，称为志贺毒素（shiga toxin, ST），由 1 个 A 亚单位和 5 个 B 亚单位组成，具有神经毒性、细胞毒性和肠毒性，已被国际社会列为生物武器核查清单中的生物毒素之一。

（2）致病机理　　痢疾杆菌是侵袭性致病菌，可侵入回肠末端和结肠的黏膜上皮细胞并在其内生长繁殖。一般在黏膜固有层形成感染灶，引起炎症反应。决定痢疾菌黏附、侵袭、胞内繁殖、细胞间扩散等能力的基因，存在于大质粒上。该质粒携带的 *ipaB*、*ipaC* 和 *ipaD* 基因决定志贺菌穿透上皮细胞的能力，*icsA* 和 *icsB* 基因控制病菌在邻近细胞间的扩散。

内毒素（细胞壁 LPS）可破坏肠黏膜，形成炎症、溃疡，使宿主出现典型的脓血黏液便。志贺毒素（ST）可与内毒素协同作用，加重对人肾小球内皮细胞的损伤，这可能是志贺菌感染可引起溶血性尿毒综合征等并发症的重要原因。

3. 痢疾疫苗的研究和应用

菌痢疫苗的研究和使用主要经历了三个阶段：全细胞灭活疫苗、减毒活疫苗和亚单位疫苗。

早期开发的灭活疫苗，经试验证实免疫效果并不理想，尤其是经非口服途径免疫时，虽然能产生较高的抗体滴度，但实际上并没有保护效果，说明痢疾疫苗口服免疫的重要性。

20 世纪 60 年代，南斯拉夫的 Mel 等将不同血清型的志贺菌在含链霉素的培养基上进行传代，获得了链霉素依赖性（streptomycin-dependent, SmD）菌株，又称依链株。SmD 菌株是由核糖体亚单位基因缺失而形成的一种无毒活疫苗株，在肠道内无侵袭力，不能在肠上皮细胞内繁殖，经口服后可诱导局部分泌型 IgA（sIgA）和血清保护性抗体的产生。但 SmD 菌株有回复对链霉素的不依赖性，同时其免疫需要高剂量多次接种，而且生产时要在培养基中加入链霉素，废液的处理对环境不利，所以制约了其使用。另一个福氏志贺减毒菌株是 2a T32-Istrati 菌株，是由 Istrati 等将福氏 2a 菌株在含去氧胆酸的培养基上传代 32 次而获得的无毒株。其减毒的遗传学基础，是在 140MDa 的侵袭性质粒上敲除了编码 32MDa 侵袭性蛋白的 *VirG/icsA* 基因。该疫苗可刺激机体产生对福氏 2a 型和其他血清型志贺菌的保护作用，但因必须高剂量多次接种，限制了它的推广使用。

我国兰州生物制品研究所以安全、有效、基因背景清楚的福氏 2a 型减毒株 T32 为受体，以毒力基因缺失但Ⅰ相抗原基因完整的宋内氏 S7 株Ⅰ相大质粒为供体，利用基因工程技术将 S7 株的Ⅰ相大质粒转移到 T32 菌株内，构建成功了能同时表达福氏 2a 和宋内氏菌 LPS 抗原的双价活菌苗株 FS。FS 菌株经培养收集菌体，加入稳定剂冻干后分装于安瓿中，即制成口服福氏宋内氏菌痢疾双价活疫苗，适合各年龄组人群服用，全程免疫 3 次，每次间隔 5～7d。该疫苗经 3 次大规模现场观察证明是安全、有效的，对福氏 2a 的保护率达 65%；对宋内氏菌的保护率为 82%，并具有广谱性，对所有志贺菌的保护率近 60%。2002 年该公司在原有剂型的基础上，又推出了口服福氏宋内氏痢疾双价活疫苗胶囊，但有研究认为该疫苗可引起较严重的局部副反应，因此存在一定的安全性。

1992 年，美国国立卫生研究所（National Institute of Health，NIH）的 Robbins 等研究人员以破伤风类毒素（TT）为载体制备了痢疾志贺菌Ⅰ型多糖蛋白结合疫苗，开始了痢疾多糖蛋白结合疫苗的开发。该疫苗是以去除类脂 A 的痢疾杆菌 LPS 作为疫苗的多糖抗原部分，以 TT 为载体的多糖结合疫苗。随后，以重组绿脓杆菌外毒素 A（rEPA）为载体蛋白的福氏 2a 痢疾结合疫苗和宋内氏痢疾结合疫苗相继被开发，在成人和儿童中均显示良好的安全性和免疫原性。

菌痢病原体的发现已超过百年，但至今仍没有一个理想的疫苗。减毒活疫苗是目前痢疾疫苗候选株的主流。但痢疾杆菌不稳定的遗传特征，使得现有的各种减毒活疫苗都存在遗传不稳定的问题。除了疫苗研制不易外，用来评估疫苗的动物模型的建立也很困难。动物被痢疾菌感染的剂量要比人类高多个数量级，因此人们还没有能够用动物模型来建立一个合适的评价疫苗效果的平台。但目前人们对菌痢的流行病学、病原学、发病机制和分子基础等认识都较为清楚，对菌痢的免疫保护机制的认识也取得了许多进展，相信安全有效的痢疾疫苗会很快问世。

第三节　经呼吸道传播的细菌疫苗

经呼吸道传播的细菌，是以呼吸道作为入侵门户，感染机体引起呼吸器官或呼吸道以外器官病变的病原菌。主要有结核分枝杆菌、麻风分枝杆菌、百日咳杆菌、白喉棒状杆菌、脑膜炎奈瑟菌、流感嗜血杆菌、肺炎链球菌、肺炎支原体等。

一、百日咳疫苗

1. 概述

百日咳（pertussis/whooping cough）是由百日咳杆菌（*Bordetella pertussis*）引起的急性呼吸系统传染病，主要侵犯婴幼儿。百日咳杆菌通过飞沫从感染者传播给易感个体。经 7～10d 的潜伏期，患者出现卡他症状和咳嗽。1～2 周内，出现阵发性痉挛性咳嗽，并带有典型的鸡鸣样尾声或伴有呕吐。如无并发症出现，一般无高热或有轻度发热。百日咳全病程较长，可持续数月，故名百日咳。在发病初期传染力最强，不易诊断，所以难以控制传染源和切断传播途径，只有进行预防接种，增加人群对百日咳的抵抗力。因经济改善和免疫实施不同，各国发病率有较大差异。在未实行预防接种的地方，5 岁以下儿童的发病率可达 20%～60%，如非洲各国每年发病率为 2～2000/10 万人；而预防接种率较高的国家，如欧洲每年发病率为 0.35～85/10 万人。

2. 百日咳杆菌

（1）生物学特性　百日咳杆菌为卵圆形短小杆菌，大小为（0.5～1.5）μm×（0.2～0.5）μm，属鲍特氏菌属（*Bordetella*），无鞭毛和芽孢，具荚膜。革兰氏阴性。专性需氧。百日咳杆菌抵抗力弱，56℃ 30min、日光照射 1h 可致死亡。对多黏菌素、氯霉素、红霉素、氨苄青霉素等敏感，对青霉素不敏感。

百日咳杆菌常发生光滑型到粗糙型的相变异：Ⅰ相为光滑型，菌落光滑，有荚膜，毒力强，有免疫原性；Ⅳ相为粗糙型，菌落粗糙，无荚膜，无毒力，也无免疫原性。Ⅱ、Ⅲ相为过渡相，介于Ⅰ、Ⅳ相之间。一般在疾病急性期分离的细菌为Ⅰ相，疾病晚期和多次传代培养可出现Ⅱ、Ⅲ或Ⅳ相的变异。发生相变异时，细菌形态、菌落、溶血性、抗原结构和致病力等均出现变化。

（2）抗原结构　　百日咳杆菌一般不侵入血液，其致病物质主要有两类：一类是与致病有关的毒素因子，如百日咳毒素（pertussis toxin，PT）、脂多糖（LPS）、皮肤坏死毒素（dermonecrotic toxin，DNT）、腺苷酸环化酶毒素（adenylate cyclase toxin，ACT）、气管细胞毒素（tracheal cytotoxin，TCT）和不耐热毒素（heat-labile toxin，HLT）；另一类是与细菌的黏附和定居有关的毒力因子，如丝状血凝素（filamentous haemagglutinin，FHA）、凝集原（agglutinogen，Agg）和百日咳杆菌黏着素（pertactin，PRN）等生物活性物质。其中PT、FHA、PRN、Agg为保护性抗原，可刺激机体产生保护性免疫反应，而LPS、DNT、TCT、ACT等只有毒性作用，无免疫保护作用。

1）百日咳毒素（PT）。PT是一种直径为6nm的球形蛋白，分子质量约80kDa，与霍乱弧菌、白喉杆菌、大肠杆菌等细菌的不耐热毒素相似，为经典的"A-B"模式细菌毒素结构，由S1、S2、S3、S4和S5按1∶1∶1∶2∶1的比例组成。A亚单位由S1组成，具有ADP核糖转移酶活性，最终引起胞内cAMP增多；B亚单位由S2～S5组成，可与细胞表面受体结合。PT是百日咳杆菌最主要的致病因子。在细菌感染早期，PT通过作用于巨噬细胞、中性粒细胞、树突状细胞（DC）和T淋巴细胞，抑制MHCⅡ分子和DC表面分子的表达，并抑制机体固有免疫和适应性免疫。

PT具有高度的免疫原性，是最无争议的保护性抗原，近年来各国已经使用的或正在进行临床试验的不同类型的无细胞百日咳疫苗都含有PT组分。PT除了能诱导机体产生特异保护性抗体，还能诱导产生Th1和Th17型细胞免疫应答。

此外，PT还具有一定的免疫佐剂活性，能增强其他抗原的免疫原性。

2）丝状血凝素（FHA）。FHA因其形态和对红细胞有凝集作用而得名，是百日咳菌的一种膜表面蛋白，分子质量在107～130kDa。FHA主要起黏附作用，可与细胞表面受体结合，帮助百日咳杆菌黏附于单核细胞、巨噬细胞和呼吸道上皮细胞。FHA可通过双伴侣分泌系统分泌到细胞外，因此在静态液体培养或在加有甲基β环糊精的摇荡培养上清物中可分离到FHA。

FHA具有较强的免疫原性，能刺激机体产生特异的保护性抗体，是目前一些无细胞百日咳疫苗的主要组分之一。

3）凝集原（Agg）。百日咳菌有8种以上的Agg，但仅1、2、3凝集原在百日咳菌的致病和免疫中起作用。Agg1为Ⅰ相菌所共有，Agg7为鲍特氏菌所共有，因而属内不同种间存在交叉凝集反应。

根据Agg的不同，Ⅰ相菌可分为1、2、3，1、2和1、3三个血清型。鉴于百日咳菌血清型的特异性，WHO推荐在疫苗中应采用含有1、2、3因子的血清型菌株，以保证疫苗的效力。

4）百日咳黏附素（PRN）。PRN是一种膜蛋白，存在于菌体外膜上，在外膜上被蛋白酶水解成分子质量为69kDa的功能蛋白。PRN属于自转运蛋白家族，可自动分泌到细胞外。目前对该蛋白是否与细菌侵袭、定植有关存在一定争议。PRN有较强的免疫原性，能诱导机体产生保护性抗体和Th1/Th17型细胞免疫应答。

（3）百日咳的传播途径和致病机制　　机体通过呼吸道吸入含有百日咳杆菌的空气飞沫而获得感染，一般可分为黏附阶段、局部阶段和全身性阶段。百日咳菌进入呼吸道后，通过

FHA、PRN 及 Agg 等毒素黏附到宿主鼻咽部和呼吸道的纤毛上皮细胞，然后大量繁殖并沿着气管、支气管向下呼吸道播散定植。细菌产生大量的 PT、TCT 及 ACT 等毒素引起纤毛停滞，导致呼吸道上皮细胞损伤，临床上表现为感冒及轻微咳嗽的卡他期；随着病变的加重及毒素的增多，临床上表现为百日咳的特征性鸡鸣音痉咳，抵抗力差的婴儿在此期可能会因脑缺氧而死亡；当细菌持续繁殖并向下蔓延至肺泡时，则导致百日咳性肺病。尽管百日咳杆菌不侵入血液，但其产生的毒素如 PT 等可进入血液，作用于全身，引起发热、白细胞增多、组胺致敏性增强及胰岛素分泌增加致使血糖降低等一系列全身性临床症状。

3. 百日咳疫苗的研究和应用

目前疫苗接种仍然是世界范围内预防百日咳发生的最主要方法。可使用的百日咳疫苗主要有两种：全菌体百日咳疫苗和无细胞百日咳疫苗，前者是灭活的百日咳全菌体，后者是由百日咳菌的不同抗原成分组成的无细胞组分疫苗。

（1）全菌体百日咳疫苗 又称为全细胞百日咳疫苗（WPV），是将培养的百日咳全菌体用适当的灭活剂灭活后，与佐剂配合后制成，由 Medson 等于 20 世纪 30 年代研制成功。该疫苗价格低廉，免疫效果好，在控制和降低儿童百日咳发病方面发挥了巨大作用，至今仍在很多国家使用。

我国生产用菌种采用百日咳 I 相含 1、2、3 型凝集原的菌株（CMCC58001、58003、58004、58031 和沪 64-21 株），将细菌大量培养增殖后，沉降菌体，甲醛灭活后将不同血清型的菌体原液按一定比例配合后，即成为百日咳原液。多数情况下，将百日咳疫苗原液与白喉类毒素和破伤风类毒素配合成全细胞百白破联合疫苗（diphtheria, tetanus and whole cell pertussis combined vaccine, DTwP）或白百二联疫苗使用，接种对象为 3 个月至 6 周岁儿童。自 3 月龄开始免疫，至 12 月龄完成 3 针初免（一般在 3 月龄、4 月龄、5 月龄进行初免），18～24 月龄注射第 4 针进行加强免疫。一般在接种 WPV 6～12 年后，其免疫保护力降低约 50%。疫苗的免疫持久性与免疫所用的疫苗种类、疫苗质量、接种次数和接种程序有关。我国 1978 年开始实施计划免疫，并将 DPT 作为儿童免疫规划疫苗，儿童百日咳发病率从 1978 年的 126/10 万人下降到 1989 年的 2/10 万人，近年更维持在约 0.4/10 万人的低水平。

WPV 接种后发生副反应的比例较高，可产生红肿疼痛、局部发热、硬结、化脓和血管神经性水肿等局部反应，还可能产生发热、昏睡、烦躁、呕吐、厌食、持续哭叫、荨麻疹和惊厥等全身症状，极个别人可能出现脑损伤。

（2）无细胞百日咳疫苗 为降低 WPV 的副作用，人们进行了多方面的研究。1981 年日本率先研制并使用了以 PT 和 FHA 为主要有效成分的无细胞百日咳疫苗（APV）。此疫苗接种后的副反应明显低于 WPV，目前世界上已有 20 多个国家批准使用 APV。我国在 1993 年由何长民等率先研制出国产新一代无细胞百日咳疫苗，如今已对数千万婴幼儿和儿童接种，其安全性和免疫原性均较好。

APV 主要是通过提取纯化，去掉一些无用且引起副反应的毒性物质，如 TCT 和 ACT，但保留具有保护性免疫作用的抗原成分，如 PT、FHA、Agg2 和 Agg3 等，一般也是与白喉与破伤风疫苗联用，将无细胞百日咳疫苗原液、白喉类毒素原液及破伤风类毒素原液加入氢氧化铝佐剂制成无细胞百白破联合疫苗（diphtheria, tetanus and acellular pertussis combined vaccine, DTaP）。

根据组成不同，APV 可分为 B 型疫苗、T 型疫苗和 PT 型疫苗。B 型和 T 型是分别以日本的 Biken 和 Takeda 两个生产厂家的厂名命名，前者的 DTaP 仅含有 PT 和 FHA，两种成分几乎各占一半；后者生产的 DTaP 抗原成分以 FHA 和 PT 为主，而 FHA 所占比例多于 PT，还含有一定比例的 Agg 和 PRN。PT 型是仅含有 PT 单一组分的疫苗。我国的 DTaP 属于 T 型苗，以 FHA、PT 为主要保护性抗原，还含有少量的 Agg2、Agg3 和 PRN，采用的生产菌株为 I 相 CS 菌株（CMCC58003），大量培养细菌后，盐析法沉淀 PT、FHA 等保护性抗原，然后用梯度离心法去除杂质及其他毒性物质，收集 PT 和 FHA 等有效成分，采用甲醛溶液或戊二醛溶液脱毒，然后用适宜方法除去脱毒剂，再经超声波匀化处理即 APV 原液，最后与白喉类毒素原液及破伤风类毒素原液加氢氧化铝佐剂配制成 DTaP。

DTaP 采用同 DTwP 同样的免疫程序，免疫保护力与 DTwP 相当。APV 接种后也发生诸如红肿、热疼等疫苗接种反应，但副反应发生率、严重程度均大大低于 WPV。

（3）无细胞百日咳疫苗存在的问题及发展趋势　　目前国际上研制成功的 APV 已有 20 多种，所采用的抗原主要有 PT、FHA、PRN、Agg2、Agg3 等，多数选择其中 1～5 种成分，组成内容各异的单组分、双组分、三组分、四组分或五组分的无细胞百日咳疫苗。各厂家在疫苗制造中采用的纯化方法、解毒工艺又各不相同。因此，目前很难对这些多样化的疫苗用统一、有效、简单的实验方法进行比较和评价。

在非人灵长类动物中的研究显示，APV 可以预防疾病，但其预防感染的效力低于 WPV，且不能完全有效地预防感染及传播，已接种 APV 的无症状感染者，可以将百日咳菌传播给其他动物。在狒狒动物模型中的另一个发现是，自然感染百日咳菌和接种 WPV 后产生的免疫反应中，Th1 和 Th17 细胞在免疫反应中均起作用，具有杀菌作用的黏膜免疫的产生需要 Th1 和 Th17 细胞的记忆反应；而 APV 的免疫反应类型则不同，其有更高的 Th2 介导的抗体反应，Th1 和 Th17 介导的反应较低。因此，与 WPV 和自然感染相比，APV 预防感染和减少后续传播的能力较低。来自全球多个地区共 19 个国家（包括发展中国家和发达国家）的百日咳流行病学数据显示，其中 5 个出现了百日咳重现的国家中有 4 个使用 APV，而使用 WPV 的国家中只有 1 个发生百日咳重现。虽然各国百日咳重现的原因很复杂并各有不同，但是 WHO 免疫政策咨询专家组（SAGE）仍然认为，APV 免疫持久性更短和预防感染与传播能力较低可能是重现的主要原因。因此，WHO 于 2014 年对各国百日咳疫苗的选择提出了修订意见：目前正在使用 APV 的国家可以继续使用此疫苗，但应考虑增加加强剂次的必要性，以及考虑如何预防百日咳重现所导致的婴幼儿死亡。

另外，APV 的生产工艺复杂，产量低，成本高，由多种纯化抗原组成的疫苗则生产难度更大，要在广大发展中国家普及具有一定的困难。为此，各国科学家正努力研究采用基因工程方法来生产有效成分。

随着成人和青少年百日咳病例的增加，DTaP 的预防接种对象除婴幼儿外，将扩大到对成人和青少年的加强免疫，以消除传染源，控制百日咳的再次暴发流行。在美国专门用于成人和青少年进行加强免疫的 DTaP（减少白喉类毒素含量和百日咳抗原组分）已批准上市。另外，WHO 制定的儿童疫苗计划，将制备以 DPT 为基础的、与其他疫苗联合的儿童疫苗，以减少接种针次。目前，DTaP 已成为许多发达国家儿童联合免疫的基础。将 DTaP 与脊髓灰质炎灭活疫苗（IPV）、乙型肝炎疫苗（HepB）和 b 型流感嗜血杆菌（Hib）结合疫苗联合已成为现实。已通过美国 FDA 批准的以 DTaP 为基础的联合疫苗有 DTaP-IPV 四联疫苗（商品名"Kinrix"）、DTaP-Hib 四联疫苗（商品名"TriHIBit"）、DTaP-IPV-HepB 五联疫苗（商品名"Pediarix"）、DTaP-IPV-Hib 五联疫苗（商品名"Pentacel"），以及 DTaP-IPV-HepB-Hib 六联疫苗。未来，以 DTaP 为基础的联合疫苗在简化免疫程序、提高免疫接种率等方面，将发挥更加积极和关键的作用。

二、结核病疫苗

1. 概述

结核病（tuberculosis，TB）是一种古老而流行广泛的人畜共患传染病。

人结核病又称痨病或"白色瘟疫"，是一种顽固的慢性消耗性疾病，一旦感染发病，若不及时、规范、彻底治疗，很容易复发和恶化，且易于产生耐药而形成难治性肺结核，患者最终因反复发作多种并发症而死亡。发病的主要症状是发热、消瘦、咳嗽等。

结核分枝杆菌（*Mycobacterium tuberculosis*，MTB）是家畜、野生动物及人类结核病的病原体，由德国细菌学家罗伯特·科赫于1882年发现。MTB可侵犯多种组织器官，引起相应器官的结核病，但最常见的是通过呼吸道感染而引起的肺结核，占各器官结核病的80%～90%。

MTB主要通过呼吸道传播，传染源是痰排菌的肺结核患者（主要为继发性肺结核患者），人群普遍易感。患者通过咳嗽、打喷嚏，使带有MTB的飞沫（气溶胶）喷出体外，健康人吸入后被感染。患者的传染性大小取决于痰中结核菌的数量。经正规抗结核治疗后，痰中排菌量减少，传染性降低。

2. 结核病的流行现状

据WHO报告，全球约1/3的人感染过MTB，感染者发生结核病的风险为5%～10%，导致每年800万～1000万的结核病新发病例，每年死于结核病的人数达200多万，是全球排名前十的死因之一，自2007年以来一直位居单一传染性疾病死因之首。因此，结核病已对国际公共卫生构成严重挑战。非洲是全球结核病感染率最高的地区，而亚洲则是结核病患者最多的地区。全球结核病防治工作受到多种因素制约而进展缓慢，其原因有以下几种：①卡介苗免疫效果不理想。②耐多药MTB的播散。近年来，每年新发病的患者中约5%的病例对至少2种一线抗结核药有抗性。2018年全球约50万耐药性结核病（drug-resistant tuberculosi，DR-TB）患者，27%来自印度，19%来自俄罗斯，14%来自中国。③结核病与艾滋病相互作用。2019年死亡的病例中，约1/6为人类免疫缺陷病毒感染者。④人口大规模流动使结核病的防治面临严峻挑战。

我国是全球30个结核病高负担国家之一，全国现有活动性肺结核患者500多万。2020年全国新发结核病例约67.05万，占全球8.4%，位居全球第三，其中约18.7万人为DR-TB患者。在我国法定的甲类、乙类传染病中，结核病的发病率和死亡率近年来均居第二位。全国约80%的患者集中在农村，且主要在经济不发达的中西部地区，因此其是我国农村因病致贫、因病返贫的主要疾病之一，严重制约我国经济和社会的发展。

3. 结核分枝杆菌

（1）生物学特性　　结核分枝杆菌（MTB）简称结核杆菌，属放线菌目分枝杆菌科分枝杆菌属（*Mycobacterium*）。分枝杆菌主要包括结核杆菌复合群、非结核分枝杆菌和麻风分枝杆菌。结核杆菌复合群包括人型MTB、牛型MTB、非洲分枝杆菌、微小分枝杆菌、卡氏分枝杆菌和卡介菌。

MTB为细长稍弯、两端微钝的杆菌。无鞭毛、无芽孢。严格需氧，革兰氏染色阳性。涂片染色具有抗酸性，也称抗酸杆菌。菌体内含有大量类脂质，占菌体干重20%～40%，胞壁含量最多。对外界抵抗力较强，耐干燥、耐冷、耐酸碱。在干燥环境中能存活数月或数年，在阴湿处能生存数月，低温条件下如−40℃仍能存活数年。对热、紫外线、化学消毒剂比较敏感，煮沸1min、5%～12%来苏水处理2～12h、75%乙醇处理2min均可将其灭活。

（2）感染和发病　　含有MTB的气溶胶被健康人吸入后，首先进入肺泡腔，其中的肺泡巨噬细胞（alveolar macrophage，AM）通过其细胞膜或细胞内的模式识别受体（PRRs）识别和吞噬 MTB。因此，AM 是机体抗 MTB 感染的第一道防线，负责吞噬和杀伤进入体内的 MTB。除 AM 外，肺泡腔内的单核细胞、树突状细胞（DC）等固有免疫细胞也可吞噬侵入的 MTB。MTB 与其他常见病原菌不同，既不产生内毒素、外毒素，也不具有侵袭性酶类，但其独特而复杂的细胞壁结构，不仅对其菌体构成极强的保护屏障，还与其致病性密切相关。MTB 细胞壁可分为固有层和外膜层。细胞壁固有层主要由肽聚糖（PG）、脂阿拉伯甘露聚糖（LAM）和阿拉伯半乳聚糖（arabinogalactan，AG）等构成；外膜层主要由分枝菌酸、磷脂及其他糖脂复合物构成。此外，外膜还存在由多糖、蛋白质和少量脂质组成的荚膜。MTB 细胞壁的这种结构不仅能够屏蔽酸、碱、消毒剂等物质对菌体的伤害，还赋予 MTB 对多种抗结核药物天然的耐药性。

感染的 AM 产生并释放多种趋化因子，诱导肺泡毛细血管内的单核细胞、中性粒细胞和其他免疫细胞向感染部位聚集，引起炎症反应，破坏肺泡壁的完整性。肺泡腔内的 MTB 可穿过损伤的肺泡壁进入肺泡间隙，并被此处的巨噬细胞所吞噬；肺泡腔内被感染的 AM 也可携带 MTB 直接穿过肺泡壁进入肺泡间隙。此时更多其他固有和适应性免疫细胞迁移至感染部位，将携带 MTB 的巨噬细胞包裹起来，形成一种叫作肉芽肿（granuloma）的特殊结构。

形成肉芽肿结构的意义在于：将 MTB 密封在肉芽肿内部，使其无法向其他部位扩散，并将机体的免疫反应局限在肉芽肿内。如果感染者此时的抗感染能力较强，肉芽肿内的免疫反应能有效抑制 MTB 的繁殖，肉芽肿会逐渐萎缩，最终形成中心呈干酪样坏死的结核结节病灶。该病灶内的负压、低 pH 和富含脂肪酸等环境条件可抑制 MTB 的复制。但部分 MTB 会以休眠状态在病灶内潜伏下来，抗结核药物和机体的免疫反应对其均不起作用。几年或十几年以后休眠的 MTB 可能重新复燃（reactivation），引起成年人肺结核。如果肉芽肿内的 MTB 能够逃避机体的免疫抑制和杀伤，它们便进行大量复制，引起 AM 坏死，并导致肉芽肿内各种细胞的裂解，肉芽肿结构被破坏。释放出的 MTB 可经气管、淋巴管或血流播散到全身各处，并可定居于任何器官或引起相应器官的结核病；也可通过感染者咳嗽、打喷嚏或喊叫而以气溶胶的形式释放至外界环境中，开始其新一轮的感染。MTB 的整个感染过程见图 8-1。

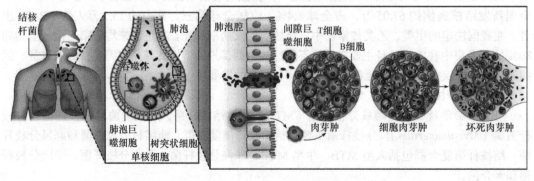

彩图 8-1

图 8-1　结核杆菌的感染过程（Koch and Mizrahi，2018）

因此，MTB 是一种既能引起急性感染，又能引起无症状潜伏感染的病原菌。据统计，在与活动性结核患者密切接触或暴露于 MTB 以后，30% 左右的人会感染 MTB。在这些感染了 MTB 的人群中，只有不到 10% 的人会发生原发性活动性结核病，其余 90% 的人并无结核病的临床症状，而是处于结核潜伏期，其中绝大多数人终生不会发病，只有不到 10% 的人会在他们一生中的某一时期，尤其是成年以后，由于体内结核菌重新复燃而得结核病。此外，由艾滋病造成的机体免疫功能低下，使得每年有 5%～10% 的处于结核潜伏期的人群因 MTB 的重新复燃而引起活动性结核病。

（3）抗原结构　　MTB 有 4000 多个编码基因，可合成生长所需的全部氨基酸、维生素、辅酶因子等。MTB 的蛋白质不仅与致病性有关，而且有很强的抗原性。这些蛋白质抗原可以诱导机体产生特异的保护性免疫反应。一些能够诱导细胞和体液免疫的蛋白质抗原被广泛应用于结核病诊断、新型疫苗研制及治疗等方面。

根据定位不同，可将 MTB 的蛋白质分为分泌蛋白、细胞壁蛋白和胞质蛋白。其中分泌蛋白和细胞壁蛋白是主要的免疫保护性抗原，为新疫苗研究的首选靶抗原。分泌蛋白是 MTB 在培养的早、中期分泌释放于菌体外的一组蛋白质，游离于培养基中，在菌体内仅有微量存在；而胞质蛋白主要存在于细菌的细胞质中，在细菌对数生长的晚期细菌死亡后才释放到培养基中。培养不超过 5d 的滤液蛋白称为短期培养滤液蛋白，其中多数是记忆性免疫 $CD4^+T$ 淋巴细胞的靶分子；培养 7d 以上的滤液蛋白称为长期培养滤液蛋白，随着培养时间的延长，滤液中蛋白质越来越多，由于部分 MTB 开始裂解死亡，释放胞质蛋白，培养 42d 时滤液中已有 100 多种蛋白质。

1）分泌蛋白。

A. 早期分泌抗原靶（early secreted antigenic target，ESAT）。ESAT 家族包含近百种蛋白质，研究较多的是 ESAT6 和 CFP10。

ESAT6 是 MTB 感染早期培养滤液中出现的一种分泌蛋白，由 RD1 区的 *Rv3875* 基因编码，分子质量约 6kDa。ESAT6 仅存在于致病性分枝杆菌中，绝大部分环境分枝杆菌和所有 BCG 菌株不含此蛋白质。增殖期和非增殖期的 MTB 均高表达 ESAT6。ESAT6 在结核病的保护性免疫反应中发挥重要作用，可诱导宿主产生针对 MTB 的特异性 $CD4^+T$ 细胞和 $CD8^+T$ 细胞，并有效地激活巨噬细胞（M_Φ），提高 M_Φ 对胞内 MTB 的生长抑制作用和杀伤能力。

10kDa 培养物滤液蛋白（culture filtrate protein of 10kDa，CFP10）又称 MTB b11，分子质量约 10kDa，由 RD1 区的 *Rv3874* 基因编码，位于编码 ESAT6 基因的上游，二者位于同一操纵子中共同转录，而且有研究发现 CFP10 与 ESAT6 以 1：1 的比例形成一种紧密的复合物而发挥其功能。CFP10 也只存在于致病性分枝杆菌中，而不存在于非致病性分枝杆菌和卡介菌中。CFP10 具有良好的免疫原性，能够诱导机体产生特异性体液和细胞免疫反应。

ESAT6 和 CFP10 对 MTB 的毒力和致病性至关重要，也是调节宿主细胞自噬的重要因子，可通过抑制宿主细胞的 MTB 吞噬体与溶酶体融合，抑制自噬的发生。除了是 MTB 的重要保护性抗原，ESAT6 和 CFP10 还可用来区分结核病患者和卡介苗免疫的健康人群，对活动性结核病的诊断有重要意义。

B. Ag85 复合物。Ag85 复合物是主要的分泌蛋白，占分泌蛋白总量的 30%，分枝杆菌各菌株均可分泌，由 Ag85A、Ag85B 和 Ag85C 三个组分组成，三者以 2：3：1 的比例分泌，分子质量分别为 32kDa、30kDa 和 31.5kDa，分别由 *Rv3804c*、*Rv1886c* 和 *Rv3803c* 基因编码。

Ag85 具有分枝菌酸转移酶活性，使海藻糖转移和沉积于细胞壁，在细胞壁合成的晚期发挥重要作用。Ag85 还可与细胞表面的纤连蛋白结合，在分枝杆菌黏附细胞的过程中起重要作用，提示其与 MTB 的致病性有关。在活动性结核病患者血清中存在大量 Ag85 与人纤维蛋白结合形成的循环复合物。Ag85A 和 Ag85B 均为免疫保护性抗原，Ag85B 的保护性比 Ag85A 强，可作为研制新型 MTB 疫苗的候选抗原。Ag85C 无免疫保护性。

C. MPT64 蛋白。MPT64 是最早发现的 MTB 特异性抗原，是 MTB 短期培养滤液中的主要成分，占分泌蛋白总量的 8%，由 RD2 区 *Rv1980c* 基因编码，分子质量约 24kDa，具有超氧化物歧化酶活性，且具有抗宿主细胞凋亡的作用。MPT64是结核杆菌复合群特异性抗原，但在部分卡介菌菌株，如Dansish1331、Glaxo、Pasteur、Tice中该基因缺失。MPT64为感染早期的重要抗原，可诱导机体产生强烈的免疫应答，刺激T细胞增殖和外周血单核细胞释放IFN-γ，是新型疫苗的候选抗原。

D. Erp蛋白。MTB输出重复蛋白（exported repetitive protein, Erp）是一种小分子分泌蛋白，是MTB的一种毒力因子，与MTB细胞壁构建和侵染组织有关，能诱导机体的体液与细胞免疫应答。

E. 38kDa蛋白。38kDa蛋白是一种磷酸盐结合脂蛋白，由*Rv0934*基因编码，属于结核杆菌复合群特异性蛋白，MTB的表达量是BCG的10倍。38kDa蛋白具有很强的免疫原性，可引起机体的体液和细胞免疫反应。机体产生的抗38kDa抗体与活动性结核病密切相关，而在潜伏期感染血清中检测不到该抗体。因此，可用于活动性结核病的血清学诊断，且特异性强、灵敏度高，是目前最为常用的结核病诊断免疫优势抗原之一。

F. MTB8.4蛋白。MTB8.4蛋白是从结核杆菌H37Rv株培养滤液中纯化得到的、分子质量为8.4kDa的一种分泌蛋白，由*Rv1174c*基因编码。低剂量MTB8.4蛋白即可诱导机体强烈的免疫反应：一方面有效刺激机体的体液免疫，产生高水平的IgG1和IgG2；另一方面诱导机体的Th1型细胞免疫反应和外周血单核细胞的活化与增殖，分泌高水平的IFN-γ。MTB8.4是结核病DNA疫苗的候选抗原或亚单位疫苗的组分。

2）胞质蛋白。胞质蛋白主要有酶蛋白和应激蛋白，承担MTB自身代谢及抵抗宿主免疫系统攻击的作用。MTB超氧化物歧化酶（superoxide dismutase, SOD）由4种分子量约为23kDa的亚单位组成，与MTB消除活性氧（ROS）基团有关，可消除宿主产生的ROS以逃避免疫杀伤作用。应激蛋白又称为热激蛋白（heat shock protein, HSP），参与蛋白质转位、折叠和装配等重要生理活动。HSP在抗原提呈和淋巴细胞、巨噬细胞的活化中起重要作用，能刺激机体的体液和细胞免疫反应。但因在物种间具有高度保守性，HSP并不适合作为疫苗抗原。

3）膜蛋白。PPE68蛋白属PPE蛋白家族，由RD1区的*Rv3873*基因编码，位于MTB的细胞膜或细胞壁，MTB感染的潜伏期和活动期均有很高的表达。PPE68具有较强的免疫原性，可被T细胞特异地识别。

4. 结核病现用疫苗——卡介苗

（1）卡介苗菌种   1902年法国科学家诺卡尔从牛体分离一株牛型MTB，对人有致病力，天然栖生于牛体。从1906年开始，法国巴斯德研究所的卡尔梅特及介朗将其接种在5%甘油胆汁马铃薯培养基上，每隔二、三周传代一次，经过231代，历时13年，这株MTB的致病力完全失去，然后大剂量地注射于各种动物，如豚鼠、家兔、牛及猴等，不但不发病，反而产生了免疫力。1921年这株细菌被做成活疫苗，在人体得到很好的免疫效果。法国于1928年召开国家科学大会，由卡尔梅特及介朗给这株细菌取名卡介菌（Bacillus Calmette Guérin, BCG）。用卡介菌制成的活疫苗称为卡介苗。1928年以后，卡介苗在世界广泛使用。至今已在182个国家和地区，对40多亿的儿童接种了卡介苗。根据WHO扩大计划免疫规划（Expend Programme on Immunization, EPI）的要求，现在每年仍有1亿多的新生儿接种卡介苗。

自原始的卡介苗菌株从巴斯德研究院供应到世界各国后，不同的实验室各自建立了传代方法。经过长期传代，在生物学特性、免疫学特性、保护效果和剩余毒力等方面产生显著差异，形成了不同的卡介苗菌株。目前国际上常用的卡介苗菌株主要有巴斯德菌株（F1172P）、丹麦卡介苗子代菌株（D1331）、日本卡介苗子代菌株（172）、英国卡介苗子代菌株等。我国目前生产用卡介苗菌株为上海D2菌株，是1948年从丹麦国立血清研究所引进的丹麦823株，经长期传代而成的子代菌株。

（2）卡介苗的生产和质量要求　我国BCG的生产统一采用上海卡介苗D2PB302菌株，膜培养方法进行生产。种子批菌种冻干保存于2～8℃。工作种子批至单批收获培养物的总传代数不得超过12代。启开工作种子批菌种，在苏通马铃薯培养基、胆汁马铃薯培养基或液体苏通培养基上每传1次为1代。挑取生长良好的菌膜，移种于改良苏通综合培养基或经批准的其他培养基的表面，置37℃静止培养10～14d。

BCG的生产应在有隔离设备的完全隔离区内进行，制品检定也应在隔离实验室进行，动物实验应在其他实验室进行，生产区应专用于菌种培养和保存、菌苗生产、分装、冻干和安瓿封口。由于BCG对日光敏感，制备卡介苗的工序应完全防止日光及紫外线的影响。生产疫苗的人员应健康，证明无结核病，并要定期复查，每年1～2次，人员要求专职，不允许做其他传染性工作。

（3）卡介苗的效果　目前BCG主要用于新生儿接种。在上臂外侧三角肌中部略下处皮内注射0.1mL，严禁皮下或肌内注射。接种后两周开始产生结核菌素的阳性反应，6～12周达到高峰。反应的强度和BCG的菌种、活菌数量及接种对象的年龄、健康情况和家族基因背景等都有关系。如果接种2～3个月以后，结核菌素反应仍呈阴性，则需要重新接种。绝大多数儿童在接种BCG 10年后都转成阴性反应。

自1921年以来，BCG一直用于预防人类结核病，是世界上使用最广泛的菌苗，也是唯一批准的结核病疫苗。新生儿接种BCG后可有效预防重症结核病，如播散性结核病、结核性脑膜炎等，但随着接种时间延长，保护力逐渐衰退。BCG对青少年和成人的保护效果欠佳，不同人群和不同地区的保护力差异较大，为0～80%。这种差异可能源于以下原因：①BCG丢失了某些MTB特异性抗原；②环境分枝杆菌的作用使BCG在体内受到抑制，不能引起有效的免疫保护作用；③BCG菌株、剂量和接种方案存在差异；④不同人群间的基因差异。此外，BCG接种于已感染人类免疫缺陷病毒（HIV）的儿童则会引起BCG播散性疾病。因此，需要研发更加安全有效的疫苗来控制结核病。

（4）卡介苗缺失的基因及抗原　由于BCG源自牛型MTB，而且在减毒过程中又丢失了一些重要基因，这可能是BCG对人型MTB结核病的免疫保护力不够理想的主要原因。利用基因组总DNA芯片技术比较人型MTB标准菌株H37Rv、牛型MTB和BCG的基因组成，发现BCG基因组相对于牛型MTB或人型MTB缺失了16个片段，这些缺失的片段（region of difference）被命名为RD，BCG缺失的这16个RD共含有129个开放阅读框（open reading frame，ORF）。RD3～7、RD9～13和RD15合计11个区域共91个ORF是人型MTB所特有，RD1～2、RD8、RD14和RD16这5个区域共38个ORF为人型和牛型MTB所共有。许多报道揭示各RD中表达的蛋白质在结核病的诊断及BCG改良中具有重要价值。

RD1是被最早研究的丢失区域，含有9个ORF，存在于所有的MTB中，但不存在于BCG中，提示RD1是毒力相关位点，RD1的缺失，是菌株最原始的毒性减弱的突变，正是这种突变才产生了卡介苗。ESAT6和CFP10是RD1区核心的T细胞抗原。此外，编码PPE68的基因也存在于RD1区。因此，RD1区基因在结核病新疫苗的研究中有重要意义。RD2包含11个ORF。与RD1不同，RD2并非在所有的BCG菌株中缺失，RD2中的某些基因与BCG毒性以及宿主的免疫应答有关，其中MPT64是MTB重要的分泌型抗原，可引起机体的Th1型细胞反应和高水平的IFN-γ；CFP21也能诱导一定程度的细胞毒性T细胞（CTL）反应，且在控制MTB的传播中起重要作用。近年来，其他RD区抗原在疫苗研制方面的报道也陆续被证实，如RD11区的*Rv3425*基因编码的抗原可引起C57BL/6小鼠较高水平的IFN-γ和IgG1；RD9区

的 *Rv3519c* 和 *Rv3620c* 编码的蛋白质能刺激机体产生较高水平的 IFN-γ、IL-12 和 IgG2a。

5. 新型结核疫苗的研究

成人肺结核是结核病的主要患病形式，并且活动性肺结核患者是主要的传染源，所以新型疫苗不仅要保护新生儿不得结核病，还要对成人发挥保护作用。为达到这一目的，可通过两种途径来实现：一是研发新型疫苗，提供比 BCG 更长的保护年限甚至终身免疫；二是采用初免 - 加强免疫策略，即在新生儿中使用 BCG，而在青少年和成人中使用新疫苗进行加强免疫。另外，对现有的潜伏感染者或者肺结核患者而言，新型疫苗接种后还要起到清除 MTB 的作用。根据疫苗组成，可将已进入临床试验的新型结核病疫苗分为：重组 BCG（recombinant BCG，rBCG）、亚单位疫苗、重组病毒载体疫苗和其他结核病疫苗。

（1）rBCG　　rBCG 的研制策略主要是采用重组 DNA 技术，将 BCG 缺失的部分重要保护性抗原，尤其是 MTB 表面蛋白相关毒力因子的基因，如编码 ESAT6、Ag85、MPT64 和 CFP10 等的基因导入 BCG 菌株，以弥补 BCG 的不足。将 MTB 分泌型抗原 Ag85B 重组入 BCG 中构建的 rBCG30，是较早进入临床研究的 rBCG。与 BCG 相比，rBCG30 可诱导机体产生更强的 CD4⁺ Th1 型及 CD8⁺T 细胞反应和更多的记忆 T 细胞。虽然提高了健康成人的免疫反应，也没有发生严重的不良反应，但该疫苗因存在抗生素抗性基因而受到了抗生素监管部门的限制，其进一步的临床研究也被终止。另两种表达 MTB 抗原的 rBCG——BCG-RD1-2F9 和 BCG-Ag85-ESAT6-Rv3620c，在动物实验中都产生了显著的免疫应答反应。BCG-RD1-2F9 是将位于 RD1 区域的 2 个 MTB 抗原（ESAT6 和 CFP10）重组到 BCG 巴斯德菌株，该疫苗在小鼠中抗 MTB 的能力要强于亲本 BCG。BCG-Ag85-ESAT6-Rv3620c 在 C57BL/6 小鼠中能够诱发 CD4⁺、CD8⁺T 细胞大量增殖，显著增强 Th1 型细胞免疫应答，使其高表达 IFN-γ、TNF-α 和 IL-2；同时，该疫苗能够诱导机体产生显著的体液免疫应答，使特异性 IgG 抗体的免疫效价增加。

由德国马普研究所研制的 VPM1002 是一株另一种形式的 rBCG。它是将 BCG 的尿素酶 C 基因敲除，再将李斯特菌素（listeriolysin，Hly）基因重组进去，以加强 BCG 的细胞免疫效力。尿素酶能分解尿素产生氨，氨会中和宿主细胞吞噬体的 pH，使其呈中性，从而抑制宿主细胞的自噬和凋亡。Hly 是单核细胞增多性李斯特菌（*Listeria monocytogenes*）主要的毒力因子，在酸性条件下可刺穿吞噬小体膜，导致吞噬体中的各种蛋白酶和 rBCG 菌体成分外漏至细胞质中，从而有利于抗原的提呈和 CD4⁺ T 细胞的激活。VPM1002 中尿素酶基因的缺失可保证宿主细胞吞噬体中的酸性环境，以保证 Hly 活性所需的 pH。VPM1002 还能诱导巨噬细胞凋亡，使得树突状细胞能够摄取巨噬细胞的凋亡囊泡，并交叉提呈给 CD8⁺ T 细胞和 Th17 细胞。VPM1002 在临床 I 期和 II 期试验中均显示了很好的安全性和有效性，是目前最有可能取代 BCG 的疫苗。

（2）亚单位疫苗　　结核亚单位疫苗是将 MTB 生长过程中有免疫保护作用的蛋白质分离纯化后联合佐剂制成的疫苗，主要用作加强免疫，能特异地诱导 CD4⁺ 和 CD8⁺ T 细胞的活化。

Hybrid1 和 Hybrid56 是由丹麦国立血清研究所设计的系列融合蛋白疫苗，前者包括 Ag85B 和 ESAT6，后者包括 Ag85B、ESAT6 和 Rv2660c。Rv2660c 是潜伏感染 MTB 表达的抗原。Hybrid1 和 Hybrid56 均与 IC31 佐剂联合。IC31 是阳离子聚氨基酸 KLK 和脱氧寡核苷酸 ODN1a 按摩尔比 25∶1 混合而成的一种佐剂，属于人 Toll 样受体 9（TLR9）激动剂。Hybrid1 和 Hybrid 56 给成人接种后能引起强烈的 Th1 细胞反应，并能提高 BCG 的接种效果或 MTB 感染者的免疫应答。Hybrid1 目前已进入 II 期临床试验。

由 GSK 公司设计的 MTB72F，包含 MTB39a 和 MTB32a 两种抗原。该疫苗与不同的 GSK 佐剂结合都显示了良好的临床安全性和免疫效果。目前最热门的佐剂是 AS01E，它包含单磷酰脂质 A 和 QS21，可激活 TLR4，促进 Th1 及 Th17 细胞应答，并可触发 $CD8^+$ T 细胞反应。目前该疫苗已进入 Ⅱ 期临床试验。

（3）重组病毒载体疫苗　　重组病毒载体疫苗是当今病毒基因工程研究工作的重点之一。病毒载体可携带大片段外源基因，并可介导外源基因的转移和高效表达。大部分的病毒载体为复制缺陷型，即病毒基因组不能整合到宿主细胞中，因此对机体没有致病性，安全可靠。同时，病毒载体表达的抗原蛋白又可以在细胞内进行正确的加工、修饰，保留了相应的抗原性及免疫原性。目前，研究最多的病毒载体主要有复制缺陷型人 5 型腺病毒（adenovirus5，Ad5）和复制缺陷型人 35 型腺病毒（adenovirus35，Ad35），以及经修饰的安卡拉牛痘病毒（modified vaccinia virus Ankara，MVA）。

腺病毒与 MTB 攻击的靶器官均为肺，因此腺病毒是结核疫苗优先选择的载体。以复制缺陷型人 Ad5 为载体构建的重组菌株，虽然其免疫效果已得到众多研究者的肯定，但由于人群普遍存在针对 Ad5 的免疫性而限制了其应用。Aeras-402 是利用复制缺陷型人 Ad35 为表达载体，编码 MTB 抗原 Ag85A、Ag85B 和 TB10.4 融合蛋白的重组腺病毒。Ad35 在人群中的抗体阳性率较低，与 Ad5 也没有免疫交叉反应，因此，Aeras-402 克服了在体内由 Ad35 引起的免疫性，同时 Ad35 对肝毒性小，免疫副作用低，具有良好的安全性。在临床 Ⅰ 期时，以 BCG 初免，Aeras-402 加强免疫的策略免疫健康成年人，证明该疫苗能诱导 T 细胞免疫应答，产生多种细胞因子和其他免疫效应分子，且使用安全，是一种很有前途的结核病候选疫苗。

牛津大学研制的 MVA85A 是一种以经修饰的安卡拉牛痘病毒（MVA）为载体表达 Ag85A 的疫苗。研究表明，此疫苗可以加强豚鼠、恒河猴和牛初免 BCG 后的免疫效应，其安全性和耐受性已在健康成人、结核病和艾滋病感染的婴儿、儿童和青少年几个人群中的临床试验得到了验证，但在 2013 年南非进行的 Ⅱb 期临床试验时却发现，已初免 BCG 的健康婴儿再用 MVA85A 加强免疫不能提供额外的保护力。

（4）其他结核病疫苗　　由我国研发的结核全菌体灭活疫苗"Vaccae"，是利用一种环境分枝杆菌——母牛分枝杆菌制备的热灭活弱毒性结核病疫苗，具有双向免疫调节作用，并通过提供与 MTB 的交叉性抗原来发挥保护性免疫反应，临床上可用于结核病的辅助治疗，在中国结核病潜伏感染人群中可以提供 72.5% 的保护率，目前已完成 Ⅲ 期临床试验。

由西班牙萨拉戈萨大学研发的 MTBVAC 是一种 MTB 减毒衍生物，它将临床 MTB103 株的毒力基因 *phoP* 和 *fadD26* 敲除，保留了大多数 MTB 的 T 细胞表位，其中包括主要免疫保护性抗原 ESAT6 和 CFP10。phoP 是关键的转录调节因子，控制细菌的糖脂代谢；*fadD26* 参与 MTB 表面脂质合成。目前该疫苗已进入 Ⅱ 期临床试验。

DAR-901 是将牝牛分枝杆菌 SRL172 肉汤培养后进行热灭活制成。首先用于 HIV 感染者的结核病防治，并于 2013 年完成 Ⅲ 期临床试验，显示出很好的安全性和保护率，是一种很有前景的候选疫苗。

过去的几十年，抗结核病疫苗取得了快速发展，随着免疫机理研究的深入，不断有新的疫苗被研发出来并进入临床试验。目前，在疫苗研发中还存在着诸多问题：需更深入的了解免疫机制，完善免疫标志物和疫苗有效性评价指标；动物模型有待于更标准化；感染方式应该更贴近自然感染；尽量使用临床株等。解决上述问题无疑会推动新型结核疫苗研发的速度。

三、白喉疫苗

1. 概述

白喉（diphtheria）是由白喉杆菌（*Corynebacterium diphtheriae*）引起的急性呼吸道传染

病，冬春季多发，潜伏期为 1～7d。发病时的症状包括发热、声音嘶哑、犬吠样咳嗽，还包括咽喉、扁桃体及其周围组织出现白色伪膜，病情严重者可致全身出现中毒症状，可并发心肌炎和周围神经麻痹，病死率高达 10%。

人是白喉杆菌的唯一宿主，患者及带菌者是其传染源。该病主要通过呼吸道飞沫传播，个别可通过接触带有白喉杆菌的物品而间接传播。4～15 岁的儿童及青少年最易受到感染。新生儿可自母体获得免疫力，此种免疫力到 1 岁时基本消失，因此白喉易感性在一岁左右达到高峰，以后由于隐性感染或接受类毒素免疫，易感性又随之下降。

目前白喉在发达国家已得到有效控制，但在非洲、亚洲和东欧国家仍有流行。我国在 20 世纪五六十年代，白喉的发病率为 10/10 万～20/10 万，自 1978 年实施计划免疫后，白喉发病率大幅度下降。据中国疾病预防控制信息系统统计，2006 年报告了 1 例白喉病例，2007 年至今无白喉报告病例。

2. 白喉杆菌

白喉杆菌属于棒状杆菌属（*Corynebacterium*），菌体一端或两端膨大呈棒状。需氧或兼性厌氧。革兰氏染色阳性。在 15～40℃都能生长，最适生长温度为 34～37℃。抵抗力较弱，温度 58℃ 10min 或 100℃ 1min 即可被杀死。可被一般防腐剂杀死。

白喉杆菌最重要的毒力因子是白喉毒素（diphtheria toxin, DT），其是由白喉杆菌被 β 噬菌体溶源化后，由 β 噬菌体上序列长度为 1605bp 的 *tox* 基因编码合成的一种外毒素。DT 由 535 个氨基酸组成，分子质量为 58kDa，不含糖基或辅基，可分为 3 个结构区：N 端为催化区（A 区），中间为穿膜区（R 区），C 端为受体结合区（B 区），3 个区域各自对应 DT 的催化、穿膜和受体结合功能。DT 的毒性表现为具有 ADP 核糖基转移酶活性，可使延长因子-2（elongation factor 2，EF-2）ADP 核糖基化，从而阻滞 EF-2 在细胞质核糖体内促进多肽链延长的作用，导致蛋白质合成受到抑制，造成细胞死亡。白喉毒素具有很强的毒性，1～2 个分子就可以杀死一个细胞，能损害哺乳动物的大多数器官，如心脏、肝、肺和肾。

DT 具有很强的免疫原性，是白喉杆菌最主要的保护性抗原，经甲醛脱毒后可变成无毒但仍保留免疫原性的类毒素。经纯化的白喉类毒素可有效预防白喉的发生。

3. 目前使用的白喉疫苗

白喉疫苗即白喉类毒素（简称白类），是由产毒力高的白喉杆菌培养滤液经甲醛脱毒后精制（或精制后脱毒）成的一种安全、有效的免疫制剂，通常是制成吸附制剂或与其他预防制剂配合制成联合疫苗使用，如白破、百白破等疫苗是我国免疫规划及 WHO 扩大免疫规划疫苗，在控制白喉流行中起到了关键作用。

我国生产白喉类毒素所用菌种为白喉杆菌 PW8 菌株（CMCC38007），或由 PW8 菌株筛选的产毒高、免疫力强的菌株，或其他经批准的菌株。产毒培养基为胰酶牛肉消化液培养基或经批准的其他适宜培养基。培养液除菌过滤后，采用硫酸铵、活性炭分段盐析法或经批准的其他适宜方法对毒素进行分离纯化（精制）。采用适宜浓度的甲醛溶液脱毒。精制可在脱毒前也可在脱毒后进行。在精制类毒素中加入 Al(OH)₃ 吸附剂即制成吸附白喉疫苗。白喉类毒素疫苗既可用于婴幼儿，也可用于成人，既可单独使用，也可与百日咳、破伤风及其他疫苗联合制成二联及多联疫苗。

4. DT 的其他应用

将 DT 与抗体或细胞因子连接，可制成具有靶向治疗作用的免疫毒素药物。免疫毒素的连接方式有两种：化学耦联法和基因工程融合法。以化学耦联法制备的第 1 代免疫毒素，又称作免疫耦联物，其制备复杂，易损失抗体的活性，而且免疫毒素的稳定性差，动物实验效果不好；以基因工程融合法制备的第 2 代免疫毒素，是利用分子生物学技术将导向与效应两部分的基因串联，在大肠杆菌等表达系统中表达出免疫毒素蛋白，目前常采用截短的 DT（如 DAB388、DAB389 等），或将 B 区去除或点突变以制成一系列 DT 的衍生物或 DT 的突变体（如 CRM9、CRM107 等），这类 DT 只保留了酶活性和跨膜转运的功能，因此对正常细胞毒性低。还可利用 DT 的高毒性，将编码 DT 的基因插入肿瘤细胞，并在肿瘤部位稳定表达，使肿瘤细胞死亡，达到治疗肿瘤的目的。第 2 代免疫毒素制备相对简单，蛋白质稳定、均一，分子质量小，渗透性好。1999 年被美国 FDA 批准上市的 ONTAK（DAB389/IL-2）就是第 2 代免疫毒素的成功例子，主要用于成人皮肤 T 细胞淋巴瘤的治疗。

突变的噬菌体溶原白喉杆菌，可以产生 6 种 DT 突变体，只具有部分毒性或不具有毒性。研究较多的 CRM197 是一种无毒的 DT 突变体，其第 52 位的氨基酸残基由甘氨酸（Gly）突变为谷氨酸（Glu），导致其丧失了酶活性和细胞毒性，但仍具有 DT 的免疫原性。由于不存在传统白喉类毒素制备需要甲醛脱毒处理、组分不均一以及可能恢复毒性等缺点，CRM197 有望成为重组疫苗的有效成分。CRM197 能有效提高多糖抗原的免疫原性，因此可作为多糖抗原的载体蛋白，用于疫苗的开发领域。目前已有多种以 CRM197 为载体的多糖疫苗上市，包括武田 b 型流感嗜血杆菌疫苗"VaxemHibT"（Takeda 制药公司）、C 群脑膜炎疫苗"Menigitec"和"Menjugate"（Nuron 公司）、四价脑膜炎球菌 ACWY 多糖结合疫苗"Menveo"（Nuron 公司）以及针对肺炎球菌的 7 价疫苗"Prevnar7"和 13 价疫苗"Prevnar13"（Pfizer 公司）。此外，有研究发现 CRM197 具有抑制肿瘤细胞增殖和迁移的作用，可作为肿瘤抑制剂开发为新型抗肿瘤药物。

四、脑膜炎球菌疫苗

1. 概述

流行性脑脊髓膜炎（epidemic cerebrospinal meningitis）又称脑膜炎球菌性脑膜炎（meningococcal meningitis），简称流脑，是由奈瑟菌属（*Neisseria*）的脑膜炎奈瑟菌（*Neisseria meningitides*，Nm，俗称脑膜炎球菌）所引起的急性呼吸道传染病。奈瑟菌属包括十多个菌种，除淋病球菌和脑膜炎球菌外均为非致病菌。流脑是细菌性脑膜炎中唯一能造成流行的疾病，仅在人类中传播，其临床主要表现为发热、头痛、呕吐、出血点及颈项强直等脑膜刺激症状，并可导致脑和神经系统的永久性损害。

流脑是一种古老的传染病，至今仍是全球性疾病，各大洲都有发病和流行，是人类主要的急性呼吸道传染病之一。主要通过呼吸道飞沫传播，由鼻咽部感染，经血液播散后引起脑脊髓膜炎，并可引起呼吸或循环衰竭等并发症。流脑在任何年龄均可发病，但以 15 岁以下儿童为主，5 岁以下发病率最高。大量健康人群携带 Nm，但仅一小部分携带者会出现临床症状，这些带菌的健康人是流脑的主要传染源。目前全球每年发病人数为 30 万～50 万。

中国曾是流脑高发国家之一，新中国成立后曾发生过 4 次较大的流行，其中 1967 年发病率最高，达 403/10 万人。自 1985 年采取以接种 A 群脑膜炎球菌多糖疫苗为主的综合措施后，全国流脑报告发病率持续下降，1990 年起全国流脑报告发病率开始下降到 1/10 万人以下，2000～2005 年下降至 0.5/10 万人以下。2007 年我国将 A 群、A 群 C 群流脑多糖疫苗纳入儿童免疫规划，2009 年发病率降至 0.05/10 万人以下，2012～2014 年降至 0.02/10 万人以下。在我国，流脑多发生在冬春季节，一般在 11～12 月病例开始增多，次年 2～4 月为发病高峰。

2. 脑膜炎球菌

（1）生物学特性　　Nm 为革兰氏阴性双球菌。需氧。兼性胞内寄生，取患者脑脊液涂片镜检，可见多型核白细胞内有肾形或豆形的菌体，少数在胞外。菌体直径 0.6～0.8μm，无鞭毛，有荚膜和菌毛。Nm 对营养要求较高，在普通培养基上不能生长，在含血、血清或卵黄的培养基上才能生长。在培养过程中能产生自溶酶，培养时间过长，菌体易裂解自溶。Nm 的抵抗力很弱，对冷、热、阳光、干燥、紫外线均较敏感，体外很难存活。

（2）生物学分型　　Nm 荚膜的化学成分主要是酸性多糖，由几种单糖通过不同的糖苷键连接唾液酸或磷酸的重复单元构成，是 Nm 分群的物质基础。根据荚膜多糖（CPS）的化学结构和免疫学特性，可将 Nm 分成 A、B、C、D、H、I、K、L、X、Y、Z、29E、W135 共 13 个血清群（serogroup）。95% 的人类流脑是由 A、B、C、Y 和 W135 群引起的，其中又以 A、B、C 群 Nm 引起的病例最多，约占 90%。X、Z、29E 群很少致病，迄今尚未见由 D、H、I、K 和 L 群引起流脑发病的报道。A 群 Nm 可引起全球性大流行，B 群和 C 群 Nm 可以引起地区性流行。我国的流脑菌株血清群分布为：A 群 69.20%，B 群 27.55%，C 群 0.97%，其他群 2.28%。

根据 Nm 外膜蛋白（OMP）ProB（2 或 3 类 OMP）和 ProA（1 类 OMP）的抗原性差异，又可将 Nm 分成不同的血清型和血清亚型。A 群分为 4 型，B 群分为 11 型，C 群分为 6 型。其中 B 群 2 型致病力最强。

（3）致病因子和抗原结构　　Nm 的致病因子包括荚膜多糖、菌毛、菌体产生的 IgA1 蛋白酶及细胞壁外层的脂寡糖（lipooligosaccharide，LOS）等。在病原体入侵机体的过程中，菌毛介导细菌黏附在鼻咽部黏膜上皮细胞上；由菌体产生的 IgA1 蛋白酶会破坏上皮细胞表面的 sIgA1，有利于细菌黏附在呼吸道黏膜上，进而完成对上呼吸道细胞的入侵；细菌的荚膜可抵抗巨噬细胞的吞噬，便于细菌在上呼吸道、血液、淋巴和脑脊髓膜扩张和繁殖。Nm 脂多糖（LPS）是由 7～10 个糖基构成的寡糖，再组成分叉状的糖链结构，在其中一个或数个分链上常连接脂类 A，无 O 侧链多糖，因此又称为脂寡糖（LOS）。LOS 是 Nm 的内毒素，是细胞炎症反应的关键诱导物，也是造成流脑严重病理后果的因素。LOS 诱导各种细胞因子（如 IL-6、TNF-α 等）分泌和自由基、氮氧化物等的产生，导致血管内皮损伤和毛细血管渗漏，引起周围组织坏死和多器官衰竭。此外，Nm 的一些菌体蛋白也是其致病的重要因素，如 H 因子结合蛋白（factor H-binding protein，fHBP），又称脂蛋白 2086 或基因组衍生的奈瑟菌属抗原 1870（genome-derived neisseria antigen1870，GNA1870），是表达于所有 Nm 表面的一种外膜蛋白，可帮助细菌免受宿主免疫系统破坏。

荚膜多糖（CPS）、外膜蛋白（OMP）和内毒素脂寡糖（LOS）是 Nm 的主要致病因子，也是其重要的三大类表面抗原，均具有较强的免疫原性。宿主对 Nm 的免疫主要是体液免疫，群特异多糖抗体和型特异外膜蛋白抗体在补体的存在下能杀伤该菌。自然感染后，机体可迅速产生 sIgA，阻止 Nm 对上呼吸道黏膜靶细胞的侵袭；如细菌在体内大量繁殖，其 CPS 和 LOS 内毒素，均可刺激机体产生相应的抗体。抗荚膜抗体可与细菌结合，发挥调理吞噬作用，使吞噬细胞吞噬杀伤细菌，还可引起抗体依赖的细胞介导的细胞毒作用（ADCC）以杀伤细菌。

3. 脑膜炎球菌疫苗的研究和应用

（1）全菌体疫苗　　对流脑疫苗的研制和使用始于 1907 年的全菌体灭活疫苗。我国在 1967 年开始生产使用这种疫苗。但全菌体灭活疫苗的免疫保护效果并不理想，且副作用较大。20 世纪 60 年代，戈德施奈德等了解到体内带有 Nm 多糖特异性抗体的个体对 Nm 具有免疫力，这一发现为流脑多糖疫苗的研究找到了突破口。从 20 世纪 70 年代起，Nm 的 A、C、Y 和 W135 群纯化多糖疫苗被陆续研制出来，并完全替代了全菌体疫苗。

（2）荚膜多糖疫苗　　荚膜多糖是 Nm 表面重要的构成物质，也是其重要的保护性抗原。1935 年，塞赫普和雷克自 Nm 培养物中提取了 A 群脑膜炎球菌的荚膜抗原。1944 年，卡巴特等用荚膜多糖抗原免疫志愿者，发现其免疫原性很差，究其原因，可能是相对分子质量过小（小于 5 万）。之后，Kabat 证实只有相对分子质量大于 10 万的多糖抗原，才会有较好的免疫原性。此后，A、C、Y、W135 等流脑荚膜多糖疫苗（meningococcal polysaccharide vaccine，MPV）相继问世。1976 年、1980 年 WHO 正式颁布了 A 群、C 群单价、A 群 C 群二价和 A＋C＋Y＋W135 群四价疫苗的制造和检定规程。

（3）荚膜多糖结合疫苗 由于多糖疫苗为 T 细胞非依赖性（TI）抗原，只能刺激机体内成熟的 B2 细胞产生抗体，不能刺激 B1 细胞应答，因而不能在 B2 细胞尚未发育成熟的婴幼儿中使用。而且属于多糖成分的 TI 抗原不能诱导免疫球蛋白类别的转换（如 IgM 转换为 IgG 和 IgA），也不能在原发性免疫应答中诱导产生高亲和力的抗体和产生免疫记忆。1980 年，施内尔森等首次报道了一种共轭结合疫苗，即白喉类毒素共价结合 b 型流感嗜血杆菌荚膜多糖疫苗。这种将多糖与蛋白质共价结合来研发疫苗的新思路迅速被应用到更多的疫苗研究中。20 世纪 90 年代，针对 C 群脑膜炎球菌的多糖结合疫苗首先研制成功。随后，Nm 的 A、Y 和 W135 群多糖结合疫苗的研发也相继获得成功。

脑膜炎球菌多糖结合疫苗（meningococcal polysaccharide conjugate vaccine，MCV）是借助化学连接剂将 Nm 的荚膜多糖与一种蛋白质载体（如白喉毒素突变体 CRM197、白喉类毒素、破伤风类毒素、Nm 的外膜蛋白等）连接构成的结合疫苗，具有 T 细胞依赖性（TD），可诱导 T 细胞参与的免疫应答，能产生免疫记忆，不仅可用于 2 岁以上的儿童和成人，也可用于 2 岁以下婴幼儿的常规免疫接种。目前，国内外上市的主要有 A 群、C 群单价多糖结合疫苗、A 群 C 群二价疫苗和 A＋C＋Y＋W135 群四价疫苗，它们均可诱导出高滴度的抗荚膜多糖的 IgG 抗体和记忆 B 细胞。

（4）B 群脑膜炎球菌疫苗 目前，B 群 Nm 导致了全球约 50% 的脑膜炎疾病，是很多发达国家侵袭性脑膜炎的主要致病菌群。因此，如何预防和控制 B 群 Nm 引起的流脑已成为各国关注的公共卫生问题。与 A、C、Y、W135 群菌株荚膜多糖的结构不同，B 群菌株的荚膜多糖免疫原性较低，且所含的唾液酸结构与人类 N- 乙酰神经氨酸聚合物结构相似，可能导致机体对这种多糖疫苗形成免疫耐受，或者发生交叉反应，引起自身免疫病。因此，B 群菌株的荚膜多糖不适合用作疫苗抗原。

目前正在使用和研究的 B 群 Nm 疫苗主要是以外膜囊泡（out membrane vesicle，OMV）为基础的外膜蛋白（OMP）疫苗，包括单价的"MenBvac"（挪威）和"MENZB"（新西兰）、二价的"VA-MENGOC-BC"（古巴）以及六价的"PorA OMV"（荷兰）。由外膜蛋白（OMP）和脂寡糖（LOS）、周质蛋白等共同组成的 Nm 细胞外膜，在自然状态下成囊泡状结构，又称为外膜囊泡（OMV），其中具有免疫原性的主要是外膜蛋白（OMP）。

Nm 的 OMP 有很多种，其中研究较多的有抗原活性的 OMP 主要有 fHBP、NSPA、NHBA、NadA、NhhA 等。fHBP 属于奈瑟菌属表面特异性脂蛋白，几乎表达于所有 Nm 表面，是一种补体激活旁路途径抑制剂，可与宿主的 H 因子特异性结合。H 因子是补体替代途径的关键调节因子。fHBP 与 H 因子的结合可下调补体替代途径，从而干涉宿主的免疫反应，使其自身可以躲避宿主的免疫攻击。基于氨基酸序列的多样性，可将 fHBP 分为三个变异体：fHBP-1、fHBP-2 和 fHBP-3。在 B 群 Nm 中 fHBP-1 含量最为丰富。奈瑟菌属表面蛋白 A（neisseria surface protein A，NSPA）是一种低分子质量高度保守的表面蛋白，几乎存在于已知的所有 Nm 表面，也能结合 H 因子，提高细菌抵抗补体依赖的杀菌能力。奈瑟菌肝素结合抗原（neisseria heparin binding antigen，NHBA），又名基因组衍生的奈瑟菌抗原 2132（GNA2132），是存在于所有 Nm 表面的脂蛋白。奈瑟菌属黏附素 A（neisseria adhesion A，NadA）是一种三聚体蛋白质，为 Nm 重要的致病协同因子，在细菌对宿主细胞的黏附、定植、侵袭过程及传播扩散中起重要作用。脑膜炎 HIA/HSF 同源物（neisseria Hia/Hsf homologue，NhhA），即基因组衍生的奈瑟菌属抗原 0992（GNA0992），能抵抗宿主固有免疫系统的攻击，在 Nm 定植于鼻咽黏膜中起重要作用。

古巴 Finlay 研究所以古巴 B 群 Nm 的主要流行菌株 Cu385/83 为出发菌株，研制出 OMV 蛋白疫苗（"VA-MENGOC-BC"）。该疫苗于 1989 年获得古巴政府许可，1991 年被纳入古巴常规免疫规划，在 3 月龄至 7 岁儿童中实施常规免疫接种。此后，该疫苗被引入巴西、哥伦比亚、乌拉圭等拉丁美洲国家，有效控制了这些地区 B 群流脑的疫情。VA-MENGOC-BC 为二价疫苗，每剂次含有 50μg 的 B 群 OMP 和 50μg 的 C 群荚膜多糖，其中 OMP 主要包括 PorA、PorB、Opa、Opc、Tbp、NSPA 等高分子蛋白质和其他的 OMV 蛋白成分。1991 年，挪威公共卫生研究所以 1974 年挪威流行的 B 群菌株（44/76）为出发菌，通过胆酸钠提取外膜、超速离心、氢氧化铝吸附等步骤，研制出 B 群 OMV 蛋白疫苗（"MenBvac"）。凯龙公司以新西兰流行的 NZ98/254 菌株为出发菌株，利用去垢剂处理的 OMV 疫苗（"MeNZB"），于 2004 年在新西兰获批上市，每一剂次疫苗含有 25μg B 群 Nm 菌株的 OMV，其中含有 4~5 种主要的外膜蛋白及其他一些周质蛋白和胞质蛋白，该疫苗用于 20 岁以下人群的免疫接种。荷兰环境健康和疫苗研究所以挪威 B 群菌株（44/76）为出发菌株，采用大肠杆菌质粒同源重组技术，构建含有 3 套 porA 等位基因的菌株，制备出六价 PorA OMV 疫苗。

随着全基因组测序技术的发展，应运而生一种新疫苗发展策略——反向疫苗学，即基于已知的基因组序列，从全基因水平来筛选具有保护性免疫反应的候选抗原，对目标微生物的毒力因子、外膜抗原、侵袭及毒力相关抗原等蛋白质基因进行高通量克隆、表达，纯化出重组蛋白质，然后再对纯化后的抗原进行体内、体外评价，筛选出保护性抗原。诺华制药公司运用反向疫苗学技术开发了一种四组分蛋白质疫苗（商品名"Bexsero"），从 2013 年起相继在欧洲、澳大利亚、加拿大和美国获得许可，用于 2 月龄以上人群的免疫接种。这是目前反向疫苗学最为成功的例子。该疫苗包含 4 种主要抗原成分：H 因子结合蛋白（fHBP）、奈瑟菌黏附素 A（NadA）、奈瑟菌肝素结合抗原（NHBA）和源于 NZ98/254 的外膜囊泡。

由辉瑞制药研发的二价 fHbp 重组疫苗（商品名"Trumenba"）于 2014 年 10 月和 2017 年 5 月分别被美国 FDA 和欧盟批准，用于 10~25 岁人群的免疫接种。Trumenba 是由来自 B 群 Nm 的两种 fHBP 变异体组成，其中一种来自 fHBP 的 A 亚科（A5），另一种来自 B 亚科（B01）。2018 年 4 月，该疫苗又被 FDA 批准用于 1~9 岁儿童。

4. 我国目前使用的脑膜炎球菌疫苗

我国目前使用的流脑多糖疫苗主要有以下几种：①A 群脑膜炎球菌多糖疫苗。是用 A 群 Nm A4 菌株（CMCC29201）的培养液，经提取获得荚膜多糖抗原，纯化后加入适宜稳定剂后冻干制成，用于预防 A 群 Nm 引起的流行性脑脊髓膜炎。接种对象为 6 个月至 15 岁少年儿童。②A 群 C 群脑膜炎球菌多糖疫苗。是用 A4 菌株和 C 群 C11 菌株（CMCC29205）的培养液，分别提取和纯化荚膜多糖抗原，混合后加入适宜稳定剂冻干制成，用于预防 A 群和 C 群 Nm 引起的流行性脑脊髓膜炎。接种对象为 2 周岁以上儿童及成人。③A 群 C 群脑膜炎球菌多糖结合疫苗。是用 A4 菌株和 C11 菌株的荚膜多糖抗原，经活化、衍生后与破伤风类毒素蛋白共价结合为多糖蛋白结合物，加入适宜稳定剂后冻干制成，用于预防 A 群和 C 群 Nm 引起的流行性脑脊髓膜炎。④A＋C＋Y＋W135 群脑膜炎球菌多糖疫苗。是用 A4 菌株、C11 菌株、Y 群的 CMCC29028 菌株、W135 群的 CMCC29037 菌株的培养液，分别提取和纯化多糖抗原，混合后加入适宜稳定剂后冻干制成，用于预防 A 群、C 群、Y 群、W135 群 Nm 引起的流行性脑脊髓膜炎，仅限于 2 周岁以上儿童及成人的高危人群使用。前两种已纳入我国儿童免疫规划疫苗。

五、流感嗜血杆菌疫苗

1. 概述

流感嗜血杆菌（*Heamophilus influenza*，Hi）是巴斯德氏菌科（Pasteurellaceae）嗜血杆菌属（*Haemophilus*）中最多见的致病菌，最早由波兰细菌学家普法伊费尔在 1892 年流感流行期间从患者的痰中分离并首先描述，当时被认为是引起流行性感冒的病原菌，直到 1933 年史密斯等从流感患者鼻咽部分泌物中分离出流行性感冒病毒后，才明确嗜血杆菌不是流感的病原体，而是流感病毒感染时引起继发性感染的病原性细菌。

嗜血杆菌属是一类革兰氏阴性小杆菌，无鞭毛，需氧或兼性厌氧，在体外培养时必须添加 X 因子和 V 因子。X 因子是血红素及其衍生物氯化血红素，是细菌合成过氧化氢酶、过氧化物酶、细胞色素氧化酶等呼吸酶的辅基；V 因子是辅酶 I（NAD）或辅酶 II（NADP），在细菌的氧化呼吸过程中起递氢体作用。根据嗜血杆菌在人工培养时对 X 因子、V 因子和 CO_2 的需求不同及溶血性能的差异等，可将嗜血杆菌分为 17 种，其中对人致病的主要有流感嗜血杆菌、埃及嗜血杆菌和杜克雷嗜血杆菌，其余大多数为人体正常菌群，寄生在人体口咽部，只有在机体抵抗力下降时才引起感染，如副流感嗜血杆菌、副溶血性嗜血杆菌、嗜沫嗜血杆菌、副嗜沫嗜血杆菌等。

20 世纪 30 年代，玛格丽特·皮特曼把 Hi 分为有荚膜型和无荚膜型细菌，并将有荚膜型 Hi 根据荚膜多糖的组成成分和抗原性，分为 a、b、c、d、e、f 6 个血清型和一组不可分型的 Hi（non-typable *Haemophilus influenza*，NTHi）。所有患者血液和脑脊液中分离细菌的荚膜抗原都属 b 型，说明 b 型 Hi（*Haemophilus influenza* type b，Hib）的致病力最强，与大多数严重的局部感染和侵袭性感染有关。

2. b 型流感嗜血杆菌

（1）流行病学　　Hib 感染性疾病是常见的严重危害儿童健康的传染病，每年至少造成全世界 300 万例严重侵袭性疾病，导致 30 万～50 万儿童死亡。

人是 Hib 的唯一宿主，主要通过空气飞沫传播。传染源为鼻咽部带菌者（5 岁以下健康儿童鼻咽部带菌率可达 3%～5%）或急性期患者。4～18 个月的婴幼儿是 Hib 的易感人群，3 个月以下婴儿和 5 岁以上儿童较少发病。细菌经飞沫传播感染后寄居于鼻咽部，病原体在此可能停留极短的时间，也可达数月之久没有症状（无症状携带者）。当机体抵抗力低时，细菌可在局部生长繁殖，引起鼻咽炎、会厌炎和中耳炎。在部分个体，细菌可从局部侵入血液，扩散到关节或骨髓膜并生长繁殖后再次进入血液，扩散至肺、心包等部位，也可通过血 - 脑屏障进入脑脊髓膜，引起肺炎、心包炎、败血症和化脓性脑膜炎等严重的侵袭性疾病。在引起小儿化脓性脑膜炎的病例中，如果不及时治疗，死亡率可达 3%～5%，存活者中有 15%～30% 的病例呈现不同程度的神经系统后遗症。

在我国，50% 左右的化脓性脑膜炎、30% 左右的肺炎由 Hib 感染引起。

（2）生物学特性　　Hib 为革兰氏阴性小杆菌，大小为（1.0～1.5）μm×（0.3～0.4）μm，多数菌株有菌毛或纤毛。需氧，在含 5%～10% CO_2 的微环境中生长良好，最适生长温度为 37℃，最适 pH 为 7.2～7.6。人工培养时必须补充 X 和 V 因子。当 Hib 与金黄色葡萄球菌在血琼脂平板上共同培养时，由于金黄色葡萄球菌能合成较多的 V 因子，可促进 Hib 生长，故在金黄色葡萄球菌菌落周围生长的 Hib 菌落较大，距离金黄色葡萄球菌菌落越远的 Hib 菌落则越小，此现象称为"卫星现象"，有助于 Hib 的鉴别。在液体培养基中，有荚膜的菌株呈均匀混浊生长，无荚膜的菌株则为颗粒状沉淀生长。

（3）致病因子　　Hib 不产生外毒素，细胞壁中的内毒素脂寡糖（LOS）与其他革兰氏阴性菌脂多糖（LPS）有相似之处，有致热原生物学活性，但其致病作用尚未确定。通常认为 Hib 的毒力与下列三种结构成分有关：①荚膜。荚膜具有抗吞噬和保护菌体免受体液杀菌物质作用的功能，有荚膜 Hib 可引起局部或侵袭性化脓性疾病，而无荚膜型 Hib 则为口咽部的正常菌群。②菌毛。菌毛具有黏附人口咽部上皮细胞的作用，为其黏附定居的必备条件。③大部分 Hib 能分泌 IgA 蛋白酶，可水解局部 sIgA，使其生长或侵入部位的 sIgA 浓度降低，有利于细菌突破机体的免疫防御机制。

（4）抗原结构　　流感嗜血杆菌的抗原主要有两大类：荚膜多糖（CPS）抗原和菌体抗原。

Hib 荚膜多糖抗原的基本成分是核糖基核糖醇磷酸盐。一个核糖基核糖醇磷酸盐结构为一个重复单位，由若干个重复单位组成的聚合物为多聚核糖基核糖醇磷酸（polyribose ribitol phosphate，PRP），即 Hib 的 CPS 抗原，具有较好的免疫原性，可诱发机体产生有效的保护性杀菌抗体。部分流感嗜血杆菌的 CPS 抗原与肺炎球菌 CPS 抗原，大肠杆菌 K 抗原有交叉血清反应。

流感嗜血杆菌的菌体抗原成分包括外膜蛋白（OMP）和脂寡糖（LOS），其中外膜蛋白是主要的菌体抗原。

3. b 型流感嗜血杆菌疫苗的研究和应用

（1）单价 Hib 荚膜多糖疫苗　　20 世纪 70 年代因发现 Hib 荚膜多糖（CPS）PRP 能使机体产生免疫应答，人们开始研究 Hib CPS 疫苗的可行性。1985 年一种纯化的 Hib CPS 疫苗在美国获得许可，并首先在美国和荷兰使用，由于该疫苗的保护性差，1988 年停止使用。

（2）Hib 多糖结合疫苗　　1987 年 Hib CPS 与白喉类毒素（DT）结合疫苗（PRP-D）的研制成功，开启了结合疫苗的新时代。

目前市场上的 Hib 结合疫苗主要由以下 3 种蛋白质作为载体：破伤风类毒素（TT）、无毒白喉毒素变异体（CRM197）和脑膜炎球菌外膜蛋白复合体（OMP）。其中 Hib-CRM197 的免疫效果最好，对 2 月龄婴儿单剂免疫就能刺激机体产生较高的抗体浓度，而且抗体的亲和力也高。

截至 2016 年 9 月，在 194 个 WHO 成员国中有 191 个国家将 Hib 疫苗纳入国家免疫规划。我国虽早已引入 Hib 疫苗，但到目前为止尚未将 Hib 疫苗纳入国家计划免疫范围内。目前国产的 Hib-TT（液体剂型）主要是用纯化的 Hib（CMCC58547 菌株或 CMCC58534 菌株）CPS 抗原，通过己二酰肼与破伤风类毒素蛋白共价结合制成，用于预防 Hib 引起的感染性疾病，如脑膜炎、肺炎等。接种对象为 2 或 3 月龄婴儿至 5 岁儿童。

（3）Hib 联合疫苗　　除了单价的 Hib 多糖结合疫苗，Hib 联合疫苗在国内外也有上市，如由 Hib 和无细胞百白破合成的四联疫苗（DaTP-Hib），由 DaTP、Hib 和灭活脊髓灰质炎疫苗（IPV）合成的五联疫苗（DaTP-Hib-IPV），由 Hib、A 群 C 群脑膜炎球菌疫苗合成的三联疫苗（Men AC-Hib），以及由 Hib 与乙型肝炎疫苗（HepB）联合而成的二联疫苗（Hib-HepB）等。

六、肺炎链球菌疫苗

1. 概述

肺炎链球菌（Strepcoccus pneumoniae，Spn）俗称肺炎球菌（pneumococcus），是具有荚膜的革兰氏阳性球菌，属链球菌属（Streptococcus），由巴斯德于 1881 年从狂犬病患儿的唾液中首次分离，同年美国人斯滕伯格也在健康带菌者的口腔中分离出该菌。

Spn 是引起儿童肺炎、脑膜炎、菌血症等严重疾病的主要病原菌，也是引起急性中耳炎和鼻窦炎的常见病因。通常将由 Spn 感染引起的疾病通称为肺炎球菌性疾病（pneumococcal disease，PD）。人类是 Spn 的唯一宿主，常临时定植在鼻咽部，婴幼儿是主要的贮存宿主，一般经由呼吸道飞沫传播或由定植菌导致自体感染。儿童（2 岁以下儿童的发病率高于其他年龄段人群）和老人是 PD 的高危人群。全球 5 岁以下儿童 PD 病例数最高的 10 个国家全部位于非洲和亚洲，而中国位列第二，占全球总病例数的 12%。

2. 肺炎链球菌

（1）生物学特性及分型　　肺炎链球菌为革兰氏阳性兼性厌氧菌，呈矛尖状，有荚膜，无鞭毛。菌体直径 0.5～1.25μm。在痰液和脓液中，有单个存在，或成双或短链状排列，在液体培养基中常呈短链。营养要求较高，在含有血液或血清的培养基中才能生长，在含 10% CO_2 的环境中生长更好。最适温度 37.5℃，最适 pH 7.4～7.8，若孵育时间 >48h，Spn 产生足量自溶酶，菌体逐渐溶解，菌落中央下陷呈脐状。Spn 抵抗力较弱，52～56℃ 15～20min 即被杀死，对一般消毒剂的抵抗力也较弱，在 3% 苯酚及 0.1% 升汞溶液中 1～2min 即被杀死。对于干燥的抵抗力较强，在无阳光照射的干痰中，可存活 1～2 个月。

根据荚膜多糖（CPS）的组成差异，Spn 可分为多种血清型。目前共发现有 90 多个血清型，在自然界广泛分布，常寄居在正常人的鼻咽腔中，多数不致病或致病力很弱，仅少数型具有致病力。引起疾病的肺炎球菌的型别因地区、年代、人群的不同而不同。在全球范围内，有 20 种血清型与各年龄组超过 85% 的侵袭性肺炎感染有关，其中 13 种最常见的血清型与 70%～75% 的儿童侵袭性肺炎有关。我国的 Spn 菌株流行血清型分布绝大多数与世界其他地区流行菌株相同，其中 5 型最多，其次为 6 型、1 型、19F 型、23F 型、14 型、2 型、3 型，这 8 种血清型占全部检出型的 63.6%。

（2）致病机理　　Spn 是一种重要的条件致病菌，寄生在健康人鼻咽部，正常情况下并不致病。当寄生的环境发生变化时，如机体抵抗力下降时，麻疹、流感等呼吸道病毒感染后，或营养不良、老年体弱等情况下，Spn 将透过黏膜防御体系发生侵袭性感染，可进入呼吸道引起肺炎，可穿过血 - 脑屏障引起细菌性脑膜炎，也可穿过肺泡上皮细胞和血管内皮细胞进入血液引起菌血症，还可从鼻咽部移行进入鼻窦引起鼻窦炎，通过咽鼓管进入中耳引起中耳炎。Spn 的致病过程包括黏附、炎症反应、细菌产物的细胞毒作用等。

根据 Spn 感染部位不同，可将 PD 分为侵袭性肺炎球菌性疾病（invasive pneumococcal disease，IPD）和非侵袭性肺炎球菌性疾病（non-invasive pneumococcal disease，NIPD）两大类。IPD 是指 Spn 侵入原本无菌的部位和组织所引发的感染，主要包括脑膜炎、菌血症和菌血症性肺炎等。NIPD 即 Spn 感染到原本与外环境相通的部位所引起的疾病，主要包括急性中耳炎、鼻窦炎和非菌血症性肺炎等。

（3）毒力因子　　毒力因子在肺炎链球菌入侵机体及引发疾病的过程中起重要作用。Spn 的毒力因子可分为荚膜多糖（CPS）、Spn 相关蛋白、细胞壁及细胞壁多糖三大类。其中荚膜多糖为最主要的毒力因子，不同荚膜血清型的 Spn 存活能力及致病力也不同。

荚膜的主要作用在于逃逸免疫吞噬细胞对细菌的吞噬作用。Spn 能否致病与荚膜有密切关系。CPS 的化学结构和荚膜的厚度，决定了不同的血清型在血流中的存活和引起侵袭性疾病的能力。致病血清型菌株的荚膜较非致病血清型菌株的荚膜厚，而无荚膜菌株几乎丧失毒力。

在已经发现的 100 多种 Spn 表面蛋白中，胆碱结合蛋白 A（choline binding protein A，CbpA）、肺炎链球菌自溶素（pneumococcal autolysin，LytA）、神经氨酸酶（NA）、肺炎链球菌表面黏附素（pneumococcal surface adhesion A，PsaA）、肺炎链球菌表面蛋白 A（pneumococcal surface protein A，PspA）等均已被实验证实会以不同程度和不同方式参与 Spn 的致病性。CbpA 暴露

于 Spn 表面，具有较高的保守性，既是 Spn 的黏附素，又是一种侵袭蛋白，在 Spn 引起的细菌性脑膜炎中起关键作用。LytA 是锚定在细菌细胞壁上的肽聚糖水解酶，几乎存在于所有临床分离的菌株中，能降解细菌细胞壁中的肽聚糖骨架，参与细菌的繁殖、细胞分裂、隔膜的生成、鞭毛形成、遗传感受态及基因转移等重要生理活动。LytA 的特殊结构有助于 Spn 的黏附和存活，在 Spn 引起的中耳炎发生发展中起关键作用，其对肽聚糖的降解作用可导致细菌溶解死亡，而菌体溶解可直接引起宿主的强炎症反应和系统性溶血等一系列间接反应。NA 可将宿主细胞表面或体液中糖结合物上的末端唾液酸残基催化分解，使其潜在的结合位点暴露，促进 Spn 的黏附和定植，并为细菌的新陈代谢提供糖的来源。NA 在 Spn 黏附和入侵脑内皮细胞方面起重要作用。PsaA 是各型 Spn 共有的一种表面结合脂蛋白，为一种黏附分子，通过与上皮细胞钙黏蛋白结合直接发挥黏附作用，在 Spn 寄居人鼻咽部并引起下呼吸道感染过程中不可或缺。PsaA 具有较好的免疫原性，其抗体可使 Spn 在鼻咽部的定植能力降低，并对 Spn 引起的中耳炎有重要预防价值。PsaA 还具有抗补体活性，可降低补体在细菌表面的沉积，干扰补体介导的宿主对 Spn 的清除，有利于细菌在宿主体内增殖。

细胞壁及细胞壁多糖在 Spn 的黏附过程和引起的炎症反应中具有重要作用。存在于细胞壁上的磷脂酰胆碱是血小板活化因子受体的黏附配体，有助于对宿主细胞的黏附和侵袭。细胞壁还可以诱导宿主细胞产生大量 TNF、IL-1、IL-6 等细胞因子，引起炎症反应。Spn 细胞壁多糖由含磷酸胆碱成分的核糖醇磷壁酸组成，是肺炎链球菌共有的抗原，在钙离子存在时，可与正常人血清中 C 反应蛋白（CRP）的 β 球蛋白结合，发生沉淀而激活补体旁路途径。

（4）抗原结构及机体的免疫反应　　肺炎链球菌含有多种抗原成分，各具不同的化学结构和独特的生物学活性，并存在于不同的细胞结构中。其中荚膜多糖（CPS）是 Spn 最主要的抗原结构，也是目前所有肺炎球菌疫苗的主要抗原成分。CPS 可刺激机体的体液免疫应答。正常机体对 Spn 感染的抵抗力较高，在未经治疗的病例中有 70% 可自愈，这种自然恢复取决于机体针对 CPS 产生的型特异性抗体，这种抗体在发病的 5～6d 后即可产生，且能在体内持续存在较长时间。有荚膜的 Spn 一般不易被吞噬细胞吞噬，但与特异性抗体结合后就易被吞噬，若抗原 - 抗体复合物再与补体结合，就更易被吞噬。有些 CPS，如 1 型、4 型及 25 型多糖能激活补体的旁路途径，这对机体的抗感染有一定作用，特别是在特异性抗体尚未产生时，机体可能依赖于这种机制杀灭细菌。

3. 肺炎链球菌疫苗的研究和应用

肺炎链球菌疫苗是预防 Spn 感染的最有效手段，其使用历史最早可追溯到 1911 年赖特发明的全菌体疫苗。该疫苗曾在 1914 年用来预防南非金矿矿工的大叶性肺炎。但因不良反应大，免疫效果差，全菌体疫苗很快被淘汰。目前市售的疫苗为肺炎球菌多糖疫苗（pneumococcal polysaccharide vaccine，PPV）和肺炎球菌多糖结合疫苗（pneumococcal conjugate vaccine，PCV），研发设计均是基于 Spn 的 CPS，涵盖了导致 PD 的最常见血清型。

（1）多糖疫苗　　早期 4 价的 Spn CPS 疫苗的保护效果于 1945 年已被证实，但抗生素和化学药物的出现使已初步发展起来的多糖疫苗研发和应用停滞不前，随后抗生素耐药菌株的出现使得疫苗研发再次被提上日程。1977 年，美国成功研制出 14 价肺炎球菌多糖疫苗（14-valent pneumococcal polysaccharide vaccine，PPV14），1978 年由 FDA 批准上市。1983 年，美国又研制出 PPV23，覆盖的血清型包括 1 型、2 型、3 型、4 型、5 型、6B 型、7F 型、8 型、9N 型、9V 型、10A 型、11A 型、12F 型、14 型、15B 型、17F 型、18C 型、19A 型、19F 型、20 型、22F 型、23F 型和 33F 型。PPV 为非胸腺依赖性抗原，在 2 岁以下的婴幼儿体内难以产生有效的保护性抗体，所以主要用于 2 岁及以上儿童与成人预防 Spn 的感染。

（2）多糖结合疫苗 全球已批准上市的肺炎球菌多糖结合疫苗（PCV）有 7 价（PCV7）、10 价（PCV10）和 13 价（PCV13）疫苗，均可用于婴幼儿预防 Spn 的感染。

PCV7（商品名"Prevenar"）于 2000 年由 Wyeth（现已被辉瑞公司收购）公司研发成功并经美国 FDA 批准上市，含 4 型、6B 型、9V 型、14 型、18C 型、19F 型和 23F 型，可覆盖美国引起 6 岁以下儿童 IPD 的 80% 血清型，目前已被 PCV13 替代。2010 年 Wyeth 公司又推出了 13 价的多糖结合疫苗（商品名"Prevenar13"），含 1 型、3 型、4 型、5 型、6A 型、6B 型、7F 型、9V 型、14 型、18C 型、19A 型、19F 型和 23F 型。Prevenar 和 Prevenar13 均使用无毒的白喉毒素突变体 CRM197 作为载体蛋白。PCV10 于 2009 年由葛兰素史克（GSK）公司研制成功并经欧盟批准上市，含 1 型、4 型、5 型、6B 型、7F 型、9V 型、14 型、18C 型、19F 型和 23F 型（商品名"Synflorix"），使用不可分型流感嗜血杆菌蛋白 D（PD）、破伤风类毒素（TT）和白喉类毒素（DT）3 种载体蛋白，其中 19F 与 DT 结合，18C 与 TT 结合，剩余的 8 个血清型的多糖则与 PD 结合。Synflorix 和 Prevenar13 均使用磷酸铝佐剂吸附，二者在疫苗覆盖的血清型方面具有相当的安全性和效力。

WHO 建议全球各国均应将 PCV 纳入本国的儿童免疫接种规划，特别是那些儿童死亡率高的国家。我国目前批准使用的肺炎球菌疫苗主要是 PPV23 和 PCV13，属第二类疫苗，公民可在"知情同意、自愿自费"的原则下接种。

第四节 经接触感染的细菌疫苗

一、炭疽疫苗

1. 概述

炭疽（anthrax）是由炭疽杆菌（*Bacillus anthracis*）引起的一种古老的人畜共患的急性传染病，对人类和畜牧业都曾造成严重危害。炭疽杆菌是人类历史上第一个被发现的病原菌。1850 年，拉耶于感染绵羊血中发现了炭疽杆菌；1877 年，罗伯特·科赫首次证实炭疽杆菌是炭疽的病原菌。

炭疽多发于牛、马、羊等草食动物，人多因接触病死动物或患病动物制品而感染。根据感染途径不同，临床上将人类炭疽病分为 3 种类型：①皮肤炭疽。通常由破损的皮肤感染炭疽芽孢所致，是最常见的炭疽感染，95% 以上的病例属于此类。临床主要表现为皮肤坏死、焦痂、溃疡、广泛的水肿及毒血症、结缔组织出血性浸润、血液凝固不良等。②肠炭疽。是由大量的炭疽芽孢进入胃肠道导致的一种炭疽病，起病急，常有颈淋巴结及喉头黏膜水肿，有时便秘或腹泻，便血或尿血，常有躯干及臀部皮下出血。③肺炭疽。是 3 种临床类型中最严重的一种，通常由于吸入炭疽芽孢所致，呈现不典型的流感样症状，包括发热、咳嗽、胸闷等，最后累及心血管和肺功能，出现脑膜炎甚至死亡。尽管肺炭疽症状严重，但临床上比较少见。

炭疽在全世界的地理分布较为广泛，五大洲均有不同程度的发病或地区性流行，但整体来说，自然发生的炭疽疫情已基本得到控制。非洲每年报告的发病人数约 5000 例，亚洲约 4000 例。我国炭疽的发病以农业型为主，多分布在西北和西南的广大农牧区。目前，我国炭疽的疫情报告数始终处于较低水平，稳定控制在每年 300~500 例，其中甘肃省、青海省和四川省病例数占全国的 60% 以上。

2. 炭疽杆菌

（1）生物学特性 炭疽杆菌属于芽孢杆菌属（*Bacillus*），为革兰氏阳性大型杆菌，一般长 5~8μm，宽 1~3μm。菌体两端平齐，无鞭毛。需氧。在生物体内和特定的培养条件下可形成荚膜。在普通营养琼脂上生长时，呈长链状，无荚膜；但当培养基中有血液、血清等丰富蛋白质成分，且环境中 CO_2 浓度达到 10%~20% 时，则会形成荚膜。多数菌株在普通条件下培养 4~9d，可以完全变为游离芽孢。芽孢呈椭圆形，直径 1~2μm，位于或接近菌体中央。在活体组织中炭疽菌不会形成芽孢，但当感染后的机体组织暴露于空气中时，就会很快形成芽孢，而一旦形成芽孢，其致病性和感染性就会大大增加。炭疽菌生长过程中可产生外毒素。

炭疽菌的营养要求不严，在一般营养肉汤和普通琼脂培养基上均可生长良好。最适 pH 7.2~7.4，最适温度 34~37℃，低于 12℃或高于 45℃则不能生长。炭疽杆菌的营养细胞抵抗力不强，与一般细菌相似，56℃ 2h 即可被杀死，煮沸 15min 也可被杀灭。但芽孢抵抗力很强，能高效抵抗一系列致死性处理，如脱水、高温、紫外线照射、大量有毒化学剂及蛋白酶和溶菌酶的酶解。因此，休眠状态的炭疽芽孢在自然界能保持几十年甚至几百年的生存能力，一旦环境条件合适，芽孢在几小时内就会出芽并快速增殖。2016 年 8 月，俄罗斯西伯利亚亚马尔 - 涅涅茨自治区暴发炭疽疫情，始作俑者就是在地下休眠了 75 年的炭疽芽孢。

炭疽菌独特的生物学特性，使其成为好战集团的首选生物武器。日本侵华战争期间、美国侵朝战争期间，中国均遭受过生物战的袭击，引起多起炭疽和鼠疫流行，中国人民深受细菌战之害。美国在 2001 年 "9·11" 恐怖袭击后，恐怖分子散布的炭疽芽孢造成 37 人感染，14 人发病，5 人死亡。因此，人为散播是当今炭疽存在的最大危险。

（2）毒力因子　　外毒素和荚膜是炭疽杆菌的主要毒力因子。

1）炭疽菌外毒素。炭疽菌外毒素含有三种组分：水肿因子（edema factor，EF）、致死因子（lethal factor，LF）和保护性抗原（protective antigen，PA），分别由位于 PXO1 质粒上的 *pag*、*cya* 和 *lef* 基因编码。这些组分单独存在时都无毒性，只有成对结合才能获得毒素活性。PA＋LF 静脉注射能造成动物的死亡，称致死毒素（lethal toxin，LT）；PA＋EF 皮下注射可造成水肿，称水肿毒素（edema toxin，ET）。

PA 全长 735 个氨基酸残基，相对分子质量为 $83×10^3$（称为 PA83）。PA 与宿主细胞膜上的炭疽毒素受体结合，介导 LF 和 EF 内吞进入细胞质。PA 与受体结合后，被位于细胞膜上的弗林蛋白酶切除掉其氨基端大小为 $20×10^3$ 的片段（称为 PA20），余下的 $63×10^3$ 片段（称为 PA63）发生寡聚化，在宿主细胞膜上形成七聚体。LF 和 EF 结合七聚体形成的复合物，通过受体介导的内吞作用进入细胞。在细胞内吞小体的酸性环境下，PA63 七聚体发生构象改变，形成一个管道，使 EF 和 LF 进入细胞液，发挥毒性作用。

EF 为 Ca^{2+} 或钙调素依赖的腺苷环化酶前体，进入细胞后能够能引起细胞内 cAMP 达到非生理性高浓度，导致吞噬细胞功能障碍及水肿。LF 是一种 Zn^{2+} 依赖性金属蛋白酶，可裂解丝裂原活化的蛋白激酶激酶 1 和 2（mitogen activated protein kinase kinase1/2，MAPKK1/MAPKK2），导致包括内皮细胞、巨噬细胞在内的细胞溶解，破坏树突状细胞的功能。

2）炭疽菌荚膜。荚膜的主要成分为多聚 γ-D- 谷氨酸（poly γ-D-glutamic acid，γ-D-PGA），是一种侵袭因子，在体内具有抗吞噬作用，可以通过使巨噬细胞失活而引起感染；在体外能掩盖噬菌体受体，防止噬菌体的裂解作用。

荚膜由位于 PXO2 质粒上的 *cap* 基因编码。*cap* 全长 3422bp，包含 3 个外显子，即 *capA*、*capB* 和 *capC*，编码 4 个 γ-D-PGA 多肽合成酶，分别为 CapA、CapB、CapB' 和 CapC。在 *cap* 基因附近存在一个荚膜水解酶编码基因 *dep*，其编码的 Dep 蛋白是多聚 γ-D-PGA 水解酶，控制着荚膜的分子大小。Dep 可将炭疽菌体表面合成的大分子荚膜降解为小分子。荚膜的分子大小对炭疽杆菌的致病性影响较大。当细菌 *dep* 基因缺失时，*cap* 编码分子质量较大的荚膜多肽，这种含大分子荚膜多肽的炭疽杆菌几乎无致病性，且在体内易被清除。而当加入外源 Dep 蛋白或经 Dep 蛋白水解形成小分子荚膜多肽后，细菌能够快速恢复致病性，且荚膜能够表现出较强的抗吞噬能力。

（3）炭疽杆菌的侵染过程　　炭疽感染首先由芽孢进入宿主细胞开始。通常情况下，侵入机体的炭疽芽孢不会在侵入部位直接定居、萌发。几乎所有侵入机体的炭疽芽孢都被免疫细胞所吞噬。对炭疽芽孢有吞噬功能的细胞主要包括巨噬细胞、中性粒细胞、上皮细胞、树突状细胞、B 细胞等，其中巨噬细胞的吞噬作用相对较强。

携带芽孢的吞噬细胞通过体液循环到达淋巴结。芽孢的萌发是在转移至淋巴结后发生，还是在转移过程中就已经发生，目前仍无定论。但有研究表明，炭疽芽孢在吞噬细胞内即可萌发，而无须从吞噬细胞或溶酶体内逃逸后再萌发。水肿因子和致死因子能够协同作用抑制宿主细胞的功能，协助细菌从吞噬细胞内逃逸。逃逸成功的细菌由于荚膜的抗吞噬作用，在淋巴结内大量繁殖，毒力较强的菌株容易突破宿主的防卫屏障向全身扩散，从而引起感染甚至发展成败血症。

（4）炭疽菌的抗原结构　　炭疽菌主要有 3 种抗原成分，即菌体抗原、荚膜抗原和毒素抗原。炭疽芽孢有芽孢抗原。

菌体抗原是细胞壁内存在的一种半抗原，为多糖组分，包括半乳糖、葡糖胺、甘露糖胺、乳尿酸和总己糖。多糖抗原耐热性强，经煮沸 10min 或流通蒸汽消毒，仍不失其抗原性。菌体多糖抗原免疫动物后不产生保护作用。

荚膜抗原即 γ-D-PGA 聚合成的多肽，也是一种半抗原，其抗体对机体无保护作用。

毒素抗原主要是外毒素中的 PA 成分，PA 全组分或 PA63 片段免疫动物均具保护作用，是炭疽有效的保护性抗原。抗 -PA 抗体能与芽孢结合，增强巨噬细胞的吞噬作用，抑制出芽或通过氧化作用杀死正在出芽的芽孢。因此，抗 -PA 抗体具有抗芽孢的活性。芽孢被巨噬细胞吞噬后，导致巨噬细胞裂解，释放繁殖体，并伴有一定量的外毒素。抗 -PA 抗体可以通过抑制 PA 与宿主细胞的结合或装配而发挥抗感染作用。

对炭疽菌芽孢抗原的研究较少。芽孢从内到外的结构是：芽孢核心、内膜、芽孢壁、皮质、外膜、芽孢壳、芽孢外衣。芽孢含水量极低，其主要成分芽孢核心是炭疽杆菌繁殖体的原生质体，内外膜由原细胞膜转化，芽孢壁为细胞壁，皮质由特殊肽聚糖构成，芽孢壳类似角蛋白，芽孢外衣由脂蛋白和糖类组成。芽孢抗原可能具有保护作用，能与 PA 协同激起机体的保护性免疫反应。

3. 目前批准使用的人用炭疽疫苗

目前批准使用的人用炭疽疫苗主要有两种：减毒活疫苗和铝胶培养上清液疫苗。前者主要是俄罗斯和中国在使用，后者主要是美国和英国在使用。

（1）减毒活疫苗　　炭疽减毒活疫苗株有俄罗斯的 CTH-1 株和中国的 A16R 株，均不含 PXO2 质粒，不能形成荚膜，因此毒力大大减弱，但毒素质粒（PXO1）仍存在。CTH-1 株于 1954 年投产，多年来主要在俄罗斯国内使用。A16R（CMCC63001）株由杨雅等于 1958 年研制成功，1961 年开始由兰州生物制品研究所生产，并一直使用到现在。

A16R 菌株有毒素无荚膜，可形成芽孢。接种对象为炭疽常发地区人群、皮毛加工与制革工人、放牧员及其他与牲畜密切接触者。在上臂外侧三角肌附着处皮上划痕接种，每 1 次人用剂量含炭疽活菌数不低于 8.0×10^7。该疫苗对皮肤炭疽保护率为 80%～100%，但对肺炭疽保护效果不佳，并有一定的不良反应，如头晕、耳鸣、心悸、四肢乏力等，严重者可导致晕厥、四肢抽搐和呼吸困难。

炭疽减毒活疫苗只能在感染前使用。若个体已受感染，疫苗菌在体内的繁殖会带动强毒株的繁殖，可能加速发病甚至加重病情，而且由于活疫苗需要在体内经过一个短暂的增殖过程，这时服用抗菌药物会抑制疫苗菌增殖，降低免疫效果。

（2）铝胶培养上清液疫苗　又称铝胶吸附疫苗，由美国和英国于 20 世纪 50 年代研制成功。美国使用的菌株是 V770-NP1-R，英国使用的是 Sterne 菌株，均是有毒素无荚膜。此疫苗的生产过程是先通过大量培养细菌，再过滤除菌，然后将剩下的毒素蛋白用氢氧化铝佐剂吸附，最后经甲醛处理灭活毒素。该疫苗采用肌内注射的接种方式，常规应用于有接触炭疽芽孢的职业危险人群及士兵，要求在接触之前接种，18 个月内接种 6 次，随后每年加强 1 次。疫苗中起主要免疫作用的毒素蛋白是 PA，接种后能有效刺激免疫系统产生特异性结合毒素的抗体并将其灭活，但对炭疽菌没有有效的作用。且因含有 LF、EF 等成分，不良反应较大。

2015 年 11 月，美国 FDA 批准 Emergent BioSolution 公司生产的炭疽吸附疫苗（BioThrax）可联合抗生素治疗，用于防止 18～65 岁人群接触炭疽芽孢后的发病。

二、鼠疫疫苗

1. 概述

鼠疫（plague）是由鼠疫耶尔森菌（*Yersinia pestis*）引起的自然疫源性传染病，以病情重、病程短、流行快、死亡率高而被列为烈性传染病之首。

自然疫源性是指有些人畜共患的病原体可以不经过人类活动的参与，而通过媒介（绝大多数是吸血节肢动物）感染宿主（主要是野生脊椎动物），造成动物群的传播、流行，并且可以长期在自然界循环延续其后代的现象。只有在一种特定的地理景观和生物群落（病原体、媒介、宿主）存在下，才会发生自然疫源性现象。具有自然疫源性的疾病称为自然疫源性疾病，如鼠疫、森林脑炎、狂犬病、流行性出血热等。

鼠疫是一种古老的传染病，在人类历史上曾发生 3 次世界性的大流行。第一次发生于公元 6 世纪（527～565 年），由地中海附近开始，波及整个欧洲和亚洲，造成全世界约 1 亿人死亡；第二次发生于 14 世纪，断续流行 300 多年，疫情延及欧洲、亚洲和非洲北部，约 5000 万人死于该病；第三次大流行发生于 19 世纪末，流行长达半个世纪，波及全球 60 多个国家和地区，死亡约 1500 万人。直至 20 世纪 70 年代之后，鼠疫流行才基本得到控制。在第三次大流行初期，1894 年法国的耶尔森（Yersin）和日本的北里氏在香港从患者和鼠尸中分离出鼠疫菌，从此，人类认识了鼠疫的病原体及其贮存宿主和传播媒介。

由于抗生素的使用和卫生条件的改善，人间鼠疫多年来已经得到有效控制。20 世纪七八十年代，全世界每年报告鼠疫病例约 1000 例。90 年代以后，鼠疫疫情又有上升趋势。1989～2003 年，全球 25 个国家报告鼠疫病例 38 310 例，其中 2845 例死亡。2010～2015 年全球共报告 3248 例，其中 584 例死亡。我国也是深受鼠疫影响的国家之一。19 世纪末到新中国成立，我国发生过 6 次大流行，涉及 20 多个省（自治区、直辖市），发病人数约 115 万，死亡约 100 万人。新中国成立后，鼠疫得到有效控制，但由于我国目前在多个省（自治区、直辖市）仍存在着不同类型的鼠疫自然疫源地，近些年一直有散发病例发生。

人间鼠疫主要有 3 种类型：腺鼠疫、败血症鼠疫和肺鼠疫。除了作为生物战剂直接通过气溶胶引发人的肺鼠疫外，鼠疫菌主要通过带菌跳蚤对人的叮咬经皮下途径感染，进入血液循环，在淋巴结部位引发腺鼠疫，进一步发展为致命的败血症鼠疫和肺鼠疫。肺鼠疫病程急、致死率高，是最危险的一种类型。

人间鼠疫的传染源主要有两类：①鼠疫染疫动物。自然感染鼠疫的动物都可以作为人间鼠疫的传染源，最主要的传染源是啮齿动物，如鼠类、旱獭等。②鼠疫患者。主要是肺鼠疫患者，在疾病早期即具有传染性，患者可以通过咳嗽、谈话、呼吸等，借飞沫形成人与人之间的传播。无症状感染者不具有传染性。人类鼠疫的首发病例多由跳蚤叮咬所致；人类对鼠疫普遍易感，没有天然免疫力。

2. 鼠疫菌

鼠疫菌属肠杆菌科耶尔森菌属（*Yersinia*）。该属包括 11 个菌种，其中对人有致病性的除了鼠疫菌，还有假结核耶尔森菌（*Yersinia pesudetuberculosis*）和小肠结肠炎耶尔森菌（*Yersinia enterocolitica*）。

（1）生物学特性　　典型的鼠疫菌是短而粗、两端钝圆的椭圆形小杆菌，长 $1.5\sim2.0\mu m$，直径 $0.5\sim0.8\mu m$。革兰氏染色阴性。有荚膜，无鞭毛，无芽孢。兼性需氧。$4\sim44$℃均能生长，最适生长温度为 $28\sim30$℃，最适 pH 为 $7.2\sim7.6$。能耐受的 pH 为 $5.0\sim9.6$。多数菌株在 37℃时，在体内外表达 F1 抗原并形成荚膜。在自然环境中，鼠疫菌能在脓、痰、血及干燥的蚤粪中存活数月至 1 年以上。日光直射 $4\sim5h$，55℃加热 15min 或 100℃加热 1min，0.1% 升汞、5% 甲酚皂溶液、苯酚等作用 20min 均可杀死鼠疫菌。

（2）毒力因子及抗原结构　　在致病过程中，鼠疫菌完成在体内的黏附、侵袭、扩散、抗吞噬及细菌毒性等多个步骤，涉及众多毒力因子。鼠疫菌的毒力因子基因在染色体和质粒上均有分布。

染色体上的毒力因子包括色素沉着因子、pH6 抗原、脂多糖（LPS）内毒素等。在加有氯化血红素或刚果红的培养基上 26℃培养时，鼠疫菌能吸附氯化血红素或刚果红使其菌落成为黑褐色，此表型称为色素沉着（pigmentation），该表型是由染色体上的 pgm 位点（pigmentation locus）决定的。*pgm* 基因易发生突变，使鼠疫菌由 Pgm⁺转化为 Pgm⁻。Pgm 因子是鼠疫菌的重要毒力决定因子。Pgm⁺菌多数为强毒菌，而 Pgm⁻菌多数为弱毒或无毒菌。pH6 抗原为一种纤毛蛋白，能在细菌表面形成菌毛结构，主要功能是黏附和引起细菌细胞壁纤维化，与鼠疫菌在宿主细胞内的存活和繁殖有关。LPS 为存在于鼠疫菌细胞壁的内毒素，具有大多数革兰氏阴性菌内毒素相似的特性，但缺少 O 抗原。用内毒素给实验动物接种，可产生类似全菌感染的病理改变，如低血糖、肝糖原减少、肝脾脂肪性病变、全身及各器官呈斑点性出血、肾小球坏死、血尿等。LPS 具有抗原性和免疫原性，但保护力弱于全菌免疫。

毒力完整的鼠疫耶尔森氏菌含有 3 个重要质粒，即鼠疫菌素质粒（pPCP1）、鼠毒素质粒（pMT1）和低钙反应质粒（pCD1）。其中，pCD1 为假结核耶尔森菌、小肠结肠炎耶尔森菌和鼠疫菌所共有，而 pPCP1 和 pMT1 则为鼠疫菌所独有。来源于质粒的毒力因子主要有 pPCP1 编码的纤维蛋白溶解酶原激活因子、pMT1 编码的 F1 荚膜抗原和鼠毒素、pCD1 编码的Ⅲ型分泌系统等。

纤溶酶原激活剂（plasminogen activator，PA）兼具纤溶酶原激活剂和凝固酶活性，通过激活纤溶酶原为纤溶酶而促进纤维蛋白凝集物的裂解。PA 作为黏附素和侵袭素，可以介导鼠疫菌黏附、侵入宿主动物上皮和内皮细胞，降解细胞外基质和基底膜，并在细菌由皮下感染部位向宿主脏器转移扩散过程中起重要作用。PA 还能降解宿主的补体 C3 成分。

F1 是鼠疫菌凝胶样荚膜的主要成分，在细菌细胞壁上形成一层封套样的荚膜样物质，因此又称为封套抗原（envelope antigen），具有抵抗巨噬细胞和多形核白细胞吞噬的作用。F1 抗原被认为是鼠疫菌主要的保护性抗原，其抗体具有调理素作用。鼠毒素（murine toxin，MT）是由 pMT1 质粒上 *ymt* 基因编码的可溶性蛋白，是对鼠类有剧烈毒性的外毒素，属于磷脂酶 D（PLD）超家族，是鼠疫菌在跳蚤中肠生存并形成菌栓所必需的毒力因子，在鼠疫菌由跳蚤传播到哺乳动物宿主中起重要作用。MT 对热不稳定，用甲醛处理后可成为类毒素。用 MT 免疫动物可产生抗毒素，但对免疫动物没有明显的保护作用。

鼠疫菌的Ⅲ型分泌系统（type Ⅲ secretion system，T3SS）主要由 V 抗原、分泌型耶尔森氏菌外膜蛋白（Yersinia outer membrane proteins，Yops）和分泌装置的组分蛋白等组成。细菌感染宿主后，T3SS 通过一系列的作用将多种菌体效应蛋白转移到宿主细胞细胞质内，不需细菌侵入宿主细胞，能在胞外诱导调节，毒杀噬菌细胞。V 抗原即毒力相关抗原（virulence-associated antigen），也称低钙反应 V 抗原（low-calcium response V，LcrV），是鼠疫菌在感染过程中分泌的一种蛋白质，通过抑制宿主的早期炎症反应和组织水平的前炎症因子的合成，抵御宿主免疫细胞的吞噬。V 抗原是鼠疫菌重要的毒力因子，也是一种保护性抗原。体外试验表明，在 37℃及无外源钙离子存在的条件下，LcrV 的表达达到最大值；而毫摩尔水平的钙离子存在，就使得 LcrV 的转录水平下降至原先的 1/3～1/4，分泌也被阻断。pCD1 可编码 11 种 Yops，均为分泌性蛋白。Yops 参与了机体的免疫应答，但其刺激机体产生的抗体是否具有较好的保护力还不清楚。

（3）致病过程　　感染了鼠疫菌的啮齿动物死亡前常出现严重的败血症。寄生蚤吮吸了带菌血后，鼠疫菌即可在蚤前胃中繁殖，形成菌栓。菌栓的内容物为鼠疫菌生物膜，即鼠疫菌被大量的胞外基质（细菌分泌的多糖）紧密地填充包裹在一起，并吸附在蚤前胃的刺突上。菌栓引起消化道栓塞，鼠疫菌无法进入中肠，这种蚤称为"栓塞蚤"。无法消化吸收血液而总是处于饥饿状态的栓塞蚤反复叮咬动物或人，反吐出来的带菌血液又重新注入被叮咬的动物或人体内，造成动物或人的感染。

鼠疫菌进入动物或人体后，首先被局部淋巴组织中的吞噬细胞（包括单核细胞和巨噬细胞）所吞噬。单核细胞中的鼠疫菌被杀死，而巨噬细胞中的细菌则存活和繁殖，并随巨噬细胞经淋巴管到达局部淋巴结，引起严重的淋巴结炎，称为腺鼠疫。从巨噬细胞释放出来的鼠疫菌将获得抗各种吞噬细胞的能力，还可突破淋巴结的束缚随血流扩散至肝、脾、肺，并在这些脏器中定植、增殖，进而发展成为败血症型鼠疫（黑死病）和肺鼠疫。

3. 鼠疫疫苗的研究和应用

目前国内外已上市的鼠疫疫苗（plague vaccine）有鼠疫全菌体灭活疫苗和鼠疫减毒活疫苗。

（1）全菌体灭活疫苗　　最初的鼠疫全菌体灭活疫苗是由瓦尔德马·哈夫金于 1897 年在实验室制成，但首个用于人类接种的鼠疫疫苗是由美国军队在 1946 年生产的，是将鼠疫强毒菌株 195/p 用甲醛灭活而保留其抗原性制成灭活疫苗。后来澳大利亚的研究者用加热的方法杀死鼠疫菌制成另一种全菌体灭活疫苗。

灭活疫苗需多次皮下注射接种，接种时程较长，一般为 2～6 个月。灭活疫苗中起主要保护作用的免疫原为 F1 抗原，对腺鼠疫有较好的预防作用，但对肺鼠疫没有明确的保护作用。同时，鼠疫灭活疫苗有很强的副作用，在受种的人员中，有 10% 的人会产生不适、发热、头痛和淋巴结炎等不良反应，因此 WHO 推荐只在高危人群如接触鼠疫的临床和实验室工作人员及军人中接种。美国现已停止生产该疫苗，目前只有澳大利亚等少数国家还在使用。

（2）减毒活疫苗　　鼠疫菌 EV 株是目前世界上使用最广泛的鼠疫活疫苗株。曾经使用过的鼠疫减毒活疫苗株还有 MⅡ40 株、A1122 株、Tjiwidej 株等，由于效果不佳或副作用太大而被淘汰。EV 株染色体上 pgm 位点缺失，而 F1 抗原、V 抗原等基因保持完整。动物实验表明，该疫苗株可保护小鼠抵御鼠疫菌皮下和吸入途径的侵入。各国实验室由于长期分别保存菌株，致使残余毒力和免疫原性各有差异，其中 EV76 株免疫原性最好，但其对肺鼠疫缺乏保护力。一般认为活菌苗在体内可以短暂繁殖，能刺激机体产生细胞免疫和 F1 抗体，效果好于灭活疫苗。但人体接种后的副反应较大，如头痛、发热、无力、不适等，严重者需要住院治疗，另外有研究表明，小鼠和长尾猴免疫鼠疫减毒活疫苗后有导致死亡的情况。

我国现用的鼠疫疫苗为减毒的 EV 菌株。接种对象为疫区或通过疫区的人员。

（3）新型鼠疫疫苗的研究　目前使用的鼠疫死菌苗和减毒活菌苗在有效性、副作用、安全性等方面均存在许多不足；鼠疫是一种自然疫源性疾病，可在动物中散播流行，全世界有各种类型的动物自然疫源地，难以在短期内彻底消除；生物恐怖和细菌战的威胁仍是人们面临的严峻形势。因此，研制预防鼠疫用的安全、有效疫苗是相关研究者的当务之急。

在鼠疫菌的众多抗原中，V 抗原和 F1 抗原均具有较高的免疫原性，且二者有很强的协同保护作用。因此，针对 F1 抗原和 V 抗原组成的双价亚单位疫苗是目前最受推崇的鼠疫组分疫苗。该疫苗在小鼠体内可产生很强的保护性免疫应答，非临床研究的直接效力数据也证明该疫苗可抵抗肺鼠疫，但在人类的保护力如何尚无相关研究的报道。

鼠疫亚单位疫苗、核酸疫苗、安全有效的减毒活菌疫苗等形式都是目前研究的热点。与此同时，筛选合适的动物模型、改进接种途径和剂型、选用新的评价系统，也是鼠疫疫苗研究中正在采取的手段；使用粉剂、易于吸入或者鼻内黏膜免疫方式以及鼠疫亚单位疫苗胶囊，也是当前鼠疫疫苗的一个研究方向。

三、破伤风疫苗

1. 概述

破伤风（tetanus）是由破伤风梭状芽孢杆菌（*Clostridium tetani*）经皮肤或黏膜伤口侵入机体，在低氧环境下生长繁殖，产生毒素而引起阵发性肌痉挛的一种感染性疾病。

破伤风梭状芽孢杆菌，简称破伤风梭菌，为专性厌氧菌，在自然界分布甚广，灰尘、土壤、人或动物的粪便中均可发现它的存在。传播方式主要是通过皮肤或黏膜伤口侵入人体，最常见的是外伤、烧烫伤、不洁接生的新生儿，手术器械消毒不严也可造成传播。

目前，在大部分发展中国家，破伤风仍然是一个主要的公共卫生问题。全球每年的发病人数为 50 万～100 万，其中约 50% 为新生儿破伤风，超过 99% 的病例发生在发展中国家。未经治疗的新生儿破伤风病死率为 100%，抢救治疗后的病死率仍可高达 70% 左右。

1996～2007 年我国共报告新生儿破伤风 37 792 例，死亡 5252 例。2012 年之后，我国基本消灭了孕产妇和新生儿破伤风。

2. 破伤风梭状芽孢杆菌

破伤风梭菌属于梭状芽孢杆菌属（*Clostridium*），长 4～8μm，宽 0.3～0.8μm，经常以长细丝状存在，形成芽孢时细菌呈特殊的鼓槌状。芽孢为卵圆形，一般在菌体的一端。该菌初期培养时常表现为革兰氏染色阳性，但易变成阴性，特别是在肉汤内培养 48h 后，几乎全部变成阴性。严格厌氧，须有良好的厌氧条件才能生长繁殖。最适生长温度为 33～37℃。生长过程中可产生特殊恶臭的气体。

破伤风梭菌在真空条件下可存活若干年。芽孢可抵抗高温和干燥，在地表深处不受阳光直射，可存活十余年，且对大多数防腐剂有抗性，但对碘的水溶液及中性（或弱碱性）戊二醛溶液敏感，在短时间内可杀死芽孢。

破伤风梭菌在感染的伤口中繁殖产生外毒素，引起中枢神经系统暂时性功能改变，表现为全身骨骼肌持续性强直和阵发性痉挛，严重者可发生喉痉挛、窒息、肺部感染和呼吸功能衰竭。

3. 破伤风毒素

破伤风梭菌能产生两种外毒素：一是有溶血作用的破伤风溶血素，二是有致死性的破伤风痉挛毒素（或称神经毒素）。在培养物滤液中，显示毒性的主要是神经毒素，溶血素很少或根本没有。因溶血素只在培养初期产生，以后逐渐减少和消失，而神经毒素一般是在培养中后期出现在培养物中，故破伤风毒素一般指神经毒素。

破伤风神经毒素（tetanus neurotoxin，TeNT）是一种蛋白质，由 1315 个氨基酸组成，其编码基因位于一个 75kb 的质粒上。在菌体内表达后一单链蛋白，在分泌过程中被蛋白酶裂解成由二硫键连接的一条轻链和一条重链。轻链具有 Zn^{2+} 依赖的内肽酶活性，可切割囊泡相关膜蛋白（vesicle-associated membrane protein，VAMP）；重链上有神经节苷脂的结合位点。神经节苷脂已被确认是 NeNT 的受体。NeNT 分子通过受体与外周运动神经细胞结合，然后通过受体介导的细胞内吞作用进入细胞内囊泡。载有毒素分子的囊泡可以沿运动神经细胞逆行，直至到达脊髓，释放到运动神经细胞和抑制性神经细胞的交界处，然后毒素分子通过受体进入抑制性神经细胞内的囊泡中。随着囊泡的酸化，毒素分子的轻链和重链解离并进入胞质中。进入胞质的轻链可切割 VAMP-2 蛋白，从而抑制突触小泡内神经递质的释放，造成对运动神经元正常的抑制作用消失，使得运动神经元持续性兴奋，导致肌肉强直性收缩。

TeNT 是已发现的最毒的生物毒素之一，对小鼠的半数致死量（LD_{50}）为 1ng/kg。目前的防控手段主要是预防接种，分为主动免疫和被动免疫。被动免疫是指接种抗 TeNT 的破伤风免疫球蛋白。目前使用的破伤风免疫球蛋白有来自马免疫血清的破伤风抗毒素和来自人血液的破伤风特异性免疫球蛋白。主动免疫是指接种破伤风类毒素疫苗，这是目前防控破伤风的最有效办法，可以激发机体产生有效且持久的免疫反应。

4. 破伤风类毒素疫苗

破伤风类毒素是用破伤风梭状芽孢杆菌菌种在适宜的培养基中培养产生的毒素，经甲醛脱毒、精制并加入氢氧化铝佐剂后制成的疫苗，用于破伤风的主动免疫预防。目前使用的破伤风类毒素疫苗均较安全，每 50 000 人约有 1 人出现轻微反应，严重的反应罕见。

我国采用的菌种主要为破伤风梭状芽孢杆菌 CMCC 64008。主种子批启开后传代不应超过 5 代；工作种子批启开后至疫苗生产，传代不应超过 10 代。工作种子批先在产毒培养基种子管中传代 2~3 代，再转至产毒培养基制成生产用种子。产毒培养基以酪蛋白、黄豆蛋白、牛肉蛋白等的水解液为基础，再添加适当的氨基酸及维生素。产生的毒素经甲醛脱毒、精制后用氢氧化铝吸附，制成吸附精制破伤风类毒素，或与其他疫苗，如百日咳疫苗、白喉类毒素疫苗等配合制成联合疫苗。

四、布鲁氏菌疫苗

1. 概述

布鲁氏菌病（brucellosis）简称布病，又称地中海弛张热、马耳他热或波浪热，是一种由布鲁氏菌（又称布氏菌）属（*Brucella*）细菌引起的一种人畜共患传染性疾病，最早（1887年）由英国医生布鲁斯在地中海的马耳他岛发现。

目前已确认有 60 多种动物（包括家畜、家禽、野生动物和驯化动物）均可作为布鲁氏菌的储存宿主，其中以家畜中的山羊和绵羊最为敏感。布鲁氏菌病往往先在家畜或野生动物中传播，随后涉及人类。羊是人类感染布鲁氏菌病的主要传染源。家畜感染后，公畜可出现睾丸炎和附睾炎，母畜多发生流产和不育，是造成畜牧业重大损失的主要原因之一。人感染后可引起波浪热、关节炎、神经痛、肝脾大、睾丸炎、附睾炎和孕妇流产，严重者可丧失劳动力甚至死亡。在自然情况下人主要由于接触病畜流产物，如流产胎儿、胎盘、羊水等造成感染；少数可因摄入布鲁氏菌污染的肉类和乳制品经口感染；加工皮毛的职业工人也可因吸入染菌尘埃造成呼吸道感染。因此，人布鲁氏菌病的感染和流行与职业密切相关，牧民、饲养员、兽医、屠宰工和皮毛工人，防疫人员以及从事布鲁氏菌疫苗工作的生产人员和研究人员遭受感染的机会较多。布鲁氏菌病患者可从乳汁、脓液、粪和尿向外排出布鲁氏菌。尚无证据证明患者可作为传染源传染给其他人，也未发现家庭及医院内相互感染的人传人实例。

目前，全球有 170 多个国家和地区有布鲁氏菌病的发生和流行，每年约有 50 万人感染，近年来的人畜疫情在国内外均有明显上升趋势。我国除澳门和台湾地区外，其他省（自治区、直辖市）都存在不同的流行，甚至部分地区人畜感染率呈线性增长趋势。据卫生部发布的信息，2013 年感染人数（43 486 例）比 2012 年（39 515 例）增加 10%，而 2011 年全国报告的新发病数与 2010 年相比增加了 28.8%。因此，预防和控制布鲁氏菌病仍是一个全球性的公共卫生问题。

2. 布鲁氏菌

（1）菌种分型　目前已确认的布鲁氏菌有 10 个生物种，20 个生物型，其中对陆生动物有致病性的有 7 种，即羊种菌（*Br. melitensis*）、牛种菌（*Br. abortus*）、猪种菌（*Br. suis*）、绵羊附睾种菌（*Br. ouis*）、森林鼠种菌（*Br. neotomae*）、犬种菌（*Br. canis*）和田鼠种菌（*Br. microti*）；对海洋动物有致病性的有 2 种，即鳍脚目种（*Br. pinnidialis*）和鲸鱼种（*Br. ceti*）；另有 1 个分离自鸟类，即小云雀种（*Br. inopinata*）。羊种布鲁氏菌已发现有 3 个生物型；牛种有 9 个生物型；猪种有 5 个生物型。在已知的布鲁氏菌种中，可感染人类的有 5 个，对人最具有致病性和侵袭力的是羊种菌，其次为猪种菌、牛种菌和犬种菌。

（2）生物学特性　布鲁氏菌为胞内寄生的革兰氏阴性短小球杆菌，大小为（0.3～0.6）μm×（0.5～1.6）μm，常呈单个排列，偶见成对、短链状或串状排列。无鞭毛，不形成芽孢，一般无荚膜，不产生外毒素，有毒性较强的内毒素（脂多糖）。需氧。营养要求较严，常用胰蛋白胨血清琼脂培养基，加肝浸液或酵母透析液可促进生长。最适温度为 37℃，但在 20～40℃也能生长，最适 pH 6.8～7.2。

布鲁氏菌的抵抗力不强，对一般理化因子比较敏感。煮沸 30min，121℃ 20min，或 3% 苯酚（石炭酸）、来苏尔，以及 0.1% 的新洁尔灭、75% 乙醇均有较好的灭菌效果。对干燥和低温有较强的抵抗力，在牛奶或干血块中可存活一个月以上。

（3）毒力因子和抗原结构　布鲁氏菌是一种细胞内寄生菌，可侵袭巨噬细胞、树突状细胞等吞噬细胞，也可侵袭胎盘滋养层细胞、上皮细胞等非吞噬细胞。布鲁氏菌不能产生外毒素，但有较强的内毒素，侵袭力很强，在宿主细胞内有着非凡的生存、繁殖能力。同其他胞内病原体一样，布鲁氏菌能引起感染和发病与其能够躲避宿主的免疫杀伤和在巨噬细胞内增殖有关。

1）脂多糖。布鲁氏菌脂多糖有两种形式：有 O 抗原的光滑型（S-LPS）和无 O 抗原的粗糙型（R-LPS）。一般来说，粗糙型比光滑型毒力弱。能够感染人类的 3 种主要菌，即 *Br. melitensis*、*Br. abortus* 和 *Br. suis* 均含有 S-LPS。布鲁氏菌 LPS 的毒性和诱发免疫的能力比大肠杆菌 LPS 低几百倍，只能引起机体较低的固有免疫反应，但其 O 链能够抑制宿主细胞的凋亡，并以此逃脱宿主的免疫监视。布鲁氏菌 LPS 刺激宿主产生较小的生物反应被认为是其在吞噬细胞内存活的原因之一。

2）外膜蛋白。外膜蛋白（OMP）处于布鲁氏菌菌体最外层的外膜上，在稳定细菌外膜结构、适应胞内外环境、抵抗胞内杀菌机制等方面起重要作用。OMP 是布鲁氏菌的一类重要毒力因子，可能与该菌侵袭巨噬细胞和在巨噬细胞内存活有关。有研究表明，布鲁氏菌侵入巨噬细胞后，OMP25 的表达抑制了巨噬细胞 TNF-α 的产生，可能通过对 TNF-α 分泌途径的特异性修改，使巨噬细胞丧失部分杀伤作用和抗原提呈功能。OMP 有很强的免疫原性，多种 OMPs

有望成为新型布鲁氏菌病疫苗的备选组分。OMP10是布鲁氏菌表面的一种脂蛋白，存在于已知的所有布鲁氏菌种型中，其氨基酸序列在不同种属间非常保守。OMP10具有良好的抗原性和免疫保护性，不仅可刺激机体的体液免疫，对细胞免疫也有刺激作用。OMP16是一个不需要外源佐剂即可诱导有效免疫应答的外膜蛋白，经腹腔注射OMP16可诱导实验动物产生有效的免疫反应并能够抵御 Br. abortus 的感染。利用非脂化OMP19制备的口服疫苗成功地在小鼠中诱导出IL-17依赖性黏膜免疫，并能抵御 Br. abortus 毒株的攻击。OMP25是布鲁氏菌的重要毒力因子，在能引起人类布鲁氏菌病的几个种属中具有高度的同源性，对巨噬细胞分泌IFN-α有抑制作用。omp25基因敲除菌的致病力下降。

3）Ⅳ型分泌系统。Ⅳ型分泌系统（type Ⅳ secretion system，T4SS）是继LPS之后发现的又一个布鲁氏菌的关键致病因子，它是一个含有12个跨膜域的多蛋白复合物家族，由同一个操纵子，即毒力基因VirB（毒力相关基因B区）操纵子调控。T4SS的主要作用是建立分泌通道，在吞噬细胞内诱导吞噬小体酸化，形成酸性繁殖环境，有效地防止含有布鲁氏菌的吞噬小体与溶酶体融合，从而阻止布鲁氏菌被消化，使其能在吞噬细胞内寄生。T4SS可刺激宿主的固有免疫反应，并在维持细菌外膜结构的完整性中起重要作用，VirB基因突变株中许多OMPs的表达发生改变。

4）BvrR/BvrS双组分系统。毒力相关调控蛋白（BvrS）和感觉蛋白（BvrR）组成布鲁氏菌双组分调节系统，控制细菌表面的OMP结构及与宿主细胞间的相互作用，有助于维持细菌外膜的动态平衡和细菌入侵细胞，也是细菌胞内寄生的结构基础。该系统缺失突变会导致布鲁氏菌复制和侵袭能力下降。

5）热激蛋白。热激蛋白（HSP）有助于辅助毒力因子的折叠和正确定位及降解异常蛋白，在布鲁氏菌的胞内生存中发挥重要作用。布鲁氏菌入侵宿主后，需要改变自身的状态以适应宿主细胞内的pH和营养缺乏等不利条件，热激蛋白在其中发挥关键作用。

虽然布鲁氏菌的毒力因子陆续被揭示，但其致病机制尚未完全清楚。布鲁氏菌的细胞内寄生能力极强，不仅具有抵抗吞噬细胞杀菌作用的能力，还可阻止抗原特异性T细胞的识别，从而形成有利于其生存和繁殖的微环境，导致慢性持续感染。

3. 现用布鲁氏菌疫苗

（1）动物用布鲁氏菌疫苗　　目前已研发的布鲁氏菌疫苗种类很多，多是动物用疫苗，根据细胞壁脂多糖是否含有O抗原，可分为光滑型（S）和粗糙型（R）两大类。S型包括牛种布鲁氏菌S19株、羊种布鲁氏菌Rev-1株和M5株、猪种布鲁氏菌S2株等，均为减毒活疫苗。R型包括牛种布鲁氏菌45/20株和RB51株、羊种布鲁氏菌H38株、VTRM1株和猪种布鲁氏菌VTRS1株。

S19菌株是第一个被广泛应用且效果良好的动物用布鲁氏菌病疫苗，是John Buck在1923年从牛奶样品中分出，并在实验室条件下传代得到的弱毒株，被认为是用来控制牛种布鲁氏菌病最好的疫苗，但该疫苗的使用会干扰血清学诊断，无法区分动物是经自然感染还是人为免疫导致，并会引起妊娠母畜的流产，而且该菌株能传染人。Rev-1对牛、羊布鲁氏菌病均有免疫力和保护力，且对牛的保护力要优于S19，但此疫苗有较高毒性，可使孕家畜流产，且在适当的条件下，毒力可以完全恢复，动物免疫后也会干扰临床诊断。M5株是由羊种布鲁氏菌H28强毒菌株经减毒制成，主要用于山羊的免疫，该疫苗株最大的弱点是不稳定，常会从S型变异成R型。S2株是从猪胚筛选出的猪布鲁氏菌自然减毒株，疫苗毒力比S19和Rev-1弱，对猪、牛、羊均能产生良好的免疫效果，其突出的优点是通过口服方式免疫妊娠母畜不会引起流产，但相对于其他疫苗，该疫苗的免疫原性较差。

RB51 是由光滑型牛布鲁氏菌 2308 株，经体外反复传代培养，并用利福平和青霉素抗性筛选而获得，具有利福平抗性，是当前应用最为广泛的布鲁氏菌疫苗，其免疫力和保护力均优于 S19，且免疫后不会干扰布氏病的诊断。45/20 株是分离自病牛的 S 型菌株，经豚鼠连续传代培养得到的粗糙型弱毒株，经临床应用证明免疫效果不很理想。H38 是将羊布鲁氏菌 H38 强毒株的培养液，经甲醛灭活后与 Mayoline（一种轻质石蜡油）及 Rlace A（一种经特别处理过的甘露醇单油酸酯）混合搅拌制成的油乳佐剂疫苗，该灭活苗对人畜安全，但有局部副作用，可能引起注射局部化脓。VTRM1 和 VTRS1 是利用 RB51 的研制技术，把羊种强毒布鲁氏菌 M16 株和猪型 4 号株进行断裂突变后得到的粗糙型突变菌株。

（2）人用布鲁氏菌疫苗 我国用于人接种的疫苗是活菌苗 BA-19 和 104M，以后者为主。两者的免疫效果都不十分理想，接种后血清抗体阳转率有限，免疫时效一般只有 1 年，但又不宜多次接种，仅限于在高危人群中选择性使用。

BA-19 源于 S19 株，经严格集落挑选、毒力致弱而培育出的集落均一的菌株，由苏联研制，1956 年引入我国。

104M 源于 1950 年 Kotlyarova 从牛流产胎儿中分离到的 M 株，为弱毒菌株，毒力低、免疫性强。我国 1965 年正式使用 104M 进行皮肤划痕接种，主要用于与布氏病传染源有密切接触者。接种前需进行变态反应试验，阴性反应者才能接种。每年应免疫一次。

五、钩端螺旋体疫苗

1. 概述

螺旋体（spirochete）是一类细长、柔软、弯曲呈螺旋状、运动活泼的原核细胞型微生物，在生物学位置上介于细菌与原虫之间，在自然界广泛分布，对人和动物有致病性的主要有 3 属：钩端螺旋体属（leptospira）、密螺旋体属（Treponema，对人有致病性的主要有梅毒螺旋体）和疏螺旋体属（Borrelia，对人有致病性的主要有回归热螺旋体）。钩端螺旋体简称钩体，种类很多，可分为致病性钩体和非致病性钩体。致病性钩体能引起人及动物钩端螺旋体病（leptospirosis），简称钩体病，是世界各地广泛流行的一种人畜共患传染病。

钩体病为自然疫源性疾病，在野生动物和家畜中广泛流行。全世界已发现 200 多种动物可被钩体感染，并能带菌，这样的动物一般称为储存宿主，包括哺乳类、鸟类、爬行类、两栖类和节肢动物。其中以哺乳类的啮齿目、食肉目和有袋目及家畜为主，它们的肾内能长期保存钩端螺旋体，为钩体病的主要储存宿主。在我国有 80 多种动物被证实为钩体的宿主，其中鼠类和猪是主要的储存宿主和传染源。

各种带菌动物可经过多种途径（包括尿、乳汁、唾液和精液等）由体内向体外排出钩体，其中主要是尿。接触这些污染物可造成感染。人对钩体普遍易感。人感染钩体病除极个别来自实验室感染外，主要是因为直接或间接接触了带菌动物的尿液、受污染的水或土壤。人带菌时间短，排菌量小，且因为尿为酸性，不宜钩体生存，故一般认为人作为传染源的意义不大。

从世界范围内来看，钩体病的发生有逐年上升的趋势。据 WHO 统计，1999 年全世界共出现 50 万例钩体患者，而 2015 年上升到了 100 万，其中大多数来自热带或亚热带地区的发展中国家，在一些地区的病死率可高达 25%。我国每年钩体病的报告病例在 1000 例以下，病死率 2% 左右，南方疫情较重，夏秋之间高发。我国钩体病的发生有散发也有流行。流行形式的钩体病可分为 3 种类型：①稻田型。主要分布在长江流域及其以南地区，因参加稻田劳动和开垦荒田、沼泽等而感染，其传染源为鼠。②洪水型。主要分布在黄河流域及其以北地区，常因洪水泛滥，淹没大片土地和房屋，群众因与洪水接触而发生钩本病，以猪为主要传染源。③雨水型。在平原低洼地区，大量雨水形成内涝，可引起雨水型钩体病的流行，以犬为主要传染源。

2. 钩端螺旋体

（1）生物学特性　钩体是一端或两端弯曲呈钩状的革兰阴性螺旋体原虫，故名钩端螺旋体。菌体纤细，长短不一，一般为（6～20）μm×（0.1～0.2）μm，具有细密而规则的螺旋。没有鞭毛，但运动活泼，其运动方式主要是沿着长轴旋转。需氧，革兰氏染色阴性。在暗视野或相差显微镜下，钩体一端或两端弯曲成钩状，使其形体呈 C 状或 S 状。在电子显微镜下，钩体的基本结构由圆柱形菌体、轴丝及外膜组成。圆柱形菌体呈螺旋状，与较细的轴丝相互缠绕，其外包有一层薄膜，即外膜。外膜位于钩体细胞表面，由外膜蛋白、脂多糖和类脂组成，在维持钩体形态结构的完整性、功能代谢的稳定性，以及决定钩体抗原特性和与宿主相互作用的过程中都发挥着重要作用。钩体的轴丝类似于细菌的鞭毛，使钩体具有独特的运动方式，并有助于维持钩体的形态结构和在宿主体内播散。

钩体是唯一可用人工培养基培养的螺旋体，最适温度 28～30℃，pH 7.2～7.5。营养要求较高，常用含 10% 兔血清的 Korthof 培养基。兔血清不仅可促进钩体的生长，还可中和代谢产物的毒性。钩体在培养基中生长缓慢，接种后 3～4d 开始繁殖，2 周左右可形成透明、不规则、直径约 2mm 的扁平菌落。有些菌株可产生溶血素，作用于红细胞和其他细胞膜上的磷脂，从而导致细胞溶解。

钩体对理化因子的抵抗力较其他致病螺旋体强，在水或湿土中可存活数周至数月；对干燥、热、日光直射的抵抗力较弱；56℃ 10min 可灭活，60℃只需 10s；对酸碱敏感，在胃液或酸性尿中迅速死亡；常用消毒剂均能很快杀死；对青霉素、链霉素均敏感。

（2）生物分型　根据表面抗原（P 抗原，存在于螺旋体的表面，为蛋白质多糖复合物，具有型特异性，是钩体分型的依据）和内部抗原（S 抗原，存在于螺旋体的内部，是类脂多糖复合物，具有属特异性，为钩体分群的依据）的差异，可将钩体分成不同的血清群和血清型。全世界已发现 24 个血清群 300 多种不同血清型钩体，而且仍不断有新的血清型被报道。各血清型菌株的毒力不同，对人群的致病作用不同。一些致病性钩体血清型具有特定宿主偏好，如哈焦血清型的动物宿主多见于牛，犬血清型多见于犬，而黄疸出血型多见于大鼠。我国目前已发现的致病性钩体有 18 个血清群 76 个血清型，其中感染人体的主要流行血清群是黄疸出血群。

从 20 世纪 90 年代起，研究人员应用核酸杂交技术和 16S RNA 测序方法对钩体进行分子分型，并将钩体分为致病型、中间型和腐生型三大类。致病型钩体包括问号（*L. interrogans*）、波氏（*L. borgpetersenii*）、卫氏（*L. weilii*）、亚历山大（*L. alexanderi*）、*L. santarosai*、*L. alstonii*、*L. kirschneri*、*L. noguchii*、*L. kmetyi* 和 *L. mayottensis* 10 个基因种，其中除 *L. kmetyi* 的致病性存在争议外，其余 9 种的致病性已然明确。中间型钩体为条件致病菌，偶尔对人和动物致病，包括 *L. licerasiae*、*L. wolffii*、*L. broomii*、*L. fainei* 和 *L. inadai* 5 个基因种。腐生型钩体无致病性，目前发现的有双曲（*L. biflexa*）、*L. meyeri*、*L. wolbachii*、*L. yanagawae*、*L. terpstrae* 和 *L. vanthielii* 6 个基因种。

（3）毒力因子和抗原结构　自 1886 年 Weil 发现钩体病，迄今已有 100 多年的历史，人们积累了大量有关人和动物钩体病的病理资料，但对钩体病的发病机制仍知之甚少。钩体通过皮肤或黏膜迅速进入血液，并在血液和组织内生长繁殖，造成机体损伤，引起一系列症状和体征。按照患者的病理变化，可将钩体病的病程分为 3 个时期：①感染毒血症期（发病 3d 内）。钩体在血液中大量繁殖和不断地裂解死亡，造成菌血症和毒血症。患者出现典型的全身感染中毒症状和一些局部典型病变。此期并无明显的肝、肾、肺、心脏、脑等器官的损伤性变化。临床所见的各型钩体病均经此期。②器官损伤期（发病 3～14d）。在菌血症和毒血症的同时，钩体进入内脏器官，出现肺出血、黄疸、肾衰竭、脑膜炎等症状。③恢复期或后发症期（发病7d 或 14d 以后）。经过败血症期后，多数患者恢复健康，不留后遗症，称恢复期。少数患者出现严重的后发症，如眼后发症和神经系统后发症，称后发症期。

钩体病的病理改变与内毒素中毒相似，但钩体内毒素的毒性远低于其他革兰氏阴性菌。至今未发现钩体能产生外毒素，有无侵袭性毒力因子也未获证实。但致病性钩体能迅速穿越人和动物的皮肤或黏膜而侵入宿主体内。目前认为外膜蛋白（OMP）、脂多糖（LPS）、溶血素等可能为钩体的相关毒力因子。

OMP 位于钩体表面，直接与宿主接触，不仅与钩体的致病性密切相关，还是诱导机体免疫反应的重要抗原。根据存在位置、蛋白结构及功能特点，可将钩体的外膜蛋白分为 4 类：①跨膜脂蛋白 OmpL1。是钩体唯一的穿膜蛋白，存在于所有致病性钩体，而非致病性钩体中不存在。②外膜脂蛋白。位于钩体的外表面，不具跨膜结构，但含有脂盒结构，通过脂肪酸与半胱氨酸的氨基端共价结合于外膜上，是钩体中数量最多的一类 OMP，根据分子量分别命名为LipL21、LipL32、LipL36、LipL41 等。③连接钩体内外膜的外周膜蛋白 LipL45，可以帮助脂蛋白的分泌和运输。④既没有跨膜结构又无脂盒的 OmpA。

给小鼠注射钩体 LPS 能引起广泛性内脏出血，尤以肺出血最为严重，从而提示钩体病的肺弥漫性出血可能与 LPS 有关。钩体 LPS 还可促进中性粒细胞与内皮细胞和血小板的黏附，造成血小板聚集，并引发血小板减少症。LPS 是钩体的主要保护性抗原，无论是在钩体中的自然状态，还是其纯化物，都有高度的抗原性，不仅可刺激机体的体液免疫反应，还可通过吞噬细胞上的 TLR2 和 CD14 介导细胞免疫反应（其他革兰阴性菌的 LPS 主要通过 TLR4 活化巨噬细胞）。

根据对靶细胞的作用方式，可将钩体溶血素分为两类：鞘磷脂酶类和非鞘磷脂酶类溶血素。前者能特异性水解靶细胞膜上脂质双分子层中的磷脂而使细胞破裂；后者通过在红细胞或其他细胞膜表面形成稳定的穿膜小孔，使细胞膜的渗透性增强，导致细胞外液涌入而使细胞裂解，其作用与金黄色葡萄球菌产生的 α- 毒素（成孔蛋白）对靶细胞的作用相一致。溶血素在致病性和非致病性钩体中的表达和分泌存在明显差异，推测它可能是一种重要的致病因子。

某些肾组织细胞、人单核 / 巨噬细胞可能是钩体的繁殖场所。致病性钩体侵入不同物种的单核巨噬细胞后，其结局可有明显差异：侵入鼠单核巨噬细胞后被杀灭，侵入人单核 / 巨噬细胞后则可存活并繁殖。钩体对宿主细胞的黏附部位是胞外基质而非细胞膜。

感染后人体可获得较强的同型免疫力。首先出现一系列固有免疫反应，末梢血管多核型白细胞增加，白细胞不同程度吞噬钩体，出现轻度炎症反应，但并不化脓。钩体进入组织器官后，机体出现适应性免疫反应，引起后发热、眼和神经系统后遗症，这是机体在排除钩体过程中发生的一系列损伤反应。机体对钩体的适应性免疫主要是体液免疫。在初次感染时，宿主抗感染主要依赖体液免疫机制，细胞免疫在初次感染者中起不到保护作用。

3. 钩端螺旋体疫苗的研究和应用

目前人用钩体疫苗主要是全菌体灭活疫苗。早在 1916 年 Ido 等就开始试制钩体全菌体灭活疫苗，但直到 20 世纪五六十年代，随着疫苗生产用的综合培养基研制成功才得以真正使用，此后，美国、意大利、法国等多个国家相继使用并颁布了浓缩钩体疫苗制造和检定规程。我国从 1958 年开始研制和使用钩体疫苗，历经了 3 个发展阶段：蒸馏水疫苗时期（1958～1962年）、人胎盘浸液疫苗时期（1963～1975 年）和综合培养基疫苗时期（1975 年至今）。目前我国钩体疫苗生产用菌种为中国主要流行菌型，包括黄疸出血群赖型（赖株）、犬群犬型（611株）、秋季群秋季型（临 4）、澳洲群澳洲型（沃 34）、波摩那群波摩那型（罗）、流感伤寒群临海型（临6）和七日热群七日热型（广299）。

随着医药产业的发展，抗生素不断更新换代以及经济卫生条件的改善，国内钩体病的整体发病率呈现下降趋势，但仍不断有散发钩体感染病例和小规模疫情暴发。考虑到我国地域辽阔，各种灾情此起彼伏，钩体疫苗事实上仍处于全年需求状态，卫生部在2007年的《扩大国家免疫规划实施方案》中，推荐在发生钩端螺旋体疫情或发生洪涝灾害可能导致钩体病暴发流行时，对流行地区7～60岁人群进行钩体疫苗应急接种。

目前使用的全菌体灭活疫苗经30余年的临床实践，证实具有良好的抗原性和免疫原性，未见因疫苗本身引起的过敏反应等严重异常反应的报道。但该疫苗本身的副反应较大，免疫保护力较短，且覆盖的钩体血清型较少。近些年，随着分子生物学技术的发展，国内外研究人员先后开展了外膜组分疫苗、脂多糖疫苗、DNA疫苗等新钩体疫苗的研制。虽然各种新型疫苗均显示出一定的预防钩体病的作用，但至今尚无一种可替代全菌体灭活疫苗。由于钩体基因型和表型的多样性，疫苗研制工作面临重重困难，要获得对所有感染性钩体均可产生交叉保护作用的通用疫苗可能需要很长的路要走。

主要参考文献

蔡昆，叶建君，官旭华，等. 2015. 流行性脑脊髓膜炎疫苗研究进展［J］. 中国生物制品学杂志，28（12）：1347-1352.

陈成，魏东，李恪梅. 2015. 皮内注射用布鲁氏菌活疫苗的免疫学评价［J］. 中国生物制品学杂志，28（3）：228-232.

陈敬蕊，周步丹，刘磊，等. 2017. 结核活载体疫苗的研究进展［J］. 中国人兽共患病学报，33（1）：67-71.

陈敏，徐冰，谢广中. 2008. 无细胞百日咳疫苗与百日咳预防［J］. 中国疫苗和免疫，14（1）：67-72.

邓国英，杨淑凤，刘欣，等. 2018. 抗结核分枝杆菌疫苗的研究进展［J］. 中国微生态学杂志，30（1）：109-113.

董大勇，徐俊杰，陈薇. 2006. 炭疽疫苗及治疗药物筛选和评价模型研究进展［J］. 生物化学与生物物理进展，33（6）：517-523.

董梅，王希良，庄汉澜. 2006. 炭疽芽孢杆菌致病机制与疫苗研制策略研究进展［J］. 军事医学科学院院刊，30（3）：276-279.

董思佳，王磊. 2021. 浅谈耐多药结核病的防控进展与策略［J］. 中国热带医学，21（3）：282-286.

冯岗，赵忠全，王东林. 2005. 白喉毒素抗肿瘤作用研究进展［J］. 肿瘤，25（1）：95-96.

符剑，龚黎明，何寒青，等. 2016. 吸附无细胞百白破灭活脊髓灰质炎和b型流感嗜血杆菌（结合）联合疫苗基础免疫后脊髓灰质炎中和抗体水平观察［J］. 中国预防医学杂志，17（1）：41-45.

付侃，夏曙光，李国良，等. 2017. b型流感嗜血杆菌结合疫苗上市后安全性研究［J］. 中国疫苗和免疫，23（1）：26-33.

高彦辉，赵丽军，孙殿军，等. 2014. 布鲁氏菌病防治基础研究现状与展望［J］. 中国科学：生命科学，44（6）：628-635.

高永辉，王希良. 2005. 布鲁氏菌的感染免疫研究进展［J］. 国外医学流行病学传染病学分册，32（1）：23-29.

高志奇，刘先凯，王恒樑. 2014. 炭疽芽孢杆菌芽孢萌发研究进展［J］. 军事医学，38（10）：833-836.

龚洋，罗树权，李国晏. 2020. 新型肺炎链球菌疫苗研究进展［J］. 微生物学免疫学进展，48（1）：

75-81.

郭立春. 2017. 流行性脑脊髓膜炎流行病学研究进展［J］. 解放军预防医学杂志, 35（6）: 687-693.

简贵香, 黄延风. 2021. 结核病疫苗的研究进展［J］. 儿科药学杂志, 27（3）: 58-61.

姜柯羽. 2011. 霍乱疫苗: 世界卫生组织立场文件［J］. 中国疫苗和免疫, 17（1）: 82-84.

姜崴, 竭晶, 杨红育, 等. 2012. 我国百日咳疫苗生产用菌株主要抗原片断基因序列分析［J］. 中国生物制品学杂志, 25（12）: 1573-1577.

阚飙. 2015. 霍乱口服疫苗的研究与应用［J］. 中华预防医学杂志, 49（2）: 105-108.

柯兵兵, 徐颖华, 侯启明, 等. 2013. 百日咳鲍特菌黏附分子的研究进展［J］. 中国生物制品学杂志, 26（11）: 1692-1695.

李江嵘, 杨军, 刘晓强, 等. 2016. AC 群脑膜炎球菌（结合）b 型流感嗜血杆菌（结合）联合疫苗上市后 2～71 月龄儿童接种的安全性研究［J］. 中国疫苗和免疫, 22（5）: 578-581.

李开铭, 彭杰, 钟美珍, 等. 2014. B 群脑膜炎球菌多组分疫苗研究进展［J］. 微生物学免疫学进展, 42（2）: 46-49.

李莘, 王咏梅. 2016. 结核疫苗的研究进展［J］. 临床与病理杂志, 36（1）: 85-88.

李亚南, 朱向国, 毛琦琦, 等. 2017. AC 群脑膜炎球菌与 b 型流感嗜血杆菌联合疫苗多糖含量免疫速率比浊检测方法的建立及验证［J］. 中国生物制品学杂志, 30（6）: 645-648.

李玉峰, 尹遵栋, 李艺星, 等. 2017. 百日咳疫苗保护效果及持久性的研究进展［J］. 中国疫苗和免疫, 23（2）: 230-234.

刘丽, 汪巨峰, 李波. 2013. 鼠疫疫苗的研究现状和进展［J］. 中国药学杂志, 48（12）: 945-949.

刘月萍, 周海飞, 罗树权, 等. 2017. 伤寒 Vi 多糖蛋白结合疫苗原液稳定性研究［J］. 微生物学免疫学进展, 45（2）: 42-47.

倪世友, 王树坤. 2016. 全球伤寒和副伤寒的流行强度区域及其预防策略［J］. 中国微生态学杂志, 28（11）: 1357-1361.

聂恒, 吴利先. 2014. 结核分枝杆菌特异性蛋白抗原研究进展及其应用策略探讨［J］. 中国病原生物学杂志, 9（2）: 180-187.

潘殊男, 盛玉博, 肖詹蓉. 2012. 中国百日咳疫苗的现状及研发趋势初探［J］. 微生物学免疫学进展, 40（5）: 72-75.

皮红泉, 吴乐天, 杨培文. 2018. 儿童呼吸道感染流感嗜血杆菌的临床特征与耐药性研究［J］. 中国卫生检验杂志, 28（8）: 929-933.

钱婧, 曹玲. 2018. 肺炎链球菌表面蛋白 A 的研究进展［J］. 中国生物制品学杂志, 31（4）: 441-444.

任慧梅, 李敏. 2020. 肺炎球菌多糖结合疫苗的申报现状及药学研发思考［J］. 药物生物技术, 27（5）: 393-396.

邵祝军, 李艺星. 2009. B 群脑膜炎球菌疫苗研究进展［J］. 中国疫苗和免疫, 15（6）: 542-546.

沈洪波, 陈维政. 2014. 结核病疫苗研究进展［J］. 生命的化学, 34（1）: 39-45.

宋迎春, 吴晓霞, 胡四海. 2016. 流行性脑脊髓膜炎疫苗的研究进展［J］. 微生物免疫学进展, 44（4）: 54-57.

谭亚军, 侯启明, 张庶民. 2012. B 群脑膜炎奈瑟菌疫苗的研究进展［J］. 中国生物制品学杂志, 25（12）: 1714-1717.

涂光理, 崔长法, 王建阳, 等. 1999. 口服福氏 2a 和宋内氏痢疾双价活疫苗 FS 的双盲对照现场观察［J］. 中国生物制品学杂志, 12（3）: 178-180.

宛宝山, 张秋芬, 周爱萍, 等. 2012. 结核分枝杆菌基因组学与基因组进化［J］. 生物化学与生物物理进展，39（7）：595-604.

汪洁英，魏东，王国治. 2011. 鼠疫疫苗的研究进展［J］. 微生物学免疫学进展，39（2）：60-64.

王秉瑞. 2001. 伤寒的免疫预防问题［J］. 微生物学免疫学进展，29（1）：55-62.

王江，刘庆云，谢峥，等. 2010. 伤寒疫苗的研究进展［J］. 微生物学免疫学进展，38（2）：70-73.

魏桂芳，沈荣. 2016. 肺炎链球菌相关毒力因子及其作用的研究进展［J］. 微生物学免疫学进展，44（5）：69-74.

吴雪琼，张宗德，乐军. 2010. 结核杆菌分子生物学［M］. 北京：人民军医出版社.

谢建平，乐军，王洪海. 2002. 结核分枝杆菌的致病机理［J］. 生命科学，14（3）：182-185.

辛文文，王景林. 2016. 梭菌神经毒素的研究进展［J］. 生命科学，28（1）：1-11.

徐颖华，辛晓芳，叶强. 2017. 钩端螺旋体分子进化及分型的研究进展［J］. 中华微生物学和免疫学杂志，37（8）：624-627.

游晓拢，曾焱华. 2014. 结核分枝杆菌免疫优势抗原研究进展［J］. 微生物学免疫学进展，42（6）：60-64.

展德文，王芃，王令春，等. 2005. 炭疽芽孢杆菌疫苗研究进展［J］. 微生物学报，45（1）：149-152.

张静飞，陈磊，董思国，等. 2016. 口服重组 B 亚单位 O1/O139 霍乱疫苗的制备与检定［J］. 中国生物制品学杂志，29（1）：1-5.

张平，徐颖华，侯启明，等. 2013. 百日咳细胞免疫的研究进展［J］. 中国生物制品学杂志，26（7）：1029-1033.

张怡田，王秉翔. 2016. 新型结核病疫苗及其评价方法的研究进展［J］. 微生物学免疫学进展，44（2）：68-74.

郑惠文，孙明波，杨净思. 2014. 以吸附无细胞百日咳 - 白喉 - 破伤风疫苗为基础的联合疫苗研究进展［J］. 中国疫苗和免疫，20（1）：67-72.

中华预防医学会和中华预防医学会疫苗与免疫分会. 2018. 肺炎球菌性疾病免疫预防专家共识［J］. 中国预防医学杂志，19（3）：161-187.

朱朗，刘一非，陆玮，等. 2015. B 型流感嗜血杆菌疫苗及新型疫苗或联合疫苗的免疫原性评价方法［J］. 中国生物制品学杂志，28（10）：1097-1102.

朱学喆，赵志强，谢贵林. 2013. 肺炎链球菌疫苗研制进展［J］. 微生物学免疫学进展，41（1）：58-64.

Barry EM, Pasetti MF, Sztein MB, et al. 2013. Progress and pitfalls in *Shigella* vaccine research [J]. Nat Rev Gastroenterol Hepatol, 10(4): 245-255.

Cardona PJ. 2018. Pathogenesis of tuberculosis and other mycobacteriosis [J]. Enferm Infecc Microbiol Clin, 36(1): 38-46.

Chen WH, Cohen MB, Kirkpatrick BD, et al. 2016. Single-dose live oral cholera vaccine CVD 103-HgR protects against human experimental infection with *vibrio cholera* O1 El Tor [J]. Clinical Infectious Diseases, 62(11): 1329-1335.

Grassmann AA, Souza JD, McBride AJA. 2017. A unibersal vaccine against leptosipirosis: Are we going in the right direction? [J]. Frontiers in Immunology, 8: 256.

Herzog C. 2016. Successful comeback of the single-dose live oral cholera vaccine CVD 103-HgR [J]. Travel Medicine and Infectious Disease, 14(4): 373-377.

Kaufann SHE, Weiner J, von Reyn F. 2017. Novel approaches to tuberculosis vaccine development [J]. International Journal of Infectious Diseases, 56: 263-267.

Koch A, Mizrahi V. 2018. Mycobacterium tuberculosis [J]. Trends in Microbiology, 26(6): 555.

Kotloff KL, Riddle MS, Platts-Mills JA, et al. 2018. Shigellosis [J]. Lancet, 391: 801-812.

Levine MM, Chen WH, Kaper JB, et al. 2017. PaxVax CVD 103-HgR single-dose live oral cholera vaccine [J]. Expert Review of Vaccines, 16(3): 197-213.

Mahamed D, Boulle M, Ganga Y, et al. 2017. Interacellular growth of Mycobcterium tuberculosis after macrophage cell death leads to serial killing of host cells [J]. Elife, 6: e22028.

Mattock E, Blocker AJ. 2017. How do the virulence factors of shigella work together to cause disease?[J]. Frontiers in Cellular and Infection Microbiology, 7: 64.

Pitt JM, Blankley S, McShane H, et al. 2013. Vaccination against tuberculosis: How can we better BGC?[J]. Microbial Pathogenesis, 58: 2-16.

Tang J, Yam WC, Chen Z. 2016. Mycobacterium tuberculosis infection and vaccine development [J]. Tuberculosis, 98: 30-41.

Verma R, Bairwa M, Chawla S, et al. 2011. New generation typhoid vaccines: An effective preventive strategy to control typhoid fever in developing countries [J]. Human Vaccines, 7(8): 883-885.

Warner DF, Koch A, Mizrahi V. 2015. Diversity and disease pathogenesis in *Mycobacterium tuberculosis* [J]. Trends in Microbiology, 23(1): 14-21.

第九章

病 毒 疫 苗

第一节 概 述

病毒疫苗是指由病毒、衣原体、立克次体或其衍生物制成的，进入机体后诱导机体产生抵抗相应病毒能力的生物制品。目前广泛使用的病毒疫苗有十余种，如脊髓灰质炎疫苗、甲型肝炎疫苗、乙型肝炎疫苗、麻疹疫苗、乙型脑炎疫苗、狂犬病疫苗、腮腺炎疫苗、风疹疫苗、水痘疫苗、流行性感冒（流感）疫苗等。

在病毒疫苗中除乙型肝炎疫苗的生产是用基因工程方法获得外，其他类型的病毒疫苗大部分是经过体外培养病毒，将其纯化、浓缩，或灭活或裂解之后所制备而成，而病毒的体外培养多采用细胞培养。细胞培养又分为：原代细胞培养，如用原代地鼠肾细胞可培养乙型脑炎减毒活疫苗、森林脑炎灭活疫苗、双价肾综合征出血热疫苗等，要求细胞应来源于未做过任何试验并经检疫合格的健康动物；传代细胞培养，如 Vero 细胞可用来培养冻干乙型脑炎灭活疫苗、双价肾综合征出血热灭活疫苗、冻干人用狂犬病疫苗等；人二倍体细胞培养，如冻干甲型肝炎疫苗、风疹减毒活疫苗、水痘减毒活疫苗等的培养。

此外，部分疫苗可用鸡胚培养，如流感病毒的生产。根据病毒的特性可分别接种在鸡胚的绒毛尿囊膜、尿囊腔、羊膜腔、卵黄囊等结构内，要求毒种传代和制备用鸡胚应来源于 SPF 鸡群，而疫苗生产用鸡胚应来源于封闭式房舍内饲养的健康鸡群。鸡胚培养的优点在于：用受精卵孵化的活鸡胚培养病毒比用动物更加经济简便；鸡胚的组织分化程度低，选择适当接种途径，病毒易于繁殖；鸡胚和活体动物一样，为正在发育中的机体，有神经血管的分布及脏器结构；鸡胚来源充足，操作简便，本身很少带病毒和细菌；通常对接种的病毒不产生抗体。但也有缺点：除产生痘疱的病毒及引起鸡胚死亡的病毒外，不产生特异性的感染指征，必须利用另一个试验系统来测定病毒的存在。近年来，由于细胞培养技术的发展，鸡胚培养技术大部分被细胞培养技术所代替，但鸡胚仍然和猴肾细胞一起用于分离培养人类甲型流感病毒、腮腺炎病毒等，还用于痘病毒与疱疹病毒等的分离、鉴定、抗原制备、疫苗生产等。

第二节 经呼吸道传播的病毒疫苗

呼吸道是人体进行肺呼吸时气流所经过的通道，也是病原体侵入人体的重要通道。急性上呼吸道感染简称上感、感冒，是鼻腔、咽或喉部急性炎症的总称，70%～80% 由病毒引起；另有 20%～30% 由细菌引起，以溶血性链球菌最为常见，其次为流感嗜血杆菌、肺炎链球菌和葡萄球菌等。

呼吸道病毒（respiroviruses）是一大类以呼吸道为侵入门户，引起呼吸道局部感染或呼吸道以外组织器官病变的病毒，包括流行性感冒病毒（简称"流感病毒"）、副流感病毒、腺病毒、鼻病毒、风疹病毒和呼吸道合胞病毒等。呼吸道病毒具有很强的传染性，可侵犯上呼吸道的不同部位，引起炎症、黏膜细胞损伤后，细菌会侵入，从而引起合并细菌感染，导致病情加重。

一、流行性感冒疫苗

1. 概述

流行性感冒（influenza），简称流感，是由流感病毒（influenza virus，IV）引起的一种急性呼吸道传染病。流感病毒可感染人、家禽和哺乳动物，并可在人和动物之间发生交叉感染。

根据核蛋白（nucleoprotein，NP）和基质蛋白1（matrix 1，M1）抗原性的不同，可将流感病毒分为甲、乙、丙、丁4个型（又称A、B、C、D型）。甲型流感病毒（influenza A virus，IAV）在自然界中广泛存在，从人、猪、马等哺乳动物及各种禽类中都能分离到，是引发人类及畜禽流感的主要类型，常以流行形式出现，能造成世界性大流行，人类历史上至少在全球范围内引起过4次大流行：第一次发生在1918年，史称"西班牙流感"（H1N1亚型）；第二次于1957年发生于亚洲，称为"亚洲流感"（H2N2亚型）；第三次是在1968年发生的"香港流感"（H3N2亚型）；第四次发生于2009年，被称为"墨西哥流感"或"甲型H1N1流感"。第一次的"西班牙流感"曾导致世界上1/3人口被感染，夺去了至少4000多万人的生命。乙型流感病毒（influenza B virus，IBV）宿主特异性较强，目前报道主要感染人和海豹，常引起局部暴发，主要侵袭儿童；丙型流感病毒（influenza C virus，ICV）主要感染人和猪，常以散在病例形式出现；丁型流感病毒（influenza D virus，IDV）是近年来新发现的一种流感病毒，主要感染猪和牛。

流感病毒传染性强、传播快、潜伏期短、发病率高。感染后的症状主要为高热、咳嗽、流涕、肌肉痛等，多数伴有严重的肺炎，严重者心脏、肾等多种脏器衰竭导致死亡。根据WHO估计，每年流感的季节性流行可导致全球300万～500万重症病例，25万～50万人死亡。流感患者和隐性感染者是流感主要的传染源，携带病毒的动物也可成为传染源，主要通过带有流感病毒的空气飞沫传播。人群普遍易感。感染后的潜伏期长短取决于入侵的病毒量和机体的免疫状态，一般为1～4d。在症状出现的1～2d内，随分泌物排出的病毒量较多，以后则迅速减少。

2. 流感病毒

（1）生物学特性　流感病毒（IV）属正黏病毒科（*Orthomyxoviridae*），为单股负链RNA病毒。病毒粒子一般为球形，直径80～120nm。病毒结构由3层组成（图9-1）：外层为双层类脂包膜；中间层是由基质蛋白1（M1）形成的基质蛋白层；内部为核衣壳，呈螺旋对称，其中包含核蛋白（NP）、病毒RNA聚合酶和病毒RNA。病毒表面有3种蛋白质突起，一种为能凝集红细胞的呈棒状的三聚体突起，称为血凝素（hemagglutinin，HA）；另一种为蘑菇状的四聚体突起，称为神经氨酸酶（neuraminidase，NA）；第三种突起称为离子通道蛋白M2（M2 ion channel）。这3种突起以疏水氨基酸锚定在类脂膜上。

流感病毒的抵抗力很弱，不耐热，56℃ 30min即被灭活，室温下病毒的传染性很快消失，低温下（0～4℃）可以存活数周，−70℃可以长期保存；对干燥、日光和紫外线敏感，易被乙醚、甲醛、去污剂和氧化剂灭活；最适pH 7.8～8.0；pH小于3可使病毒迅速灭活。

（2）基因组和蛋白质组成　流感病毒的基因组为分节段的单股负链RNA，IAV和IBV的基因组均含有8个大小不等的相互独立的RNA节段，ICV基因组含有7个RNA节段（缺少编码NA的节段）。每个节段编码1～2个蛋白质。由于IAV是造成人类流感大流行的主要型别，所以这里以IAV为例，介绍流感病毒的基因组和蛋白质特点。

IAV的基因组全长约13.6kb，可编码多达16种蛋白质（图9-1）。RNA节段1、2和3分

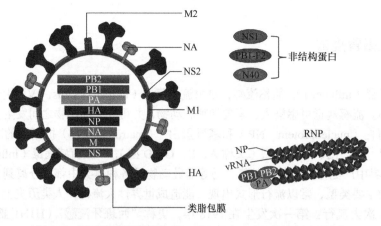

彩图 9-1

图 9-1 甲型流感病毒结构（Medina and Garcia-Sastre，2011）

别编码聚合酶碱性蛋白 2（polymerase basic protein 2，PB2）、聚合酶碱性蛋白 1（PB1）和聚合酶酸性蛋白（polymerase acid protein，PA），三者形成的异聚体即病毒的 RNA 依赖的 RNA 聚合酶，该酶与 NP 和病毒 RNA 组装成核糖核蛋白复合物（ribonucleoprotein complex，RNP）。每个 RNP 是病毒基因组转录复制的基本单位。在某些 IAV 中，节段 2 还编码蛋白 N40 和 PB1-F2。N40 功能仍不清楚，PB1-F2 蛋白大量存在于宿主细胞的线粒体中，可诱导宿主细胞的凋亡，是 IAV 的毒力因子。节段 3 还可编码 PA-N155、PA-N182 及 PA-X 蛋白，PA-N155 与 PA-N182 对病毒复制有重要作用，而 PA-X 可以抑制宿主细胞基因的表达。

RNA 节段 4 编码具有受体识别作用的血凝素（HA）。HA 是一个同源三聚体结构的糖蛋白，是甲型流感病毒最丰富的一种表面蛋白，也是流感病毒致病力和抗原性的主要决定因子，可特异性识别和结合宿主细胞表面的 N- 乙酰神经氨酸酶受体（末端为唾液酸的糖脂或糖蛋白，又称唾液酸受体），并介导病毒包膜和宿主细胞内体（endosome）的膜融合过程，从而使流感病毒将核酸释放到宿主细胞中。病毒感染时，HA 与宿主细胞表面的膜受体结合，脱掉信号肽成为 HA 前体（H0），在宿主蛋白酶的作用下裂解为 2 个亚单位——HA1 和 HA2。从空间构象来看，HA 可以分为头部和茎部两部分，头部结构域由 HA1 构成，含有受体结合位点和抗原决定簇，具有高度的变异性；茎部由 HA2 和部分 HA1 片段构成，锚定在病毒包膜脂质双层中，引起病毒包膜与宿主细胞膜的融合和病毒衣壳的释放，在各个亚型中高度保守，含有可结合中和抗体的抗原表位。HA 是流感病毒最主要的表面抗原，是宿主免疫反应的主要靶点，针对 HA1 的抗体可阻断病毒与宿主细胞受体的结合，针对 HA2 的抗体对病毒具有广泛的中和作用。

RNA 节段 5 编码核蛋白（NP）。NP 结合在病毒 RNA（vRNA）上，并与 RNA 聚合酶一起形成 RNP，构成病毒的复制机器。NP 是一种非常保守的蛋白，同型流感病毒 NP 的氨基酸相似性在 90% 以上，具有型和种属的特异性，是流感病毒型别划分的主要依据之一。NP 除了作为结构蛋白组成 RNP 外，还决定病毒宿主的特异性，参与病毒复制过程的多个阶段。

RNA 节段 6 编码神经氨酸酶（NA）。NA 能水解宿主细胞表面糖蛋白或糖脂末端的 N- 乙酰神经氨酸（唾液酸），切断病毒与宿主细胞的连接，促使成熟的病毒体出芽，从宿主细胞中释放。NA 还可降低呼吸道黏膜表面黏液的黏度，有利于病毒的扩散。NA 是病毒的第二个重要保护性抗原，NA 抗体能限制病毒的释放和扩散。

RNA 节段 7 编码基质蛋白 M1、离子通道蛋白 M2 及与 M2 功能类似的 M42 蛋白。

RNA 节段 8 编码非结构蛋白 1（non-structural protein 1，NS1），并通过 mRNA 剪切机制产生 NS2［又称为核输出蛋白（nuclear export protein，NEP）］。NS1 蛋白能够通过多种机制调

节宿主体内的免疫反应：通过阻止Ⅰ型干扰素释放来抑制机体的先天性免疫，并且通过减少树突状细胞（DC）的成熟和T细胞的活化来抑制获得性免疫。NS2是一种核转运蛋白，具有介导病毒RNP输出宿主细胞核的作用。

（3）流感病毒的变异　　流感病毒极易发生变异，其变异形式主要有两种：①基因突变。编码流感病毒表面糖蛋白HA和NA的基因，在宿主免疫系统的选择压力下，发生点突变的速度要比其他基因快得多。当点突变的逐渐积累导致氨基酸的改变达到一定程度或突变氨基酸正好改变了抗原决定簇时，病毒蛋白的抗原性就会发生改变。此外，HA分子上的裂解位点或受体结合位点关键氨基酸发生突变或替换，可造成病毒致病力和传播能力的改变，导致新的毒株或亚型形成。这种由基因突变引起的致病力和抗原性变异，称为抗原漂移（antigen drift）。发生抗原漂移的流感病毒可再次感染先前已获得免疫的宿主，进而导致流感反复流行。②基因重配（reassortment）。流感病毒基因组的节段性使得不同亚型病毒同时感染一个细胞时，可能发生基因重配导致病毒基因组的较大变化。当同一组织或细胞中同时有两株流感病毒感染时，理论上可出现16个RNA节段的自由重排，并产生多达254个新组合个体。每个新个体间具有各自不同的生物学特性，它们可以是非致病性的，也可能是高致病性的。在自然条件下，基因重配往往导致高致病性毒株的出现。这种由基因重配导致的病毒致病力和抗原性的转变，称为抗原转变（antigen shift）。抗原转变仅发生于IAV，可产生新亚型，通常由人间流行的流感病毒和动物流感病毒重配后产生；或动物流感病毒发生重大变异后产生，这种情况可导致流感病毒跨越种属屏障进行传播。如果发生抗原转变的新亚型流感病毒具备人与人之间的传播能力，由于人群普遍缺乏免疫力，即可导致流感大流行。

基因组的节段性、高突变性和频繁的基因重配，造成流感病毒的抗原变异性很大，特别是IAV的HA和NA抗原极易发生变异。根据HA和NA抗原性的不同，人们将IAV进一步分为许多亚型，目前已发现18个HA亚型（H1～H18）和11个NA亚型（N1～N11），两者可以随意组合，最多可组合成198种亚型的IAV。H1～H16和N1～N9均能在禽类中分离到，在猪中至少存在8种不同亚型，而在人类中传播并曾引起世界性大流行的主要是H1N1、H2N2和H3N2亚型；H17、H18和N10、N11分离自蝙蝠体内。乙型流感病毒虽无亚型，但根据HA的抗原性可分为两个系统，即Victoria系和Yamagata系。

IAV由于其宿主众多及常发生变异的特点，在人群免疫压力下，每隔2～3年就会出现重要的抗原变异株，导致人群普遍易感，引起季节性流行。IBV虽变异较少，但也可引起季节性流行。ICV结构较甲、乙型稳定，80%的人在7～10岁时就已有ICV的抗体，提示儿童期的普遍感染继而获得免疫。

（4）流感病毒的宿主特异性和跨物种传播　　在自然条件下，流感病毒有特异的宿主范围，据此将病毒分为不同的群，如人流感病毒、禽流感病毒（avian influenza virus，AIV）、猪流感病毒（swine influenza virus，SIV）等。一般而言，人流感病毒不能在鸡、鸭等禽类体内复制，同样禽流感病毒在人及非人灵长类动物体内的复制能力也极差。

流感病毒HA蛋白与宿主细胞表面唾液酸（sialic acid，SA）受体的结合特性是病毒宿主特异性的主要决定因素。人类的唾液酸主要含有α-2,6糖苷键，称为"人型"受体；禽类的唾液酸主要是α-2,3糖苷键，称为"禽型"受体。人流感病毒HA序列的第266位氨基酸残基为亮氨酸（Leu），能够与"人型"受体特异性结合；禽流感病毒HA的第266位氨基酸残基为谷氨酰胺（Gln），能够与"禽型"受体特异性结合；而猪流感病毒HA的第266位氨基酸残基为甲硫氨酸（Met），与"人型"和"禽型"受体都可结合，且猪上皮细胞表面同时存在以上2种唾液酸受体。由于受体的这种特异性，禽流感病毒一般不会直接感染人类，人流感病毒也不会直接感染禽类。但禽流感病毒通常可以感染猪，在猪体内进行基因重配，获得与人细胞表面受体结合的能力，再由猪将病毒传递给人体，造成人体的感染。因此，猪是禽、猪、人流感病毒的共同易感宿主，是流感病毒不同株基因重组或重排、产生新亚型毒株的混合器。这种"人↔猪↔禽"的种间传播模式，使得物种壁垒的界限变得很模糊。

近年来发生了很多例禽流感病毒（包括 H5N1、H9N2 和 H7N7 亚型）直接传染给人的事件，说明禽流感病毒也可以不经过猪这一中间宿主，直接由禽传染给人并导致严重疾病。研究表明，从人体内分离到的高致病性禽流感 H5N1 病毒仍然保持着唾液酸 2,3-半乳糖受体结合活性，这可能与人下呼吸道上皮细胞上分布有少量"禽型"受体有关。由于病毒较难到达下呼吸道，因此，人类相对不容易感染禽流感。但一旦禽流感病毒到达下呼吸道的上皮细胞，人类机体就会产生严重的、急性进展性肺炎，病死率高达 60%。

除 HA 外，流感病毒的 NA、NP、M 蛋白和 NS 在决定宿主特异性方面也同样起作用。因此，在进行流感病毒的分子流行病学和遗传演化研究时，编码 HA、NA、NP、NS 的基因常常是研究的重点。

由于流感病毒基因组的节段性，混合感染时病毒不同片段之间会发生重配，从而引起病毒变异，这些变异病毒在特定条件下，能够跨越物种壁垒而感染人，在人群中引发流感大流行。20 世纪全球暴发的几次大规模的人流感都与动物源性流感和病毒的重配不无关系。造成第一次流感世界大流行（"西班牙流感"）的是 8 个基因节段均来自鸟类的 H1N1 亚型株，该毒株在 1910～1920 年中期通过猪传染人群；造成第二次大流行的 H2N2 亚型株，是人流感病毒与禽流感病毒通过基因重配而来，其编码 HA、NA、PB1 的三个基因节段均来源于禽流感病毒，其余的基因节段来自当时人群中流行的病毒；造成第三次大流行的 H3N2 亚型株也是人流感病毒与禽流感病毒通过基因重配而来，编码 HA、PB1 的基因来自禽流感病毒，其余节段来自当时人群中流行的病毒；造成第四次大流行的 H1N1 亚型株是由欧洲猪流感病毒、北美猪流感病毒、北美禽流感病毒和人流感病毒混交重配而成的重配体。因此，造成大流感流行的病毒，大多都是自然条件下病毒间相互重组、变异、进化的结果。

3. 流感疫苗的研究和应用

疫苗接种是目前预防流感的唯一有效措施。现阶段国内外所使用的流感疫苗主要为灭活疫苗和减毒活疫苗，均包括三价或四价疫苗。三价流感疫苗组分含有 A 型的 H3N2（A/H3N2）、H1N1（A/H1N1）和 B 型毒株的一个系（B/Victoria 或 B/Yamagata）；四价流感疫苗组分含 A/H3N2、A/H1N1、B/Victoria 和 B/Yamagata。

除传统的灭活疫苗和减毒活疫苗，新型的重组流感疫苗也已用于临床。Protein Sciences 公司利用杆状病毒载体感染昆虫细胞制备的重组三价（包括 A/H1N1、A/H3N2 和 1 株乙型流感病毒的 HA）和重组四价（包括 A/H1N1、A/H3N2 和 B/Victoria、B/Yamagata 的 HA）流感疫苗分别于 2013 年和 2016 年通过美国 FDA 批准上市。

此外，为预防多种乃至全部流感病毒的感染，可对不同亚型流感病毒产生交叉免疫保护的通用型流感疫苗正在成为流感疫苗的研究热点。

（1）灭活疫苗　　流感灭活疫苗的生产和使用始于 20 世纪 40 年代，是历史最久也是目前应用最广泛的流感疫苗，其研发随着流感病毒分离和培养技术的成熟，以及流行毒株的变化而不断演变。1945 年在美国开始广泛应用二价全病毒灭活流感疫苗（A/H1N1 和 B 型）。1958 年，随着 A/H2N2 代替 A/H1N1 在人间流行，含有 A/H2N2 和 B 型病毒的新型二价流感疫苗上市。1968 年，A/H3N2 出现并导致流感大流行，代替 A/H2N2 成为季节性流感的主要病因，于是二价流感疫苗的毒株也随之于 1970 年替换为 A/H3N2 和 B 型。1978 年，A/H1N1 重新出现，并与 A/H3N2 和 B 型流感病毒在人间共同循环，随后三价流感疫苗（A/H1N1＋A/H3N2＋B 型）问世。1987 年和 1988 年，B 型 Victoria 系和 Yamagata 系毒株出现后，两种 B 型流感病毒共同循环，但流感疫苗一直仍为三价疫苗，其中 B 型毒株根据全球流感监测结果在 Victoria 和 Yamagata 中选择。2012 年起，WHO 在推荐三价疫苗毒株（A/H1N1＋A/H3N2＋B/Victoria 或 B/Yamagata）的同时，也推荐同时包括两个 B 亚型的四价流感疫苗。

　　根据疫苗中抗原的存在形式，流感灭活疫苗可分为 3 种类型：①全病毒灭活疫苗。为完整的已灭活的流感病毒颗粒。该疫苗免疫原性强，无论是表面糖蛋白（HA、NA）还是内部蛋白（NP、M 蛋白），都会诱发机体的免疫反应，但因包含病毒所有的蛋白质、脂类和核酸，疫苗的副作用大，只推荐成人使用。②裂解疫苗。对灭活完整病毒加以裂解并去除脂质、核酸和大分子蛋白，只保留其抗原有效成分 HA 和 NA 以及部分 M 蛋白和 NP 蛋白后制成，因不含脂质而副反应较小且免疫原性强，可用于儿童和成人。③亚单位疫苗。由裂解疫苗进一步裂解纯化制成，由于只包含了与流感病毒的免疫原性和致病性相关的 HA 和 NA 抗原，因此安全性好，副反应低，可适用于所有人群，但免疫原性低于全病毒灭活疫苗和裂解疫苗。为克服流感病毒的抗原变异现象，WHO 每年要根据流行毒株的监测情况，预测下一年流感的流行，并提出年度疫苗参考毒株的建议。

　　灭活疫苗的制备主要采用鸡胚培养法，收集培养后的鸡胚尿囊液，经纯化或裂解后纯化，甲醛灭活，制成纯化全病毒疫苗、裂解纯化疫苗或亚单位疫苗。全病毒疫苗是用超离心和层析技术纯化鸡胚培养的尿囊液病毒，经甲醛灭活加入佐剂制成。裂解疫苗是将鸡胚培养的尿囊液病毒经澄清和透析（去尿酸盐），再经区带离心纯化病毒，然后用裂解剂使病毒裂解，再用区带离心纯化裂解的抗原，最后通过浓缩和透析、甲醛灭活、除菌过滤和加入佐剂制成。亚单位疫苗是在裂解疫苗的基础上，提取病毒亚单位（主要是 HA、NA 表面抗原），经甲醛灭活和加入佐剂制成。目前在大多数国家，全病毒疫苗已被安全性更好的裂解疫苗和亚单位疫苗所取代。

　　我国已上市的流感疫苗主要为三价灭活疫苗，包括全病毒灭活疫苗、裂解疫苗和亚单位疫苗。2018 年 6 月，华兰生物疫苗有限公司及长春长生生物科技股份有限公司四价流感病毒裂解疫苗的生产注册申请被批准。该四价疫苗除包含普通三价疫苗的 A/H1N1、A/H3N2 和 B/Victoria 型病毒外，还包含 B/Yamagata 型流感病毒。

　　近年来，针对使用哺乳动物细胞，如犬肾（MDCK）或 Vero 细胞作为灭活流感病毒培养的基质细胞做了大量研究。经细胞培养的流感病毒其抗原多样性优于鸡胚培养，细胞培养工艺的生产时间短，在流感大流行时具有独特优势。

　　（2）减毒活疫苗　　现阶段临床使用的流感减毒活疫苗株为冷适应低温株，是 20 世纪 60 年代，由俄罗斯通过温度梯度降低法最先获得。低温株流感病毒具有冷适应性（cold-adapted，ca）和温度敏感性（temperature sensitive，ts），在上呼吸道（25℃）的复制能力较野毒株更好，而在温度较高的下呼吸道（38℃）的复制能力比野生型的流感病毒低得多。当人们通过滴鼻免疫接种流感减毒活疫苗时，如同自然状态下感染流感病毒，不仅可激发机体体液免疫产生血清中和抗体，还可激发黏膜免疫产生 sIgA，同时也可引起细胞免疫，使机体获得较为广泛的保护性，并诱导机体保持一个长久的交叉免疫反应。

　　2003，Medimmune 公司研发的全球第 1 支三价流感病毒活疫苗（商品名"FluMist"）成功上市，用于 5～49 岁健康人群接种。该疫苗包括两株 A 型毒株（A/H1N1 和 A/H3N2）和 1 株 B 型毒株（B/Victoria）。2008 年，该疫苗的适用范围扩大到 2～49 岁人群。十余年在人群中的使用，证明不仅对成人有效，在儿童中使用也是安全有效的。2009 年，在原来三价流感减毒活疫苗基础上，又增加了一株 BYamagata 减毒株，构成四价减毒活疫苗，并于 2012 年获得美国 FDA 批准。

（3）通用型流感疫苗的研究　　目前使用的多种类型的流感疫苗，其主要机理是诱导机体产生针对流感病毒表面抗原 HA 和 NA 的保护性抗体。但甲型流感病毒表面抗原能连续不断地发生抗原漂移及抗原转变，这就需要相关机构密切监测病毒流行情况，预测可能会流行的病毒毒株，并据此制备出疫苗候选株以用于每年季节性流感疫苗的生产，疫苗生产储备工作因此变得烦琐，耗时耗力。即便如此，由于流感病毒的高度变异性，可能发生的无法预料的病毒毒株引起流行与大流行仍然给人类健康带来潜在的威胁。特别是近年来高致病性 H5N1 禽流感病毒的局部暴发和新甲型 H1N1 流感病毒在全球蔓延，严重威胁到了人类健康。因此开发能够诱导广谱而持久的免疫反应的流感疫苗，即通用流感疫苗（universal influenza vaccine），是目前新型流感疫苗开发的重要方向。

流感病毒变异主要发生在 HA 的头部结构域（HA1）和 NA 蛋白，而 HA 的茎部结构域和病毒的内部蛋白（包括 NP、PA、M1、M2）则相对比较保守，基于这些保守表位的疫苗能够在不同亚型间和不同变异株间产生交叉保护作用，因而是设计流感通用疫苗的潜在靶蛋白，其中基于 HA 茎部结构的通用疫苗研究结果最为令人满意。

主要由 HA2 结构域构成的 HA 茎部在 HA 各亚型中高度保守，并且包含较大比例的、可结合广泛中和抗体的抗原表位。从小鼠和人体中分离出了多种针对该结构域的抗体，比靶向 HA1 的抗体具有更强的特异性和广谱性，部分抗体可中和甲型流感病毒的多种亚型。这些抗体主要通过抑制病毒与宿主细胞的膜融合，从而阻断病毒基因组进入细胞，因此能有效抑制流感病毒的感染。针对 HA 茎部的通用疫苗研究主要集中在如何能够增强 HA 茎部结构域的暴露，同时有效地避开头部抗原簇的干扰，从而有效地刺激机体产生针对该靶点的抗体，目前主要有两种策略：①基于无头 HA 的通用疫苗。无头 HA，即删除免疫显性的头部结构域，只含有茎部的 HA。由于 HA 茎部的免疫原性较弱，研究者设计了多种方法来增强其免疫原性，如通过细胞表达系统共表达 HA 茎部和病毒核心蛋白，组装成病毒样颗粒（virus-like particle，VLP），模拟天然病毒的构象，可提高疫苗的免疫原性及其交叉保护作用。②基于嵌合 HA 的通用疫苗。嵌合 HA 主要由 H1、H3 和 B 型流感病毒的茎部结构与其他甲型流感病毒亚型的头部结构域组合而成，旨在通过相同茎部结构域但含不同头部结构域的嵌合 HA 连续刺激免疫系统，将免疫应答聚焦到亚优势茎部区域上，从而破坏头部结构域的免疫显性。

除 HA2 外，基于流感病毒 M2、NP 的通用疫苗在动物实验中也显示出良好的免疫效果。

近年来，流感通用疫苗的研究受到越来越多的关注，基于不同靶点和形式的通用流感疫苗已经在动物模型中取得成功，部分候选疫苗已经进入临床研究并取得了良好的结果。尽管如此，在通用疫苗从基础研究到临床应用的路上仍有很长的路要走，在疫苗抗原设计、制备工艺、免疫反应评价等诸多方面的关键技术与关键问题仍需解决。但随着疫苗制备技术的进步和研究的深入，可以预防季节性和大流行性感冒的通用流感疫苗终将研制成功。

二、麻疹疫苗

1. 流行病学

麻疹（measles）是由麻疹病毒（measles virus，MV）感染引起的一种传染性极强的急性呼吸系统传染病，曾对儿童生命健康造成严重危害。

麻疹在全球均有分布，其流行具有季节性和地区性。热带地区大多数病例发生在干燥季节，而在温带地区，冬末春初是发病高峰。在使用麻疹疫苗前，2～3 年发生一次大流行，全球每年发生麻疹病例约 3000 万，死亡超过 200 万例。自 20 世纪 60 年代开始推广麻疹疫苗接种以来，全球麻疹发病率和死亡率明显下降，麻疹大流行基本得到控制，患者的发病年龄和流行特征也有所变化：在疫苗接种率低的地区，发病年龄仍以小年龄组（5 岁以下）为主，接种率高的地区发病年龄向两极分化，即主要集中在小于第一剂麻疹疫苗接种时间的婴儿（如我国小于 8 月龄）和成人（15 岁以上）；流行周期明显缩短，呈现以冬、春季发病为主不同季节均有发病的特点，每年的发病高峰期后移（如我国发病高峰由原来的 3～4 月推迟到 4～5 月）。

目前，各地区麻疹的分布差异较大。总体来说，在麻疹疫苗覆盖率较高（如 >95%）的发达国家，其发病率较低，如美洲地区在 2002 年已宣布消除了麻疹的本土流行，这些地区的麻疹主要是由其他麻疹流行国家或地区输入性的传播。而在一些欠发达国家，麻疹仍属于最常见的十大传染病之一，如在非洲、东南亚及东亚部分地区，麻疹仍有较高的死亡率。我国自 1966 年使用疫苗后发病率开始下降，特别是 1978 年实施计划免疫以后，麻疹发病人数比用疫苗前下降了 99%。

由于 MV 为单一血清型，抗原稳定且麻疹疫苗具有高度预防效力，理论上麻疹是可以消灭的。WHO 已将麻疹作为继消灭脊髓灰质炎之后又一个将要通过免疫手段消灭的传染病。

麻疹潜伏期通常为 10～14d。典型的麻疹首先表现为发热，体温达 39～40℃，可伴有流涕、喷嚏、咳嗽、流泪、畏光、眼结膜炎等症状。在发热 2～5d 后出现皮疹（为玫瑰色丘疹），自耳后、发际、前额、面、颈部开始自上而下涉及躯干和四肢、手掌、足底。皮疹出齐后，依出疹顺序逐渐隐退，疹色变暗，有色素沉着及糠皮样脱屑，2～3 周消退。疹退同时体温下降到正常，病情自愈。常见的并发症有肺炎、喉炎、中耳炎、脑炎，其中以肺炎常见，偶尔可并发亚急性硬化性全脑炎（subacute sclerosing panencephalitis，SSPE）。免疫缺陷个体可发生严重的麻疹并发症，如急性进展性脑炎和特征性巨细胞肺炎。并发症是引起婴幼儿死亡的主要原因。

一般在皮疹出现前 4d 到皮疹发生后 4d，患者具有传染性。主要通过空气飞沫传播，也可以通过直接接触感染分泌物而传播。缺乏麻疹免疫力的人均为易感者，感染后可获得牢固的终生免疫力，但免疫力低下者可再次发生感染。虽然猿猴可感染麻疹病毒，但没有明显的动物宿主，人类是其唯一自然宿主。麻疹的传染性极强，90% 与患者接触的易感者都会传染上。

2. 麻疹病毒

（1）生物学特性　　麻疹病毒（MV）属于副黏液病毒科（*Paramyxoviridae*）麻疹病毒属（*Morbillivirus*），为具包膜的负链 RNA 病毒。病毒呈多形态或球形，直径为 120～250nm。外层是含有血凝素（HA）和融合蛋白（fusion protein，F 蛋白）的脂质双层囊膜，紧贴外层囊膜的是由基质蛋白（matrix protein，M 蛋白）围成的内壳，病毒中央为含有 RNA 的核衣壳。

MV 对外界环境的抵抗力较差，对高温、日光、干燥和消毒剂等均敏感。在室温下，MV 的存活时间仅 2h，56℃仅能存活 30min。液体状态的疫苗病毒 37℃时病毒滴度很快下降。但 MV 耐寒，温度越低存活时间越长，因此麻疹在寒冷的冬春季节发病率较高，MV 或其疫苗一般在低温和冻干状态下保存。福尔马林及乙醚等化学药品不仅可灭活 MV，还破坏其血溶抗原。

MV 在多种细胞中容易生存，包括不同来源的原代、传代及二倍体细胞。一般来说，在与人的亲缘关系越远的动物组织细胞中以及比人体温度更低的温度下传代繁殖，容易减弱对人的致病性。通过这种方法可以获得对人反应小，仍保留良好免疫力的弱毒活疫苗株。减毒后的疫苗株可在很多细胞上生长，形成蚀斑。受染细胞的浆内和核内可形成嗜酸性包涵体。

（2）基因组和蛋白质结构　　MV 基因组为单股负链 RNA，长 15 893bp，有 *N*、*P*、*M*、*F*、*H*、*L* 共 6 个基因，编码 8 种蛋白质，其中 6 个为结构蛋白：核蛋白（NP）、磷酸化蛋白（phosphoprotein，P 蛋白）、基质蛋白（M 蛋白）、融合蛋白（F 蛋白）、血凝素（HA）及依赖于 RNA 的 RNA 聚合酶（large polymerase，L 蛋白），另外 *P* 基因还编码两个非结构蛋白，即 V 蛋白和 C 蛋白。

HA 和 F 蛋白位于病毒膜表面，二者均为糖蛋白，是病毒侵袭人体的重要武器。在病毒的感染过程中，HA 与宿主特异性受体分子结合，启动病毒对细胞的感染。目前已经发现的 MV 受体有 CD46、CD150 及 Nectin-4。F 蛋白直接介导病毒包膜与宿主细胞膜的融合，完成病毒的入侵过程，F 蛋白还能激活宿主的补体替代途径。M 蛋白形成病毒外膜的内层，以维持病毒颗粒的完整性。N 蛋白在基因的包装、复制和表达方面起主要作用，P 蛋白、L 蛋白与 N 蛋白和 RNA 共同形成核蛋白复合物。V 蛋白和 C 蛋白的功能目前尚不十分清楚。

F 蛋白、HA 和 NP 是引起机体产生免疫应答的主要抗原。MV 感染后产生的终身免疫力主要是抵抗 HA 的中和抗体。

（3）病毒在体内的侵染过程　　过去一直认为 MV 是通过上呼吸道感染宿主，然而近年来的研究表明，肺泡巨噬细胞（AM）、树突状细胞（DC）表面表达丰富的 CD150 分子，它们才是 MV 早期感染的靶细胞。未成熟的树突状细胞的突触能够穿过肺泡上皮细胞俘获肺泡腔内的病毒，然后携带病毒进入引流淋巴结，将病毒提呈给单核细胞、T 细胞及 B 细胞。病毒在这些感染的免疫细胞中复制，造成初期的病毒血症；扩增的病毒进一步感染二级淋巴器官如脾、扁桃体等，导致二级病毒血症和急性免疫抑制；接着病毒进一步扩散，通过上皮细胞表面表达的 Nectin-4 受体感染皮肤、肾、胃肠道、肝和呼吸道，并在上皮细胞中大量复制，然后从上皮细胞的顶部释放出来，通过咳嗽或喷嚏传染给另一个体。

（4）病毒型别与基因变异　　MV 虽然只有一个血清型，但有 24 个基因型，其中 B1、C1、D1、E、F 和 G1 在世界各地的流行截至 2012 年已消失，目前只有 18 个基因型在人群中流行。H1 是目前中国大陆流行的绝对优势基因型。

长期以来研究者一直认为 MV 是遗传比较稳定的只有单一血清型的病毒，但从 20 世纪 80 年代以来国内外陆续有报道称发现了 MV 的变异，其中 *H* 基因和 *N* 基因的变异最大，尤其是 *N* 基因末端 450bp 的碱基序列最大变异可达 12%。基因变异的结果突出表现为：当前分离到的麻疹野毒株没有血凝和血吸附特性；细胞培养时敏感范围变小；HA 的相对分子质量有所变化。

3. 目前使用的麻疹疫苗

1954 年 Enders 及 Peebles 首次分离出麻疹病毒 Edmonston 株，为研制麻疹减毒活疫苗奠定了基础。20 世纪 60 年代初，美国、俄罗斯、日本和中国相继独自用本国分离的麻疹野毒株成功研制出麻疹减毒活疫苗，揭开了麻疹免疫防控的新篇章。

目前市场上只有麻疹减毒活疫苗供应，该疫苗安全有效，可提供长期保护，费用低。人们曾经研制了一种麻疹灭活疫苗，但接种后可发生麻疹病毒感染，产生非典型的重症症状，因而被取消使用。

现有麻疹单价减毒活疫苗，也有与风疹、腮腺炎或水痘的联合疫苗。联合疫苗与单价疫苗的抗体反应基本无差异，对所有麻疹病毒野基因型具有同样的保护作用。对所有敏感儿童和成年人，推荐接种麻疹疫苗。

大多数麻疹减毒活疫苗来源于 Edmonston 麻疹病毒毒株，自 20 世纪 60 年代以来，使用的疫苗株都衍生于 Edmonston 麻疹病毒分离物，包括 Schwarz、Edmonston-Zagreb、ALK-c 及

Moraten株。核酸序列分析表明，这些毒株之间差异极小（＜6.6%）。非 Edmonston 麻疹病毒毒株，如 CAM-70、TD-97、列宁格勒-16 和上海 191 株，连续基因序列略有差异，但其效果和副反应并不存在差异。因此，它们都可以作为麻疹疫苗株在单价疫苗或联合疫苗中使用。

目前我国生产麻疹疫苗的病毒毒株主要是沪 191 株和长-47 株，毒种制备及疫苗生产用细胞为原代鸡胚细胞，麻疹疫苗有单价麻疹减毒活疫苗、麻疹 - 腮腺炎（MM）联合减毒活疫苗、麻疹 - 风疹（MR）联合减毒活疫苗及麻疹 - 流行性腮腺炎 - 风疹（MMR）联合减毒活疫苗，均适用于 8 月龄以上麻疹易感者。

接种麻疹减毒活疫苗和感染麻疹野毒株一样，可诱导机体产生细胞免疫和体液免疫，并具有良好的抗感染能力，也同时形成病毒血症，但不会致病。8 月龄以上婴儿 1 次免疫的抗体阳转率≥95%。80% 以上的初次免疫成功者的抗体持久性可维持 16 年以上。

近年来的研究发现，MV 基因变异引起的抗原改变在一定程度上影响了现行疫苗的保护性，使得近几年的发病率又有所上升。但现行疫苗仍有较好的保护力，在控制麻疹的发病和流行方面仍有不可替代的价值；此外，可以通过强化免疫等手段提高人群的整体抗体水平。尽管如此，人们还是应根据现行的流行株加紧研制保护性更好的新型疫苗。

三、流行性腮腺炎疫苗

1. 概述

流行性腮腺炎简称腮腺炎（mumps），俗称痄腮，是由流行性腮腺炎病毒（mumps virus，MuV）引起的一种急性、全身性传染病，临床以腮腺非化脓性肿胀、疼痛伴发热为主要症状，但其病理变化及造成的危害并不局限于腮腺，MuV 还可侵犯睾丸、卵巢、胰腺、肾等多个脏器和中枢神经系统，引起多种临床症状及并发症，严重者可导致伤残或死亡。

人是 MuV 的唯一宿主，病毒通过患者的唾液和呼吸道分泌物传播，儿童、青少年为易感人群。病毒经呼吸侵入机体后，首先在呼吸道及局部淋巴结内繁殖，潜伏期为 16～18d。多数为隐性感染。显性感染者和隐性感染者均是传染源。

流行性腮腺炎是一种全球流行的传染病。未广泛接种疫苗前，通常每隔 7～8 年为一个流行周期，近年的流行周期为 2～5 年。我国流行性腮腺炎的发病以 15 岁以下儿童为主，5～9 岁儿童发病率最高，全年均有发病，每年 4～7 月和 11 月至次年 1 月是发病高峰期。

2. 流行性腮腺炎病毒

（1）生物学特性　　MuV 属于副黏液病毒科（*Paramyxoviride*）腮腺炎病毒属（*Rubulavirus*）。病毒呈球形，直径 100～200nm，中央有核心蛋白和 RNA 组成的核衣壳，周围包以脂质外膜。脂质包膜上含有 3 种蛋白：血凝素（HA）、神经氨酸酶（NA）和融合蛋白（F 蛋白），三者以刺突形式存在外膜上。MuV 仅有一个血清型，抗原较稳定。

一般理化因子处理，均可使病毒丧失感染性。如经 55℃ 20min、福尔马林 4℃ 24h、乙醚 30min 或强紫外线照射后，即被灭活。但在低温下相当稳定，−70～−50℃可保存数月仍具有感染性。若加适当蛋白，如中性脱脂牛乳、牛白蛋白、0.5% 明胶或 20% 不含抑制因子的动物血清，可增强病毒的稳定性。

（2）基因组和蛋白质结构　　MuV 基因组为不分节段的单股负链 RNA，含有 15 384 个核苷酸，基因组顺序为：3′-N-V/P/I-M-F-SH-HN-L-5′，共编码 7 种蛋白质：融合蛋白（F 蛋白）、血凝素 / 神经氨酸酶（H/N）、核蛋白（NP）、病毒颗粒 / 磷酸化蛋白（V/P）、基质蛋白（M 蛋白）、大蛋白（L 蛋白）以及与膜相关的小疏水性蛋白（small hydrophobic，SH）。

HN 基因编码血凝素（HA）和神经氨酸酶（NA），二者为糖蛋白，在病毒外衣壳包膜上形

成 H/N 刺突，介导 MuV 与宿主细胞表面唾液酸受体的相互作用。*F* 基因编码的融合蛋白（F 蛋白）也以刺突形式存在于包膜上，与 H/N 刺突一起，介导病毒与宿主细胞以及感染细胞间的膜融合，促进病毒传播。*HN* 和 *F* 基因编码的蛋白都是 MuV 的重要保护性抗原，其氨基酸的变异直接影响病毒与宿主细胞的结合能力。

M 基因编码非糖基化基质蛋白（M 蛋白），构成病毒外膜内层，负责维持病毒颗粒的完整性。

SH 基因编码小分子疏水蛋白（SH），是 MuV 基因组的高突变区，也是 MuV 基因分型的主要依据。*SH* 和 *V* 基因编码的两种非结构蛋白还能通过阻断 TNF-α 介导的细胞凋亡而逃避宿主细胞对病毒的杀伤。

NP、P、L 蛋白负责基因复制和转录。

（3）病毒的基因分型　　已发现 13 个 MuV 基因型（A～M），不同基因型之间 SH 的核苷酸差异为 5%～21%。依据 *SH* 基因无法准确分型或有可疑的新基因型时，可增加 *HN* 基因作为分型依据。不同基因型 MuV 的分布具有地域性。C、D、G、H、J 和 K 基因型主要出现在西半球；B、F、G、I 和 L 基因型主要出现在亚洲。不同基因型 MuV 可在同一地区共流行，同一地区不同时期的 MuV 流行株基因型可能会发生漂移。F 基因型是目前中国大陆的主要流行株。

不同基因型之间存在抗原交叉性，使得接种一种疫苗可抵抗多种基因型的感染，这对预防和控制腮腺炎极其重要。但不同基因型之间也存在抗原差异，使得一种疫苗对不同基因型 MuV 产生不同的保护效果。

3. 目前使用的流行性腮腺炎疫苗

全球各地的 MuV 流行株各不相同，但由于不同基因型 MuV 具有抗原交叉性，所用的疫苗株一直较集中。使用最多的是美国研发的 Jeryl-Lunn（JL）株（A 型）及其衍生 RIT4385 株、日本研发的 Urabe AM9 株（B 型）和苏联建立的 Leningrad-3（L3）株（N 型）及其衍生 Leningrad-Zagreb 株。

目前国内生产腮腺炎疫苗所用毒株主要有两个：上海生物制品研究所利用 JL 株，经鸡胚细胞选育建立的 S79 株和武汉生物制品研究所建立的 Wm84 株。毒种制备和生产用细胞为 9～11 日龄原代鸡胚细胞。疫苗适用于 8 月龄以上的易感者，采用 1 剂次的接种策略。

截至 2015 年，世界上已有 121 个国家与地区将流行性腮腺炎疫苗纳入扩大计划免疫规划（EPI），主要以麻疹 - 流行性腮腺炎 - 风疹（MMR）三联疫苗的形式接种。我国 2008 年 1 剂 MMR 纳入国家 EPI 后，仅部分地区的流行性腮腺炎疫情得到控制，大部分地区的流行性腮腺炎报告发病率及疫情未见明显下降。鉴于北京和天津实施 2 剂次接种策略获得了对流行性腮腺炎疫情很好的控制，我国自 2020 年 6 月起，将 MMR 三联疫苗的儿童免疫策略，由之前的 1 剂次调整为 2 剂次，幼儿在 8 月龄和 18 月龄时各接种 1 针。

四、风疹疫苗

1. 概述

风疹（rubella）是由风疹病毒（rubella virus，RV）感染引起的一种急性呼吸道传染病，常见于 4～10 岁儿童。主要通过空气飞沫传播。人是 RV 的唯一宿主。传染源有临床患者、先天性风疹患儿和亚临床感染的儿童。

感染后，病毒首先在鼻咽黏膜或局部淋巴结复制。暴露 5～7d 出现病毒血症，感染者开始出现前驱症状，包括：<39℃的发热、乏力和轻微结膜炎（结膜炎更常见于成人）；耳前、枕骨和颈后淋巴结病变。约再过一周后可出现皮疹。皮疹通常持续 1～3d，从脸和颈部开始，进而发展到全身。多数感染者症状轻微，并发症出现较少，但少数病例可能会出现关节病、血小

板减少症和脑病等。20%～50%的感染者无皮疹或是亚临床型。

RV是重要的致畸性病原体，发生在孕前或孕早期的风疹病毒感染可致流产、死胎或先天性缺陷，如先天性风疹综合征（congenital rubella syndrome，CRS）。

风疹是一种全球性的传染病，通常具有明显的季节性，每5～9年流行一次。在我国，每年4～5月为发病高峰期。实施风疹减毒活疫苗免疫后，风疹的发病率在许多国家已明显下降，美洲地区自2009年已消除本土风疹病毒的传播。

在感染后14～18d可首次检测到抗体。通常认为风疹IgG抗体≥10IU/mL能为机体提供有效保护。

2. 风疹病毒

（1）生物学特性 RV是披膜病毒科（Togaviridae）风疹病毒属（Rubiviruses）的唯一成员，呈球形，直径60～70nm，二十面体的核衣壳内含单股正链RNA，外层包有类脂囊膜。RV只有一个血清型，人是其唯一宿主。

RV对乙醚、氯仿、甲醛、β-丙内酯均敏感。紫外线照射15min或56℃ 15min或37℃ 48h均可灭活。4℃下病毒活力可保持4个月以上，−20℃可保持9个月，−60℃保持一年以上。最适pH为6.8～8.1。

RV可用多种细胞培养，如非洲绿猴肾（AGMK）细胞、乳地鼠肾（BHK21）细胞、兔肾（rabbit kidney，RK13）细胞、非洲绿猴肾细胞的传代细胞系（Vero细胞）等。

（2）基因组和蛋白质结构 RV基因组为单股正链RNA，全长9762个核苷酸，含有2个不重叠的开放阅读框（ORF）和3个非编码区（UTR）。

位于5′端的ORF编码与复制有关的多聚蛋白前体（polyprotein precursor）P200，随后P200裂解为P150和P90。P150和P90为非结构蛋白。P150具有甲基转移酶和蛋白酶活性，P90具有解旋酶和依赖RNA的RNA聚合酶活性。

位于3′端的ORF编码3个结构蛋白：衣壳蛋白C和包膜蛋白E1、E2。C蛋白为非糖蛋白，与RNA结合成核衣壳，在感染宿主细胞过程中不仅对病毒基因组起保护作用，还调节病毒的聚合酶活性，并与宿主细胞的许多蛋白相互作用，干扰宿主的固有免疫反应。E1和E2为糖蛋白，二者以二聚体形式镶嵌在外膜上。在E1蛋白上具有与RV的血凝活性、溶血活性和诱导中和抗体反应有关的抗原决定簇，并在RV免疫中起主要作用。E1是RV的主要表面抗原，是宿主体液免疫和细胞免疫的主要靶分子。E1的氨基酸序列在不同毒株间有差异，可作为基因分型的依据。但E1的抗原决定簇序列在不同毒株间是一致的，因此不同毒株RV E1的抗原性是相同的。E2蛋白的生物学作用尚不完全清楚，其糖基化程度可能与RV减毒有关。

（3）病毒的基因分型 由于E1基因编码风疹病毒的主要抗原决定簇，且病毒基因变异主要发生在E1基因序列上，所以世界上许多国家或地区将E1基因的不同核苷酸区域作为RV基因型划分和分子流行病学研究的靶核苷酸序列。WHO专家通过对E1基因编码序列的评估，确定其基因上的739个核苷酸（8731～9469nt）作为标准的用于基因型划分和常规分子流行病学研究的靶核苷酸序列。根据该标准，RV目前分为两个大的分支：Clade1和Clade2，共有12个已认可的RV基因型（1B、1C、1D、1E、1F、1G、1H、1I、1J、2A、2B、2C）和1个临时基因型（1a）。不同基因型RV具有各自的地理分布特征，不同地区也有其本土流行株或优势流行株，同时RV流行也和年代有一定的相关性。在中国10个省（自治区、直辖市）已发现4个基因型（1E、1F、2A、2B），其中1E正在成为中国大陆的优势流行株。

3. 风疹疫苗的研究和应用

风疹疫苗接种是目前控制风疹流行的最重要手段。

1962 年，Parkman 等利用猴肾细胞成功分离到风疹病毒。此后，世界各国开始致力于风疹疫苗的研究。1966 年，Meyer 等首先研制成功 HPV77 疫苗株，并于 1969 年在美国获准使用。与此同时，其他一些毒株的风疹减毒活疫苗也相继问世。目前世界各国使用的风疹减毒活疫苗株主要有以下几种：① HPV77-DE5 或 HPV77-DK12。HPV77-DE5 是将风疹病毒接种于原代非洲绿猴肾（AGMK）细胞传 77 代，再用鸭胚（DE）细胞传 5 代获得的减毒株；HPV77-DK12 是在 AGMK 细胞传代后，再用犬肾（MDCK）细胞传 12 代获得的减毒株。② Cendehill株。将风疹病毒接种在原代兔肾（RK）细胞中传 51 代获得的减毒株。此疫苗免疫效果好，副反应低，但由于 SPF 兔子来源困难及成本高，目前世界上很少使用。③ RA27/3 株。将分离的风疹病毒，经人胚肾细胞传 4 代，再接种于人二倍体细胞（WI-38），经低温（38℃或30℃）传 25 代获得。由于该疫苗接种后可产生沉淀抗体和口咽部局部 sIgA，同时接种后的副反应也较 HPV77 疫苗轻，美国 1979 年将该疫苗株取代 HPV77。该疫苗株也是目前世界上使用最多的风疹减毒活疫苗株。④ TO-336 株。日本 1967 年分离的风疹病毒，在 AGMK 细胞传 7 代，原代豚鼠肾（guinea pig kidney，GPK）细胞传 20 代，原代 RK 细胞传 3 代减毒而成。该疫苗有较高的免疫原性，其产生的体液免疫应答类似于自然感染。⑤ BRD-Ⅱ。20 世纪 80 年代，北京生物制品研究所从一名患典型风疹的 6 岁女孩咽拭子标本中分离出风疹病毒，命名为 D 株。经人二倍体细胞（2BS）在 34℃传 1 代后，又经低温（30℃）传 12 代获得了减毒株，命名为 BRD-Ⅱ株，简称 DⅡ株。该疫苗株是我国目前风疹减毒活疫苗生产用主要毒株。

所有批准使用的风疹疫苗在接种单一剂次后均可诱导出约 95% 的血清抗体阳转率。由于单剂疫苗的高应答率（≥95%）和疫苗接受者保护力的长持续性，单价风疹减毒活疫苗通常采用 1 剂次的免疫策略。目前，大多数国家的风疹疫苗以麻疹 - 风疹（MR）或麻疹 - 流行性腮腺炎 - 风疹（MMR）联合疫苗的形式使用。

五、呼吸道合胞病毒疫苗

1. 概述

呼吸道合胞病毒（respiratory syncytial virus，RSV）是 1956 年从圈养的黑猩猩体内分离出的一种有包膜的负链 RNA 病毒。1957 年 Chanoch 等从下呼吸道感染的婴儿咽拭子中分离出一种同样的病毒，因其能引起组织培养细胞发生融合形成多核巨细胞，故命名为 RSV。

RSV 是引起儿童严重下呼吸道感染（acute lower respiratory tract infection，ALRTI）的重要病原体，尤其在 2 岁以下儿童中有很高风险，是继肺炎链球菌和流感嗜血杆菌之后第三位致儿童肺炎死亡的病原体。全球婴幼儿 ALRTI 中，RSV 相关感染发生率约占 22%，5 岁以下儿童每年有超过 3000 万因感染 RSV 而致 ALRTI，发展中国家的发病率是发达国家的 2 倍以上，且RSV 感染引起的死亡 99% 发生在发展中国家。2000～2015 年我国急性呼吸道感染住院儿童中RSV 检出率为 18.7%。RSV 感染在年长儿中仅表现为轻度的上呼吸道症状，但在小婴儿中则较易进展为严重下呼吸道感染，其中最常见的下呼吸道疾病为毛细支气管炎、肺炎、喉炎、支气管炎等。2 岁以下儿童的感染率高达 97%，几乎每个孩子在 2 岁前至少被感染一次，且再感染的频率很高。除婴幼儿外，老年人和免疫功能低下者也是 RSV 的易感人群。

RSV 感染在全球范围内均有流行，各地均有固定的流行时间，温带地区通常在 11 月或 12月出现，次年 4 或 5 月截止。RSV 通过飞沫和直接接触传播，感染后的潜伏期为 2～8d。RSV

感染初期发生于上呼吸道，引起咳嗽和流涕，半数或更多初次感染的儿童几天后上呼吸道的病毒会转移到下呼吸道。

2. 呼吸道合胞病毒

（1）病毒的基本特征 RSV 属副黏液病毒科（*Paramyxoviridae*）肺炎病毒属（*Pneumovirus*），是具有包膜的负链 RNA 病毒，呈圆形或椭圆形，直径 150～300nm。

病毒基因组为单股负链 RNA，由 15 222 个核苷酸组成，共含 10 个基因，编码至少 11 种蛋白质：黏附蛋白（glycoprotein，G 蛋白）、融合蛋白（F 蛋白）、小疏水蛋白（SH）、核蛋白（NP）、磷酸化蛋白（P 蛋白）、基质蛋白（M 蛋白）、聚合酶复合体（L 蛋白）、转录加工因子（M2-1）、转录调节因子（M2-2）、非结构蛋白 1（NS1）和 NS2。

G 蛋白、F 蛋白和 SH 为病毒包膜蛋白。RSV 感染主要是由 G 蛋白、F 蛋白引发。F 蛋白为 I 型跨膜糖蛋白，负责病毒侵入宿主细胞内，可使病毒包膜与宿主细胞膜融合成合胞体，并可同时融合多个细胞膜形成多核巨细胞。研究表明成熟的 F 蛋白可以形成新的蛋白质构象，以使病毒逃避宿主免疫系统的攻击。G 蛋白为 II 型跨膜糖蛋白，介导 RSV 与细胞接触产生感染，能够结合细胞表面的糖胺聚糖和肝素而使病毒黏附于细胞表面。G 蛋白有两种分布形式：一种以同源三聚体形式参与构成病毒包膜，另一种为分泌型 G 蛋白。分泌型 G 蛋白约占 G 蛋白表达总量的 80%，被认为是一种抗原诱饵，能帮助 RSV 逃避宿主的免疫攻击。G 蛋白是已知 RSV 蛋白中变异最显著的蛋白，A、B 两组病毒抗原性的不同主要表现在 G 蛋白上。F 蛋白和 G 蛋白是病毒最重要的保护性抗原，都可以诱导机体产生血清中和抗体及呼吸道黏膜的 sIgA。F 蛋白诱导的中和抗体可以同时抑制 A、B 两组病毒的感染，而 G 蛋白所诱导的中和抗体具有型特异性。F 蛋白还能诱导宿主的细胞免疫反应。SH 为 II 型整合膜蛋白，具有离子通道功能，可以影响 RSV 包膜的通透性。此外，SH 蛋白还参与 RSV 复制、出芽等过程。缺失 SH 蛋白的 RSV 致病性明显降低。另有研究表明，SH 蛋白还通过抑制 TNF-α 信号通路来避免感染细胞发生凋亡，进而一方面可以延长病毒在感染细胞中的生活周期，另一方面可以逃避宿主免疫反应。

NP、P 蛋白、L 蛋白、M2-1 和 M2-2 是 RSV 复制和转录相关蛋白。NP 在肺炎病毒属中高度保守，能够与 RNA 紧密结合，形成核糖核蛋白复合物（RNP），一方面可以稳定 RSV 基因组不被宿主 RNA 酶降解，另一方面可以降低宿主细胞质中模式识别受体的识别，进而逃避宿主的天然免疫应答。RSV 的复制和转录由 RNA 依赖的 RNA 聚合酶（RdRP）来完成。RSV 的 RdRP 由 L 蛋白和 P 蛋白组成，其中 L 蛋白含有聚合酶催化亚基。P 蛋白以同源四聚体形式存在，是 L 蛋白的辅助因子，且可调节 RNP 和 RdRP 之间的相互作用。NP、P 蛋白和 L 蛋白组成的复合物是病毒进行复制的基础，而持续转录过程中还需要 M2-1 参与。M2-2 蛋白在 RSV 感染晚期可以调控转录和复制过程的平衡。

基质蛋白（M 蛋白）为非糖基化胞内蛋白。在 RSV 感染早期，M 蛋白可进入宿主细胞核并抑制宿主蛋白基因的转录。在感染晚期，M 蛋白能够结合细胞质中存在的病毒成分，并且可以沉默 RNA 合成，为 RNA 包装入病毒颗粒做准备。另外，二聚化的 M 蛋白在病毒粒子释放过程中发挥重要作用。

NS1 和 NS2 为 RSV 编码的两个非结构蛋白。病毒粒子本身不携带这两种蛋白，只是在感染时才进行表达，并在病毒复制和拮抗宿主天然免疫中发挥重要作用，可干扰宿主 I 型和 III 型干扰素（IFN）的产生及其相应的信号通路。

（2）分子流行特点 1985 年，Mufson 和 Anderson 等根据不同毒株 NP、G 和 F 蛋白与单克隆抗体反应的不同，将 RSV 分为 A 和 B 两个亚组，每个亚组又有不同的基因型。到目前为止，A 亚组已鉴定出 14 个基因型，B 亚组已鉴定出 23 个基因型。

在温带地区，RSV 一般在冬季和春季流行，A 和 B 两个亚组可以在 RSV 流行季共同流行，但每年优势流行亚组或基因型可能会有差异，并存在优势流行株不断被替换的现象。ON1 是近几年新发现的一种 RSV-A 型病毒，2010 年首次在加拿大被报道，短短几年已在全世界广泛传播，并可能取代 NA1 成为 RSV-A 的主要流行株。B 亚组中的 BA 在 1999 年首先在阿根廷被报道，目前已蔓延至各个国家，成为 RSV-B 的主要流行株。

3. RSV 疫苗的研究

（1）目前 RSV 的防治及疫苗研制存在的困难　　现阶段治疗儿童 RSV 感染性肺炎尚缺乏最有效的、直接的药物，也无有效可靠的疫苗。对 RSV 的防治仅限于使用帕利珠单抗（RSV F 蛋白的人源化鼠单克隆抗体）进行被动免疫。但该药物只能有效地减少患儿的住院率，预防高风险 RSV 感染患儿的严重下呼吸道疾病，对已确定的 RSV 感染无效，且价格高昂，目前只用于气管发育不全及早产儿等高危个体，在中国尚未被批准使用。因此，研发预防 RSV 感染的疫苗是当前的迫切需求，RSV 疫苗也被 WHO 列为全球最优先发展的疫苗之一。

第一个进入临床试验的 RSV 疫苗是 20 世纪 60 年代研制的福尔马林灭活疫苗（FI-RSV）。经临床实践，FI-RSV 不但不能预防婴幼儿 RSV 感染，且在日后的自然感染中，接种过疫苗的儿童发生了严重的疾病增强作用（enhanced RSV disease，ERD）。因此，该疫苗未能上市。之后 RSV 疫苗的研究一直进展缓慢。

RSV 疫苗的研究主要存在以下几方面的困难：①婴儿的免疫系统不成熟和体内的高水平母传抗体可能会抑制免疫应答，使这些婴儿可能无法对疫苗产生足够的免疫应答；②RSV 有 A、B 两个亚型，RSV 疫苗应对两个亚型的 RSV 都具有防御作用，而两亚型间的交叉中和活性只有 25%；③现行的动物模型都不能完全模仿人类的病毒复制、疾病症状和免疫反应，精确的安全评价只能在临床试验中获得。

（2）RSV 疫苗的研究进展　　RSV 自然感染产生的免疫不充分，使机体可发生再感染，而且即使发生多次 RSV 自然感染也不能诱导上呼吸道对病毒感染产生终身的保护性免疫，其特异性免疫主要是保护下呼吸道免受感染以及促使感染的恢复。因此，RSV 疫苗研制的目标是防止 RSV 感染后严重下呼吸道症状（ALRTI）的出现，而非预防 RSV 感染。有 3 类人群属于 RSV 相关的严重下呼吸道疾病（RSV-ALRTI）高危人群：出生 3 个月以内的婴儿，大于 3 个月到学步期之间的幼儿，以及老人。这 3 类人群由于免疫系统的差异而需要不同的 RSV 疫苗和不同的免疫策略。有研究表明，母亲的 RSV 特异性抗体可以通过胎盘传递给胎儿，使得新生儿体内的抗体水平甚至高于母体内。因此，对于免疫系统尚未发育的第一类人群，妊娠期的母体免疫接种可以使他们获得抗 RSV 感染的被动免疫。而对于免疫系统已开始发育且尚未感染过 RSV 的第二类人群，疫苗免疫可以诱导中和性抗体。鉴于历史上全病毒灭活疫苗在婴幼儿中引起的严重副作用，复制性 RSV 疫苗（如减毒活疫苗、病毒载体疫苗）被认为是这类人群的安全疫苗，Wright 等的研究也证明了这一点。对于育龄女性、已感染过 RSV 的儿童和老人可采用非复制性 RSV 疫苗（如亚单位疫苗、病毒颗粒样疫苗）进行免疫。

截至 WHO 第 2 次 RSV 研讨会（2016 年 4 月 25～26 日），已有 62 种 RSV 候选疫苗在研，涉及临床前期到临床Ⅲ期阶段。按疫苗中抗原成分的不同，可分为三大类：①基于病毒蛋白的疫苗，包括灭活的全病毒疫苗、亚单位疫苗（以 F 蛋白、前 F 蛋白和 G 蛋白为抗原成分）、颗粒性疫苗（如病毒样颗粒、纳米颗粒）；②基于病毒基因的疫苗，包括核酸疫苗（如裸露的 DNA 或 RNA）、复制缺陷型载体疫苗（如腺病毒载体）；③减毒活疫苗，包括重组/嵌合病毒疫苗、减毒的野生型 RSV。

六、冠状病毒及其疫苗的研究

1. 冠状病毒的分类

冠状病毒（coronavirus，CoV）是自然界广泛存在的一大类病毒家族，人和多种动物易感，1937 年从鸡的感染组织中首次被发现，因在电子显微镜下病毒包膜上有形似日冕的纤突，1975 年国际病毒分类委员会（International Committee on Taxonomy of Viruses，ICTV）正式将这一类病毒命名为冠状病毒科（*Coronaviridae*）。根据基因组结构和系统发生学分析，可将 CoV 分成两个亚科，即冠状病毒亚科（*Coronavirinae*）和凸隆病毒亚科（*Torovirinae*）。根据遗传和血清学特性，冠状病毒亚科又可分为 4 属：α 属冠状病毒（α-CoV）、β 属冠状病毒（β-CoV）、γ 属冠状病毒（γ-CoV）和 δ 属冠状病毒（δ-CoV）。根据复制酶基因的结构不同，又可将 α-CoV 分为 1、2 两个群，将 β-CoV 分为 A、B、C、D 4 个群。

冠状病毒的宿主范围覆盖了鸟类、哺乳类和人类，其中鸟支气管炎病毒（avian infectious bronchitis virus，AIBV）、猪肠道炎病毒（transmissible gastro-enteritis virus，TGEV）等曾多次造成世界各国畜牧业的重大损失，而早期的人冠状病毒由于其感染后临床表现较轻，一直被人们所忽视。2003 年暴发的 SARS（严重急性呼吸综合征）疫情，由于高致死率以及特效药物和疫苗的缺乏，一度引起全世界范围内的恐慌，对人冠状病毒的研究也因此被世界各国所重视。对人类造成危害的冠状病毒目前已发现有 7 种：人冠状病毒 229E（human coronavirus 229E，HCoV-229E）、人冠状病毒 OC43（HCoV-OC43）、人冠状病毒 NL63（HCoV-NL63）、人冠状病毒 HKU1（HCoV-HKU1）、SARS 冠状病毒（SARS coronavirus，SARS-CoV）、MERS 冠状病毒（MERS-CoV）和 SARS-CoV-2。其中 HCoV-229E 和 HCoV-NL63 属于 α-CoV，其余几种属于 β-CoV。

2. 人冠状病毒的流行病学

冠状病毒只感染脊椎动物，主要通过呼吸道飞沫和密切接触传播，具有呼吸道、胃肠道和神经系统嗜性。

在 7 种人冠状病毒中，HCoV-229E、HCoV-OC43、HCoV-NL63 和 HCoV-HKU1 在人群中普遍存在并呈全球性分布。HCoV-229E 和 HCoV-OC43 发现于 20 世纪 60 年代，二者的病毒特性与对人类的致病性基本类似，可致幼儿、老年人和免疫功能低下者感染，几乎 100% 的儿童在幼年早期感染过，主要表现为自限性上呼吸道感染，临床过程轻微，极少有后遗症。HCoV-NL63 于 2004 年从 1 例患毛细支气管炎的 7 个月婴儿体内分离，主要引起小儿急性下呼吸道感染，如哮喘、毛细支气管炎，临床症状也相对较轻。HCoV-HKU1 于 2005 年从香港 1 例 71 岁男性肺炎患者的鼻咽抽吸物中分离到，与上、下呼吸道感染均相关，但大都为自限性。SARS-CoV 和 MERS-CoV 是高致病性冠状病毒，主要在肺部引起严重症状，其引发的疾病分别称为严重急性呼吸综合征（severe acute respiratory syndrome，SARS）和中东呼吸综合征（Middle East respiratory syndrome，MERS），这两种传染病均曾大规模暴发。SARS 主要流行于 2002 年冬和 2003 年春，是第 3 个被确认对人类有致病性的冠状病毒。2002 年 11 月至 2003 年 8 月，全球累计病例共 8422 例，涉及 32 个国家和地区，其中死亡 919 例，病死率近 11%。MERS 于 2012 暴发于沙特阿拉伯、阿联酋等中东地区，后波及全球 26 个国家和地区，目前仍有散在发病。截至 2018 年 4 月，全球共报告 2206 例 MERS 病例，其中 787 例死亡，病死率为 35.7%。SARS-CoV-2 发现于 2019 年，虽然毒性弱于 MERS-CoV 和 SARS-CoV，但传染力强，传播迅速，传染面广，且潜伏期长，其所引起的传染病被称为 2019 新型冠状病毒感染疾病（coronavirus disease-19，COVID-19）。与 SARS 一样，COVID-19 被纳入《中华人民共和国传染病防治法》规定的乙类传染病，按甲类传染病管理。

3. 冠状病毒的病原学

CoV 基因组为单股正链 RNA，长 27～32kb，是目前已知 RNA 病毒中基因组最大的病毒，包含 7～15 个开放阅读框（ORF），编码 3 类病毒蛋白：结构蛋白（structural protein，SP）、非结构蛋白（nonstructural protein，NSP）和附属蛋白（accessory protein，AP）。成熟的 CoV 颗粒多呈球形，直径 60～220nm，外层包膜为双层脂膜，在电子显微镜下病毒包膜上有形似日冕的纤突，内部的核壳体（nucleocapsid，N）由病毒基因组 RNA（genome RNA，gRNA）和核壳体蛋白（N 蛋白）组成，呈螺旋对称状（图 9-2）。

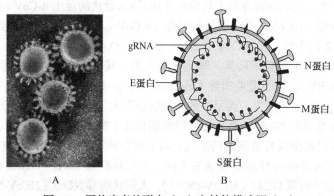

彩图 9-2

图 9-2　冠状病毒的形态（A）和结构模式图（B）

CoV 主要产生 4 种结构蛋白，其中刺突蛋白（spike protein，S 蛋白）、膜蛋白（membrane protein，M 蛋白）和小包膜蛋白（envelope protein，E 蛋白）位于外层包膜上。在成熟病毒颗粒表面，S 蛋白以三聚体形式由包膜向外呈放射状伸展，形似日冕，CoV 由此而得名。S 蛋白为 I 型跨膜糖蛋白，是 CoV 基因产物中分子质量相对较大的一种，也是 CoV 的主要抗原蛋白，参与病毒与细胞受体的结合，并介导病毒与宿主细胞的膜融合。在 S 蛋白胞外区含有宿主受体结合区（receptor binding domain，RBD），病毒通过 S 蛋白的 RBD 与宿主细胞表面的特异受体分子相识别。几种人冠状病毒的宿主受体均已确定（表 9-1）。多数 CoV 的 S 蛋白可被宿主 Furin 蛋白酶裂解为近 N 端的 S1 和近 C 端的 S2 两个功能性亚基，S1 负责受体识别，比 S2 具有更高的变异性，S2 主要介导病毒与宿主细胞的膜融合，其氨基酸序列相对保守。E 蛋白是一种小分子的跨膜糖蛋白，数量较少，散在分布于病毒包膜上，在病毒颗粒装配和释放中起重要作用。SARS-CoV 的 E 蛋白还能以五聚体形式发挥离子通道作用，是 SARS-CoV 的毒力因子之一。M 蛋白为Ⅲ型跨膜糖蛋白，是 CoV 数量最多的包膜蛋白，以二聚体形式横穿包膜，通过其 C 端区与核衣壳结合从而使核衣壳和病毒包膜联系在一起。在复制过程中 M 蛋白参与病毒的装配和出芽。A 群 β-CoV 包膜上还具有血凝素酯酶（hemagglutinin esterase，HE）。CoV HE 是一种小分子的刺突样糖蛋白，分子内有一个凝集素结构域，可与 S 蛋白一起结合唾液酸受体。N 蛋白是一种磷酸化蛋白，为核壳体中唯一的结构蛋白，以串珠状排列于线形 gRNA 上，其序列高度保守，作为 RNA 伴侣负责基因组的衣壳化，并参与 RNA 合成和转录。N 蛋白中央区能够与 gRNA 紧密结合，通过螺旋堆积将 gRNA 封装，从而保护病毒的 gRNA 免受宿主 RNA 酶的攻击。

CoV 可产生 15～16 种非结构蛋白（NSP）。这些 NSP 主要参与调节病毒基因组 RNA 的复制和转录，是 CoV 重要的功能蛋白。在各结构基因之间，还散在分布有一些小的 ORFs，可编码附属蛋白（AP）。这些 AP 并非病毒复制所必需，但与病毒的致病性有关，可抑制宿主的免

表 9-1　已知的 7 种人冠状病毒主要特性

病毒名称	发现年份	类别	基因组（kb）	受体	主要相关疾病
HCoV-229E	1965	α	27.2	APN（CD13）	普通感冒
HCoV-OC43	1967	β-A	31.3	唾液酸	普通感冒
SARS-CoV	2003	β-B	29.7	ACE2	SARS
HCoV-NL63	2004	α	27.5	ACE2	小儿急性下呼吸道感染
HCoV-HKU1	2005	β-A	29.9	唾液酸	急性呼吸道感染，肺炎
MERS-CoV	2012	β-C	30.1	DPP4（CD26）	ARDS/MODS，肺炎，急性肾衰
SARS-CoV-2	2019	β	29.8	ACE2	COVID-19

注：APN. 氨肽酶 N（aminopeptidase N）；ACE2. 血管紧张素转换酶 2（angiotensin-converting enzyme 2）；DPP4. 二肽基肽酶 4（dipeptidyl peptidase 4）；ARDS. 急性呼吸窘迫综合征（acute respiratory distress syndrome）；MODS. 多器官功能障碍综合征（multiple organ dysfunction syndrome）

疫反应，促进病毒对特定宿主细胞的适应性，同时决定着病毒的群特异性。不同属 CoV 的附属 ORFs 数量和在基因组上的分布是不同的，甚至同一亚群的不同 CoV 间附属 ORFs 的差异也很大。

4. HCoV 疫苗的研究

在已发现的 7 种 HCoV 中，SARS-CoV、MERS-CoV 和 SARS-CoV-2 因极强的致病性，对人类公共卫生安全构成了极大威胁，相应的疫苗研究也主要是针对这几种病毒。SARS-CoV 有 2 个疫苗完成了 I 期临床试验；MERS-CoV 有 4 个疫苗进入了 I 期临床试验，其中一项于 2019 年完成 I 期临床试验，现正在进行 II 期临床试验。目前 HCoV 疫苗的研究重点集中在 COVID-19。由于 SARS-CoV-2 与 SARS-CoV 和 MERS-CoV 有较高的同源性，基于 SARS 和 MERS 疫苗的多年研究可为 COVID-19 疫苗的开发提供全面而宝贵的经验。截至 2020 年 9 月 28 日，WHO 公布全球共有 191 个 COVID-19 疫苗研发项目，几乎涵盖了疫苗研究的所有类型，其中 40 个进入临床试验，10 个进入 3 期临床试验（包括 4 个病毒载体疫苗、3 个灭活疫苗、2 个 mRNA 疫苗和 1 个重组蛋白质亚单位疫苗）。进入 3 期临床试验的 10 个疫苗中有 4 个为我国科学家研制。

（1）HCoV 基因重组疫苗

1）HCoV 重组疫苗的候选抗原。在 CoV 的所有非结构蛋白、结构蛋白和辅助蛋白中，结构蛋白 S 和 N 的免疫原性最好。SARS-CoV N 蛋白 DNA 疫苗可以引起小鼠的体液和细胞免疫反应，利用电脑模拟生物实验（in silico）也预测出 MERS-CoV N 蛋白具有诱导中和抗体和 T 细胞反应的表位。但动物实验表明，抗 -SARS-CoV N 蛋白的血清不含特异性中和抗体，基于 SARS-CoV N 蛋白的疫苗不仅不能保护小鼠抵抗同种或异种病毒的攻击，还会导致肺部因嗜酸性粒细胞浸润引起的免疫病理损伤。而 SARS-CoV 和 MERS-CoV 的 S 蛋白均被证明可在小鼠等模型动物体内产生细胞免疫应答和保护性中和抗体，且都在 I 期临床试验中检测到疫苗诱导的体液和细胞免疫反应。因此，除全病毒灭活疫苗和减毒活疫苗外，目前在研的各种 HCoV 疫苗多是基于 S 蛋白的基因重组疫苗，其中全长 S 蛋白、S1 亚单位以及 S 蛋白的 RBD 结构域（RBD-S）均含有中和抗原表位，可刺激机体产生中和抗体和保护性免疫反应。全长 S 蛋白和 S1 亚单位因还含有非中和抗原表位，免疫机体后再遇到同型病毒可能会导致机体的免疫病理反应，如肺部嗜酸性粒细胞浸润或抗体依赖性增强作用（antibody-dependent enhancement, ADE），因此不含非中和抗原表位的 RBD-S 成为很多 CoV 重组疫苗研究中的首选抗原。针对新发的 SARS-CoV-2，研究者利用基因测序信息和免疫信息学技术已快速鉴定出一系列的 T、

B 细胞表位，其中一些表位在 SARS-CoV-2 和 SARS-CoV 之间高度保守，以这些保守的表位序列为靶标而设计的疫苗，可能会对二者产生交叉保护。

2）重组蛋白质亚单位疫苗。重组蛋白质亚单位疫苗（subunit vaccine）是采用表达系统在体外表达抗原蛋白，分离纯化后直接将抗原蛋白作为疫苗。因成分单一免疫原性弱，通常只产生体液免疫反应，因此需要在疫苗中添加合适的佐剂。以全长 S 蛋白和 RBD-S 为抗原的 SARS-CoV 重组蛋白质疫苗均可诱导小鼠产生高滴度中和抗体。MERS-CoV 的重组 S 蛋白疫苗在实验动物体内也诱导出了较高水平的中和抗体。目前 SARS-CoV-2 重组蛋白质亚单位疫苗已有 13 个进入临床试验，其中 Novavax 公司开发的 NVX-CoV2373 已进入Ⅲ期临床试验，安徽智飞龙科马生物制药有限公司和中科院微生物研究所联合开发的 RBD-sc-dimer 亚单位疫苗进入了Ⅱ期临床试验。NVX-CoV2373 是以 Matrix M1 为佐剂的 SARS-CoV-2 重组 S 糖蛋白纳米颗粒疫苗，该疫苗在啮齿类和非人灵长类体内诱导出了较高的体液和细胞免疫反应，并能阻断病毒 S 蛋白与人 ACE2 的结合，在Ⅰ、Ⅱ期临床试验中，该疫苗不仅显示出较高的安全性，还诱导出了高于 SARS-CoV-2 患者恢复期血浆的抗体水平。RBD-sc-dimer 是将两条 RBD-S 单链以二硫键串连在一起形成的二聚体，克服了传统单体形式 RBD-S 疫苗免疫原性低的问题，刺激模型小鼠产生的中和抗体滴度可高于传统 RBD-S 疫苗 10～100 倍，而且这种设计在 SARS、MERS 和 COVID-19 疫苗中均适用。

3）重组载体疫苗。重组载体疫苗（recombinant vector vaccine）是利用基因工程技术将抗原基因导入减毒或无毒的活病毒或活细菌（载体），接种宿主后在体内表达目的抗原，刺激机体产生免疫反应。与重组亚单位疫苗相比，重组载体疫苗可以诱导更强的细胞免疫反应。常用的病毒载体有痘病毒、疱疹病毒、腺病毒等 DNA 病毒，以及减毒的流感病毒和黄病毒等 RNA 病毒。非致病性乳酸菌则是最有希望的细菌载体。基于 HCoV S 蛋白的病毒载体疫苗已得到广泛研究。携带 SARS-CoV 全长 S 蛋白的减毒副流感病毒载体疫苗（BHPIV13/SARS-S）和狂犬病毒载体疫苗（RV/SARS-S）在实验动物中均诱导出了保护性免疫反应。以复制缺陷型黑猩猩腺病毒（ChAdOx1）为载体的 MERS-CoV 全长 S 蛋白疫苗（ChAdOx1 MERS），在人 DPP4 转基因（hDPP4 Tg⁺）小鼠和天然传播模型单峰驼中均诱导出了有效的保护性免疫反应，Ⅰ期临床试验证明了其安全性和可耐受性，且单剂量免疫即可引起抗 MER-CoV 的体液和细胞免疫反应。SARS-CoV-2 病毒载体疫苗有 3 个完成了Ⅲ期临床试验，分别为康希诺生物股份公司与北京生物技术研究所联合研制的 Ad5-nCoV、牛津大学和阿斯利康（AstraZeneca）联合开发的 ChAdOx1 nCoV-19 和俄罗斯 Gamaleya 研究所的 Adeno-based（rAd26-S＋rAd5-S）。Ad5-nCoV 是将 SARS-CoV-2 S 蛋白基因和纤溶酶原激活剂的信号肽基因一起克隆入非复制型人 Ad5（缺乏 E1 和 E3 基因）基因组构建而成，在以 18 岁及以上健康成年人为研究对象的Ⅰ、Ⅱ期临床试验中，诱导出了较强的中和抗体反应和 T 细胞免疫反应，并显示出较好的安全性；给小鼠和雪貂鼻内接种 1 剂 Ad5-nCoV，可保护免疫动物不被野生型 SARS-CoV-2 感染，提示该疫苗不仅有较好的免疫原性，且经黏膜途径接种是可行的。ChAdOx1 nCoV-19 是以 ChAdOx1 为载体，表达 SARS-CoV-2 全长 S 蛋白，接种小鼠和猕猴后诱导平衡的 Th1/Th2 免疫反应，可保护被 SARS-CoV-2 攻击的免疫动物不发生肺炎；在以 18～55 岁健康成年人为研究对象的早期临床试验中显示出较好的安全性，且诱导出了较强的体液和细胞免疫反应。Adeno-based（rAd26-S＋rAd5-S）是将 rAd26-S 和 rAd5-S 配合使用，2 种疫苗均表达 SARS-CoV-2 全长 S 蛋白，在Ⅰ、Ⅱ期临床试验的第一阶段证明了 rAd26-S 和 rAd5-S 分别单独接种的安全性和可耐受性，在第二阶段先以 rAd26-S 初免志愿者，21d 后以 rAd5-S 进行加强免疫，所有接种者均产生了较强的体液和细胞免疫反应。

4）重组病毒样颗粒疫苗。病毒样颗粒（VLP）疫苗是由病毒的一个或多个结构蛋白组成的不含病毒基因组的空心颗粒，因此不能自主复制，不具有感染性，较灭活疫苗或减毒活疫苗更安全，同时较亚单位疫苗或 DNA 疫苗的免疫原性强。由 SARS-CoV S 蛋白与流感病毒 M1 蛋白或与小鼠肝炎病毒（mouse hepatitis virus，MHV）的 E、M、N 蛋白组成的嵌合型VLPs，均可诱导小鼠产生针对 SARS-CoV S 蛋白的保护性免疫应答。MERS-CoV 结构蛋白相关的 VLPs 在小鼠和猕猴体内均诱导出了较强的体液和细胞免疫反应，并可保护免疫动物不受MERS-CoV 的侵染。利用 Vero E6 细胞同时表达 SARS-CoV-2 的 4 种结构蛋白，可自动组装成稳定的 VLP，将 SARS-CoV-2 的 3 种结构蛋白（S、M 和 E）mRNA 分别用脂质纳米粒包封后转染 HEK 293A 细胞，表达的目的蛋白可自动组装成 VLP 并分泌到细胞外，将这 3 种 mRNA按一定比例混合制成联合 mRNA 疫苗，免疫小鼠后产生的体液免疫反应远高于单一的 S 蛋白mRNA 疫苗。SARS-CoV-2 RBD-S 与乙型肝炎病毒表面抗原共表达而形成的 VLP 疫苗，已进入 Ⅰ、Ⅱ 期临床试验。

5）核酸疫苗。包括 DNA 疫苗和 mRNA 疫苗。DNA 疫苗由携带目的抗原基因的重组质粒组成，mRNA 疫苗则使用可编码目的抗原的信使 RNA（mRNA）作为疫苗。核酸疫苗被引入宿主后，在体内表达抗原蛋白，引起宿主的免疫反应。SARS-CoV S 蛋白的 DNA 疫苗不仅可诱导小鼠产生保护性免疫应答，在 Ⅰ 期临床试验中也诱导出了体液和细胞免疫反应。Invivo公司通过专有密码子优化技术并添加人免疫球蛋白 E（IgE）信号肽序列制备的 MERS-CoVS 蛋白 DNA 疫苗（INO-4700），提高了 S 蛋白的分泌表达和免疫原性，在小鼠、骆驼和猕猴中均诱导出了保护性免疫反应，并在肺部感染模型中能够保护猕猴不受 MERS 病毒感染的影响，该疫苗也是首个进入 Ⅰ 期临床的 MERS 疫苗，其临床试验结果显示：大部分受试者能够检测到疫苗诱导的体液和细胞免疫反应，只产生轻微的自限性不良反应；在此基础上开发的表达 SARS-CoV-2 S 蛋白的 DNA 疫苗（INO-4800）在多种动物模型和临床 Ⅰ、Ⅱ 期试验中均显示出很好的免疫原性。除 INO-4800 外，还有多个 DNA 疫苗和 mRNA 疫苗进入临床试验，其中 2 个 mRNA 疫苗完成Ⅲ期临床试验，即美国国家过敏症和传染病研究所（NIAID）与 Moderna 公司合作研发的"mRNA-1273"和德国 BioNTech 公司与 Pfizer 公司联合研制的"BNT162b1"。mRNA-1273 是将编码 SARS-CoV-2"融合前"S 蛋白的 mRNA 以新型脂质纳米粒（lipid nanoparticles，LNPs）包裹而成，接种该疫苗的小鼠和猕猴可迅速清除由鼻腔进入上、下呼吸道的 SARS-CoV-2；Ⅰ、Ⅱ 期临床试验显示该疫苗有较好的安全性和可耐受性，产生的中和抗体类似恢复期患者的血清抗体水平，且在老年群体中也产生了较好的免疫反应。BNT162b1 是由核苷修饰、LNPs 为载体的脂溶性纳米制剂，可编码三聚化的 SARS-CoV-2RBD-S，在早期临床试验中被证明安全和可耐受，且适用于 65～85 岁的老人，肌内注射第 2剂后 14d，接种者的平均中和抗体水平达到恢复期患者的 1.9～4.6 倍，并可诱导出显著的 Th1型细胞免疫反应。

（2）全病毒灭活疫苗　　HCoV 灭活疫苗多是采用 Vero 细胞培养病毒，收获后用化学（如甲醛、β-丙内酯）或物理（如放射线或紫外线）方法灭活，最后纯化病毒并添加佐剂而制成。全病毒灭活疫苗制备简单，抗原属性与天然病毒一致，可刺激机体产生针对病毒的多种蛋白和抗原表位的保护性抗体，缺点是可能会引起抗体依赖的感染增强作用。SARS 和 MERS 全病毒灭活疫苗均在实验动物中诱导出了高效价的血清中和抗体，并可保护动物抵抗同源病毒毒株的攻击。Ⅰ 期临床试验也证明了 SARS 灭活疫苗刺激人体产生体液免疫的效力。全病毒灭活疫苗是最早进入临床试验的 SARS-CoV-2 疫苗，目前已有 3 个完成了Ⅲ期临床试验，分别是北京科兴中维生物技术公司的"PiCoVacc"、中生集团武汉生物制品研究所的 COVID-19

和中生集团北京生物制品研究所的"BBIBP-CorV"，均采用 Vero 细胞培养病毒、β- 丙内酯灭活、氢氧化铝作为佐剂。PiCoVacc 是从 11 株分别来源于中国、意大利、英国、瑞士和西班牙的 SARS-CoV-2 中选定 CN2 株作为疫苗株；BBIBP-CorV 是从 3 株 SARS-CoV-2 毒株中选定增殖速度快、遗传稳定性好的 HB02 株作为疫苗株；武汉所的疫苗株（WIVO4）分离自一名临床 COVID-19 患者。3 种灭活疫苗在实验动物中均显示出很强的免疫原性，并可保护非人灵长类动物抵抗强致病性 SARS-CoV-2 毒株的攻击，且未出现 ADE 现象；Ⅰ、Ⅱ期临床试验中未发现严重不良事件，接种后产生了显著的中和抗体反应。

（3）减毒活疫苗　减毒活疫苗可在机体内存活一定时间，诱导持久且平衡的强体液和细胞免疫应答，特别是可诱导黏膜免疫反应，因此，虽然可能存在毒力回复的风险，减毒活疫苗仍然是预防性疫苗的理想选择。目前 HCoV 减毒活疫苗的研究，主要是采用现代遗传学技术除去或失活病毒的致病基因而获得减毒株。已使用的目标基因有 E 蛋白、部分非结构蛋白和部分辅助蛋白，均处于实验室研究阶段，尚无 HCoV 减毒活疫苗进入临床试验。E 蛋白或 NSP14 蛋白基因缺失的 SARS-CoV 致病力均显著降低，免疫动物后可诱导高滴度中和抗体和抵抗病毒攻击的免疫保护作用。NSP16 突变的 SARS-CoV 和 MERS-CoV 突变株均表现为对Ⅰ型干扰素敏感，并可对年轻小鼠提供抗野生型病毒感染的保护力。删去辅助基因 ORF3、ORF4 和 ORF5 的 MERS-CoV 在动物体内表现为致病力下降，其诱导产生的中和抗体，可保护 hDPP4Tg+ 小鼠抵抗野生型 MERS-CoV 的攻击。

第三节　经消化道传播的病毒疫苗

经消化道传播的病毒种类很多，根据引起疾病的症状可分为 3 类：第一类导致肠胃炎，如轮状病毒、诺如病毒；第二类导致肝炎，如甲型肝炎病毒、戊型肝炎病毒；第三类在人肠道内复制，但是只有病毒感染到其他器官如中枢神经系统时才会发病，如肠道病毒属的脊髓灰质炎病毒和 EV71 病毒（引起儿童手足口病的主要病原体）。这些病毒大都通过粪 - 口途径造成传播，即病毒随污染的食物或水先由口进入胃肠道造成感染，在体内复制后再随粪便和（或）呕吐物一起排出。

一、脊髓灰质炎疫苗

1. 概述

脊髓灰质炎（poliomyelitis），简称脊灰，是由脊髓灰质炎病毒（poliovirus，PV）引起的常见于儿童的急性肠道传染病，发病时引起脊髓前角灰白区神经细胞的病变，尤其在灰质区，故称"脊髓灰质炎"。临床上引起肌肉，特别是肢体肌肉的松弛性麻痹，因多发生于小儿，亦称"小儿麻痹症"。主要传播途径是粪 - 口途径，在发病初期的咽分泌物可通过飞沫传播。人是 PV 的唯一天然宿主。病毒随粪便和口腔分泌物排出，传染手、玩具、食物、餐具、蔬菜、瓜果等，易感者可因日常生活接触而感染。

PV 有 3 个血清型：Ⅰ、Ⅱ和Ⅲ型，其野毒株分别以 Brunhilde 株、Lansing 株和 Leon 株为代表。流行中的病毒型别主要是Ⅰ型，Ⅱ和Ⅲ型是散在发病，偶尔形成流行。这三个型别的病毒都能使感染者产生麻痹症状，而且感染后产生的免疫力没有交叉性。

脊灰曾是高致残率的流行性疾病。在疫苗问世前，每年超过 600 万儿童遭受感染，20 世纪 50 年代传播达到高峰。50 年代先后研制成功脊灰灭活疫苗和减毒活疫苗，使得脊灰的发病率明显下降。1988 年世界卫生大会启动了全球消灭脊灰行动（Global Polio Eradication

Initiative，GPEI），提出到 2000 年全球消除脊灰的目标。截至 2000 年，全球脊灰新发病例从最初的 124 个国家共 35 万例减少到 23 个国家 719 例，脊灰病例数减少 99%。2016 年全球报告脊灰病例下降至 37 例。目前 3 种野生脊髓灰质炎病毒（wild poliovirus，WPV）的传播均已得到控制：1999 年后，Ⅱ型 WPV 在全球范围内未再被发现，2015 年 9 月 WHO 宣布其已被消灭；2012 年 11 月至今，Ⅲ型 WPV 也再未被发现。目前只有 Ⅰ 型 WPV 仍在阿富汗、巴基斯坦等少数几个国家的部分地区呈地方性流行。中国自 1994 年 10 月起已无本土脊灰新发病例，2000 年 9 月 WHO 证明中国本土脊灰野生病毒传播已被阻断。2011 年，新疆发生输入 WPV 疫情，经国家卫生部和新疆政府启动 Ⅱ 级应急响应，有效地阻止了疫情扩散，之后再未见文献报道输入 WPV 疫情的发生。

2. 脊髓灰质炎病毒

（1）分类地位　PV 属于小 RNA 病毒科（*Picornaviridas*）肠道病毒属（*Enterovirus*）。肠道病毒（enterovirus，EV）是一大类主要寄生于肠道的病毒，早期人们根据病毒在人或灵长类动物来源细胞上的复制能力，以及在不同动物种类上的感染性、致病性和抗原差异性，将 EV 分为以下几类：脊髓灰质炎病毒（PV Ⅰ～Ⅲ型）、柯萨奇病毒（coxsackievirus，CV）A 组（CVA1～22 型和 CVA24 型）和 B 组（CVB1～6 型）、埃柯病毒（Echovirus，ECV）1～7 型、9 型、11～27 型、29～33 型。鉴于这种分类在一定程度上受到可应用细胞系和自然情况下 EV 固有生物表现型变异等情况的限制，自 1970 年起，新鉴定的血清型不再归入以上组别，而是以数字统一编号为 EV68、EV69、EV70、EV71 型等。近年来，人们根据生物学与遗传特性，又将 EV 分为 4 个组，即 A、B、C、D，其中 PV 的 3 个血清型属于 C 组；也有将 PV 的 3 种血清型单独另列为一组，即 E 组。

（2）生物学特性　PV 为单股正链 RNA 病毒，病毒颗粒极小，直径 28nm 左右，呈二十面立体对称球形结构，不含脂质囊膜。病毒对理化因素的抵抗力较强，在 pH 3～10 时稳定，对乙醚、氯仿、甲醇、乙醇等有机溶剂有较强的抗性。56℃ 30min 可被灭活，但在低温下较为稳定，－20℃ 可存活数年，常温下可在粪便中存活 6 个月，在污水中也可存活 6 个月甚至更长时间。对氧化剂如高锰酸钾、臭氧、氯等较为敏感。

到目前为止，所能肯定的 PV 的天然宿主仍限于人类，尽管其可以在某些条件下感染某些灵长类动物，但极少引起与人类似的病理症状，除非直接将病毒引入脊髓。在某些特殊的实验条件下，PV 可以感染实验动物，如小鼠和棉鼠。PV 可以在多种人源细胞系，如人胚皮肤、人胚肺、人胚肾、睾丸等细胞内生长；同时也能在猴肾等正常传代细胞系，某些人源的肿瘤细胞系，如 HeLa、Hep-2 等基质细胞上生长。

PV 的所有型别均能在感染人体或注入动物体后诱导很强的抗体反应，同时也能诱导特异性的 CD8+T 细胞反应。

（3）基因组和蛋白质结构　PV 基因组 RNA 长约 7.6kb，从 5′ 端至 3′ 端依次排列着 5′ 非编码区（5′-UTR），编码多聚蛋白（poly protein）的单一开放阅读框（ORF）及 3′-UTR。两端非编码区在不同种群间高度保守，5′ 端以共价结合由约 23 个氨基酸组成的病毒基因组连接蛋白（viral genome-linked protein，VPg），3′ 端带有多聚腺苷酸（polyA）尾。单一开放阅读框由 1 个结构区（P1）和 2 个非结构区（P2 和 P3）组成。P1 区编码结构蛋白（病毒的衣壳蛋白）；P2 区编码非结构蛋白 2A、2B 和 2C；P3 区编码非结构蛋白 3A、3B、3C 和 3D。

病毒增殖过程中，ORF 先翻译成一个约 2100 个氨基酸组成的多聚蛋白，该蛋白被裂解成 P1、P2、P3 前体蛋白。P1 最终被裂解为结构蛋白 VP1～VP4；P2 被裂解为非结构蛋白 2A～2C；P3 被裂解为非结构蛋白 3A～3D（图 9-3）。多聚蛋白总共需要切割 13 次，其中 10

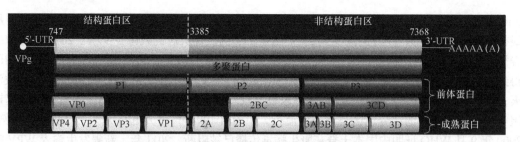

彩图 9-3

图 9-3　脊髓灰质炎病毒基因组结构和多聚蛋白的后续裂解示意图（Nasri et al., 2007）

图中核酸位点（747、3385、7368）对应于脊髓灰质炎病毒 Ⅱ 型 lansing 株

次是由 3C 蛋白酶完成的。3D 是病毒编码的一种 RNA 依赖的 RNA 聚合酶，它在几种细胞以及病毒蛋白的协助下，催化病毒 RNA 的合成，因而在病毒复制过程中起关键作用。非结构蛋白 3A 及其前体 3AB 是病毒复制过程中的关键蛋白，可以通过 C 端疏水区域与宿主细胞膜结合，对病毒感染的多个方面均有影响，还可以作用于宿主细胞的分泌通路，降低细胞因子的分泌以及免疫受体的表达。在所有肠道病毒非结构蛋白中，2C 蛋白是最保守、最复杂的，也是最后被发现的一种多功能蛋白，它既是一种 RNA 解螺旋酶，以 ATP 依赖的方式从 3′～5′ 解开 RNA 螺旋，同时也发挥 RNA 分子伴侣的作用，在不依赖 ATP 的情况下，破坏螺旋的双向稳定性，促进 RNA 链退火和高级结构的形成。

　　成熟病毒衣壳由 VP1～VP4 构成。VP1、VP2 和 VP3 均暴露在病毒衣壳的表面，VP4 位于衣壳内部。VP1 含有抗原决定簇位点，且由于宿主抗体反应的免疫压力而具有高度变异性。

　　（4）病毒的感染和发病过程　　PV 主要经口进入人体，通过衣壳上的结构蛋白 VP1 与宿主细胞膜上的 CD155 受体结合。PV 的一个重要生物学特性是复制周期短，大约 8h 完成一个复制周期。从感染细胞开始到细胞被裂解的过程中，产生大量病毒蛋白质和基因组，每个细胞裂解可以释放出大约 10^5 个病毒颗粒。感染后的初期症状包括发热、头痛、呕吐、背部僵直和手足疼痛。每千名感染者中有 5 人发展为不能挽救的瘫痪，尤以腿部为多。在所有瘫痪者中，有 5%～10% 的患者因呼吸肌麻痹而死亡。

　　病毒一旦摄入，首先在咽部的黏膜层淋巴组织、扁桃体和上皮细胞内增殖。黏膜层淋巴组织和扁桃体中的病毒进一步扩散至颈深淋巴结，并由此进入血流；上皮细胞内的病毒被释放到口腔，经吞咽进入肠道，并在肠道的集合淋巴结和黏膜上皮细胞再次进行繁殖。集合淋巴结中的病毒继续向深部淋巴组织扩散，进入肠系膜淋巴结，并由此进入血流。强毒的病毒还可能由扁桃体和集合淋巴结直接进入血流。病毒从颈深淋巴结和肠系膜淋巴结进入血流后，形成早期的病毒血症，此时血液中的病毒量少，停留时间短，尚不足以侵犯中枢神经系统。病毒随血流进入非神经组织，如灰脂肪、周身淋巴组织继续进行繁殖，然后再回到血液中，此时血流中病毒数量已达到一定程度，在血液中停留时间长（晚期病毒血症），并进犯中枢神经系统。

　　中枢神经系统是病毒的靶组织，一旦进入，即沿着神经纤维扩散，并破坏中枢神经系统的运动神经元。病变早期，神经细胞尼氏小体融合，细胞肿胀，但仍具有传导功能，如果病情到此为止，不再发展，患者就会逐渐恢复。如果病情继续发展，尼氏小体即退色消失，神经细胞坏死，轴突裂解。同时，病变部位出现炎症。病变部位主要在脊髓前角灰质区、延髓、小脑、中脑，有时可波及脊髓后角灰质和白质区，偶尔大脑皮质的运动神经中枢也会发生病变。

3. 脊髓灰质炎疫苗的应用及目前存在的问题

　　目前世界上应用的脊髓灰质炎疫苗有两种，即灭活脊髓灰质炎疫苗（inactivated poliovirus vaccine，IPV）和口服脊髓灰质炎减毒活疫苗（oral poliovirus vaccine，OPV）。

（1）灭活疫苗　　1952～1954 年，Jonas Salk 研制成功注射用脊髓灰质炎灭活疫苗（IPV），标志着人类战胜脊髓灰质炎的开始。

IPV 的生产毒株是野生型脊髓灰质炎病毒毒株（也称 Salk 株），包括 Mahoney 株（Ⅰ型）、MEF1 株（Ⅱ型）和 Saukett 株（Ⅲ型）。毒株在非洲绿猴肾细胞系（Vero）或人二倍体细胞中培养，再经甲醛灭活制备成 IPV。经皮下或肌内注射接种后，IPV 的疫苗保护效果可达 90% 以上，不仅能诱导接种者产生血液中和抗体，还可在鼻咽部产生 sIgA 以阻止咽部感染。1955 年在美国使用后，脊灰的发病率从 1954 年的 13.9/10 万人下降到了 1961 年的 0.8/10 万人。此后，通过改良病毒灭活工艺和添加免疫佐剂，推出了增强型 IPV（enhanced IPV，eIPV），并于 1987 年在美国上市，该疫苗可诱导更强的血清抗体阳转率：1 次接种后达到 90%，2 次接种后达到 100%。

IPV 可以作为单苗，也可作为联合疫苗应用。目前含 IPV 的联合疫苗有：吸附无细胞百白破和灭活脊髓灰质炎联合疫苗，无细胞百白破、灭活脊髓灰质炎和 b 型流感嗜血杆菌（结合）联合疫苗，无细胞百白破、灭活脊髓灰质炎、流感嗜血杆菌和乙型肝炎联合疫苗等。

至 2015 年，全球共有 75 个国家已将 IPV 及含有 IPV 的联合疫苗纳入本国的婴幼儿常规免疫计划中。

（2）减毒活疫苗　　1956 年，Albert Sabin 通过猴肾组织传代培养和蚀斑筛选法，成功研制出口服脊髓灰质炎减毒活疫苗（OPV），其 3 价疫苗（trivalent OPV，tOPV）于 1963 年在美国上市。OPV 通过口服接种，与自然感染类似，可产生强烈的体液免疫应答和肠道局部黏膜免疫反应。70%～90% 易感儿在接种 OPV 后会排出疫苗病毒，接触接种过 OPV 儿童的家庭成员或家庭外成员，在他们的粪便中同样能检出脊灰疫苗病毒，因此 OPV 可通过接种者感染接触者，并间接免疫这些接触者，从而建立广泛的群体免疫。由于 OPV 具有易于接种、成本低廉及诱导较强的肠道黏膜免疫等优点，一经上市便被广泛接受，并成为全球消灭脊灰的首选疫苗，许多国家以 OPV 取代 IPV 对本国儿童进行计划免疫接种。随着全球消灭脊灰行动（GPEI）的进展，2005 年Ⅰ型和Ⅲ型的单价 OPV（monovalent OPV，mOPV）上市，2009 年出现包括Ⅰ型和Ⅲ型的双价 OPV（bivalent OPV，bOPV）上市。这些新疫苗的出现，为采取更优免疫策略以全面消除脊灰流行提供了更多的选择。

目前 OPV 生产用毒株多是 SabinⅠ、Ⅱ、Ⅲ型人工减毒株。我国在 20 世纪六七十年代，由中国医学科学院医学生物学研究所用 SabinⅠ和Ⅱ型株进行 3 次原代猴肾细胞蚀斑纯化，选出毒力更低的Ⅰ型 aca 株和Ⅱ型 bb 株用于生产，1971 年又从昆明一 4 岁女孩身上分离Ⅲ型病毒，在原代猴肾细胞低温快速传代及蚀斑选育出中Ⅲ-2 株用于生产。该所还和北京生物制品研究所用人二倍体细胞蚀斑法，3 次纯化 SabinⅠ、Ⅱ和中Ⅲ-2 株进一步改造毒种。

我国制备的 OPV 使用后阳转率达 85%～95%，免疫力能维持 4～5 年，自从 20 世纪 60 年代初开始推广服用 OPV 以来，发病率逐年下降，1994 年之后再未出现脊灰野病毒的感染。

（3）现有脊灰疫苗存在的问题及后脊灰时代的免疫策略　　脊灰疫苗的研究结果表明，在 80%～90% 的受种者中 OPV 和 IPV 都能安全有效地诱导出针对麻痹型脊灰的长期保护力，尤其是自 1988 年以来，全球通过 OPV 常规免疫和强化免疫活动，显著降低了脊灰的发病率和脊灰野病毒的传播。但二者在长期的使用过程中，均存在一些问题。

1）OPV 存在的问题。在 OPV 的使用过程中存在的主要安全性问题是：在服苗者或其接触者中，可能会发生极少数的疫苗相关麻痹型脊灰（vaccine associated paralytic poliomyelitis，VAPP）。主要发生在以下 3 类人群中：①OPV 受种者。通常为 1 岁以下的初免儿童，每 100 万新生儿接种后，会发生 2～4 例的 VAPP。②与 OPV 受种者接触的人，尤其是 OPV 受种者的双亲或近邻，多为 20 岁以上未接种或未全程接种 OPV 的人。③免疫缺陷

（immunodeficiency disease，ID）个体。

VAPP 的发生主要有以下三方面的原因：①疫苗毒株基因变异导致毒力回升。OPV 疫苗中所含的 Sabin 株减毒活病毒被接种后，在人体肠道内复制过程中会发生碱基突变或重组。基因突变主要发生在 VP1 编码区；重组可发生于不同型别疫苗株间，也可发生于疫苗株与野毒株之间。疫苗病毒在体内存活的时间越长，发生突变和重组的概率越大。减毒株病毒在人群中持续传播、循环，基因变异率不断提高，神经毒力不断回升，最终可能重获野生脊灰病毒（WPV）的神经毒性和传播能力，并引起接种者或接触者出现麻痹症状。与 Sabin 减毒株相比，疫苗株的 VP1 编码区核苷酸差异<1% 称为疫苗相关脊灰病毒（vaccine associated poliovirus，VAPV）；VP1 编码区核苷酸差异≥9 且 1%<变异率<15%（Sabin Ⅰ 和 Ⅲ 型），或 VP1 编码区核苷酸序列差异≥6 且 0.6%<变异率<15%（Sabin Ⅱ 型）时，称为疫苗衍生脊灰病毒（vaccine-derived poliovirus，VDPV）；如果核苷酸突变率≥15%，则为脊灰野病毒。VDPV 是引起 VAPP 的主要原因，并可导致人与人之间的传播。OPV 接种者和未接种的接触者均可发生 VDPV 引起的 VAPP。VDPV 可长期传播却不引起显性病例，但在疫苗接种率低的地区也可导致流行。目前使用的 tOPV 中，Ⅱ 型脊灰病毒最易衍生为 VDPV，2000～2013 年，全球报道的 VDPV 感染分别为 Ⅰ 型 10.95%，Ⅱ 型 97.1%，Ⅲ 型 1.8%。2014 年全球共报告 54 例 VDPV 病例，其中有 53 例是由 Ⅱ 型所致。②与机体免疫缺陷有关。免疫缺陷（ID）患者脊灰病毒自然感染率和 VAPP 发生率均比正常人高，1 岁以下的 ID 患者是发生 VAPP 最危险的人群。ID 患者尤其是 B 淋巴细胞免疫缺陷者口服 OPV 后，由于不能产生足够的抗体反应，致使疫苗病毒在体内长期存在，多次复制并排出体外，这样一方面增大了患者发生 VAPP 的危险性；另一方面出现 VDPV 的概率也大增，并长期隐蔽地排出 VDPV，使周围人群长期处于暴露状态。一般来说，能够产生免疫力的接种疫苗者排毒时间为 4～8 周，但 B 淋巴细胞免疫缺陷者排毒时间可持续几年，偶尔可超过 10 年。尽管现已建议那些被诊断出原发性 B 淋巴细胞免疫缺陷者不再接种 OPV，但通常是这些患儿很晚才被诊断出免疫缺陷病，而在此之前就已经口服或者长期接触了 OPV。③与接种剂次有关。VAPP 主要发生在接种第 1 剂 OPV，后续 OPV 剂次发生者较少，因此第 1 剂 OPV 改用 IPV 会显著减少 VAPP 的发生。

OPV 接种虽然是导致 VDPV 出现的原因，但对阻止 VDPV 的流行也有举足轻重的作用。OPV 服苗率低是 VDPV 流行的危险因素，人群对脊灰病毒的免疫水平越低，该地区发生 VDPV 流行的概率就越大，且带来的公共健康威胁与 WPV 相当。因此，预防 VDPV 的流行需采取与 WPV 同等的防控措施。

2）IPV 存在的问题。IPV 能避免 OPV 使用过程中 VDPV 和 VAPP 的发生，可用于免疫功能缺陷者及其家庭成员，并可与其他抗原如无细胞百白破联合疫苗（DTaP）等制成联合疫苗使用。但 IPV 也存在一些问题，如一直只使用 IPV 的芬兰，1984 年发生了全国性Ⅲ型脊灰暴发，使人们对 IPV 的长期效果产生了怀疑。在国际上，实际使用的 IPV 都是用甲醛灭活 WPV 株后生产的传统脊灰灭活疫苗（conventional IPV，cIPV），虽然由其诱导的主要存在于咽部的黏膜免疫可能与 OPV 诱导的黏膜免疫相当，但在肠道对病毒复制和排出的抑制作用却比 OPV 弱得多。且 IPV 不能像 OPV 一样可以向接触者及社区传播，因此其阻断 WPV 或者 VDPV 传播的效果不如 OPV。此外，IPV 在少数情况下还会引起接种处的局部反应。IPV 的高成本和产能不足也限制了其在低收入国家的广泛应用。

3）后脊灰时代的免疫策略。国内外的实践证明，保持高水平的脊灰疫苗接种率，能有效阻断脊灰病毒传播。

目前世界范围内脊灰疫苗接种方法主要有 3 种：单一 OPV 接种、单一 IPV 接种和 IPV/

OPV 序贯接种。由于 IPV 诱导的黏膜免疫应答水平低于 OPV、价格昂贵、需要专业训练的卫生保健工作者管理等原因，在贫困、卫生条件差和卫生保健基础设施不足的国家和地区，仍然选择接种 OPV。在已经消除 WPV 传播、免疫工作系统完善的发达国家多采用全程 IPV 方案或 IPV/OPV 序贯免疫接种方案。所谓 IPV/OPV 序贯免疫接种方案，是指先接种 IPV 以诱导产生足够的体液免疫来减少或预防 OPV 产生 VAPP 和 VDPV 的风险，后接种 OPV 则可以诱发持久的体液免疫和增强黏膜免疫力，从而更好地阻断 WPV 在自然界的循环。其优点在于，与全程 IPV 免疫程序相比，在成本更低的情况下可以获得较高的对 3 个血清型脊灰病毒的中和抗体阳转率和抗体滴度水平，同时获得细胞免疫和黏膜免疫力。

越来越多的无脊灰国家发现，继续常规应用 OPV 发生 VAPP 的危险要大于 WPV 输入或实验室操作造成感染的危险。在后脊灰时代，如仍像以前一样继续接种 OPV，全球每年则不可避免地会发生数百例 VAPP；同时随着疫苗接种率的下降，VDPV 流行的危险随时存在。因此，为降低 VAPP 和 VDPV 流行的风险，同时保持人群对脊灰病毒的免疫水平，全程使用 IPV 免疫方案是后脊灰时代的唯一选择。2012 年世界卫生大会制定了《消灭脊灰最后阶段战略计划（2013—2018）》，具体目标为：① 2014 年全球阻断 WPV 传播。② OPV 分阶段退出，并提出 IPV 引入儿童常规免疫接种的时间表。2015 年所有国家应至少使用 1 剂 IPV；鉴于 Ⅱ 型疫苗株最易衍生为 VDPV，而 Ⅱ 型野生病毒在全球已被消灭，截至 2016 年原有 tOPV 停用，去除 Ⅱ 型成分，改用 bOPV；2018 年全球消灭所有麻痹型脊灰，包括 WPV、VAPP 和 VDPV 病例，然后全球停用 OPV，仅使用 IPV，并将脊髓灰质炎病毒及潜在感染性材料安全封存。

目前所有使用 OPV 的国家，免疫接种计划中至少使用 1 剂 IPV 的行动已经开始，2016 年 4 月，OPV 已经从 tOPV 转换到 bOPV，OPV 和 IPV 的协调使用已经使得全球几乎消除了 WPV（阿富汗和巴基斯坦两个国家除外）。我国自 2000 年实现无脊灰目标后，继续加强 OPV 常规免疫，适龄儿童 OPV 常规免疫报告接种率一直维持在高水平。参考世界卫生大会的战略计划内容，我国正处于由 OPV 免疫接种向 IPV 全程免疫接种过渡时期，2016 年 5 月 1 日起，全国实施新的 IPV/OPV 序贯免疫接种策略，即出生后 2 月龄注射 1 剂 IPV，3 月龄、4 月龄和 4 岁各服 1 剂 bOPV 的免疫程序，之后逐步将全程 IPV 纳入国家免疫规划。

目前，全球使用的 IPV 多是 salk 野毒株作为毒种制备的。但使用野毒株生产 IPV 需达到生物安全 3 级（BSL-3）的要求，技术难度高，成本昂贵。WHO 倡导疫苗生产厂家在后脊灰时代研发并生产减毒株 IPV，特别是 Sabin 株脊髓灰质炎灭活疫苗（Sabin strain inactivated poliovirus vaccine，sIPV），将其作为全球最终消灭脊灰的优选手段。2012 年吸附无细胞百白破 -Sabin 株灭活脊髓灰质炎（DTaP-sIPV）四联疫苗在日本上市。我国由中国医学科学院医学生物学研究所自主研发的全球首个 sIPV 单苗于 2015 年 1 月获得上市许可，并于 2016 年 5 月 1 日正式纳入国家儿童扩大免疫规划，WHO 也将中国生产的 Sabin 株 IPV 引入全球根除脊灰行动计划中。

二、手足口病疫苗

1. 流行病学

手足口病（hand，foot，and mouth disease，HFMD）是一种由肠道病毒（EV）引起的好发于儿童的急性传染病。一般症状较轻，主要表现为手、足、口腔等部位疱疹或丘疹，以及发热、乏力、厌食等全身症状，多属自限性疾病，但极少数患者可出现心肺或神经系统并发症，如心肌炎、脑脊髓炎、急性弛缓性麻痹等，甚至会导致死亡或留下严重后遗症。

人是引起 HFMD 的 EV 的唯一宿主。HFMD 流行期间，患者是主要的传染源，通常以发病后一周内传染性最强，隐性带毒者和症状轻微病例是流行间歇期的主要传染源。感染者粪便中排出病毒时间较长，一般为 3～5 周，最长可达 11 周。HFMD 传播途径多种多样，主要是通过人群间的密切接触、经粪 - 口和（或）呼吸道飞沫传播，也可经接触患者皮肤、黏膜疱疹液而感染。患者粪便、疱疹液和呼吸道分泌物污染的手、毛巾、玩具等均可造成传播。人对肠道病毒普遍易感，不同年龄组均可感染发病，但因年长儿童和成人大多已通过隐性感染获得相应的抗体，因此 HFMD 患者主要为学龄前儿童。

HFMD 是一种全球性传染病。1957 年新西兰首次报道该病，1959 年根据疾病典型症状提出 HFMD 的命名。此后，世界多个国家和地区相继报道了该病的流行。自 20 世纪 90 年代，HFMD 在亚太地区，尤其是东南亚地区频繁暴发疫情。1981 年上海报道了中国大陆第一例 HFDM，此后全国绝大多数地区均有报道。2007 年之前，中国大陆报道的 HFMD 多为散发，少有暴发性流行，重症病例也较少见。2008 年发生全国性的 HFMD 大暴发，此后我国每年报道手足口病病例超过百万（约 117/10 万人），其中重症病例上万例，上报病例数及死亡数均占国家法定丙类传染病的首位。我国的 HFMD 患者主要集中在 6 月龄至 5 岁，重症和死亡病例集中在 3 岁以下婴幼儿。全年各地区均有发病，发病高峰因地区不同而有一定差异。发病率与温度、湿度呈正相关。

HFMD 在每次流行期内，可有几种血清型或亚型的流行。由于肠道病毒各型间无交叉保护，机体可先后或同时感染多种不同血清型或亚组病毒，导致人群可反复发生 HFMD。

2. 病原体

引起 HFMD 的肠道病毒（EV）有 20 多个血清型，其中以肠道病毒 71 型（EV71）和柯萨奇病毒 A 组 16 型（CVA16）最为常见。研究表明，EV71 感染引起的 HFMD 占 70.05%，CVA16 占 10.60%，其他肠道病毒感染类型占 19.25%。而在死亡病例中，病原学检测结果显示因 EV71 引起的死亡占 90.94%，CAV16 占 2.72%。因此，EV71 是儿童和婴儿罹患重症手足口病并死亡的主要原因。EV71 具有高度的嗜神经性，被认为是继脊髓灰质炎病毒后最受关注的嗜神经性肠道病毒。

EV71 只有 1 个血清型，衣壳蛋白 VP1 是其主要抗原蛋白，含有多个中和抗原表位，如 C 端的 SP55 和 SP70 是中和抗体的结合位点。根据衣壳蛋白 VP1 核苷酸序列的差异，又可将 EV71 分为 A、B、C 三种基因型，其中 B 型和 C 型又进一步分为 B1～B5 和 C1～C5 亚型。自 1998 年以来，在中国流行的优势毒株一直为 C4，2008 年以前主要为 C4b 亚型，2008 年以后以 C4a 亚型为主。据报道，感染 EV71 的 6 岁前儿童约 71% 无任何 HFMD 临床表现，因此隐性感染者对 EV71 引起的 HFMD 的传播就显得更为重要。

3. 手足口病疫苗的研究和应用

目前，尚无明确有效的药物可用于治疗 HFMD，疫苗研发和接种是控制其流行的重要手段。由于 EV71 导致的重症 HFMD 有很高的致死率，研制有效的 EV71 疫苗成为控制重症 HFMD 的最有效方法。目前研究的主要有灭活疫苗、减毒活疫苗、DNA 疫苗、病毒样颗粒疫苗等，其中灭活疫苗是唯一已研制成功的疫苗。

2015 年，中国在世界上率先研制成功 EV71 全病毒灭活疫苗，为防控严重 HFMD 提供了有效手段。通过对Ⅲ期临床试验中的免疫人群进行 2 年随访，显示较好的安全性和保护效果。2 剂次 EV71 疫苗接种后 28d，血清抗体阳转率为 88.1%～91.7%，对 EV71 引起的 HFMD 保护率达 90% 以上，接种后 26 个月，体内的中和抗体阳性率仍达 85.7%。疫苗株对 EV71 不同基因型和亚型具有交叉保护作用，但对 CAV16 和其他肠道病毒引起的 HFMD 无保护效力。

根据流行病学资料，我国近年来 HFMD 出现了新的流行趋势，如 2012～2016 年山东地区 HFMD 的主要病原体是 CAV16，而多个省（自治区、直辖市）报告 CAV6 成为 HFMD 的主要流行病原。HFMD 呈现多种肠道病毒交替或共同流行，增加了控制 HFMD 的难度，也表明了研制可以预防多种 HFMD 病原的联合疫苗的必要性。

三、甲型肝炎疫苗

1. 概述

甲型肝炎（hepatitis A）简称甲肝，是由甲型肝炎病毒（hepatitis A virus，HAV）引起的以肝损害为主的一种急性肠道传染性疾病，临床上主要表现为畏寒、发热、恶心、疲乏、食欲减退、肝肿大、肝功能异常、黑尿和黄疸等症状。

甲肝在世界范围内传播，全球每年有超过 1400 万人感染 HAV。人对 HAV 普遍易感，感染之后可以获得终生免疫力。HAV 感染多为自限性，但严重时也会导致死亡。2015 年，全世界约 11 000 人死于甲型肝炎。疾病随患者年龄的增加而加重：在 5 岁以下的儿童中，绝大多数的甲肝病毒感染都没有临床症状，也没有黄疸出现，但是大多数成年人在感染后都有临床肝炎症状。在 5～14 岁儿童中，急性甲型肝炎的病死率仅为 0.4×10^{-5}，但在大于 49 岁的人群中，这一比例可高达 270×10^{-5}。

甲肝的传播以粪 - 口途径为主。HAV 随粪便排出体外，可通过日常生活接触、经水、食物等方式经口进入胃肠道，在体内复制后随粪便排出。甲肝的传染源主要是甲肝患者和亚临床感染者，多数情况下，发病前 1～2 周，患者的粪便中开始出现病毒，发病时达到高峰，转氨酶升至高峰前排毒即终止。血液出现 HAV 时期很短。因此感染者的粪便，对甲肝的传播具有高危险性。

发病前两周，黄疸逐步出现或突然发生，黄疸期血清谷草转氨酶（glutamic-oxaloacetic transaminase，GOT）和谷丙转氨酶（glutamic-pyruvic transaminase，GPT）活性增高超过 500IU，说明肝细胞受到了损害。转氨酶升高的前 2～3d，血清中抗甲型肝炎病毒的特异 IgM 升高，之后产生 IgG。HAV-IgM 通常持续到发病后 12～16 周，有的可维持低滴度达一年，而 HAV-IgG 可持续几年。

2. 甲肝病毒

（1）生物学特性　1973 年，Feinstone 首次使用免疫电镜技术在急性肝炎患者粪便中发现了 HAV 颗粒，因其形态结构及生化特性与肠道病毒相似，1978 年被列为小 RNA 病毒科肠道病毒属的 72 型（EV72）。但随着研究的深入，发现 HAV 与其他肠道病毒至少有以下几方面的不同：核苷酸、氨基酸序列特征不同；HAV 在细胞培养中适应、生长、复制缓慢，通常不致细胞病变；对热和低 pH 稳定；HAV 在肝细胞中繁殖，即具嗜肝性；HAV 虽有多个基因型，但只有一个血清型。于是，1993 年又将 HAV 归类为小 RNA 病毒科的嗜肝病毒属（*Hepatovirus*）。

HAV 为单股正链 RNA 病毒，病毒颗粒直径为 27～32nm，呈二十面立体对称。以往以为 HAV 为无包膜病毒，但近年来研究发现 HAV 在血液中是以有包膜的颗粒形式存在，而在粪便中则为裸露的、无包膜的颗粒形式。在电镜下可观察到实心和空心两种 HAV 颗粒，二者非常相像。实心颗粒是具有病毒核酸的完整成熟病毒体，具备感染性；空心颗粒只含蛋白质，缺乏病毒核酸，见于有缺陷的病毒，在细胞培养的收获时期也可出现。

与同科的其他病毒相比，HAV 非常稳定，耐热、耐酸、耐有机溶剂：在 pH 3.0，25℃下处理 3h 和 pH 1.0，室温下 2h，仍具有感染性；对 20% 乙醚、氯仿均不敏感；60℃下 10～12h 可部分失活，干燥、25℃下感染性可持续 1 个月，低于 -20℃下可存活数年。在污染的水、土壤、水生生物，如牡蛎、毛蚶中可存活数日至数月，故易通过水源和水生生物进行传播。

（2）基因组和蛋白结构　　HAV 的基因组和蛋白结构与肠道病毒相似。基因组长约 7.5kb，由 5′-UTR、1 个开放阅读框（ORF）、3′-UTR 和 1 个 Poly（A）尾组成。HAV 的 ORF 可分为 P1、P2 和 P3 区。P1 区编码 4 个结构蛋白——VP1、VP2、VP3 和 VP4；P2 区编码 3 个非结构蛋白——2A、2B 和 2C；P3 区编码 4 个非结构蛋白——3A、3B、3C 和 3D。HAV 开放阅读框首先编码一个大的前体蛋白，在病毒蛋白酶的作用下裂解产生不同大小的、具有不同功能的结构蛋白和非结构蛋白。VP1～VP4 构成病毒的衣壳；2A 可能和病毒颗粒的组装有关；2C 为解螺旋蛋白酶，参与病毒 RNA 的复制；2B 的功能可能与病毒 RNA 的复制有关；3C 为病毒蛋白酶，参与病毒前体蛋白的裂解；3D 为依赖 RNA 的 RNA 聚合酶，参与病毒 RNA 的复制；3A 和 3B 的功能尚需进一步确定。

HAV 只有一个血清型，中和性抗原位点主要位于 VP1 和 VP3，且该位点的氨基酸序列相对保守。依据结构 - 非结构蛋白 VP1-2A 连接处的核苷酸序列，可将 HAV 分为 6 个基因型：Ⅰ～Ⅲ属于人源基因型，又可分别划分为 A、B 两个亚型，Ⅰ型流行最广，ⅠA 比ⅠB 分布更广泛。Ⅳ～Ⅵ属于猴源基因型。

（3）感染和发病机理　　HAV 通常经口使易感者自然感染。HAV 被摄入后，可穿透肠黏膜在上皮隐窝细胞中复制，并经肝门血液到达肝。HAV 对肝细胞有特殊的趋向性，但不致细胞病变。目前对 HAV 引起的肝细胞损伤的机理尚未完全了解，一般认为免疫机制可能在 HAV 的致病机理中起重要作用。研究表明患者在病毒感染后，体内会产生针对甲肝病毒抗原的细胞毒性细胞，包括病毒特异性 $CD8^+T$ 细胞、NK 细胞和 NKT 细胞等，这些细胞的活性在黄疸出现后的 2～3 周达到最高，它们聚集在肝组织受到损伤的部位，并能产生 γ- 干扰素。在体外，这些细胞毒性细胞也能杀死 HAV 感染的自身表皮细胞和成纤维细胞。因此，可能是这些细胞毒性细胞介导了 HAV 感染时期的急性肝损伤。此外体液免疫方面，如抗病毒抗体、抗病毒细胞因子等也可能在疾病的发生发展中起重要作用。

HAV 在肝细胞复制后，一部分从肝细胞基底膜处释放进入体内循环，成为有包膜的病毒颗粒（enveloped HAV，eHAV），而从肝细胞顶端释放的病毒进入胆道系统后，经胆汁的处理，最后在粪便中变成无包膜的病毒颗粒。与乙型和丙型肝炎不同，甲型肝炎不引起慢性肝病，＞99% 的甲型肝炎病例最终可完全恢复。

3. 目前使用的甲型肝炎疫苗

目前全球上市的甲肝疫苗（hepatitis A vaccine，HepA）主要分为两类：甲肝病毒灭活疫苗和甲肝病毒减毒活疫苗。目前绝大部分发达国家使用甲肝病毒灭活疫苗，国内市场上使用的有国产减毒活疫苗、国产灭活疫苗和进口灭活疫苗。

（1）甲肝病毒灭活疫苗　　甲肝病毒灭活疫苗是采用全病毒经灭活、纯化制成的疫苗，主要活性成分为灭活的 HAV 全病毒抗原，以氢氧化铝、磷酸铝或流感血凝素作为佐剂，液体剂型，可加入 2-苯氧乙醇作为防腐剂。

1991 年葛兰素史克（GSK）公司成功研制了甲肝灭活疫苗（商品名"Havrix"），并在欧洲上市，1995 年，美国 FDA 批准该疫苗进入国际市场，同时，美国默沙东（Merck Sharp & Dohme，MSD）公司的"Vaqta"、法国赛诺菲 - 巴斯德（Sanofi-Pasteour）公司的"Avaxim"和瑞士伯尔纳（Berne Biotech）公司的"Epaxal"先后进入国际市场。Havrix 是采用 HAV 野毒株（HAV/HM175）在原代猴肾细胞连续传 30 代，然后转至 MRC-5 细胞培养；Vaqta 采用 CR326 F 毒株，在 FRhK6 细胞传 15 代后，转至 MRC-5 细胞再传 25 代；Avaxim 采用 HAV/GBM 毒株，在原代人肾细胞扩增传 10 代后，在 MRC-5 细胞中传 20 代；Epaxal 采用 RG-SB 毒株，接种 MRC-5 细胞生产。

国内目前生产的灭活疫苗包括北京科兴生物制品有限公司的"孩尔来福"（TZ84 疫苗株，2BS 细胞株）和中国医学科学院医学生物学研究所（简称"昆明所"）的"维赛瑞安"（LV-8 疫苗株，KMB17 细胞株），使用的疫苗株和细胞基质均为我国自主研发和分离的病毒毒株和细胞系，且均以 Al(OH)₃ 为疫苗佐剂。TZ84 毒株是中国生物制品检定所与唐山怡安生物公司于 1984 年在河北农村甲肝暴发流行时，从一早期患者粪便中分离出的 HAV，接种于 2BS 细胞连续培养后获得的病毒毒株，1999 年，北京科兴用该毒株生产了第一个拥有自主知识产权的国产甲肝灭活疫苗。1988 年，中国药品生物制品检定所与昆明所合作，从南通市发病早期的患者粪便标本中分离出 HAV，接种 KMB-17 细胞进行培养并适应 6 代，病毒繁殖周期由 35d 缩短为 12～16d，HAV 抗原滴度和感染性滴度均较高，此时建立病毒种子库，该毒株被命名为 LV-8 株（吕 8 株）。2003 年昆明所用该毒株生产的甲肝灭活疫苗获得新药证书和生产文号。目前这 2 种疫苗均适用于 1 岁以上甲型肝炎易感者。

灭活疫苗不存在毒力返祖的问题，具有良好的安全性，人体接种后会产生 HAV 特异性抗体和增生性 T 细胞反应，抗体保护持续时间达 25 年以上。

（2）甲肝病毒减毒活疫苗　　1992 年，浙江省医学科学院和昆明所采用 H2 株，长春所等采用 L-A-1 株研制的甲肝病毒减毒活疫苗在我国获批上市。H2 株是 20 世纪 80 年代，由浙江省医学科学院微生物学研究所和中国医学科学院医学生物学研究所协作，从浙江一例 12 岁甲肝男孩患者的粪便中分离到病毒，经原代猴肾细胞传 15 代（35℃），然后降低温度至 32℃继续传 5 代，最后适应到 KMB-17 株人二倍体细胞上传 15 代（32℃）减毒建立疫苗株。L-A-1 株是由上海市卫生防疫站和长春生物制品研究所协作，从黑龙江一名 2 岁甲肝男孩患者的粪便中分离到病毒，经 2BS 人二倍体细胞株传 4 代（32℃），然后转培养温度为 35℃继续传 19～26 代减毒建立疫苗株。

两种甲肝减毒活疫苗的免疫程序一样，适于 1 岁半以上的甲型肝炎易感者。接种 1 次刺激机体产生具有保护力的细胞和体液免疫，并可在体内维持较长时间的抗体水平；且生产成本低廉，接种方便。

2008 年，HAV 疫苗（包括减毒活疫苗和灭活疫苗）被纳入我国计划免疫程序中，并对 18 个月以下儿童施行免费接种，使得甲肝在我国的传染和暴发得到有效控制。

四、戊型肝炎疫苗

戊型肝炎（hepatitis E，HE）简称戊肝，是由戊型肝炎病毒（hepatitis E virus，HEV）引起的一种急性病毒性肝炎。早在 1794 年德国的 Ludenscheid 就第一次描述了戊型肝炎，但直到 1983 年苏联科学家才通过免疫电镜在一位志愿者的粪便中观察到病毒样粒子，并在 1989 年被正式命名为戊型肝炎病毒（HEV），由此开启了 HEV 的系统研究。

1. 戊肝的流行病学

HE 疫情呈世界性分布，大规模暴发或流行主要见于亚洲、非洲和中美洲等卫生条件较差的发展中国家，而发达国家以散发为主。据 WHO 估计，全球每年有 HEV 感染者 2000 万例，300 多万人有临床症状，56 000 人死于 HEV 相关症状。约 60% 感染人群是无症状的，有症状者与其他病毒性肝炎相似，临床主要表现为乏力、黄疸、胃肠道不适、呕吐、腹泻、皮肤瘙痒、关节痛、流感样症状等，部分患者粪便颜色变浅，伴有肝功能明显异常。男性发病率高于女性［（2～3）∶1］。大部分患者表现为自限性，少数可发展为急性肝功能衰竭，总体病死率为 0.5%～4.0%，但在孕妇感染者中的致死率高达 20%～30%。

我国是 HE 高发区之一，主要以散发为主，基因型主要为 4 型，1～3 月为发病高峰期。

HEV 传染源包括临床患者、亚临床感染者和宿主动物，有症状的 HE 患者为主要传染源，潜伏期一般为 2~9 周，平均 6 周，潜伏末期和急性早期患者的粪便排毒量最高，传染性最强；亚临床及无黄疸 HEV 感染者为次要传染源，可持续排毒，对病毒在环境中持续存在有重要意义。HEV 传播途径包括粪 - 口传播、输血传播、垂直传播和密切接触传播。最常见的是粪 - 口传播，包括感染者粪便污染生活用水而造成的水源性传播，以及食用感染 HEV 动物的内脏或肉制品、被粪便或水源污染的食物和因使用受污染炊具而导致的食源性传播等。人群对 HEV 普遍易感。临床病例常见于青壮年和中老年，儿童和青少年以亚临床感染为主。HEV 感染后机体可获得一定免疫力，但一般仅能持续 1~2 年，因此在 HE 高流行区的人群一生中可发生多次感染。

肝是 HEV 感染的首要器官。病毒在肝复制后被排入胆道，在胆汁中聚集到较高的浓度，然后经粪便排出。既往认为，HEV 导致的肝炎主要为急性感染，自 2008 年后，有关 HEV 慢性化感染，甚至进展为肝硬化的报道陆续出现。慢性化感染多发生于免疫抑制及免疫缺陷人群，如接受实体器官移植者、HIV 患者或正接受化疗的血液系统疾病患者，其中以 HEV-3 型感染者多见。

2. 戊肝病毒

（1）病毒分类　　HEV 属于戊肝病毒科正戊肝病毒属（*Orthohepevirus*），该属有 4 种：A 种（包括所有哺乳动物分离株，如人、猪、野猪、鹿、兔、骆驼等）、B 种（所有 3 个禽分离株，如禽 HEV-1、禽 HEV-2、禽 HEV-3）、C 种（大鼠、大袋鼠、雪貂分离株）和 D 种（蝙蝠分离株）。目前感染人的 HEV 统一被划分为正戊肝病毒 A 种。

HEV 病毒颗粒是二十面立体对称的球状体，直径 27~35nm，无囊膜，电镜下可观察到空心和实心两种不同形态。实心颗粒为内部致密的完整天然病毒颗粒，约占病毒颗粒总数的 2/3；而空心颗粒内部透亮，是不含完整核酸的缺陷病毒颗粒，约占总数的 1/3。HEV 不稳定，4℃或−20℃下易被破坏；病毒体外培养困难，迄今仍不能在细胞中大量培养。

HEV 只有一个血清型，但有多个基因型。HEV-1 和 HEV-2 仅发现于人，是戊肝的主要发病类型，约占人类 HEV 感染的 2/3，且大多数流行性疫情由 HEV-1 引起；HEV-3 和 HEV-4 为人畜共患型，可感染家猪、野猪、鹿、猫鼬、兔等动物，由感染动物再把病毒传给人类。HEV-1 主要流行于亚洲、非洲的多个国家，代表株为缅甸株；HEV-2 主要分布于墨西哥和非洲，以墨西哥株为代表；HEV-3 主要分布于发达国家，造成散发性或慢性肝炎，包括美国株 US1、US2 和来自猪的 HEV 美国分离株；HEV-4 主要是中国基因型。2014 年在日本的野猪中发现新的 HEV-5 和 HEV-6，在中东迪拜的单峰骆驼中发现新的 HEV-7；2016 年在中国新疆的双峰骆驼中发现新的 HEV-8。

（2）基因组和蛋白质结构　　病毒基因组为单股正链 RNA，长约 7.2kb，含有 3 个部分重叠的开放阅读框（ORF）。

ORF1 位于基因组的 5′ 端，共有 5082 个碱基，可分为甲基转移酶区（methyltransferase，MT）、半胱氨酸蛋白酶区（papain-like cysteine proteases，PCP）、高变区（hyper-variable region，HVR）、解旋酶区（helicase，Hel）、RNA 依赖的 RNA 聚合酶（RNA-dependent RNA polymerases，RdRp）区和 X、Y 区，主要编码一些与 RNA 复制和蛋白质加工有关的非结构蛋白（NSP），包括甲基转移酶、鸟苷酸转移酶、半胱氨酸蛋白酶、RNA 解旋酶和 RNA 聚合酶等。

ORF2 位于 3′ 端，编码病毒的单一结构蛋白，即衣壳蛋白，含有 660 个氨基酸，包含 N 端信号肽和 3 个预测结构域：结构域 Ⅰ（约 100 个氨基酸）富含精氨酸，推测参与 RNA 包装过程；结构域 Ⅱ（约 240 个氨基酸）参与形成病毒外壳的核心；结构域 Ⅲ（约 300 个氨基酸）

突出于病毒颗粒的外侧，形成病毒电镜结构中的刺突结构，可能参与和受体的结合。衣壳蛋白可形成同源二聚体，其中含有重要的免疫中和表位，可激发机体产生保护性中和抗体反应。

ORF3 与 ORF1 和 ORF2 分别有部分重叠，编码一种与细胞骨架结合的磷酸蛋白，可能与病毒颗粒的形成、装配及释放等生物活性有关。

3. 戊肝疫苗的研究和应用

HEV 尚不能体外培养，难以进行灭活疫苗和减毒活疫苗的研究，因此对该病毒的疫苗研究主要集中在以 ORF2 为主的重组蛋白质疫苗和 DNA 疫苗。

已上市的 HE 疫苗只有一种，即厦门大学和厦门万泰沧海生物技术有限公司联合研制的重组 HEV-239，商品名为"益可宁"（Hecolin），是用大肠埃希菌系统表达的病毒样颗粒（VLP）疫苗，其抗原成分为 HEV-1 ORF2 编码的第 368～606 位氨基酸。该疫苗 2011 年获得一类新药证书和生产批件，2012 年 10 月在中国正式上市，是继乙肝疫苗和宫颈癌疫苗上市后的第三个 VLP 疫苗，用于 16～65 岁健康人群的预防接种。在Ⅲ期临床试验中按 0 月、1 月、6 月 3 针次免疫程序接种，保护率达 100%，且对 HEV-4 有一定的交叉保护作用。

进入临床试验的候选疫苗还有：GSK 公司研制的重组蛋白质疫苗 rHEV aa 112-607，是采用 HEV-1 ORF2 衣壳蛋白的编码区，用杆状病毒 - 昆虫细胞系统表达的病毒颗粒样（VLP）疫苗；长春生物制品研究所研发的 HEV P179 基因疫苗；美国 Genelabs 公司和英国 GSK 公司联合研发的 HEV GL-438 疫苗。

五、轮状病毒疫苗

1. 概述

轮状病毒（rotavirus，RV）是引起多种幼龄动物以及婴幼儿腹泻的重要病原体。RV 最早是 Mebus 在 1969 年从犊牛粪便中发现的，1973 年澳大利亚科学家 Bishop 等在患有严重腹泻婴儿的十二指肠黏膜及粪便中也发现了该病毒粒子。

RV 是世界范围内婴幼儿急性胃肠炎的主要病因，每年造成全世界几十万婴幼儿的死亡，几乎所有儿童在出生后 3～5 年内至少感染过一次 RV。在我国，因腹泻住院的 5 岁以下的婴幼儿，轮状病毒检测阳性率高达 50%。感染后的潜伏期一般为 1～3d，大多数患儿先发生呕吐，然后出现腹泻，并可能伴有脱水和酸中毒的症状。病程通常持续 3～9d，少数症状较严重的患儿可能持续十几天。

RV 病毒通过粪 - 口途径传播，主要感染群体为 6～24 月龄的婴幼儿。在热带地区，RV 腹泻全年均可发病，而在温带地区，主要集中在寒冷的秋冬季节。

2. 轮状病毒

（1）生物学特性 RV 属于呼肠病毒科（Reoviridae）。成熟的病毒颗粒直径65～75nm，二十面立体对称，无囊膜，外有 3 层结构蛋白形成的衣壳，中心是被内层衣壳分节段的双链 RNA（double-stranded RNA，dsRNA）。通常只有包裹有 3 层衣壳蛋白的完整 RV 粒子才具有传染性。

RV 对外界环境抵抗力比较强，室温下可存活 7 个月，50℃加热 1h，病毒的形态结构仍无变化，在−20℃的环境中可以长期存活。RV 的抗酸性强，不易被胃酸破坏。

（2）基因组和蛋白质结构 RV 基因组由 11 个不连续的 dsRNA 节段组成，编码 6 个结构蛋白（VP1、VP2、VP3、VP4、VP6、VP7）和 6 个非结构蛋白（NSP1～NSP6）（图9-4）。除第 11 节段含有 2 个开放阅读框并编码 NSP5 和 NSP6 外，其他节段各编码一种蛋白。节段 1、2、3 分别编码 VP1、VP2 和 VP3 蛋白，它们共同构成病毒颗粒的内层衣壳；节段 6 编码

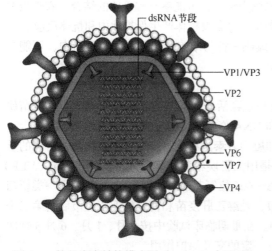

dsRNA节段
VP1/VP3
VP2
VP6
VP7
VP4

彩图9-4　　图9-4　轮状病毒结构模式图（Dennehy，2008）

VP6，构成病毒的中层衣壳；第7、8或9节段（取决于不同毒株）分别编码VP4和VP7，构成病毒的外层衣壳；第5、7、8、10、11节段分别编码非结构蛋白NSP1～NSP6。在所有结构蛋白和非结构蛋白中，VP6、VP4、VP7及NSP4有重要的免疫学作用，是研制轮状病毒疫苗的重要靶抗原。NSP4具有肠毒素作用，是RV引起腹泻的重要致病因子。VP6是RV颗粒内含量最高的一种蛋白，含有群特异性抗原决定簇，根据其抗原性的不同可将RV分为A～G 7个组。A～C组RV均能引起人和动物腹泻，其中A组为5岁以下儿童腹泻的最常见病原，引起90%的RV肠炎。VP4和VP7是两个主要的保护性抗原，具有型特异性抗原决定簇，可以诱导机体产生保护性的特异中和抗体。VP7为糖蛋白，决定病毒的G血清型。VP4是一种蛋白酶，决定病毒的P血清型。G、P血清型又各有不同的基因型，目前已确定24个G基因型和33个P基因型。G1P［8］、G2P［4］、G3P［8］、G4P［8］和G9P［8］5种血清型的RV是危害人类健康最为重要的毒株，其中G1P［8］和G3P［8］型在我国最为常见。

不同的RV毒株在宿主体内共感染，可能会造成多个基因节段发生重配，导致新的轮状病毒变异株的产生。

（3）感染和发病机制　　RV感染后主要侵犯小肠上部2/3的绒毛柱状上皮细胞。不同于其他腹泻的是，RV感染后只损害绒毛成熟细胞，而不引起隐窝细胞受损，而且先出现腹泻，然后才有严重的细胞损害，最终影响小肠的消化和吸收功能。

随着对RV分子生物学研究的深入，人们发现非结构蛋白NSP4在RV腹泻发生和发展过程中起到非常重要的作用。目前的研究认为NSP4引起腹泻的途径主要有如下几种：①NSP4不仅能特异性地破坏肠上皮细胞的细胞膜，使其完整性受到损害，而且能改变丝状肌动蛋白的分布，在上皮细胞紧密连接过程中阻止其相关蛋白ZO-1的锚定，改变细胞间的通透性，从而使小肠上皮细胞对水、无机盐、蛋白质等物质的吸收发生障碍而引起腹泻；②NSP4可能抑制钠-葡萄糖共转运载体（sodium glucose cotransporter，SGLT1）的活性，导致水的重吸收障碍而引起腹泻；③NSP4能引起细胞内Ca^{2+}浓度升高，使Cl^-向细胞外流动增加，并且减少细胞对Na^+及水的吸收，最终导致腹泻。

RV的感染不仅仅局限于胃肠道，曾在受感染儿童和动物的血液、免疫细胞以及其他肠外器官和组织，如肝、心脏、肺、肾、睾丸、膀胱和中枢神经系统检测到RV抗原或RV RNA。婴儿时期的肝损害与RV感染有紧密关联，RV的系统感染也是导致婴幼儿死亡的重要原因之一。

（4）感染后的免疫　　轮状病毒感染是一个包括固有免疫和获得性免疫的多因素反应，具体的免疫学机制尚不清楚。但研究表明，新生儿期轮状病毒的无症状感染可以降低以后婴儿期轮状病毒感染所造成的重症及脱水性腹泻发生的概率。在初次自然感染轮状病毒以后，无论是有症状还是无症状感染，均能预防后续的轮状病毒感染。初次自然感染后引起的免疫反应，对RV导致的腹泻有75%保护率，对RV引起的重症腹泻有88%保护率。第2、3、4次感染会逐渐增强这种免疫。儿童在 2 次轮状病毒感染以后就不会再发生轮状病毒重症腹泻。这也是轮状病毒减毒活疫苗研制的重要依据和基础。

3. 轮状病毒疫苗的研究和应用

目前，人 RV 疫苗主要以口服减毒活疫苗为主。疫苗毒株通常分为 3 类：①来源于动物的 RV，其对人类来说是天然减毒株；②人和动物的重组毒株，即将人 RV 基因与动物 RV 基因重组，形成新的毒株，在细胞中传代减毒；③由人类的 RV 毒株减毒而来，包括腹泻婴幼儿中分离的及在健康无症状新生儿中分离到的 RV 毒株，经过多次在细胞中传代减毒。

早期研制的 RV 疫苗为来源于非人类宿主 RV 减毒株制成的单价轮状病毒，包括两株减毒的牛 RV 毒株 [RIT-4237 株（G6P [1]）和 WC3 株（G6P [5]），以及 1 株恒河猴 RV 毒株 [RRV 株（G3P [4]）。但这类疫苗在几个国家的现场试验中效果均不稳定，最终未能推广使用。

最早上市的 RV 疫苗为人 - 恒河猴重组四价 RV 疫苗（商品名"Rotashield"），包括基因型 G1、G2、G3 和 G4，由美国惠氏（Wyeth）公司研发，于 1998 年获得美国 FDA 批准。该疫苗对 RV 腹泻的保护率为 49%，对重症 RV 腹泻的保护率为 80%，而对脱水性 RV 腹泻的保护率高达 100%。但由于与肠套叠的发生有一定的关联性，该疫苗于 1999 年退市。

"Rotarix"和"RotaTaq"是目前世界范围内使用最广泛的两种 RV 疫苗。2009 年，WHO 的策略顾问专家组（Strategic Advisory Group ofExperts，SAGE）向全球推荐使用这两种口服 RV 疫苗，目前已有 80 多个国家将其纳入国家计划免疫疫苗。"Rotarix"是 GSK 公司生产的单价口服人 RV 减毒活疫苗，2004 年在墨西哥上市，随后在其他拉丁美洲国家上市。疫苗毒株来自 89-12 株，是分离于自然感染 RV 的儿童胃肠炎患者，为 G1P [8] 抗原型。该疫苗对全部 RV 的 G 血清型和在亚洲、欧洲及拉丁美洲各国流行的非 -G1、非 -P [8] 和 G2P [4] 株引起的腹泻均可提供较好的保护效果。"RotaTaq"是默克（Merk）公司生产的五价人 - 牛（WC3 株）重配 RV 疫苗。抗原成分包括 4 个表达人 RV VP7（G1～G4）的重配株和 1 个表达人 RV VP4（P [8]）的重配株，以及 2 种牛轮状病毒抗原（G6 和 P [7]），对由 G1～G4 和 G9 RV 引起的严重腹泻具有较好的保护效果。

目前"RotaTaq"和"Rotarix"疫苗在我国尚未被批准使用。国内使用的 RV 疫苗主要是兰州生物制品研究所生产的单价羊 RV 减毒活疫苗（商品名"罗特威"），于 2001 年 1 月获批，仅在我国上市使用。采用的 LLR（Lanzhou Lamb Rotavirus）疫苗株为 P [12] G10 抗原亚型，主要用于 2 月龄至 3 岁的婴幼儿。该疫苗已在中国累计使用几千万人次，显示了良好的免疫原性，可诱导接种者产生抗 G1～G4 型的血清中和抗体，对 RV 腹泻的保护效果达 78%，尚未发现与疫苗接种相关的肠套叠病例。

已上市的疫苗还有 2014 年分别在越南和印度上市的"Rotavin-M1"（人减毒株 G1P [8] 型）和"ROTAVAC"（单价人 - 牛重配疫苗 G9P [11]）RV 减毒活疫苗，目前主要在各自国内使用。

口服减毒活疫苗具有同天然感染作用途径相一致的特点，在有效地诱导局部黏膜免疫后，能产生抗体和细胞介导的免疫反应。但单价疫苗在不同国家和地区的保护性不同，表明 RV 各血清型之间交叉保护性差。目前的 RV 口服活疫苗在某些非洲及亚洲地区的疫苗保护效力并不令人十分满意，而且 RV 口服活疫苗与肠套叠发生的潜在风险以及其他一些不良反应都一定程度上限制了其推广和使用。此外，活疫苗在免疫的儿童体内如果与轮状病毒野毒株发生混合感染，可能会发生重配形成新的毒株并造成潜在新的流行。鉴于目前 RV 减毒活疫苗这些无法回避的障碍，RV 灭活疫苗、病毒颗粒样疫苗及其他新的 RV 疫苗（如 DNA 疫苗和 VP6 亚单位疫苗等）正处于研究中。

六、诺如病毒疫苗

1. 概述

诺如病毒（norovirus，NOV）是急性非细菌性胃肠炎暴发流行的主要病原体，1968 年在美国俄亥俄州诺瓦克地区首次被发现，并根据当地地名命名为诺瓦克病毒（Norwalk like virus，NLV），之后，陆续在世界各地发现与之形态相似，但抗原性略有差异的病毒颗粒。2002 年 8 月，第 8 届国际病毒分类委员会（ICTV）正式将诺瓦克病毒和诺瓦克样病毒统一命名为诺如病毒，并将其作为杯状病毒科的一个独立属。1995 年我国首次在腹泻患儿的粪便标本中检测到 NOV，之后多省（自治区、直辖市）均有 NOV 的流行报道。

NOV 具有感染性强（10 个病毒颗粒即可引起感染）、发病急、传播速度快、涉及范围广等特点，引起每年约 2300 万的胃肠炎病例，是仅次于轮状病毒的造成儿童腹泻的重要病原，每年全球约 20 万 5 岁以下儿童死于 NOV 感染。

NOV 主要通过粪 - 口途径传播。人感染 NOV 后可通过粪便向外排毒，于感染后 1～3d 排毒量达到高峰。约 1/3 的 NOV 感染者为无症状携带者，他们的排毒加剧了诺如疫情的暴发。各年龄人群均易感，主要通过人与人之间接触或污染有病毒的水和食物而感染。临床症状多表现为呕吐、腹泻和发热等。多数患者表现为自限性，但在儿童、老人以及免疫功能异常人群中可引起慢性持续感染甚至死亡。

2. 诺如病毒

NOV 属于杯状病毒科（Caliciviridae）诺如病毒属（norovirus），是一组单股正链小 RNA 病毒，基因组全长约 7.5kb，含有 3 个开放阅读框（ORF1、ORF2 和 ORF3）。病毒颗粒直径 30～45nm，二十面立体对称的球形，表面无包膜。

ORF1（长约 5.0kb）首先编码一个大的前体蛋白，随后该蛋白被病毒的蛋白酶切割成至少 6 个成熟的非结构蛋白，由 N 端至 C 端，分别为 p48、核苷酸水解酶（NTPase）、p22、病毒基因组连接蛋白（VPg）、3C 样蛋白酶（3C-like protease，3CLpro）和 RNA 依赖的 RNA 聚合酶（RdRp）；ORF2（长约 1.58kb）和 ORF3（长约 0.82kb）分别编码主要结构蛋白（VP1）和次要结构蛋白（VP2）。180 个 VP1 和 1～2 个 VP2 组成病毒衣壳。VP1 包含 2 个区域：壳区（shell domain，S 区）和突出区（protruding domain，P 区）。S 区由 VP1 的前 225 个氨基酸组成，位于病毒衣壳内侧，围绕病毒 RNA，进化上非常保守，主要参与病毒二十面体的形成；P 区位于衣壳外侧并向外突起，又可分为 P1 区和 P2 区。P2 区位于衣壳的最外侧，含有病毒的主要抗原表位、受体结合位点和中和抗体结合位点。P1 区相对保守，P2 区是高变区。VP2 位于病毒粒子内部，是一种强碱性微小结构蛋白，可能与病毒颗粒的组装有关。

根据 VP1 基因序列差异，可将 NOV 分为 7 个基因群（gene groups）：GⅠ～GⅦ。感染人类的主要为 GⅠ、GⅡ和 GⅣ，统称为人源诺如病毒（human norovirus，hNOV）；GⅢ为牛源，GⅤ为鼠源，GⅥ和 GⅦ为犬源。每个基因群又有不同的基因型（genotype）。已发现 9 个 GⅠ基因型，22 个 GⅡ基因型和 2 个 GⅣ基因型。最早分离的 NOV 毒株属于 GⅠ·1 型，但自 20 世纪 90 年代中期以来，70%～80% 的 NOV 暴发是由 GⅡ·4 造成的。2013 年后，中国大陆 GⅡ·17 引起的暴发呈上升趋势。为纪念 1968 年首次暴发 NOV 感染，将 GⅠ·1 仍称为诺瓦克病毒。最新研究发现 GⅤ组存在第 4 个开放阅读框（ORF4），与 ORF2 有重叠，并从 ORF2 进行替代翻译，编码毒粒因子 1（virulence factor 1，VF1），可能参与对宿主的先天免疫调节。

NOV 极易变异。ORF2 的 P2 区变异最大，其进化模式与流感病毒相似，都是在经历一段稳定时期后，发生一次抗原转换。基因重组也是变异的重要原因，重组主要发生在 GⅠ和 GⅡ

两组间，重组位点多发生在 ORF1 和 ORF2 重叠区。变异造成不同地区、不同时间的 NOV 流行型别均有所变化。此外，GⅡ·4 型病毒进化速率显著高于其他型别的病毒。

目前认为组织血型抗原（histo-blood group antigen，HBGA）是 NOV 的受体，介导病毒进入细胞。HBGA 是由二聚糖前体通过不同代谢途径得到的多聚糖类复合物，包括 LeA、LeB、LeX、LeY、H1、H3、A 和 B 等多种抗原，主要分布于红细胞表面以及肠道和呼吸道上皮细胞，也存在于人唾液等分泌物中。有研究显示，不同个体由于 HBGAs 的表达不同，造成对 NOV 的敏感性不同，如 O 型血的个体对 GⅠ·1 更易感，但该毒株不感染 B 型血人群。

目前，hNOV 感染的病理机制尚不明确。研究发现，NOV 仅能进入和穿透肠道上皮细胞，并不能在肠道上皮细胞内增殖。在感染 NOV 过程中，宿主的肠上皮结构始终保持完整，但有小肠绒毛变粗变钝等组织病理学变化，且 NOV 感染志愿者有明显的胃排空延迟和一过性脂肪、乳糖吸收不良。因此可以推断，NOV 导致腹泻主要是通过改变胃肠道的吸收和分泌功能，而不是通过破坏肠壁结构。

3. 诺如病毒疫苗的研究现状

迄今为止，关于人类 NOV 感染的致病机制研究与药物、疫苗的研发仍未取得突破性进展，其关键障碍是 NOV 一直没能实现体外培养，也未能构建成功合适的动物模型。虽然 2014～2016 年，Jones 和 Ettayebi 等分别以 B 细胞和人肠道上皮细胞成功实现了 hNOV 的体外培养，然而这两种增殖体系仍有诸多局限性。因此，通过传统的以病毒培养为基础的减毒活疫苗和灭活疫苗是不可行的。此外 NOV 具有多个基因型，不同基因型之间病毒结构、抗原性和免疫原性均不同，即使是同一基因型，不同流行时期的病毒在蛋白结构、抗原性和免疫原性方面也存在差异，从而导致不同基因型病毒、同一基因型不同时期病毒之间的交叉保护能力较弱。并且，NOV 进化快，病毒的变异较大。NOV 的这些特性，对疫苗的研发也提出了诸多挑战。

目前制备 NOV 疫苗的首选方法是通过基因工程技术获得 NOV 的主要结构蛋白，再将这些结构蛋白组装成病毒样颗粒（VLP）。全球多个实验室已经开展二价或者三价的 VLP 疫苗研究，有些已进入临床试验。从现有的研究结果来看，NOV 疫苗并不能阻止 NOV 感染，但可防止感染的人群发病。

P 颗粒亚单位疫苗是继 VLP 疫苗外另一研究热点。通过原核表达 VP1 的 P 区获得 P 颗粒疫苗，可诱导实验动物产生与 VLP 相近的免疫原性和保护效果。

第四节　经体液传播的病毒疫苗

经体液传播的病毒是指通过体液交换（包括唾液、血液、精液、阴道分泌液、腺液）而传播的病毒，包括乙型肝炎病毒、丙型肝炎病毒、丁型肝炎病毒、人乳头瘤病毒、人类免疫缺陷病毒等，此类病毒的传播可通过商业献血、输血、不洁注射及性接触等途径实现。

一、乙型肝炎疫苗

乙型肝炎简称乙肝，是由乙型肝炎病毒（hepatitis B virus，HBV）引起的以肝损害为主要特征的传染病。人类病毒性肝炎主要由 5 种病毒引起：甲型肝炎病毒（HAV）、乙型肝炎病毒（HBV）、丙型肝炎病毒（HCV）、丁型肝炎病毒（HDV）和戊型肝炎病毒（HEV）。它们均可引起急性肝炎，而 HBV、HCV 和 HDV 还常引发慢性肝炎。慢性肝炎可导致肝硬化，并可能发展为肝细胞癌（hepatocellular carcinoma，HCC）。

1. 乙型肝炎的流行病学

HBV 感染呈世界性流行，是目前对人类危害最大、传染面最广的肝炎病毒。据 WHO 报道，全球约 20 亿人感染过 HBV，其中 3.5 亿人发展为慢性 HBV 感染者。每年约有 100 万人死于 HBV 感染所致的肝衰竭、肝硬化和原发性肝细胞癌。2015 年，全球有 887 220 人死于 HBV 感染，其中 462 690 人死于 HCC，452 690 人死于肝纤维化，87 076 人死于急性肝炎。中国属于乙肝高流行国家，全国现有 HBV 慢性感染者约 9000 万，其中慢性乙肝患者约 2800 万。

HBV 感染既可以是短期的，也有可能变成终生的 HBV 携带者。通常认为如果患者没能在 6 个月内清除 HBV，那么 HBV 感染就由急性转为慢性。如果患者没有临床症状，肝功能检验正常，那么这些慢性感染者就是慢性携带者。HBV 感染转成慢性的可能性与初始感染年龄呈负相关，在感染了 HBV 的新生儿中，90% 以上的感染者会变成长期携带者。在 1～5 岁的 HBV 阳性儿童中，这一比例降低到 25%～50%，而免疫系统完好的成年人感染 HBV 后，只有不到 1% 的人会成为慢性感染者。因此，大多数最终发生肝硬化和肝癌的病人是幼年时感染 HBV 者。

HBV 传染源主要为乙肝急、慢性感染者，主要经血液、母婴及性接触传播。由于对献血员实施了严格的 HBsAg 和 HBV DNA 筛查，由输血或血液制品引起的 HBV 感染已罕见。母婴传播可发生在两个时期：一是产前宫内感染，病毒可通过胎盘由母体传给胎儿，在胎儿肝内定居和复制；二是在围产期，即分娩过程和产后密切接触中的传播。随着乙肝疫苗联合乙肝免疫球蛋白的应用，母婴传播已明显减少。与 HBV 阳性者发生无防护的性接触，特别是有多个性伴侣者，其感染 HBV 的危险性增高。

2. 乙型肝炎病毒

（1）病毒形态和生物学特性　　HBV 属于嗜肝 DNA 病毒科（*Hepadnaviridae*）正嗜肝 DNA 病毒属，是目前已知感染人类的最小的双链 DNA 病毒，主要在肝细胞内复制，可引发肝功能损伤。

具有感染性的成熟 HBV 为直径约 42nm 的球状颗粒（图 9-5），1970 年由 Dane 首次发现，因此又称 Dane 颗粒。血清中检出 Dane 颗粒是肝内病毒活跃复制的标志。Dane 颗粒具有双层衣壳（外衣壳和内衣壳），外衣壳由来源于宿主细胞的脂质双层和乙肝病毒表面抗原（hepatitis B virus surface antigen，HBsAg）组成。HBsAg 有大（L）、中（M）、小（S）三种分子形式。内衣壳是直径约 27nm 的核衣壳，由 180～240 拷贝的乙肝病毒核心抗原（hepatitis B virus core antigen，HBcAg）排列成正二十面体。内部含有病毒 DNA、mRNA 及 DNA 聚合酶（DNA polymerase，

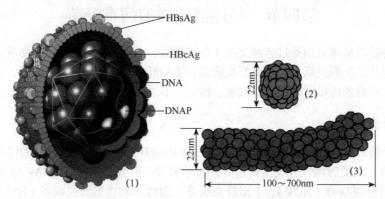

图 9-5　血液中乙型肝炎病毒的三种形态

（1）Dane 颗粒；（2）小圆球颗粒；（3）管状颗粒

DNAP）。HBV感染者血液在电镜下还可观察到另外两种颗粒：小圆球颗粒和管状颗粒，直径均为22nm，主要成分均为HBsAg。管状颗粒为小圆球颗粒"串联"而成。22nm的小圆球颗粒是患者和HBV携带者血清中最常见的形态，最高可达10×10^{13}个/mL，是HBV在肝细胞内复制时不配套增殖的多余产物，可能与协助Dane颗粒逃避血液循环中的抗-HBs的中和作用有关。小圆球颗粒和管状颗粒不含病毒的DNA，非完整的病毒颗粒，所以不具有感染性。

HBV的抵抗力较强，但不耐高温，在65℃ 10h、煮沸10min或高压蒸汽的条件均可将HBV有效灭活。环氧乙烷、戊二醛、过氧乙酸和碘伏对HBV也有较好的灭活效果。

（2）基因组和蛋白质结构　　Dane颗粒所携带的基因组为带有缺口的松弛环状DNA（relaxed circular DNA，rcDNA）。两条DNA链的长度不同，长链长度固定，约3.2kb，因与病毒的mRNA互补，被定为负链（－），有转录和翻译蛋白的功能，含4个开放阅读框（ORF），即S、C、P和X。各ORF间相互重叠，以不同的启动子编码不同的蛋白；短链为正链（＋），长度可变（5′端固定，3′端不固定），为长链的50%～100%，只有复制功能。长链和短链的5′端以250～300个互补的碱基对形成和维持HBV DNA分子的环状结构，这一配对区域称为黏性末端，是病毒DNA成环与复制的关键序列。在黏性末端两侧各有11bp组成的顺式重复序列（direct repeats，DR）。图9-6显示了HBV的基因组结构特点。

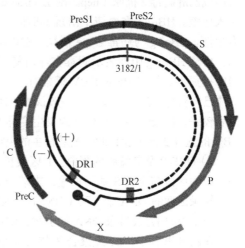

图9-6　乙型肝炎病毒基因组结构模式图　　彩图9-6

1）ORF-S及其编码的蛋白。ORF-S含有三个不同的启动子，使得S区形成S、前S2（Pre S2）和前S1（Pre S1）基因，这3个基因分别编码小分子HBsAg、前S2蛋白和前S1蛋白。前S2蛋白与小分子HBsAg组合成中分子HBsAg，前S1与中分子HBsAg构成大分子HBsAg。病毒高复制期的HBsAg阳性携带者，血清内3种分子的HBsAg均呈高水平，肝细胞内3种抗原含量相等；而在病毒低复制期的HBsAg携带者，大分子HBsAg大量贮积于肝细胞内，血清中含量很少。

HBsAg的抗原性较复杂，有1个属特异性抗原决定簇"a"和至少2个亚型决定簇"d/y"和"w/r"（两组互相排斥的抗原决定簇），可分别组成adw、ayw、adr和ayr血清型。自HBsAg的N端起，第122位氨基酸若为赖氨酸即d亚型，若为精氨酸则为y亚型；第160位氨基酸若为赖氨酸则为w亚型，若为精氨酸则为r亚型。此外，还有少见的q、g、n、x和t等亚型决定簇。HBV血清型分布有明显的地区差异，并与种族有关，如欧美主要是adw型，我国汉族以adr为多见，而新疆、西藏、内蒙古等地区的少数民族以ayw为主。但因ad和ay均有一个共同抗原"a"，故有交叉保护作用。

HBsAg是HBV主要的保护性抗原，能引起动物及人体产生抗-HBs，还能诱导细胞免疫。抗-HBs是一种保护性中和抗体，能在体内存在相当长的时间。以HBsAg作为疫苗免疫机体产生的抗-HBs，具有抗HBV感染的作用。

血清HBsAg阳性见于急性肝炎、慢性肝炎或无症状携带者。急性乙型肝炎患者处于恢复期后，随着HBsAg的逐步消失，血清中出现抗-HBs。

2）ORF-C及其编码的蛋白。ORF-C含有2个启动子，形成C基因及前C（Pre C）基因，分别编码病毒的 HBcAg 和前 C 蛋白。HBcAg 和前 C 蛋白组合成 e 蛋白。

HBcAg 为 HBV 的核心蛋白，根据亚型不同，由 183 个或 185 个氨基酸构成。血液中 HBcAg 因数量较少不易查出，但因其抗原性很强，有少量释放到血液中便可产生抗 -HBc。抗 -HBc 在 HBV 感染的早期便出现在血清中，且可在体内存在多年，因此是既往感染的标志，在血液中查出抗 -HBc，只证明曾被 HBV 感染过或正在遭受感染，也可能该患者已经康复并产生了抗 -HBc。抗 -HBc 不能清除病毒颗粒，对机体不具有保护作用，但 HBcAg 是机体细胞毒 T 细胞的主要靶抗原。

e 蛋白是一种非结构蛋白，被认为有促进 HBV 成熟的作用。e 蛋白 C 端发生一系列降解后形成乙肝病毒 e 抗原（hepatitis B virus e antigen，HBeAg），从被感染的肝细胞内分泌出来，进入血液。HBeAg 在血清中出现的时间稍后于 HBsAg，一般血清 HBeAg 阳性者，HBsAg 也为阳性。HBeAg 与病毒 Dane 颗粒、HBV-DNA 具有伴随关系，是 HBV 复制活跃的血清学指标，血清 HBeAg 阳性表示病毒在体内复制，此时患者的传染性强。HBeAg 与 HBcAg 具有相同的抗原性。抗 -HBe 对 HBV 感染有一定的保护作用，阳性说明病毒复制减少，传染性弱，机体已经获得一定的免疫力。一般认为，HBeAg 阳性者传染性强，预后差，而抗 -HBe 阳性者预后较好，传染性小。前 C 基因发生变异的 HBV 株失去表达 HBeAg 的能力，但仍照常复制，HBV 的这种变异可能有助于逃避宿主的免疫攻击。

3）ORF-P 及其编码的蛋白。P 区最长，约占基因组长度的 75%，前端与 C 基因的后段重叠，中间区段与全部 S 基因重叠，末端与 X 基因的大部分重叠。编码多种功能蛋白，包括具有反转录活性的 DNA 聚合酶（DNAP）、RNA 酶 H（RNase H）和末端蛋白（terminal protein，TP）。末端蛋白是反转录 DNA 的引物；RNA 酶 H 在反转录过程中负责降解前基因组 RNA。

在乙肝患者中，DNA 聚合酶与 HBeAg 和 HBV DNA 存在明显的相关性，血中 DNAP 阳性提示 HBV 活跃复制及有传染性。

4）ORF-X 及其编码的蛋白。X 区编码的蛋白称为 HBxAg，可顺式激活 HBV 的基因，增强 HBV 基因的复制和表达，也能反式激活宿主细胞的某些原癌基因，与 HBV 引起的肝细胞癌的发生、发展有关。

（3）病毒的复制过程　HBV 病毒颗粒从被感染的肝细胞释放至血液，少量的病毒颗粒还可以在唾液、精液及乳汁中检出，使得血液与体液具有感染性。近年研究发现，肝细胞膜上的钠离子 - 牛磺胆酸协同转运多肽是 HBV 感染所需的细胞膜受体。进入肝的 HBV Dane 颗粒通过其外膜蛋白上的前 S1 和前 S2 蛋白吸附于肝细胞膜上，经胞饮作用进入肝细胞，在细胞质内脱核衣壳。随后 HBV rcDNA 进入细胞核，在病毒 DNA 聚合酶催化下两条链的缺口被补齐，进而形成具有超螺旋结构的共价闭合环状 DNA（covalently closed circular DNA，cccDNA）。然后以 cccDNA 为模板转录成大小分别为 3.5kb、2.4kb、2.1kb 和 0.7kb 的 4 种 mRNA。3.5kb mRNA 主要编码 DNA 多聚酶、HBcAg 及前 C 蛋白；2.4kb mRNA 主要编码大分子 HBsAg；2.1kb mRNA 主要编码中、小分子 HBsAg；0.7kb mRNA 主要编码 HBxAg。

3.5kb mRNA 还是反转录合成 HBV DNA 的模板，利用病毒 DNA 聚合酶的逆转录酶活性合成全长的基因组负链 DNA，再以负链作为模板，通过病毒 DNA 聚合酶的作用，合成正链 DNA，形成新的 HBV rcDNA。因此，3.5kb mRNA 又称为病毒的前基因组 RNA（pregenomic RNA，pgRNA）。新合成的 HBV rcDNA 一方面进入细胞核转化为新的 cccDNA，补充细胞内的 cccDNA 分子库，使每个肝细胞中保持 5~50 个 cccDNA 分子；另一方面与病毒蛋白装配成新的完整 HBV，释放至细胞外，再感染健康的肝细胞。

cccDNA 是一种复制中间体，作为 HBV 复制的原始模板，量虽少却十分稳定，且对抗病毒药物不敏感，是导致 HBV 难以清除的重要因素，它的长期存在也是造成 HBV 慢性感染以及抗病毒药物停用后病情反复的关键因素之一。

（4）HBV 的基因分型　　根据基因序列差异＞8% 划分，全球已确认 HBV 有 10 种基因型（A~J）。在同种基因型内，根据基因序列差异＞4% 的原则，又分为不同的亚型。已发现 A 基因型有 7 个亚型（A1~A7），B 基因型有 9 个亚型（B1~B9），C 基因型有 12 个亚型（C1~C12），D 基因型有 8 个亚型（D1~D8），F 基因型有 4 个亚型（F1~F4）。我国主要以 B、C 基因型为主，约 60% 为 C 型，30% 为 B 型，另有少数 D 型和 B 型、C 型混合感染型。

3. 乙型肝炎疫苗的研究和应用

至今尚无有效药物用于 HBV 感染的治疗，接种乙肝疫苗（hepatitis B vaccine，HepB）是预防乙肝的根本措施。由于 HBV 不能在离体的组织细胞中生长繁殖，因此，制造 HepB 不能用传统的方法进行。1971 年 S. Krugman 首次证明了乙肝患者血浆中的 22nm 小圆球颗粒（HBsAg）加热后接种黑猩猩可产生保护性抗体，并能抵抗 HBV 的攻击。这一研究结果促进了乙肝疫苗的研制。迄今，乙肝疫苗的研发和使用经历了血源性 HepB 和基因工程 HepB 两个阶段。

（1）乙肝血源疫苗　　乙肝血源疫苗是 20 世纪 70 年代末研制成功的，为第一代乙肝疫苗，是利用生物化学方法，从乙肝病毒携带者的血浆中沉淀和纯化 HBsAg，然后通过化学或加热的方法将可能残留的病毒变性灭活，再吸附到铝佐剂上而制成的亚单位疫苗。1964 年 Blumberg 等在 HBV 携带者血液中发现了 HBsAg，且每毫升血清最高可含有 10^{13} 个 HBsAg 颗粒，加上人群中存在较多的无症状带毒者，这就为制造血源疫苗提供了条件。1981 年美国及大多数欧洲国家批准使用乙肝血源疫苗。我国血源疫苗于 1985 年正式获批生产，1992 年纳入新生儿计划免疫管理。

HBV 血源疫苗在全世界范围内广泛使用多年，其安全性基本可以保证，效果也非常好。接种过乙肝血源疫苗后可以获得 3 种免疫保护效果：防止感染、防止疾病及防止感染后转变成慢性携带者。但也存在以下几个问题：在所有接受血源疫苗免疫的人群中，约有 5% 的人不能产生足以检测的抗 HBV 抗体；血源疫苗毕竟是用乙肝病毒携带者的血浆制备的，不能排除存在感染性因子的可能；随着疫苗的使用，携带者血浆的来源受到限制。此外，由于基因工程重组技术的成功应用，血源性乙肝疫苗很快被基因工程疫苗取代。我国自 1998 年停止生产乙肝血源疫苗，并于 2000 起停止使用该疫苗。

（2）基因工程乙肝疫苗　　基因工程 HepB 被第称为第二代乙肝疫苗，是利用重组 DNA 技术，采用酵母表达系统或 CHO 工程细胞表达 HBV 的 HBsAg，经纯化和添加佐剂后制成的亚单位疫苗，又称重组 HepB。

目前国际上制造乙肝基因工程疫苗通常使用 3 种细胞表达系统：酿酒酵母、汉逊酵母和 CHO 细胞。酿酒酵母表达系统由美国 Merck Sharp & Dohme（MSD）公司在 1986 年首先研制成功，我国 1989 年由北京生物制品研究所从该公司引进相关生产技术，1994 年开始试生产。汉逊酵母表达系统由德国莱茵生物技术公司于 20 世纪 90 年代研制成功，我国大连高新（汉信）生物制药有限公司于 1998 年引进该技术，2004 年开始商业化生产。20 世纪 80 年代初，由中国预防医学科学院病毒学研究所克隆出我国乙肝病毒流行株 adr 亚型的 HBsAg 基因，并构建质粒，转染 CHO 细胞，筛选出高效表达 HBsAg 的 CHO 工程细胞，1986 年联合长春生物制品研究所和中国药品生物制品检定所，共同开发了我国第一个基因工程重组（CHO 细胞）乙肝疫苗，90 年代初获批进行生产。

与血源疫苗相比，重组乙肝疫苗的免疫原性更好、纯度和安全性更高，价格更低廉，因此出现不久便取代了血源疫苗而被广泛应用，大大降低了乙肝流行国家及地区的 HBV 携带率及乙肝发病率。截至 2014 年底，有 184 个国家推行了婴幼儿乙肝疫苗接种。我国 2002 年将乙肝疫苗正式纳入儿童计划免疫，对全国所有新生儿实行免费接种。3 针免疫后的抗 -HBs 阳转率达 85%～100%，抗体应答者的保护效果可持续至少 12 年。疫苗的副反应轻微，一般无全身反应。HepB 还可配合乙肝特异性免疫球蛋白阻断母婴传播，阻断效率达 90% 以上。HepB的大量应用使得我国 HBV 感染与乙肝表面抗原阳性率呈逐年下降趋势：1992 年，我国人群 HBsAg 阳性率为 9.7%；2002 年为 9.09%；2006 年下降至 7.2% 以下；2016 年为 6.1%；1999年以后出生的人群乙肝带毒率下降至 1% 以下。

基于基因工程的 HepB 还有韩国和古巴正在使用的重组 DNA 疫苗。

重组 HepB 除了作为单一成分使用外，还可与其他疫苗配合制成联合疫苗，如与甲肝疫苗联合制成二联疫苗，与无细胞百白破疫苗联合制成四联疫苗，与百白破和 b 型流感嗜血杆菌疫苗联合制成五联疫苗，与百白破、b 型流感嗜血杆菌和灭活脊髓灰质炎疫苗联合制成六联疫苗等。

二、人乳头瘤病毒疫苗

1. 流行病学

人乳头瘤病毒（human papilloma virus，HPV）是一种常见的生殖道感染病毒，具有高度种属特异性和嗜上皮性，主要感染人体特异部位，如皮肤、黏膜的复层鳞状上皮，除可引起人类皮肤、黏膜等部位发生疣外，还可引起恶性肿瘤，尤其与宫颈癌的发生密切相关。我国HPV 感染导致 5.4% 的女性肿瘤和 0.5% 的男性肿瘤，其中宫颈癌占 82.7%。

HPV 主要通过性接触传播，而且感染多发生在性活跃的妇女之中。人类感染 HPV 十分普遍，一个人常常同时感染多种亚型的病毒。至少 80% 的妇女在 50 岁之前曾经感染 HPV。大多数 HPV 感染者没有明显的症状与体征，但可作为传染源在人群中广泛传播。70%～90% 的HPV 感染者能够在 1～2 年内依靠自身免疫系统完全清除病毒。但因 HPV 可从多方面影响宿主细胞的生物学特征，逃避机体免疫系统的监视，使得 5%～10% 的感染者出现持续感染，这些持续感染极有可能导致癌变。从感染到癌变，一般需 10～15 年，最长可达 30 年。

HPV 在自然界广泛存在，目前已确定 200 多种基因型。根据感染部位的不同，可将 HPV分为嗜皮肤型 HPV 和嗜黏膜型 HPV。嗜皮肤型主要与寻常疣、扁平疣、疣状表皮发育不良等疾病有关；嗜黏膜型主要感染部位为泌尿生殖道、肛周、口咽部的黏膜上皮，可引起这些部位的各种疣状增生、癌前病变及癌。根据致癌性的高低可分为低危型（low-risk HPV，LR-HPV）和高危型（high-risk HPV，HR-HPV）。大部分 HPV 为低危型，不引起任何疾病或只引起良性增生，其中 HPV6、HPV11 感染可引起 90% 的生殖器疣。据估计，全球由 HPV6 和 HPV11 引起的生殖器疣约 3000 万，其中 20%～50% 的病变中含有 HR-HPV 的混合感染。HR-HPV 包括 12 种与人类癌症明确相关的型别（HPV16、HPV18、HPV31、HPV33、HPV35、HPV39、HPV45、HPV51、HPV52、HPV56、HPV58、HPV59）和其他致癌性证据有限的型别（如HPV66、HPV68、HPV73）。几乎所有的宫颈癌、88% 的肛门癌、78% 的阴道癌、15%～48%的外阴癌（与年龄有关）、51% 的阴茎癌和 13%～60% 的口咽癌（随地区变化）由 HR-HPV 的持续感染导致，其中 HPV16、HPV18 是最主要的感染型别，在全球范围内 HPV16 和 HPV18引起约 71% 的宫颈癌。我国宫颈鳞癌患者中，HPV16 最常见（76.6%），其次是 HPV18（7.9%）、HPV31（3.2%）、HPV52（2.2%）和 HPV58（2.2%）；宫颈腺癌患者中 HPV16、HPV18 型的感染率分别是 35.1% 和 30.6%。

2. 人乳头瘤病毒

HPV 属乳头多瘤空泡病毒科（*Papovaviridae*）乳头瘤病毒属，为一组无胞膜的双链闭环小 DNA 病毒，人的皮肤和黏膜上皮细胞为其主要宿主细胞。病毒颗粒为直径 50～55nm 的对称二十面体，表面含有 72 个壳微粒。

（1）基因组和蛋白质结构　　HPV 基因组长 7.8～8.0kb，依功能不同分为早期区（early region，ER）、晚期区（late region，LR）和上游调节区（upstream regulation region，URR）。ER 编码 6 个早期蛋白：E1、E2、E4、E5、E6 和 E7。E1 具有 ATP 依赖性解旋酶活性，主要参与病毒复制，E2 是主要的病毒转录因子，参与转录调节。E1 和 E2 蛋白可特异结合 URR 区的特定 DNA 序列，调节其他基因的转录。E2 可抑制 *E6* 和 *E7* 基因的转录，如果 *E2* 基因丢失或失活，会导致 *E6*、*E7* 的持续和过度表达。E4 调节病毒的复制和成熟，并具有破坏宿主细胞骨架的作用。E5 具有较弱的转化活性；E6 和 E7 为癌蛋白，可导致人类上皮细胞发生转化。LR 编码 2 个病毒衣壳蛋白，其中 L1 为病毒衣壳的主要组成成分，占衣壳蛋白总量的 80%～90%。体外表达的 HPV L1 可自动组装成病毒样颗粒（VLP），而这种 VLP 具有较强的免疫原性，可诱导机体产生高滴度的中和抗体，并可阻碍 HPV 感染。L2 为次要衣壳蛋白，对病毒颗粒的组装和 DNA 包装起重要作用，并参与病毒感染的整个过程，包括吸附、入胞和入核等。目前研究显示，L2 蛋白中含有许多广谱中和表位，具有发展成广谱疫苗的潜力。URR 为非编码区，含有 HPV 基因组 DNA 的复制起点和 HPV 表达所必需的调控元件，主要控制早、晚区基因的转录和病毒颗粒的合成。

（2）HPV 感染和宫颈癌的发生　　大部分情况下，HPV 通过上皮的微小损伤进入机体，并到达黏膜的基底层，以 α-6 整合素（α-6 integrin）等作为受体，感染并进入基底层上皮细胞。病毒在早期基因 *E1* 和 *E2* 的作用下，在每个感染的基底层细胞内复制出 50～100 个拷贝的基因组。随着基底层细胞向上皮的顶层迁移，病毒晚期基因开始表达。在上皮的最外层，病毒 DNA 被组装进衣壳，形成完整的病毒颗粒。HPV 感染不引起细胞裂解，病毒颗粒经细胞的退行性改变而释放到细胞外（图 9-7）。HPV 感染上皮细胞后并不进入人体血液循环，因此并不能直接暴露于机体免疫系统，仅 50% 的妇女血清中可检测到低滴度的无保护作用的 HPV 抗体，从而使得大量病毒有机会继续感染上皮细胞。

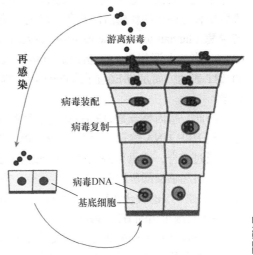

图 9-7　HPV 在上皮内的生活史　　彩图 9-7

虽然 HPV 感染在人群中很普遍，甚至高达 80% 有性生活的女性感染过 HPV，但发展成宫颈癌的比例却很低。一般认为，宫颈癌的发生与 HR-HPV 的基因整合和 E6/E7 蛋白在宫颈上皮细胞中的过度表达有关。HR-HPV 感染细胞后，病毒 DNA 可以整合入宿主细胞染色体。整合入的病毒 DNA 一般不是完整的病毒基因组，有全部的 *E6* 和 *E7* 基因，但无结构蛋白基因，因此不能复制出子代病毒。在整合有 HR-HPV DNA 的细胞内，由于 *E2* 基因表达障碍，低水平的 E2 蛋白不能抑制 *E6*、*E7* 基因转录而产生过量的 E6 和 E7 蛋白。高表达的 E6 和 E7 分别通过 P53 途径和 pRb 途径干扰细胞周期、抑制细胞凋亡，并激活端粒酶，使细胞永生化，最终导致细胞发生癌变。

机体细胞经常会受到各种物理（如紫外线）和化学（如亚硝酸盐）因素的作用使 DNA 受损。正常细胞 DNA 受到一定程度损伤时，抑癌基因 *p53* 表达的 P53 蛋白水平升高，使细胞周期停止于 G_1 期，从而有时间进行 DNA 修复。如果 DNA 损伤不很严重，P53 蛋白能促进 DNA 修复而维持细胞基因组的完整性；当 DNA 损伤严重时，P53 蛋白可诱导细胞发生凋亡或使细胞老化，从而避免突变的发生。过表达的 E6 蛋白与细胞内的 E6 相关蛋白（E6-associated protein，E6AP，一种 E3 泛素连接酶）结合，使 P53 蛋白与泛素连接而进入蛋白酶体泛素化，结果导致 P53 蛋白被泛素 - 蛋白酶体系统过度降解。P53 蛋白过度降解的后果，是细胞在 DNA 受损伤后细胞周期不能停止，细胞没有机会修复受损的 DNA，也不能发生凋亡或老化，细胞基因组的 DNA 突变不断累积，并最终导致细胞发生恶性转化。P53 蛋白的降解还会导致致癌蛋白 c-Met 表达的增加，从而促进细胞的增殖和扩散。此外，E6 还可以剂量依赖的方式激活 Wnt-TCF 信号转导通路，其中 Wnt-11 可促进细胞增殖，抑制细胞凋亡。

E7 蛋白通过结合视网膜母细胞瘤抑制基因的表达产物（pRb 蛋白）及其家族成员 P107 和 P130，使 pRb 失活。非磷酸化的 pRb 家族蛋白可结合转录因子 E2F 家族成员，抑制与 DNA 合成和细胞周期进展有关的基因转录。pRb 可被细胞周期素依赖性蛋白激酶（cyclin-dependent kinases，CDK）磷酸化而释放出 E2F，导致细胞周期从 G_1 期进入 S 期。E7 与非磷酸化的 pRb 结合，释放 pRb-E2F 复合物中的 E2F，使得细胞周期过早地进入 S 期。

E6 和 E7 蛋白还可上调端粒酶表达而使细胞永生化。端粒酶能以自身携带的 RNA 为模板，以染色体 DNA 3′ 端为引物延伸端粒 DNA，使端粒 DNA 保持一定长度。正常机体细胞除生殖细胞和干细胞外端粒酶活性很低，随着细胞的分裂端粒逐渐缩短，因此存在寿命限制；而癌细胞端粒酶表达上调，可以无限增殖或具有了永生化的特性。研究显示：HPV 相关的癌细胞中普遍存在端粒酶活性升高的情况，端粒酶活性的升高主要是由于其催化亚基人端粒酶逆转录酶（human telomerase reverse transcriptase，hTERT）的表达上调，E6 蛋白和 E7 蛋白均与 hTERT 表达上调相关。E6 蛋白通过多种机制促进 hTERT 的表达。E7 蛋白不直接诱导端粒酶 hTERT 表达，而是与 E6 蛋白协同作用，提高 hTERT 启动子的活性，从而促进 hTERT 基因的转录。

因此，基因整合是 HR-HPV 引起宫颈癌的主要始发因素。在约 90% 的宫颈癌组织中，可检测到 HPV DNA 整合的存在。HR-HPV DNA 整合可发生在包括性染色体在内的所有染色体上。通过整合，病毒可潜伏在上皮细胞内多年，一旦人体免疫力降低，潜伏的病毒即可恢复活力，引起感染部位的良性和恶性病变。有研究表明，不同型别的 HPV 整合率不同，HPV16/HPV18/HPV45 的整合率较高，而 HPV31/HPV33 的整合率较低。

3. 目前可用的 HPV 疫苗

研究者针对不同的靶点，开发了多种不同机制的 HPV 疫苗，包括病毒样颗粒（VLP）疫苗、肽类及蛋白类疫苗、载体疫苗及 DNA 疫苗等，其中以 VLP 疫苗最为成熟。目前已上市的 3 种预防性 HPV 疫苗（二价、四价和九价疫苗），均是基于重组 L1 蛋白的 VLP 疫苗。二价疫苗主要是 GSK 公司于 2009 年上市的"Gervarix"，含有 HPV16/HPV18 两种亚型的抗原，是 C 端截短的 L1 蛋白组装成的 VLP 重组疫苗，其表达系统是杆状病毒 - 昆虫细胞，佐剂为 AS04（主要成分是氢氧化铝和单磷酰脂质 A）。四价和九价疫苗主要是 Merk 公司的"Gardasil/Silgard"（包含 HPV6/HPV11/HPV16/HPV18 的抗原）和"Gardasil 9"（包含 HPV6/HPV11/HPV16/HPV18/HPV31/HPV33/HPV45/HPV52/HPV58 的抗原），分别于 2006 年和 2014 年上市，其表达系统均为酿酒酵母，佐剂为单一的铝佐剂（羟基磷酸硫化铝）。

3 种 HPV 疫苗均是肌内注射途径接种，共注射 3 次，6 个月内完成，但接种时间略有不同。WHO 组织提出 HPV 疫苗接种的最佳年龄是 9～26 岁。美国免疫接种实践咨询委员会推荐，女性可在 11 或 12 岁接种二价或四价疫苗，男性可在 11 或 12 岁接种四价疫苗；13～26 岁的女性及 13～21 岁的男性可接种九价疫苗，男 - 男性接触者及免疫功能不全者可推迟至 26 岁。根据临床试验和上市后效果评估数据，二价和四价疫苗对 HPV16/HPV18 导致的宫颈高度癌前病变及癌、阴道和外阴高度癌前病变及癌的保护率可达 98.0%～100%；四价疫苗还可以预防 90%～100% 的 HPV6/HPV11 引起的男性阴茎、肛周及外阴的尖锐湿疣；九价疫苗除具有不劣于四价疫苗对 HPV6/HPV11/HPV16/HPV18 持续感染及相关病变的预防效果外，还能预防约 97% 的由 HPV31/HPV33/HPV45/HPV52/HPV58 引起的宫颈、外阴及阴道部位的高度癌前病变和癌；二价和四价疫苗还可对 HPV16/HPV18 之外的其他 HR-HPV 型别有一定程度的交叉保护作用，尤其是对 HPV31/HPV33/HPV45。

截至 2017 年，全球已有 70 多个国家将女孩接受 HPV 疫苗纳入其国家免疫规划，有 6 个国家也同时将男孩 HPV 疫苗接种纳入其中。二价、四价和九价疫苗分别于 2016 年、2017 年和 2018 年获得批准，在内地上市。

现行的 HPV VLPs 疫苗虽然已被临床证明有效且安全，但仍存在以下问题：①因较高的生产成本及冷链运输要求，使其在低收入水平地区的推广受阻；②疫苗具有型别限制性，即只对疫苗内 VLPs 相同型别的 HPV 产生较强的保护效力，虽然有临床数据显示，HPV 疫苗对极为相近的型别能产生交叉保护，但能检测到的交叉保护水平不理想。因此，需要开发既价格低廉，又能够针对不同型别提供广泛保护的 HPV 疫苗。此外，现有的预防性疫苗主要是诱导机体产生抗衣壳蛋白 L1 的中和抗体，阻止病毒感染，而对于已发生的 HPV 感染及其引起的病灶尚无合适的疫苗可以使用。因此，开发可特异地清除病毒及被病毒感染的宿主细胞的治疗性HPV 疫苗，也是研究者正在努力的方向。

三、艾滋病及其疫苗的研究

艾滋病即获得性免疫缺陷综合征（acquired immune deficiency syndrom，AIDS），是免疫系统受到侵犯的一种独特疾病，1981 年在美国首次发现。其病原体是一种反转录病毒——人类免疫缺陷病毒（human immunodeficiency virus，HIV），也称艾滋病病毒，主要侵犯人类 CD4$^+$ 免疫细胞，引起免疫功能严重缺陷，导致以机会感染、恶性肿瘤和神经系统病变为特征的临床综合征。

1. 艾滋病的流行病学

1981 年 6 月，美国疾病控制与预防中心（CDC）的科学家从男同性恋者肺孢子菌肺炎中发现并报告了首个 AIDS 病例。1983 年，法国科学家 Luc Montagnier 和美国科学家 Robert Gallo 领导的研究小组先后分离到引起 AIDS 的病毒，分别命名为淋巴结病变相关病毒（lymphadenopathy-associated virus，LAV）、人类Ⅲ型嗜淋巴细胞病毒（human T-lymphotropic virus-Ⅲ，HTLV-Ⅲ）和艾滋病相关病毒（AIDS-associted retrovirus，ARV）。经确认为同一种病毒后，1986 年国际病毒分类委员会（ICTV）统一命名该病毒为"Ⅰ型人类免疫缺陷病毒（HIV-1）"。

艾滋病蔓延速度快，死亡率高，已在全球广泛流行，是目前最严重的传染病之一。截至 2017 年底，全球累计感染者 7400 多万人，其中约 3500 万人已死于艾滋病，每年仍有 200 多万新发感染病例和 100 多万人死亡。我国 1985 年发现首例艾滋病患者，截至 2017 年底，报告的现存活 HIV 感染者和艾滋病患者 758 610 例，当年新发现 HIV 感染 134 512 例（其中 95% 以上通过性途径感染）。

无症状 HIV 感染者和 AIDS 患者均具有传染性。HIV 主要存在于传染源的血液、精液、阴道分泌物、胸腹水、脑脊液、羊水和乳汁等体液中。传播途径主要有：性接触（包括不安全的同性、异性和双性性接触）传播、血液和血制品（包括共用针具静脉注射毒品、不安全规范的介入性医疗操作、文身等）传播和母婴传播（包括宫内感染、分娩时和哺乳传播），其中性传播是目前世界范围内 HIV 的主要传播途径。人群普遍易感，男男同性性行为者、静脉注射毒品者、与 HIV 感染者有性接触者、多性伴人群等为高危人群。由于 HIV 的遗传物质在宿主体内终身存在，所以受染个体终身可作为 HIV 的传染源。人体受到 HIV 感染与艾滋病症状出现之间的潜伏期，甚为长久。在这个漫长又无症状的潜伏期，受染者可作为长期的传染源，随时可将病毒传递给与其接触的 HIV 易感者。因此，控制 HIV 在人群中的散布是一项非常复杂和艰巨的任务。

目前尚无证据说明，HIV 能通过喷嚏、握手、共用茶杯、昆虫叮咬或与 HIV 感染者同住一室而获得传播。

2. HIV 的病原学

（1）HIV 的结构和抵抗力 HIV 属于反转录病毒科（*Retroviridae*）慢病毒属（*Lentivirus*）。成熟 HIV 病毒为有包膜的球形颗粒，直径 100～200nm（图 9-8）。

毒粒外层为来源于宿主细胞膜的膜质结构形成的外膜或称包膜，其中嵌有外膜糖蛋白 gp120 和跨膜糖蛋白 gp41，二者以非共价键结合成三聚体复合物，有规则地排列在包膜上。每个完整的病毒颗粒表面含有大约 70 个包膜糖蛋白复合体，在病毒吸附与穿入靶细胞中起重要作用，并且是中和抗体的主要靶抗原。gp120 有 24 个可糖化位点，其糖基化是 gp120

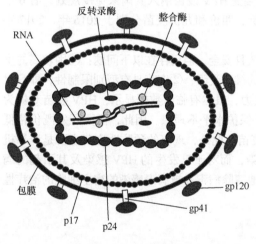

图 9-8 HIV 结构模式图

彩图 9-8

与 CD4 受体结合所必需的。胞膜上还有散在的来自宿主细胞表面的蛋白抗原成分，如人类淋巴细胞抗原、Ⅰ型和Ⅱ型主要组织相容性抗原复合体（MHC-Ⅰ和 MHC-Ⅱ）分子等。

病毒核心由核心蛋白 p24 包裹成锥形，每个病毒颗粒大约含有 2000 个核心蛋白分子。p24 可刺激机体产生保护性免疫应答。核心内含有以下几种成分：两个相同拷贝的单股正链 RNA；病毒复制相关酶类，包括反转录酶（p66/p51）、整合酶（p32）及蛋白酶（p11）。核心蛋白的外侧为 p17 形成的内膜。

HIV 在外界环境中的生存能力较弱，对热、阳光、干燥、酸碱、化学品均较敏感。56℃处理 30min 可使 HIV 在体外对人 T 淋巴细胞失去感染性，但不能完全灭活，100℃处理 20min 可将 HIV 完全灭活。常用消毒剂如 10% 漂白粉、2% 戊二醛、4% 甲醛溶液、70% 乙醇、0.2% 次氯酸钠等均能灭活病毒。高温和化学消毒可以达到对 HIV 污染的物品和医疗器具等消毒的目的。紫外线或 γ 射线不能灭活 HIV。

（2）HIV 分型 根据毒株的同源性和流行特征，可将 HIV 分为 HIV-1 和 HIV-2 两型，二者的基因序列有 45%～60% 的同源性。HIV-1 对人的致病性和传染性均比 HIV-2 强，是目前引起 AIDS 的最主要病原体，广泛流行于全世界。HIV-2 与猴免疫缺陷病毒（simian immunodeficiency virus, SIV）的遗传关系更为密切，主要流行于西部非洲。

根据结构基因 *gag* 和 *env* 序列的差异，HIV-1 可进一步分为组（groups）、亚型（subtypes）、亚亚型（sub-subtypes）、流行重组型（circulating recombinant forms, CRFs）。目前已发现

HIV-1 有 4 个组：M、O、N 和 P 组。M 组病毒广泛流行于全球各地，90% 以上 HIV-1 感染源于 M 组，其传染力与致病力显著强于 O 组病毒及 HIV-2；O 组病毒主要流行于非洲中西部，N、P 组病毒基本局限于非洲中部。M 组病毒已发现有 11 种（A、B、C、D、E、F、G、H、I、J 和 K）亚型、4 种亚亚型（A1、A2、F1 和 F2）、78 种 CRFs，以及大量的独特重组型（unique recombinant forms，URFs）。不同亚型的传染力、适应性、毒力可能存在差异，并可对疾病进展产生影响。

HIV-2 也发现有 A～H 共 8 个亚型。

我国以 HIV-1 为主要流行株，已发现的有 A、B（欧美 B）、B′（泰国 B）、C、D、F、G、H、J 和 K 10 个亚型，还有不同流行重组型。1999 年起在我国部分地区发现有少数 HIV-2 感染者。

根据对辅助受体（主要是趋化因子受体）利用的特性，可将 HIV 分为 X4 和 R5 毒株。R5 型毒株通常只利用 CCR5，而 X4 型毒株常常同时利用 CXCR4、CCR5 和 CCR3 受体。

（3）HIV 基因和蛋白质组成　　HIV 基因组由两条正股 RNA 链在 5′ 端通过部分碱基互补配对成二聚体。每条 HIV RNA 全长约 9.7kb，包含 3 个结构基因（*gag*、*pol* 和 *env*）、6 个调节基因（*vif*、*vpr*、*vpu/vpx*、*nef*、*tat*、*rev*）及 3′ 端和 5′ 端的长末端重复序列（long terminal repeat，LTR），其中 *vpu* 为 HIV-1 所特有，相应的基因在 HIV-2 和 SIV 为 *vpx*。

gag 编码聚合蛋白 p55，经蛋白酶切割后形成核心蛋白 p24、内膜蛋白 p17 和核衣壳蛋白 p7、p6、p2 等。*pol* 编码病毒复制所需的酶类，包括两种不同相对分子质量的反转录酶（p51-53 和 p64-68）和一种整合酶（p31-34）。*env* 编码包膜糖蛋白前体 p88，经糖基化后形成 gp160。gp160 在 511 位被蛋白酶裂解为 gp120 和 gp41。在 gp120 的肽链上，易变区的 V3 肽段是与宿主细胞表面辅助受体 CCR5/CXCR4 结合的部位，也是中和抗体结合的位点，保守区的 C4 肽段是病毒与宿主细胞表面 CD4 分子结合的部位。gp41 的疏水性氨基末端具有介导病毒胞膜与宿主细胞融合的作用。*pol* 和 *gag* 的重叠区编码具有蛋白酶活性的 p10，它在裂解上述 HIV 蛋白前体成终末成熟蛋白的过程中起主要作用。

6 个调节基因编码的蛋白质参与病毒的转录、复制和病毒装配过程的调控，影响新病毒的产生和病毒的感染能力。*tat* 和 *rev* 分别编码调节蛋白 Tat 和 Rev。Tat 是 HIV 复制的关键调节蛋白，通过结合病毒 RNA 的 TAR 区（trans-acting response element）诱导转录；Rev 促进 HIV RNA 的出核。*vif*、*nef*、*vpu* 和 *vpr* 分别编码辅助蛋白 Vif、Nef、Vpu 和 Vpr。Nef 和 Vpr 作用于病毒的长末端重复序列（LTR），抑制和促进病毒的复制和基因表达；Vif 蛋白具有蛋白酶活性，通过影响 gp160 裂解成 gp120 和 gp41 的过程而影响病毒的感染能力，*vif* 基因的缺失可使 HIV 的感染能力显著降低；Vpu 影响新产生的病毒颗粒从感染的宿主细胞释放。3′ 端及 5′ 端 LTR 作为调控蛋白的作用序列，为新病毒产生的调节开关。

（4）HIV 基因和蛋白质的变异　　HIV 是一种高度变异的病毒，不同病毒毒株之间差异很大，甚至同一毒株在同一感染者体内很快就可以明显改变。不同 HIV-1 亚型之间的离散率可达 35%，亚型内的离散率可达 20%，同一毒株的不同亚种之间可达 9% 的离散率。由于每个基因所承受的宿主、药物及免疫压力不同，其变异程度和机会也不同。HIV-1 毒株间各主要基因的变异率依次为 *pol* 3%、LTR 5%、*gag* 6%、*env* 22%；HIV-1 和 HIV-2 间各基因变异率则为 *pol* 34%、*gag* 44%、*env* 58%；HIV-2 与从猕猴分离的 SIVmac 基因间的变异率只有 30%，说明 HIV-2 与 SIVmac 在进化上的关系比与 HIV-1 更近。

HIV 的核心抗原和各种酶蛋白相对较保守，变异主要发生在包膜蛋白。不同地区分离的 HIV-1 毒株间 gp160 的氨基酸序列有 20% 以上的变异率。根据各区段氨基酸的变异程度，gp160 被分为 5 个变异区（V1～V5）和 6 个保守区（C1～C6）。gp120 的部位依次为 C1-V1-

V2-C2-V3-V4-C3-V5-C4，gp41 的部位为 C5-C6。因此，HIV 的所有结构蛋白中 gp120 的变异率最高。

病毒变异的结果，可使同一感染者不同感染阶段、同一疾病阶段不同组织器官中分离到的毒株核苷酸序列存在一定差异，这种差异可导致病毒表型的改变，并造成宿主发病机制和临床症状的改变，从而产生耐药株或逃逸疫苗的免疫作用而使疫苗无效。

（5）HIV 的感染、复制和潜伏　　HIV 在人体细胞内的感染和复制过程包括以下几个阶段。

1）吸附、膜融合及穿入。HIV 优先感染并破坏活化的 $CD4^+T$ 细胞。从急性期一直到疾病的晚期，HIV 病毒颗粒主要由活化的 $CD4^+T$ 细胞产生。

进入人体后，HIV 通过包膜蛋白 gp120 选择性地吸附于靶细胞的 CD4 分子上，然后包膜蛋白三聚体的构象发生变化，暴露出 gp41 的疏水性氨基末端，在辅助受体的协调作用下，通过膜融合使病毒核心（包括基因组 RNA 和各种酶类）进入宿主细胞。

gp120 与 CD4 分子的结合并不足以导致 HIV 对宿主细胞的感染，尚需一个辅助因子。直到 1996 年才发现这个辅助因子是位于细胞表面的某些趋化因子的受体，现统称为 HIV 辅助受体。现已发现 CXCR4、CCR5、CX3CR1、CCR3、CCR2b 等 10 余种趋化因子受体均可作为 HIV 辅助受体，其中 CXCR4 和 CCR5 最为重要。T 细胞嗜性的 HIV 进入靶细胞需要 CXCR4，而单核/巨噬细胞嗜性的 HIV 进入靶细胞常需 CCR5。在感染早期，HIV 主要侵染巨噬细胞；感染一段时间后，出现双嗜性 HIV；而在感染后期，病毒主要对 $CD4^+T$ 细胞有嗜性。HIV 的细胞嗜性主要由 gp120 的 V3 区氨基酸序列决定，当第 25 位的天冬氨酸（Asp）被赖氨酸（Lys）代替后，病毒的嗜性就会发生改变。HIV 从适应 CCR5 到 CXCR4 的这种嗜性转变可能是 HIV 引起发病的关键所在。有些高危人群反复多次与 HIV 感染者发生性行为而并未感染，另一些 HIV 感染者长达 15 年以上仍未出现艾滋病的临床症状，这两类人中均有一部分带有突变的 CCR5（CCR5 基因有 32 个碱基缺失），造成对 HIV 的易感性降低。此外，CX3CR1 的基因突变可能是加速 HIV 感染发病进程的潜在因素，而 CCR2 突变可延缓 HIV 感染后的发病进程。辅助受体的研究不仅阐明了 HIV 感染的分子机制，也为 HIV 感染的治疗和疫苗研究开辟了新的领域。

2）反转录、入核及整合。胞质中病毒 RNA 在反转录酶作用下，复制出与基因组 RNA 互补的 DNA 负链，再进一步合成出大约 9kb 的双链 DNA，即 cDNA。大多数新合成的病毒 DNA 以游离、非整合的环状 DNA 形式存在于细胞质内，它们没有转录作用，但有致病理变化作用。一部分双链 cDNA 进入细胞核，在整合酶的作用下整合到宿主细胞的染色体 DNA 中，这种整合到宿主 DNA 的病毒 DNA 称为"前病毒"（provirus）。前病毒与宿主染色体 DNA 共同经历 DNA 复制和细胞分裂而传到子代细胞中。整合是 HIV 病毒完成其生活史的必需步骤。前病毒存在于宿主细胞 DNA 中，可在宿主体内长期潜伏，此时病毒基本不合成蛋白，可以免受宿主免疫系统的攻击。

3）转录、翻译、装配和释放。前病毒在细胞 RNA 聚合酶的催化下转录形成 RNA。一部分 RNA 经加帽加尾成为病毒的子代基因组 RNA，另一些 RNA 经拼接而成为病毒 mRNA，并在细胞核蛋白体上翻译成病毒的各种结构蛋白和非结构蛋白。前病毒的转录活性由 HIV 调节蛋白（如 Tat 和 Rev）和细胞转录因子间的一系列复杂的相互作用控制，也受宿主细胞的活化状态影响。

合成的病毒蛋白在内质网核糖体进行糖基化和加工，在蛋白酶作用下裂解，产生子代病毒的蛋白质和酶类。包膜蛋白前体 gp160 通过内质网到达高尔基体，并被蛋白酶裂解为 gp120 和 gp41，然后被传输并锚定于宿主的细胞膜内面。随后核心蛋白、各种酶类和基因组 RNA 装配成核心颗粒，一起从细胞膜上出芽，形成成熟的 HIV 病毒并释放出细胞。新 HIV 病毒可再感染其他易感细胞。HIV 的复制非常快，每位 HIV 感染者每天可产生大约 100 亿个病毒颗粒。病毒的复制主要发生在外周血和淋巴样组织的 $CD4^+T$ 细胞中。

4）HIV 的潜伏和 HIV 潜伏库。高效抗逆转录病毒疗法（highly active anti-retroviral therapy，HAART）的应用已经成功地将艾滋病从一种致死性疾病转变为慢性可控性疾病。但长期接受 HAART 治疗的艾滋病患者一旦停药，患者体内的 HIV 病毒数会迅速反弹，使得艾滋病无法彻底治愈。

HIV 不能被彻底清除的主要原因是患者体内存在 HIV 潜伏储存库。大多数被 HIV 感染的 $CD4^+T$ 细胞在病毒复制或者免疫攻击的作用下死亡，但小部分会转为静息的记忆型 $CD4^+T$ 细胞。由于 HIV 的基因表达依赖于宿主细胞的被活化的转录因子，当宿主细胞转为静息状态时，病毒的基因表达也会停止，于是 HIV 以静止的前病毒形式潜伏于这些细胞的基因组。这种潜伏的病毒 DNA 不表达病毒蛋白，也不进行复制，因此抗病毒药物和机体免疫反应对这样的病毒和细胞均不起作用。病毒可以在这些细胞内潜伏数十年，一旦这样的静息细胞被激活，休眠的病毒有可能重新复制并产生感染性的病毒颗粒。这些在宿主免疫反应和抗病毒治疗压力下，藏匿具有复制能力 HIV 的细胞，称为 HIV 潜伏库。由于存在稳定的病毒库，HIV 感染者中断治疗后数周，便会出现病毒血症的反弹。

在 HIV 感染的急性期，即感染的 2～3 周，就已经形成病毒潜伏库。在外周血中，绝大部分的潜伏 HIV 存在于静息记忆型 $CD4^+T$ 细胞，其他的 HIV 储存库存在于包括初始 $CD4^+T$ 细胞、单核 / 巨噬细胞、星形胶质细胞和小胶质细胞等表达 CD4 分子的免疫细胞中。这些潜伏感染细胞数量虽然不多，但其衰减率极低，难以被彻底清除。在组织解剖学上，淋巴结、肠黏膜组织、生殖道黏膜组织及中枢神经系统等是 HIV 潜伏的主要部位。

在 HIV 感染者体内，HIV 潜伏库细胞频率约为 $300/10^6$ 个静息 $CD4^+T$ 细胞，而潜伏库细胞中 HIV 保留有完整复制能力的频率约为 1/300，大多数潜伏的 HIV 是有缺陷的。如何靶向清除体内免疫细胞中潜伏感染的 HIV，缩小病毒潜伏储存库是抗 HIV 药物和疫苗研究的一大难题。

3. HIV 感染后的发病机理与临床表现

HIV 侵犯人体免疫系统，主要表现为 $CD4^+T$ 细胞数量不断减少，最终导致人体细胞免疫功能缺陷，引起各种机会性感染和肿瘤的发生。从初始感染 HIV 到终末期是一个较为漫长复杂的过程，根据感染后临床表现及症状、体征，HIV 感染的全过程可分为急性期、无症状期和艾滋病期。

HIV 进入人体后，在 24～48h 到达局部淋巴结，5d 后在外周血中可检测到病毒成分（如 HIV-RNA 和 p24 抗原），继而产生病毒血症，导致急性感染，并以 $CD4^+T$ 淋巴细胞数量短期内一过性迅速减少为特点。免疫系统急性损伤所产生的临床表现以发热最为常见，可伴有咽痛、盗汗、恶心、呕吐、腹泻、皮疹、关节疼痛、淋巴结肿大及神经系统症状。大多数患者在急性期时临床症状轻微，部分患者可有轻度白细胞和血小板减少或肝功能异常。快速进展者在此期可能出现严重感染或中枢神经系统症状体征及疾病。大多数感染者未经特殊治疗，$CD4^+T$ 细胞数可自行恢复至正常水平或接近正常水平。由于机体免疫系统不能完全清除病毒，持续 1～3 周后症状缓解，感染者进入无症状感染期。

无症状期持续时间变化较大（数月至数年不等），一般为 6～8 年。其时间长短取决于病毒（数量、型别、感染途径等）和宿主（免疫状况、营养条件、生活习惯等）两个方面的因素。此期 HIV 在感染者体内不断复制，免疫系统受损，$CD4^+T$ 淋巴细胞数量持续缓慢减少（多为

800 个 /μL 至 350 个 /μL），可出现淋巴结肿大等症状或体征。

艾滋病期为感染 HIV 后的最终阶段，患者 HIV 血浆病毒载量明显升高，$CD4^+T$ 细胞再次快速减少（多数感染者在 350 个 /μL 以下，部分晚期患者甚至降至 200 个 /μL 以下）。此期主要临床表现为 HIV 相关症状、体征及各种机会性感染和肿瘤。相关症状及体征表现：持续 1 个月以上的发热、盗汗、腹泻；体重减轻 10% 以上；部分患者表现出神经精神症状，如记忆力减退、精神淡漠、性格改变、头痛、癫痫及痴呆等；还可出现持续性全身性淋巴结肿大。

4. HIV 感染后机体的免疫应答

HIV 感染机体后，可以诱导产生病毒特异性免疫反应，包括体液和细胞免疫反应。虽然鲜有证据显示 HIV 感染后诱发的免疫反应可以有效清除病毒，但这些免疫反应与控制病毒在体内复制及病程进展有一定关系。黏膜是 HIV 侵入机体的主要门户，是 HIV 通过性途径传播的重要通道，又是 HIV 增殖的场所。女性宫颈、阴道和男性包皮上皮组织中有大量的朗格汉斯细胞，它们表达 HIV 识别的细胞表面受体 CD4、CCR5 和不同模式识别受体（PRRs），以此捕获 HIV 并传递给 T 淋巴细胞；HIV 也能通过破损的黏膜组织进入人体，随即局部固有免疫细胞，如单核 / 巨噬细胞、树突状细胞（DC）、自然杀伤（NK）细胞和 γδT 细胞等，进行识别、内吞，并杀伤处理后将病毒抗原提呈给适应性免疫系统。

HIV 感染一周内宿主即启动了 B 细胞免疫应答。起初检测到的是抗体 - 抗原复合物，几天后产生针对 gp41 的结合抗体，几周后产生主要针对 gp120 可变区的结合抗体。这些早期的病毒特异性结合抗体不具有中和病毒的作用，因而对 HIV 复制不造成选择压力，但可通过抗体依赖性细胞介导的细胞毒作用（ADCC）或抗体介导的细胞吞噬作用（antibody-mediated cellular phagocytosis，ADCP）参与机体对 HIV 的清除，有效地抑制 HIV 的复制，此类抗体称为非中和抑制性抗体（non-neutralizing inhibitory antibody，NNIAb）。HIV 感染后 12 周至 1 年，宿主将产生主要识别 gp120 可变区的毒株特异性中和抗体（strain-specific neutralizing antibody，ssNAb）。ssNAb 只能特异性中和自体病毒，不能中和变异的毒株，也不能中和其他基因型的流行株。由于 gp120 可变区极易发生变异，新变异的毒株便可逃逸初始 ssNAb 的中和作用，而宿主随之也将产生针对逃逸株的新的中和抗体。这种病毒逃逸与宿主抗体再生的竞争反应，促使某些感染者体内产生一类具有交叉中和作用的广谱中和抗体（broadly neutralizing antibodies，bNAbs），该抗体的作用位点主要分布在病毒表面糖蛋白 Env 抗原的 5 个区域，即 CD4 结合区、V1V2 区、V3 区、gp120-gp41 接合面区和胞外近膜区。bNAbs 的产生是病毒与中和抗体在患者体内长期共同进化的结果，在此过程中，HIV 的变异与中和抗体的产生和成熟不断博弈，轮番上演 "中和抗体抑制" - "突变逃逸" - "新的中和抗体抑制" 过程。一般需要经过 2～4 年甚至更久的时间才能在 15%～20% 的个体中产生能够对多种变异毒株具有广谱中和活性的抗体，而大部分自然感染 HIV 后产生的抗体属于非中和抗体及只针对特定的 HIV 毒株的中和抗体。使用单细胞分选和二代测序等技术，科学家从少数 HIV 感染者体内发现了以 VRC01 单抗为代表的超强 bNAbs，它能够靶向 Env 抗原的 CD4 受体结合区，阻断 HIV 与受体 CD4 之间的结合，进而抑制 HIV 病毒入侵 $CD4^+T$ 细胞。体外实验表明 VRC01 能够中和目前 90% 以上的 HIV 流行株。超强 bNAb 的发现、结构解析和功能研究，为 HIV 疫苗的免疫原设计提供了新的思路。

T 细胞介导的细胞免疫也是机体抗 HIV 免疫的一个重要方面。在 HIV 的急性感染后期，外周血病毒载量下降，同时伴随 HIV 特异性的 $CD8^+T$ 数量增加。

小部分感染个体（占所有 HIV 感染者的 5%～15%）在未进行抗逆转录病毒治疗（ART）

的情况下，可以呈现自发的、持续性的对病毒复制的控制，他们在感染 HIV 后 7 或 10 年不进展为 AIDS，外周血 CD4[+]T 细胞计数维持在 500 个 /μL 以上，血清病毒载量很低或检测不到，这类感染者被定义为长期不进展者（long-term nonprogressors，LTNPs）。与快速进展者（rapid progressors，RPs）相比，LTNPs 体内的 CD4[+]T 细胞保持在较低的免疫活化水平。部分 LTNPs 体内存在大量多功能性 HIV 特异性 CD8[+]T 细胞，在与 HIV 相遇后，表现出更强的增殖能力和分泌细胞因子（主要是 IFN-γ、TNF-α、IL-2）的能力。目前对这部分人群抗 HIV 机制的研究，是世界艾滋病研究领域的热点之一。

因此，HIV 进入机体后，机体的免疫系统并非从一开始就完全束手无策，如果免疫功能完整，每天可清除 99% 以上的病毒。但 HIV 的基因组变异太快，造成在同一个感染者体内存在着大量基因序列不同的 HIV 变异株，这些 HIV 变异株的生物学性质或多或少有些差别，这些差别又决定了各种突变株对机体免疫反应的敏感性不同。这样不同突变株之间就存在着竞争，"适者生存"的原理同样适用于这些 HIV 变异株。那些能够隐藏于体内某个不易被发现的部位，从而逃脱机体免疫杀伤和药物作用的毒株则不断繁衍，最终成为体内的优势病毒，一旦时机成熟，即可蔓延全身，直到置宿主于死地。

5. HIV 疫苗的研究

（1）HIV 疫苗的研究历程   安全有效的疫苗是控制艾滋病流行的最有效手段，自 HIV 被发现以来，世界范围内已进行 200 多个 HIV 疫苗的临床实验研究，其中 5 个进入了Ⅱb 期和Ⅲ期临床试验，1 个在Ⅲ期临床试验中显示一定的免疫效果。根据疫苗的抗原成分及其诱导机体产生的免疫反应，可将 HIV 疫苗的开发分为 3 个阶段。

第一阶段（1988~2003 年），以激发体液免疫反应为主要目标。主要采用基因工程技术制备病毒的包膜蛋白抗原，构建基因工程亚单位疫苗，以 VaxGen 公司的 AIDS VAX B/B 和 AIDS VAX B/E（基因工程 gp120 疫苗）为代表，其Ⅲ期临床试验的失败提示只有抗体免疫不能对 HIV 感染提供足够的免疫保护。

第二阶段（1995~2007 年），以激发细胞毒 T 细胞（CTL）反应为主要目标。疫苗抗原多为重组病毒载体疫苗或 DNA 疫苗，以赛诺菲 - 巴斯德公司（Sanofi-Pasteur）的 ALVAC-HIV 和默克公司（Merk）的 MRKAd5 为代表。ALVAC-HIV 以重组的 vCP1521 金丝雀痘病毒为载体，包含了 HIV-1 B 型 MN 毒株的 gp120、LAI 毒株的 gp41 穿膜区、Gag 和 Protease 及部分 Nef 和 Pol 区的 CTL 表位基因。MRKAd5 以非复制 5 型腺病毒为载体，含有 HIV-1 B 亚型的编码 Gag/Pol/Nef 的基因。由于在Ⅱ期临床试验中 ALVAC-HIV 疫苗诱导的 CD8[+]CTL 反应频率未达到 30% 的最低标准（只在 23% 的接种者中诱导出了 CTL 应答），其Ⅲ期临床试验便未进行。2007 年，MRKAd5 在Ⅱb 临床试验中宣告失败，且其Ⅲ期临床试验表明该疫苗不仅不能对 HIV 感染产生有效的免疫保护，还有增加 HIV 感染的风险。ALVAC-HIV 和 MRKAd5 的失败表明，单独的 T 细胞免疫策略也不能提供有效的免疫保护。

第三阶段（2007 年至今），以不同免疫应答的结合为目标。主要研究各类疫苗的联合应用，以 AIDS VAX B/E 和 ALVAC-HIV 联合组成的 RV144 疫苗为代表。2003 年开始 RV144 的临床试验，受试对象先接种 ALVAC-HIV，然后接种 AIDS VAX。ALVAC-HIV 负责刺激免疫系统，使其做好攻击 HIV 的准备；AIDS VAX 则担当"助攻手"，负责增强免疫反应。2009 年 9 月，研究者宣布 RV144 的临床研究结果：在Ⅲ期临床研究中表现出 31.2% 的保护效率。尽管 RV144 疫苗因保护效率低未能上市，但它是目前开发的 HIV 疫苗中唯一一个明确的在一定比例的人群中具有有效免疫保护效果的疫苗，疫苗的保护性与针对 gp120 V1V2 区的结合抗体和 ADCC 抗体有关。

（2）HIV 疫苗开发困境和关键科学问题 自 HIV 发现至今的 40 年时间里，从体液免疫到细胞免疫再到两者并重，从亚单位疫苗到 DNA 疫苗再到病毒载体疫苗直至反向疫苗学的新设计等，HIV 疫苗设计的各种尝试不可谓不广。然而，人们仍未能开发出普遍有效的 HIV 疫苗。HIV 疫苗的开发瓶颈是多方面的，既有病毒自身的原因，也有现有技术手段和科学理论的局限因素。

与其他病毒相比，HIV 感染有其自身显著的特点，导致疫苗研发相对其他病毒要更加困难：① HIV 直接感染 $CD4^+T$ 细胞，这直接导致了感染后机体免疫功能的损伤，对特异性抗体的产生及 $CD8^+T$ 细胞的免疫功能及分化等均造成不利影响；② HIV 慢性感染条件下的高频率变异以及多种免疫逃逸策略，使得机体免疫系统对 HIV 的控制能力明显不足；③ HIV 特殊的复制周期使其能够实现在体内形成不易被清除的病毒储存库，使得病毒完全被清除非常困难；④ HIV 感染还有一些目前尚未明晰的免疫逃逸及病毒清除障碍。

目前 HIV 疫苗最大的挑战是一些关键的科学问题仍未阐明，如尚未完全明确什么样的细胞免疫和 / 或体液免疫能够对 HIV 感染提供有效的免疫保护，并控制 HIV 感染后的疾病进展。虽然已经证明大量 bNAbs 的存在对于控制 HIV 感染后疾病进展具有重要意义，但这些 bNAbs 是如何经过体内胚系 B 细胞筛选、分化、成熟产生的？什么样的抗原及免疫途径或策略能够激发出足够的、有效的、持久的 bNAbs？如何能够突破 HIV 感染的免疫耐受和免疫逃逸而产生广谱的保护性 T 细胞免疫？还有一个更为重要的科学问题：不是所有体内存在 bNAbs 的 HIV 阳性个体都能够保持长期不进展，这些 bNAbs 为什么不能发挥清除病毒、彻底保护 HIV 阳性人群呢？这些科学问题的揭示可能会为 HIV 疫苗的研发提供一定的理论指导。

此外，目前仍缺乏能够完全模拟人体感染 HIV 病理反应及疾病进展的动物模型，对研究 HIV 感染后机体的保护性免疫反应也造成了一定的障碍。

总之，艾滋病疫苗的研制还需不懈的努力。在过去的十几年，抗逆转录病毒药物和局部杀菌剂的诞生与推广为抵抗 HIV 做出了巨大贡献。相信随着科学的发展，人类一定能研制出有效的 HIV 疫苗。

四、丙型肝炎病毒及其疫苗的研究

1. 丙型肝炎的流行病学

丙型肝炎是由丙型肝炎病毒（hepatitis C virus，HCV）引起的一种起病隐匿、慢性化程度高的疾病。HCV 是一种有包膜的 RNA 病毒，主要的传播方式包括血液传播、性接触传播、注射吸毒传播和母婴传播，目前注射毒品是 HCV 新发感染最主要的危险因素。不同性别、年龄、种族人群均对 HCV 易感。全球大约有 1.85 亿人感染该病毒，其中 18%～34% 感染者在急性期可自发清除病毒，另外 55%～85% 的感染者不能自发清除，导致持续终身的慢性化感染。慢性感染者肝发生纤维化，其中 10%～20% 发展成为肝硬化，这些肝硬化患者每年有 1%～5% 会发生肝细胞癌。截至 2017 年全球约有 7100 万 HCV 慢性感染者，每年新增患者 300 万～400 万例，因 HCV 感染导致的死亡约 35 万例。这些因 HCV 感染而诱发的慢性丙肝及导致的相关疾病给社会和个人带来巨大的压力。我国是丙肝疫情较严重的国家，约有至少 1000 万丙肝患者。

HCV 感染的潜伏期短则十几天，长则几个月，平均约 50d。血液中的转氨酶水平可升高 10 倍以上，通常持续 2～3 周。60%～70% 的 HCV 感染者不会出现临床症状，只有 10% 的患者会出现黄疸。少数患者会有腹痛、恶心及其他流感样症状。HCV 感染人群集中在 15 岁以上，青壮年高发。

2. HCV 的病原学

HCV 是一种有包膜的 RNA 病毒，直径 50～60nm，属于黄病毒科（*Flaviviridae*）肝炎病毒属（*hepacivirusgenus*）。HCV 对一般化学消毒剂敏感，甲醛熏蒸等均可灭活；100℃ 5min 或 60℃ 10h、高压蒸气等物理方法也可灭活。

（1）基因组和蛋白质结构 HCV 基因组全长约 9.6kb，为单股正链 RNA，由 5′-UTR、编码区和 3′-UTR 组成。5′-UTR 含有一个内部核糖体结合位点。编码区只有一个开放阅读框，可翻译大约含有 3000 个氨基酸的多聚蛋白前体，经切割后产生三个结构蛋白（核心蛋白、包膜蛋白 E1 和 E2）和 7 个非结构蛋白（p7、NS2、NS3、NS4A、NS4B、NS5A 和 NS5B）。核心（core，C）蛋白可能与 HCV 的致病机理，特别是与 HCV 感染后期肝癌的发生有关。E1 和 E2 为包膜糖蛋白，位于病毒脂质层的表面，二者以非共价键结合成一复合体，可与宿主细胞表面的病毒受体相互作用，介导病毒进入细胞。在 E2 蛋白的氨基端有一个变异性很高的片段，称为高变区 1′（hepervariable region 1，HVR1），可能与病毒逃避机体的免疫监视有关。E1 和 E2 是 HCV 的主要抗原蛋白，可刺激机体产生保护性免疫反应。NS2 和 NS3 具有蛋白酶活性，NS3 同时还具有核苷酸酶和 RNA 解螺旋酶活性；NS4A 是 NS3 蛋白酶的辅因子；NS4B、NS5A 参与病毒 RNA 复制；NS5B 是依赖 RNA 的 RNA 聚合酶，与宿主和 HCV 多种蛋白质相互作用以形成复制酶复合物，控制 HCV RNA 复制。

HCV RNA 的序列变异较大，可分为 7 个基因型，60 多个基因亚型，以及数十亿个变异株。其中 1、3 型呈全球性分布，分别占全球 HCV 感染的 46.2% 和 30.1%，2 型主要分布在西非，4 型主要在非洲中部和中东地区，5 型主要在南非，6 型主要在东南亚，我国以 1b 型为主（56.8%），其次为 2 型（24.1%）和 3 型（9.1%）。HCV 基因型的高度多态性对于疫苗的研发和抗病毒治疗是一项重大挑战。

（2）HCV 的感染、复制和装配 HCV 通过血流进入人体，以肝细胞作为其主要靶细胞。由于缺乏理想的动物模型和体外培养体系，HCV 如何进入肝细胞，如何在肝细胞内复制及在肝细胞内持续存在等关键问题尚未完全清楚。就目前的研究结果来看，HCV 进入宿主细胞是由一系列宿主因子参与的多步有序的过程，可分为两条途径：胞外感染进入和细胞间的直接传输进入。前者是 HCV 由胞外基质吸附于高度硫酸化的硫酸乙酰肝素蛋白聚糖后，在宿主细胞表面受体，如 B1 型清道夫受体（scavenger receptor class B type 1，SRB1）、CD81、CLDN1 及 OCLN 介导下进入细胞；后者是 HCV 由一个细胞释放后经细胞间的紧密连接直接进入另一个细胞，这一过程也需要包括 SRB1、CD81 等在内的宿主因子参与。

HCV 进入肝细胞后，其 RNA 被释放到胞质中，附着于肝细胞核糖体上，并利用 eIF 和 40S 核糖体亚单位开始翻译，在 eIF2-Met-tRNA-GTP 三元复合物、eIF3、60S 亚基共同形成的活性 80S 核糖体上完成装配后翻译出多聚蛋白；随后，多聚蛋白在宿主信号肽酶及病毒编码的蛋白酶作用下被剪切成病毒的 10 种成熟蛋白，并组成病毒复制复合体；最后，病毒复制复合体在内质网膜结构衍生出的"膜网络"中进行复制，在依赖 RNA 的 RNA 聚合酶（NS5B）作用下，以亲代 RNA 为模板合成负链 RNA 中间体，再通过负链复制出大量正链 RNA 并与新合成的病毒蛋白在脂滴及内质网附近共同包装为成熟的病毒颗粒。在此过程中，众多 microRNA 参与 HCV 复制的调节，如肝特异高表达的 miR-122 可通过与 HCV 基因组 5′-UTR，增加 HCV 的翻译和复制，从而正向调节其表达。

HCV 的装配过程是其合成的结构蛋白与 HCV RNA 有序的空间组织过程，依赖于病毒编码的非结构蛋白、宿主的（极）低密度脂蛋白及细胞内其他酶（如微粒体甘油三酯转运蛋白、ApoE 等）的参与。

（3）HCV在体内持续存在的机制　　HCV序列高度变异性、不易清除性和感染的隐蔽性是其容易转成慢性感染的主要因素。

1）HCV的高度变异性。有研究发现，HCV每一个复制周期约有10^{-4}个可替换位点，高度突变涉及整个基因组范围。由于HCV的快速变异，感染宿主一定时期后，感染者体内会同时存在多个基因序列极为相似、仅一些位点存在差异的HCV变异株，称为"准种"（quasispecies）。少数抗原表位发生变异的准种可逃避宿主体液和细胞免疫，并可能成为感染者体内的优势准种，这是导致HCV疫苗失败及耐药性的原因之一。此外，E2区的HVR1是诱导机体产生中和抗体的主要表位，但该区域的变异频率最高，使得病毒可选择性逃逸特异性抗体的中和作用。另外，慢性丙肝患者体内每天$10^{10} \sim 10^{12}$个病毒粒子的产生率和病毒极短的半衰期为病毒变异个体的产生提供了重要物质条件。据估计HCV的变异率是人类获得性免疫缺陷病毒（HIV）的10倍，这样就给HCV疫苗的研究带来了更多困难。

2）HCV的不易清除性。HCV可通过抑制宿主的固有和适应性免疫反应，逃避机体的免疫监视。

肝细胞自身的天然免疫在识别、阻断和拮抗HCV感染过程中发挥重要作用。肝细胞内的模式识别受体（PRRs）可识别HCV编码的病原相关分子模式（PAMPs），诱导干扰素（IFN）和干扰素刺激基因的表达，抑制病毒复制。HCV的核心蛋白、NS3、NS4A和NS4B可下调或抑制宿主细胞的IFN信号通路，损伤机体的固有免疫反应，削弱宿主的免疫清除能力。

针对HCV包膜蛋白的广谱中和抗体的迅速诱导与病毒在急性期的清除和对再感染的保护有关。在急性感染早期产生高滴度有交叉中和活性的中和抗体有利于HCV的彻底清除，那些发展为慢性感染的患者多数在感染早期不能产生或仅产生低水平的中和抗体。与体液免疫健全者相比，体液免疫缺陷者感染HCV后的疾病进展更快。主要中和性抗原位点的隐蔽性和包膜蛋白糖基化的干扰作用，都是病毒逃避体液免疫的重要机制：HVR1可掩盖HCV与受体CD81相互作用的保守表位，使得机体免疫系统产生的针对该表位的广谱中和抗体无法中和病毒；包膜蛋白E1和E2分别有5个和11个糖基化位点，其中至少5个E2的糖基化位点可降低宿主细胞的敏感性，限制其对E2表面中和性表位的识别能力。

HCV特异性$CD4^+$辅助性T细胞（Th）或$CD8^+$细胞毒T细胞（CTL）的激活也与HCV的自发清除有关。急性HCV感染者体内存在较强、较广的抗原特异性CTL，并可通过CTL生成IFN-γ来清除病毒。慢性感染者体内也可检测到病毒特异性$CD4^+$和$CD8^+$T细胞应答，但常存在功能缺陷，其细胞毒作用、分泌Th1型细胞因子和抗原刺激后的增殖能力均有所降低。HCV基因组的E2区通过其编码的E2蛋白和一个短的RNA片段可抑制T细胞受体介导的信号，从而导致T细胞功能障碍和机体适应性免疫受损。HCV的C区、E区、NS2、NS3都含有CTL抗原表位，但这些抗原表位均有较强的变异性，以此可逃避细胞免疫监视。此外，抑制$CD8^+$和$CD4^+$T细胞应答的调节性T细胞（Treg）的激活，长期的HCV抗原刺激导致抗原特异性T细胞数量耗竭和功能减弱均可能与宿主的细胞免疫功能下降有关。

有报道认为，体液免疫主要影响急性期HCV的清除，如果机体不能在感染早期产生高滴度的广谱中和抗体清除病毒，一旦进入感染后期，中和抗体的作用就会非常有限，而这个阶段HCV的清除主要由T细胞免疫完成，尤其是$CD8^+$T细胞。病毒感染的慢性期往往伴随HCV特异性T细胞的耗竭，导致病毒清除失败。

3）HCV感染的隐蔽性。HCV具有很强的嗜肝性，然而通过检测外周血单核细胞（peripheral blood mononuclear cell, PBMC）、骨髓、中枢神经系统中HCV正链和负链RNA以及病毒蛋白，证实了HCV存在着潜在的肝外复制场所。当患者免疫力受抑，HCV则极可能再次被激活引起病毒血症。隐匿存在于 PBMC 中的 HCV 不足以引起强烈的 IFN 免疫反应来清除病毒，以至于 HCV 在 PBMC 中持续存在，从而成为影响丙肝患者持续病毒学应答和治疗后复发的重要因素。

3. HCV 疫苗的研究

（1）目前 HCV 疫苗研发中存在的障碍　　HCV 疫苗有效性的评价标准是使机体产生能够阻止慢性感染和疾病发生的免疫反应，而 HCV 基因的高度变异性以及宿主对 HCV 较弱的免疫反应能力，为 HCV 疫苗的研制提出了严峻挑战。

缺乏理想的实验动物模型和稳定的 HCV 体外细胞培养系统，是疫苗研究的另一重大障碍。黑猩猩是除人以外唯一可被 HCV 感染的动物，但由于动物伦理的争议，2013 年美国国立卫生院宣布停止使用黑猩猩作为实验动物。目前，唯一可用作主动免疫保护实验的 HCV 动物模型是含有人源 HCV 受体的转基因小鼠模型，然而该小鼠的 HCV 感染能力有限。因此，有效动物攻毒模型的限制很大程度上制约了 HCV 疫苗的评价和发展。2003 年，HCV 假病毒模型（HCV pseudoparticles，HCVpp）的建立使得体外中和实验成为可能。但与 HCV 真病毒不同的是，HCVpp 病毒颗粒表面不结合脂蛋白，更容易被抗体中和，因此不能完全模拟 HCV 真病毒进入细胞的真实情况。2005 年，研究者利用一株高效复制的 2a 基因型病毒毒株 JFH1 建立了 HCV 细胞感染模型（HCV produced from cell culture，HCVcc）。HCVcc 病毒颗粒表面结合有脂蛋白，用其来评价疫苗免疫后的中和抗体反应更为真实。但这些体外模型系统只能用来检测候选疫苗产生的体液免疫反应，还不能成功拓展到 T 细胞免疫反应的研究。

（2）HCV 疫苗的研究现状　　HCV 疫苗研发主要有两类策略：一是侧重于体液免疫，主要致力于诱导广谱中和抗体，保护机体免受 HCV 感染；二是侧重于细胞免疫，主要致力于诱导 T 细胞反应，用于清除已感染的病毒。目前已进入临床研究阶段的 HCV 疫苗可分为 4 种类型：重组蛋白质疫苗、合成肽疫苗、DNA 疫苗和病毒载体疫苗，另有处于实验室研究阶段的 HCV 病毒样颗粒疫苗。疫苗设计中常涉及病毒包膜糖蛋白 E1 和 E2、核心蛋白、NS3、NS5 等。E1 和 E2 是中和抗体的主要靶标，而核心蛋白、NS3 和 NS5 是细胞免疫的主要靶标。

1）重组蛋白质疫苗。重组蛋白质疫苗是用重组表达的 HCV 蛋白作为疫苗靶抗原，主要包括包膜蛋白和核心蛋白，可诱导机体产生具有交叉反应性的中和性抗体和 T 细胞应答，是 HCV 疫苗设计的传统方法。

包膜蛋白是中和抗体的主要靶标，尽管 HCV 包膜蛋白高度变异，但其抗体有利于抑制 HCV 病毒血症，并可延缓 HCV 感染慢性化的进程。以 CHO 细胞表达的 1a 型 H77 株 E1/E2 二聚体重组蛋白为抗原、以 MF59 为佐剂的疫苗可有效保护黑猩猩抵抗同株 HCV 的攻击，其 I 期临床试验也表明，所有受试者均产生了中和抗体和 T 细胞应答，且未引起明显不良反应。另一项 I 期临床试验是以截除了羧基端跨膜区的 E2 蛋白作为靶抗原，虽然其 CD81（HCV 的受体之一）结合能力比全长 E1/E2 二聚体蛋白强，但该抗原在小动物中诱导中和抗体的效率却不及全长 E1/E2 蛋白。以重组 E1 蛋白为靶抗原、以氢氧化铝为佐剂的第一个 HCV 治疗性疫苗 2003 年进入临床试验，在受试者体内产生了 E1 特异性抗体和 T 细胞免疫应答，但感染者体内 HCV RNA 水平并没有变化，肝组织病毒改变也未改善。

诺华公司以酵母菌表达的 HCV 核心蛋白为抗原、以免疫刺激复合物基质（immune stimulating complex matrix，IMX）为佐剂的 HCV 疫苗，在 30 例健康人中进行的 I 期临床试验显示出较高的体液免疫应答（29 例受试者产生了核心蛋白抗体），但仅在 2 名受试者体内诱导出了特异性 $CD8^+T$ 细胞应答。以加热灭活的表达 HCV NS3-核心融合蛋白的酿酒酵母全细胞为免疫原并加入 IMX 佐剂的疫苗 GI-5005a，在黑猩猩肝和外周血中诱导了较强的 T 细胞应答，但不能清除再次感染的 HCV。

2）合成肽疫苗。合成肽疫苗就是由 T 细胞表位组成肽段，注射于体内后与抗原提呈细胞表面的 HLA 分子形成复合物，然后直接提呈给 T 细胞受体，从而诱导 T 细胞免疫。

应用 C、NS3 和 NS4 保守区域 5 个目标区段的合成肽，联合多聚左旋精氨酸佐剂制成的 IC41 疫苗，接种慢性 HCV 感染者体内后，虽然 T 细胞应答强度没有变化，但病毒载量显著下降。

合成肽疫苗的安全性较好，但包含的有限 T 细胞表位数量限制了其诱导 T 细胞应答的广度，合成肽自身固有的弱免疫原性也限制了其诱导的 T 细胞应答强度。

3）DNA 疫苗。目前进入临床试验的 HCV DNA 疫苗有 2 种：CIGB-230 和 Chon Vac-C 疫苗。CIGB-230 是将表达结构蛋白（core/E1/E2）的质粒与重组 C 蛋白相结合，15 名对标准治疗方案无应答的 HCV 1b 型感染者中，11 名产生了较弱的 T 细胞应答，6 名产生较弱的体液免疫反应。Chon Vac-C 疫苗主要通过肌肉电穿孔递送系统将编码 HCV 高保守区域 NS3/NS4a 的质粒递送至体内，以增加抗原的免疫原性。

4）病毒载体疫苗。利用病毒载体携带 HCV RNA 是疫苗研发的一个备受亲睐的方案。腺病毒载体由于可以诱导 CD8$^+$T 细胞应答和以 Th1 型细胞反应为主的 CD4$^+$T 细胞应答，被认为是目前最有前景的载体。进入临床阶段的有两种腺病毒载体疫苗，即 Ad6-Nsmut/AdCh3-NSmut 和 MVA-NSmut/AdCh3-NSmut。这两种疫苗均表达相对保守的 HCV 非结构蛋白 NS3-NS5B，前者 3 次免疫分别使用人类腺病毒 Ad6 或黑猩猩腺病毒 3（chimpanzee adenovirus 3，ChAd3）作为载体，2011 年完成 I 期临床试验后未进入 II 期试验；后者 2 次免疫分别使用经修饰的安卡拉牛痘病毒（modified vaccinia Ankara，MVA）和 ChAd3 作为载体，目前正在进行 II 期临床试验。

HCV 发现已经 30 年，其导致的慢性相关肝病依然是世界范围内的公共卫生问题之一。虽然人们对 HCV 疫苗的研究已作了很大的努力，但要获得实用有效的 HCV 疫苗还需做大量的工作。目前进入临床试验的预防性疫苗的保护效果难以确定，而治疗性疫苗也多处于临床 I～II 期阶段。因此如何根据 HCV 的病毒特性，提高机体的特异性应答，研制设计预防性和治疗性疫苗，建立及完善 HCV 疫苗的评价模型、体液免疫和细胞免疫评价体系，是成功研发 HCV 疫苗的前提。

第五节　经其他途径传播的病毒疫苗

一、狂犬病疫苗

狂犬病（rabies）又称恐水病，是由狂犬病毒（rabies virus，RABV）引起的一种人畜共患急性接触性传染病，人通常是被带病毒的狂犬或其他动物咬伤而得病。发病后通常导致急性脑炎或脑膜炎，其特征是神经功能兴奋、意识障碍，继而局部或全身麻痹死亡。目前狂犬病尚无有效治疗方法，一旦发病，病死率几乎 100%。接种疫苗是目前预防和控制狂犬病的唯一手段。

1. 流行病学

狂犬病毒（RABV）可感染所有温血动物，但主要感染犬、猫、人、家兔、牛、马、羊等。病毒主要存在于动物的中枢神经组织、唾液腺和唾液中。人狂犬病流行于全球 150 多个国家，每年造成约 59 000 人死亡，其中 59.6% 发生在亚洲，36.4% 发生在非洲。人狂犬病 95% 以上的病例由犬传染。传播途径主要经直接接触传播，常见的感染方式有：被发病动物咬伤、抓伤；破损的皮肤（包括新鲜或尚未愈合的伤口）或黏膜（包括完整的黏膜，如口腔、会阴等）接触发病动物的唾液和分泌物；特殊情况下，在实验室操作 RABV 含量很高的材料或在狂犬病蝙蝠密度高的洞穴中活动，可由气溶胶经呼吸道感染狂犬病。在狂犬病患者的唾液、泪液、尿液和神经组织中可以发现 RABV，暴露于这些体液和组织在理论上有感染的风险，但RABV 在人与人之间的传播罕见，只发现通过狂犬病感染者的组织和器官移植传播的极端个例。

中国属于狂犬病高发国家之一，每年发病人数仅次于印度，居世界第二位。自 1950 年有数据记录以来，我国共出现 3 次狂犬病流行高峰：20 世纪 50 年代、80 年代和 21 世纪初。进入 21 世纪后，国内狂犬病疫情快速增长，2007 年达到高峰，当年报告有 3300 例，之后各省报告病例数均呈下降趋势，2018 年降至 422 例。我国狂犬病高发于农村地区和 15 岁以下儿童，男性病例数多于女性，以夏秋季高发。

2. 狂犬病毒

RABV 由法国著名微生物学家 Pasteur 于 1885 年首次分离。按照国际病毒分类委员会的分类，RABV 属于负链 RNA 病毒目（*Mononegavirales*）弹状病毒科（*Rhabdoviridae*）狂犬病毒属。截至 2019，狂犬病毒属已发现 16 种病毒，另有两个分别发现于中国台湾地区和芬兰科塔拉赫蒂的新病毒未得到明确分类。RABV 外形呈子弹状，大小约 180nm×75nm，一端为椭圆形，另一端扁平。病毒基因组可编码 5 种蛋白：表面糖蛋白（glycoprotein）、包膜基质蛋白（matrix protein）、核蛋白（nucleo protein）、磷蛋白（phosphoprotein）和转录酶蛋白。表面糖蛋白为跨膜蛋白，在病毒包膜表面形成纤突，是 RABV 与细胞受体相结合的部位，也是有效保护性抗原，能诱导机体产生中和性抗体并刺激细胞免疫。包膜基质蛋白参与病毒的出芽及释放，同时能抑制病毒的转录而刺激病毒的复制；核蛋白是 RABV 的主要内部结构蛋白，也是病毒最保守的结构蛋白，在不同毒株间变异较小，包裹着病毒 RNA，形成核糖核衣壳，以螺旋形缠绕在病毒中心。磷蛋白和转录酶蛋白与核糖核衣壳联合，组成 RNA 依赖的 RNA 聚合酶。

RABV 是高度嗜神经性的 RNA 病毒，它通过破损皮肤或直接接触黏膜进入机体，首先在距离侵入部位最近的肌肉组织内增殖，然后通过运动神经元的终板和轴突侵入外周神经系统，再以运输小泡为载体，沿轴突以逆轴浆运动的方向向中枢神经系统移行，上行到背根神经节后在此大量增殖，最后侵入脊髓和整个中枢神经系统，并在脑的边缘系统大量复制，导致脑组织损伤。在脑部复制的病毒再通过神经系统到达全身各个器官。进入神经的病毒，抗血清和干扰素均难以将其清除，而且在感染过程中可逃避宿主的免疫监测。感染后的潜伏期一般为 6～9 周，有的在一年以上。病毒数量越多、毒力越强、侵入部位的神经越丰富、越靠近中枢神经系统，潜伏期越短。因此，头、颈部、上肢等处咬伤和伤口面积大而深者发病机会多。病毒在宿主细胞内复制，除可抑制细胞的蛋白质合成导致神经功能损伤外，病毒的表面糖蛋白还可分布到细胞表面，导致离子通道紊乱，从而影响神经电生理并进一步导致神经功能性损伤。因此，感染者发病时呈高度兴奋状态，并伴有发热、头痛、恐怖不安、惊风怕声、肢体发麻、吞咽困难，一旦喝水即引起严重的痉挛等症状，出现恐水现象，故又称恐水病。3～5d 后，患者转入麻痹、昏迷状态，最后呼吸、循环衰竭而死。

RABV 对外界的抵抗力不强，日光、紫外线、1%～2% 肥皂水、甲醛、乙醇、碘酒、肥皂、乙醚、氯仿、酚、胰酶、氧化剂等均可使病毒灭活。pH 小于 4 或大于 7.5 也可使病毒灭活。但硫柳汞、磺胺、抗生素却无灭活作用。RABV 对温度较敏感，60℃ 30s、100℃ 2s 即可使病毒灭活；在 20～22℃ 下 1～2 周、4℃ 下 5～6 周，其感染性几乎完全丧失。但病毒在寒冷条件下能长期存活，保存液内添加正常血清或白蛋白也可保护病毒的感染性。在中性甘油（50%）保存的感染组织块，−20℃ 以下可保存 4～5 年。冻干后 4℃ 可保存数年。因此，病毒的保存多采用深低温（如−70℃下）加 50% 甘油保存，或者加小牛血清作为保护剂在低温条件下保存。生产疫苗用毒种多采用冷冻干燥法保存。

3. 人用狂犬病疫苗

（1）疫苗概况　人类曾经使用过的狂犬病疫苗有 3 类：神经组织来源疫苗、禽胚培养疫苗和细胞培养疫苗。19 世纪 80 年代 Pasteur 发明了第一代神经组织疫苗，主要采用活体动物脑组织培养病毒，包括由绵羊、山羊、家兔和乳鼠脑组织制备的 Fermi、Sempe 疫苗等，此类疫苗因接种后不良反应率高，全程免疫接种多针次，免疫应答保护效果差等缺点，已基本被淘汰。20 世纪 50 年代后发展了禽胚培养疫苗，在不良反应和免疫效果方面并不比其前代具有优越性，因此未得到推广。1967 年美国 Wistar 研究所以 WI-38 细胞系首创的人二倍体细胞疫苗，接种后抗体滴度高、不良反应发生率低、安全性高。此后，细胞培养狂犬病疫苗不断得到发展和推广，先后开发出原代动物细胞培养疫苗、传代动物细胞培养疫苗和人二倍体细胞培养疫苗。目前人用狂犬病疫苗均为灭活苗，是由 RABV 固定株在某一细胞基质上培养获得病毒，经超滤浓缩、灭活配制或配制后冻干制得。WHO 推广使用的细胞培养狂犬病疫苗主要有：纯化鸡胚细胞疫苗、精制 Vero 细胞疫苗和人二倍体细胞疫苗。

《中国药典》2020 年版收录了 2 种狂犬病疫苗：Vero 细胞疫苗和人二倍体细胞（MRC-5 或其他经批准的细胞株）疫苗。病毒经细胞培养后，收获、浓缩、灭活、纯化，最后加适宜稳定制成冻干制剂。均采用 β- 丙内酯灭活病毒，以人血白蛋白作为稳定剂（也可以是经批准的其他适宜稳定剂）。用于生产 Vero 细胞疫苗的毒种为 RABV 固定毒 CTN-1V 株、aGV 株或经批准的其他 Vero 细胞适应的 RABV 固定毒株；用于人二倍体细胞疫苗的毒种为 RABV 固定毒 Pitman-Moore 株或经批准的其他人二倍体细胞适应的 RABV 固定毒株。

（2）暴露前和暴露后的免疫预防　由于对 RABV 导致神经损伤和功能障碍的基本机制尚认识不足，目前人类狂犬病仍无有效的治疗方法，一旦发病，死亡率为 100%。但 RABV 的生物学特性及狂犬病相对较长的潜伏期为暴露后预防提供了可能性，只要合理地进行主动和被动免疫，狂犬病又是 100% 可以预防的疾病。WHO 认为合理地进行暴露前预防（pre-exposure prophylaxis，PrEP）和暴露后预防（post-exposure prophylaxis，PEP）是目前避免人类死于狂犬病的根本措施。

对高危人群，如实验室工作人员、兽医、动物管理者、经常接触潜在感染动物的野生动物管理人员及到狂犬病地方性兽病高发地区的户外旅行者，应当适时接种狂犬病疫苗，建立暴露前免疫记忆。有条件的国家或地区，可大规模免疫接种犬、猫等家养动物，适当投放野生动物口服狂犬病疫苗。

RABV 通过动物咬伤或抓伤侵入机体后，通常在进入部位停留数周甚至数月，这就为 PEP 提供了契机。PEP 可在病毒侵入神经系统前，将病毒中和，从而预防发病。暴露后预防措施包括：①立即对伤口进行彻底地冲洗和清洁；②尽早进行人用狂犬病疫苗接种；③必要时，尽早在伤口及伤口周围注射狂犬病被动免疫制剂（狂犬病毒免疫球蛋白）。WHO 把狂犬病暴露划分为 Ⅰ、Ⅱ、Ⅲ级。Ⅰ级暴露是指接触或饲养动物时未损伤的皮肤被舔舐。Ⅱ级暴露指裸露皮肤被动物轻度抓伤或擦伤但无出血。Ⅲ级暴露包括以下几种情况：单处或多贯穿皮肤的严重咬伤或抓伤；黏膜被动物唾液污染；破损皮肤被动物舔舐；被蝙蝠咬伤或抓伤。Ⅰ级暴露一般不必接种疫苗；Ⅱ级和Ⅲ级暴露均需及时接种狂犬病疫苗，并应在暴露后尽快使用肥皂水或清洁剂彻底冲洗所有伤口；Ⅲ级暴露或暴露部位距中枢神经系统较近者，在接种疫苗的同时，还应及时注射狂犬病毒免疫球蛋白（rabies immunoglobulin，RIG），其目的是在主动免疫反应产生前，对机体提供被动保护，一般只需 1 次，可在数小时内中和体内的 RABV。狂犬病暴露后死亡的病例均是因未能接受及时并规范的 PEP。由于蝙蝠暴露可能为极难察觉的细微咬伤，且部分蝙蝠携带的病毒具有嗜皮肤性，导致其致病风险大为提高，故 WHO 及美国疾病控制与预防中心均将暴露于蝙蝠按照Ⅲ级暴露进行处理。

如果再次暴露发生在前次暴露后的 3 个月内，且暴露者在前次暴露后已进行完整的 PEP，那么再次暴露后只需进行伤口处置，不需要再接种狂犬病疫苗和狂犬病毒免疫球蛋白；如果再次暴露发生在前次 PEP 接种的 3 个月之后，那么之前已免疫的暴露者需要进行再次的暴露后预防，但不需要注射免疫球蛋白。

（3）当前狂犬病疫苗的免疫效果　　健康人接种狂犬病疫苗 7～14d 后抗体阳转率为 100%（抗狂犬病毒中和抗体≥0.5IU/mL 被认为是抗体阳转），抗体维持时间至少 90d。疫苗诱导的免疫保护通常会维持 3～5 年，有的人抗狂犬病毒中和抗体可能维持 10 年。有证据显示，初次接种疫苗 9 年后，80% 接种者体内仍可检测到疫苗诱导的中和抗体。疫苗诱导的记忆 B 细胞几乎终生存在，并对加强免疫产生有效的免疫应答，甚至在数十年后仍可唤起有效的免疫应答，这也是再次暴露后加强免疫程序的基础和根据。

二、水痘疫苗

1. 概述

水痘（varicella）是一种儿童常见的病毒性传染病，由水痘 - 带状疱疹病毒（varicella-zoster virus，VZV）引起，以发热和分批出现的全身性疱疹为主要临床特征。通常是自限性的，但严重者可并发肺炎和脑炎，甚至死亡，尤其是免疫缺陷儿童感染后发生严重并发症概率更高。水痘患者痊愈后，有少量 VZV 会终身潜伏在宿主脊髓神经后根神经节、脑神经节及肠道神经节的神经元中，成年后在诱发因素的刺激下，潜伏的病毒可再次被激活，经感觉神经纤维传达到皮肤进行大量增殖，破坏皮肤细胞，损伤局部神经，导致疼痛性皮肤疾病——带状疱疹（herpes zoster）。所以，水痘和带状疱疹虽然为临床表现不同的两种疾病，却由同一种病毒所引起，因而将此病毒定名为水痘 - 带状疱疹病毒（VZV）。带状疱疹患者多是早年的水痘感染者，呈散在性发病；儿童也可从成人带状疱疹患者获得水痘感染。VZV 迄今只发现一个血清型，人是该病毒唯一已知自然宿主。

2. 水痘的流行病学

水痘在全世界范围内流行，儿童是主要易感者，占总数的 90% 以上，且多为群体性感染。2014 年 WHO 保守估计，全球每年约有 420 万出现严重并发症需住院的水痘病例和 4200 例相关死亡病例。其传播主要通过人与人之间的皮肤接触、呼吸道分泌物经空气飞沫散布和通过接触污染有患者新鲜水泡液和黏膜分泌物的物体而感染。水痘全年均可发生，但其暴发有明显的季节性。在温带地区，冬季和春季是水痘感染的高峰期。在热带地区，发病高峰是最寒冷和最干燥的月份，但儿童阶段的感染率低于温带地区，且成人比儿童对 VZV 更为易感。

水痘是一种高度传染性疾病，易感者接触患者后 90% 会发病。感染后的潜伏期为12～21d。皮疹通常首先出现在头皮、面部或躯干，以躯干和四肢最多，免疫功能正常的儿童出现皮疹的数量平均约 300 个。最初的皮疹由瘙痒性红斑斑疹组成，迅速发展形成透明、充满液体的小疱，随后在 1～2d 内开始结痂。一般出疹持续 1～6d，且为自限性，病死率很低。患者出疹前 1～2d 至疱疹干燥结痂这一段时期都有传染性。成人发生水痘较少见，但常表现为重症型，病毒入侵内脏器官而引起肺炎、脑炎等严重并发症。

3. 水痘 - 带状疱疹病毒

VZV 又称人类疱疹病毒 3 型，属于疱疹病毒科 α- 亚科，为双链 DNA 病毒，具有嗜神经性。病毒颗粒呈球形，直径 150～200nm，由核心、核衣壳、皮层和囊膜组成。核心中央为线性双链 DNA。核衣壳位于核心外围，由 162 个壳微粒组成二十面体。皮层位于核衣壳外，内含蛋白质和酶类。囊膜位于最外层，上面有许多由病毒糖蛋白形成的突起。

VZV 基因组约 125kb，含 71 个开放阅读框（ORFs），编码约 69 种蛋白质。VZV 基因组具有较好的遗传稳定性，只有一个血清型，但不同毒株间基因组仍会有一定的变异。通过对世界各地分离到的大量毒株进行系统进化树分析，可将 VZV 分为欧洲型（European，E）、日本型（Japanese，J）和镶嵌型（Mosaic，M）3 个基因型。中国流行的毒株主要为 J 型。

VZV 经上呼吸道、口咽、结膜进入机体，在局部细胞内复制，然后侵入周围细胞进行再复制，经血液及淋巴液扩散，最后在网状内皮细胞内进行周期性复制。7 天后，出现病毒血症和水痘前驱症状。随后出现连续性的皮肤发疹和水泡。最后机体出现体液和细胞免疫应答，病毒血症停止。

VZV 极为脆弱，在痂皮和污染物中不能长期存活，60℃迅速灭活。只在极狭窄的 pH 范围内有感染性，pH 6.2 以下或 7.8 以上，极易丧失感染性。病毒对乙醚、氯仿等有机溶剂和胃蛋白酶极为敏感。但在疱疹液中−65℃可长期存活。

VZV 在人胚肺成纤维细胞容易分离培养。也可在原代人羊膜细胞、HeLa 细胞、原代人甲状腺细胞、非洲绿猴肾（Vero）细胞、人黑色素瘤细胞、豚鼠胚细胞及其他宿主细胞系统中培养。

4. 水痘疫苗的研究和应用

水痘尚无特效药物治疗，最有效、可靠的预防措施是接种水痘疫苗。水痘疫苗最早由日本的高桥（Takahashi）研究组于 1974 年研发成功，其疫苗株（Oka 株）是从 1 位名叫 Oka 的 3 岁水痘患儿体内分离的病毒，分别经人胚胎成纤维细胞（HELF）、豚鼠成纤维细胞（GPFC）、人二倍体细胞（WI-38 株、MRC-5）多次传代、减毒后获得的可用于生产的疫苗株。水痘减毒活疫苗（varicella attenuated live vaccine，VarV）是目前国内外市场上唯一获准用于预防 VZV 的疫苗，其毒株多为 Oka 株或 Oka 株衍生株。将 Oka 接种于人二倍体细胞（2BS 株、MRC-5 株或经批准的其他细胞株），经培养、收获病毒、加入适宜稳定剂后冻干即制成 VarV，主要用于 12 月龄至 12 岁健康水痘易感者，疫苗接种后产生的免疫力可持续 10～20 年，对水痘的预防效率达 80%～85%，对重症水痘的有效率达 95%。

20 世纪 80 年代，上海生物制品研究所率先从日本引进水痘疫苗的 Oka 毒株和生产工艺，实现了冻干水痘减毒活疫苗的国产化，并于 2000 年首次批准上市。1984 年，北京生物制品研究所从 1 例 60 岁带状疱疹患者体内成功分离出 84-7 株水痘病毒毒株，并经人二倍体细胞 2BS 株适应传代成为减毒株后，用于水痘减毒活疫苗生产，产品于 2009 年获批上市。

目前国际上已有将水痘疫苗与麻疹 - 流行性腮腺炎 - 风疹（MMR）三联疫苗联合制成的麻疹 - 流行性腮腺炎 - 风疹 - 水痘（MMRV）四联疫苗。接种该疫苗可同时预防麻疹、风疹、腮腺炎、水痘 4 种传染性疾病。联合疫苗对 4 种病毒都有很高的免疫原性，病毒之间没有明显的干扰，安全性、有效性与单独的 MMR 和水痘疫苗相比没有明显差异。

三、乙型脑炎疫苗

1. 流行病学

乙型脑炎（简称乙脑）又称日本脑炎，是由乙脑病毒（Japanese encephalitis virus，JEV）引起的以脑实质炎症为主要病变的人畜共患的急性中枢神经系统传染病，主要经蚊媒传播，三带喙库蚊（*Culex tritaeniorhynchus*）是最主要的传播媒介。自然界有 60 多种动物可感染乙脑病毒，以猪、牛、马、羊、骡、犬等家养动物为主要感染者或贮存宿主，其中猪是乙脑传播最重要的宿主动物和传染源。野生动物和野鸟是自然疫源地的贮存宿主。

人乙脑 1924 年首先在日本被报道，迄今已在 28 个国家或地区有报告，主要在亚洲和太平洋国家流行。2012 年 WHO 估计全球共有乙脑病例约 67 900 例。患者以发热、意识障碍、抽搐、呼吸衰竭及脑膜刺激征为主要发病特征。人被带毒蚊虫叮咬后，大多呈隐性感染，只有少数人发病引起脑炎，发病率一般在 2～10/10 万人。但该病的病死率较高，有 20%～30%，幸存者中 30%～50% 会残留不同程度的神经系统和精神方面后遗症，如反复性癫痫发作、瘫痪和认知障碍等。患者恢复后可产生持久的免疫力，极少再次发病。在乙脑流行区，主要易感者为 10 岁以下儿童，绝大多数成人因曾隐性感染而获得了稳定的免疫力。而在新疫区，人群对乙脑普遍易感。

我国是世界上乙脑发病最多的国家，每年发病数占世界发病总数的 80% 左右，这与我国地域广阔、水稻种植面积大、各地养猪较为普遍、三带喙库蚊等媒介分布广泛有密切关系。全年均有病例发生，但主要流行时间为 6～10 月。从我国以往疫情报告看，各年龄组均有发病，其中 1～10 岁儿童发病数占全国总病例的 90.56%。

2. 乙脑病毒

JEV 是一种小包膜病毒，属于黄病毒科（*Flaviviridae*）黄病毒属（*Flavivirus*）。黄病毒属是一大群具有包膜的单股正链 RNA 病毒，很多成员间有抗体交叉反应。黄病毒的大多数成员对人是致病的，通常通过吸血的节肢动物（蚊、蜱、白蛉等）传播。在我国，引起人传染病的黄病毒成员主要有 JEV、森林脑炎病毒和登革热病毒。

成熟病毒颗粒呈球形，直径 40nm 左右。外层为含有脂蛋白的包膜，包膜上含有两种互为异源二聚体的结构蛋白：膜蛋白（M 蛋白）和包膜蛋白（E 蛋白）。病毒核心为核衣壳蛋白（C 蛋白）和病毒基因组组成的核糖核蛋白复合物。同其他黄病毒一样，JEV 是单股正链 RNA 病毒，基因组全长约 11.9kb，包含两端的非编码区和一个完整的开放阅读框，编码一个由 3432 个氨基酸组成的多聚蛋白前体，在病毒自身蛋白酶（NS3）及宿主细胞内其他酶类作用下，裂解成 3 种结构蛋白（C 蛋白、前膜蛋白 PrM 和 E 蛋白）和 7 种非结构蛋白（NS1、NS2a、NS2b、NS3、NS4a、NS4b、NS5）。PrM 通过裂解除去 N 端成为 M 蛋白。M 和 E 蛋白是 JEV 的主要结构蛋白。E 蛋白通过识别细胞膜表面受体，介导病毒的吸附与侵入，是病毒侵染宿主细胞的关键分子，并在病毒的形成、释放与致病过程中起重要作用。E 蛋白还是 JEV 的主要抗原蛋白，可诱发机体产生中和性抗体。M 蛋白以分子伴侣的形式辅助 E 蛋白正确折叠、组装和运输，是 E 蛋白诱发机体产生保护性免疫的重要协同成分。NS1 蛋白诱导机体产生的特异性抗体不具有中和病毒活性，但具有补体结合活性，并可保护宿主细胞不受 JEV 的攻击。NS2a 和 NS2b 均为小分子疏水性蛋白，可能与病毒其他蛋白的加工成熟有关。NS3 蛋白具有依赖于 NS2b 的蛋白酶和三磷酸核苷酸酶活性，在 JEV 复制中起重要作用。NS4a 和 NS4b 也是小分子疏水蛋白，可能与病毒膜结构有关。NS5 具有 RNA 聚合酶和甲基转移酶活性，是黄病毒科中最大的保守蛋白。

JEV 分为 3 个血清型：JaGAr、Nakayama 和 Mie。但它们之间存在广泛交叉，因此也有人认为 JEV 只有 1 个血清型。依据全基因组或 *E* 基因的核苷酸序列差异，将 JEV 分为 5 种基因型（Ⅰ～Ⅴ），其中Ⅲ型流行最为广泛，其次是Ⅰ型。我国目前共分离到 3 种：Ⅰ型、Ⅲ型和Ⅴ型，其中Ⅴ型仅出现在西藏。

JEV 对乙醚、氯仿等化学物质及酶、胆汁和去氧胆酸钠等都很敏感。JEV 对温度也很敏感，56℃ 30min、70℃ 10min 或 100℃ 2min 即能灭活，即使在 0～4℃，病毒滴度也会明显下降。

紫外线、0.05%甲醛溶液、龙胆紫、乳酸、高锰酸钾均可灭活病毒。在组织内和保护性蛋白溶液内，病毒对温度的抵抗力增强，因而常将病毒保存于鼠脑组织及其悬液内。冻存在-30℃以下可保存1~2年。真空冷冻干燥病毒保存可达数年甚至数十年。

带有病毒的蚊虫叮咬人后，JEV进入血流，首先在毛细血管壁内皮细胞及局部淋巴结等处的细胞中增殖，随后有少量病毒进入血液从而出现短暂的第一次病毒血症，此时病毒随血液循环散布到肝、脾等处继续增殖，一般不出现明显的症状或只发生轻微的前驱症状。经4~7d潜伏期后，在体内增殖的大量病毒再侵入血液而出现第二次病毒血症，引起发热、寒战及全身不适等症状，数日后可自愈。少数患者体内的病毒可通过血-脑屏障进入脑组织内增殖，引起脑组织发炎或脑膜炎。人受乙脑病毒感染时，大多数为隐性感染及顿挫感染，仅少数发生脑炎，这与病毒的毒力、侵入机体内数量及被感染者的免疫力有关。

患者感染病毒后3~5d血清中可检测到特异性IgM抗体，特异性IgG抗体在急性发作后1周开始出现，并可在体内维持几年。此外，还会产生细胞免疫。乙脑患者恢复后可产生终生免疫，有的患者抗体可以消失但不再患乙脑。

3. 乙脑疫苗的研究和应用

目前没有针对乙型脑炎的特效抗病毒药物，注射安全有效的乙型脑炎疫苗是预防该病的主要措施。全球范围内可使用的乙脑疫苗有3类：乙脑灭活疫苗、乙脑减毒活疫苗和乙脑黄热嵌合疫苗，采用的疫苗株多来自基因Ⅲ型毒株。

第一代乙脑疫苗是采用鼠脑组织培养JEV毒株生产的灭活疫苗，20世纪30年代研制成功，全程免疫3针，抗体阳转率可达100%。该疫苗曾在一些亚洲疫源地区作为预防乙脑的主要制品，对控制疫病的暴发和增长起到了关键性作用。虽然此疫苗被证明是有效并且相对安全，但是由于疫苗中的明胶和残留的鼠源脑组织蛋白使得产品存在一些副作用，残存的鼠脑组织会引起接种者产生变态反应性脑脊髓炎。因此，该疫苗已基本被淘汰。同时，采用动物细胞培养的第二代乙脑疫苗相继问世。2009年，利用Vero培养的乙脑灭活疫苗上市，用于17岁以上人群接种。该疫苗是由减毒株SA14-14-2接种Vero细胞培养并添加氢氧化铝作为佐剂制成，全程免疫2针，抗体阳转率可达97%。2013年，该疫苗又被批准用于2月龄以上的儿童。国内生产的乙脑灭活疫苗是采用乙脑病毒P3株接种于Vero细胞，经培养、收获、灭活病毒、浓缩、纯化后，加入适宜稳定剂冻干制成，用于6月龄至10岁儿童和由非疫区进入疫区的儿童和成人。

乙脑减毒活疫苗1989年最早在我国上市，由成都生物制品研究所成功研制，是至今唯一的人用乙脑减毒活疫苗。主要采用SA14-14-2减毒株接种于原代地鼠肾细胞，经培养、收获病毒液，加入适宜稳定剂冻干制成。适用于8月龄以上健康儿童及由非疫区进入疫区的儿童和成人接种。SA14-14-2疫苗株最早由中国药品生物制品检定所建株，是将SA14强毒株经地鼠肾原代细胞和乳鼠、小鼠脑内交替传代并经多次蚀斑纯化获得。与母本强毒株SA14相比，SA14-14-2的E蛋白有8个位点发生变异（E107、E138、E176、E177、E264、E279、E315、E439），导致其神经侵袭力大大降低。SA14-14-2株毒力稳定，遗传稳定性良好，迄今未见疫苗使用或病毒传代过程中出现毒力返祖的报道。由SA14-14-2制成的减毒活疫苗具有良好的免疫原性和安全性，对基因Ⅰ、Ⅱ、Ⅲ型JEV毒株均可产生显著的中和抗体反应，血清中和抗体阳转率分别为94%、92%和94%，是目前应用最为广泛的乙脑疫苗，除了用于国内儿童乙型脑炎预防，已出口多个国家，全球使用量达6亿剂以上，未发生任何严重不良反应的报道。2008年被列入我国扩大免疫规划。

2012年，一种黄热病毒和乙脑病毒嵌合疫苗在澳大利亚和泰国获批上市。该疫苗株是将黄热病毒疫苗株 17D-204 的 2 个基因除去，代之以 SA14-14-2 的 PrM 和 E 基因，从而构成了一个减毒的嵌合病毒毒株，该嵌合株表达 SA14-14-2 的 PrM 和 E 蛋白，刺激宿主产生中和性抗体和细胞免疫反应。单剂接种后，疫苗接种者的抗体阳转率可达 89%。

目前，也有不少将乙脑减毒活疫苗和水痘减毒活疫苗进行联合接种的尝试。与单独接种疫苗相比，儿童的不良反应并无显著差异，说明联合接种的安全性值得信赖。

此外，随着现代生物技术的发展，包括亚单位疫苗、核酸疫苗在内的第三代新型乙脑疫苗也得到了长足发展。

四、森林脑炎疫苗

1. 流行病学

森林脑炎（forest encephalitis）又称蜱传脑炎（tick-borne encephalitis，TBE），是由森林脑炎病毒（tick-borne encephalitis virus，TBEV）引起的以中枢神经系统病变为主要特征的急性传染病。TBE 主要经蜱虫叮咬传播，主要宿主动物为啮齿类和鸟类，候鸟的迁徙对携带 TBEV 的蜱虫扩散有重要意义。反刍动物也可通过未消毒的奶或奶制品传播。

该病多见于森林地带，高发于春、夏季，这与蜱的繁殖与活动相一致。患者常为森林作业人员。我国东北部的吉林、黑龙江和内蒙古大兴安岭林区为重要的 TBE 流行区，主要流行于 5～6 月。

2. TBEV 的病原学

TBEV 属于黄病毒科黄病毒属。基因组为单股正链 RNA，可表达 3 个结构蛋白（衣壳蛋白、膜蛋白和包膜蛋白）和 7 个非结构蛋白。已发现 3 种 TBEV 亚型：欧洲亚型（TBEV-Eu）、远东亚型（TBEV-Fe）和西伯利亚亚型（TBEV-Sib）。不同亚型感染的早期症状较为相似，但疾病的发展和严重程度并不相同，其中远东亚型危害最为严重，病死率可达 35%。

人类被蜱叮咬后，病毒经皮肤、黏膜进入机体，少数可因误食污染的奶制品经消化系统感染。多数为隐性感染，仅有约 1% 出现症状。感染后的潜伏期为 7～21d，多数为 10～12d。该病的病理变化与乙脑相似，神经系统出现广泛的炎症病变，灰质、白质和脑膜均可被波及。根据临床症状可分为顿挫型、轻型、普通型和重型 4 种类型。顿挫型病例的临诊症状表现为轻度发热，1～3d 体温恢复正常，此外，还表现为轻度的头痛、恶心和呕吐症状；轻型病例则表现为中度发热，一周后体温恢复正常，有脑膜刺激征，但无瘫痪和意识障碍；普通型病例可出现不同程度的肌肉瘫痪（颈及四肢多见），并表现为高热、脑膜刺激征；重型病例的临诊症状除高热、迅速出现脑膜刺激征及瘫痪外，还有昏迷等脑实质损害症状。大部分患者可康复，少数患者会遗留瘫痪、癫痫及精神异常等临诊症状。

TBEV 对乙醚、丙酮、紫外线、温度均较敏感。在牛奶中加热至 50～60℃ 20min 可被灭活，100℃ 2min 即被灭活。在 5% 来苏水中只需 1min 即可灭活。但 TBEV 耐低温，于 0℃ 条件下在 50% 的甘油中可存活 1 年。

3. 目前使用的森林脑炎疫苗

TBE 尚无特异性治疗方法，接种疫苗是预防和控制 TBE 传播的最有效方法，同时要注意消灭传染源，切断传播途径，监控自然疫源，并注重做好个人防护、控制未消毒奶和奶制品的摄入等。

目前世界各地使用的森林脑炎疫苗主要有以下几种：针对欧洲亚型的 FSME-Immun 和 Encepur，二者均有成人和儿童剂型，可用于 1 岁及 1 岁以上人群，前者由奥地利生产，1976 年获批上市，采用 Neudorfl 毒株，后者由德国生产，1994 年获批上市，采用 K23 毒株；针对远东亚型的 TBE-Moscow 和 EnceVir，均由俄罗斯生产，用于 3 岁及 3 岁以上人群，前者于 1982 年获批，采用 Sofjin 毒株，后者 2001 年获批，采用 205 毒株。以上 4 种疫苗均采用鸡胚细胞生产。我国目前使用的是基于远东亚型"森张"株的原代地鼠肾细胞纯化疫苗，是将毒种接种原代地鼠肾细胞，经培养、病毒收获、甲醛灭活、纯化后，加入稳定剂和氢氧化铝佐剂制成，用于在有森林脑炎发生的地区居住的及进入该地区的 8 岁以上人群，基础免疫 2 剂，以后可在流行季节前加强免疫 1 剂。

五、肾综合征出血热疫苗

1. 流行病学

肾综合征出血热（hemorrhagic fever with renal syndrome，HFRS）是由汉坦病毒（hantavirus，HV）引起的一种自然疫源性急性传染病。

能感染 HV 的动物众多，在哺乳类、鸟类、爬行类、两栖类中都发现有可感染 HV 的动物，但啮齿类动物是 HV 的主要宿主。HV 能通过宿主动物的血液、唾液、尿液及粪便排出。鼠对人的直接传播是人类感染的重要途径。目前认为有以下传播途径：①呼吸道。含有 HV 的鼠排泄物污染尘埃后形成的气溶胶颗粒经呼吸道感染。②消化道。误食含 HV 的鼠排泄物污染的食物、水，经口腔黏膜及胃肠黏膜感染。③接触传播。被鼠咬伤，或鼠类排泄物、分泌物直接与破损的皮肤、黏膜接触。④母婴传播。孕妇患病后可经胎盘感染胎儿。⑤虫媒传播。鼠体表寄生的螨类叮咬人可引起本病的传播。

HV 自 1976 年首次被分离后，至今已发现 40 多种血清型，造成全球每年 15 万～20 万 HV 感染病例。HV 临床上可引起 2 种严重的急性传染性疾病，即肾综合征出血热（HFRS）和汉坦病毒肺综合征（hantavirus pulmonary syndrome，HPS）。HFRS 主要流行于欧亚大陆，病理改变发生在肾，以肾病综合征和高热、低血压、出血、少尿或多尿等肾功能损害为特征；HPS 多发于美洲地区，病理改变发生在肺，以肺浸润及肺间质水肿、呼吸窘迫、呼吸衰竭为特征。但 2 种疾病存在许多共同的病理特征，均表现为小血管和毛细血管的广泛性损伤，以及血管通透性增加、渗出、水肿和出血。二者最先影响的都是血管，可以引起全身性血管渗漏，导致低血压或晕厥。

在我国发现的 HV 引起的疾病为 HFRS。世界上有 30 多个国家和地区有 HFRS 发生，我国是疫情最严重的国家，报告病例发生数占全世界病例数的 90% 以上。HFRS 在我国又叫流行性出血热（epidemic hemorrhagic fever，EHF）。黑龙江、陕西、山东、吉林、辽宁、浙江、湖南和河北是 EHF 疫情最严重的 8 个省。发病主要集中在男性青壮年农民，年龄多集中在 15～60 岁，男性患者数量是女性患者的 3 倍以上，春季和秋冬交替时节是高发季。黑线姬鼠和褐家鼠分别是我国 HV 主要的野生宿主和社区宿主。

2. 汉坦病毒

（1）生物学特性　　HV 属于布尼亚病毒科（*Bunyaviridae*）汉坦病毒属，为有包膜、分节段的、单股负链 RNA 病毒，全基因组由 11 845 个核苷酸组成。病毒颗粒呈圆形或卵圆形，直径 70～120nm。包膜表面有 Gn 和 Gc 糖蛋白构成的突起。

基因组由小（S）、中（M）、大（L）3 个 RNA 片段组成，分别编码病毒的核衣壳蛋白（NP）、糖蛋白 Gn 和 Gc、RNA 聚合酶。S 片段与 L 片段相对保守，而 M 片段 Gn 区的核苷酸序列在各型间差异较大，常作为分型的依据。Gn 和 Gc 属于 I 型跨膜糖蛋白，由 M 片段编码的前体蛋白 GPC 裂解而成，二者以异二聚体的形式在病毒颗粒表面脂质双层包膜上形成刺突。Gn 胞质区尾段含有 1 个免疫受体酪氨酸活化基序（immunoreceptor turosine-based activation motifs，ITAM）。ITAM 是部分免疫受体的胞质尾区的保守结构，是信号转导的基础元件，能够激活蛋白酪氨酸激酶的 Src 和 Syk 家族，在蛋白酶抑制剂缺失的情况下能使蛋白质降解和泛素化。不仅机体许多重要的免疫受体中含有 ITAM，一些病毒基因编码的蛋白中也含有 ITAM，并在病毒的致病机制中发挥不容忽视的作用。Gn 结构中的 ITAM 在 HV 感染中起免疫监视或调节免疫的作用，并可能在内皮细胞信号转导中起作用。Gn 和 Gc 糖蛋白上均有中和抗原表位和血凝活性位点，可刺激机体产生特异性抗体，其中中和抗体对感染动物或 HFRS 患者有保护作用。

病毒对脂溶剂敏感，如乙醚、氯仿、丙酮、苯等均可灭活病毒。常用消毒剂如碘酒、乙醇亦可灭活病毒。病毒对温度有一定抵抗力，4～20℃相对稳定，37℃以上易被灭活，56℃30min 可使病毒灭活而仍保留其抗原性，100℃ 1min 可灭活病毒，而−70℃以下可长期保持其活性。病毒对紫外线和 γ 射线也很敏感。

（2）基因分型　　HV 在进化过程中容易发生变异。根据基因组分子结构的不同，HV 至少可以分为 42 个血清型或基因型。22 个型已被证实可引起人类疾病，其中引起 HFRS 的主要有：汉坦病毒（Hantaan virus，HTNV）、汉城病毒（Seoul virus，SEOV）、普马拉病毒（Puumala virus，PUUV）和多不拉伐病毒（Dobrava virus，DOBV）。HTNV 和 DOBV 可引起重型 HFRS，SEOV 主要引起中型 HFRS，PUUV 仅引起轻型 HFRS。在亚洲，HFRS 主要由黑线姬鼠携带的 HTNV 和褐家鼠携带的 SEOV 引起；在西欧由 PUUV 引起；在欧洲中部和东部由 DOBV 引起。同汉坦病毒肺综合征（HPS）相关的 HV 基因型主要有 Sin Nombre 病毒（SNV）、Black Creek Canal 病毒（BCCV）、Bayou 病毒（BAYV）、New York 病毒（NYV）、Andes 病毒（ANDV）、Laguna Negra 病毒（LNV）及 Rj-oMamore 病毒（RMV），主要分布在南、北美洲等地。

根据宿主动物来划分，HV 主要分为 4 个类群：①鼠亚科相关病毒。主要分布于欧亚大陆，可引起 HFRS。②田鼠亚科相关病毒。主要流行于欧洲，也可引起 HFRS。③棉鼠亚科相关病毒，主要分布于美洲，可引起 HPS。④食虫目相关病毒。全球分布，许多种类致病性未知。

中国目前发现的 HV 主要是鼠亚科和田鼠亚科相关病毒，其中 HTNV 和 SEOV 是我国的主要流行型别。HTNV 又可分为 9 个亚型，SEOV 型则有 4～6 个亚型。HTNV 的基因重配病毒可跨种传播到大白鼠，并引起疾病流行。

目前研究已证实，HTNV 可通过细胞膜上的整合素 -β3 感染细胞。整合素 -β3 广泛分布于内皮细胞、巨噬细胞、血小板、单核细胞等表面。

3. 肾综合征出血热疫苗的研究和应用

已上市的 HFRS 疫苗主要是韩国的鼠脑灭活疫苗和中国的细胞培养灭活疫苗。中国目前生产的 HFRS 疫苗为 HTNV 和 SEOV 双价灭活疫苗，选用原代地鼠肾细胞、原代沙鼠肾细胞或 Vero 细胞作为培养基质。将两种基因型疫苗毒种分别接种相应的细胞基质，经培养、收获、β-丙内酯灭活、纯化、等量混合后加入氢氧化铝佐剂，即制成双价肾综合征出血热疫苗，主要接种对象为 16～60 岁的疫区居民及进入疫区的人员。该疫苗在中国已使用约 20 年，具有较好的安全性和免疫效果，使得我国 HFRS 的发病率大幅下降。

近年来研发的病毒载体重组疫苗、类病毒颗粒疫苗和中和抗体等，在动物实验中均取得了较好的保护作用和疗效。随着对 HFRS 病理损伤机制研究的不断深入，新的抗病毒药物、中和抗体和疫苗的研发，将进一步拓宽研究思路和方向，为 HFRS 的有效防控提供更多选择。

主要参考文献

陈盼，郝晓甜，吴星，等. 2015. 戊型肝炎病毒疫苗的研发和评价 [J]. 微生物学免疫学进展，43（5）：55-59.

陈瑞丰. 2019. 世界卫生组织狂犬病疫苗立场文件更新与解读 [J]. 中国预防医学杂志，20（7）：636-640.

陈奕娟，秦淑文，缪梓萍. 2016. 戊型肝炎流行病学研究新进展 [J]. 预防医学，28（10）：1014-1018.

陈志慧. 2004. 流行性腮腺炎病毒及其疫苗 [J]. 中国计划免疫，10（2）：120-124.

陈志慧，徐闻青. 2010. 脊髓灰质炎病毒 VP1 区的基因变化及疫苗衍生脊髓灰质炎病毒的流行情况 [J]. 国际生物制品学杂志，33（1）：20-24.

崔富强，庄辉. 2018. 中国乙型肝炎的流行及控制进展 [J]. 中国病毒病杂志，8（4）：257-264.

邓丽丽，刘巍. 2017. 流行性腮腺炎分子流行病学研究进展 [J]. 应用预防医学，23（6）：515-521.

董长征. 2011. 流感病毒基因组进化研究进展 [J]. 遗传，33（3）：189-197.

董少忠，朱文兵. 2016. Sabin 株脊髓灰质炎灭活疫苗在全球消灭脊髓灰质炎最后阶段的作用 [J]. 中华预防医学杂志，50（12）：1032-1034.

段瑞波，刘立新. 2018. 我国乙型肝炎疫苗研究及接种的新进展 [J]. 中华消化病与影像杂志，8（4）：169-172.

段招军. 2012. 人 A 组轮状病毒疫苗研究进展 [J]. 中国新药杂志，21（10）：1088-1092.

房恩岳，王玲，李玉华. 2019. 病毒性出血热的研究进展 [J]. 中国生物制品学杂志，32（6）：707-712.

冯录召，杨鹏，张涛，等. 2014. 中国季节性流感疫苗应用技术指南（2014—2015）[J]. 中华流行病学杂志，35（12）：1295-1315.

高见，许强，范雪营，等. 2015. 丙型肝炎疫苗研制的免疫学挑战与机遇 [J]. 细胞与分子免疫学杂志，31（5）：693-696.

耿家宝，刘倩楠，王敏，等. 2016. 戊型肝炎临床研究进展 [J]. 中华传染病杂志，34（2）：122-125.

耿兴良，廖国阳. 2017. 流感病毒减毒活疫苗的研究进展 [J]. 中国生物制品学杂志，30（1）：103-111.

郝晓甜，陈盼，吴星，等. 2016. 我国戊型肝炎病毒流行特征及其疫苗的应用 [J]. 中国生物制品学杂志，29（6）：649-653.

胡丽楠，余文周，罗会明. 2014. 脊髓灰质炎疫苗应用现状及免疫策略进展 [J]. 中国疫苗和免疫，20（1）：73-78.

胡尚英，乔友林. 2018. 2017 年 WHO HPV 疫苗立场文件的解读 [J]. 中华预防医学杂志，52（5）：464-468.

侯君，吴淑娜，陈玉凤，等. 2012. 流感病毒抗原性变异研究进展 [J]. 中国微生态学杂志，24（10）：951-954.

贾霜凯，严华. 2011. 风疹病毒疫苗的研究进展 [J]. 微生物学免疫学进展，39（1）：76-79.

江保明，杨晓明，徐德启. 2012. 轮状病毒疫苗的现状和发展动向 [J]. 中国生物制品学杂志，25（2）：251-253.

李洪哲，孙明波，杨净思. 2016. 脊髓灰质炎疫苗序贯免疫程序的研究与应用进展 [J]. 中国疫苗和免疫，22（3）：327-332.

李燕. 2011. 风疹疫苗：世界卫生组织立场文件 [J]. 中国疫苗和免疫，17（6）：565-568.

刘金花，董关木. 2011. 脊髓灰质炎疫苗研究进展 [J]. 微生物学免疫学进展，39（2）：72-74.

刘悦越，国泰. 2016. 轮状病毒疫苗有效性及其影响因素的研究进展［J］. 微生物学免疫学进展，44（5）：51-56.

逯光文，高福，严景华. 2013. 麻疹病毒受体与病毒侵入［J］. 生物工程学报，29（1）：1-9.

罗东玉，薛春宜，曹永长. 2013. 流感通用疫苗的研究现状与展望［J］. 病毒学报，29（6）：646-650.

罗会明，余文周，温宁，等. 2014. 中国脊髓灰质炎疫苗使用历史回顾及免疫策略调整建议［J］. 中国疫苗和免疫，20（2）：172.

罗剑，周旭，李秀玲. 2020. 新型冠状病毒疫苗研究进展［J］. 国际生物制品学杂志，43（doi：10.3760/cma. j. cn311962-20200423-00046）.

罗锐，晏子厚，朱为. 2016. 流行性腮腺炎的流行现状及疫苗免疫策略［J］. 国际生物制品学杂志，39（4）：182-186.

吕榜军，黎明强，覃彦香. 2016. 轮状病毒感染性腹泻流行及疫苗的研究进展［J］. 现代预防医学，143（4）：739-741.

毛群颖，高帆，卞莲莲，等. 2017. 甲型肝炎疫苗的研发和应用［J］. 中国生物制品学杂志，30（9）：999-1008.

毛群颖，卞莲莲，高帆，等. 2016. 人诺如病毒疫苗的研究进展［J］. 中国病毒病杂志，6（6）：438-443.

沈娟，陈元鼎. 2010. 流感病毒重配的研究进展［J］. 中国生物制品学杂志，23（1）：101-104.

沈智俊，吴杰，解庭波，等. 2013. 甲型肝炎病毒病毒样颗粒的制备［J］. 中国生物制品学杂志，26（4）：441-446.

石晓娟，刘兰，周莉薇，等. 2018. 国产脊髓灰质炎灭活疫苗和口服减毒活疫苗序贯接种基础免疫效果评价［J］. 中国生物制品学杂志，31（5）：519-522.

宋杰，董少忠. 2017. 人诺如病毒最新研究进展［J］. 病毒学报，33（5）：785-789.

苏瑶，高帆，吴星，等. 2018. 肠道病毒71型疫苗的研究进展［J］. 中国生物制品学杂志，31（7）：782-786.

唐紫薇，赵平，戚中田. 2013. 丙型肝炎疫苗策略及临床试验［J］. 国际生物制品学杂志，36（1）：6-11.

瓦晓霞，朱传凤，高雪军. 2018. 基于融合蛋白的呼吸道合胞病毒疫苗的研究进展［J］. 微生物学免疫进展，46（1）：60-66.

汪海燕，张国良，杨桂林，等. 2017.《2017年世界卫生组织乙型肝炎疫苗使用指南》摘译［J］. 临床肝胆病杂志，33（11）：2058-2061.

王宇歌，朱卫军，雷荣悦，等. 2011. HIV精英控制者免疫机制分析及其对疫苗研发的意义［J］. 中华微生物学和免疫学杂志，31（7）：659-666.

王祥，周东明. 2014. 基于血凝素（HA）的新型流感疫苗的研究进展［J］. 生命科学，26（9）：943-948.

王卫军. 2017. 我国肠道病毒71型灭活疫苗研究进展［J］. 应用预防医学，23（3）：268-271.

王艺博，孙小雨，徐艳玲，等. 2018. 甲肝病毒及其疫苗研究现状［J］. 中国生物制品学杂志，31（3）：315-318.

王鑫英，曹经瑗，毕胜利. 2015. 中国部分甲型肝炎病毒流行株结构蛋白区基因特征分析［J］. 中国疫苗和免疫，21（2）：159-205.

王真行，张蕾. 2013. WHO关于甲型肝炎疫苗意见书［J］. 国际生物制品学杂志，36（5）：271-276.

韦钦钦，朱传凤，高雪军. 2016. 人呼吸道合胞病毒减毒活疫苗的研究进展［J］. 微生物学免疫学进展，44（3）：60-6

卫江波. 2013. 乙型肝炎疫苗发展简史［J］. 中华微生物学和免疫学杂志，33（1）：2.

吴星，苏瑶，陈盼，等. 2017. 丙型肝炎病毒疫苗的评价及研究进展［J］. 微生物学免疫学进展，45（3）：

75-80.

夏青娟，侯丽娟，徐艳玲. 2017. 甲型肝炎疫苗的使用现状及研究进展［J］. 国际生物制品学杂志，40（3）：130-133.

邢力莉，曹玲生. 2018. 脊髓灰质炎疫苗接种现状与进展［J］. 中国疫苗和免疫，24（2）：243-248.

颜雨，王雪松，黄忠，等. 2018. 丙型肝炎预防性疫苗开发的需求、挑战和进展［J］. 中国细胞生物学学报，40（30）：303-308.

姚昕，梁争论. 2018. 诺如病毒结构和进化研究进展［J］. 中国病毒病杂志，8（1）：72-76.

于琨，安丽平，王伟，等. 2017. 流感疫苗的研究进展［J］. 现代预防医学，44（14）：2644-2650.

张标，霍文哲. 2018. 丙型肝炎病毒和肝细胞抗病毒机制相互作用的研究进展［J］. 中华疾病控制杂志，22（3）：302-306.

张蔚，施一. 2015. 禽流感病毒跨种传播的分子机制［J］. 生命科学，27（5）：539-547.

张立霞，周剑芳，舒跃龙，等. 2014. 通用型流感疫苗的研究进展［J］. 病毒学报，30（1）：73-78.

张拓慧，赵林清. 2017. 人呼吸道合胞病毒的流行病学研究进展［J］. 病毒学报，33（6）：938-943.

张哲罡，马金，李长贵，等. 2017. 脊髓灰质炎病毒类病毒颗粒作为候选疫苗的研究进展［J］. 中国生物制品学杂志，30（11）：1223-1232.

张飞齐，申瑷琳，杨晓明. 2018. 人乳头瘤病毒预防性疫苗的研究进展［J］. 中国生物制品学杂志，31（7）：787-791.

赵奇，朱俊萍. 2015. 中国手足口病的流行状况及病原谱变化分析［J］. 病毒学报，31（5）：554-559.

郑明华，王凯航，李琼，等. 2016. 戊型肝炎病毒衣壳蛋白及其中和表位的结构研究进展［J］. 中国人兽共患病学报，32（9）：825-831.

郑岩，崔立红. 2016. 诺如病毒的分子生物学进展［J］. 胃肠病学和肝病学杂志，25（12）：1475-1480.

中华医学会肝病学分会. 2016. 慢性乙型肝炎防治指南（2015）［J］. 胃肠病学，21（4）：219-236.

周凯，何宏轩. 2009. 禽流感与猪流感病毒：跨越物种传播的新认识［J］. 生物化学与生物生理进展，36（5）：523-529.

Chen Y, Liu Q, Guo D. 2020. Emerging coronaviruses: Genome structure, replication, and pathogenesis [J]. J Med Virol, 92(4): 418-423.

Dennehy PH. 2008. Rotavirus vaccines: an overview [J]. Clinical Microbiology Reviews, 21(1): 198-208.

Doorbar J, Egawa N, Griffin H, et al. 2016. Human papillomavirus molecular biology and disease association [J]. Reviews in Medical Virology, 25: 2-23.

Doorbar J, Quint W, Banks L, et al. 2012. The biology and life-cycle of human papillomaviruses [J]. Vaccine, 30S: F55-F70.

Gerretsen HE, Sande CJ. 2017. Development of respiratory syncytial virus (RSV) vaccines for infants [J]. Journal of Infection, 74(S): 143-146.

Ghasemi F, Ghayour-Mobarhan M, Gouklani H, et al. 2018. Development of preventive vaccines for hepatitis C virus E1/E2 protein [J]. Iran J Pathol, 13(2): 113-124.

Giersing BK, Karron RA, Vekemans J, et al. 2019. Meeting report: WHO consultation on respiratory syncytial virus (RSV) vaccine development, Genev, 25-26 April 2016 [J]. Vaccine, 37(50): 7355-7362.

Guo X, Zhong J, Li J. 2018. Hepatitis C virus infection and vaccine development [J]. Journal of Clinical and Eperimental Hepatology, 8(2): 195-204.

Graham BS. 2016. Vaccines against respiratiory syncytial virus: The time has finally come [J]. Vaccine, 34(30): 3335-3541.

Higgins D, Trujillo C, Keech C. 2016. Advances in RSV vaccine research and development-A global agenda [J]. Vaccine, 34: 2870-2875.

Lu RL, Zhao X, Li J, et al. 2020. Genomic characterization and epidemiology of 2019 novel coronavirus: implications for virus origins and receptor binding [J]. Lancet, 395: 565-574.

Medina RA, Garcia-Sastre A. 2011. Influenza A viruses: new research developments [J]. Nature Reviews Microbiology, 9: 590-603.

Modjarrd K, Giersing B, Kaslow DC, et al. 2016. WHO consultation on respiratiory syncytial virus vaccine development report from a World Health Organization Meeting held on 23-24 March 2015 [J]. Vaccine, 34: 190-197.

Narisawa-Saito M, Kiyono T. 2007. Basic mechanisms of high-risk human papillomavirus-induced carcinogenesis: Roles of E6 and E7 proteins [J]. Cancer Science, 98(10): 1505-1511.

Nasri D, Bouslama L, Pillet S, et al. 2007. Basic rationale, current methods and future directions for molecular typing of human enterovirus [J]. Expert Review of Molecular Diagnostics, 7(4): 419-431.

Neuzil KM. 2016. Progress toward a respiratory syncytial virus vaccine [J]. Clinical and Vaccine Immunology, 23(3): 186-188.

Riddle MS, Walker RI. 2016. Status of vaccine research and development for norovirus [J]. Vaccine, 34: 2895-2899.

Roberts JN, Graham BS, Karron RA, et al. 2016. Challenges and opportunities in RSV vccine development: Meeting report from FDA/NIH workshop [J]. Vaccine, 34: 4843-4849.

Seeger C, Mason WS. 2015. Molecular biology of hepatitis B virus infection [J]. Virology, 479-480: 672-686.

Siliciano RF, Greene WC. 2011. HIV Latency [J]. Cold Spring Harbor Perspectives in Medicine, 1: a007096.

Walker CM, Feng Z, Lemon SM. 2015. Reassessing immune control of hepatitis A virus [J]. Current Opinion in Virology, 11: 7-13.

Wright PF, Karron RA, Belshe RB, et al. 2007. The absence of enhanced disease with wild type respiratory syncytial virus infection occurring after receipt of live, attenuated, respiratory syncytial virus vaccines [J]. Vaccine, 25(42): 7372-7378.

第三篇

治疗类生物制品

第十章

10

重组蛋白质和多肽制品

第一节　重组制品简介

一、重组制品的定义

重组蛋白质和多肽制品（简称重组制品）就是采用 DNA 重组技术，对编码所需蛋白质的基因进行遗传修饰，然后利用质粒或病毒载体将该基因导入适当的宿主细胞，表达并翻译成蛋白质或多肽，经过提取和纯化等步骤制备而成的具有生物学活性的生物制品，又称基因工程生物制品。

20 世纪 70 年代建立的 DNA 重组技术给生物技术领域带来了重大变革，促进了以基因工程技术为核心的现代生物技术的诞生和发展，被认为是 20 世纪人类的一项最伟大的贡献。DNA 重组技术，亦称基因重组技术或基因工程技术，是指将 DNA 片段（如基因）按人们的设计方案定向地与载体连接，并转入特定的受体细胞，构建成工程菌（或工程细胞），实现遗传物质的重新组合，并使目的基因在工程菌内进行复制和表达的技术。

二、重组制品的制备方法

制造重组制品的主要操作过程包括以下步骤：①获得目的基因；②将目的基因和载体连接，构建 DNA 重组体；③将 DNA 重组体转入宿主细胞构建工程菌 / 工程细胞；④工程菌 / 工程细胞的发酵 / 培养；⑤目的基因表达产物的分离纯化；⑥产品的检验和制剂制备等。

可表达目的蛋白的工程菌或工程细胞称为表达系统。重组制品的表达系统包括原核表达系统、酵母表达系统、哺乳动物细胞和昆虫细胞表达系统。每种表达系统各有其优缺点。

原核表达系统最常用的是大肠杆菌（$E.\ coli$），在重组制品的实际生产中占有很大比重，其优点表现在以下几个方面：①基因背景和细胞生物学特性清楚，且容易对其基因加以改造；②生长快，生产周期短，目的产物的表达量高；③适于大规模生产，生产成本低。该表达系统的缺点是：①缺少蛋白质翻译后的加工修饰，如糖基化、磷酸化、水解加工等，因此只适用于不需要翻译后修饰的小分子蛋白的大规模生产；②表达的蛋白往往不能形成正确的二硫键，影响目的产物的活性；③细菌本身产生的脂多糖（LPS）内毒素会污染目的产物。

酵母表达系统常用的是酿酒酵母（$S.\ cerevisiae$）和毕赤酵母（$P.\ pastoris$），因属于真核细胞，可对表达产物进行翻译后修饰和正确折叠。酿酒酵母的优点是可在无蛋白培养基中快速生长，表达的重组蛋白质多分泌于细胞外，但其甘露糖基化的翻译后修饰多造成目的蛋白的抗原性增高，导致临床应用时容易刺激机体产生相应免疫反应。与酿酒酵母相比，毕赤酵母表达产物的糖基化更接近于人源蛋白，在高密度条件下仍能生长，而且具有更强的启动子，但毕赤酵母单个细胞的目的蛋白产量较低。

哺乳动物细胞表达系统包括中国仓鼠卵巢（CHO）细胞、啮齿动物细胞系（如 NS0、BHK、Sp2/0 等）和人细胞系（如 HEK293、PER.C6、HT-1080、CAP 等）。其中 CHO 细胞是重组制品生产中应用最广泛的表达系统。哺乳动物细胞表达系统能表达与天然蛋白完全一致的目的产物，且重组蛋白质多是分泌性表达，不需要像细菌表达系统那样进行细胞破碎和蛋白复性，因而在重组制品的实际生产中应用得越来越广泛。

用于表达生产重组制品的工程菌或工程细胞也应建立种子批系统，即原始细胞（细胞种子）、主细胞库和工作细胞库。一般情况下，主细胞库来自细胞种子、工作细胞库来自主细胞库。

三、重组制品的长效化

早期的重组产品是未经结构改造的天然替代蛋白，其一级结构与天然人体成分完全一致（如人胰岛素、凝血因子Ⅷ、生长激素等）。因此这类产品的性质、功能一般与天然产品相近。但是，由于生产方法不同，纯度要求、杂质来源不同，其毒副作用及体内药代动力学性质仍与天然产品有很大区别。另外，从临床应用的角度看，这些天然结构蛋白作为药物还存在一些重要缺陷，尤其是许多蛋白质的血浆半衰期较短，为保证疗效，需要高剂量频繁给药，这种操作很容易导致患者体内血药浓度波动较大，并发生剂量限制性毒性（dose-limiting toxicities，DLT）和全身毒性。为解决这些问题，人们对现有的重组制品进行了改造，开发出长效药物，解决了频繁注射和血药浓度波动大的问题。

长效制品的主要研究策略是在尽可能保持蛋白原有生物活性的基础上，增加蛋白质在溶液中的水化半径。目前常用的方法有以下几种。

1. 定点突变

通过基因工程手段，替换引起多肽不稳定的残基，或者通过引入能增加多肽稳定性的残基来达到提高多肽稳定性、增加药物半衰期的目的。例如，IL-6中第125位呈游离状态的半胱氨酸（^{125}Cys）残基易形成错误的二硫键配对或形成分子之间的二聚体，从而影响生物学活性和稳定性。如果将^{125}Cys用丝氨酸（Ser）或缬氨酸（Val）取代，其生物学活性就会提高1倍，在体内的半衰期可由数分钟提高到1.2h左右。

利用定点突变技术还可增加多肽/蛋白药物的糖基化位点，提高其糖含量，从而改变其分子质量和体内半衰期，如利用定点突变技术构建的重组人促红细胞生成素（rhEPO）突变体"Aranesp"，有165个氨基酸，其中5个发生了定点突变，即^{30}Ala、^{32}His、^{87}Pro、^{88}Trp和^{90}Pro分别变成了^{30}Asn、^{32}Thr、^{87}Val、^{88}Asn和^{90}Thr，N连接的寡糖链从原来的3条增加到5条，从而使分子质量从原来的30kDa增加到50kDa，在慢性肾衰患者体内的半衰期从原来的4～13h延长到49h。

2. 化学修饰

化学修饰主要是指通过化学反应将某些基团连接到肽链分子上，从而达到长效化的目的，通常是通过改变蛋白质分子侧链或主链结构两个途径来达到修饰的目的，目前前者的研究较为普遍。用于多肽/蛋白质药物的修饰剂很多，目前以聚乙二醇修饰、糖基化修饰、脂肪酸修饰最为常用。

聚乙二醇（polyethyleneglycol，PEG）是一类惰性、无毒、无抗原性、具有良好水溶性和生物相容性、可生物降解的有机多聚物，由环氧乙烷聚合而成，通过控制反应条件可得到平均分子质量由几百至几万的聚合物，可呈线性、分支型及其他特殊类型的分子形态。PEG修饰技术是通过聚PEG端基的活性基团与重组多肽/蛋白的氨基酸侧链基团或N/C端的氨基/羧基发生共价反应，制成PEG化的重组蛋白质或多肽制品。多肽/蛋白药物经PEG修饰后，其药代学和药效学性质明显得到改善，如分子质量增大、免疫原性降低、水溶性增加、吸收缓慢，且由于有了 PEG 分子的保护，药物进入机体后与蛋白酶接触的机会减少，因而在血液内的浓度更稳定，半衰期更长，不仅药物浓度不会忽高忽低，而且用药间隔得以延长，用药更方便，疗效更稳定。PEG 对酶、多肽、受体、抗体片段等均能实现耦联以延长其半衰期。目前已有多个 PEG 化的多肽 / 蛋白药物上市。

对于多肽 / 蛋白类药物而言，糖链对其药动学性质、生物活性、稳定性等方面有很大影响。因糖链的存在，一方面多肽 / 蛋白药物表面增加了侧链长度，从而增加了蛋白质的稳定性，阻碍蛋白酶对蛋白药物的降解作用；另一方面由于使蛋白药物分子质量增大，减少了肾小球滤过率，半衰期也得以延长。目前应用到的糖基化技术主要有 N- 糖基化和 O- 糖基化。

脂肪酸修饰是指将脂肪酸链通过化学方法以共价键耦联到蛋白或多肽类药物上，从而改善药物相关性质，延长其半衰期。与其他修饰剂相比，脂肪酸有如下优势：脂肪酸的分子质量相对较小，一般不会降低前体药物的活性，有时甚至有增强活性的作用；脂肪酸是构成人体脂肪、类脂和细胞膜磷脂的重要成分，有助于提高药物的脂溶性，增大肠道黏膜通透性，增强药物与受体的结合能力；脂肪酸在体内能与人血清白蛋白（human serum albumin，HSA）可逆性地结合，由于 HSA 分子质量大，二者结合后的复合体在跨膜转运中会因分子过大而受到限制，可显著提高药物在体内的半衰期；某些情况下，脂肪酸还能诱导药物自组装成多聚体，进一步延长其在体内的半衰期；脂肪酸修饰可掩盖蛋白质分子中易受酶进攻的区域，从而延缓或抑制蛋白水解酶的破坏作用，延长药物在体内的作用时间。目前应用最成熟的脂肪酸修饰重组药物是地特胰岛素和德谷胰岛素。

3. 基因融合

通过与其他基因融合来增加多肽 / 蛋白药物的分子质量或改变其与受体的亲和性，也可以延长药物的半衰期。目前应用最广泛的融合基因是编码人血清白蛋白（HSA）的基因和人 IgG1 的 Fc 段基因。HSA 本身就是许多内源因子和外源药物的载体。药物和 HSA 结合后，可在减少其生物利用度的同时大大增加在体内的半衰期，且 *HSA* 基因在毕赤酵母中可高效地分泌性表达。抗体的 Fc 段可与靶细胞（巨噬细胞、树突状细胞等）上的 Fc 受体（FcR）结合，避免进入溶酶体中被降解。将抗体 Fc 段与某些多肽 / 蛋白融合，不仅可延长该多肽 / 蛋白的半衰期，还可利用 Fc 段的生物学效应达到治疗疾病的目的。总之，融合蛋白因具有稳定性高、可调控表达、制备简单、产物均一、对多肽 / 蛋白药物的活性影响较小等优点，是目前研究长效多肽 / 蛋白药物的一种常用途径，已有多个该类融合蛋白用于临床。

4. 剂型改变

通过改变药物剂型或通过包埋药物的形式也可延缓多肽 / 蛋白药物在体内的释放，延长其半衰期。例如，用微囊包埋多肽 / 蛋白药物，不仅可以实现皮下注射的长效缓释，还可以通过微囊表面和粒径的设计，实现口服、黏膜、吸入给药等新剂型。将多肽 / 蛋白药物包封于脂质体的类脂质双分子层中，不仅可以保护药物的生物活性、提高稳定性、延长半衰期，还可与人体细胞发生吸附、融合、内吞、脂质交换等作用，从而促进药物吸收、增强药物的细胞靶向性。

四、重组制品的主要类型

重组制品可用于疾病的预防、治疗和诊断。

治疗类重组制品的主要品种类型有：①重组细胞因子及其受体药物；②重组激素类药物；③重组溶栓药物；④重组抗体药物；⑤重组血浆蛋白药物。本章重点介绍①②③的内容，④的内容将在第十一章（抗体药物）介绍，⑤的内容将在第十二章（血液制品）介绍。

第二节　重组细胞因子及其受体药物

一、细胞因子及其发展

细胞因子（cytokine，CK）是人类或动物的各类细胞分泌的具有多样生物活性的因子。它们是一组可溶性的不均一的蛋白质分子，能调节细胞的生长与分化。生理条件下，CK 在机体免疫系统中起着免疫信息传递和调节的作用，使机体能够维持正常生理功能，排斥外部感染因子（如病毒）的侵袭和清除内部变化了的有害因子（如肿瘤细胞等）。但在某些情况下，CK 可能产生病理作用，参与自身免疫病、肿瘤、移植排斥、休克等疾病的发生和发展。

自 20 世纪 60 年代以来，由于免疫学、细胞生物学、蛋白质化学和分子生物学的发展，细胞因子研究领域获得了惊人的成果，成功阐明结构及功能的细胞因子已达数百种，有数十种重组细胞因子在进行临床研究，用于治疗肿瘤、感染、造血功能障碍等疾病，其中多种细胞因子已被批准作为药物正式上市，成为临床上某些疑难杂症的首选药物。目前，细胞因子药物的研究与开发是医药生物技术领域最为活跃和最有发展前景的应用领域之一。

二、细胞因子的种类

根据其功能，可将细胞因子分为以下几类。

1. 干扰素

（1）干扰素的种类　　干扰素（interferon，IFN）是最先被发现的细胞因子。根据基因序列同源性，可分为三大类：Ⅰ型、Ⅱ型和Ⅲ型。在人类，Ⅰ型 IFN 家族由 IFN-α、β、δ、ε、κ、τ 和 ω1-3 组成，IFN-α 又可分成 20～25 种亚型。Ⅱ型 IFN 仅含有 IFN-γ 一个成员。IFN-Ⅲ（也被称为 IFN-λ）家族包括 IFN-λ1（IL-29）、λ2（IL-28A）、λ3（IL-28B）和 λ4。Ⅰ型 IFN 由白细胞、巨噬细胞、成纤维细胞等在病毒等的诱导下产生，与受体（IFN-αR1 和 IFN-αR2）结合后，通过信号转导途径发挥抗病毒感染或抗肿瘤功能。Ⅱ型 IFN（IFN-γ）由 B 细胞、T 细胞、NK 细胞等在有丝分裂原或抗原诱导下产生，以同型二聚体形式与靶细胞上的受体（IFN-γR1 和 IFN-γR2）结合，然后通过信号转导途径起免疫调节作用。Ⅲ型 IFN（IFN-λ）在结构和功能上与Ⅰ型 IFN 和白细胞介素-10（IL-10）家族均相似，但与 IFN 家族更接近，所以多数学者认为应将其归为 IFN 家族。IFN-λ 的受体为 IL-28R1 和 IL-10R2。

（2）干扰素的生物学活性　　IFN 的生物学活性可归纳为 3 个方面：抗病毒、抗肿瘤和免疫调节。

3 类 IFN 均有抗病毒作用，且其抗病毒活性是广谱的，对多种病毒（包括 DNA 病毒、RNA 病毒、引起肿瘤的病毒或不引起肿瘤的病毒）都有一定程度的抑制作用。IFN 自身并不直接杀死病毒，而是通过刺激细胞产生抗病毒因子而起作用。正常情况下 IFN 处于被抑制的静止状态，但机体感染病毒后，可在瞬间诱导 IFN 的产生，随后 IFN 向周围扩散，随着血液循环到达全身，并与靶细胞膜上的受体结合，激活细胞内抗病毒作用机制，产生一系列抗病毒物质，最后杀灭病毒。

干扰素可以抑制细胞的生长，而且对生长快的细胞的抑制作用远比生长慢的细胞强，因此可选择性抑制迅速生长的肿瘤细胞，这对肿瘤防治具有十分重要的意义。IFN 的抗肿瘤作用主要表现在 3 个方面：首先，IFN 作用于肿瘤细胞膜，使腺苷酸环化酶增加，抑制肿瘤细胞的 DNA 合成及细胞分裂，起到抗肿瘤作用；其次，IFN 可以改变肿瘤细胞表面性能，增加肿瘤特异性组织相容性抗原的表达，使肿瘤细胞易被免疫系统识别和清除；IFN 还可通过免疫调节作用，增强机体抗肿瘤免疫力。

一定浓度的 IFN 可提高抗原提呈细胞（APC）MHC 抗原、β-2 微球蛋白及 IgG Fc 受体的表达，从而调节许多免疫反应，包括免疫复合物的清除、吞噬作用和依赖抗体的细胞毒作用（ADCC）等；IFN 可调节 T 淋巴细胞、B 淋巴细胞功能，并增强自然杀伤（NK）细胞对肿瘤细胞的杀伤作用；IFN 还可抑制抗体反应。

2. 集落刺激因子

1966 年，Bradey 等在进行造血干细胞体外半固体培养时，发现一类蛋白质可刺激造血细胞形成集落，于是将其称为集落刺激因子（colony stimulating factor，CSF）。CSF 不是单一成分，不同的 CSF 刺激生成由不同细胞系组成的细胞集落。根据它们作用的靶细胞不同，分别称为粒细胞集落刺激因子（granulocyte CSF，G-CSF）、粒细胞巨噬细胞集落刺激因子（granulocyte-macrophage CSF，GM-CSF）、巨噬细胞集落刺激因子（macrophage CSF，M-CSF）、多潜能集落刺激因子（multipotential CSF，Multi-CSF）、促红细胞生成素（erythropoietin，EPO）、促血小板生成素（thrombopoietin，TPO）、干细胞因子（stem cell factor，SCF）等。此外，刺激胚胎干细胞的白血病抑制因子（leukemia inhibitory factor，LIF）及刺激干祖细胞的 fms 样酪氨酸激酶-3 配体（fms-like tyrosin kinase-3 ligand，FL）等均有集落刺激活性。

不同的 CSF 对不同发育阶段的造血干细胞和造血祖细胞起促增殖分化作用，是血细胞发生必不可少的刺激因子，因此又称为造血生长因子。

（1）粒细胞集落刺激因子（G-CSF）　G-CSF 刺激造血细胞形成粒细胞集落。人 G-CSF 是由 174 个氨基酸残基组成的糖蛋白，亲水的糖链可增加分子的可溶性和稳定性，但不影响生物学活性。肽链内含有 5 个半胱氨酸，其中 ^{36}Cys-^{42}Cys 和 ^{74}Cys-^{64}Cys 形成两对二硫键。二硫键对于维持其生物学功能是必需的。G-CSF 主要作用于中性粒细胞系造血细胞，促使其增殖、分化和活化。在体外可刺激骨髓造血祖细胞中的中性粒细胞前体，使之分化增殖为成熟粒细胞集落，也能作用于完全成熟的终末粒细胞，延长成熟中性粒细胞的存活时间，提高中性粒细胞的吞噬能力，促进超氧化物的产生和碱性磷酸酶的合成。G-CSF 还具有对人中性粒细胞、单核细胞、成纤维细胞、平滑肌细胞以及成肌纤维细胞的趋化作用。血管内皮细胞、间皮细胞、血小板、单核细胞和成纤维细胞均能合成 G-CSF。正常情况下，人体血清中 G-CSF 含量较低，但在应激状态下，血清 G-CSF 含量大幅提高。一些恶性肿瘤细胞，如肝细胞癌、鳞状上皮癌、黑色素瘤、间皮瘤、恶性肉瘤、神经胶质瘤和膀胱癌等在体外培养时也可持续分泌 G-CSF。

（2）粒细胞巨噬细胞集落刺激因子（GM-CSF）　GM-CSF 刺激造血细胞形成粒细胞和巨噬细胞的混合集落。人 GM-CSF 含有 127 个氨基酸残基，肽链内有两个二硫键（^{54}Cys-^{96}Cys 和 ^{88}Cys-^{121}Cys），但只有 ^{54}Cys-^{96}Cys 与活性有关。GM-CSF 主要由活化的 T 淋巴细胞、B 淋巴细胞、单核/巨噬细胞、内皮细胞和成纤维细胞产生，能有效刺激骨髓多系祖细胞的增殖分化，刺激粒细胞、单核细胞和淋巴细胞的生长，也可增强成熟造血细胞的活性，提高吞噬能力，提高对微生物的杀伤力，增强抗肿瘤活性，提高白细胞的趋化作用。

（3）巨噬细胞集落刺激因子（M-CSF）　M-CSF 刺激造血细胞形成巨噬细胞集落。M-CSF 主要来源于单核/巨噬细胞、血管内皮细胞和成纤维细胞，作用于骨髓单核吞噬细胞的前体细胞，使之分化成熟，形成单核细胞集落，也可促进骨髓生成中性粒细胞，并使细胞数量增加的同时增强细胞功能。M-CSF 也能作用于终末细胞，增强成熟单核细胞的功能。M-CSF 可促进炎症反应，并可提高巨噬细胞杀伤肿瘤细胞和微生物的能力。

（4）多潜能集落刺激因子（Multi-CSF）　Multi-CSF 又称白细胞介素-3（IL-3），主要由

T 淋巴细胞产生，可刺激较早期祖细胞增殖，并促使其向粒系、巨噬系、巨核细胞系和红系细胞分化，形成粒细胞、巨噬细胞、巨核细胞和红细胞系等多细胞组成的混合集落。

（5）促红细胞生成素（EPO） EPO 刺激红细胞集落的形成。成熟人 EPO 是由 165 个氨基酸残基组成的单链酸性糖蛋白，肽链内含有 4 个 Cys 残基，并形成两个链内二硫键，另外含有 3 个 N- 糖基化位点和 1 个 O- 糖基化位点。碳水化合物含量约占 EPO 分子量的 40% 左右。糖基化修饰，尤其是唾液酸含量对 EPO 在体内的活性及半衰期至关重要。

EPO 是调节和维持红细胞生理循环的重要激素，主要通过以下几方面起作用：①促进多能造血干细胞向红系祖细胞分化增殖。②促进红系祖细胞的生长、分化和增殖。红系祖细胞是只能向红细胞系方向分化的定向干细胞，其分化分为两个阶段，由红细胞样爆发形成单位（burst-forming unit-erythroid，BFU-E）分化为红细胞样集落形成单位（colony-forming unit-erthroid，CFU-E），再由 CFU-E 进一步分化为原红细胞直至成熟红细胞。EPO 作为 BFU-E 和 CFU-E 的分裂原刺激其增殖，同时又作为分化原促进 BFU-E 向 CFU-E 分化和 CFU-E 的成熟。③控制红细胞产生的速率。④促进红细胞成熟。⑤促进某些非红系祖细胞，如粒细胞和血小板祖细胞的增殖和分化。

EPO 主要由肾产生，其产生受组织内氧分压的调节，低氧是诱导肾脏产生 EPO 的主要刺激因素。正常人体内一般不缺 EPO，一旦机体表现缺氧，肾便分泌大量 EPO 进入血液，随血液循环到达骨髓，作用于造血干细胞，促使红细胞增生。

（6）促血小板生成素（TPO） TPO 又称巨核细胞生长与发育因子或巨核细胞生成素，可诱导巨核细胞形成集落，主要来源于肝、肾和骨骼肌细胞。成熟人 TPO 由 353 个氨基酸残基组成，含有 6 个 N- 糖基化位点。糖基化对 TPO 分子的稳定和延长在体内的半衰期起重要作用。

TPO 对巨核细胞的发育、成熟，到最后分化成血小板的整个过程都起作用。在巨核细胞发育的初期，TPO 使前体细胞分化为乙酰胆碱酯酶阳性细胞。TPO 还可促进早期红系祖细胞（BFU-E）、粒细胞巨噬细胞系集落形成单位（CFU-GM）和巨核系祖细胞集落形成单位（CFU-megakaryocyte，CFU-MK）的增殖，诱导骨髓和脾 CFU-MK 和巨核细胞的大量增加。这些作用对外周红细胞无影响，仅对巨核细胞系有特异作用。

（7）干细胞因子（SCF） SCF 刺激干细胞集落的形成。人干细胞因子是由 248 个氨基酸残基组成的糖蛋白，能够以膜结合的形式存在，经蛋白酶水解后变成可溶的形式。膜结合形式和可溶形式 SCF 均有生物学活性。SCF 对骨髓造血干细胞和造血祖细胞均具有刺激效应，与不同的细胞因子协同可产生不同的作用。例如，与 IL-7 联合，可协同刺激前 B 细胞（pre-B）的增殖；与 EPO 联合，可协同刺激早期红细胞的增殖；与 G-CSF 联合，可刺激粒细胞的增殖。此外，SCF 对肥大细胞有明显的促增殖作用。

3. 白细胞介素

白细胞介素（interleukin，IL）是一大类由多种细胞分泌的具有免疫调节活性的细胞因子。由于最初发现于白细胞，且主要介导白细胞和其他细胞间的相互作用，故于 1979 年在第二届国际淋巴因子研讨会上，将这一类细胞因子统一命名为白细胞介素，简称白介素，并以阿拉伯数字排列，如 IL-1、IL-2 等。从 20 世纪 70 年代发现 IL-1 起，到目前已经有 41 种白介素相继被发现，而新的白介素仍在不断被发现。

从分子结构来看，白介素都是小分子多肽，多数由 100 个左右的氨基酸残基组成。根据基因定位、分子结构及相应受体的相似性等特点，可将 IL 分为以下几个家族，因结构功能上的相似性，不同家族可能拥有共同的成员。

（1）IL-1 家族　　IL-1 家族是一类主要由骨髓及其相关组织器官分泌并作用于多种细胞的免疫炎症细胞因子，有 11 个成员，包括 7 个具有促炎活性的因子，即 IL-1α、IL-1β、IL-18、IL-33、IL-36α、IL-36β 和 IL-36γ，4 个具有抗炎活性的因子，即 IL-1 受体拮抗剂（IL-1Ra）、IL-36Ra、IL-37 和 IL-38。除 IL-18 和 IL-33 外，其他成员的基因都位于人 2 号染色体。IL-1 家族各成员通过与相应受体结合，刺激炎症和自身免疫病相关基因的表达，并在免疫调节及炎症进程中扮演重要角色；IL-1 还可调节基础代谢、血糖水平、血压、离子代谢和骨重构过程，并具有联系免疫与神经内分泌的作用。

（2）IL-2 家族　　IL-2 家族成员包括 IL-2、IL-4、IL-7、IL-9、IL-13、IL-15 和 IL-21。IL-2 是最早被发现的该家族成员，素有"T 细胞生长因子"之称，是 T 细胞和 NK 细胞增殖、分化、存活与激活的关键细胞因子，并可抑制自身免疫反应和机体对外来抗原的过度反应。IL-7、IL-15 和 IL-21 可以单独或与 IL-2 协同，调节机体的免疫反应。

（3）IL-6 家族　　包括 10 个成员：IL-6、IL-11、IL-27、抑癌蛋白 M（oncostatin M，OSM）、白血病抑制因子（leukemia inhibitory factor，LIF）、睫状神经营养因子（ciliary neurotrophic factor，CNTF）、心肌营养素 -1（cardiotrophin-1，CT-1）、心肌营养素样细胞因子 -1（cardiotrophin-like cytokine factor 1，CLCF1）、IL-35 和 IL-39。各成员利用共同的信号受体 gp130。IL-6 家族功能多样，不仅参与免疫反应，还在早期发育、血细胞发生、炎症、骨代谢、神经和心血管系统发育等方面起重要作用。

（4）IL-10 家族　　成员有 9 个，包括 IL-10、IL-19、IL-20、IL-22、IL-24、IL26、IL-28A、IL-28B 和 IL-29。其中 IL-28A、IL-28B 和 IL-29 又分别称为 IFN-λ2、IFN-λ3 和 IFN-λ1，属于 Ⅲ 型干扰素。IL-10、IL-24 和 IL-26 由活化的单核细胞和 T 细胞产生，IL-19 和 IL-20 由活化的单核细胞产生，而 IL-22 主要由活化的 T 细胞产生。各成员与相应受体结合后会引发一系列广泛而多样的信号，并介导不同的生命活动，包括免疫抑制、增强抗菌和抗病毒免疫、抗肿瘤等。

（5）IL-12 家族　　包括 5 个成员：IL-12、IL-23、IL-27、IL-35、IL-39。该家族成员为异源二聚体，是联系固有免疫和适应性免疫的桥梁，尤其在 Th1、Th17 和调节性 T 细胞（Treg）介导的细胞免疫中扮演重要角色。在抗微生物感染方面，IL-12 和 IL-23 具有促炎活性，而 IL-27 和 IL-35 具有抗炎活性。

（6）IL-17 家族　　即 IL-17A ～ IL-17F，其中 IL-17E 即 IL-25。多数成员主要由 Th17 细胞产生。IL-17A 和 IL-17F 通过形成同源或异源二聚体诱导炎性细胞因子、趋化因子和抗菌蛋白的表达，募集白细胞到达炎症部位，参与一些自身免疫和炎症性疾病的发生发展。IL-17B、IL-17C 和 IL-17D 也是通过形成二聚体的形式诱导其他细胞因子和趋化因子的形成。IL-17E 是该家族成员中最另类的一个，它主要由 Th2 细胞产生，对 Th2 免疫反应具有放大作用，在抗寄生虫感染中调节 Th2 介导的过敏反应。

4. 肿瘤坏死因子

肿瘤坏死因子（tumor necrosis factor，TNF）是具有广泛生物学活性的细胞因子，因能直接造成肿瘤细胞死亡而得名。根据其来源和结构不同可分为 TNF-α 和 TNF-β，二者在基因结构、染色体定位和生物学活性方面均十分相似，但氨基酸组成和细胞来源有所差异。TNF-α 又称为恶液素（cachectin）、巨噬细胞毒性因子（macrophage cytoxic factor，MCF）、分化诱导因子（differentiation-inducing factor，DIF）和出血因子（hemorrhagic factor）等，主要由单核 / 巨噬细胞分泌，可引起肿瘤组织出血性坏死，是迄今发现的抗瘤作用最强的细胞因子。此外，TNF-α 还具有促炎、调节免疫、参与骨吸收等活性，并在机体抗病毒、抗细菌、抗真菌免疫中起重要作用；TNF-β 又名淋巴细胞毒素（lymphotoxin，LT），主要由活化的 T 细胞产生，具有杀伤肿瘤细胞和免疫调节功能，是淋巴细胞杀伤抗原性靶细胞的效应分子。

TNF 的生物学活性主要是通过细胞膜上的特异受体（TNFR）传递信号而实现的。尽管两种 TNF 来源于不同的细胞，DNA 水平上也只有 30% 的同源性，但两者结合于相同的膜受体，所以有非常相似的生物学功能，只是在质和量上不同，TNF-β 的作用略弱。

5. 趋化因子

趋化因子（chemokine）是一组具有趋化作用的细胞因子，主要是调节白细胞的趋化性，激活单核/巨噬细胞，促进定向造血干细胞的增殖，促进内皮细胞和一些转化细胞的功能，在机体炎症反应和抗感染及创伤愈合中发挥重要作用。它们多为小于 100 个氨基酸的小分子多肽，已发现 50 多种，按照 NH2-半胱氨酸基序的不同可分为 4 个亚家族：CXC、CC、C、CX$_3$C 亚家族，其中 C 代表半胱氨酸，X 代表任一氨基酸。CXC 家族成员多数基因定位于 4 号染色体，包括 IL-8、干扰素诱导蛋白-10（IFN inducible protein-10，IP-10）等；CC 家族成员多数基因定位于 17 号染色体，包括巨噬细胞炎症蛋白（macrophage inflammatory protein，MIP）-1α、MIP-1β、巨噬细胞趋化蛋白-1（macrophage chemotactic protein 1，MCP-1）等；C 家族只有一个成员，即淋巴细胞趋化因子（lymphotactin，LPTN），基因定位于 1 号染色体，只在活化的 T 淋巴细胞产生，并具有特异性的淋巴细胞趋化功能；CX$_3$C 家族也只有一个成员，即 fractalkine（FKN），可在内皮、上皮、神经等细胞中表达，对 T 细胞、单核细胞有强力的趋化活性，促进白细胞紧密黏附，在免疫、炎性反应及在保护和促进中枢神经系统的小胶质细胞的生存中起重要作用。

6. 生长因子

生长因子（growth factor，GF）是一大类可刺激细胞生长的细胞因子，根据其结构与功能的不同，可分为胰岛素样生长因子（insulin-like growth factor，IGF）、表皮生长因子（epidermal growth factor，EGF）、血管内皮生长因子（vascular endothelial growth factor，VEGF）、血小板衍生生长因子（platelet-derived growth factor，PDGF）、转化生长因子（transforming growth factor，TGF）、神经生长因子（nerve growth factor，NGF）、成纤维细胞生长因子（fibroblast growth factor，FGF）、抑制素（inhibin）、骨形态形成蛋白（bone morphogenetic protein，BMP）、肝细胞生长因子（hepatocyte growth factor，HGF）、结缔组织生长因子（connective tissue growth factor，CTGF）、血管蛋白（angioprotein，Ang）等。它们来源于不同细胞，对机体不同细胞具有促生长作用，通过旁分泌、自分泌和内分泌等途径调节细胞的生长、分化、增殖、迁移及细胞的其他功能，并在创伤愈合、组织重构和免疫调节中起重要作用。

（1）胰岛素样生长因子（IGF）　　IGF 是一种多功能细胞增殖调控因子，因其化学结构与胰岛素原类似而得名，包括 IGF-1 和 IGF-2 两种。人 IGF-1 为 70 个氨基酸残基组成的多肽，分子内有 3 对二硫键（^{47}Cys-^{52}Cys、^{6}Cys-^{48}Cys 和 ^{18}Cys-^{61}Cys）；人 IGF-2 由 67 个氨基酸残基组成，链内也有 3 对二硫键。IGF-1 主要表达于肝，其合成受生长激素调节，在垂体生长激素刺激下，肝细胞合成 IGF-1，并以内分泌形式进入血流，与血液中的胰岛素样生长因子结合蛋白（IGF binding protein，IGF-BP）结合，然后运输到肌肉、骨骼等靶器官上，发挥其生物学效力。骨髓、脑及多种肿瘤等局部组织细胞也能产生和分泌 IGF-1，以自分泌或旁分泌的方式直接在该组织发挥生物学作用。IGF-2 具有与 IGF-1 类似的增殖和抗凋亡活性，但其表达不受生长激素调节。IGF-1 和 IGF-2 都是通过结合 IGF-1 受体（IGF-1R）发挥生物学活性。

（2）表皮生长因子（EGF）　　人 EGF 是由 53 个氨基酸残基组成的单链多肽，分子内不含糖基。链内有 3 对二硫键（^{6}Cys-^{20}Cys、^{14}Cys-^{31}Cys 和 ^{33}Cys-^{42}Cys），对稳定 EGF 的空间构型、保持生物活性十分重要，它们的断开或错配将使 EGF 失活。

EGF 主要由单核细胞、外胚层以及肾和十二指肠所合成，广泛存在于汗液、唾液、胃肠道液等组织分泌物和体液中，可刺激上皮细胞、肝细胞、成纤维细胞的生长。EGF 还能增加神经细胞在培养中的存活时间，促进轴突生长，加速胶质细胞的增殖。在 EGF 作用下，K^+ 和葡萄糖等小分子物质进入细胞内的速度加快，并加速糖分解，使乳酸增加。EGF 还能促进新血管形成及 RNA、DNA 和蛋白质的合成。此外，EGF 能刺激细胞外一些大分子（如透明质酸和糖蛋白等）的合成和分泌，滋润皮肤，因此它可作为化妆品的添加剂及用于面部整形手术，促进人皮肤的新陈代谢，减少皮肤畸形，也可在医药上治疗皮肤外伤、术后伤口、压疮、口腔溃疡和坏疽以及放射治疗引起的皮炎等，加速伤口和溃疡面的愈合。

（3）血管内皮生长因子（VEGF）　VEGF 又称血管通透性因子（vascular permeability factor，VPF），是重要的血管生成正性调节因子，与其特异性受体（VEGFR）结合后，可增强血管和淋巴管内皮细胞的有丝分裂，刺激内皮细胞增殖并促进血管生成，提高血管特别是微小血管的通透性，使血浆大分子外渗并沉积在血管外基质中，促进新生毛细血管网的建立。

已发现的 VEGF 家族包括 VEGF-A、VEGF-B、VEGF-C、VEGF-D、VEGF-E 及胎盘生长因子（placental growth factor，PLGF），其结构特点是在受体结合区有 8 个保守的 Cys 残基。通常所说的 VEGF 即 VEGF-A，在正常组织中表达较少，在有新生血管生成的组织细胞中，如胎儿组织、胎盘、黄体，特别在肿瘤中高表达。VEGF-B 主要表达于胚胎、成人肌肉组织及肿瘤细胞，在心肌中与 VEGF-A 共同表达。VEGF-C 为特异性淋巴管生成因子，在内皮细胞和肿瘤细胞中均有表达。VEGF-D 是一种促进血管和淋巴管生成的糖蛋白，存在于成纤维细胞、巨噬细胞及平滑肌细胞中。PLGF 最早发现于胎盘，后来证明其也存在于心脏、肺、甲状腺、肌肉、脂肪等组织中。

（4）血小板衍生生长因子（PDGF）　PDGF 由 A、B、C、D 4 条多肽链通过二硫键形成 PDGF-AA、PDGF-BB、PDGF-AB、PDGF-CC 和 PDGF-DD 5 种亚型。

PDGF 主要来源于血小板，生理状态下存储于血小板的 α 颗粒内，血小板激活时被释放，其他细胞如内皮细胞、平滑肌细胞、成纤维细胞、胶质细胞及很多肿瘤细胞也可合成 PDGF。PDGF 是成纤维细胞、平滑肌细胞以及其他间充质来源细胞的主要有丝分裂原和强化学驱动剂，在胚胎发育、细胞增殖、细胞迁移、生存和趋化等过程中起重要作用。

（5）转化生长因子（TGF）　TGF 是由多种细胞分泌的一类具有多重生物学效应的生长因子，因能使正常成纤维细胞的表型发生转化而得名，包括 TGF-α 和 TGF-β 两种，二者的分子结构、生物学功能及受体反应完全不同，但 TGF-β 的不少生物活性需要 TGF-α 的参与。

人 TGF-α 是由 50 个氨基酸残基组成的多肽，与 EGF 高度同源，因此与 EGF 共用 EGFR，它以自分泌方式刺激细胞，发挥广泛的生物学作用，在不同病理和正常组织中具有诱导肿瘤发生、参与发囊和眼的正常发育、促进创伤愈合和组织修复等多种生物活性，在胚胎发育和胚泡着床过程中也有重要生物学功能。许多肿瘤细胞（如鳞状癌、肾癌、乳腺癌、胃癌、黑色素瘤和胶质瘤等）和正常组织细胞（如角质细胞、垂体细胞、上皮细胞、激活的巨噬细胞等）均可分泌 TGF-α。

TGF-β 是细胞生长和分化的多功能调节因子，广泛存在于动物正常组织细胞及转化的细胞中，以骨组织和血小板中含量最为丰富。TGF-β 是细胞生长的多功能双重调节剂，根据细胞类型及其分化状态不同，或起生长抑制作用，或起生长刺激作用。对上皮细胞生长有抑制活性；而对成纤维细胞、平滑肌细胞的生长，在低浓度下具有促进作用，在高浓度下具有抑制作用。TGF-β 还是一种重要的抗炎细胞因子，通过下调过度的免疫反应而抑制炎症的发生，并可促进上皮损伤的修复。

（6）神经生长因子（NGF） NGF 由三种多肽链（α、β、γ）组成，以 α2βγ2 的形式由非共价键结合，其生物学活性集中体现在 β 亚基上，即 β-NGF 是 NGF 的活性部分。

NGF 能促进神经元的生长、发育、分化和成熟，维持神经元的存活，并能促进损伤的神经元修复和再生，防治退行性神经系统病变，阻滞神经瘤、神经鞘瘤、神经胶质瘤的生长，已成为治疗多种神经性疾病药物的重要开发对象。

（7）成纤维细胞生长因子（FGF） FGF 是一类由 FGF 基因家族编码的结构相关的蛋白质，以旁分泌或内分泌的方式参与血管形成、创伤愈合、胚胎发育、内分泌调节等生理过程。目前已发现 23 个成员（FGF1～FGF23），各成员在其中心区域含有大约 120 个高度同源的氨基酸序列。依据序列同源性和系统发育的不同，可将哺乳动物 FGF 家族中的 18 个成员分为 6 个亚家族：FGF1 亚家族，包括 FGF1 和 FGF2。FGF1 又称为酸性成纤维细胞生长因子（acidic FGF，aFGF），FGF2 又称为碱性成纤维细胞生长因子（basic FGF，bFGF）；FGF4 亚家族，包括 FGF4、FGF5 和 FGF6；FGF7 亚家族，包括 FGF3、FGF7、FGF10 和 FGF22，其中 FGF7 和 FGF10 又分别称为角质细胞生长因子 1（keratinocyte growth factor1，KGF1）和 KGF2；FGF8 亚家族，包括 FGF8、FGF17 和 FGF18；FGF9 亚家族，包括 FGF9、FGF16 和 FGF20；FGF19 亚家族，包括 FGF19、FGF21 和 FGF23。前 5 个亚家族成员以旁分泌形式产生，对胚胎发育过程的组织形成和器官发育起重要作用。最后 1 个亚家族则是以内分泌形式产生，并以靶组织 Klotho 蛋白依赖的方式调节体内胆汁酸、胆固醇、葡萄糖、维生素 D 和磷酸盐的稳态。

三、细胞因子的共同特性

细胞因子种类繁多，生物学活性广泛，但它们在合成、分泌、理化特性、生物学活性以及参与免疫和炎症反应等方面有许多共性。

1. 细胞因子的理化特性

从存在形式来看，绝大多数的细胞因子为小分子（15～30kDa）的分泌型多肽或蛋白质，少部分能以膜结合的形式存在于细胞表面，如肿瘤坏死因子 -α（TNF-α）、干细胞因子（SCF）等；从肽链结构来看，多数细胞因子为单链结构，小部分为同源二聚体结构，如 IL-5、IL-8、IL-10、M-CSF 等，而 IL-12 家族多为异源二聚体结构，两条肽链分别由不同的基因编码；从化学结构来看，多数细胞因子为糖蛋白，但糖基成分对大部分细胞因子的生物学活性影响不大；从一级结构来看，不同的细胞因子在氨基酸序列上有很大差异，但它们的基因调控序列却有许多共同之处，这表明它们的基因表达受某些共同的因素调节；从染色体定位来看，一些细胞因子的基因是连锁的，如 IL-3、IL-4、IL-5、IL-9、IL-13、GM-CSF、M-CSF 等都位于第 5 对染色体长臂上，它们的缺失与某些白血病及造血功能不良有关。

2. 细胞因子的作用方式

细胞因子通过结合细胞表面的亲和力受体，以旁分泌（paracrine）、自分泌（autocrine）或内分泌（endocrine）的方式发挥生物学效应。若某种细胞因子的靶细胞也是其产生细胞，则该因子对靶细胞表现出的生物学作用称为自分泌效应；若某种细胞因子的产生细胞和靶细胞非同一细胞，但二者相邻，则该因子对靶细胞表现出的生物学作用称为旁分泌效应。少数细胞因子，如转化生长因子 -β（TGF-β）、白细胞介素-1（IL-1）和巨噬细胞集落刺激因子（M-CSF）在高剂量时也作用于远处的靶细胞，表现为内分泌效应。

细胞因子基因多在细胞受到抗原、丝裂原或其他因素刺激后开始转录，转录出的 mRNA 在短时工作后即被降解，因此细胞因子的分泌是一个适时自限的过程。细胞因子对诱发因素的反应极为迅速，如失血、血容量降低等刺激可使一系列造血集落刺激因子的含量迅速增加，造血前体细胞的定向分化加速，并促进骨髓、肝血细胞进入体循环，从而纠正失血带来的不良后果。

细胞因子的生物学效应具有微量、高效的特点，通常在 ng 或 pg 水平就能发挥作用。细胞因子在体内的半衰期短，最短的仅几分钟，长的也不超过数日。

3. 细胞因子的网络性

细胞因子的网络性体现在以下几个方面。

（1）来源的多样性　　细胞因子来源的多样性表现在两个方面：一是一种细胞因子可来源于多种细胞，如多种类型的细胞均能产生 IL-1，不仅有淋巴细胞，还有单核细胞、巨噬细胞、自然杀伤细胞，以及非白细胞类细胞，如平滑肌细胞、血管内皮细胞、成纤维细胞、星型细胞、软骨细胞等；二是同一刺激物（如脂多糖）可诱生同种细胞产生多种细胞因子，如淋巴细胞能产生 IL、CSF、TNF、IFN 等细胞因子，成纤维细胞能产生 IL-1、IL-6、IL-8、IL-11、CSF、IFN-β 和 TNF 等细胞因子。

（2）作用的多效性　　即一种细胞因子可以有多种生物学活性。以 IL-6 为例，它由淋巴细胞及免疫辅助细胞产生，除参与 B 细胞增殖、分化、抗体形成的调节外，还参与炎症反应、造血前体细胞的增殖及定向分化，且具有较强的抗病毒活性。

（3）相互诱生性　　多数细胞因子一旦与靶细胞结合，通常能够诱导靶细胞合成和释放一系列其他细胞因子，如 IL-1 与 T 细胞表面的受体结合后，能增强 T 细胞合成和释放 IL-2。

细胞因子来源的多源性、每一种细胞因子作用的多效性及细胞因子之间的相互诱生，为其相互作用提供了物质基础，使广大细胞因子之间构成一个复杂的开放式的网络系统。

4. 细胞因子的两面性

细胞因子常具有生理和病理双重作用。正常情况下，细胞因子的表达和分泌受机体严格的调控；在病理状态下，细胞因子出现异常表达，表现为细胞因子及其受体的缺陷，以及细胞因子表达过高或可溶性细胞因子受体的水平增加等。在细胞因子表达过高或大剂量应用细胞因子制剂治疗某些疾病时，有可能对机体产生不良作用，如发热、炎症性组织损伤、自身免疫病、变态反应、血管渗漏综合征、恶病质、刺激肿瘤细胞增殖等。因此，应该对细胞因子的病理效应有清醒的认识，在使用细胞因子药物进行治疗时应警惕这些毒副作用的发生。

四、细胞因子受体

1. 受体简介

受体（receptor）是指识别并结合专一配体（ligand），介导配体发挥生物功能的一类蛋白质，根据其是否锚定于细胞（核）膜上可分为膜结合型受体（membrane-bound receptor）和可溶性受体（soluble receptor）。膜结合型受体通常加前缀 m 表示，可溶性受体以前缀 s 表示。膜结合型受体锚定于细胞（核）膜上，大多为糖蛋白，由膜外区、跨膜区和膜内区三部分组成，通过膜外区部分，受体能够与其相应的配体特异性结合，经过膜内区转导信号，导致细胞行为和功能的改变。可溶性受体又称分泌型膜受体（secretory membrane receptor），通常为膜型受体的同种型，有一小部分位于细胞质内，但大部分位于细胞外液（组织间液或血液）。

多数受体与可溶性的配体分子结合，如细胞因子受体、免疫球蛋白 Fc 受体、补体受体等，也有一些受体与细胞表面的分子结合，如 T 细胞抗原受体。

2. 膜结合型细胞因子受体

细胞因子必须与靶细胞上特异性受体结合后，才能介导生物学效应。因此对细胞因子受体（cytokine receptor，CKR）的研究，将进一步阐明这些细胞因子的生物学功能，更好地了解病理状态下受体的数量、亲和力等变化与疾病的关系。

通常所说的细胞因子受体多是膜结合型的，根据结构和功能的不同，可将其分为 5 个不同的家族：①Ⅰ型细胞因子受体家族。又称造血生长因子受体家族，是最大的细胞因子受体家族，大部分细胞因子受体属于该家族，常见的有 IL-2R、IL-3R、IL-4R、IL-5R、IL-6R、IL-7R、IL-9R、IL-11R、IL-12R、IL-15R、GM-CSFR、G-CSFR 及 EPOR 等。该家族的多数成员为多亚单位受体，其中一种亚单位是细胞因子结合亚单位，又称为结合链，其典型的结构特点是含有 W-S-X-W-S（X 代表任意氨基酸）的五联保守序列；另一种亚单位是信号转导亚单位，该家族的多数受体共用信号亚单位。②Ⅱ型细胞因子受体家族。又称干扰素受体家族，包括各型干扰素受体和 IL-10R 等，该类受体胞外区由 200 个氨基酸残基组成，称 D200 结构域，该结构域近 N 端和近膜端各有两个保守的半胱氨酸残基。③免疫球蛋白超家族。这组细胞因子受体的胞外区富含半胱氨酸，并具有一个或多个 Ig 样的结构域。每个结构域由 110 个左右的氨基酸组成，通过二硫键形成稳定的发夹样反向平行的 β 片层折叠结构。IL-6R、IL-7R、M-CSFR、G-CSFR 和 IL-1R 等属于这一家族。此外，许多黏附分子如 CD4、CD8、CD28、CD54 等也属于这一超家族。④肿瘤坏死因子受体（TNFR）家族。又称为Ⅲ型细胞因子受体家族，多为单链受体，胞外区有 4 个富含 Cys 的重复亚单位，每个重复亚单位约由 40 个氨基酸残基组成。TNFαR、NGFR 和 CD40 等为此类受体家族成员。TNFR 的膜内区存在约 80 个氨基酸的死亡功能区（death domain，DD），经活化后可转导凋亡信号，造成细胞的程序化死亡。⑤趋化因子受体家族。大部分为 G 蛋白耦联受体，是含有 7 个疏水性跨膜区的单链分子，胞内区有与 G 蛋白结合的结构，并在 C 端含丝氨酸 / 苏氨酸，可进行磷酸化参与信号转导，如 IL-8R、MCPR、MIPR、LTNR 等。有些趋化因子受体是人类免疫缺陷病毒-1（HIV-1）的共受体，如 CXC 受体家族的 CXCR4 是基质细胞衍生因子-1（stromal derived factor-1，SDF-1）和嗜 T 细胞型 HIV-1 的共受体；CC 受体家族的 CCR5 是嗜巨噬细胞型 HIV-1 的共受体；某些特殊的 HIV 毒株还能以 CCR2 或 CCR3 为共受体。因此，趋化因子及其可溶性受体可用于 HIV 的预防和治疗。

有些受体可能包括两个或多个家族的特征区域，如 IL-6R 同时含有造血生长因子受体家族和免疫球蛋白超家族受体的特征功能域，所以它同时属于这两个家族。

细胞因子与受体结合后，受体形成同源或异源二聚体，激活细胞内的蛋白酪氨酸激酶（protein tyrosine kinase，PTK），再启动多条细胞内的信号转导通路，将信号传到核内，最终导致各种生物效应。

3. 可溶性细胞因子受体

溶解于血浆或组织液中的细胞因子受体称为可溶性细胞因子受体（soluble cytokine receptor，sCKR）。sCKR 大致有以下几种来源：①来自膜受体胞外段。大多数可溶性细胞因子受体是由表达在膜上的结合性受体，在某种严格的调控机制下，被某种特定的蛋白水解酶剪切而释放出的结构上只含有胞外段的活性形式。值得一提的是，睫状神经营养因子受体（CNTFR）不是被蛋白酶而是被磷脂酶 C 剪切掉一个糖基化的磷脂酰肌醇，形成了它的可溶性形式。②编码膜受体的基因由于转录后 mRNA 剪接方式的不同，导致所合成的蛋白质缺乏跨膜域或信号肽序列被保留，于是产生了分泌型的可溶性受体。例如，人成纤维细胞生长因子 3 可溶性受体（sFGF3R）的产生是因为缺失了编码跨膜段的外显子。③mRNA 选择性拼接和蛋白酶切两种机制共同作用的结果。例如，干细胞因子受体可溶性亚型（sSCFR）的产生，就是由于其基因外显子 9 末端拼接操作后编码的膜结合受体，在胞外段靠近胞膜的位置出现了 4 个额外的氨基酸，使得膜受体特别易于被蛋白酶切割，从而产生相应的可溶性受体。④由感染细胞的病毒基因编码。例如，MT7 是黏液瘤病毒感染细胞后早期基因表达的产物，是一种可溶

性的 γ- 干扰素受体同源物，它能与干扰素结合从而抑制干扰素的抗病毒活性。⑤采用基因工程技术进行人工合成。

可溶性受体也可与相应配体结合而发挥其生理作用。虽然不同的可溶性受体作用方式不尽相同，但大都是起调节作用，概括来说可分为以下几种：①作为其相应膜受体的竞争者而阻断配体的信号转导。例如，某些趋化因子受体（CCR5、CXCR4 等）是 HIV 的共受体，其相应的可溶性受体可阻断 HIV 的感染。②作为血清结合蛋白，负责转运、稳定和富集相应配体。③反馈抑制相应膜结合受体的表达。活化的免疫细胞会大量表达膜结合型细胞因子受体，从而接受细胞因子的作用而发挥生物学效应。而免疫效应发挥到一定程度，膜结合受体就会脱落，反馈性地使免疫细胞在适度发挥效应后逐步恢复到正常状态，有利于机体免疫应答的平衡稳定。④上调配体效应。例如，sIL-6R 与 IL-6 特异结合后可被靶细胞表面的 gp130 蛋白识别并传递刺激信号，从而促进 IL-6 效应的发挥。

五、重组细胞因子药物及其临床应用

重组细胞因子是利用基因工程技术生产的细胞因子产品，作为药物用于肿瘤、感染性疾病、造血障碍等疾病的治疗。几乎每一类细胞因子都已经有相关的重组产品用于临床。

1. 重组干扰素药物

干扰素的抗病毒、抗肿瘤和免疫调节作用，使其在临床上有广泛应用。上市的人干扰素药物可分为两大类：天然 IFN 和基因工程重组人 IFN（recombinant human IFN，rhIFN）。天然 IFN 是采用特定的诱生剂（如病毒）诱导人白细胞表达，经提纯后制成的血源性多亚型人天然干扰素混合物，如分别于 1989 年和 1999 年上市的 "Alferon" 和 "Wellferon" 即该类天然 IFN 产品。人天然 IFN 由于产量和活性均较低，且具有潜在的血源性病毒污染的可能性而逐渐退出市场。rhIFN 是将 *IFN* 基因从细胞中克隆出来，与载体重组后转入宿主细胞中表达，经纯化后制成。与血源性 IFN 相比，rhIFN 具有安全性高、纯度高、比活性高、成本低等优点。

IFN-α 的多种亚型、IFN-β 及 IFN-γ 均有相关重组产品上市，已批准的剂型有冻干粉剂、注射剂、栓剂、凝胶剂、乳膏剂、滴眼剂等，在病毒性肝炎、白血病、Kaposi 肉瘤、多发性硬化症（multiple sclerosis，MS）等疾病中有广泛应用（表 10-1）。其中 rhIFN-α1b 为来自中国人 *IFN-α1b* 基因、我国首创的具有自主知识产权的 rhIFN 药物，由人脐血白细胞经 NDV-F 病毒诱生后，提取 mRNA，反转录成 cDNA，构建质粒 pBV867，转化到大肠埃希菌 N6405 菌株中成功表达，并经多年工艺放大研究，于 1993 年获批生产。IFN-α1b 是中国最主要的抗病毒型别，中国人受到病毒感染后，体内出现最早和产生量最大的抗病毒物质就是 IFN-α1b。因此，rhIFN-α1b 最适合中国人使用，在我国乙型肝炎和丙型肝炎治疗中发挥重要作用，且不良反应明显低于源自西方人的 rhIFN-α2a 和 rhIFN-α2b，尤其适合儿童相关疾病的治疗。

表 10-1　已上市的主要人干扰素药物

商品名	药物成分	表达系统	上市时间	治疗疾病
Alferon	IFN-αn3	病毒诱导白细胞	1989 年	生殖器尖锐湿疣
Wellferon	INF-αn1	病毒诱导 Namalva 细胞系	1999 年	乙型肝炎、丙型肝炎、毛细胞性白血病、生殖器疣、青少年喉乳头状瘤
Roferon-A	rhIFN-α2a	大肠杆菌	1986 年	乙型肝炎、丙型肝炎、毛细胞性白血病、艾滋病、Kaposi 肉瘤、生殖器疣
Pegasys	PEG-rhIFN-α2a	大肠杆菌	2002 年	乙型肝炎、丙型肝炎、白血病、Kaposi 肉瘤

续表

商品名	药物成分	表达系统	上市时间	治疗疾病
运德素	rhIFN-α1b	大肠杆菌	1993 年	乙型肝炎、丙型肝炎
Intron A	rhIFN-α2b	大肠杆菌	1986 年	乙型肝炎、丙型肝炎、毛细胞性白血病、Kaposi 肉瘤
PEG-Intron	PEG-rhIFN-α2b	大肠杆菌	2001 年	乙型肝炎、丙型肝炎、白血病、Kaposi 肉瘤
派格宾	PEG-rhIFN-α2b	酵母	2016 年	成人慢性丙型肝炎
Infergen	重组复合 IFN-α	大肠杆菌	1997 年	丙型肝炎
Avonex	rhIFN-β1a	哺乳动物细胞	1996 年	多发性硬化症
Rebif	rhIFN-β1a	哺乳动物细胞	2002 年	多发性硬化症
Plegridy	PEG-IFN-β1a	哺乳动物细胞	2014 年	成人多发性硬化症
Betaseron	rhIFN-β1b	大肠杆菌	1993 年	多发性硬化症
Actimmune	rhIFN-γ1b	大肠杆菌	1990 年	慢性肉芽肿病、重度恶性骨骼石化症

根据药效维持时间的长短，可将目前全球主要的 rhIFN 产品分为两大类：短效 rhIFN 和长效 rhIFN。短效 rhIFN 由于相对分子质量较小，容易被体液中的蛋白酶降解并通过肾清除，故在体内的半衰期短，需要频繁给药。例如，治疗丙型肝炎时患者需隔天注射，而治疗周期又多在半年以上，所以多数患者很难接受和坚持。为解决这一问题，科研人员采用多种不同的结构改造方法和缓释系统，研发出了具有长效和缓释效果的 rhIFN 制剂，包括复合干扰素产品和 PEG 化重组人干扰素。

复合干扰素目前上市的只有一种，即 "Infergen"，为一种复合 α 干扰素，由美国 Amegen 公司于 20 世纪 80 年代根据当时已知的 8 种 IFN-α 亚型序列，以 IFN-α21 为基础，保留每个位点上出现频率最高的保守氨基酸残基，得到复合干扰素（consensus interferon，CIFN）氨基酸序列的基本框架。根据 CIFN 的氨基酸序列，化学合成构建出相应的 DNA 序列，并应用重组 DNA 技术，将 CIFN 的 DNA 序列导入大肠杆菌内进行表达，即可生产重组复合的 IFN。该产品于 1987 年获批上市，主要用于成年慢性丙型肝炎的治疗。

聚乙二醇（PEG）化重组人干扰素（PEG-rhIFN）是用蛋白质工程技术，将功能化的甲氧基 PEG 与 rhIFN 赖氨酸残基的 ε- 氨基进行多位点共价结合或特异性结合在游离的异亮氨酸残基上。目前上市的主要有 "PEG-Intron" "Pegasys" "Plegridy" "派格宾"。PEG-Intron 为 12kDa PEG 修饰的 rhIFN-α2b，是由大肠杆菌表达获得的 rhIFN-α2b（"Intron-A"）和 12kDa 的 PEG 经半合成共轭形成；Pegasys 为 40kDa PEG 修饰的 rhIFN-α2a；Plegridy 为 PEG 修饰的 rhIFN-β1a；派格宾是我国批准的第一个长效干扰素制剂，为 40kDa Y 型聚乙二醇化的 rhIFN-α2b。PEG 修饰的干扰素比普通干扰素半衰期延长了 10~20 倍，可以大大减少给药次数，使用药间期延长至每周 1 次，并避免了普通干扰素用药后血药浓度波动的问题，从而使治疗的疗效得到大幅提高，而且患者的用药依从性得到明显改善；另外，由于有 PEG 的保护作用，减少了药物中的 IFN 成分与免疫细胞的直接接触，使其免疫原性降低，副作用也因此减少。

2. 重组白介素药物

目前已上市的基因工程白介素类药物主要有重组人白介素-2（rhIL-2）和重组人白介素-11（rhIL-11），分别于 1992 年和 1997 年上市。前者主要用于肿瘤治疗和癌性胸腹水的控制，后者主要用于肿瘤化疗后血小板减少症的治疗。

（1）重组人白介素-2

1）IL-2 的生物学特征及活性。所有活化的 T 细胞亚群都分泌 IL-2，其中辅助性 T 细胞（Th）亚群是最主要来源。成熟 IL-2 是由 133 个氨基酸组成的糖蛋白，肽链内有 3 个半胱氨酸残基（^{58}Cys、^{105}Cys 和 ^{125}Cys），其中 ^{58}Cys 和 ^{105}Cys 形成分子内二硫键。用丝氨酸（Ser）取代这两个部位的 Cys 后，IL-2 活性急剧丧失，说明二硫键在保持 IL-2 生物学活性上起关键作用。

IL-2 最初被称为 T 细胞活化因子，但现在已经阐明其具有多种生物学活性，包括提高 NK 细胞、淋巴因子激活的杀伤细胞（lymphokine-activated killer，LAK）和肿瘤浸润淋巴细胞（TIL）等免疫细胞的溶细胞活性，促进激活的 B 细胞产生更多的免疫球蛋白，维持调节性 T 细胞（Treg）的持续增殖，调节效应 T 细胞（Te）的分化等。

2）重组人 IL-2 及其在临床上的应用。重组人 IL-2（rhIL-2）是第一个被批准上市的基因工程白介素类药物，在转移性肾细胞癌和恶性黑色素瘤的治疗中有广泛应用，对急性髓细胞白血病也有一定疗效。目前利用 DNA 重组技术，在大肠杆菌、酵母、猴 COS 细胞和昆虫细胞中均可表达有活性的 IL-2。

原型 IL-2 由于存在二硫键错配问题，导致终产品中出现构象不正确、无生物活性的单体及二聚体，造成产品比活性低、热稳定性差、产物回收率低及临床应用副反应大等缺陷。因此，重组人 IL-2 药物通常将 ^{125}Cys 突变为丝氨酸（Ser）或丙氨酸（Ala），这样有利于重组蛋白质产生正常的二硫键，如 1992 年上市的 Aldesleukin（商品名"Proleukin"）即重组 ^{125}Ser IL-2 改构体；而国内 1999 年上市的 rhIL-2（商品名"欣吉尔"；通用名为注射用重组人白介素-2）则为 ^{125}Ala IL-2 改构体。改构后的 rhIL-2 产品，各种技术指标均优于原型 IL-2，如更易于复性且活性蛋白回收率高，比活性、热稳定性增加，体内半衰期延长，临床疗效更优等。

在临床上，IL-2 可用于治疗肿瘤和感染性疾病。在恶性肿瘤的发病机制中，非常关键的问题是机体免疫功能失调和免疫监视功能低下，肿瘤患者体内的自然杀伤（NK）细胞、细胞毒 T 细胞（CTL）、淋巴因子激活的杀伤细胞（LAK）等杀伤细胞不能正常地清除肿瘤细胞。这些杀伤性细胞的活性和增殖，均是以 IL-2 为基础的。而在肿瘤患者体内（如黑色素瘤、卵巢癌、乳腺癌等）发现 IL-2 含量较正常人低，且肿瘤患者的淋巴细胞受到抗原或丝裂原刺激后，IL-2R 表达量也低。用人工提供外源性 IL-2，帮助患者完成免疫监视功能，是 rhIL-2 药物治疗肿瘤的免疫学基础。在抗感染方面，IL-2 也是通过增强 NK、CTL、LAK 等细胞的活性及诱导 IFN-γ 产生而实现的。大量的研究表明，低剂量 IL-2 可以促进调节性 T 细胞（Treg）的扩增，而 Treg 水平偏低是很多自身免疫病和炎症性疾病的病理特征，因此低剂量 IL-2 显示出在这些疾病治疗中的优势。

（2）重组人白介素-11　　IL-11 由 178 个氨基酸组成，链内无二硫键和糖基化位点，主要由造血微环境中的基质细胞和部分间叶细胞产生，是一种造血生长因子，通过与靶细胞表面特异性受体（IL-11Rα）结合发挥多种生物学效应：刺激造血干细胞和巨核系祖细胞的增殖；诱导巨核细胞分化、成熟，促进高倍性巨核细胞生成；增加单个巨核细胞的血小板产量从而增加血小板的生成；IL-11 单独或与其他细胞因子（IL-3、SCF 或 EPO）联合，可刺激人和小鼠骨髓和胎肝多个时期红细胞的生成。此外，IL-11 还可影响非造血细胞的活性，包括调节肠道上皮细胞的生长、破骨细胞增殖和神经生成，刺激急性期蛋白生成，抑制脂肪形成等。

rhIL-11 于 1997 年最先在美国上市，临床上主要用于以下疾病的治疗：①肿瘤化疗所致的严重血小板减少症。能改善患者的造血微环境，延缓骨髓脂肪化进程，降低化疗所致感染的发生率，改善化疗所致的黏膜炎症等。②骨髓造血功能障碍性血小板减少症。可缩短血小板减少的持续时间。

3. 重组肿瘤坏死因子药物

TNF-α 可以诱导肿瘤细胞凋亡，有显著的抗肿瘤功能，早在 20 世纪 80 年代初，人 TNF-α（hTNF-α）的基因工程产品就开始进行临床试验研究。但在临床试验中发现，hTNF-α 在体内的半衰期短，小剂量难以达到治疗效果，而大剂量应用时会产生严重的毒副作用。为提高天然 hTNF-α 的抗肿瘤活性，消除或降低其对组织器官的毒副作用，国内外学者通过对其进行结构改造，得到了一系列 TNF-α 衍生物或突变体，其中最为成功的是第四军医大学（现空军军医大学）研制的"重组改构人肿瘤坏死因子"（recombinant mutated human TNF，rmhTNF）。其是将天然 hTNF-α 分子氨基末端的 7 个氨基酸残基删去，再将 ^{8}Pro、^{9}Ser、^{10}Asp 和 ^{157}Leu 分别用 Arg、Lys、Arg 和 Phe 代替，将编码改构 hTNF 的基因克隆入大肠杆菌，得到表达 "rmhTNF-α" 的工程菌。该工程菌菌株性能稳定、表达量高，表达的 rmhTNF 抗肿瘤活性显著高于野生型，且鲜少发生严重不良反应。该药物已于 2003 年在我国批准上市，主要用于治疗晚期非小细胞肺癌和晚期非霍奇金淋巴瘤。

4. 重组集落刺激因子药物

目前粒细胞集落刺激因子（G-CSF）、粒细胞巨噬细胞集落刺激因子（GM-CSF）、促红细胞生成素（EPO）、促血小板生成素（TPO）等集落刺激因子都有成功应用于临床的重组药物（表 10-2）。

表 10-2 已上市的主要重组人集落刺激因子药物

商品名	通用名	上市时间	药物成分	表达系统	主治疾病
Neupogen	Filgrastim（非格司亭）	1991 年	rhG-CSF	大肠杆菌	各种原因引起的中性粒细胞减少症
Granocyte	Lenograstim（来格司亭）	1993 年	rhG-CSF	CHO 细胞	同上
Neu-up	Nartograstim（那托司亭）	1994 年	rhG-CSF 突变体	大肠杆菌	同上
Neupeg	Pegfilgrastim（培非格司亭）	2002 年	PEG-rhG-CSF	大肠杆菌	同上
Leukine/Prokine	Sargramostim（沙格司亭）	1991 年	rhGM-CSF	酿酒酵母	同上
Leucomax	Molgramostim（莫拉司亭）	1993 年	rhGM-CSF	大肠杆菌	肿瘤放、化疗引起的白细胞减少症
Epogen	Epoetin-alfa	1989 年	rhEPO	CHO 细胞	多种原因导致的贫血
NeoRecormon	Epoetin-beta	1997 年	rhEPO	CHO 细胞	同上
Dynepo	Epoetin-delta	2002 年	rhEPO	HT1080 细胞株	同上
Eporatio	Epoetin-theta	2009 年	rhEPO	CHO	同上
Arnesp	Darbepoetin-alfa	2002 年	高糖基化 rhEPO	CHO 细胞	同上
Mircera	PEG-Epoetin-beta	2007 年	PEG-rhEPO	CHO 细胞	同上
特比奥	重组人血小板生成素注射液	2005 年	rhTPO	CHO 细胞	肿瘤化疗所致的血小板减少症；血小板减少性紫癜

（1）重组 G-CSF 药物　　应用于临床的重组人 G-CSF（rhG-CSF）药物主要是 Filgrastim（非格司亭）、Lenograstim（来格司亭）、Nartograstim（那托司亭）、Pegfilgrastim（培非格司亭）和它们的类似物。Filgrastim 和 Lenograstim 为每日使用的短效药物，两者的生化特性相近。

前者是采用基因工程大肠杆菌（*E. coli*）表达生产的非糖基化 rhG-CSF，在肽链的 N 端比天然 G-CSF 多了个甲硫氨酸（Met）；后者是由 CHO 工程细胞表达生产的 ^{133}Thr- 糖基化的 rhG-CSF。Nartograstim 又称 KW-2228，是将 G-CSF 分子链 N 端的 5 个氨基酸（^{1}Thr、^{3}Leu、^{4}Gly、^{5}Pro 和 ^{17}Cys）替换（分别为 ^{1}Ala、^{3}Thr、^{4}Tyr、^{5}Arg 和 ^{17}Ser）后，用 *E. coli* 工程菌表达生产的非糖基化基因突变产物，该药物提高了 G-CSF 的体内活性和稳定性，也降低了肾清除率。Pegfilgrastim 是 PEG 化的长效形式的 Filgrastim，由一个 20kDa 的单甲氧基聚乙二醇（PEG）分子与 rhG-CSF 的 N 端 Met 残基共价结合而成。与内源性天然 G-CSF 相似，rhG-CSF 通过与中性粒细胞表面特异性的受体相结合，选择性刺激中性粒细胞祖细胞的增殖和分化，同时提高中性粒细胞的趋化作用，增加过氧化物的产生，在临床上主要用于以下方面：①肿瘤放疗、化疗的中性粒细胞减少症。作为肿瘤患者化疗的辅助药物，可对抗细胞毒剂的副反应，促进中性粒细胞恢复，减少骨髓抑制后的感染发生率。②用于慢性白细胞减少症，如骨髓发育不良引起的中性粒细胞缺乏症、再生障碍性贫血伴随中性粒细胞缺乏症、先天性特发性中性粒细胞缺乏症等。③用于骨髓移植，可促进中性粒细胞增加，降低骨髓移植早期感染的发病率，增加骨髓移植的成功率。④其他。用于白血病和白血病相关综合征、白细胞减少所致的脓毒症，以及烧伤、艾滋病和肺炎患者的治疗。

（2）重组 GM-CSF 药物　　Sargramostim（沙格司亭）和 Molgramostim（莫拉司亭）及其类似物是目前临床使用的主要重组人 GM-CSF（rhGM-CSF）药物，二者均可增加血液循环中的中性粒细胞和单核细胞的数量和活性，主要用于治疗肿瘤放疗、化疗后引起的白细胞减少症；造血干细胞移植后促进造血功能的恢复及后期移植排斥的治疗；周围造血干细胞移植前的干细胞动员；治疗骨髓增生异常综合征与再生障碍性贫血等骨髓衰竭性疾病；治疗艾滋病继发的白细胞减少。由于 GM-CSF 还可增加外周组织内的单核细胞和巨噬细胞数量，从而提高创伤部位的免疫反应，并加速伤口的愈合，所以外用 rhGM-CSF 在治疗烧烫伤创面中也得到越来越广泛的应用。

（3）重组 EPO 药物　　上市的重组人 EPO（rhEPO）药物有多种类型。第一代包括 Epoetin-alfa、Epoetin-beta、Epoetin-delta 和 Epoetin-theta，均与人体天然 EPO 具有相同的氨基酸一级结构和生物学活性，但各产品存在细微的糖基化差异。第一代 rhEPO 药物半衰期相对较短，需要每周给药 1～3 次。第二代是在分子水平上对第一代 rhEPO 进行改造，使其药动学和药效特性得到改善，其中 Darbepoetin-alfa 是在 Epoetin-alfa 的基础上增加了 2 个 *N*- 糖基化位点，使得其体内稳定性大大增加，体内半衰期是原 rhEPO 的 3 倍，体内生物学活性也明显增加。PEG-Epoetin-beta 是在 Epoetin-beta 分子上连接了一个甲氧基聚乙二醇，其体内半衰期接近 130h，患者的给药频率由原来的每周 1～3 次延长为每 2 周至 1 个月 1 次。因糖链结构对 EPO 活性和稳定性起重要作用，rhEPO 只能用真核表达系统生产。除 Epoetin-delta 采用人细胞株 HT1080 表达外，其他 EPO 产品均由 CHO 细胞表达生产。rhEPO 的适应证为慢性肾功能衰竭导致的贫血、恶性肿瘤或肿瘤化疗导致的贫血、失血后贫血等。

（4）重组 TPO 药物　　rhTPO 目前临床应用的只有一种，即国内研发的"重组人血小板生成素注射液"，采用 CHO 细胞表达生产，与体内天然 TPO 具有相同的氨基酸一级结构和相似的升血小板药理作用，可刺激巨核细胞的产生和分化以释放成熟血小板并提高血液中循环血小板数量，主要用于实体瘤化疗后所致的血小板减少症的治疗和血小板减少性紫癜的辅助治疗。

5. 重组生长因子药物

生长因子多具有刺激细胞增殖和生长的作用，所以目前重组生长因子药物除胰岛素样生长因子（IGF）外，多数用于治疗伤口创面，可促进伤口愈合（表 10-3）。

表 10-3　已上市的部分重组生长因子药物

商品名	通用名	上市时间	药物成分	表达系统	主治疾病
Increlex	Mecasermin（美卡舍名）	2005 年	rhIGF-1	大肠杆菌	严重原发性 IGF-1 缺乏症或对生长激素（GH）出现中和抗体的 GH 基因缺陷患儿
Iplex	Mecaserimin rinfabate	2007 年	rhIGF-1/rhIGFBP-3	大肠杆菌	同上
扶济复	重组人碱性成纤维细胞生长因子	2002 年	rhbFGF	大肠杆菌	烧伤创面、慢性创面、新鲜创面
艾夫吉夫	重组人酸性成纤维细胞生长因子	2006 年	rhaFGF	大肠杆菌	同上
贝复济	牛碱性成纤维细胞生长因子外用溶液	1998 年	rbbFGF	大肠杆菌	烧伤创面、慢性创面、新鲜创面；角膜损伤
kepivance	Palifermin	2004	rhKGF1$_{dest23}$	大肠杆菌	白血病患者骨髓移植后化疗引起的口腔黏膜炎
康合素	外用人表皮生长因子	2001 年	rhEGF	大肠杆菌	烧（烫）伤、体表溃疡、各种外科伤口
金因肽	人表皮生长因子外用溶液	2001 年	rhEGF 衍生物	大肠杆菌	同上
易孚	人表皮生长因子凝胶	2002 年	rhEGF	毕赤酵母	同上
易贝	人表皮生长因子滴眼液	2002 年	rhEGF	啤酒酵母	角膜损伤
Regranex	Becaplermin	1997 年	rhPDGF-BB	酿酒酵母	糖尿病性足溃疡
Oxervate	Cenegermin	2017 年	rhNGF	大肠杆菌	神经营养性角膜炎

（1）重组胰岛素样生长因子药物　　已上市的重组人胰岛素样生长因子（rhIGF）相关药物有两种：Mecasermin（美卡舍名）和 Mecaserimin rinfabate（美卡舍名 - 林菲培），均用于治疗严重的原发性 IGF-1 缺乏症。前者为重组人胰岛素样生长因子-1（rhIGF-1），后者为 rhIGF-1 与重组人胰岛素样生长因子结合蛋白-3（rhIGF-BP-3）组成的一种二元蛋白复合物。后者比前者有更长的半衰期和更好的疗效，且副反应更小，但药物本身不够稳定，在使用前才能将两种成分配制在一起。

（2）重组成纤维细胞生长因子药物　　在成纤维细胞生长因子（FGF）家族中，FGF-1（又称酸性成纤维细胞生长因子，aFGF）、FGF-2（又称碱性成纤维细胞生长因子，bFGF）和 FGF-7（又称角质细胞生长因子-1，KGF-1）已有重组药物上市，重组人 FGF-10（又称 KGF-2）滴眼液正在进行临床试验。rFGF-1 和 rFGF-2 在我国已得到广泛应用，可以促进创面愈合，用于烧伤创面（包括浅Ⅱ、深Ⅱ度、肉芽创面）、慢性创面（包括体表慢性溃疡等）和新鲜创面（包括外伤、供皮区创面、手术伤等），其中重组牛碱性成纤维细胞生长因子（recombinant bovine basic FGF，rbbFGF）还被制成凝胶剂、冻干剂、外用溶液、滴眼液等各种剂型，并被收录入《中国药典》。rhKGF1（通用名：Palifermin）于 2004 年被美国 FDA 批准上市，用于治疗白血病患者骨髓移植后化疗引起的黏膜溃疡，这是一种 N 端缺失 23 个氨基酸的截短的 KGF1（rhKGF1$_{dest23}$）。

（3）重组人表皮生长因子药物　　重组人表皮生长因子（rhEGF）药物在临床上可用于促进烧（烫）伤、体表溃疡、各种外科伤口和角膜损伤的愈合。在 rhEGF 研发和产业化方面，我国走在了欧美等发达国家的前面。《中国药典》（2020 年版）收录了 4 种 rhEGF 药物：①外用人表皮生长因子。是将信号肽基因 phoAspL10 与 hEGF 基因串联，与表达质粒 pBL10EGF 重组后转化大肠杆菌构建表达系统，表达的 rhEGF 直接分泌至培养基中。因 hEGF 的 [53]Arg 和

^{52}Leu 在重组表达后常被蛋白酶切除，可能有的表达产物只含有 51 个氨基酸残基。②人 EGF 外用溶液。是一种 rEGF 衍生物，由带有人工合成 hEGF 衍生物基因 [较天然 hEGF 基因 5' 端多 3 个氨基酸（Ala-Arg-Ile）的编码序列] 的重组质粒转化的大肠埃希菌菌株所表达。该产品含有 54 个氨基酸残基（缺乏天然 EGF 的 ^{53}Arg 和 ^{52}Leu）。③人表皮生长因子凝胶。含有 51 个氨基酸残基（缺乏天然 EGF 的 ^{53}Arg 和 ^{52}Leu），表达系统为带有人工合成的 rEGF 基因的重组质粒转化的毕赤酵母菌株。④人表皮生长因子滴眼液。是由带有人工合成的 rhEGF 基因的 DNA 片段融合到酵母菌染色体基因组中构建而成的工程菌株所表达，也是含有 51 个氨基酸残基。

　　rhEGF 与 rhFGF 的临床功效类似，但也有细小差异。rhEGF 主要的靶细胞是表皮细胞、成纤维细胞和胞外基质，以促进上皮细胞增殖为主，可促进创伤部位再上皮化，并温和地促进肉芽生长，主要在创伤的中、后期起修复作用，且对较浅显的损伤效果更好，可缩小创面面积、及早封闭创面、减少瘢痕产生；而 rhFGF 的靶细胞主要是成纤维细胞、血管内皮细胞和胞外基质，可诱导肉芽组织迅速增生，填补缺损，对大创面、深在损伤具有良好的作用，主要在伤后早、中期起修复作用，可加快创面愈合，但长期大量使用会导致瘢痕形成。

　　（4）重组人血小板衍生生长因子药物　　重组人血小板衍生生长因子 -BB（rhPDGF-BB）是一种同源二聚体，与内源性 PDGF 功能近似，能刺激损伤修复相关细胞的增殖和分化，并促进肉芽组织的形成，临床上以外用凝胶形式用于治疗糖尿病性足溃疡。将 rhPDGF-BB 荷载于多孔的三维骨再生材料——β- 磷酸三钙（TCP），再植入牙齿或骨骼缺损处，可在利用 TCP 作为支架的同时，利用 rhPDGF-BB 调节骨原细胞向成骨细胞转化，并刺激成骨细胞的生长，促进骨折和创面的愈合。该治疗方法已广泛用于骨科、口腔科的组织修复。

　　rhEGF、rhKGF、rhPDGF-BB 等重组生长因子目前还被用于化妆品、洗发用品和大规模细胞培养。

　　（5）重组神经生长因子药物　　目前上市的神经生长因子（NGF）药物主要有两种，一种是提取自小鼠颌下腺的鼠 NGF，用于治疗正己烷中毒导致的周围神经疾病和视神经损伤，最早于 2006 年在我国批准上市，为全球第一个获批上市的神经损伤类疾病用药；另一种是 2017 年由欧洲药物管理局（EMA）最先批准上市的"Oxervate"，是由基因工程大肠杆菌表达的重组人 NGF（rhNGF）药物，用于治疗中、重度神经营养性角膜炎。

六、重组细胞因子受体药物

　　重组细胞因子受体（CKR）是利用基因工程细胞表达的可溶性的细胞因子受体的膜外区（可溶性受体），保留了与配体特异结合的能力，但丧失信号转导功能，并能与膜表面的受体竞争配体，从而发挥受体阻断效应。目前临床应用的重组 CKR 药物包括肿瘤坏死因子受体（TNFR）、血管内皮生长因子受体（VEGFR）和白介素-1 受体（IL-1R），均为与 IgG 抗体 Fc 段的融合蛋白。

1. 重组人 TNFR 药物

　　肿瘤坏死因子 -α（TNF-α）是破坏关节软骨的最重要炎症介质之一，是类风湿性关节炎（rheumatoid arthritis，RA）发病机制中居中心地位的促炎症细胞因子，高表达于 RA 患者的血清和滑液中，通过滑膜细胞表面的 TNFR 发挥作用，引起全身关节肿痛和功能障碍。利用基因工程重组技术制备的可溶性 TNFR，可中和患者体内过表达的 TNF-α，阻断其与细胞表面的 TNFR 结合以及由此介导的炎症性免疫反应，从而达到治疗 RA 的目的。目前临床普遍应用的是依那西普（Etanercept；商品名"Enbrel"）及其类似药，是由基因工程 CHO 细胞表达的人 Ⅱ 型 TNFR（p75）的胞外配体结合域与人 IgG Fc 段连接而成的一种二聚体融合蛋白，IgG

Fc 可显著延长 TNFR Ⅱ 在体内的半衰期。该药物 1998 年最早在美国上市，主要适应证有：①自身免疫病。依那西普是美国 FDA 和 EMA 批准作为治疗中、重度 RA 的一线用药。与氨基蝶呤联合应用，可治疗对非甾体消炎止痛药不敏感的幼年特发性关节炎（juvenile idiopathic arthritis，JIA）。除 RA 外，还可用于斑块性银屑病（plaque psoriasis，PP）、银屑病关节炎（psoriasis arthritis，PA）、强直性脊柱炎（ankylosing spondylitis，AS）等自身免疫病的治疗。②慢性心衰。静脉注射依那西普能有效抑制 TNF 对重症充血性心力衰竭患者血管内皮细胞的损伤，提高血管内皮细胞的扩张功能，且长期给药具有良好的耐受性。

2. 重组人 VEGFR 药物

血管内皮生长因子（VEGF）在许多眼部疾病的发病机制中起着主要作用，患者发病时眼内 VEGF 浓度增加，导致不健康的新生血管生成，继而出现大量出血、纤维增殖、牵拉性视网膜脱落、新生血管性青光眼等严重并发症。目前已有多个抗 VEGF 治疗药物上市，其中阿柏西普（Aflibercept；商品名 "Eylea"）和康柏西普（Conbercept；商品名 "朗沐"）均为重组可溶性 VEGF 受体（VEGFR）药物。

Aflibercept 是用 CHO 细胞重组生产的人 VEGFR-1 和 VEGFR-2 胞外配体结合域与人 IgG1 的 Fc 段重组形成的融合蛋白，分子质量为 115kDa；可与 VEGF-A、VEGF-B 和胎盘生长因子（PLGF）结合，抑制其与相应内源性受体的结合，降低血管通透性，抑制新生血管的生成，在人体内的半衰期为 4.4～9.0d。该药物 2011 年由美国 FDA 批准上市，用于治疗视网膜静脉阻塞继发黄斑水肿、老年性黄斑变性（age-related macular degeneration，AMD）和糖尿病性黄斑水肿。

康柏西普是用 CHO 工程细胞生产的人 VEGFR-1 的胞外结构域 2 和 VEGFR-2 的胞外结构域 3 和 4，以及人 IgG1 的 Fc 段组成的融合蛋白，是一种二聚体的糖蛋白，分子质量为 143kDa，在人体内的半衰期为 5.2～9.5d。该药物于 2013 年在我国批准上市，是我国首个具有全球知识产权的重组融合蛋白类新药，其作用机理与阿柏西普相同，主要用于治疗湿性 AMD。

3. 重组人 IL-1R 药物

Rilonacept（利那西普；商品名 "Arcalyst"）是重组人 IL-1R 胞外区与人 IgG1 Fc 组成的融合蛋白，2008 年由美国 FDA 批准上市，用于治疗隐索蛋白相关的周期性综合征（cryoryrin-associated periodic syndrome，CAPS）。CAPS 主要是由 NLRP-3 基因突变引起的常染色体显性遗传病，以发烧、荨麻疹样皮疹、疲劳、肌肉及关节痛等为主要症状。NLRP-3 的突变可引起炎症小体过度活跃，导致 IL-1β 释放过多，从而介导 CAPS 的炎症病变。Rilonacept 以可溶性受体的方式结合 IL-1β，阻止其与细胞表面 IL-1R 结合，从而抑制下游信号通路，减少或抑制炎症的发生。Rilonacept 还可与 IL-1α 和 IL-1ra 以低亲和力结合。

第三节 重组激素类药物

激素是由内分泌腺或特异细胞产生的含量极少的一类生物分子，经血液循环到靶组织，作为一种化学信使或信号分子，参与机体的生长、发育、生殖等多种生命活动过程。依据化学结构，激素主要分为三大类：多肽蛋白类激素、类固醇激素和氨基酸类激素。还有些激素是脂肪酸的衍生物。已知的激素有 130 多种，仍有新的激素被不断发现。

由于激素在人体内的含量极少，来源困难，种间具有特异性，而肽类激素在临床治疗中又有着非常重要的作用，因此利用基因工程手段生产多肽蛋白激素类药物成为一种既安全又经济的策略。另外，利用基因工程手段不仅可以得到天然的激素蛋白，还可以通过定点突变的方法有目的地改造蛋白质的结构，获得性能更为优越的或者是全新的激素类药物。目前已采用基因工程技术研制了重组人胰岛素、重组人生长激素、重组促性腺激素等药物。

一、重组人胰岛素

1. 胰岛素的分子结构

胰岛素（insulin，INS）是由胰岛 β 细胞受内源或外源性物质，如葡萄糖、乳糖、核糖、精氨酸等的刺激而分泌的一种蛋白质激素。

胰岛素以前胰岛素原的形式在 β 细胞的内质网合成。前胰岛素原由前导序列（长约 23 个氨基酸残基）、B 链（含 30 个氨基酸残基）、C 肽（连接序列，含 25～38 个氨基酸残基）和 A 链（含 21 个氨基酸残基）组成。在内质网经过跨膜运输，前导序列被切除形成胰岛素原，之后胰岛素原在高尔基体内形成二硫键，并进一步切除 C 肽，形成成熟的胰岛素分泌到细胞外，进入血液循环。

成熟人胰岛素由 A 链和 B 链组成（图 10-1），包括 51 个氨基酸残基和三对二硫键（A7-B7、A20-B19 和 A6-A11），其中 A6-A11 对胰岛素分子的稳定性和生物学活性至关重要。胰岛素分子的一级结构在不同物种间有一定差异，但其二级和三级结构基本一致。胰岛素分子表面既有极性基团，也有非极性基因，因此很容易形成同源寡聚体。胰岛素寡聚体的形成与其浓度、环境 pH 和 Zn^{2+} 有关。胰岛素浓度高于其生理浓度（$1\times10^{-10}\sim1\times10^{-8}$）时，胰岛素分子会发生自身缔合，形成二聚体；在一定 pH（pH 6.0 左右）和一定 Zn^{2+} 浓度存在条件下，胰岛素二聚体又可进一步形成四聚体和六聚体（图 10-2）。B 链第 20～29 位的氨基酸是两个胰岛素分子相互作用，形成二聚体的重要区域，其中 28 位的脯氨酸是形成胰岛素二聚体的关键部位。在胰岛 β 细胞内，胰岛素以不可溶的六聚体形式相互缠绕形成致密的颗粒。但六聚体胰岛素一旦由 β 细胞释放入血液，便解离为单体形式，到达靶组织后与靶细胞上的受体结合发挥生物学活性。只有胰岛素单体能与受体结合并发挥生理活性。释放入血液的胰岛素单体在体内半衰期为 3～5min。

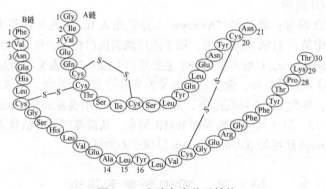

图 10-1　人胰岛素分子结构

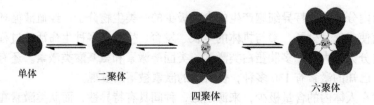

单体　　　二聚体　　　四聚体　　　六聚体

图 10-2　胰岛素多聚体的形成（Akbarian et al.，2018）

2. 胰岛素的生物学功能及其调节

胰岛素在机体的新陈代谢中居于控制中心的位置。它参与糖、脂肪和蛋白质的代谢调节，具有促生长作用，是体内一种重要的生长调节因子。其生理效应主要是促进糖原合成、降低血液中的葡萄糖（血糖）含量并维持机体的能量供应。因此它几乎影响所有的组织，特别是肝、肌肉和脂肪组织。通常胰岛素通过诱导合成代谢和分解代谢途径中的一些关键调节酶的脱磷酸化达到对代谢的调控作用，表现为对合成代谢的促进作用和对分解代谢的抑制作用。此外，胰岛素在基因转录、细胞复制的调控中具有多方面的作用，能够诱导许多基因转录水平的改变，尤其是许多编码代谢酶的基因。

血浆葡萄糖浓度是影响胰岛素分泌的最主要因素。当血糖浓度升高时（如餐后），胰岛素的合成和分泌加快，并促使血糖合成为糖原；当血糖浓度降低时（如禁食），胰岛素合成减少，糖原分解占优势。因此，正常人胰岛素分泌方式有两种：快速、短暂的餐时胰岛素分泌（维持餐后血糖）和缓慢、持续的基础胰岛素分泌（维持空腹血糖），其分泌量与当时血糖浓度呈正相关。正常人体正是通过"基础 - 餐时"胰岛素分泌，使全天血糖水平保持在较为恒定的生理范围内。进食含较多蛋白质的食物后，血液中氨基酸浓度升高，胰岛素分泌也会增加，精氨酸、赖氨酸和苯丙氨酸均有较强的刺激胰岛素分泌的作用。进餐后胃肠道激素增加也可促进胰岛素分泌，如胃泌素、抑胃肽、血管活性肠肽都可刺激胰岛素分泌。另外，自主神经对胰岛素的分泌也起调节作用。胰岛有丰富的肾上腺素能神经和胆碱能神经支配，激动 α_2 肾上腺素受体会抑制胰岛素分泌，而激动 β_2 肾上腺素受体和刺激迷走神经则会增加胰岛素分泌。

当胰岛 β 细胞发生胰岛素分泌缺陷和（或）机体对胰岛素不敏感时，会导致碳水化合物、脂肪和蛋白质代谢紊乱。最直观的症状是血糖浓度升高，如果超过肾糖阈，尿中出现糖，即可能引起糖尿病。糖尿病是一组以慢性血糖水平增高为特征的代谢性疾病群，久病可引起多种组织，特别是眼、肾、心脏、血管、神经的慢性损害和功能障碍。严格控制血糖浓度对预防或延缓糖尿病并发症具有重要意义。使用胰岛素制剂是使糖尿病患者血糖达标的重要手段。随着对糖尿病病理、生理和发病机制认识的深入，胰岛素制剂的应用越来越广泛，对Ⅰ型糖尿病、Ⅱ型糖尿病、妊娠糖尿病及继发性糖尿病均有很好的疗效。

3. 胰岛素药物及其临床应用

1921 年，加拿大科学家 Frederick Banting 和 Charles Best 等首先从动物胰脏提取出胰岛素，开创了胰岛素治疗糖尿病的时代。20 世纪 80 年代，利用重组 DNA 技术研发生产了重组人胰岛素（recombinant human insulin，rhINS）。20 世纪 90 年代，研究者进一步修饰胰岛素肽链，改变胰岛素的理化和生物学特征，研发出较 rhINS 更适合人体生理状态的胰岛素类似物。因此，临床胰岛素药物的发展经历了动物胰岛素、rhINS 和重组人胰岛素类似物三个阶段。

（1）动物胰岛素　　动物胰岛素是最早应用于糖尿病治疗的胰岛素制剂，在 20 世纪 70 年代以前广泛用于临床，被称为第一代胰岛素。不同种哺乳动物胰岛素分子的氨基酸序列和结构稍有差异，其中猪和牛胰岛素与人的最为接近。猪胰岛素与人胰岛素仅相差一个氨基酸，即 B 链第 30 位氨基酸，人为苏氨酸（Thr），猪为丙氨酸（Ala）。牛胰岛素与人胰岛素相差三个氨基酸，分别将人胰岛素 ^{B30}Thr 和 ^{A8}Thr 换成了 Ala，以及 A10 位上的异亮氨酸（Ile）换成了缬氨酸（Val）。因此，第一代胰岛素主要是从猪或牛的胰腺中提取纯化得到的。

早期的胰岛素是从猪、牛或羊的胰脏提取的粗产品。含有多种生物活性杂质，如胰岛素原、胰岛素二聚体、胰岛素酯、天冬氨酸胰岛素等。1936 年由 Scott 利用重结晶法在锌离子存在下得到了纯化的胰岛素晶体。20 世纪 60 年代色谱技术的出现使得高纯度的单一胰岛素分子的制备成为可能。

动物胰岛素与人胰岛素的氨基酸序列的差别，导致了它们理化和生物学性质不完全相同，如人胰岛素比猪胰岛素更易溶于水；动物胰岛素对人体来说具有一定的免疫原性，可使部分患者产生胰岛素抗体，抗体与胰岛素的作用可能会导致患者出现明显的血糖波动。另外，在提纯过程中不可避免存在杂蛋白，会引起部分患者在注射部位出现红斑、瘙痒、硬结等过敏症状以及皮下脂肪萎缩现象。所以动物胰岛素目前在临床上已基本被淘汰。

（2）重组人胰岛素　　人胰岛素与人体分泌的胰岛素结构完全相同，其制备方式有两种：一种是将提取的猪胰岛素进行人工改造；另一种是利用重组 DNA 技术进行人工合成。

20 世纪 80 年代初，人们利用胰酶将提取的猪胰岛素 ^{B30}Ala 置换成 Thr，得到与人胰岛素氨基酸组成完全一致的转肽人胰岛素，又称为半合成人胰岛素。其分子结构和生物活性可与天然人胰岛素媲美，但由于猪胰岛素原料的限制，加上同时期重组人胰岛素（rhINS）的问世，使得该胰岛素药物很快被 rhINS 取代。

rhINS 是全球第一个上市的重组蛋白质药物，由美国礼来（Eli Lilly）公司于 1982 年首先利用重组 DNA 技术人工合成，标志着生物工程药物时代的开始。rhINS 为可溶性单组分，称为第二代胰岛素。早期的 rhINS 采用基因工程大肠杆菌（ $E.\ coli$ ）生成单独的 A 链和 B 链，然后经氧化还原作用使两条链在一定条件下形成二硫键，得到人胰岛素，这种方法称为链接法。随着重组 DNA 技术的进展，链接法逐渐由胰岛素原法所取代。胰岛素原法是把胰岛素原编码序列转入 $E.\ coli$，生成胰岛素原，酶切后产生完整的胰岛素和 C 肽，该方法所需步骤较少，且可收获胰岛素原、C 肽等产物供各类科学研究使用。随着美国 1986 年批准采用胰岛素原方法生产胰岛素，该法取代链接法成为大规模生产胰岛素的主要途径。1987 年酵母法出现，该法是利用基因工程酵母菌表达一个类似于人胰岛素原的中间产物，然后在酶的作用下切去连接肽，生成人胰岛素。所以，目前 rhINS 的生产主要是采用 $E.\ coli$ 和酵母菌两大菌株系统（表 10-4）。

人胰岛素主要用于控制餐后血糖，注射后约 30min 起效，2～4h 在血液中的浓度达到峰值，作用时间持续 6～8h。与动物胰岛素相比，人胰岛素控制血糖的效果更好；解决了动物胰岛素免疫原性的问题，较少发生过敏反应或胰岛素抵抗，所以皮下脂肪萎缩的现象随之减少；价格相对便宜，注射量也比动物胰岛素平均减少 30%。但人胰岛素在起效时间、峰值时间、作用时间等方面都不能真正模拟生理性人胰岛素的分泌模式，出现夜间低血糖的风险较高。

（3）重组人胰岛素类似物　　20 世纪 90 年代末，在对人胰岛素结构和成分的深入研究中发现，对人胰岛素肽链进行修饰后可模拟正常人胰岛素的分泌和作用模式，从而研制出了更适合人体生理需要的胰岛素类似物，称为第三代胰岛素。其主要工作是利用基因工程技术，将人胰岛素结构中一个或数个氨基酸替换，或在胰岛素链上连接上新的氨基酸，使得胰岛素的降糖性质不变，但聚合特性发生改变，从而改变了其药代动物力学特性和作用时间。根据作用时间，可分为速效胰岛素类似物和长效胰岛素类似物（表 10-4）。

表 10-4　上市的重组人胰岛素及胰岛素类似物

商品名	通用名	药物成分	上市时间	表达系统
Humulin（优泌林）	人胰岛素	rhINS	1982 年	$E.\ coli$
Novolin	人胰岛素	rhINS	1991 年	酿酒酵母
Insuman	人胰岛素	rhINS	1997 年	$E.\ coli$
Gansulin（甘舒霖）	人胰岛素	rhINS	2003 年	$E.\ coli$
Humalog（优泌乐）	Insulin Lispro（赖脯 INS）	rhINS 类似物（速效）	1996 年	$E.\ coli$
NovoRapid（诺和锐）	Insulin Aspart（门冬 INS）	rhINS 类似物（速效）	1999 年	酿酒酵母

续表

商品名	通用名	药物成分	上市时间	表达系统
Apidra（艾倍得）	Insulin Glulisine（谷赖 INS）	rhINS 类似物（速效）	2004 年	E. coli
Lantus（来得时）	Insulin Glargine（甘精 INS）	rhINS 类似物（长效）	2000 年	E. coli
Levemir（诺和平）	Insulin Detemir（地特 INS）	rhINS 类似物（长效）	2005 年	酿酒酵母
Tresiba（诺和达）	Insulin Degludec（德谷 INS）	rhINS 类似物（长效）	2013 年	毕赤酵母

1）速效（超短效）胰岛素类似物。胰岛素 B 链的 20～29 位氨基酸残基是两个胰岛素分子相互作用形成二聚体，进而形成六聚体的重要区域。因此，改变该区域的氨基酸排列可降低胰岛素分子间的相互作用，阻碍分子聚合，使之不易形成六聚体，从而加速胰岛素吸收，达到速效的作用。速效胰岛素类似物就是基于这一原理，利用基因工程技术对人胰岛素进行结构改造而成的一类新型胰岛素药物，又称餐时血糖调节剂或餐时胰岛素。该药物皮下注射后可快速解离为单体而迅速发挥作用。一般注射后 10～15min 起效，1～2h 达到高峰，持续 3～5h，主要用于控制餐后血糖，一天 3 次，在餐前立即皮下注射；也可用于临时高血糖的降糖治疗。代表药物有赖脯胰岛素、门冬胰岛素和赖谷胰岛素等。

赖脯胰岛素是将人胰岛素 B 链第 28 位的脯氨酸（^{B28}Pro）与 29 位的赖氨酸（^{B29}Lys）互换而成。门冬胰岛素是将人胰岛素分子的 ^{B28}Pro 用天冬氨酸（Asp）取代，由于 Asp 的负电荷与其他阴性氨基酸的负电荷产生"负 - 负"排斥作用，阻碍胰岛素分子间的聚合，故皮下注射后可被迅速吸收。赖谷胰岛素是将人胰岛素 B 链第 3 位的天冬酰胺（^{B3}Asn）用赖氨酸（Lys）代替，将 ^{B29}Lys 用谷氨酸（Glu）代替。

速效胰岛素类似物吸收迅速、起效快、达峰时间早，注射后血液胰岛素浓度迅速上升，因此比 rhINS 能更好地控制餐后血糖，并降低餐后血糖的波动幅度，可在餐前即刻使用；而且由于作用时间短，能够在短时间内恢复至基础水平，因而不易与下一餐后或夜间胰岛素作用发生叠加，这样可显著减少低血糖的发生率。

2）长效胰岛素类似物。长效胰岛素类似物主要采用重组 DNA 技术，通过改变胰岛素的等电点或使用可溶性脂肪酸酰化胰岛素以改变其动力学特征，使其分解、吸收及作用时间延长，达到平衡、长效的降血糖作用。一般作为基础胰岛素使用，起效时间为 2～4h，注射后体内药物浓度相对稳定，无明显高峰，持续时间达 24～36h，每天皮下注射 1 次，即可满足人体对基础胰岛素的需要。目前已用于临床的主要有甘精胰岛素、德谷胰岛素和地特胰岛素。

甘精胰岛素是在人胰岛素 B 链 C 端增加了 2 个带正电荷的 Arg，在 A 链第 21 位用电中性的甘氨酸（Gly）取代酸性的天冬酰胺（Asn）。B 链末端增加的 2 个精氨酸改变了胰岛素的等电点（由 pH 5.4 升至 pH 6.7），在 pH 4 的环境下呈澄清的溶液状，注射到 pH 7.4 的皮下后形成细小的胰岛素微沉淀，这些微沉淀在较长时间内持续稳定地释放胰岛素。A 链第 21 位换成 Gly 后可阻止化学脱酰胺作用，增强了胰岛素在酸性环境中的稳定性，延长了其代谢活性。该药物在体内可 24h 保持浓度相对恒定，不产生血浆浓度峰值，降糖作用平缓，更接近基础胰岛素分泌模式，发生夜间低血糖的概率较低。

德谷胰岛素是由毕赤酵母分泌表达重组胰岛素前体，经酶切和后期的化学修饰得到正确构象的胰岛素类似物。其基本原理是：去掉人胰岛素 ^{B30}Thr，通过 1 个 L-γ- 谷氨酸连接子，将 1 个 16 碳脂肪二酸连接在 ^{B29}Lys 上。此外，制剂中添加了锌和苯酚。德谷胰岛素在锌、苯酚及间甲苯酚的作用下可形成稳定的双六聚体，皮下注射后随着苯酚的迅速弥散和脂肪二酸侧链的自我聚集作用形成可溶的多六聚体长链，并在注射部位形成胰岛素储存库。此后，制剂中的锌离子逐渐分散，多六聚体缓慢解离释放出单体，通过毛细血管壁进入血液循环。入血后，德谷胰岛素的 ^{B29}Lys 与血浆白蛋白发生可逆性结合，进一步减缓其向靶组织和血液循环扩散的速度。最后，结合白蛋白的胰岛素到达靶器官，因与胰岛素受体的亲和力高于与白蛋白的亲和力，胰岛素与白蛋白解离并激活胰岛素受体，从而发挥作用。德谷胰岛素在体内的半衰期约25h，作用时间超过 40h，在给药后 24h 各时段血药浓度分布均匀。

地特胰岛素是由基因工程酿酒酵母分泌表达重组胰岛素前体，经酶切和 14 碳脂肪酸的化学修饰后获得正确构象的一种胰岛素类似物。其基本原理是：去除人胰岛素的 ^{B30}Thr，并用化学方法在 ^{B29}Lys 的 ε 位，以共价键连接一个 14 碳的游离脂肪酸（肉豆蔻酸）侧链。同时添加一定锌离子，使胰岛素分子以六聚体的形式存在。皮下注射该药物后，C14-脂肪酸链的修饰会使六聚体在皮下组织的扩散和吸收减慢。吸收入血液的胰岛素单体，其 C14-脂肪酸链会与白蛋白结合（吸收入血液的地特胰岛素有 98%～99% 与白蛋白结合），这样向靶组织的扩散会较未结合白蛋白的胰岛素慢。此外，它也可以与靶组织中的白蛋白结合，进一步延长其作用时间。地特胰岛素在体内的半衰期为 5～7h，作用时间达 24h。

相较于 rhINS，长效胰岛素类似物吸收和扩散缓慢稳定，药效平稳、无明显峰效应，且作用时间长，能模拟正常人生理性基础胰岛素分泌，可更好地控制血糖，减少个体差异，降低低血糖发生率，缓解体重增加。

糖尿病是由于胰岛素分泌相对或绝对不足而引起的一种慢性代谢性疾病，目前已经给各国公共卫生服务带来沉重负担。WHO 的数据显示，发达国家糖尿病的发病率为 5%～10%，是继肿瘤、心血管疾病之后的第三大威胁人类健康的疾病。我国糖尿病的患病率也呈现逐年上升趋势。胰岛素是目前最为有效的治疗糖尿病的药物之一，对有效控制血糖，保护胰岛 β2 细胞功能，预防、延缓糖尿病并发症的发生，提高患者生活质量，具有极其重要的意义。由于糖尿病患者在人口中的比例相当高，而胰岛素又是治疗糖尿病的特效药，所以临床上对胰岛素的需求量很大，这是促使人们不断改进老工艺和采用新科技成果生产胰岛素的动力。在过去的近百年间，胰岛素治疗取得了巨大的进步：最初的动物胰岛素挽救了无数糖尿病患者的生命；基因重组人胰岛素克服了动物胰岛素的免疫原性；人胰岛素类似物更好地模拟了生理胰岛素的分泌模式，更加方便和安全。随着现代生物技术的发展，胰岛素在糖尿病的临床治疗中将具有更广阔的应用前景。

二、重组人生长激素

1. 生长激素的结构与功能

生长激素（growth hormone, GH）是人和动物垂体前叶分泌的一种促进生长的蛋白类激素。人生长激素（hGH）由 191 个氨基酸残基组成，具有两个链内二硫键，其合成和分泌受控于下丘脑神经元所分泌的两种神经激素，即生长激素释放激素（growth hormone-releasing hormone, GHRH）和生长激素释放抑制激素（growth hormone release inhibiting hormone, GHRIH/somatostatin, SS）。

GH 在体内的释放呈脉冲式，半衰期为 10min。GH 的受体（GHR）除神经系统之外，普遍存在于各种组织，肝组织尤其丰富。另外，它还能作用于催乳素受体。因此，它是一个多靶点的非常重要的生物分子，对蛋白质、脂肪、糖类、体液和矿物质代谢皆有重要的调节作用。当 GH 直接发挥它的生物活性时，它对身体生长的主要影响由胰岛素样生长因子-1（IGF-1）间接调节。这样，GHRH、GHRIH、GH 和 IGF-1 形成了一个激素轴。各种激素内环境，如雌激素、睾酮及甲状腺素水平，皆有利于 GH 分泌的正调节，特别是性激素与 GH 间关系密切，在青春期，两者水平皆高。青春期生长加速是 GH-IGF 轴与下丘脑 - 垂体 - 性腺轴协同作用的结果。儿童体内 GH 缺乏或不足，会导致生长缓慢、身材矮小、体质虚弱，甚至影响智力发育。GH 是终生持续分泌的，成人 GH 缺乏会导致某些代谢失调性疾病，如骨质流失、肌肉组织减少、脂肪增加等。目前，儿童和成人生长激素缺乏症（growth hormone deficiency，GHD）都可以采用重组人生长激素（recombinant human growth hormone，rhGH）制剂进行纠正和治疗。

2. 重组人生长激素及其临床应用

早期用于治疗儿童垂体性侏儒症的 GH 来源于人垂体。1956 年首次从人的垂体中提取出 GH，1958 年试用于儿童侏儒症，1975 年获准临床应用。但由于人生长激素（hGH）的来源仅限于从死亡的人体捐献者垂体中提取，因此产量有限。另外，1984 年，人们发现用这种提取的 hGH 治疗可能导致一种涉及神经系统的致死性疾病，即克 - 雅病（Creutzfeldt-Jacob disease，CJD）。于是，1985 年起被禁用。同一年，基因重组人生长激素 rhGH 问世，为广大矮身材患儿的治疗带来了希望。随后，rhGH 在临床得到迅速应用，其治疗的有效性得到广泛验证，关于 rhGH 的治疗范围、治疗方案、疗效及安全性的研究日益深入。

目前临床应用的 rhGH 多是采用基因工程大肠杆菌分泌表达技术或哺乳动物细胞重组 DNA 技术进行生产，表达产物的氨基酸数量、组成和空间结构与天然 hGH 完全一致。主要有粉针剂和水针剂两种剂型。水针比粉针的生物活性更高，给药方式更容易，而且不容易产生抗体，因此水针剂型在临床的应用比例越来越高。早期研制的 rhGH 多是短效型，血浆半衰期为 3h 左右，需要每天注射。近年来上市了两款长效型 rhGH，只需每周一次给药。一个是采用聚乙二醇（PEG）修饰的 PEG-rhGH，2014 年在中国批准上市（商品名为"金赛增"；通用名为聚乙二醇重组人生长激素注射液），体内半衰期约 32h；另一个是 2020 年由美国 FDA 批准上市的人生长激素类似物（商品名为"Sogroya"；通用名为 Somapacitan-beco），是将 rGH 经过结构修饰增强了与血浆白蛋白的结合力。

美国 FDA 批准的 rhGH 适应证有 10 种，分别为：儿童 GHD、慢性肾功能不全肾移植前、HIV 感染相关性衰竭综合征、Turner 综合征（先天性卵巢发育不全）、成人 GHD、Prader-Willi 综合征（隐睾 - 侏儒 - 肥胖 - 智力低下综合征）、小于胎龄儿、特发性矮身材、短肠综合征、*SHOX* 基因缺少但不伴有 GHD 患者。目前国内 rhGH 获批的适应证主要有两种：一种是儿童 GHD（约占 75%）；另一种是重度烧伤，研究表明，rhGH 可显著提高烧伤创面和供皮区创面的愈合率，促进蛋白质的合成，纠正机体应激下的高分解代谢状态和负氮平衡，刺激免疫球蛋白合成，加速伤口愈合，明显降低重危烧伤患者的死亡率，因此重度烧伤是我国批准的 rhGH 第 2 个重要适应证，约占应用范围的 25%。

三、重组促性腺激素

促性腺激素（gonadotropin，Gn）包括卵泡刺激素（follicle-stimulating hormone，FSH）、促黄体生成素（luteinizing hormone，LH）和人绒毛膜促性腺激素（human chorionic gonadotrophin，HCG），三者均为糖蛋白激素，前两者由垂体前叶嗜碱性细胞分泌，后者由妊娠期胎盘合体滋养细胞分泌。

1. 促性腺激素的分子结构

FSH、LH 和 HCG 功能虽然各异，结构却极为相近，都是由 α 和 β 亚基组成。

人 FSH、LH 的 α 亚基相同，均为 89 肽；HCG-α 的氨基酸顺序几乎与前两者相同，只在 N 端多 3 个氨基酸。α 亚基内含 10 个 Cys 残基，形成 5 个链内二硫键，一般在 ^{56}Asn 及 ^{82}Asn 上发生 N 糖基化，其中 ^{56}Asn 寡糖对于发挥 α 亚基的生物活性是必需的。

β 亚基的一级结构在各激素间差异颇大，决定着激素作用的特异性。人 FSH-β 基因位于 11 号染色体，含有 115 个氨基酸，其中 12 个 Cys 残基组成 6 个二硫键，并在第 7 及第 24 位上各有一个糖链。LH/HCG-β 基因位于 19 号染色体，二者结构相似，生物学活性相同，但仍有一定区别：LH-β 含有 121 个氨基酸残基，^{30}Asn 位上发生 N 糖基化；HCG-β 含有 145 个氨基酸，羧基端比 LH-β 多 24 个氨基酸，称为羧基末端肽段（carboxyl terminal peptide，CTP）。CTP 富含脯氨酸（pro）和丝氨酸（Ser），在其 121 位、127 位、132 位、138 位 Ser 处含有 O 糖基侧链。糖链对减缓激素分子在体内的半衰期起重要作用，LH、FSH 和 HCG 的血浆半衰期分别为 30min、60min 和 8h。CTP 区的高糖基化使得 HCG 的血浆半衰期远高于 FSH 和 LH。

α 和 β 亚基单独都不具有生物活性，二者以非共价键结合在一起引起结构上的变化，才具有生物活性。

2. 促性腺激素的生物学活性

FSH 和 LH 协同作用，刺激卵巢或睾丸中生殖细胞的发育及性激素的生成和分泌。

FSH 对女性具有刺激卵泡发育、促进排卵的作用，在 LH 和雌激素的协同下促使卵泡生长和发育；对男性可刺激曲细精管上皮和次级精母细胞的发生，在 LH 和雄激素的协同下促使精子发育成熟。LH 对女性的作用主要是与 FSH 协同促进卵泡成熟并分泌雌激素，还可触发排卵、促进黄体形成并分泌孕激素；在男性，LH 可促进睾丸间质细胞分泌睾丸酮。

促性腺激素的分泌随性别和年龄变化而异。儿童血液中的 FSH 和 LH 处于稳定的低水平。女孩平均在 11～14 岁后，男孩在 13～16 岁后 FSH 和 LH 明显增加。成年男性体内这两种激素水平比较恒定，而成年女性体内随着生理周期而变化，呈现脉冲样分泌。正常绝经妇女的 FSH 和 LH 值均显著高于正常卵泡期。FSH 在绝经后 1～9 年逐渐上升，10 年后开始下降，平均比正常卵泡期高 6～8 倍；LH 在绝经后 1～3 年上升到最高值，此后逐渐下降，平均比正常卵泡期高 2～3 倍。因此，绝经期女性尿中含有大量促性腺激素，称为尿促性素（menotrophin），又称人绝经期促性腺激素（human menopausal gonadotropin，HMG）。HMG 也具有 FSH 和 LH 的生物学活性。

FSH 和 LH 的生成和释放受下丘脑促性腺激素释放激素（gonadotropin releasing hormone，GnRH）的直接调控；而 LH 和 FSH 的靶腺产物——性激素反过来也可影响垂体或下丘脑的分泌功能。因此，GnRH 与 LH、FSH 以及性腺激素相互促进、相互制约，有节奏地起伏分泌。女性月经周期的反复出现就是这三级激素分泌的起伏和节律性变化的结果。绝经期女性 HMG 水平升高，可能是绝经后卵巢功能逐渐衰退，雌激素水平随之下降，对 LH 和 FSH 分泌的抑制作用减弱之故。

妊娠期胎盘合体滋养层细胞产生大量的 HCG，可通过孕妇血液循环而排泄到尿中。在妊娠 1～2.5 周时，血清和尿中的 HCG 水平即可迅速升高，第 8 孕周达到高峰，至孕期第 4 个月始降至中等水平，并一直维持到妊娠末期。HCG 具有以下功能：①维持月经黄体的寿命，使月经黄体增大成为妊娠黄体，同时刺激孕酮形成；②可吸附于滋养层细胞表面，防止胚胎滋养层细胞被母体淋巴细胞攻击；③在胎儿垂体分泌 LH 以前，刺激胎儿性腺发育。

3. 重组促性腺激素及其临床应用

临床应用的促性腺激素产品有尿源性促性腺激素和重组促性腺激素两大类，主要用于治疗不孕不育症和（或）用于辅助生育技术。尿源性促性腺激素是从绝经期妇女尿中提取的 HMG。

人 FSH、LH 和 HCG 均有重组产品上市。

重组人 FSH（rhFSH）于 20 世纪 90 年代研制成功，是将含有完整人 FSH 的 α、β 亚基基因编码序列的真核表达载体转染 CHO 细胞制备而成。其构建方式有两种：一种是将 α、β 两个亚基分别构建各自的重组载体，而后再将两种重组载体共转染到 CHO 细胞中；另一种是选择双顺反子表达载体，将 α、β 两个亚基的基因插入一个表达载体中，再转染 CHO 细胞。rhFSH 在蛋白质结构上与天然 hFSH 完全相同，其差异仅表现在糖基化程度的不同。临床上，rhFSH 主要用于不孕症的治疗，目前我国批准的适应证有：不排卵（如多囊卵巢综合征）且对枸橼酸克罗米芬治疗无效者；用于辅助生殖技术超促排卵，如体外受精 - 胚胎移植、配子输卵管内移植及卵细胞质内精子注射，以获得多个卵泡发育。rhFSH 在治疗效果上与尿源性 FSH（uFSH）无明显差别，但在增加安全性、减少不良反应、方便患者使用等方面有明显优势。与 uFSH 一样，rhFSH 的体内半衰期较短，患者在疗程内需每天注射 1～2 次。由于糖基化修饰对促性腺激素的分泌、活性和血浆半衰期有重要影响，而 HCG β 亚基的羧基端肽（CTP）含有多个糖基化侧链，于是研究者采用定点突变和基因重组技术，将 HCG β 亚基的 CTP 连接到 FSH 的 β 亚基，构成 FSH-β 融合蛋白，然后将融合的 β 亚基和 α 亚基在 CHO 细胞共表达，得到长效 rhFSH。该长效制剂 2010 年在欧洲最先上市（通用名为 Corifollitropin alfa；商品名为 "Elonva"），在人体内的半衰期为 60～75h，患者在治疗期间只需 7d 内注射一次，与每天注射的 rhFSH 相比，在受精率、胚胎移植、胚胎数量、妊娠率和患者激素水平等方面均无显著差异。

重组人 HCG（rhHCG）最早于 2000 年由美国 FDA 批准上市，用于辅助生殖技术中，促进不孕妇女的卵泡成熟及早期黄体化。其表达系统是通过共转染技术，将 HCG 的 α、β 两个亚基分别构建各自的重组质粒，再将两种质粒共转染到 CHO 细胞中构建而成。rhHCG 与尿源性 HCG（uHCG）的氨基酸序列一致，用于辅助生殖时，两者的有效性无明显差异，但 rhHCG 的耐受性更好。

重组人 LH（rhLH）药物被美国 FDA 列为孤儿药，也是由 CHO 细胞表达生产，与天然人 LH 活性相同，主要用于严重缺乏 LH 和 FSH 的患者，与 FSH 产品联用以刺激卵泡的发育。

全球每 7 对夫妇中约有 1 对存在生殖障碍，不孕不育症影响全世界 10%～15% 的人口。我国不孕不育症的发病率也呈逐年上升趋势，在一些经济发达的沿海地区，由于受环境污染、工作压力等因素的影响，不孕不育患者超过 20%。在女性不孕症病因中，内分泌功能障碍所致卵泡发育不良综合征占全部不孕病因近 50%，居女性不孕症病因首位。生育年龄的推迟和不孕不育率的升高，将带动辅助生殖领域的发展，促性腺激素等辅助生殖药物将发挥越来越重要的作用。

第四节　重组溶栓药物

一、血栓及其形成机理

在活体的心脏或血管腔内，血液发生凝固或血液的某些有形成分相互黏集，形成固体质块的过程，称为血栓形成（thrombosis）。所形成的固体质块称为血栓（thrombus）。血栓形成涉及一系列复杂的生物化学过程，其中血液中的血小板、凝血和抗凝血系统、纤溶系统在血栓的形成中均有重要作用。

1. 血栓形成的机理

血管壁内皮细胞损伤、血流状态改变、血液凝固性增加是血栓形成的基本原因。

（1）内皮细胞损伤　　引起血管内皮细胞损伤的因素包括：创伤、手术、感染及血管分叉处的湍流。内皮细胞损伤导致组织因子（凝血因子Ⅲ，FⅢ）和胶原纤维暴露于血液。流经此处的血小板黏附在胶原上并被激活，暴露出有大量凝血因子受体的磷脂表面。同时 FⅢ 与血液循环中活化的凝血因子Ⅶ（FⅦa）在磷脂表面结合形成FⅢ-FⅦa复合物。FⅢ-FⅦa复合物可激活FX和FIX，随后生成少量的凝血酶（激活的凝血因子Ⅱ，FⅡa），此阶段称为血栓形成的起始阶段。起始阶段所形成的少量凝血酶进一步激活血小板，为血栓形成提供更多的磷脂表面，随后凝血酶激活FV、FⅧ和FXI，经过几级放大后生成大量的凝血酶，这一阶段称为血栓形成的放大阶段。随后，数量庞大的凝血酶迅速激活纤维蛋白原（FI）生成纤维蛋白。纤维蛋白相互交联成网状，并网罗红细胞，使血栓团块迅速增大，最终与血小板紧密结合，形成一个牢固的血栓，黏附于破损内皮表面。

（2）血流状态改变　　血流缓慢或产生漩涡时易形成血栓。在正常流速和正常流向的血液内，红细胞和白细胞在血流的中轴，外层是血小板，流动较红细胞、白细胞缓慢，最外围是一层血浆带，将血液的有形成分和血管壁隔绝，阻止血小板和内膜接触。当血流缓慢或产生漩涡时，血小板得以进入边流，增加了和血管壁内膜接触的机会，黏连于内膜的可能性增大。此外，血流缓慢和产生漩涡时，被激活的凝血因子能在局部达到凝血所需的浓度。静脉发生血栓的概率约比动脉多4倍，且常发生于久病卧床的患者和曲张的静脉内，主要就是因为血流缓慢的缘故。此外，静脉内有静脉瓣，瓣内的血流不但缓慢，而且呈漩涡。因此，静脉血栓形成往往以瓣膜囊为起始点。心脏和动脉内的血流快，不易形成血栓，但在血流减缓和出现漩涡时，也会有血栓形成，如二尖瓣狭窄时左心房血流缓慢并出现漩涡。

（3）血液凝固性增加　　血液凝固性增加是指血液中血小板和凝血因子增多，或纤维蛋白溶解系统活性降低，导致血液的高凝状态。

无论哪种原因导致的血栓形成，最终都是血浆中凝血酶原（FⅡ）被激活而形成凝血酶（FⅡa）。凝血酶作用于血浆中的纤维蛋白原，使之生成纤维蛋白原肽A（FA）和B（FB），这两种纤维蛋白原肽形成纤维蛋白单体（αβγ）₂，后者自发聚合成不稳定的纤维蛋白多聚体，而后在活化的蛋白C等的作用下交联成稳定的纤维蛋白多聚体，并网罗血液中的有形成分形成血栓。

2. 血栓的种类

根据形成机制，血栓可分为自身性血栓和接触性血栓。自身性血栓形成的触发点主要来自血管壁内皮细胞的损伤，其形成始于血小板对血管壁的黏附和FⅢ-FⅦa复合物的形成；而接触性血栓则是血液与身体以外的异物接触后在异物表面所形成的血栓，如体外循环时血液与管路接触时所形成的微血栓、介入治疗中鞘管与血液接触所形成的血栓等。接触性血栓的形成始于FⅫ的激活。

根据部位的不同，自身性血栓可分为3种类型：动脉血栓、静脉血栓和心脏附壁血栓。动脉血栓形成通常由动脉粥样硬化斑块的破裂所启动，是斑块内致栓物质暴露于血液中的过程。动脉系统血流速度非常快，高速流动的凝血因子无法直接黏附在内皮破损处。但血小板具有在高速血流中黏附于内皮破损处的能力。血小板黏附后很快发生活化，暴露出有大量凝血因子受体的磷脂表面，使得凝血因子可以黏附在血小板磷脂表面而相互作用。没有血小板黏附和聚集所形成的反应平台，动脉血栓很难形成。因此，动脉系统血栓的治疗以抗血小板为主。静脉系统血流速度非常缓慢，血栓的形成对血小板的依赖程度很低，血栓形成主要由凝血因子的激活导致，血栓的成分主要是纤维蛋白和红细胞，因此静脉系统血栓的防治以抗凝血因子为主。心脏腔室内的血流冲刷力介于动脉系统和静脉系统之间，血栓形成对血小板的依赖也介于动脉系统和静脉系统之间，未形成血栓时危险度低，以抗血小板的预防为主要措施，已形成血栓时危险度高，以抗凝血因子的治疗为主要措施。

3. 血栓的结局

（1）软化、溶解、吸收　　机体可以在血栓形成后，自动激活纤维蛋白溶解（简称"纤溶") 系统, 降解纤维蛋白, 同时被激活的凝血因子也不断地被单核吞噬细胞系统所吞噬。在生理状态下, 凝血因子系统和纤溶系统通过相互制约而处于一种动态平衡状态, 既保证血液有潜在的可凝固性, 又始终保持了血液的流体状态。但在病理情况下, 无论哪一系统的作用发生异常, 都会打破这种平衡, 导致出血或血栓形成。因此, 血栓形成是机体对血管壁损伤产生的正常保护性反应, 最终血栓是持续存在并增长, 还是被软化、溶解、吸收, 取决于血浆中凝血因子系统和纤维蛋白溶解系统之间的活性对比。当纤溶成分多, 活性强时, 血栓可被溶解, 小的血栓可完全被溶解吸收。

（2）机化、再通 血栓形成后, 血管壁内皮细胞和成纤维细胞增生, 形成肉芽组织并伸入血栓。血栓逐渐被肉芽组织取代, 称为血栓机化（thrombus organization）。机化作用早在血栓形成后 1~2d 即已开始, 较大的血栓, 在 2 周左右可完全机化。机化的血栓和血管壁牢固黏着, 不再有脱落的危险, 内部形成迷路状的裂隙, 相互沟通成管道, 使血栓上下游的血流部分沟通, 这种现象称为再通（recanalization）。

（3）钙化 血栓既不被溶解又不被充分机化时, 可发生钙盐沉着。在静脉即形成静脉石, 在动脉即形成动脉石。

4. 血栓对机体的危害

血栓形成能对破裂的血管起堵塞破口的作用, 阻止出血, 这是对机体有利的一面。然而, 很多情况下, 血栓造成的血管管腔阻塞和其他影响, 可对机体造成严重的甚至致死的危害。因此, 应及时采用溶栓药物溶解和清除血栓。

（1）阻塞血管 动脉血栓未完全阻塞管腔时, 可引起局部器官缺血而萎缩, 如果完全阻塞或引起必需的供血量不足而又缺乏有效的侧支循环时, 可引起局部器官的缺血性坏死。例如, 脑动脉血栓引起脑梗死, 冠状动脉血栓引起心肌梗死, 血栓闭塞性脉管炎引起患肢坏疽等。静脉血栓形成后, 若未能建立有效的侧支循环, 则引起局部淤血、水肿、出血, 甚至坏死, 如肠系膜静脉血栓可导致出血性梗死。肢体浅表静脉血栓, 由于静脉有丰富的侧支循环, 通常不引起临床症状。

（2）栓塞 在血栓未和血管壁牢固黏着之前, 血栓的整体或部分可以脱落, 形成栓子, 随血流运行, 引起栓塞。如果栓子内含有细菌, 还可引起栓塞组织的败血性梗死或栓塞性脓肿。

（3）心瓣膜变形 心瓣膜血栓机化, 可引起瓣膜黏连, 造成瓣膜狭窄, 如在机化过程中纤维组织增生而后瘢痕收缩, 则可造成瓣膜关闭不全。

（4）弥散性血管内凝血 当血液内凝血因子被弥散性激活时, 可引起小血管内广泛性形成微血栓, 导致组织和器官的损伤。另外, 由于凝血因子的消耗, 机体会出现全身性出血倾向。这两种矛盾引起的机体多器官功能障碍最终会导致一种临床病理综合征, 即弥散性血管内凝血（disseminated intravascular coagulation, DIC）。DIC 不是一个独立的疾病, 而是许多疾病在进展过程中产生凝血功能障碍的最终共同途径, 不同患者的临床表现也可能差异很大: 以凝血为主者可只表现为血栓栓塞性 DIC; 以纤溶为主者可发展为急性消耗性出血。

二、纤溶系统蛋白和血栓的溶解

血液中经常有少量凝血酶原被激活成凝血酶, 导致纤维蛋白形成并沉积于血管壁的内皮细胞表面, 这时纤溶系统会被激活, 并及时清除沉积的纤维蛋白以保证血流通畅。因此, 正常人体内血凝系统和纤溶系统处于动态平衡。人体内清除纤维蛋白或溶解血栓主要是由纤溶系统来完成的。

1. 纤溶系统蛋白

纤溶系统蛋白主要包括纤溶酶原 - 纤溶酶、纤溶酶原激活剂和纤溶抑制物。

（1）纤溶酶原 - 纤溶酶 人纤溶酶原（plasminogen，Pg）主要在肝内合成，是含有 791 个氨基酸残基的单链糖蛋白，分子内有 2 个二硫键，在血浆中的浓度约 200mg/L，血浆半衰期为 2.2d。

在纤溶酶原激活剂（plasminogen activator，PA）作用下，Pg 在 ^{561}Arg-^{562}Val 处的肽键裂解，形成有活性的纤溶酶（plasmin，Pm）。Pm 是血栓溶解过程的直接执行者，能降解纤维蛋白凝块，将血栓中的不溶性纤维蛋白降解为可溶性产物。循环的 Pm 不仅能水解纤维蛋白原，还可水解凝血因子 V（F V）和凝血因子Ⅷ（F Ⅷ）。

Pm 由重链和轻链两条多肽链组成，中间由二硫键连接。重链含有 560 个氨基酸残基，在 ^{77}Lys-^{560}Arg 段形成 5 个空间形态相似的环饼区（Kringle），简称 K 区。每个 K 区约由 80 个氨基酸残基组成，含有一个赖氨酸（Lys）结合部位（lysine binding site，LBS）。各 K 区的功能尚不完全清楚，第一个 K 区可能是与纤维蛋白及 α_2-抗纤溶酶结合的部位，第 4 和第 5 个 K 区在维持 Pg 的空间构象方面起作用。K 区也是某些抗纤溶药物的作用位点。

完整的 Pg 氨基末端为谷氨酸（Glu），羧基末端为天冬酰胺（Asn），称为 Glu-Pg。在纤溶酶（Pm）的作用下，Glu-Pg 的 ^{76}Lys-^{77}Lys 肽键被水解，脱去 ^{1}Glu-^{76}Lys 多肽，形成氨基末端为 Lys 的纤溶酶原，称为 Lys-Pg。此外，弹性蛋白酶可将 Pg 的 441-442 处肽键断裂，产生小纤溶酶原（mini-Pg）。以上 3 种 Pg 都可被激活成纤溶酶（Pm）。Glu-Pg 紧密地缠绕成球状，这时纤溶酶原激活剂（PA）的作用位点被隐蔽在分子内部，当 Glu-Pg 丢失了 ^{1}Glu-^{76}Lys 肽段而转变为 Lys-Pg 后，空间构象由球状变成松散结构，PA 的作用位点暴露出来，因此 Lys-Pg 很容易被激活。此外，Lys-Pg 对纤维蛋白的亲和力也大大增加。正常人血液中的 Pg 多以 Glu-Pg 的形式存在，当纤溶亢进或给予溶栓治疗时，便可产生其他类型的 Pg。

（2）纤溶酶原激活剂（PA） 纤溶酶原激活剂主要两种，一种是来自血管内皮细胞的组织型纤溶酶原激活剂（tissue plasminogen activator，tPA），另一种是由肾细胞分泌的单链尿激酶型纤溶酶原激活剂（urokinase-type plasminogen activator，uPA）。

1）组织型纤溶酶原激活剂（tPA）。tPA 是存在于正常人血液、血管内皮和组织中的一种丝氨酸蛋白酶，主要由血管内皮细胞合成，是最重要的纤溶酶原（Pg）生理激活剂。人 tPA 为单链糖蛋白分子（Ⅰ型 tPA），由 530 个氨基酸残基组成，在正常人血浆中的含量约 5μg/L，在体内的半衰期仅 5min 左右，主要在肝被清除。受纤溶酶或胰蛋白酶催化水解后，单链 tPA 转变为由二硫键相连的双链 tPA（Ⅱ型 tPA）。在血液中两种形式的 tPA 均存在，且都具有溶解纤维蛋白的活性，但双链 tPA 是与血块溶解有关的主要形式。tPA 分子内含有多个功能结构域：指形区（finger domain，F 区）（第 4～50 位氨基酸）；表皮生长因子样结构域（epidermal growth factor domain，E 区）（第 51～87 位氨基酸）；2 个环饼区（kringle domain，K 区）（K1 区位于第 88～176 位氨基酸；K2 区位于第 177～256 位氨基酸）；丝氨酸蛋白酶结构域（serine protease domain，SPD 区）（第 276～527 位氨基酸，含活性位点 ^{322}His、^{371}Asp 和 ^{478}Ser）。其中 F 区和 K2 区负责结合纤维蛋白；E 区和 K1 区是肝低密度脂蛋白受体样蛋白-1（low-density lipoprotein recepotr-related protein-1，LRP1）的结合部位，决定了 tPA 在血液中的半衰期；SPD 区是酶活性催化区，与 Pg 的激活能力有关。

tPA 通过水解作用将纤溶酶原（Pg）转变为纤溶酶（Pm）。tPA 对 Pg 的激活依赖于纤维蛋白。在无纤维蛋白存在时，tPA 和 Pg 都呈游离状态，这时一分子 tPA 激活一分子 Pg 需 30min。由于 tPA 的血浆半衰期仅 5min，因此在无纤维蛋白存在时 tPA 活性很低。而当纤维蛋白存在时，tPA 和 Pg 都与纤维蛋白结合，形成 tPA- 纤维蛋白 -Pg 复合物，这时 tPA 活性增加 200～400 倍，可迅速有效地激活溶血栓过程。此外，在这种复合物中的纤溶酶不受 α_2-抗纤溶酶的抑制。因此，tPA 的溶栓作用具有专一性，主要促进局部纤维蛋白和血栓的溶解，而不引起全身系统性纤溶，一般不会导致出血等不良后果。

2）尿激酶型纤溶酶原激活剂（uPA）。单链 uPA 又称尿激酶原（prourokinase, pro-UK），是由肾小管上皮细胞产生的一种丝氨酸蛋白水解酶。人 pro-UK 是由 411 个氨基酸残基组成的单链糖基化多肽，因此又称为单链尿激酶型纤溶酶原激活剂（single chain urokinase-type plasminogen activator, scuPA），在血浆中的浓度为 2～20μg/L，血浆半衰期为 8min。

pro-UK 在血浆中的活性很低。活化的凝血因子Ⅻ（F Ⅻ a）、激肽释放酶、纤溶酶和胰蛋白酶等均能裂解 pro-PA 分子内的 ^{158}Lys-^{159}Ile 肽键，使其转变为高活性的双链尿激酶（double chain urokinase, dc-UK）。dc-UK 的催化活力比单链的 pro-UK 可提高 250～500 倍。dc-UK 可被纤溶酶进一步酶切，丢失 ^{1}ser-^{134}Lys 肽段，分子质量由 54kDa 降至 33kDa，前者称为高分子 UK（HMW-UK），后者称为低分子 UK（LMW-UK）。以上几种 UK 均具有激活 Pg 的功能，但其活性有差异，体外实验测得各种 UK 激活 Glu-Pg 的速度为 HMW-UK（双链）＞LMW-UK（双链）＞单链的 Pro-UK。pro-UK 只能使结合于纤维蛋白分子羧基端 Lys 残基上的 Pg 活化，因此 pro-UK 选择性地作用于纤维蛋白和血栓。而双链的 UK 既可激活血栓中的 Pg，也可激活血中游离状态的 Pg，所以患者在高剂量 UK 给药时容易发生出血等副作用。

（3）纤溶抑制物　主要有纤溶酶原激活剂抑制物（plasminogen activator inhibitor type, PAI）和 α_2-抗纤溶酶（α_2-antiplasmin, α_2-AP）。

PAI 包括 3 种亚型：PAI-1、PAI-2 和 PAI-3。PAI-1 主要由血管内皮细胞和血小板释放，是由 379 个氨基酸残基组成的糖蛋白，活性中心位于 ^{346}Arg-^{347}Met，在体内的半衰期约 20min。PAI-1 对 tPA 和 UK 均有抑制作用，而且可占据纤维蛋白上 tPA 的结合位点。因此体内 PAI-1 的异常增高，会导致 Pg 无法激活，血栓无法被溶解，这也是临床上血栓性疾病的重要原因之一。PAI-2 为含有 393 个氨基酸残基的糖蛋白，主要由胎盘滋养层上皮细胞合成，血中白细胞也可产生。正常人血浆中 PAI-2 浓度甚微，＜5μg/L，一般在妇女妊娠期间才升高。PAI-2 抑制 tPA 和 UK 活性的速率比 PAI-1 低几百倍，所以一般情况下 PAI-2 不参与血管内纤溶活性的调节，可能在妊娠妇女的生理状态下才起作用。PAI-3 是一种广谱的丝氨酸蛋白酶抑制物，对活化的蛋白 C 和双链 UK 的抑制作用最大，主要在肝合成，血浆中浓度为（5.2±2.7）mg/L。虽然 PAI-3 在血中的浓度比 PAI-1 高出 100 倍左右，但它的抑制反应速度却比 PAI-1 慢近 10 000 倍。不过，在肝素存在条件下，PAI-3 抑制双链 UK 和 tPA 的速度可分别提高 200 倍和 250 倍。

α_2-AP 是由肝合成的含有 452 个氨基酸残基的单链糖蛋白，属于丝氨酸蛋白酶抑制物，在人血浆中主要抑制 Pg/Pm 活性，可抑制 Pg 与纤维蛋白的结合，以防止过度的纤溶。

2. 溶栓机制

体内溶栓是纤溶系统中各种成分相互作用的复杂过程，根据其作用机理可分为两步：第一步，纤溶酶原转变成纤溶酶；第二步，纤溶酶把纤维蛋白降解成各种碎片。

（1）纤溶酶的形成　正常人血中 Pm 是以无活性的 Pg 形式存在的，即使有少量 Pg 变成 Pm，也会迅速被纤溶抑制物中和，因此正常人体纤溶系统处于低活性状态。但当血管壁受损或静脉血液郁滞，引起局部血凝活性增高和血小板凝集，导致纤维蛋白沉积而形成血栓时，纤溶系统就开始启动，在血栓部位大量生成纤溶酶，降解纤维蛋白，并最终溶解血栓。生理状态下，纤溶系统可通过以下两条途径启动：① tPA 启动的纤溶。纤维蛋白在血管内形成后，tPA 和 Pg 就开始结合在血凝块上，形成 tPA- 纤维蛋白 -Pg 复合物。此时 tPA 活性剧增，Pg 被迅速激活成 Pm。Pm 一方面能把单链 tPA 转化为双链 tPA，加速纤溶酶原的激活，另一方面能把局部纤维蛋白降解，暴露出更多的 Pg 和 tPA 结合位点，能吸附更多的 Pg 和 tPA，导致 Pg 的迅速激活，纤维蛋白或血栓完全溶解。②单链 UK 启动的纤溶。单链 UK 在无纤维蛋白存在时活性受血浆抑制物抑制，纤维蛋白能解除这种抑制物，使单链 UK 复活。单链 UK 能直接激活结合在纤维蛋白上的 Pg，形成的 Pm 又可催化单链 UK 转变为双链 UK，后者能快速激活纤维蛋白上结合的 Pg，导致纤维蛋白或血栓的溶解。

（2）血栓的溶解 纤维蛋白分子中有很多个 Lys-Arg 肽键是 Pm 的酶切位点。在 Pm 的作用下，不溶性的纤维蛋白多聚物被水解为小分子的可溶性多肽，称为纤维蛋白降解产物（fibrin degradated products，FPD）。

三、临床用溶栓药物

1. 溶栓药物简介

自从 1958 年首次报道应用静注链激酶治疗急性心肌梗死以来，各种新的溶栓药不断涌现。

根据发现的先后和药物特点，可将溶栓药物分为 3 代：第一代主要是尿激酶（urokinase，UK）、链激酶（streptokinase，SK）等；第二代主要是阿替普酶（重组人组织纤溶酶原激活剂）、阿尼普酶（乙酰化纤溶酶原 - 链激酶激活剂复合物）等；第三代主要是替奈普酶、瑞替普酶、重组人尿激酶原（rhpro-UK）等。第一代溶栓药物溶栓速度慢、开通效率低，且无纤维蛋白特异性，容易引起出血和全身纤溶状态；第二代溶栓药物具有纤维蛋白选择性，主要溶解已形成的纤维蛋白血栓，而对血浆中游离的纤维蛋白原的降解作用较弱，不会引起循环系统纤维蛋白原和纤溶酶原耗竭，因而出血风险降低；第三代溶栓药物在特异性、半衰期、溶栓效率等方面均优于前两代。

根据对纤溶酶激活的方式，可将溶栓药物分为：非特异性纤溶酶原激活剂，常用的有尿激酶、链激酶等；特异性纤溶酶原激活剂，主要是阿替普酶、scu-PA、瑞替普酶、替奈普酶等。特异性纤溶酶原激活剂可选择性激活血栓中与纤维蛋白结合的纤溶酶原，其溶栓治疗的血管再通率高，对全身性纤溶活性影响较小，出血风险低，因此溶栓效果优于非特异性纤溶酶原激剂。

根据来源可分为：人源性溶栓药物，主要是组织型纤溶酶原激活剂（tPA）、尿激酶型纤溶酶原激剂（uPA）和它们的衍生物；微生物源性溶栓药物，主要是链激酶、葡激酶和纳豆激酶等；动物源性溶栓药物，主要有蚓激酶、去氨普酶（吸血蝙蝠唾液纤溶酶原激活剂）、蛇毒抗栓酶类、水蛭素等。

无论哪种溶栓药物，其作用原理都是直接或间接激活 Pg 变成 Pm，促进血栓的溶解并达到开通血管的目的。

2. 人源性溶栓药物

（1）uPA 及其衍生物 目前使用的 uPA 相关溶栓药物主要有两大类：一是从人新鲜尿液或肾细胞组织培养液中分离纯化的尿激酶（UK），二是采用基因工程方法制备的重组人尿激酶原（rhpro-UK）。

UK 属于第一代溶栓药物，20 世纪 70 年代开始用于临床，广泛用于急性心肌梗死、脑血栓、肺静脉栓塞、下肢静脉栓塞等多种血管栓塞性疾病的治疗。药用尿激酶一般是由人尿直接分离纯化的，制剂中含有两种 UK 成分：高分子 UK（HMW-UK）和低分子 UK（LMW-UK），均为双链结构。因 HMW-UK 的活性远高于 LMW-UK，所以高质量商品 UK 制剂主要由 HMW-UK 组成，仅含少量 LMW-UK。在溶栓治疗过程中，HMW-UK 会向 LMW-UK 持续转变。UK 溶栓能力强且毒性低，临床使用过程中也罕见过敏反应，是目前临床治疗急性血栓的主要药物之一。但 UK 属于非特异性 Pg 激活剂，缺乏溶栓特异性，可同时激活循环血液中游离的 Pg 和血栓表面聚集的 Pg，溶栓过程中同时会降解纤维蛋白原及 FⅢ、FⅤ、FⅧ等，因此临床使用中易引起出血等不良反应。

rhpro-UK 是我国具有知识产权的第三代溶栓药物，2011 年 4 月在我国批准上市，采用 CHO 表达系统，表达产物与天然 pro-UK 完全一致，临床用于急性心肌梗死的治疗。进入血液后并无活性，吸附于血栓表面后，经激肽酶作用被激活，转变为 UK，进而发挥溶栓作用。与 UK 相比，rhpro-UK 具有较强的血浆稳定性和纤维蛋白特异性溶栓作用，属于特异性纤溶酶原激活剂，在病死率、颅内出血率及其他不良反应方面均优于 UK。

（2）重组 tPA 及其衍生物　　tPA 由于在血浆中含量甚微，目前使用的相关制剂均是采用基因工程方法制备的重组药物，已有多种重组 tPA 及其衍生药物用于临床，根据其研发先后、分子结构、药效特征可分为第一代重组 tPA 药物和第二代重组 tPA 药物。

1）第一代重组 tPA。代表药物是阿替普酶（Alteplase），属于第二代溶栓药物，也是第一个基因工程溶栓药物，1996 年由美国 FDA 批准上市，其分子结构和药理作用与天然 tPA 完全一致，主要适应证有急性心肌梗死和肺栓，急性缺血性脑卒中、深静脉血栓及其他血管性疾病，动静脉瘘血栓形成。

阿替普酶具有纤维蛋白特异性，可以有效地减少出血风险，但其半衰期较短（只有 4～6min），在临床使用时需要较高的剂量，而过量的 rtPA 会激活基质金属蛋白酶（matrix metalloproteinase，MMP），导致血 - 脑屏障的破坏，增加脑出血和水肿的风险。此外，无论是天然的还是重组的 tPA，进入血浆后会与纤溶酶原激活剂抑制物（PAI）形成复合物，迅速失去活性。为此，科学家对第一代 rhtPA 进行了一系列的结构改造，开发出多个重组 tPA 突变体，以提高对纤维蛋白的亲和力，延长半衰期，提高纤溶效率。

2）第二代重组 tPA。第二代重组 tPA 是采用基因工程技术、蛋白质工程技术和单克隆抗体技术对第一代 tPA 产品进行结构改造而制成的 tPA 突变体。此类药物在特异性、半衰期、溶栓效率等方面较第一代产品均有了改进和提高。

A. 瑞替普酶（Reteplase，R-PA）。瑞替普酶是用基因工程 *E. coli* 以包涵体形式表达的非糖基化的单链 tPA 突变体，结构上只保留了野生型 tPA 的 K2 区和丝氨酸蛋白酶活性区（SPD），含有 335 个氨基酸残基，是 tPA 众多突变体中最早获准上市的一款药物。与 tPA 相比，R-PA 同肝细胞膜受体亲和力显著降低，血浆半衰期延长了 2～20 倍，使用剂量仅为 tPA 的 1/5。R-PA 的疗效和不良反应与 tPA 无显著差异，具 tPA 类似的疗效和安全性。虽然 R-PA 对纤维蛋白的结合力比 tPA 下降了 80%，但改善了对凝块的穿透性，增加了开通率，使药物更容易扩散到凝块中，促使纤溶酶原转换为纤溶酶、溶解血栓的能力大大提高。

B. 替奈普酶（Tenecteplase，TNK-tPA）。TNK-tPA 是天然 tPA cDNA 经多重突变后，由哺乳动物细胞表达生产的 rhtPA 突变体。TNK-tPA 分子中，[103]Thr 替换为 Asn，从而形成一个新的糖基化位点；[117]Asn 替换为 Glu，从而去除了一个原有的糖基化位点，由于此处原有的糖链能促进 tPA 被清除出血浆，因此突变后能降低血浆清除率，延长血浆半衰期；PAI 结合位点处的 [296]Lys、[297]His、[298]Arg 和 [299]Arg 均被替换为 Ala，使得 TNK-tPA 进入机体后不易被 PAI 中和。与 tPA 相比，TNK-tPA 半衰期延长（是 tPA 的 6 倍左右），可单次静脉推注；对抗 PAI 的能力增加了 80 倍，对纤维蛋白的特异性显著增强，具有更强的水解纤维蛋白的生物活性，用药剂量明显减少；治疗血栓时不出现胶原诱导的血小板凝聚，再梗死发生率低。并且出血等不良反应少而轻，TNK-tPA 可 5s 内一次性静脉用药。

C. 孟替普酶（Monteplase，M-PA）。M-PA 是由田鼠肾细胞表达生产的重组 tPA 突变体，是含 527 个氨基酸残基的双链分子，分子组成中 E 区的 ^{84}Cys 被 Ser 置换。该药物特异性强、溶栓起效快，半衰期较长，临床上以 27 500U/kg 一次静注治疗急性心肌梗死患者，60min 再开通率达 79.4%。

D. 兰替普酶（Lanoteplase，N-PA）。N-PA 是缺失了大部分 F、E 结构域且 ^{117}Asn 替换为 Gln 的 tPA 突变体，抗 PAI 活性强，血浆半衰期长（37～45min），纤维蛋白特异性强，生物利用度较好，可在 2min 内一次静脉推注，有利于缩短凝块溶解时间，恢复血液再通。

E. K1K2Pu 嵌合体。K1K2Pu 是将 tPA 分子上 K1 区（^{1}Ser-^{3}G1u）和 K2 区（^{87}Asp-^{274}Phe）与单链尿激酶型纤溶酶原激活剂（scuPA）分子上的 SPD 区（^{138}Ser-^{411}Leu）重组在一起构建而成的重组嵌合体，兼有 tPA 和 scuPA 两种分子的优点，血浆清除率显著下降。现在临床使用的产品主要用 CHO 细胞株生产。

3. 微生物源性溶栓药物

（1）链激酶　链激酶（streptokinase，SK）属于第一代溶栓药物，是从 β- 溶血性链球菌（*Streptococcus homolyticus*，也称乙型溶血性链球菌）培养液中分离的一种单链蛋白质，含有 414 个氨基酸。1933 年首次发现它能促使血块分解，20 世纪 60 年代起开始用于临床，可用来治疗肺栓塞、深静脉血栓、动脉闭塞（动脉梗阻）、急性心肌梗死等疾病。其优点一是溶栓效果高效安全；二是价廉，普通患者能够承担，故至今仍是常用的溶栓药物之一。

SK 进入机体后与纤溶酶原（Pg）按 1∶1 的比例结合成 SK-Pg 复合物，然后催化复合物中的 Pg 分解为有活性的 Pm，从而产生溶血栓作用。SK 由于来源于细菌，具有抗原性，在一些病例中，可能会引发从轻度皮疹到严重的过敏性休克的变态反应。另外，SK 为非特异性纤溶酶原激活剂，其激活的 Pm 不仅能分解凝结成块的纤维蛋白，也能分解血浆中游离的纤维蛋白原，因此，有凝血功能障碍或出现溃疡等出血状况的患者都不宜使用该药。

（2）阿尼普酶（Anistreplase）　阿尼普酶是纤溶酶原和链激酶复合物的乙酰化物（acylated plasminogen-streptokinase activator complex，APSAC），为第二代溶栓药物，是用人工方法将人 Pg 与 SK 分子结合，并在 Pg 的活性中心人工接上一个乙酰基团。进入血液的 APSAC，其化学中心被乙酰基封闭，并弥散到血栓部位，通过 Pg 的 Lys 结合到纤维蛋白表面，此时原被封闭的乙酰基逐渐去乙酰化，从而激活结合在纤维蛋白表面的 Pg 生成 Pm，达到溶解血栓的目的。APSAC 可发挥局部溶栓作用而不产生全身纤溶亢进，临床出血较少，因此属于特异性纤溶酶原激活剂。

（3）葡激酶　葡激酶（staphylokinase，SAK）是由某些金黄色葡萄球菌分泌的一种含有 136 个氨基酸残基的多肽，与血栓中的纤维蛋白有较高的亲和力，能在血栓部位与 Pg 结合，并激活 Pg 转变为 Pm，从而发挥溶栓作用。SAK 有较强的纤维蛋白特异性，对正常人血浆中的 Pg 激活作用较小，当血浆中出现纤维蛋白时，活性显著增加。SAK 对富含血小板的血栓溶栓效果也较好，这是它优于其他溶栓药物的重要特点。SAK 的血浆半衰期只有 3min 左右，故需反复多次给药才能维持其溶栓作用，达到治疗目的，但作为一种异种蛋白，SAK 有较强的免疫原性，反复给药容易引起患者的过敏反应。

2006 年在我国批准上市的重组葡激酶（商品名"依立能"）为第三代溶栓药物，是由基因工程 *E. coli* 以可溶性形式表达生产，用于急性心肌梗死的治疗，对纤维蛋白有较高特异性，对富含血小板的血栓也有较强的溶栓作用。

（4）纳豆激酶　纳豆激酶（nattokinase，NK）是由纳豆枯草芽孢杆菌（*Bacillussubtilis natto*）产生的一种具有溶栓活性的碱性丝氨酸蛋白酶，具有直接溶解血栓、间接激活机体血栓溶解系统和抑制机体凝血因子等多效溶栓机制，其血栓溶解活力是纤溶酶的 4 倍，是降低血液黏稠度、疏通血管、改善血液循环和预防心脑血管疾病极有效的功能因子。成熟 NK 为 275 个氨基酸残基组成的单链多肽，分子内无二硫键，活性中心位于 ^{32}Asp、^{64}His 和 ^{221}Ser 处，与底物结合部位在 ^{125}Ser、^{126}Leu 和 ^{127}Gly 处。

NK 主要通过 4 条途径实现溶栓作用：①直接水解纤维蛋白。目前临床应用的溶栓药物多是纤溶酶原激活剂，通过激活 Pg 转变为 Pm 来发挥溶栓作用；而 NK 并不激活 Pg，它直接作用于交联的纤维蛋白，且溶栓能力是 Pm 的 4 倍以上。此外，NK 只水解纤维蛋白，而对血浆游离的纤维蛋白原无水解作用，所以其溶栓作用具有很强的纤维蛋白特异性。②刺激血管内皮细胞产生 tPA，进而发挥溶栓作用。③激活 Pro-UK 转化为 UK，从而使内源性纤溶酶的量和活性间接增强。④降解和失活 1 型纤溶酶原激活剂抑制物（PAI-1）。

目前，NK 还只是作为辅助溶栓的保健品进行溶栓性疾病的预防。

4. 动物源性溶栓药物

（1）蚓激酶　　蚓激酶（lumbrukinase，LK）是从蚯蚓体内提取的一组蛋白水解酶，由多个同工酶组成，口服后具有溶栓和抗凝的效果。1983 年 Mihara 等从粉正蚓（*Lumbricus rubullus*）中首次分离，具有溶栓、抗凝及去纤作用。目前已证实其作用机制，一是直接降解血中纤维蛋白原及激活 Pg 为 Pm，并刺激血管内皮细胞释放 tPA；二是降低血液黏度，提高血氧饱和度，改善微循环。蚓激酶产品多是采用肠溶胶囊，以口服的形式给药，出血概率小，但作用相对较慢。

（2）去氨普酶（Desmoteplase）　　去氨普酶是存在于吸血蝙蝠唾液中的 α$_1$ 型纤溶酶原激活剂（desmodus rotundus salivary plasminogen activator-α$_1$，DSPA α$_1$）。已在蝙蝠唾液中发现 4 种 DSPA，分别称为 DSPA α$_1$、DSPA α$_2$、DSPA β 和 DSPA γ，均为稳定的单链分子，与人 tPA 有相似的功能域，但不能像 tPA 一样形成双链结构。DSPA α$_1$ 和 DSPA α$_2$ 分子均由 477 个氨基酸残基组成，除缺乏 K2 区，其他功能域与人 tPA 一致。DSPA β 在蝙蝠唾液中含量最丰富，含有 431 个氨基酸残基，只有 E、K1 和 SPD 结构域，而无 tPA 的 F 和 K2 结构；DSPA γ 分子最短，只有 394 个氨基酸残基，含有 K1 和 SPD 结构域。去氨普酶（DSPAα$_1$）是 4 种 DSPA 中纤维蛋白特异性最强的一个，在没有纤维蛋白的情况下，该分子几乎没有 Pg 激活活性，而纤维蛋白和纤维蛋白原的存在会使其活性增加 12 900 倍，是 tPA 活性的 1000 倍左右。在动物实验中显示出比 tPA 更快更持久的再灌注能力，而且溶栓能力更强，半衰期比 tPA 长 3 倍，不伴随全身性纤维蛋白溶解，并且免疫原性低。

（3）水蛭素　　水蛭俗称蚂蟥，是环节动物门中的一类具有很高药用价值的动物。19 世纪 80 年代，人们发现水蛭的提取物中含有抗凝血的物质，并将其称为水蛭素（hirudin），这是一种由 65 或 66 个氨基酸残基组成的小分子单链环肽化合物，主要存在于水蛭唾液腺中。20 世纪 50 年代，高纯度水蛭素开始应用于临床，是目前发现的活性最强的凝血酶抑制剂，在心脑血管疾病治疗中有很大潜力。由于水蛭素仅存在于水蛭的唾液腺中，而且含量甚微，20 世纪 80 年代，人们利用基因工程方法合成出了重组水蛭素。目前已有 lepirudin 和 desirudin 2 种重组水蛭素分别经美国 FDA 和欧洲药物管理局批准上市。水蛭素可直接对凝血酶产生抑制作用，与凝血酶和纤维蛋白原以 14∶14∶1 的比例结合成复合物，阻止了凝血酶对纤维蛋白原的分解作用，抑制了内、外凝血途径中纤维蛋白单体交联聚合的过程，从而起到阻碍血液凝固的作用。水蛭素与凝血酶结合，还抑制了血小板的激活和释放，降低血小板的黏附性，防止各类血栓的形成和延伸。水蛭素与 rtPA 联合使用能清除血管壁上残留的血栓。

血栓症（急性心肌梗死、静脉血栓栓塞等）是一类严重危及人类健康及生命的心血管疾病。在西方国家，因血栓引起的死亡已占人口总死亡率的首位。溶栓治疗是血栓性疾病的安全有效的治疗手段。在我国，随着人们物质生活水平的提高、饮食结构的改变及老年病临床研究的逐步开展，对血栓溶解药的需求也越来越大。

主要参考文献

曹苑，崔丽英. 2020. 溶栓药物的发展历程［J］. 协和医学杂志，11（2）：121-126.

董超，马萱，史延茂. 2019. 血栓病治疗药物 - 纤溶酶的生物来源［J］. 生物信息学，17（2）：76-85.

何荣华，高丽婷，朱红雨，等. 2018. 重组人绒毛膜促性腺激素研究进展［J］. 药物生物技术，25（6）：542-545.

郝春华，李亚丽，孙双勇，等. 2015. 缺血性脑中风急性期溶栓药物研究进展［J］. 中国新药杂志，24（23）：2687-2691.

黄秉仁，蔡良婉，王欣，等. 2001. 甲基营养型酵母系统表达的重组人表皮生长因子的纯化及其性质［J］. 中国医学科学院学报，23（2）：106-110.

李菲，王斌，舒斯云，等. 2018. 粒细胞集落刺激因子对靶细胞的作用机制及其常用制剂的临床药理研究和应用进展［J］. 中国药房，29（9）：1291-1295.

李玉玲，唐欢，唐云辉，等. 2020. 德谷胰岛素在糖尿病治疗中的应用进展［J］. 山东医药，60（24）：104-108.

李湛军，王俊玲，李忱欣，等. 2016. 长效重组人促卵泡激素主要功效的对比研究［J］. 药物分析杂志，36（3）：432-437.

鲁平，沈丽. 2018. 重组人胰岛素30载［J］. 中国糖尿病杂志，26（1）：84-88.

马文杰. 2017. 急性心肌梗死溶栓治疗药物的研究进展［J］. 天津药学，29（3）：52-56.

宁荣霞，王瑞，崔晓迎. 2008. 新型溶栓药物重组人尿激酶原［J］. 中国新药杂志，17（5）：430-432.

石卫峰，归成，李晓宇，等. 2014. 湿性年龄相关性黄斑变性药物治疗进展［J］. 中国新药杂志，23（18）：2161-2164.

时小燕，郭靓. 2009. 成纤维细胞生长因子家族：生物学特性，病理生理学作用及相关治疗方法［J］. 国际药学研究杂志，36（5）：376-378.

王春明，夏智星，郭银银，等. 2014. 中国创新生物药的研究进展［J］. 中国新药杂志，23（20）：2406-2410.

王媚媚，秦晓红，米立志. 2019. 血小板衍生生长因子受体结构与功能的研究［J］. 中国科学：生命科学，49（6）：683-697.

吴丹. 2020. 血小板衍生生长因子D及其在癌症中的作用［J］. 生命的化学，40（5）：750-761.

许燕艳，陈珊莉，陈丹，等. 2020. 缺血性脑卒中溶栓药物研究进展［J］. 生物工程学报，36（10）：2029-2039.

尹华静，余珊珊，尹茂山，等. 2018. 重组人胰岛素类似物研发进展和安全性特点［J］. 中国新药杂志，27（21）：2578-2583.

张东梅，卿晨. 2017. 血管内皮生长因子家族及其受体与肿瘤血管新生［J］. 医学综述，23（3）：417-427.

张子文，王尉，刘胜男，等. 2019. 水蛭素生物学特性的研究进展［J］. 生物化工，5（1）：156-164.

赵福永，严寒，任广旭，等. 2019. 重组纳豆激酶的研究进展［J］. 中国食物与营养，25（7）：41-45.

Akbarian M, Ghasemi Y, Uversky VN, et al. 2018. Chemical modifications of insulin: Finding a compromise between stability and pharmaceutical performance [J]. International Journal of Pharmaceutics, 547: 450-468.

Embil JM, Nagai MK. 2002. BEcaplermin: recombinant platelet derived growth factor, a new treatment for healing diabetic foot ulcers [J]. Journal of Expert Opinion on Biological Therapy, 2(2): 211-218.

Gomes FR, Maluenda AC, Tapias JO, et al. 2012. Expression of recombinant human mutant granulocyte colony stimulating factor (Nartograstim) in *Escherichia coli* [J]. World J Microbiol Biotechnol, 28: 2593-2600.

Hui Q, Jin Z, Li XK, et al. 2018. FGF family: From drug development to clinical application [J]. International Journal of Molecular Sciences, 19: 1875.

Medcalf RL. 2012. Desmoteplase: Discovery, insights and opportunities for ischaemic stroke [J]. British Journal of Pharmacology, 165: 75-89.

Mitra S, Leonard WJ. 2018. Biology of IL-2 and its therapeutic modulation: Mechanisms and strategies [J]. Jouranl of Leukocyte Biology, 103: 643-655.

Rosenblatt RT, Sears CM, Park JK, et al. 2020. Corneal neurotization and novel medical therapies for neurotrophic keratopathy [J]. Current Ophthalmology Reports, 8: 252-266.

Sandow J, Landgraf W, Becker R, et al. 2015. Equivalent recombinant human insulin preparations and their place in therapy [J]. European Endocrinology, 11(1): 10-16.

第十一章

抗 体 药 物

抗体是在对抗原刺激的免疫应答中，B 淋巴细胞产生的一类糖蛋白，是能与相应抗原特异结合并产生各种免疫效应（生理效应）的球蛋白。人类对抗体的研究和利用经历了 100 多年的历史。抗体技术的发展可大致分为 3 个阶段：①以 1890 年 Behring 和 Kitasato 发现白喉抗毒素为代表。其特点是用抗原免疫动物来获得多克隆抗体（polyclonal antibody，PcAb），这种 PcAb 被称为第一代抗体，主要用于感染性疾病和中毒性疾病的治疗或被动免疫预防。②以 1975 年 Kohler 和 Milstein 创建杂交瘤技术为代表。杂交瘤技术就是将在体外不能长期传代的抗体产生细胞（如 BALB/c 小鼠的免疫脾细胞）与在体外能迅速增殖并带有抗药标记的骨髓瘤细胞（如小鼠的 NS-1 或 SP2/0）融合，然后利用抗药性标记和终末稀释法选出单个产生抗体的杂交瘤细胞，这类细胞产生针对单一抗原上单一抗原表位的抗体，称为单克隆抗体（monoclonal antibody，McAb）。这种用杂交瘤技术制备的单克隆抗体被视为第二代抗体。③以 1994 年 Winter 用基因工程方法制备基因工程抗体（genetic engineering antibody，GeAb）为代表。这一技术是在充分了解免疫球蛋白（immunoglobulin，Ig）基因结构与功能的基础上与 DNA 重组技术相结合，然后根据研究者的意图在基因水平对 Ig 分子进行剪切、连接或修饰，甚至是人工合成后导入受体细胞表达，产生新型抗体，也称为第三代抗体。

第一节 抗 体 简 介

一、抗体的种类

抗体（antibody，Ab），又称免疫球蛋白（Ig），是一类重要的免疫分子，在体液免疫应答中发挥作用。人 Ig 可分为 5 个结构型或类型，分别命名为：IgG、IgM、IgD、IgA 和 IgE。IgG、IgD 和 IgM 只有单体形式，IgA 和 IgM 具有由数个相同单体组成的多聚体形式。IgG 有 4 个亚型，即 IgG1、IgG2、IgG3 和 IgG4，IgA 和 IgD 也分别有 2 个亚型。

Ig 有多种生物学活性，但其主要功能是参与免疫防御反应。IgG 是最重要的一类免疫球蛋白，占血清免疫球蛋白的 70%～75%，当缺乏 IgG 时，机体的防御能力下降。各 IgG 亚型功能也存在差异性：IgG1 含量最丰富，是免疫应答中主要的 IgG 亚类，在对蛋白质及多肽抗原的免疫应答中占优势，反复发生的呼吸道感染常与 IgG1 缺乏有关；IgG2 在对多糖抗原的免疫应答中占优势，缺乏时常表现为肺炎双球菌及流感嗜血杆菌等引起的肺部疾病；IgG3 缺乏常表现为下呼吸道感染；IgG4 在变态反应性疾病中高水平表达。IgM 常以五聚体形式存在。婴幼儿血液中 IgM 含量较高，随着年龄增长而逐渐被 IgG 取代。初次免疫也先产生 IgM，随后才产生 IgG，再次免疫时的回忆反应则 IgG 产生较多，因此 IgM 也被称为"早期抗体"。IgA 分为 2 型：血清型和分泌型。血清型 IgA 主要以单体形式存在，分泌型 IgA 由 J 链连接的二聚体和分泌片组成。分泌型 IgA 是参与黏膜局部免疫的主要抗体。婴儿可从母亲初乳中获得分泌型 IgA，这是一种重要的自然被动免疫。IgE 又称"变应性抗体"，在超敏反应中起重要作用。

IgD 性质功能尚不完全清楚，可能与自身免疫疾病有关。

二、抗体的结构

所有 Ig 的单体结构均非常相似：由 2 条一样的重链（heavy chain，H）和 2 条一样的轻链组成（light chain，L）。重链之间、重链和轻链之间由二硫键连接，形成四肽链结构的 Y 形分子（图 11-1）。Ig 多肽由大小相似的结构单元——结构域（domain）组成。轻链有 2 个结构域（VL 和 CL）；重链的结构域随 Ig 种类不同而异，IgA、IgD 和 IgG 的重链有 4 个结构域，分别称为 VH、CH1、CH2 和 CH3，IgE 和 IgM 的重链有 5 个结构域，即多了个 CH4。

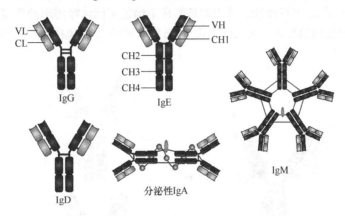

图 11-1　免疫球蛋白的种类及其结构域

彩图 11-1

不同 Ig 近 N 端的结构域氨基酸的序列变化较大，而其他结构域的氨基酸序列在同一类型的 Ig 间相对保守。因此，将 N 端氨基酸序列变异较大的结构域称作可变区（variable region，V 区），把氨基酸序列相对保守的其他结构域称作恒定区（constant region，C 区）（图 11-1）。V 区的氨基酸组成和序列变化主要发生在 3 个区域，在 VL 上是位于 28~35、49~59、92~103 位置的氨基酸，在 VH 上是位于 29~31、49~58、95~102 位置的氨基酸，人们把这些氨基酸变化较大的区域称为高变区（hypervariable region，HVR）。在 HVR 之间的区域，氨基酸组成和排列的变化则较小，称为骨架区（framework region，FR），轻、重链各有 4 个骨架区，即 FR1、FR2、FR3 和 FR4。Ig 可变区的结晶结构显示，当 VH 和 VL 配对时，各 HVR 的环在分子表面形成抗原结合部位（antigen-binding site）。由于 Ig 用这些高变环以表面互补的方式与抗原结合，因此又将这些 HVR 称为互补决定区（complementary determining region，CDR），HVR1、HVR2 和 HVR3 又可分别称为 CDR1、CDR2 和 CDR3。CDR3 的变异性最大，有研究认为重链 CDR3 的多样性可达 10^{14} 以上。在功能上，Ig 用 V 区来识别和结合抗原，用 C 区来启动下游效应。V 区的多样性是 Ig 特异性识别抗原的结构基础，体内由各个不同 Ig 形成庞大的 Ig 库容（Ig repertoire），足以识别在自然界中存在的种类繁多的异物抗原。C 区氨基酸的组成和排列在同一种属动物 Ig 同型 L 链和同一类 H 链中都比较恒定，如人抗白喉外毒素的抗毒素 IgG 与人抗破伤风外毒素的抗毒素 IgG，它们的 V 区不相同，只能与相应的抗原发生特异性结合，但其 C 区的结构是相同的，即具有相同的抗原性，应用马抗人 IgG 第二抗体（抗抗体）均能与这两种外毒素的抗体发生结合反应，这是制备第二抗体，应用荧光素、同位素、酶等标记抗体的重要基础。

Ig 的 Y 形两臂并非僵硬的。CH1 和 CH2 之间由铰链区（hinge region）相连，铰链区之间一般由 1 或数个二硫键连接。铰链区具有柔性，使得 Ig 的两臂能够伸展与回缩。除了铰链区，

Ig 的可变区和恒定区之间也可以产生一定程度的弯曲和旋转，这样 Ig 分子的两臂就能以最佳位置去分别结合抗原。

　　Ig 分子可被不同的蛋白酶水解成不同的片段（图 11-2）。例如，木瓜蛋白酶可从两条重链间二硫键的前方水解 Ig 分子，产生三个片段：2 个完全一样的含有抗原结合活性片段（fragment of antigen binding，Fab）和 1 个很容易形成晶体的片段（fragment crystallizable，Fc）。Fab 段由完整的轻链和重链的 VH 和 CH1 结构域组成；Fc 段由 Ig 分子 2 条重链的 CH2 和 CH3 结构域组成，之间由二硫键相连，可与细胞表面的抗体受体结合。另外，胃蛋白酶可从两条重链间二硫键的后方水解 Ig 分子，产生 1 个大片段 F（ab′）₂ 和两个小片段 pFc′。根据 Ig 的这一特性可用不同的蛋白酶对 Ig 进行改性，从而制备临床上满足不同治疗需求的免疫球蛋白制剂，如马血清抗毒素经胃蛋白酶处理后可去除大部分 Fc 段，降低 Ig 的免疫原性，给人注射后可减少过敏反应。

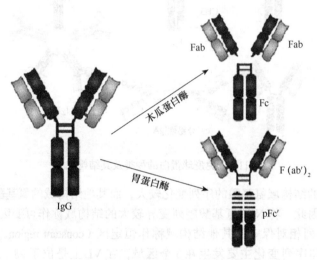

彩图 11-2

图 11-2　免疫球蛋白的酶切结果

三、抗体的生物学功能

　　抗体的分子结构和基因结构具有明显的两重性，其功能也相应具有两重性：一是与抗原的特异性结合，由可变区完成；二是与抗原结合后激发的效应功能，由恒定区完成。抗体与抗原的结合可引发以下几种生物学效应。

1. 中和作用

　　病毒和细胞内寄生菌要进入宿主细胞才能生存并繁殖。为此，这些病原体需要先与宿主细胞表面的受体分子结合并由此开出一条通路进入细胞。一些细菌在细胞外增殖，它们分泌的细菌毒素和其他蛋白也会与细胞表面分子结合后被细胞内吞，从而进入细胞发挥作用。在机体启动抗感染机制时，机体产生的某些抗体可以识别病原体上能与宿主细胞表面受体相互作用的位点。当抗体结合在这些位点上后能将其封闭，使得病原体不再能够与宿主细胞结合，因此无法进入细胞进行繁殖。抗体的这种能够封闭病原体的受体结合位点使之不再感染细胞的效应称为中和作用（neutralization），产生中和作用的抗体称为中和抗体（neutralizing antibody）。

　　中和抗体最好能够在感染早期就发挥作用，使病原体无法形成感染灶。理想的情况就是机体在受到感染之前就存在一些预先储备的中和抗体，当感染物到来时可以及时发挥作用。但是由于适应性免疫应答的特点，B 淋巴细胞需要在感染后经克隆选择和扩增后才能产生抗体，因此，抗体多出现在感染后，这样中和抗体就难以在初次感染的时候发挥作用。为解决这个问题，人们通过制备和使用疫苗来使机体预先产生中和抗体，主动预防病原体的感染；或者通过直接使用抗体药物，被动预防病原体的感染。

抗体对相应抗原的识别和结合是通过其 Fab 段来完成的。抗体与抗原的结合并不能达到清除病原体的目的，之后还要通过激活补体和 Fc 受体通路，吸引其他的效应细胞或分子来清除携带抗原的病原体，这些效应功能是由 Fc 段介导的。

2. 补体激活作用

补体（complement）为一组血浆蛋白，是机体防御体系的重要组成部分，激活时产生级联反应，导致多种生物学效应。目前认为其最重要的功能是抗感染，尤其是抗细菌感染。补体可被多种物质激活，其中抗体是非常重要的一类激活物。IgG 和 IgM 可通过经典途径激活补体系统，而其他类型的抗体则可通过替代途径激活补体。由于 IgM 是感染后最早产生的免疫球蛋白，它对补体的激活作用可将感染控制在早期。不同 IgG 亚型结合补体的能力依次为 IgG3＞IgG1＞IgG2＞IgG4。实际上 IgG4 几乎不能激活补体，虽然在氨基酸序列上含有 C1q 结合位点，但由于其铰链区比较僵硬，分子的柔韧性差，与抗原结合后仍无法暴露出与 C1q 的结合位点，因此不能很好地激活经典途径，但可以激活替代途径。只有与抗原形成复合物的抗体才能激活补体。抗体与抗原结合后构象发生变化，暴露出 Fc 片段上的补体 C1q 结合位点，形成抗原 - 抗体 -C1q 复合物，从而启动补体经典途径。IgG 和 IgM 的 C1q 结合位点分别位于 CH2 和 CH3 结构域上。

补体系统被激活后，可产生多种生物学效应：①裂解靶细胞。被激活的多种补体成分可在靶细胞表面形成攻膜复合物（membrane attack complex，MAC）。MAC 在细胞膜上形成小孔，使得可溶性小分子、离子及水分可自由透过胞膜，但蛋白质等大分子却难以从细胞质中逸出，最终导致胞内渗透压降低，细胞发生溶解，这种效应称为补体依赖的细胞毒作用（complement dependent cytotoxicity，CDC），补体通过这一效应协助抗体裂解靶细胞。②调理作用及免疫黏附。位于抗原 - 抗体 - 补体复合物表面的 C3b、iC3b、C4b 等补体分子可与中性粒细胞、单核巨噬细胞等的膜表面补体受体（complement receptor，CR）相结合，促进吞噬细胞的吞噬功能，称为调理作用（opsonization）。激活补体后的抗原 - 抗体复合物还可黏附到其他有补体受体的细胞（如红细胞），形成较大的颗粒，并促进该细胞的吞噬作用，称为免疫黏附（immune adhesion）。调理作用与免疫黏附对促进病原微生物和免疫复合物的清除极为重要。③促进炎症反应。补体活化过程中产生多种可促进炎症反应的补体成分片段，如 C3a、C4a、C5a 等，这些成分具有趋化作用，可吸引中粒细胞和单核 / 巨噬细胞，引起炎症反应，并导致血管痉挛或通透性增加。

3. 激活 Fc 受体通路

在许多免疫细胞（包括单核 / 巨噬细胞、粒细胞、NK 细胞、肥大细胞等）表面表达有可结合抗体 Fc 段的受体（Fc receptor，FcR），依其所结合的抗体类型的不同分为 5 种：FcαR、FcγR、FcμR、FcεR 和 FcδR，分别结合 IgA、IgG、IgM、IgE 和 IgD。IgG 与细菌等颗粒型抗原结合后，可通过 Fc 段与免疫细胞表面的相应受体（FcγR）结合，从而促进其吞噬功能，即发挥调理作用。通常 FcR 不能与游离抗体结合，而只能与形成了免疫复合物的抗体结合，并由此引发一系列的细胞反应，如吞噬免疫复合物、氧化爆发反应、释放各种溶菌酶和杀菌物质，最后达到消灭和清除病原体的目的，这种效应称为抗体依赖性细胞介导的细胞毒作用（ADCC）。在众多的杀伤细胞中，NK 细胞是介导 ADCC 的主要细胞，它能够释放穿孔素、颗粒酶等细胞毒物质，直接杀伤靶细胞。

4. 介导 ADCP 作用

抗体与靶抗原结合后，吞噬细胞（如单核细胞、巨噬细胞等）上的 FcR 与抗体 Fc 段结合，导致靶抗原被吞噬，在吞噬细胞内与溶酶体融合并被降解。这种效应称为抗体介导的细胞吞噬作用（ADCP）。

5. 抗体介导的病理作用

就像许多事物具有两面性一样，抗体也是一把双刃剑。当它用于阻挡外来感染物的侵犯时，能够有效地调动机体的多种效应功能，将病原体消灭。但在一些病理条件下，抗体不是针对外来抗原发起进攻，而是调转方向针对自身组织，这样会产生很严重的后果。例如，在许多自身免疫病中，机体会产生针对自身抗原的抗体，当抗体与自身抗原结合后，仍然会调动机体的补体系统和效应细胞发生反应，结果造成自身组织损伤。再如，在 I 型超敏反应中，患者的 IgE 对外来的抗原产生了不适当的反应，造成机体的生理功能紊乱。另外，在一些感染性疾病中产生的抗体并不足以对机体产生保护作用，相反这些抗体帮助细胞通过补体受体或 Fc 受体将病原体摄入从而促进感染，即所谓的抗体依赖性感染增强作用（antibody dependent enhancement，ADE）。因此，人们在考虑免疫治疗和免疫预防时，常常需要解决的就是如何让机体中的抗体尽量发挥抗感染作用，同时最大限度降低其副作用。

随着免疫学和分子免疫学研究的深入，以及对抗体产生机理的认识不断深入，抗体研究从血清（多克隆）抗体发展到单克隆抗体，再从单克隆抗体发展到了基因工程抗体；抗体的应用也从疾病的治疗、诊断、预防扩展到生命科学基础研究以及生物制品分离纯化工艺开发等众多领域，形成了以开发单克隆抗体和基因工程抗体为主要目标的抗体工程产业。

第二节　人用动物免疫血清制品

一、概述

动物免疫血清（immune serum）又称抗血清（antiserum），是用特定抗原免疫动物后，收集含有高效价抗体的血清，经提取纯化后制备的含有完整抗体或抗体片段的免疫球蛋白制剂。按照临床用途，现有动物免疫血清制品主要包括抗感染类、抗蛇毒类和免疫抑制剂类（抗人 T 淋巴细胞免疫球蛋白）。可用于制备抗血清的动物有马、羊、兔、猪、豚鼠等。马因其血容量大、便于饲养等优点而常用于免疫血清的生产。免疫动物用的抗原可以是毒素、类毒素、细菌、病毒或其他特异性抗原。在实际应用中，人们又将利用细菌毒素或类毒素免疫动物取得的免疫血清特称为抗毒素（antitoxin），因为其中的特异性抗体能中和相应的细菌毒素，如白喉抗毒素、破伤风抗毒素等。

免疫血清制品是一类应用多年的动物源性生物制品。由于采用的抗原性物质具有多个抗原决定簇，可以刺激机体产生多种抗体形成细胞克隆，合成和分泌针对各种决定簇的抗体，故在免疫动物的血清中实际上是含多种抗体的混合物，所以这种免疫方法获得的免疫血清是多克隆抗体（PcAb），简称多抗，即通常所说的第一代抗体。

二、免疫血清制品的发展

1890 年德国细菌学家 Behring Emilyon 研制出世界首个人用动物免疫血清制品——白喉抗毒素。之后免疫血清制品的种类逐渐增多，各种抗感染性病原体的动物免疫血清被研制上市，生产工艺和质量标准也得到逐步提高，并在 20 世纪初期达到了其发展的鼎盛时期。但经过临床应用的验证,该类制品很多治疗效果并不显著,甚至有严重的过敏反应。同时,抗生素对一些感染性疾病的有效治疗及相关疫苗的应用,使得很多抗血清制品被淘汰,仅保留下一些疗效肯定且不能为抗生素治疗所替代的制品,如抗狂犬、破伤风、炭疽、肉毒、蛇毒的动物免疫血清制品,并一直延续到现在。

抗血清制品发展到今天,其生产工艺和产品质量经历了 4 个阶段的变化和提高:① 19 世纪后期到 20 世纪初为原制血清阶段,不对血清进行加工处理,直接加防腐剂和除菌过滤;② 20 世纪初期到 30 年代为浓制血清阶段,生产工艺中增加了盐析和明矾吸附等步骤,去除了血清(浆)中的大部分非抗体蛋白(如白蛋白、纤维蛋白等),并使抗体蛋白得到一定的浓缩,单位体积所含抗体单位数显著提高;③ 20 世纪中后期为改性抗血清阶段,是将硫酸铵盐析法与胃酶消化联合,在除去大部分非抗体蛋白的基础上,通过胃酶消化,将完整的动物 IgG 分子分解为具有活性的抗体片段 F(ab')$_2$,去除易引起过敏反应的 IgG Fc 段,使临床过敏反应由原制血清的 40%~60% 下降到 2.5%~5%;④ 20 世纪末至今为精制改性抗血清阶段,生产工艺在第 3 阶段的基础上采用了柱色谱法进行纯化,进一步降低了制品中的杂质和完整 IgG 的含量。

抗血清的有效成分是可特异性中和目标抗原的免疫球蛋白,主要为 IgG 型。Ig 分子的 F(ab')$_2$ 段是可中和抗原的活性部位,而其 Fc 段是容易引起过敏反应的补体结合部位。由于抗血清为动物源性制剂,对人体而言是异种蛋白,因此必然存在发生过敏反应的可能性。通过胃酶消化,可去除 Fc 段,保留功能性 F(ab')$_2$ 段,从而降低制品的过敏反应率。目前,全世界大多数抗血清制品都以 F(ab')$_2$ 为有效组分,但也有少量产品以完整 IgG 或 Fab 单体为有效组分。与 F(ab')$_2$ 相比,完整 IgG 容易引起过敏反应;Fab 单体的分子质量小、穿透力强,但在体内半衰期短,需反复给药才能维持较好的治疗效果。

三、免疫血清制品的应用

收载于 2020 年版《中国药典》的抗血清制品共 12 种,包括 4 种抗毒素、4 种抗蛇毒血清、1 种抗细菌血清(抗炭疽血清)、1 种抗病毒血清(抗狂犬病血清)和 2 种抗人 T 细胞免疫球蛋白,前 10 种均为马免疫血清制备,后 2 种由猪和家兔免疫血清制备。

1. 抗毒素

我国目前主要生产 4 种马血清抗毒素:白喉抗毒素(diphtheria antitoxin)、破伤风抗毒素(tetanus antitoxin)、肉毒抗毒素(botulinum antitoxin)和气性坏疽抗毒素(gas-gangrene antitoxin),是采用相应的细菌毒素或类毒素免疫马所得的血浆制成,主要成分是可中和相应细菌毒素的改性抗体,可用于预防和治疗相应的细菌感染性疾病。

(1)白喉抗毒素 白喉抗毒素是由白喉类毒素免疫马所得的血浆,经胃酶消化后用加温、硫酸铵盐析、明矾吸附等步骤进行纯化,最后经浓缩和除菌过滤制成的抗毒素球蛋白制剂,用于预防和治疗白喉。对已经出现白喉症状者应及早注射白喉抗毒素进行治疗;未经白喉类毒素疫苗免疫或免疫史不清者,如与白喉患者有密切接触,可注射抗毒素进行紧急预防,但也应同时接种白喉类毒素,以获得持久免疫。

(2)破伤风抗毒素 破伤风抗毒素是由破伤风类毒素免疫所得的马血浆,经胃酶消化后用加温、硫酸铵盐析、明矾吸附等步骤进行纯化而制成的抗毒素球蛋白,或采用硫酸铵盐析、超滤和柱色谱等工艺进行纯化而制得的免疫球蛋白 F(ab')$_2$ 制剂,用于预防和治疗破伤风梭菌引起的感染。开放性外伤(特别是伤口深、污染严重者)有感染破伤风的危险时,应及时进行预防。凡已接受过破伤风类毒素疫苗免疫者,应在受伤后再注射一针类毒素加强免疫,不必注射抗毒素;未接受过类毒素免疫或免疫史不清者,须注射抗毒素进行预防,但也应同时接种类毒素疫苗，以获得持久免疫；对于已出现破伤风或其可疑症状者，应在进行外科处理及其他疗法的同时，尽快注射抗毒素进行治疗。

（3）肉毒抗毒素　　肉毒中毒（botulism）是由肉毒梭菌产生毒素即肉毒毒素引起的以运动神经麻痹症状为主的中毒性疾病。目前已经发现的肉毒梭菌有 7 个型：A、B、C、D、E、F、G。根据毒素的传播途径不同可将肉毒中毒分为食物性肉毒中毒、创伤性肉毒中毒及婴儿肉毒中毒。食物性肉毒中毒是毒素随食物经口进入消化道，被消化道吸收后引起机体中毒而发病。创伤性肉毒中毒是肉毒梭菌污染伤口，细菌在局部繁殖，产生毒素引起机体中毒。婴儿肉毒中毒多发生在 2～6 月龄婴儿，该年龄段的婴儿，由于肠道内微生物的生态平衡不稳定，抗肉毒梭菌的微生物屏障尚未形成，因此，经口进入体内的肉毒梭菌容易在肠道内定居、繁殖并产生大量毒素引起发病。我国目前生产的肉毒抗毒素是由肉毒梭菌 A、B、C、D、E、F 6 型毒素或类毒素分别免疫马所得的血浆经胃酶消化后纯化制成，用于预防和治疗这 6 型梭菌引起的肉毒中毒。凡已出现肉毒中毒症状者，应尽快使用相应肉毒抗毒素进行治疗。对可疑中毒者也应尽早使用相应肉毒抗毒素进行预防。一般情况下，人的肉毒中毒多为 A 型、B 型或 E 型，在中毒的毒素型别尚未得到确定之前，可同时使用 2 型，甚至 3 型的抗毒素。

（4）气性坏疽抗毒素　　气性坏疽病为创伤感染性疾病，病原菌为气性坏疽梭菌，是一类菌群，皆为厌氧菌。气性坏疽的病灶可能是某一种病原菌的单纯感染，也可能是多种病原菌的混合感染。一般来说，感染局部病变的发展相当迅速，一旦发现感染就得赶快使用抗毒素进行预防和治疗，根本等不及进行细菌学检验及菌种鉴定，所以，气性坏疽抗毒素都是多价混合制品。我国生产的多价气性坏疽抗毒素是将由产气荚膜、水肿、败毒和溶组织梭菌的毒素或类毒素分别免疫马所得的血浆经胃酶消化后纯化的原液，按一定比例混合制成的多价抗毒素球蛋白制剂，用于预防和治疗由这 4 种气性坏疽梭菌引起的感染。当受严重外伤，认为有发生气性坏疽的危险或不能及时施行外科处置时，应及时注射本品进行预防。一旦病症出现，除及时采取其他措施外，要尽快使用大量抗毒素进行治疗。

2. 抗蛇毒血清

蛇毒是毒蛇攻击或自卫的武器，是由毒腺分泌出来的一种毒液。蛇毒并非单一物质而是一种复杂混合物，其主要成分是蛋白质或多肽和无机物。从功能上可分为神经毒素、心脏毒素、出血毒素、肌肉毒素、凝血毒素、溶血毒素、酶和其他有活性的小分子物质。蛇毒是具有抗原性的物质，经适量甲醛处理后可以脱毒而成为保持一定抗原性的类毒素。

抗蛇毒血清是用各种蛇毒或脱毒的蛇毒免疫马所得的血浆，经胃酶消化后纯化制成的球蛋白制剂，用于治疗毒蛇咬伤。抗蛇毒血清是目前治疗毒蛇咬伤的特唯一效药物，尚无其他药物可以代替，应在中毒后及早用药。我国生产的抗蛇毒血清主要有 4 种，即蝮蛇、五步蛇、银环蛇和眼镜蛇抗血清。

3. 抗炭疽血清

抗炭疽血清（anthrax antiserum）是由炭疽杆菌抗原免疫马所得的血浆，经胃酶消化后纯化制成的抗炭疽球蛋白制剂，可中和炭疽菌产生的致死毒素和保护性抗原，用于配合抗生素预防和治疗炭疽病。

4. 抗狂犬病血清

抗狂犬病血清（rabies antiserum）是由狂犬病毒固定毒免疫马所得的血浆，经胃酶消化后纯化制得的抗狂犬病球蛋白制剂，与狂犬病疫苗合并使用以预防狂犬病。适用于被狗、猫等动物严重咬伤头、脸、颈、上肢、手指等部位，或三处以上咬伤，或深度咬伤致大量出血、功能障碍，或咬掉肌肉的患者。被动物咬伤后应在 48h 内注射本品，可减少发病率。但已有狂犬病症状的患者，注射本品无效。与人源狂犬病免疫球蛋白相比，马源性抗狂犬病血清发生过敏反应的风险更高，所以注射前要进行皮试，但该制品价格低廉，更适合在经济不发达地区广泛使用。

5. 抗人 T 细胞免疫球蛋白

《中国药典》收录的两种抗人 T 细胞免疫球蛋白为"抗人 T 细胞猪免疫球蛋白"和"抗人 T 细胞兔免疫球蛋白"，是由人 T 淋巴细胞免疫猪或家兔后，取其血浆经硫酸铵盐析、杂抗体吸附和离子交换色谱分离纯化或经批准的其他分离纯化方法制成的免疫球蛋白制剂。主要用于临床器官移植的免疫排斥预防及治疗、骨髓移植的移植物抗宿主反应预防以及再生障碍性贫血等疾病的治疗。

第三节 杂交瘤技术与鼠源性单抗

一、概述

动物脾有上百万种不同的 B 淋巴细胞系，具有不同基因的 B 淋巴细胞合成不同的抗体。当机体受抗原刺激时，抗原分子上的许多决定簇分别激活各个具有不同基因的 B 细胞。被激活的 B 细胞分裂增殖形成效应 B 细胞（浆细胞）和记忆 B 细胞，大量的浆细胞克隆合成和分泌大量的抗体分子分布到血液、体液中。如果能选出一个制造一种专一抗体的浆细胞进行培养，就可得到由单细胞经分裂增殖而形成的细胞群，即单克隆。单克隆细胞将合成针对一种抗原决定簇的抗体，称为单克隆抗体（McAb），简称单抗。

要制备单克隆抗体需先获得能合成专一性抗体的单克隆 B 淋巴细胞，但这种 B 淋巴细胞不能在体外生长，Kohler 和 Mrilsteln 等在 20 世纪 70 年代发明的 B 淋巴细胞杂交瘤技术从根本上解决了这一问题。杂交瘤技术是在细胞融合技术基础上，将具有分泌特异性抗体能力的致敏 B 细胞和具有无限繁殖能力的骨髓瘤细胞融合为 B 细胞杂交瘤。这种杂交瘤细胞既具有 B 淋巴细胞合成专一抗体的特性，也有骨髓瘤细胞能在体外培养增生永存的特性，用这种来源于单个融合细胞培养增生的细胞群，可制备抗一种抗原表位（决定簇）的特异性单克隆抗体。

二、杂交瘤单抗的制备

杂交瘤技术制备单克隆抗体的流程见图 11-3，其基本过程是：首先用所需的抗原免疫小鼠，当小鼠产生抗体时取其脾制备细

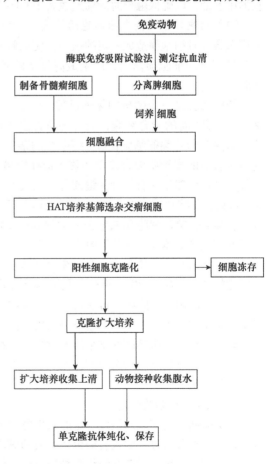

图 11-3 杂交瘤单抗的制备流程

胞悬液；然后将这些能产生抗体的细胞与骨髓瘤细胞株相融合，分离能产生所需单克隆抗体的融合细胞；通过培养增加细胞数量；再将增殖后的细胞注入小鼠腹腔，收集腹水可得高含量的单克隆抗体。商业应用可采用反应器大规模细胞培养的方式，大规模生产单克隆抗体。

1. 杂交瘤细胞的建立

B 淋巴细胞和具有无限增殖能力的骨髓瘤细胞是制备杂交瘤细胞的两个亲本细胞，二者融合后获得能持续分泌抗体的杂交瘤细胞。

（1）免疫 B 淋巴细胞的制备　　制备分泌特异性抗体的 B 淋巴细胞是制备杂交瘤细胞的基础。B 淋巴细胞大都取自免疫动物的脾。动物免疫时，不同抗原的免疫程序、周期有所不同。通常采用皮下、肌肉或腹腔多次注射免疫。免疫后经检测抗体水平达到要求后，无菌条件下处死，取脾，破碎，制备 B 淋巴细胞。

（2）骨髓瘤细胞的选择　　B 淋巴细胞作为分化末端细胞，其分裂次数有限，因此筛选到的细胞无法建株长期使用。利用骨髓瘤细胞的无限分裂能力，将其与 B 淋巴细胞融合，可获得既能无限增殖又能持续分泌抗体的杂交瘤细胞。目前融合细胞主要使用多发性骨髓瘤细胞。选择骨髓瘤细胞时应注意以下几个原则：①所选细胞自身基本不合成和分泌免疫球蛋白分子或与免疫球蛋白某些片段同源性极高的蛋白质分子；②尽量选择与 B 细胞同系动物来源的骨髓瘤细胞，动物品系越近，B 细胞与瘤细胞杂交的成功率就越高；③骨髓瘤细胞最好处于对数生长的中前期，以确保融合时活细胞数大于 90%。

（3）细胞融合与杂交瘤细胞的筛选　　为使 B 细胞与骨髓瘤细胞能够很好地融合，通常采用融合剂对细胞膜造成一定的损伤，使细胞易于相互黏连而融合在一起，最佳的融合效果应是最低程度的细胞损伤而又产生最高频率的融合。聚乙二醇（PEG 1000～4000）是最常用的细胞融合剂。

细胞融合是一个随机的物理过程。细胞融合后，不但可以产生多种融合细胞，如脾 - 脾、脾 - 瘤、瘤 - 瘤的融合细胞，而且还有许多未融合的脾细胞和骨髓瘤细胞及细胞的多聚体形式。未融合的骨髓瘤细胞比脾 - 瘤融合的杂交瘤细胞增殖更快，并能将融合细胞淘汰。为此，应将融合后的多细胞混合体立即移入选择性培养基中进行培养。常用的选择培养基为 HAT 培养基，这种培养基含有 3 种关键成分：次黄嘌呤（hypoxanthine，H）、氨基蝶呤（aminopterin，A）和胸腺嘧啶核苷（thymidine，T），其中氨基蝶呤能阻断 DNA 合成的主途径。在这种培养基中，瘤 - 瘤融合细胞和未融合的瘤细胞因不能合成 DNA 而死亡，脾 - 脾融合细胞、脾细胞和其他细胞多聚体也会在几天内迅速死亡。

（4）筛选阳性克隆并建立杂交瘤细胞株　　由于能针对特定抗原产生抗体的细胞只占所有脾细胞的 5% 左右，所以要进行每孔培养上清的抗体活性的检测工作，以筛选出阳性克隆。

筛选出的阳性克隆中，可能含有不分泌抗体的细胞或有多株分泌抗体的细胞，而且刚融合获得的杂交瘤细胞不稳定，染色体易丢失，因此应尽早进行克隆化。克隆化是指单个细胞通过无性繁殖而获得细胞集团的整个培养过程。这种细胞集团中每个细胞的生物学特性和功能完全相同。一般融合后获得的杂交瘤细胞要经过 3 次左右的克隆化，才能达到孔内 100% 均为抗体阳性细胞克隆。

2. 杂交瘤细胞的检定

杂交瘤细胞是在体外经过一定的条件融合形成的细胞，除在克隆扩增、保存过程中出现变异外，在有丝分裂过程中也有染色体丢失的倾向。杂交的 2 种细胞的品系亲缘关系越远，这种倾向越严重。一般要对杂交瘤细胞株进行染色体分析、抗体分泌稳定性分析及外源因子检测等方面的检定。

3. 单克隆抗体的大量制备

根据对单克隆抗体需求的不同，利用杂交瘤细胞制备抗体的方法也有所不同，主要有动物体内诱生和体外细胞培养两种方法。动物体内诱生法是通过在动物腹腔注射杂交瘤细胞，在动物体内生产单克隆抗体，该法操作简单、方便、制备费用低，生产的单克隆抗体浓度可达1～10g/L，是实验室研究、医用诊断所需单克隆抗体常用的制备方法。体外细胞培养法可进行单克隆抗体的商业化大规模生产。目前利用杂交瘤细胞体外培养生产抗体，主要采用液体悬浮培养法，国际上上市的单克隆抗体药物大多采用此法生产。

三、杂交瘤单抗的临床应用

与多克隆抗体相比，杂交瘤单抗滴度高、特异性强、质地均一、易于标准化，并可按使用目的不同选择不同亲和力或针对不同抗原表位的单抗。单抗的这些特点使它不仅可以用于基础研究，还可用于诊断、体内显像定位、食品和环境监测、体内治疗和导向治疗，在工业方面还可利用单抗进行亲和层析以高效地纯化天然或基因工程蛋白。

1. 体外诊断与检测

目前批准上市的单抗试剂盒已有数百种，广泛地应用于病毒、细菌、寄生虫病和某些肿瘤的诊断，还应用于免疫学、激素、酶和环境污染因子等方面的检测。单抗诊断试剂多用于酶联免疫吸附试验（ELISA），有时也用于放射免疫、荧光免疫和反向被动血凝检测，其突出的优点是灵敏度高、非特异性少、本底低。

（1）用于感染性疾病的诊断　　包括细菌性、病毒性、寄生虫性传染病的临床诊断。我国目前的乙肝诊断试剂，包括 HBsAg、HBcAg、HBeAg 等均已用单抗制备。寄生虫病的血清学诊断则更加依赖于单抗的发展，目前国内已制备出疟原虫、日本血吸虫、利什曼原虫和丝虫的单抗。应用日本血吸虫病循环抗原的单抗可诊断该虫的活动性、感染强度和治疗效果。

（2）用于淋巴细胞表面抗原和抗体的诊断　　使用白细胞分化抗原（cluster of differentiation，CD）的单抗已确定约 200 种 CD 分子，其中与 OKT3（CD3）单抗反应的为 T 细胞，与 OKT4（CD4）单抗反应的主要是辅助性 T 细胞，与 OKT8（CD8）单抗反应的为细胞毒 T 细胞和抑制性 T 细胞。还有 IgG 分类、分亚类及抗补体的单抗。这些单抗对检测细胞和体液免疫水平，诊断过敏性疾病，应用于早期诊断（如抗 IgM 单抗）和检测局部免疫（如抗分泌型 IgA 单抗）都有重要意义。

（3）用于肿瘤抗原的诊断　　肿瘤抗原的血清学检测已普遍用于临床以辅助诊断肿瘤，并可作为术后的监测手段。通过检测与肿瘤相关的蛋白质，如癌胚抗原、甲胎蛋白等，对肿瘤进行早期诊断及治疗后的疗效评价。

（4）其他检测　　某些激素的单抗对早孕诊断非常有用。例如，抗绒毛膜促性腺激素（HCG）的单抗可于妊娠第 8～10d 测出尿阳性结果，且可制成试纸条供医师和家庭使用。用抗促黄体生成素（LH）单抗试纸条，可从尿化验中测知确切排卵期。此外，鉴定 ABO 血型的单抗在输血中的应用、测定抗黄曲霉毒素 B_1 及其代谢物 M1 的单抗在监测粮食污染中的应用，都说明了单抗在诊断和检测中的广泛用途。

也可将大量单抗作为探针制成抗体芯片，用于基础研究、诊断和检测。

2. 体内显像

杂交瘤单抗的体内应用有其严重的局限性，因为鼠源单抗对人体是异种蛋白，可引起血清病，反复使用甚至可引起过敏性休克，而且在人体产生了针对鼠 Ig 的抗体后，注入的单抗将会迅速被中和清除而不能发挥其效应。但显像诊断一般仅注射一次，故仍有其重要实际意义。

它可以查出其他方法查不出的肿瘤，可以定位鉴别肿瘤组织类型，区分原发和转移灶等。其原理是将抗肿瘤相关的单抗与放射性核素耦合，注入体内后单抗与肿瘤细胞结合，与其耦合的核素发放出射线，可在 X 光片上显像。应用同样原理，抗心肌球蛋白单抗 - 核素耦合物可用于显示心肌梗死的位置和范围，组织型纤溶酶原激活剂（tPA）的单抗耦合物可进行血栓定位显像。因此，单抗显像技术将为肿瘤、心脑肺血管病的定位诊断提供有力的手段。

3. 治疗疾病

单抗治疗有 3 种用法：一是直接注射单抗；二是用单抗与药物、毒素或放射性核素耦合进行靶向治疗；三是用单抗处理骨髓移植物或清除血液中的有害物质，然后进行还输。由于鼠源单抗是异种抗原，容易产生严重的不良反应，故真正的大规模应用需要人源性单抗的开发。

（1）单抗的直接应用　　1986 年由美国 FDA 批准上市的莫罗单抗（Muromonab；商品名"Orthoclone"）是第一个用于临床治疗的单抗药物，其成分是一种抗 T 细胞分化抗原 OKT3（CD3）的单抗，可与 T 细胞结合抑制对移植肾的排斥反应，有效率达 94%，对防止心脏移植排斥反应也有效果。另外，用抗革兰氏阴性菌内毒素脂多糖的单抗可治疗化脓性休克；用乙型脑炎病毒单抗可治疗重症乙脑患者。

（2）单抗靶向治疗　　主要用于肿瘤治疗。其原理是将抗肿瘤相关抗原的单抗与杀灭肿瘤细胞的药物、毒素或放射性核素耦合，借助于单抗的导向性使药物直达肿瘤细胞，以提高药物在肿瘤局部的有效浓度，降低对正常细胞的损伤。

（3）清除骨髓移植物中的有害物质　　这实际上是一种体外处理方法。骨髓移植是治疗白血病、淋巴瘤、免疫缺陷和血液病的一种方法。自身骨髓移植须清除其中有害细胞如白血病或癌细胞。可应用抗癌或抗白血病细胞共同抗原的单抗在体外处理骨髓，同时待患者接受抗癌药或全身 X 线照射杀死体内癌细胞后，将骨髓回输体内，使健康血细胞再生。异体骨髓移植则在体外用 T 细胞单抗处理异体骨髓，以除去异体 T 细胞，防止移植物对宿主的排斥反应。目前这两种方法均已用于白血病的临床治疗。

4. 单抗亲和层析纯化蛋白

本法曾广泛地用于基因工程蛋白的纯化，如干扰素（IFN）、白细胞介素-2（IL-2）等，其有利方面是一步即可获得纯度较高的产品，不利方面是常有少量鼠 IgG 流入产品，须通过另一个层析柱除去，最后还须检测鼠 IgG 的含量不得超过规定。用于亲和层析的单抗必须适当选择其亲和力，如亲和力过强则抗原不易洗脱，如亲和力过低则吸附不全，两者均导致回收率低或纯度不足。

四、杂交瘤单抗的特性及优缺点

1. 杂交瘤单抗的特性

与多克隆抗体相比，单克隆抗体有其独有的特点。

（1）高度特异性　　单克隆抗体只针对 1 个表位，1 个表位一般只有 4～7 个氨基酸，故发生交叉反应的机会很少，即高度特异性。但这种专一性也不是绝对的，针对相似的不同抗原，其特异性具有浓度依赖性，当抗体达到一定浓度后，其特异性可能会降低。

（2）高度均一性　　单克隆抗体是由单个细胞株产生的均一性抗体，仅具有单一的生物功能。只要杂交瘤细胞不发生突变，就可以长期获得同质的单克隆抗体。

（3）弱凝集反应和不呈现沉淀反应　　单克隆抗体与抗原结合后不呈现沉淀反应，除非抗原上有较多的相同表位，这是因为抗单一抗原表位的单抗不易形成三维晶格结构。

（4）细胞毒作用较弱　　由于单克隆抗体对细胞的凝集作用较多克隆抗体弱，其细胞毒作用也较弱。

2. 杂交瘤单抗的优点和局限

杂交瘤单抗有以下优点：①杂交瘤细胞可以在体外"永久"存活并传代，只要不发生细胞株的基因突变，就可以不断地生产高特异性、高均一性的抗体；②可以用相对不纯的抗原，获得大量高度特异的、均一的抗体，这对不易获得和难以纯化的抗原极为重要，如对植物细胞组分、肿瘤细胞组分、寄生虫组分、各种细胞因子、介质、受体、酶类等，均可先获得单抗然后来检测、鉴定和纯化抗原；③适用于以标记抗体为特点的免疫学分析方法；④由于具有高度特异性和单一的生物学功能，可用于体内放射免疫显像和免疫导向治疗。

杂交瘤单抗也有一定的局限性：①杂交瘤单抗固有的亲和性和局限的生物活性限制了它的应用范围，如单抗不能进行沉淀和凝集反应，所以很多检测方法不能用单抗完成；②鼠源性抗体作为异种蛋白应用于人体可引起针对异种蛋白的免疫反应，产生人抗鼠抗体（human anti-mouse antibody，HAMA），HAMA 既可影响单抗的治疗效果，又可能诱发过敏反应；③制备技术复杂，而且费时费工，所以杂交瘤单抗的价格也较高；④鼠源单抗虽然对靶抗原是特异的，但不能有效地激活人体的生物效应功能，如抗体依赖性细胞介导的细胞毒作用（ADCC）及补体依赖的细胞毒作用（CDC）；⑤鼠源单抗在人体内的半衰期较短，不利于生物效应的发挥。而且鼠源单抗为完整的抗体分子，相对分子质量较大，很难通过血管进入细胞间隙，因此在靶部位（特别是肿瘤）的摄取量非常低，使得其治疗效果较差。以上缺点大大限制了杂交瘤单抗在临床治疗上的应用。

第四节　基因工程抗体

基因工程抗体（GeAb），又称重组抗体，是利用重组 DNA 技术及蛋白质工程技术对编码抗体或抗体片段的基因按不同需求进行加工改造和重新组装成抗体基因，再转染到适当的受体细胞而产生的抗体分子。基因工程抗体克服了鼠源性抗体在人体内易产生人抗鼠抗体（HAMA）的缺点，并使人源性抗体的大规模制备成为可能。目前基因工程抗体技术的应用主要包括两部分内容：一是用重组 DNA 技术对已有的单克隆抗体进行改造，包括鼠单抗的人源化、小分子抗体及含抗体片段的杂合分子的制备；二是用抗体库技术筛选、克隆新的单克隆抗体和对抗体性能的改良，该技术可不经细胞融合，甚至可不经预先免疫。根据研究和应用目的，人们已经可以制备多种基因工程抗体。

一、完整抗体分子

基因工程完整抗体分子主要集中在人源化抗体上。人源化抗体包括两方面的内容：一是对鼠单抗进行人源化改造；二是以人抗体基因为基础，直接制备天然的人源性抗体。

1. 鼠单抗的人源化

鼠单抗的人源化，就是为克服鼠源单抗的免疫原性而对其进行改造，使之和人体内的抗体分子具有极其相似的轮廓，从而逃避人免疫系统的识别，避免诱导 HAMA 的产生。进行抗体的人源化有两个基本原则：保持或提高抗体的亲和力和特异性；大大降低或基本消除抗体的免疫原性。目前鼠单抗人源化主要包括两种抗体：人 - 鼠嵌合抗体和改型抗体（又称人源化抗体）。

（1）人 - 鼠嵌合抗体　　嵌合抗体（chimeric antibody）属第一代人源化抗体，有 60%～70% 的人源区域，它是应用 DNA 重组技术，从杂交瘤细胞中克隆出鼠源单抗的可变区（V区）基因，将其与人 Ig 恒定区（C 区）基因连接，构建成人 - 鼠嵌合基因，插入适当质粒，转染相应宿主细胞表达。其中可变区具有结合抗原的功能，而恒定区具有抗体效应功能。与鼠单抗相比，人 - 鼠嵌合抗体可有以下几方面的优点：①由于人抗鼠免疫反应 90% 是针对 C 区的，因此用人 C 区替代鼠 C 区，可以在保留鼠单抗的抗原特异性和亲和力的同时，大大降低其诱发的 HAMA 反应；②在构建抗体时可有目的地选择抗体的类型或亚型，以便有效地发挥抗体的效应器功能，如用人 IgG1 或 IgG3 的 C 区替换鼠单抗的 C 区比用人 IgG2 和 IgG4 能够诱导更强的 ADCC 或 CDC 效应；③因为嵌合抗体的人源 Fc 段可以特异结合人血管内皮细胞上的 Fc 受体（FcR），使抗体内化到血管内皮细胞而不被降解，并能够回到血液中参与循环，而鼠抗体由于不能有效地与人 FcR 结合而很快从循环系统中被清除，因此，嵌合抗体比鼠单抗在血清中的半衰期更长。

　　嵌合抗体因保留 30% 左右的鼠源序列，仍可引起不同程度的 HAMA，有必要设法进一步降低其鼠源性。

　　（2）人源化抗体　　抗体与抗原结合的特异性和亲和力主要取决于其可变区的 6 个互补决定区（CDR），而可变区的另一个重要区域——骨架区（FR），只是作为支持 CDR 襻的支架，且其立体构象极为保守。因此将鼠单抗的 CDR 移植到人单抗可变区的骨架上，有可能使人单抗获得鼠单抗与抗原结合的特异性和亲和力，并最大限度地减少鼠单抗的异源性，这种基因工程抗体称为改型抗体（reshaped antibody）或 CDR 移植抗体（CDR-grafted antibody），又称为人源化抗体（humanized antibody）。人源化抗体的人源成分可达 97%，在保留鼠单抗特异性亲和力的同时，大大降低了单克隆抗体的免疫原性，发挥更佳疗效，因此已经用于临床抗肿瘤、抗病毒及免疫抑制等疾病的治疗，取得了较好的效果。

2. 全人源抗体

　　全人源抗体即天然的人源抗体，是指直接用人抗体基因进行抗体的制备。人源化单抗基本解决了鼠抗体的最重要问题——免疫原性，但其制备过程复杂、费用昂贵，不仅需要大量的计算机模型设计，还需要反复进行各种氨基酸转换试验以测定目标抗体的亲和力及其有害作用。但随着抗体库技术的发展和成熟，制备具有高活性的完全人源抗体已成为现实。

二、单价小分子抗体

　　单价小分子抗体是分子质量较小的具有抗原结合功能的抗体片段。根据抗体所含的功能结构域不同，可分为 Fab 抗体、单链抗体、单域抗体和超变区多肽。

　　由于抗体分子与抗原结合的部位仅限于其可变区，利用基因工程技术则可构建分子质量较小的、能与抗原结合的分子片段，这些分子片段即小分子抗体。与完整抗体相比，小分子抗体的分子质量较小，仅为原抗体的 1/80～1/3，具有以下优点：①可以在大肠杆菌等原核细胞表达，通过细菌发酵生产，从而降低生产成本；②因其分子质量小，易于穿过血管壁和组织屏障进入病灶部位，有利于对肿瘤等疾病的治疗；③不含 Fc 段，不与 Fc 受体结合，可减少因广泛分布的 Fc 受体而带来的不利影响；④在体内半衰期较短，这虽在靶向治疗中是不利因素，但有利于体内毒素的清除和降低放射免疫显像的本底；⑤易于进一步进行基因工程改造，如构建抗体融合蛋白等。

1. Fab 抗体

　　抗体的 Fab 段包括两条重链的 V 区和 CH1 功能区及完整的轻链，主要发挥抗体的抗原结合功能。基因工程 Fab 抗体，就是采用分子生物学技术，将抗体分子的重链 V 区和 CH1 功能区的 cDNA 与轻链完整的 cDNA 连接在一起，克隆到适当的表达载体后，在大肠杆菌等宿主细胞中表达出有特异性抗原结合能力的 Fab 抗体。如果将重链的 CH1 与轻链的 CL 区改为人源的，就称为重组 Fab 抗体。Fab 抗体大小只有完整 IgG 的 1/3，组织穿透力较强，且亲和力与亲本抗体一致，由于仍保持了抗体分子的立体构型，因此在人体内很稳定。

2. Fv 和 ScFv 抗体

Fv 段是抗体分子中保留抗原结合部位的最小功能片段，它由轻链可变区（VL）和重链可变区（VH）组成，二者以非共价键结合在一起。通过前导序列将 VH 和 VL 转送到大肠杆菌周质腔，可获得有功能的 Fv 段。由于重链和轻链可变区是非共价结合在一起的，在浓度较低时有解离的倾向。因此要获得稳定的 Fv 段，需设法将 2 个可变区稳定地结合在一起。通常是采用一条连接肽（linker）将 VH 和 VL 连在一起，形成 2 个可变区首尾相接的单一肽链，称为单链抗体（single chain antibody，ScFv）。此单一肽链的结构既有利于在大肠杆菌进行表达，也增加了 Fv 的稳定性。ScFv 的分子质量约为完整抗体分子的 1/6，与抗体分子相比，具有更好的组织穿透力，用于治疗时可进入一般抗体不能到达的部位。同时，由于抗原结合面不变，抗体片段拥有全部结合特异性。ScFv 的独特之处还在于其 linker。linker 可设计为具有特殊功能的位点，如金属螯合、连接毒素或药物等，以用于显像诊断和临床治疗。

3. 单域抗体

抗体结合抗原主要由 V 区决定，只有 VH 或 VL 一个功能结构域，也能保持原单抗的特异性，这种小分子称为单域抗体（single domain antibody，SdAb）。与 Fab、ScFv 相比，SdAb 的相对分子质量更小，仅为完整抗体分子的 1/12，更容易穿过靶组织，加强对实体瘤的渗透。但由于 VH 单域抗体不含有 VL 片段，VH 的疏水面暴露较大面积，致使其抗原亲和力大幅度下降，非特异性吸附有所增加。

4. 超变区多肽

抗体结合抗原都要通过互补决定区（CDR）来实现，因此可以说 CDR 是抗体结合抗原的最小结合单位。抗体分子中 6 个 CDR 所起的作用是不同的。根据这个特点，可以设计出那些在抗原识别及亲和力方面有重要意义的 CDR 多肽，直接用于诊断或治疗。这种只含有一个 CDR 多肽的抗体，称为超变区多肽（hypervariable region peptide，HRP）或分子识别单位（molecular recognition unit，MUR）。

HRP 的氨基酸序列与 CDR 区完全一致，大小只有 16~30 个氨基酸残基，相对分子质量很小，免疫原性极低甚至没有，对组织细胞具有极强的穿透性，能到达其他抗体不能到达的部位，因此在导向治疗及成像诊断中具有重要意义，可将 HRP 用同位素、荧光素标记或与毒素、药物等结合，用于疾病的诊断及治疗，如经 99mTc 标记的超变区多肽已用于临床检测肿瘤。因为只含有一个 CDR 区，HRP 的结合抗原能力是不完全及不稳定的，其亲和力及非特异性吸附都可能明显增加，而且由于其相对分子质量极小，在体内相当不稳定，可能还没有完全发挥其生物学效应时已被清除，因此限制了它的临床应用，但如果设计成 CDR 融合蛋白，则可部分解决这个问题。

三、以 ScFv 为结构单位的多价微型抗体

基因工程小分子抗体 ScFv 或 Fab，因分子质量小、渗透力强、免疫原性弱甚至没有，在临床上有较大的应用价值。但其只有一个抗原结合位点，是单价的，亲和力低于亲本抗体。以 ScFv 为基本结构单位，将 2 个或 2 个以上的 ScFv 重组在一起，构建多价抗体，可以弥补 ScFv 的不足。

1. 双链抗体

双链抗体（diabody）是利用化学或分子生物学手段，将 2 个 ScFv 通过非共价键结合，形

成刚性、稳定的二聚体结构。双链抗体具有 2 个抗原结合位点，肾清除速度低于 ScFv，具有更大的利用价值。

2. 微型抗体

采用基因工程手段，使用不同的接头把 ScFv 的 VH 功能区与 IgG 的 CH3 功能区融合，构成 VL-VH-CH3 的融合蛋白，称为微型抗体（miniantibody）。该抗体合成后可通过 CH3 功能区形成稳定的二聚体，发挥其双价抗体的作用。此抗体的性质类似 F（ab'）$_2$，但没有 F（ab'）$_2$ 需对完整抗体进行酶切及二次纯化的烦琐过程，是一种较为理想的基因工程抗体形式。

3. 三链抗体

制备 ScFv 时，把接头的长度降 2 个氨基酸残基，或者直接把 VH 功能区的 N 端与 VL 功能区的 C 端连接，这样可通过非共价键形成三聚体，称为三链抗体（triabody）。VH 和 VL 直接连接构成无连接肽三聚体的亲和力高，与抗原结合牢固，解离速度慢。

4. 四链抗体（tetrabody）

微型抗体的价态主要取决于折叠区连接肽段所形成聚合物的特性，因此连接肽段的不同可形成各种价态的微型抗体。用四肽段进行连接即可形成四价微抗。四价微抗的亲和力较二价微抗高，形成的复合物也稳定。在制备四价微抗时，可用人 IgG3 上段铰链区代替鼠 IgG3 上段的铰链区，以降低其免疫原性。

四、双特异性抗体

双特异性抗体（bispecific Ab，BsAb）是指能够同时结合 2 个不同抗原或一个抗原不同表位的特殊抗体。BsAb 通过与 2 种抗原或 2 个表位特异性结合，发挥 2 种单抗联合的协同作用，相比于单结合位点的单抗疗效更高，可以通过不同的作用方式而起到特殊的生物学作用，如介导细胞毒作用、抑制信号通路、形成蛋白复合物等。

双特异性抗体可大致分为 2 类：IgG 分子和非 IgG 分子形式。IgG 形式的双特异性抗体具有较好的稳定性，在体内的半衰期长，而且保留了 Fc 介导的效应功能，如抗体依赖性细胞介导的细胞毒作用（ADCC）、补体依赖的细胞毒作用（CDC）和抗体介导的细胞吞噬作用（ADCP）等，但它们的大尺寸限制了其组织穿透能力；非 IgG 形式的双特异性抗体是缺少 Fc 段的抗体片段，由于尺寸较小有时需要利用聚乙二醇（PEG）修饰等方法延长其血清半衰期，但也因为其较小的尺寸而具有更强的组织穿透能力。

含有 2 个不同抗原结合域的 BsAb 在自然状态下是不存在的，只能通过人工制备。大部分 BsAb 的设计都是通过将免疫细胞定向到疾病发展过程中具有重要作用的靶细胞（如肿瘤细胞）而介导细胞毒作用，其一个结合域靶向肿瘤细胞，另一个结合域靶向免疫效应细胞上的标记抗原，达到召集免疫细胞清除肿瘤细胞的目的。例如，分别于 2006 年和 2014 年上市的卡妥索单抗（Catumaxomab；商品名 "Removab"）和博纳吐单抗（Blinitumomab；商品名 "Blincyto"）都是通过这种机制而发挥作用的。卡妥索单抗是将靶向 T 淋巴细胞 CD3 分子的大鼠源 IgG2b 抗体和靶向肿瘤细胞 EpCAM（CD19）分子的小鼠源 IgG2 抗体进行体细胞杂交而获得的双特异抗体，是全球第一个获批上市的双特异抗体药物，用于治疗 EpCAM$^+$ 的卵巢癌、胃癌和恶性腹水，通过两个不同的抗原结合域分别结合细胞毒 T 细胞（CTL）和肿瘤细胞，引起 T 细胞杀伤肿瘤细胞，并借助 Fc 功能区募集效应功能细胞（如 NK 细胞、巨噬细胞等）形成复合体，上调细胞因子的表达，发挥对肿瘤细胞的 ADCC 效应；博纳吐单抗是一种串联型的单链抗体（ScFv），是利用 DNA 重组技术将抗 CD19 和抗 CD3 单抗的单链可变区通过一段非免疫原性的接头序列融合构成，可通过同时靶向 CD19$^+$ 肿瘤细胞与 CD3$^+$ T 淋巴细胞而将它们交联在一起，介导 T 细胞对肿瘤细胞的溶解，目前主要用于治疗急、慢性 B 淋巴细胞白血病和非霍奇金淋巴瘤。2017 年上市的依米珠单抗（Emicizumab；商品名"Hemlibra"）则是通过促进蛋白复合物形成而起作用的。该单抗是一种人源化的 IgG4 抗体，分子中含有可分别结合活化的凝血因子Ⅸ（FⅨa）和凝血因子Ⅹ（FⅩ）的结构，在卵磷脂存在条件下，可模拟凝血因子Ⅷ（FⅧ）的功能，同步与 FⅨa 和 FⅩ 结合成三元复合物，促进 FⅩa 的产生，实现有效的止血作用，从而起到治疗甲型血友病的目的。依米珠单抗与 FⅧ 不存在结构关系或基因序列的同源性，因此不会引起或增加 FⅧ 抑制物的产生，也不会因 FⅧ 抑制物的存在而失去止血作用。

五、抗体-药物耦联物

抗体-药物耦联物（antibody drug conjugate，ADC）是将具有细胞毒性的化疗药物与单克隆抗体通过化学键耦联在一起形成的具有特异病灶靶向功能的药物，主要用于肿瘤的治疗。利用抗体对肿瘤细胞的特异性识别，ADC 可精确地把细胞毒药物运送到表达癌症特异性抗原的肿瘤细胞表面。之后，细胞毒药物随抗原抗体复合物通过细胞内吞作用进入肿瘤细胞内部，发挥杀伤肿瘤细胞的作用。

ADC 的最大优点是兼具抗体的靶向性和小分子化合物的细胞毒性，药物中的抗体部分既作为毒素载体，又承担靶向作用。ADC 通过抗体将药物直接输送到癌细胞，在提高肿瘤部位药物浓度的同时降低了正常组织、器官中的药物浓度，这样既杀伤了癌细胞，又不伤害正常组织，靶向治疗的同时降低了不良反应，而且能很好地应对耐药性问题。但 ADC 要求抗原靶标应在靶细胞表面大量特异性的表达（$>10^5$/ 细胞），而在正常组织或细胞表面表达有限或不表达，同时应具有一定的内吞速率以及有合适的内吞转运途径。应用于 ADC 的细胞毒药物根据其作用机制可分为两大类：①作用于 DNA 的药物，通过与 DNA 双螺旋小沟结合，导致 DNA 的裂解和细胞死亡，主要是烯二炔类抗生素，如卡奇霉素（calicheamicins，CLM）、阿霉素（doxorubicin）、duocarmycins、吡咯并苯并二氮杂卓（pyrrolobenzodiazepine，PBD）、依沙替康（exatecan）等；②微管蛋白抑制剂，通过与微管结合阻止微管的聚合，阻滞细胞周期，继而诱导肿瘤细胞凋亡，如美登素（maytansine）DM1、DM3 和 DM4，奥利司他汀（auristatins），单甲基奥利斯他汀 E（monomethyl auristatin E，MMAE）等。

六、抗体融合蛋白

将抗体分子或片段与功能性蛋白融合，可得到具有抗体活性和其他生物活性或功能的抗体融合蛋白。由于融合的活性蛋白不同，抗体融合蛋白可具有多种生物学功能。例如，将抗体 Fab 段或 Fv 与其他生物活性蛋白融合，就可将特定的生物学效应导向靶部位；将活性蛋白与抗体分子的 Fc 段融合，可改善其药代动力学特性，并可使某些生物学活性与抗体的生物学功能相联；将 ScFv 与某些细胞膜蛋白融合，则可形成嵌合受体，赋予特定细胞以结合抗原的能力。

1. 含 Fv 的抗体融合蛋白

将某些毒素、酶、细胞因子等生物活性物质的基因与抗体 Fv 基因拼接，表达的融合蛋白可将这些生物活性物质导向到特定的靶部位，更有效地发挥其生物学功能，减低毒副作用。恶性肿瘤的靶向治疗是这一类融合蛋白的主要应用领域，其次是靶向溶解血栓以治疗血栓性疾病。

（1）免疫毒素　将具有细胞毒性的分子（如细菌或植物毒素）和抗体 Fv 段融合制成的融合蛋白称为免疫毒素，其抗体部分可特异性识别靶细胞表面抗原，然后介导毒素进入细胞内抑制蛋白质合成而起到杀伤靶细胞的作用。例如，抗 CD22 Fv 与铜绿假单胞菌外毒素 A（*Pseudomonas aeruginosa* exotoxin A，PEA）的融合蛋白，可靶向 CD22$^+$肿瘤细胞，并利用 PEA 的细胞毒性杀伤肿瘤细胞。

（2）免疫细胞因子　　许多细胞因子能够激活免疫系统，诱发抗肿瘤免疫反应，但是毒副作用较强，限制了其临床应用。将抗体片段与细胞因子融合，可将这些细胞因子靶向肿瘤细胞，在发挥抗肿瘤作用的同时，减少了其毒副作用，这类融合蛋白称为免疫细胞因子。目前与抗体融合的细胞因子包括 IL-2、IL-12、肿瘤坏死因子（TNF）、粒细胞巨噬细胞集落刺激因子（GM-CSF）等，如抗 CD30 ScFv 与 IL-2 融合成的免疫细胞因子可特异性结合 CD30$^+$的霍奇金淋巴瘤细胞，并可通过其 IL-2 招募静止期的 NK 细胞，从而产生溶瘤细胞反应。

（3）催化抗体　　将抗体与具有催化活性的酶交联制成的融合蛋白称为催化抗体（catalytic Ab）或抗体酶（Ab enzyme），兼具抗体的高度选择性和酶的高效催化性。可将抗体酶直接作为药物，以治疗酶缺陷症患者；也可将抗癌药物前体与抗体酶耦联，利用抗体特异性识别肿瘤细胞表面抗原的特性，将酶和药物前体带到靶部位，无抗癌活性或低活性的药物前体在酶的催化下转化为细胞毒药物，实现抗癌药物在靶部位的特异性释放，这样不仅可以大大降低药物对正常细胞的毒副作用，还可提高肿瘤局部的药物浓度和延长药物作用时间。

2. 含 Fc 的抗体融合蛋白

将某些功能性蛋白分子与抗体 Fc 段融合可产生两种效果：延长该蛋白分子在血液循环中的半衰期；通过该蛋白与其配体的作用，将抗体 Fc 段的生物学效应引导至特定的目标。例如，CD4 与抗体 Fc 段融合蛋白，CD4 分子是辅助性 T 细胞（Th）膜表面的糖蛋白，它是人类免疫缺陷病毒（HIV）的受体。CD4-Fc 融合蛋白能竞争结合 HIV，从而阻断 HIV 对 CD4$^+$细胞的感染，并可介导针对 HIV 感染细胞的 ADCC 和 CDC 效应。

3. 嵌合受体

嵌合受体（chimeric receptor）是将抗体的抗原识别部分与某些细胞膜蛋白分子融合，所形成的融合蛋白可表达于某些细胞表面，称为嵌合受体，其抗体部分行使抗原结合功能，接受刺激信号后由膜蛋白部分将信号传导至细胞内，引起细胞活化，产生特定的生物学效应。表达嵌合受体的细胞可用于免疫治疗，如将识别肿瘤细胞的抗体片段表达于 T 细胞或 NK 细胞表面，提供了新的肿瘤治疗途径。

4. 免疫桥连

将抗体分子与另一个特异靶向分子融合，构建可同时结合不同细胞（桥连效应细胞与靶细胞）的融合蛋白，也可以达到免疫治疗的目的。这一原理与双特异性抗体的作用类似，只不过将 2 个不同特异性抗体分子的组合改成一个抗体和一个其他特异性配体的组合，如将抗 CD3 的抗体与表皮生长因子（EGF）的基因拼接所形成的融合蛋白可以将 CD3$^+$T 细胞与表达 EGF 受体（EGFR$^+$）的肿瘤细胞连接起来，介导 T 细胞对肿瘤细胞的杀伤效应。

第五节　治疗性单抗药物

一、单抗药物的发展及现状

1975 年，Kohler 和 Mrilsteln 建立了杂交瘤单克隆抗体技术，开辟了抗体技术的新时代。单抗迅速在生命科学研究和临床检测诊断中得到了广泛应用，为许多领域的发展做出不可磨灭的贡献，同时人们也期待单抗在临床治疗中发挥作用。

1982 年，美国斯坦福医学中心的 Levy 制备了针对一个 B 淋巴瘤患者瘤细胞的抗独特型单克隆抗体，用这一单抗对该患者的治疗取得极好的疗效，从而形成了单抗药物研发的热潮，使人们对单克隆抗体"导弹"效应寄予了很高的期望，但随后临床出现的问题却令人失望，曾一度使抗体药物的研发跌入低谷。问题之一是鼠源性带来的临床安全和疗效问题。鼠源抗体可诱导产生人抗鼠抗体（HAMA），不仅影响疗效，而且增加患者后续应用的临床风险。此外，完整抗体分子的分子质量较大，体内穿透血管的能力较差，生产成本太高，不适合大规模工业化生产。此后一直到 20 世纪 90 年代中期，只有 3 种单抗药物上市：1986 年美国 FDA 批准上市的抗 CD3 鼠单抗（"莫罗单抗"），用于抗移植排斥；1994 年 FDA 批准上市的抗血小板受体糖蛋白 IIbIIIa 的人 - 鼠嵌合 Fab 段，用于冠心病血管成型后并发症的治疗；1995 年于欧洲上市的抗肿瘤相关抗原 17-1A 的鼠单抗，用于大肠癌的治疗。

1997～1998 年，美国 FDA 批准了 6 个治疗性单抗上市，在此后 2 年多时间显示良好的临床和市场效果，一度沉寂的治疗性单抗再度崛起，许多制药公司和生物技术公司纷纷转向这一领域，使得单抗药物成为生物制药的热点，也是目前发展最快的生物药品之一。单抗药物的制备技术也先后经历了 4 个发展阶段（图 11-4）：第 1 代，鼠源单抗（-momab），采用杂交瘤单克隆抗体技术；第 2 代，人 - 鼠嵌合单抗（-ximab），采用基因工程技术将人抗体基因的恒定区序列与鼠抗体基因的可变区序列重组在一起，表达的嵌合抗体 70% 成分来自人；第 3 代，人源化单抗（-zumab），将鼠单抗可变区基因的 CDR 序列与人抗体基因重组，表达的抗体人源化程度可达 95%以上；第 4 代，人源单抗（-mumab），组成抗体的氨基酸序列全来自人。鼠源单克隆抗体由于副反应大、在体内的代谢快，除了部分放射性元素与此类单抗结合以达到治疗目的外，其余逐渐退出市场。人源化及全人源单抗由于副反应小，在体内停留时间长，已成为治疗性抗体药物发展的主流。

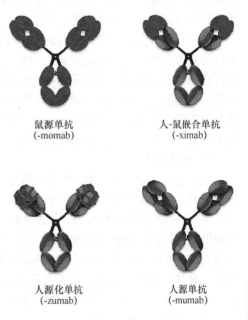

鼠源单抗
(-momab)

人-鼠嵌合单抗
(-ximab)

人源化单抗
(-zumab)

人源单抗
(-mumab)

图 11-4 抗体人源化的基本原理

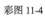

彩图 11-4

自从 1986 年第一个鼠源单抗药物（莫罗单抗）问世，现在全球已有近百种治疗性单抗药物上市，其中靶向 HER2 的单抗药物数量最多，其次是靶向 TNF-α 的单抗药物。

二、单抗药物的治疗机制

抗体能否产生治疗效果与多种因素有关。靶抗原的分子特性、生物学功能、细胞及组织的分布和密度，以及抗体的特异性、亲和力、结合效价、分子质量、类别及附加的活性成分等都会影响治疗效果。在许多情况下抗体产生治疗效果的机制并不完全清楚，其可能的机制包括以下几个方面。

1. 阻断及中和靶抗原

抗体分子与抗原结合后阻断或中和靶分子的生物学活性，是产生治疗效果的重要机制，在抑制同种免疫反应、治疗自身免疫病及抗感染等方面均有成功的应用。典型的例子如抗 TNF-α

抗体，其人-鼠嵌合抗体于 1998 年上市，完全人源化抗体于 2002 年上市，用于治疗炎症性肠病及类风湿关节炎。这些单抗通过与 TNF-α 结合，阻断其与 TNFR 的结合，从而抑制其诱发病理性炎症反应的活性，对疾病起到治疗作用。

2. 免疫效应机制

抗体 Fc 段所介导的生物效应功能是对机体提供免疫保护的重要机制。上市抗体药物大多为 IgG1 亚型，其与 NK 细胞、巨噬细胞和中性粒细胞等效应细胞表面的 FcγR 亲和力最强。抗体与 FcγR 结合后，通过 ADCC、CDC 或 ADCP 作用杀伤靶细胞。通过修饰或突变 Fc 段的特异性残基，可降低或增加 Fc 与 FcγR 的亲和力，从而削弱或增强 ADCC 作用；也可通过改变 Fc 和 FcR 的亲和力，改变抗体半衰期。

3. 信号转导

尽管包括调理作用和 ADCC 在内的生物学功能在抗体介导的免疫治疗中起重要作用，但一些单抗在临床的良好应用效果不能仅以效应机制的增强来解释。人们发现抗体与细胞膜抗原结合后所诱发的信号转导的改变在肿瘤治疗中有重要作用。有关这方面最早的证据来自抗独特型抗体对非霍奇金淋巴瘤（non-Hodgkin's lymphoma, NHL）的治疗，NHL 的治疗效果与所用单抗的亚类无关，却与细胞内蛋白质酪氨酸磷酸化酶的活化相关。另外，某些抗 HER-2 的单抗可在体外促进细胞内蛋白质酪氨酸的磷酸化、引起多种蛋白激酶（MARK、SAPK）活性的变化、引起脂代谢的改变、诱发 *fos* 和 *ets* 家族转录因子的活性，诱导细胞凋亡。因此，人们认为已上市的抗 HER-2 单抗 Herceptin 在体内可能通过双重作用达到治疗效果，即直接诱导瘤细胞凋亡；干扰 Her-2 与其配体的结合，阻断肿瘤细胞的增殖信号。

4. 免疫调节

在肿瘤治疗中，有一类抗体并不通过直接与瘤细胞结合起到治疗作用，而是通过对免疫系统的调节，激发宿主主动抗肿瘤免疫，达到治疗效果。一些与免疫系统关键分子相互作用的抗体，可以增强机体的免疫反应，使原来较弱的、无效的抗肿瘤免疫反应得到有效的增强，对机体提供免疫保护。例如，CD40 是抗原提呈细胞（APC）向 T 细胞提呈抗原过程中的重要分子，用抗 CD40 单抗治疗荷瘤小鼠，可增强宿主抗肿瘤免疫，活化 CD8$^+$ 杀伤性 T 细胞，起到治疗效果，并且对再次的瘤细胞攻击具有抵抗力。其作用机制可能是抗 CD40 抗体通过引起 APC 表面 CD40 分子的交联，激活 APC，提高了其对抗原的呈递效率。又如，细胞毒 T 细胞抗原 4（cytotoxic T lymphocyte-associated antigen-4, CTLA-4）是抑制性共刺激分子，抗 CTLA-4 抗体可通过阻断抑制性共刺激信号，降低 T 细胞活化阈值，逆转机体对肿瘤抗原的无或低反应性。

另外，单抗进入体内后与血液循环中游离的抗原结合，形成免疫复合物，通过抗体介导的抗原呈递，可诱发机体对相应抗原的细胞免疫和体液免疫。

5. 靶向治疗

单抗药物可以通过上述几种机制发挥治疗作用，但在许多情况下，尤其是恶性实体瘤，其效果不甚理想。利用抗体的特异结合活性，将细胞杀伤性物质选择性导向到靶部位，已成为肿瘤治疗中非常活跃的领域。靶向抗体所携带的"弹头"可以是同位素、化疗药物、毒素或细胞因子，前 3 种均可直接杀伤肿瘤细胞，细胞因子则可在肿瘤局部诱发炎症反应，间接达到抑制肿瘤的效果。目前，这种抗体交联物或抗体融合蛋白在血液系统的肿瘤治疗中取得了较好的疗效，如抗 CD33 单抗与化疗药物 Calicheamicin 的交联物（"Mylotarg"）用于治疗急性粒细胞白血病（acute myeloblastic leukemia, AML），与放射性同位素交联的抗 CD20 单抗药物治疗 B 淋巴细胞瘤，均有很好的疗效。

三、治疗性单抗的临床应用

治疗性单抗药物在临床上主要用于治疗肿瘤和自身免疫性疾病。近年来又陆续开发出了可用于治疗多发性硬化症、哮喘、心血管疾病等新适应证的单抗药物。

1. 用于肿瘤治疗

恶性肿瘤是研究开发治疗性单抗最活跃的领域，已上市和进入临床试验的治疗性单抗一半以上是用于肿瘤治疗的。

（1）单抗药物杀伤肿瘤细胞的机制

1）直接杀伤肿瘤细胞。单抗可通过以下几种方式直接杀伤肿瘤细胞：①受体激动剂活性。抗体与肿瘤细胞表面受体结合并使其活化，从而引起细胞周期阻滞和凋亡。例如，TRAIL-R是肿瘤坏死因子相关凋亡诱导配体（tumor necrosis factor related apoptosis inducing ligand，TRAIL）的受体，其细胞膜内结构含有可启动细胞凋亡级联反应的死亡域，被称为"死亡受体"。抗TRAIL-R2的单克隆抗体通过与肿瘤细胞膜上的 TRAIL-R2 结合激活内源性凋亡通路，诱导肿瘤细胞凋亡、抑制肿瘤的生长。②受体拮抗剂活性。抗体与细胞表面受体结合并阻断受体的二聚化、激酶活化及下游信号通路，从而抑制肿瘤细胞增殖、诱导凋亡。例如，表皮生长因子受体（EGFR）与其配体结合后可激活下游 MAPK 和 AKT 信号通路，从而促进细胞的增殖。抗EGFR 单抗与 EGFR 结合后，可抑制 EGFR 的二聚化及其与配体结合，从而引起肿瘤细胞的周期阻滞和凋亡。③与其他效应分子耦联，将其靶向肿瘤细胞。单抗与一些化疗药物、毒素、免疫分子、放射性核素等耦联，通过抗原、抗体特异性结合的特点，将这些效应分子携带到靶位点，从而抑制或杀死肿瘤细胞。

2）免疫介导的细胞杀伤作用。免疫介导的肿瘤细胞杀伤可通过下列几种方式：①抗体依赖性细胞介导的细胞毒作用（ADCC）。当抗体与靶抗原特异性结合后，其 Fc 段可与 NK 细胞表面的 FcγR Ⅲ结合，诱导 NK 细胞释放穿孔素 / 颗粒酶复合物裂解肿瘤细胞。②补体依赖的细胞毒（CDC）作用。抗体与靶抗原结合后，形成的抗原 - 抗体复合物可激活补体经典途径，形成的攻膜复合物对肿瘤靶细胞发挥裂解效应。③抑制调节性 T 细胞（Treg）。生理情况下，Treg 通过抑制 T 细胞的活化和功能，防止过度免疫反应对自身造成伤害。但在肿瘤微环境中，Treg 对 T 细胞的抑制作用却阻碍了免疫反应对肿瘤细胞的杀伤。抗 Treg 表面抗原（如 CD25）的抗体可清除肿瘤微环境中的 Treg，从而恢复机体的抗肿瘤免疫反应。④抑制免疫检查点分子，促进 T 细胞的活化和增殖，有效激活抗肿瘤免疫反应。

3）间接作用于肿瘤微环境。单抗对肿瘤微环境的间接作用可能过以下几种方式：①抑制肿瘤血管生成。抗血管内皮生长因子的单抗药物，可通过阻止血管内皮生长因子（VEGF）与相应受体（VEGFR）的结合而阻断肿瘤血管的生成，阻止营养成分到达肿瘤细胞，从而抑制肿瘤细胞生长及转移。②抑制瘤组织内的癌相关成纤维细胞（carcinoma-associated fibroblast，CAF）。CAF 与癌细胞直接接触，可通过分泌多种因子促进肿瘤的发生、发展、转移及耐药性的发生，其中成纤维细胞活化蛋白（fibroblast activation protein，FAP）只表达于 CAF 而不存在于正常成纤维细胞中。靶向 FAP 的抗体可抑制瘤组织内 CAF 的活性，从而抑制肿瘤的生长。

（2）已用于临床的抗肿瘤单抗药物　　抗肿瘤单抗药物根据作用靶点可分为靶向肿瘤相关抗原（tumor-associated antigen，TAA）与靶向免疫检查点分子（immune checkpoint molecule，ICM）两大类。

1）靶向 TAA 的单抗药物。关于抗体所针对的抗原，早期人们期望能发现肿瘤特异性抗原，但实际上，除淋巴瘤的独特型决定簇外，真正的肿瘤特异性抗原很少。现在人们已达成共识：抗原在某些正常组织有少量表达不是抗体治疗的障碍，只要在肿瘤细胞表面表达较多，具备足够的相对特异性，就可成为肿瘤治疗性抗体的靶抗原。

目前用于治疗血液癌症的抗体主要靶向一些白细胞分化抗原（CD），通过诱导癌细胞凋亡发挥抗肿瘤作用。而针对实体瘤的抗体主要靶向两大类分子：一类是表皮生长因子受体（EGFR）家族，抗体通过阻滞肿瘤细胞信号通路直接杀伤肿瘤细胞；另一类是血管内皮生长因子（VEGF）家族，抗体通过抑制肿瘤血管生成及营养运输发挥抗肿瘤作用。

A. 靶向白细胞分化抗原的单抗药物。白细胞分化抗原（CD），是指不同谱系白细胞在正常分化成熟的不同阶段及活化过程中，出现或消失的细胞表面标记，它们多为膜结合的功能性蛋白或糖蛋白，有些是酶，有些是受体，有些是信号传导分子、离子通道或调节分子，广泛参与细胞的生长、成熟、分化、发育、迁移、激活。目前治疗血液癌症的单抗药物主要是靶向CD20，其次是靶向CD30、CD33、CD52、CD19、CD22等（表11-1）。

表 11-1　靶向 CD 分子的部分已上市单抗药物

商品名	通用名	上市时间	靶抗原	抗体类型	治疗疾病
Rituxan（美罗华）	Rituximab（利妥昔单抗）	1997年	CD20	人-鼠嵌合 IgG1	NHL、CLL、RA、GPA、MPA
Mylotarg	Gemtuzumab ozogamicin（吉妥单抗）	2000年	CD33	人源 IgG4-卡奇霉素（抗体-药物耦联物）	急性髓系白血病
Campath（坎帕斯）	Alemtuzumab（阿仑单抗）	2001年	CD52	人源化 IgG1	CLL
Zevalin（泽瓦林）	Ibritumomab tiuxetan（替伊莫单抗）	2002年	CD20	鼠源 IgG1-Y^{90}/In^{111}	难治性复发 B 细胞 NHL
Bexxar（百克沙）	Tositumomab（托西莫单抗）	2003年	CD20	鼠源 IgG2a-^{131}I	NHL
Removab	Catumaxomab（卡妥索单抗）	2006年	CD3/CD19	大鼠抗 CD3 IgG2b-小鼠抗 CD19 IgG2（双特异性抗体）	卵巢癌、胃癌、恶性腹水
Adcetris	Brentuximab vedotin（SGN-35）	2011年	CD30	嵌合 IgG1-Auristins（抗体-药物耦联物）	HL、ALCL
Gazyva	Obinutuzumab（奥比妥珠单抗）	2013年	CD20	人源 IgG1（Fc 段进行了糖基化修饰）	CLL、FL
Blincyto	Blinatumomab（博纳吐单抗）	2014年	CD3/CD19	抗 CD3 ScFv 与抗 CD19 ScFv 的连接物（双特异性抗体）	B-ALL、NHL、B-CLL
Unituxin	Dinutuximab	2015年	CD20	人-鼠嵌合 IgG1	儿童神经母细胞瘤
Uplizna	Inebilizumab	2016年	CD19	人源化 IgG	NMOSD
Besponsa	Inotuzumab-ozogamicin	2017年	CD22	人源 IgG4-卡奇霉素衍生物（抗体-药物耦联物）	PBLL
Lumoxiti	Moxetumomab-pasudotox	2018年	CD22	鼠源 VH-VL-Immunotoxin（抗体-药物耦联物）	成人复发或难治性 HCL
Polivy	Polatuzumab-vedotin-piiq	2019年	CD79b	人源 IgG1-MMAE（抗体-药物耦联物）	DLBL
Lonca	Loncastuximab tesirine	2020年	CD19	人源化 IgG1-PBD（抗体-药物耦联物）	复发或难治性 DLBL

注：NHL. 非霍奇金淋巴瘤；CLL. 慢性淋巴细胞白血病；RA. 类风湿性关节炎；GPA. 肉芽肿性血管炎（granulomatous angiitis）；MPA. 显微镜下多血管炎（microscopic polyangiitis）；HL. 霍奇金淋巴瘤；NMOSD. 视神经脊髓炎频谱障碍；ALCL. 间变性大细胞淋巴瘤（anaplasitc large cell lymphomas）；FL. 滤泡性淋巴瘤（follicular lymphoma）；ALL. 急性淋巴细胞白血病；PBLL. 前 B 细胞淋巴细胞白血病（precursor B-cell lymphoblastic leukemia）；HCL. 毛细胞性白血病（hairy cell leukemia）；DLBL. 弥漫性大 B 细胞淋巴瘤（diffuse large B-cell lymphom）

CD20 是一种跨膜磷蛋白，是 B 淋巴细胞表面特有的分化抗原。B 细胞是由骨髓内多能干细胞分化而成，其发育经过祖 B 细胞（pro-B）、前 B 细胞（pre-B）、不成熟 B 细胞（immature B）以及成熟 B 细胞（mature B）几个阶段。成熟 B 细胞被释放至外周淋巴组织，可继续分化为可产生抗体的浆细胞。CD20 作为 B 细胞的表面抗原，出现在前 B 细胞到成熟 B 细胞阶段，但在造血干细胞、pro-B 以及成熟的浆细胞上不表达。超过 95% 的 B 淋巴细胞瘤和多数 B 细胞慢性淋巴细胞白血病（chronic lymphocytic leukemia，CLL）的 CD20 表达呈阳性，因此 CD20 是淋巴瘤、白血病等疾病治疗的重要靶点，已上市的抗 CD 单抗药物多数是针对 CD20 的，治疗领域也不仅仅局限于血液肿瘤，还包括类风湿性关节炎（RA）、多发性硬化症（multiple sclerosis，MS）、免疫性血小板减少症（immune thrombocytopenia，ITP）等自身免疫病。

CD30 是肿瘤坏死因子受体超家族（tumor necrosis factor receptor superfamily，TNFRSF）成员之一，属于 I 型跨膜糖蛋白，参与细胞的活化和分化，并与细胞的增殖和死亡密切相关，过表达于霍奇金淋巴瘤（Hodgkin lymphoma，HL）和间变性大细胞淋巴瘤（anaplasitc large cell lymphomas，ALCL），低表达于正常激活的 T、B 细胞表面。

CD33 存在于成熟中的正常造血细胞和急性粒细胞白血病（AML）细胞，在正常造血干细胞不表达。当抗体分子与膜表面 CD33 结合后，所形成的复合物迅速内化，为细胞毒药物靶向治疗提供了良好条件。

CD52 在大多数正常和恶性成熟淋巴细胞，包括 T 细胞和 B 细胞的膜表面有高表达，但在造血干细胞表面不表达。抗 CD52 单抗可诱发 ADCC 和 CDC 作用，对慢性淋巴细胞白血病（CLL）和 T 细胞性幼淋巴细胞白血病（T-cell prolymphocytic leukemia，T-PLL）显示出良好的疗效。

在正常淋巴组织中，CD19 位于生发中心细胞（B 细胞和滤泡树突状细胞）、套区细胞和滤泡间散在细胞。在肿瘤组织中，CD19$^+$ 见于绝大多数的 B 细胞肿瘤及浆细胞淋巴瘤，约 80% 的急性淋巴细胞白血病（acute lymphocytic leukemia，ALL）高表达 CD19。抗 CD19 单抗与 CD19 结合后，可引起 B 淋巴细胞耗竭。

CD22 分子普遍存在于正常 B 细胞及 B 细胞相关恶性肿瘤，其对 BCR 细胞信号转导的抑制作用已被广泛认可。

B. 靶向 EGFR 家族的抗肿瘤抗体药物。表皮生长因子受体（EGFR）家族属于 I 型受体酪氨酸激酶，其家族成员包括：EGFR/HER-1/ErbB1、neu/HER-2/ErbB2、HER-3/ErbB3、HER-4/ErbB4，它们都含有共同的结构域：胞外的配体结合结构域，跨膜 α 螺旋结构域和胞质内酪氨酸蛋白激酶结构域。EGFR 家族在多种实体瘤（如非小细胞肺癌、乳腺癌、宫颈癌、胃癌等）中存在过表达和（或）突变，其介导的信号转导途径在肿瘤细胞的增殖、损伤修复、侵袭及新生血管形成等方面均起重要作用，可导致肿瘤细胞生长失控和恶性程度增高，且与肿瘤的侵袭和转移等相关。抗 EGFR 抗体的主要作用机制是通过结合到 EGFR 的胞外区，引起以下生物学效应：①封闭 EGFR 与其配体（EGF）的结合位点，阻遏二者的结合，抑制 EGFR 的信号通路，同时使受体表达下调；②阻滞细胞周期并进一步诱导细胞凋亡；③引起机体针对癌细胞的免疫调节作用，如 ADCC 效应。在实体瘤的治疗中，抗 EGFR 单抗无论是单独应用还是与传统治疗方法联用都显示了良好的疗效（表 11-2）。

C. 靶向 VEGF/VEGFR 的单抗。血管生成是肿瘤发生发展的必要条件，而 VEGF 及其受体（VEGFR）在实体瘤的血管生成中起关键作用，其在许多癌症组织中过量表达，包括肝癌、肺癌、结肠癌、卵巢癌、乳腺癌等。VEGFR1 和 VEGFR2 主要分布在肿瘤血管内皮表面，调节

表 11-2 靶向 EGFR 家族的部分已上市单抗药物

商品名	通用名	上市时间	靶抗原	抗体类型	治疗疾病
Herceptin（赫赛汀）	Trastuzumab（曲妥珠单抗）	1998 年	HER-2	人源化 IgG1	乳腺癌、胃食管癌
Erbitux（爱必妥）	Cetuximab（西妥昔单抗）	2004 年	HER-1	人 - 鼠嵌合 IgG1	头颈癌、结直肠癌
Vecthix（泰欣生）	Nimotuzumab（尼妥珠单抗）	2005 年	HER-1	人源化 IgG1	鼻咽癌、头颈部肿瘤、神经胶质瘤
Vectibix（维克替比）	Panitumumab（帕尼单抗）	2006 年	HER-1	人源 IgG2	转移性结直肠癌
Perjeta	Pertuzumab（帕妥珠单抗）	2012 年	HER2	人源化 IgG1	晚期乳腺癌
Kadcyla	Trastuzumab-Emtansine（T-DM1）	2013 年	HER-2	Trastuzumab-DM1（抗体 - 药物耦联物）	乳腺癌
Portrazza	Necitumumab（耐昔妥珠单抗）	2015 年	HER-1	人源 IgG1	肺癌
Enhertu	Trastuzumab-deruxtecan	2019 年	HER-2	Trastuzumab-exatecan（抗体药物耦联物）	乳腺癌

肿瘤血管的生成；VEGFR3 主要分布在淋巴内皮表面，调节肿瘤淋巴管的生成。以 VEGF 为靶点的单抗药物主要通过与 VEGF 结合，导致 VEGF 无法与 VEGFR 结合，继而阻断信号通路，抑止新生血管的生成，从而阻滞肿瘤细胞的生长。在肾癌、结肠癌、乳腺癌等肿瘤中被广泛使用。已上市的靶向 VEGF/VEGFR 的单抗类药物见表 11-3。

表 11-3 靶向 VEGF/VEGFR 的部分已上市单抗药物

商品名	通用名	上市时间	靶抗原	抗体类型	治疗疾病
Avastin（阿瓦斯汀）	Bevacizumab（贝伐珠单抗）	2004 年	VEGF-A	人源化 IgG1	晚期非鳞状 NSCLC、MCRC、mRCC、宫颈癌等
Lucentis（诺适得）	Ranibizumab（雷珠单抗）	2006 年	VEGF-A	人 - 鼠嵌合 IgG1 Fab	AMD、RVO、ROP 等
Cyramza	Ramucirumab（雷莫芦单抗）	2014 年	VEGFR2	人源 IgG1	胃癌、肺癌、结直肠癌
Beovu	Brolucizumab	2019 年	VEGF-A	人源 ScFv	AMD、DME

注：NSCLC. 非小细胞肺癌（non-small cell lung cancer）；MCRC. 转移性结直肠癌（metastatic colorectal cancer）；mRCC. 转移性肾癌（metastatic renal cell carcinoma）；AMD. 老年性黄斑变性（age-related maculardegeneration）；RVO. 视网膜静脉阻塞（retinal vein obstruction）；ROP. 早产儿视网膜病变（retinopathy of prematurity）；DME. 糖尿病性黄斑水肿（diabetic macular edema）

2）靶向 ICM 的单抗药物。免疫检查点分子（ICM）是一大类表达于免疫细胞表面的抑制性受体分子，与相应配体结合后向胞内传导抑制性信号，下调机体免疫应答。在生理情况下，ICM 一方面参与维持对自身抗原的耐受，避免自身免疫病的发生，另一方面调节机体免疫应答的强度和持续时间，避免过度免疫应答对自身组织造成损伤。肿瘤细胞可以通过表达 ICM，抑制 T 细胞激活，从而逃避免疫杀伤。肿瘤微环境中的 ICM 包括：程序性死亡因子-1（programmed death-1，PD-1）、程序性死亡因子配体-1（PD ligand-1，PD-L1）、细胞毒 T 细胞抗原-4（CTLA-4）、淋巴细胞活化基因-3（lymphocyte-activation gene 3，LAG-3）、CD73、B7-H3 等。目前免疫检查点疗法的靶位点主要是 PD-1、PD-L1 和 CTLA-4（表 11-4）。

表 11-4 靶向 ICM 的部分已上市单抗药物

商品名	通用名	上市时间	靶抗原	抗体类型	治疗疾病
Yervoy	Ipilimumab（伊匹木单抗）	2011 年	CTLA-4	人源 IgG1	黑色素瘤
Opdivo	Nivolumab（纳武利尤单抗）	2014 年	PD-1	人源 IgG4K	黑色素瘤、NSCLC、NHL、尿路上皮癌等
Keytruda	Permbrolizumab（帕博利珠单抗）	2014 年	PD-1	人源化 IgG4K	同上
Tecentriq	Atezolizumab（阿特珠单抗）	2016 年	PD-L1	人源化 IgG1K	尿路上皮癌、NSCLC、乳腺癌、肝细胞癌等
Bavencio	Avelumab（阿维鲁单抗）	2017 年	PD-L1	人源 IgG1λ	MCC、尿路上皮癌、肾癌
Imfinzi	Durvalumab（度伐鲁单抗）	2017 年	PD-L1	人源 IgG1K	尿路上皮癌，非小细胞肺癌
Libtayo	Cemiplimab（西米普利单抗）	2018 年	PD-1	人源化 IgG4	转移性 CSCC
拓益	特瑞普利单抗（Toripalimab）	2018 年	PD-1	人源化 IgG4	既往治疗失败的局部进展或转移性黑色素瘤
达伯舒	Cindilimab（信迪利单抗）	2018 年	PD-1	人源 IgG4K	复发性或难治性 HL
艾瑞卡	Camrelizumab（卡瑞利珠单抗）	2019 年	PD-1	人源化 IgG4	同上

注：NHL. 非霍奇金淋巴瘤；NSCLC. 非小细胞肺癌；CSCC. 皮肤鳞状细胞癌（cutaneous squamous cell carcinoma）；HL. 霍奇金淋巴瘤；MCC. 默克尔细胞癌（Merkel cell carcinoma）

　　PD-1 是 T 淋巴细胞表面的一个重要抑制性受体，在免疫应答中起负向调控作用，其配体 PD-L1（又称 B7-H1）通常会表达在心脏、脾等器官的细胞上，以避免 T 细胞对这些器官造成误伤。在生理条件下，PD-1 通过与 PD-L1 结合，抑制参与 T 细胞激活的下游酶的信号传导，降低 T 细胞的增殖和减弱 T 细胞的激活，维持外周免疫耐受，避免免疫病理改变。肿瘤细胞高表达 PD-L1，可与肿瘤微环境中 T 细胞表面的 PD-1 结合，引起 T 细胞功能衰竭和免疫耐受，导致肿瘤细胞的免疫逃逸。抗 PD-1 或抗 PD-L1 抗体可阻止肿瘤细胞表达的 PD-L1 与 T 细胞表面 PD-1 结合，从而重新激活 T 细胞，达到消除肿瘤细胞的目的。抗 PD-1/PD-L1 单抗药物为当前肿瘤免疫治疗的研究热点，已有 6 种抗 PD-1、3 种抗 PD-L1 单抗药物上市，每种药物在稳定性、亲和力、Fc 段特征、给药剂量、适应证等方面各有不同，主要用于肺癌、黑色素瘤、乳腺癌、淋巴瘤、头颈癌等的治疗。

　　CTLA-4，又名 CD152，是一种跨膜糖蛋白，高表达于活化的 $CD4^+T$ 和 $CD8^+T$ 细胞，在抑制 T 细胞免疫方面起重要作用。CTLA-4 与 T 细胞表面的协同刺激分子受体（CD28）具有高度同源性，二者具有相同的配体，即 CD80（B7-1）和 CD86（B7-2）。CD80 和 CD86 主要表达于抗原提呈细胞（APC）。现有的研究表明，CTLA-4 对 T 细胞的抑制作用主要通过两种途径：一是通过与 CD28 竞争性地结合 CD80/CD86 分子，从而降低 T 细胞受体（TCR）和 CD28 的信号；另一种是降低 CD80/CD86 分子在 APC 的表达水平或者通过转胞吞作用将它们从 APC 移除，这样就减少或抑制了 CD28 参与的 T 细胞激活。抗 CTLA-4 单抗通过结合 CTLA-4，促进 CD28 与 CD80/CD86 的结合，增强 T 细胞活化，进而杀伤肿瘤细胞。

　　2. 用于自身免疫病的治疗

　　自身免疫病（autoimmune disease，AD）是指机体免疫系统功能发生紊乱，对自身抗原持续性产生抗体和（或）致敏淋巴细胞，攻击自身靶抗原，引起病理损伤和功能障碍的一组疾病，包括系统性红斑狼疮（systemic lupus erythematosus，SLE）、多发性硬化症（MS）、类风湿性关节炎（RA）、免疫性血小板减少症（ITP）、斑块状银屑病（PP）、强直性脊柱炎（AS）、幼年特发性关节炎（JIA）、银屑病性关节炎（PA）、炎症性肠病（inflammatory bowel disease，IBD）等几十种疾病。炎症细胞因子、细胞表面分子及其介导的信号通路参与 AD 的病理进程。因此单抗药物多是以细胞因子、受体和信号分子为治疗靶点，通过与靶抗原的结合，抑制炎性细胞的功能，阻止炎性细胞向病变部位移动或抑制病变部位白细胞的黏附和扩散，进而阻止细胞释放炎性物质，延缓组织损伤，缓解症状并治愈疾病。

（1）靶向炎性细胞因子的单抗药物　　主要是靶向中和肿瘤坏死因子（TNF）、白细胞介素（IL）等细胞因子家族成员的单抗。

肿瘤坏死因子 -α（TNF-α）是病理性炎症中极为重要的细胞因子，涉及多种炎症性疾病。靶向 TNF-α 的单抗药物是目前治疗自身免疫病最成功的生物制剂，其作用机制是中和血液中游离型 TNF-α 和免疫细胞表面的跨膜型 TNF-α，阻断其与相应受体（TNFR）结合，抑制下游信号通路的传导，从而阻止疾病的发展。已有多个靶向 TNF-α 的抗体药物上市（表 11-5），其治疗机制各不相同。

表 11-5　靶向 TNF 家族的已上市单抗药物

商品名	通用名	上市时间	靶抗原	抗体类型	治疗疾病
Remicade（类克）	Infliximab（英夫利西单抗）	1998 年	TNF-α	人 - 鼠嵌合 IgG1	RA、PA、AS、PP、IBD
Humira（修美乐）	Adalimumab（阿达木单抗）	2002 年	TNF-α	人源 IgG1	RA、JIA、PA、AS、IBD
Cimzia	Certolizumab pegol（赛妥珠单抗）	2008 年	TNF-α	PEG 修饰的人源 Fab	RA、克罗恩病
Simponi	Golimumab（戈利木单抗）	2009 年	TNF-α	人源 IgG1	RA、PA、AS
Benlysta	Belimumab（贝利木单抗）	2011 年	BLyS	人源 IgG1 γ	SLE

注：RA. 类风湿性关节炎；PA. 银屑病性关节炎；AS. 强直性脊柱炎；PP. 斑块状银屑病；IBD. 炎症性肠病；JIA. 幼年特发性关节炎；SLE. 系统性红斑狼疮

TNF 家族的另一个成员——B 淋巴细胞刺激因子（B lymphocyte stimulator，BLyS）的过表达是系统性红斑狼疮、类风湿性关节炎等多种 B 淋巴细胞相关的自身免疫疾病的重要原因。BLyS 又称为 B 细胞激活因子（B cell activating factor，BAFF），是在 B 细胞成熟和发育成浆细胞的过程中起重要作用的细胞因子，可与 B 细胞表面的 3 种受体（BAFFR、BCMA 及 TACI）结合，刺激 B 细胞的增殖和分化。靶向 BLyS 的 Belimumab（贝利木单抗）可特异性结合可溶性的 BLyS，阻止其与 B 细胞结合，从而促进 B 细胞凋亡。

白细胞介素（IL）是一大类细胞因子，在免疫细胞分化和激活中起重要作用，也是目前自身免疫病的重要治疗靶点，已有多种靶向 IL-1、IL-17、IL-12/23 等的单抗药物上市（表 11-6）。

IL-1 又称为淋巴细胞刺激因子，在介导局部和全身性炎症反应中发挥重要作用，主要以 IL-1α 和 IL-1β 两种形式存在，它们与细胞表面的 Ⅰ 型白介素-1 受体（IL-1R Ⅰ）结合，促发炎性介质、趋化因子和其他细胞因子的级联反应。IL-1β 是 IL-1 的主要分泌形式，是炎症网链中的一级细胞因子。白介素-17（IL-17）家族是炎症免疫反应的重要介导者，在宿主防御中起重要作用，其中 IL-17A 和 IL-17F 主要由 Th17 细胞产生，不仅参与宿主的抗感染免疫应答，也与多种自身免疫病的病理进程有关，包括斑块状银屑病（PP）、银屑病性关节炎（PA）、强直性脊柱炎（AS）和炎症性肠病（IBD）等。靶向 IL-17 的单抗通过结合 IL-17 阻断其与受体的作用，控制炎症性疾病的发展。IL-12 家族以异二聚体形式存在，通过诱导初始 CD4$^+$ T 细胞分化为辅助性 T 细胞（Th）亚群和记忆 T 细胞，为固有免疫和适应性免疫提供桥梁。IL-23 与 IL-12 共享 p40 亚基。Ustekinumab（优特克单抗）是抗 p40 的人源化 IgG1 抗体，通过与 p40 结合阻断 IL-12 和 IL-23 与 T 细胞、NK 细胞上的受体结合，抑制相关的免疫反应。Guselkumab（古塞库单抗）是靶向 IL-23 p19 亚基的人源 IgG1 抗体，选择性地结合 IL-23 的 p19 亚基，阻断它与 IL-23R 的相互作用，抑制促炎细胞因子和趋化因子的产生和释放。

表 11-6 靶向白介素的部分已上市单抗药物

商品名	通用名	上市时间	靶抗原	抗体类型	治疗疾病
Stelara	Ustekinumab（优特克单抗）	2005 年	IL-12/23 p40 亚基	人源化 IgG1	PP、克罗恩病、PA
Ilaris	Canakinumab（卡那津单抗）	2009 年	IL-1β	人源 IgG1	CAPS、JIA
Scapho	Secukinumab（苏金单抗）	2015 年	IL-17A	人源 IgG1κ	PP；PA；AS
Taltz	Ixekizumab（艾克司单抗）	2016 年	IL-17A	人源化 IgG4	PP、PA
Tremfya	Guselkumab（古塞库单抗）	2017 年	IL-23 p19 亚基	人源 IgG1λ	中重度 PP
Ilumetri	Tildrakizumab	2018 年	IL-23 p19 亚基	人源化 IgG1κ	中重度 PP

注：PP. 斑块状银屑病；PA. 银屑病性关节炎；JIA. 幼年特发性关节炎；AS. 强直性脊柱炎；CAPS. cryopyrin 蛋白相关的周期性综合征

（2）靶向免疫受体的单抗药物　除了阻断配体，单抗药物还可以通过阻断受体来抑制配体和受体的相互作用，从而抑制炎症的持续性发展。目前已上市的有靶向 IL-4Rα、IL-6R 和 IL-17AR 的抗体药物（表 11-7），它们通过与细胞膜上的受体结合，阻断相应配体与受体的相互作用，抑制配体信号的同时，还可下调受体的表达。另有两个靶向整合素分子的单抗也已上市，即 Natalizumab 和 Vedolizumab。Natalizumab 是一种靶向整合素 α4 亚基的人-鼠嵌合单抗，通过特异性结合白细胞表面整合素 α4β1 和 α4β7 的 α4 亚基，抑制 α4 介导的白细胞与血管细胞黏附分子-1（VCAM-1）的相互作用，从而防止白细胞穿过血管内皮迁移至炎症部位，可用于缓解复发型多发性硬化症和克罗恩病，也可阻止淋巴细胞进入中枢神经系统，从而防止急性脱髓鞘复发。Vedolizumab 是一种人源化单抗，可以特异性拮抗整合素 α4β7，抑制其与肠黏膜细胞黏附分子-1（MAdCAM-1）的结合，但不抑制其与 VCAM-1 的结合。

表 11-7 靶向免疫受体的部分已上市单抗药物

商品名	通用名	上市时间	靶抗原	抗体类型	治疗疾病
Tysabri	Natalizumab（那他珠单抗）	2004 年	整合素 α4 亚基	人-鼠嵌合 IgG	复发型 MS、克罗恩病
Actemra	Tocilizumab（托珠单抗）	2010 年	IL-6R	人源化 IgG1κ	RA
Entyvio	Vedolizumab（维多珠单抗）	2014 年	α4β7	人源 IgG	IBD
Kyntheum	Brodalumab（布罗达单抗）	2016 年	IL-17AR	人源化 IgG2	银屑病
Kevzara	Sarilumab	2017 年	IL-6R	人源 IgG1κ	RA
Dupixent	Dupilumab	2017 年	IL-4Rα	IgG4	特应性皮炎

注：MS. 多发性硬化症；RA. 类风湿性关节炎；IBD. 炎症性肠病

（3）靶向淋巴细胞的单抗药物　T淋巴细胞、B淋巴细胞对自身抗原的异常反应是自身免疫病（AD）发生的重要病因。在许多AD患者中，B细胞减少与疾病改善有关。CD20$^+$B细胞可通过产生促炎细胞因子、分泌自身抗体和活化促炎性T细胞，从而在髓鞘损伤和多发性硬化症的发病中发挥作用。因此，靶向CD20$^+$B细胞的单抗药物，如Rituximab、Ofatumumab等，在体内能有效清除异常增生的B淋巴细胞，不仅用于治疗B细胞淋巴瘤，还被批准用于治疗系统性红斑狼疮和多发性硬化症。抗CD20单抗可通过3种方式清除CD20$^+$B细胞：补体依赖的细胞毒作用（CDC）、抗体依赖性细胞介导的细胞毒作用（ADCC）和直接结合靶细胞上的CD20而使其凋亡。此外，靶向CD22$^+$B细胞和靶向CD52$^+$B细胞的单抗药物在AD的治疗中也具有显著的应用价值（表11-8）。

表11-8　靶向淋巴细胞的部分已上市单抗药物

商品名	通用名	上市时间	靶抗原	抗体类型	治疗疾病
Amevive	Alefacept（阿法西普）	2013年	CD2	LFA-3-人IgG1Fc（融合蛋白）	成人中重度PP
Alzumab	Itolizumab（伊立珠单抗）	2013年	CD6	IgG1	慢性PP
Lemtrada	Alemtuzumab（阿仑单抗）	2014年	CD52	人源化IgG1	MS
Ocrevus	Ocrelizumab（奥瑞珠单抗）	2017年	CD20	人源化IgG1	MS

注：PP. 斑块状银屑病；MS. 多发性硬化症

一些靶向T细胞的单抗药物也已被批准用于临床。其中阿法西普（Alefacept）是一种由重组人淋巴细胞功能相关抗原3（lymphocyte function-associated antigen-3，LFA-3）的胞外区与人IgG1 Fc段构成的融合蛋白。LFA-3主要表达于抗原提呈细胞（APC），可与T细胞表面的CD2结合，促进T细胞对抗原的识别。Alefacept可特异性结合CD2，抑制CD2与配体LFA-3的相互作用，从而干扰T淋巴细胞的活性。Itolizumab是靶向T细胞共刺激因子CD6的单抗。CD6是一种泛T细胞标志物，涉及T细胞的共刺激、黏附、成熟。Itolizumab通过结合CD6，下调T细胞的激活，导致促炎细胞因子合成减少，同时通过减少T细胞在炎症部位的浸润而发挥治疗作用。另外一种正在申请上市的靶向T细胞的单抗药物——Teplizumab，是一种靶向T细胞表面CD3抗原的单抗，其Fc区经氨基酸修饰，含有抗移植排斥反应单抗药物OKT3的结合区，但234位和235位的氨基酸替换成了丙氨酸，减少了与补体和Fc受体的结合，降低了其潜在毒性。该抗体能减弱T细胞对自身胰岛β细胞的免疫攻击，因此被允许用于Ⅰ型糖尿病的治疗。

3. 其他疾病治疗中的应用

单抗药物还用于神经性疾病、心血管疾病、骨科疾病、眼科疾病、传染病、器官移植排斥等领域。

靶向VEGF的Ranibizumab具有抑制血管生成作用，是首个治疗老年性黄斑变性（AMD）的治疗性单抗。降钙素基因相关肽（CGRP）是由37个氨基酸组成的一种神经肽，具有较强的扩血管作用。CGRP活性过高被认为是偏头痛和丛集性头痛的元凶。Erenumab（商品名"Aimovig"）、Fremanezumab（商品名"Ajovy"）和Galcanezumab（商品名"Emgality"）均为靶向CGRP的人源化单抗，在治疗成人偏头痛方面有显著疗效。

第一个用于治疗心血管疾病的单抗产品——Abciximab（商品名"Reopro"），是人-鼠嵌合的Fab，所针对的抗原为血小板表面的糖蛋白受体Ⅱb/Ⅲa（GPⅡb/Ⅲa）。GPⅡb/Ⅲa介导血小板的激活和聚集，是急性冠状动脉综合征及经皮冠脉介入治疗（percutaneous coronary interventions，PCI）后并发症发生的重要病理机制，Abciximab通过阻断这一病理过程而起到治疗作用。Alirocumab（商品名"Praluent"）和 Evolocumab（商品名"Repatha"）为两个靶向前蛋白转化酶枯草溶菌素 9 型（PCSK9）的人源抗体，前者为 IgG1 型，后者为 IgG2 型。PCSK9 是一种神经细胞凋亡调节转化酶，不但参与肝再生和调节神经细胞凋亡，还能与肝细胞表面的低密度脂蛋白受体（LDLR）结合，干扰 LDLR 的再循环，降低肝从血液中清除 LDL-C 的能力，进而导致高胆固醇血症。"Praluent"和"Repatha"通过与 PCSK9 结合，抑制 PCSK9 与 LDLR 的结合，不仅可用于治疗高胆固醇血症，还可用于心血管疾病成人患者，降低其心脏病发作、卒中、需要住院治疗的不稳定性心绞痛的风险。

　　Ravulizumab（商品名"Ultomiris"）是一种以补体 C5 为靶点的人源化单抗，能抑制人体免疫系统补体级联反应中的 C5 蛋白，2018 年获批用于治疗阵发性睡眠性血红蛋白尿症（paroxysmal nocturnal hemoglobinuria，PNH）成人患者。另一个靶向补体 C5 的人源化单链抗体（ScFv）——Pexelizumab，用于防止冠状动脉搭桥术后的并发症，包括心肌损伤、脑部损伤和失血。在心脏手术时需用体外人工循环维持机体功能，而此过程可造成补体系统的激活，生成炎症活性分子，引起广泛损伤。补体激活后所产生的炎症活性分子中，以 C5 的裂解片段最为突出，在许多病理过程中起重要作用。Pexelizumab 可结合于 C5，抑制其被裂解为炎症活性片段，从而减轻补体激活所引起的组织损伤。

　　器官移植后发生的移植排斥和移植物抗宿主反应均是同种免疫反应，其治疗原则是免疫抑制。针对免疫细胞或分子的单抗具有较明确的免疫抑制效果。第一个批准上市的治疗性单抗就是用于抑制移植物排斥的抗 CD3 鼠单抗（Muromomab，商品名"Orthoclone OKT3"），1986 年由美国 FDA 批准上市，作为一线药物或激素治疗无效的肾移植排斥患者。分别于 1997 年和 1998 年上市的抗 CD25 人源化单抗 Daclizumab（商品名"Zenapax"）和人鼠嵌合抗体 Basiliximab（商品名"Simulect"）具有更为特异的免疫抑制功能，对于肾移植中的急性器官排斥有很好的预防作用。

四、治疗性单抗药物的优点和存在的问题

　　特异性和有效性是治疗性单抗药物优于其他药物最明显的特征。与其他药物的作用原理不同，治疗性单抗药物通常针对特定的单一抗原表位，具有高度的特异性。抗肿瘤抗体药物的研究表明，其特异性主要表现为特异性结合、选择性杀伤靶细胞、体内靶向性分布及具有更强的疗效。另外，治疗性单抗药物经过 30 多年的不断发展和完善，其临床有效性明显优于其他药物种类，很多传统医药无法处理的遗传性和后天病理性的代谢、免疫、内分泌、心血管等疾病通过该类药物能够获得有效治疗。

　　目前治疗性单抗药物存在的主要问题是临床上可能存在严重不良反应。虽然抗体自身的抗原性问题已经随着全人源抗体技术的进步而减轻，但是由于抗体药物靶点功能研究不详尽、靶点分布位置不明确、药物本身与非靶点的交叉作用认识不全面以及临床前安全性评价采用动物替代人等问题，增加了临床使用的不确定性，多个已经批准上市的抗体药物出现了严重不良反应。

主要参考文献

陈沁韵，万延民，张晓燕. 2015. IgG-Fc 融合蛋白的研究进展［J］. 中国生物制品学杂志，28（11）：1223-1227.

陈雪静，常亮，高健. 2015. 抗肿瘤抗体药物的研究进展［J］. 中国生物制品学杂志，28（1）：84-90.

高瑞，王旻，张娟. 2020. 抗体 - 细胞因子融合蛋白治疗肿瘤的前景［J］. 药物生物技术，27（2）：182-

188.

高倩，江洪，叶茂，等. 2019. 全球单克隆抗体药物研发现状及发展趋势［J］. 中国生物工程杂志，39（3）：111-119.

郭中平. 2008. 人用动物免疫血清制品质量标准的回顾与探讨［J］. 中国药品标准，9（1）：19-23.

黄志聪，成石阳，罗海杰. 2020. 破伤风人免疫球蛋白与马血清破伤风抗毒素的使用比较［J］. 深圳中西医结合杂志，30（12）：137-139.

任军，黄红艳. 2014. 靶向免疫检查点的肿瘤免疫治疗现状与趋势［J］. 中国肿瘤临床，41（7）：415-419.

邵荣光. 2020. 基于单克隆抗体的肿瘤免疫治疗［J］. 药学学报，55（6）：1110-1118.

宋洪彬，刘冬连，李鹏飞，等. 2019. 抗体耦联药物发展与进展［J］. 药学学报，54（10）：1810-1817.

孙琦，李晓冰，何晓静，等. 2019. 自身免疫性疾病中单克隆抗体药物的研究现状［J］. 中国临床药理学杂志，35（22）：2934-2938.

王志明. 2016. 转基因小鼠技术在全人源抗体药物研发中的应用［J］. 中国新药杂志，25（22）：2596-2602.

韦笑，陈仿军，辛恺，等. 2019. 免疫毒素新进展：肿瘤靶向治疗与免疫治疗的结合［J］. 临床肿瘤学杂志，24（7）：643-648.

夏紫金，王颖钏，陈俊. 2020. 开创生物医学新纪元的单克隆抗体技术［J］. 科学通报，65（28-29）：3091-3099.

肖潇，冯惠娟，高春芳. 2019. 单克隆抗体药物临床应用进展［J］. 检验医学，34（5）：466-471.

许卓斌，王旻. 2016. 抗体与抗体药物的前世今生［J］. 自然杂志，38（4）：271-277.

姚雪静. 2020. 抗体药物耦联物的研究进展［J］. 中外医学研究，18（12）：185-188.

杨赟，彭晓芸，李彦涛，等. 2015. 靶向人表皮生长因子受体的抗体药物研究进展［J］. 现代免疫学，35（2）：172-174.

叶金统，孟颂东，朱晓东. 2020. 双特异抗体的研究进展［J］. 生物工程学报，36（1）：33-43.

岳雅丽，尹骏，高向东，等. 2019. 双特异性抗体药物在肿瘤治疗领域的研究进展［J］. 中国药科大学学报，50（3）：289-298.

张瑾，王兴勇，顾江. 2020. 铜绿假单胞菌外毒素 A 在生物制药中应用的研究进展［J］. 中国生物制品学杂志，33（5）：598-602.

张锴婷，陈乃涵. 2020. 生物药在肿瘤治疗领域的临床研究进展［J］. 中国临床药理学与治疗学，25（1）：32-43.

张志国，刘耀阳，徐沪济. 2015. 无能 B 细胞免疫耐受机制及其在自身免疫病中的作用［J］. 现代免疫学，35（3）：249-253.

张忠兵，王旸，白玉. 2020. 抗体耦联药物研发及药学审评要点［J］. 药学学报，55（8）：1971-1977.

赵秋玲，杨琳，谢瑞祥. 2020. 9 种获批上市的抗 PD-1/PD-L1 单抗药物的特征综述［J］. 中国药房，31（18）：2294-2299.

朱愿超，孙雪林，胡欣. 2019. 银屑病治疗靶向药物的研究进展［J］. 中国药房，30（4）：542-547.

Du FH, Mills EA, Mao-Draayer Y. 2017. Next-generation anti-CD20 monoclonal antibodies in autoimmune disease treatment [J]. Autoimmunity Highlights, 8: 12.

12

第十二章

血 液 制 品

第一节　血液制品的发展

血液制品（blood products）的内涵可有狭义和广义之分。狭义的血液制品是指经生化提取、基因重组、转基因动植物等技术制备的血浆蛋白与重组血浆蛋白制品。广义的血液制品是指经过物理、化学、生化、生物等技术制备的血液及血液相关制品。根据《中国药典》（2015年版）对血液制品的解释，血液制品是指源自人类血液或血浆的治疗产品，根据成分和功能的不同，可分为全血制品、血细胞制品、血浆制品和血浆蛋白制品。

血液制品是在输血疗法的基础上发展起来的。同其他医学的历史一样，输血医学也经历了逐渐发展的过程。早在几千年前就有利用血液增强体质的记载。但在 17 世纪前血液多是经口摄入的。17 世纪 20 年代，英国生理学家 William Harvey 发现了血液循环规律，为输血治疗奠定了解剖学和生理学基础，并成为输血发展历程中的重要里程碑。但当时多数是用异种动物（如羊、牛犊等）的血直接输入人体，导致严重输血反应甚至死亡。19 世纪人们对输血知识有了进一步的了解，如氧气是由血液输送的；经过去纤维蛋白处理后血液不再凝固，并在治疗失血性休克方面仍然有效；通过动物实验证明换血可治疗一氧化碳、氯仿、乙醚、吗啡和磷等中毒。在此期间，德国病理学家 Ponfick 的研究证明了异种动物输血的危险性。20 世纪初，ABO血型系统的发现为安全输血开辟了通途，并成为输血发展史上又一重要里程碑，从此人类开始了真正意义上的输血疗法。20 世纪初输血的另一重大进展，是抗凝剂的发现和使用。许多不同配方的血液抗凝剂，使血液的保存质量和保存期大大提高和延长。以往需要高度外科手术技巧的、极端复杂的直接输血法，由此转为方便实用而又安全的间接输血。加上血液能在低温保存，为血库或血站的诞生创造了条件。

随着对血液及其各组成成分的生理功能的认识不断深入，加之技术上也已经可以将各种血液成分分离出来，从 20 世纪 50 年代开始，输血医学逐步进入了成分输血的新时代。成分输血（blood component therapy），就是将血液中的各种不同成分，如红细胞、粒细胞、血小板、血浆和血浆蛋白分离出来，分别制成高纯度、高浓度的血液制品，然后根据患者的病情需要，给予其必要的血液成分。第二次世界大战期间，Edwin J. Cohn 等发明了血浆低温乙醇分离系统，分离出血浆白蛋白、免疫球蛋白和纤维蛋白原等血浆蛋白制品，被认为是成分输血的雏形。1952 年，Walter 和 Murphy 等发明了塑料血袋系统，Gibson 等开创了采用血袋封闭系统进行采血、保存血、分血和输血，从而推动了血液有形成分分离技术的发展和临床成分输血的逐步实现。

不同的患者对输血有不同的要求，严重贫血患者主要是红细胞量不足，总血量不一定减少，故适宜输注浓缩红细胞悬液；大面积烧伤患者主要是由于创面渗出使血浆大量丢失，因此适宜输入血浆或白蛋白制品，以补充血容量；对各种出血性疾病的患者，可根据疾病情况输入浓缩的血小板悬液或凝血因子制品，以促进凝血或止血过程。据估计，在所有输用全血的治疗中，约 80% 并不一定需要全血，而只需要血液中某种成分的功能。因此，临床上广泛使用的输血（全血）疗法，存在极大的不合理和浪费。成分输血不但使宝贵的血液资源得到充分利用，达到"一血多用"的目的，而且可增强治疗的针对性，提高疗效，并可减少输血不良反应。因此成分输血被认为是现代输血医学发展中新的里程碑。目前已能利用物理和化学方法，将血液的各种有形成分和血浆中的许多蛋白成分进行分离提纯，分别供临床上对症治疗使用。

第二节　全血制品

全血输注作为治疗患者的重要手段已有百余年历史。尽管随着现代输血医学的发展，成分输血已成为输血治疗的主流，但作为传统的输血方法——全血输注仍然有它的治疗适应证和价值。

一、全血的生理

1. 全血的组成

血液（blood）是一种红色、不透明、具有黏性的液体组织，是高等动物为维持正常生命活动所必需的内环境，并在全身不停地运行，起着连接和支持身体各种组织结构的重要作用。血液由液体成分（血浆）和有形成分（血细胞）组成。按容积计算，血浆（plasma）约占55%，血细胞（blood cell）约占45%。血浆中91%～93%是水分，血浆蛋白占6%～7%，无机盐占0.9%，其余为非蛋白质有机物，如糖、脂、肌酐、肌酸、氨基酸、酮体和胆红素等。血浆中各种化学成分经常在一定的范围内不断地变化，其中以葡萄糖、蛋白质、脂肪和激素等的浓度最易受营养状况和机体活动情况的影响，而无机盐浓度的变化范围则很小。血细胞包括红细胞（red blood cell/erythrocyte，RBC）、白细胞（white blood cell/leukocyte，WBC）和血小板（platelet/thrombocyte，PLT）。其中红细胞的数量最多，约占血细胞总数的99%；白细胞最少，正常成年人血液中白细胞数为（4.0～10.0）×10^9/L；正常成年人血液中血小板数量为（100～300）×10^9/L。

人体内血浆和血细胞量的总和称为血量（blood volume）。正常成年人的血量约相当于体重的7%～8%。在静息时，血量中的绝大部分在心血管中迅速地循环流动着，这部分血液称为循环血液（circulating blood）；还有一部分血液滞留在肝、肺、腹腔静脉及皮下静脉等处，流动较慢，这部分血液称为贮备血液（veservoir blood）。贮备血液在机体剧烈运动、情绪激动或失血等情况下，被动员到循环血液中，以补充或恢复循环血量。

血液离体后自然凝固，析出的淡黄色透明液体称为血清。血液加抗凝剂后分离出的淡黄色液体称为血浆。与血浆相比，血清缺少某些凝血因子，如凝血因子Ⅰ（factorⅠ，FⅠ，纤维蛋白原）、FⅡ（凝血酶原）、FⅤ、FⅧ等。

2. 全血的功能

全血具有运输、调节、免疫、防御及止血功能，并具有维持细胞内外环境平衡的作用。

（1）运输功能　　血液在体内的不断循环，可将机体代谢所必需的氧气、蛋白质、激素、糖、脂肪、维生素、水和电解质等物质运送到全身各部分的组织细胞；同时将二氧化碳、尿素、尿酸及肌酐等代谢产物运送到肺、肾、皮肤和肠道等排泄组织和器官排出体外，以保障机体的新陈代谢正常进行。被运输的物质多与血浆中的转输蛋白结合成复合物，以物理溶解形式存在于血浆中。

（2）调节功能　　机体组织必须在一个适宜的内环境进行正常活动，包括湿度、酸碱度、渗透压及各种离子浓度等。当这些条件不适宜时，将影响机体活动的正常进行。

1）调节酸碱平衡。机体在代谢过程中不断产生酸性和碱性物质，但正常人血浆的 pH 始终维持在 7.35～7.45，这主要是由于血液中存在几对具有缓冲作用的物质：$NaHCO_3/H_2CO_3$、蛋白钠盐/蛋白质和 Na_2HPO_4/NaH_2PO_4，其中最主要的是 $NaHCO_3/H_2CO_3$。此外，在红细胞内有血红蛋白钾盐/血红蛋白、氧合血红蛋白钾盐/氧合血红蛋白、K_2HPO_4/KH_2PO_4、$KHCO_3/H_2CO_3$ 等，这些缓冲对都是很有效的缓冲系统。在缓冲系统的作用下，组织代谢产生的酸性或碱性物质进入血液后，对血浆 pH 的影响很小。在病理情况下，体内酸性或碱性物质产生过多，超过了缓冲对的缓冲能力，过多的酸性或碱性物质不能及时排出，机体将发生酸中毒或碱中毒，严重者会危及生命。

2）调节渗透压。渗透压（osmotic pressure）通常是指溶液中溶质分子通过半透膜吸水的能力。正常人血浆渗透压约 5330mmHg（708.9kPa）。血液的渗透压主要来自溶解于血浆的晶体物质，特别是电解质（如 Na^+ 和 Cl^-）。由晶体物质所形成的渗透压称为晶体渗透压（crystal osmotic pressure），占血液渗透压的 99% 以上。血液渗透压还来自血浆中的蛋白质。由血浆蛋白所形成的渗透压称为胶体渗透压（colloid osmotic pressure）。水和晶体物质可自由通过毛细血管壁，因此血浆与组织液中晶体物质的浓度几乎相等，它们所形成的晶体渗透压也基本相等。组织液中的蛋白质很少，而血浆蛋白不易通过毛细血管壁进入组织液，因此组织液的胶体渗透压低于血浆胶体渗透压。所以虽然血浆胶体渗透压占血液总渗透压的比例很低，但在调节血管内外水的平衡和维持正常的血浆容量中起重要作用。

3）调节体温。血液能大量吸收体内产生的热，通过血液循环，运送到体表散发，使体温不致因产热而有大的变动。此作用主要由血浆完成，因血浆含有较多水分，水的比热较大，可以吸收较多的热量，而本身温度升得很少。

（3）免疫、防御及止血功能　血液参与机体的细胞免疫和体液免疫，对机体具有重要的防御和保护作用，如白细胞能吞噬外来微生物，具有细胞免疫功能；血浆中的抗体和补体系统蛋白参与体液免疫。血浆中的凝血、抗凝和纤溶系统诸蛋白参与生理性止血，防止出血和过度凝血。

二、全血的保存

血液流出人体后，失去了神经和体液的调节，会发生一系列生理、生化变化，并且会在极短时间内发生凝固，从而失去临床使用价值。输血医学能发展得如此完善，得益于血液保存技术的发展，尤其是保存液的发现和使用，推动了临床输血疗法推广。

1. 全血保存液

保存液主要有以下几个方面的功能：防止血液凝固；补充红细胞代谢所需的能量物质；增强红细胞放氧能力；维持血液适当的 pH。

构成保存液的主要成分是血液抗凝剂和红细胞营养物，其次是抗溶血剂。抗凝剂是防止血液凝固和红细胞遭到破坏的化学物质，是血液保存液的主要组成成分。目前临床上使用的主要抗凝剂有枸橼酸钠、肝素、二乙胺四乙酸二钠（EDTA·Na_2）等。枸橼酸钠常作全血抗凝剂，肝素常用于实验室和外科手术体外循环，EDTA·Na_2 用于血小板分离和保存。常用的红细胞营养物为葡萄糖和腺嘌呤。葡萄糖是红细胞代谢的主要能量来源，正常情况下 90% 是通过糖的无氧酵解、10% 是通过磷酸戊糖途径生成 ATP，为红细胞提供能量以维持其寿命。红细胞对腺嘌呤的需要是特异的，它可以将腺嘌呤转变成一磷酸腺苷（AMP），并进一步磷酸化生成 ATP，为红细胞代谢提供高能化合物，从而延长血液保存时间。蔗糖、山梨醇和甘露醇等均有加固红细胞膜、缓解红细胞溶血的作用。

目前使用的全血保存液主要有两大类：ACD 和 CPD。ACD（acid-citrate-dextrose）保存液的主要成分为枸橼酸（A）、枸橼酸三钠（C）和葡萄糖（D）；CPD（citrate-phosphate-dextrose）保存液的配方主要为枸橼酸三钠（C）、磷酸盐（P）和葡萄糖（D）。在 ACD 和 CPD 中加腺嘌呤（adenine）即 ACDA 和 CPDA。

2. 全血的保存温度和时间

全血在保存期间可以发生一系列的变化，有些变化是可逆的，有些变化是不可逆的。

目前我国大部分采供血机构使用含有保存液的聚氯乙烯塑料袋采血，在 4℃条件下，用 ACD 或 CPD 作为保存液有效保存期为 21d；用 CPDA 作为保存液有效保存期为 35d。

随着保存期的延长，红细胞膜上的脂蛋白和脂质逐渐丧失，细胞内钾离子浓度降低，钠、钙离子浓度升高，红细胞从正常的双凹形变成球形或桑椹形，脆性增加，易发生溶血。白细胞的寿命只有 5d，其中粒细胞死亡最快，淋巴细胞次之，单核细胞最后。血小板的寿命更短，离体 24h 内至少有 50% 丧失功能，72h 后其形态虽然正常，但已失去止血功能。不稳定的凝血因子如 FⅧ保存 24h 后活性下降 50%，FⅤ保存 3～5d 也损失 50%。所以 4℃保存 5d 后的全血，有效成分只剩下红细胞、稳定的凝血因子和其他血浆蛋白。

三、全血制品及其临床适应证

全血制品（whole blood）是指采集于含有抗凝保存液的容器内不会发生凝固的血液，可分为新鲜血、库存血和自体血。新鲜血是在 4℃的常用抗凝保养液中保存一周内的血，其中保留着血液的全部成分，适用于血液病患者。库存血是指 4℃冷藏，有效期 2～3 周的全血，其成分以红细胞和血浆蛋白为主，其余成分含量则随贮存期的延长逐渐减少。自体血又分术中失血回输和术前预存自体血。术中失血回输是在手术过程中将腹腔内的血液经收集、抗凝、过滤、洗涤后，由静脉回输给患者；术前预存自体血即术前 2～3 周，定期反复采集自体血液保存，待手术需要时再回输。自体血不需做血型鉴定及交叉配血试验。

全血制品在临床上主要用于以下情况：①急性大量出血。例如，产后大出血、大手术或严重创伤后，患者丧失大量血液，红细胞和血容量明显减少，这时迅速恢复和维持患者的血容量以防止休克是首要任务。急性大量出血的估计没有确切的标准，主要根据患者失血时间和失血量以及临床症状。多指成年人一次失血超过总血量的 30%（1200～1500mL）以上，血红蛋白＜70g/L 或红细胞比容＜0.22L/L 或出现失血性休克时，可考虑输注全血。②血液置换。例如，新生儿溶血病，经换血可去除胆红素、抗体及抗体过敏的红细胞。

四、全血输注的不良反应

输血不良反应是指在输血过程中或输血后，受血者发生用原来的疾病不能解释的、新的病症或体征。输血不良反应发生率可达 1%～10%，即使按照严格标准执行献血者挑选、血液采集、加工和贮存，发生输血相关不良反应的概率仍然存在。由于全血含有血液的所有有形成分和血浆成分，因此全血输注可能发生所有血液成分引起的不良反应。这也是全血输注临床使用越来越少的原因之一。输血不良反应的分类方法很多，根据发生的缓急和临床表现可分为急性输血不良反应和迟发性输血不良反应。

1. 急性输血不良反应

急性输血不良反应是指发生于输注过程中或输注 24h 内的输血不良反应，又分为急性免疫性输血反应和急性非免疫性输血反应。急性免疫性输血反应是由于供、受者血型抗原 - 抗体不合引起的，包括血型不合导致的急性溶血反应；因受血者产生抗白细胞抗体引起的发热性非溶血反应；IgA 抗体介导的过敏性休克反应；输入抗受血者白细胞抗体或血小板抗体的血液导致的输血相关性肺损伤及荨麻疹等。急性非免疫性输血反应是由于某些非血型抗原 - 抗体反应引起的，包括因制品污染导致的高热甚至感染性休克；循环超负荷导致的急性充血性心力衰竭；血细胞因理化因素破坏发生的溶血反应；空气栓塞及输入大量库存血导致的枸橼酸钠中毒等。

2. 迟发性输血不良反应

迟发性输血不良反应是指发生于输注后数日、数周或数月的输血相关不良反应，可分为输血相关传播性疾病和其他迟发性输血不良反应。

（1）输血传播性疾病　　献血者的血液中可能含有传染性病原体，输注全血或其他血液制品均有传播疾病的风险。常见的输血传播性疾病包括：获得性免疫缺陷综合征（AIDS）、乙型肝炎、丙型肝炎、梅毒、巨细胞病毒（cytomegalovirus，CMV）感染、疟疾等。还有不太常见的输血传播性疾病：人类短小病毒 B19 感染、EB 病毒（Epstein-Barr virus，EBV）感染、锥虫病、布鲁氏菌病、弓形体病、传染性单核细胞增多症、莱姆病、克 - 雅病等。

因此，要对献血员进行严格的筛选和血液检测。目前对献血员血液的筛查项目主要有：谷丙转氨酶（ALT）、乙型肝炎表面抗原（HBsAg）、丙型肝炎病毒抗体（抗 -HCV）、梅毒螺旋体及 HIV 抗体（抗 -HIV1＋2）。

虽然经过严格的血液检验，但依然存在输血传播性疾病，其原因主要有以下几个方面：①献血员感染病原体后存在"窗口期"，即从感染病原体到血液中可检测出病原体的抗原或抗体等标志物的时间，这期间检测结果为阴性，而实际上小量的感染性致病因子已经存在；②筛查方法本身具有一定的局限性，从而可能造成漏检；③某些献血员自身的免疫力差，感染了某些病原体后，机体在短期内不会产生抗体，或产生抗体所需时间很长，即所谓的免疫静止携带者。

为了保证受血者的身体健康和生命安全，加强血液全面质量管理，保障输血安全，目前多采取以下措施：开展无偿献血；严格筛查献血员，并采用先进、高精密度的仪器对血液进行检测；尽量采用成分输血；积极开展自身输血。

（2）其他迟发性输血不良反应　　主要包括迟发性溶血反应、输血后紫癜、输血相关的移植物抗宿主病（transfusion associated graft versus host disease，TA-GVHD）、多次输血后铁超负荷等。迟发性溶血反应一般为血管外溶血，临床表现为发热、黄疸、贫血、偶有血红蛋白尿。输血后紫癜多见于女性患者，是在输血后 5～10d 发生急性血小板减少（PLT<10^9/L）引起。TA-GVHD 是一种致死性的输血并发症。铁超负荷是指反复输血后，过多铁在机体累积，导致血色素沉积症，甚至出现脏器功能衰竭，尤其是心脏、肝功能衰竭。

第三节　血细胞制品

血细胞主要包括红细胞、血小板和白细胞。采用不同的制备工艺和方法，可得到不同的血细胞成分。

一、红细胞制品

红细胞是血液中数量最多的血细胞，来源于骨髓，并受到肾分泌的促红细胞生成素的调节，进入血液循环后，生命周期约 120d。成熟红细胞没有细胞核和细胞器，其主要成分为血红蛋白，负责储存和运送氧和二氧化碳。但血红蛋白只有在红细胞内才能发挥正常生理功能，如果红细胞破裂，游离的血红蛋白被释放到血浆中，将丧失其正常作用。

红细胞制品是指使用多联采血袋采集全血，通过物理方法在完全封闭条件下移除血浆、血小板和白细胞等血液成分，或经生理盐水洗涤及白细胞过滤等过程制备的以红细胞成分为主的血液制品。因制备工艺及成分的不同，可将红细胞制品分为浓缩红细胞、悬浮红细胞、少白细胞红细胞、洗涤红细胞、辐照红细胞、冰冻红细胞等。国际上通常采用 400mL 全血制备的红细胞制品标示为 1 单位红细胞，国内是采用 200mL 全血制备的红细胞制品标示为 1 单位。

1. 浓缩红细胞

浓缩红细胞（red cell concentrate，RCC），也曾称为压积红细胞（packed red cell）或少浆血（plasma-reduced blood），是在全血的有效期内任何时间分离出部分血浆制备而成。通常采用低温离心，将全血分成上层血浆层和下层红细胞层，再采用挤压或虹吸的方法将上层大部分血浆分出，剩余的少量血浆和下层全部的红细胞即浓缩红细胞产品，其中还含有全血中残留的几乎全部白细胞和大部分血小板。

RCC 含有与全血等量的红细胞（1 单位红细胞保留了 1 单位全血中全部的红细胞），临床输注时与全血具有同等的携氧能力；保存温度（2～8℃）、临床输注前的配血试验要求等都与全血相同；而且输血传播疾病的风险和血液被污染的概率也与全血没有明显差别。但因去除了全血中的大部分血浆，因此比全血的液体容量少（比全血约少 30%），降低了输注后的循环负荷，也可避免或减少血浆蛋白，尤其是抗原或抗体引起的发热及过敏反应；分离血浆的同时也将大部分全血保存液的枸橼酸盐等成分除去，减少了有关输血不良反应的发生。RCC 存在的缺点：制品中含有全部的白细胞和部分血小板，输注后可能会导致患者产生白细胞或血小板抗体，或在已具有白细胞抗体的患者中引起输血反应；RCC 比全血黏稠，流畅性相对较差，输注时流速较慢，通常需在输注前用适量的等渗氯化钠溶液稀释成红细胞悬液。

RCC 是最初期的红细胞制品。采用开放式分离制备的 RCC 只能当天使用，采用密闭式分离制备的 RCC 理论上与全血保存的有效期一致。目前，由于红细胞保存液及多联袋技术的普及，添加红细胞保存液的悬浮红细胞制品基本上替代了浓缩红细胞制品。

2. 悬浮红细胞

悬浮红细胞（red cell suspension，RCS），又称添加剂红细胞，是在浓缩红细胞基础上，通过多联袋技术在密闭系统中加入红细胞保存液，重新悬浮红细胞，然后 2～8℃保存。红细胞保存液的配方不同，悬浮红细胞的保存期也不同（表 12-1）。临床使用时不得加入任何药物（生理盐水除外），以免红细胞发生变性、凝血或溶血。输注前需将血袋反复颠倒数次使红细胞与添加液充分混匀。

表 12-1　常用的红细胞保存液

保存液	组分 /（mmol/L）					保存红细胞时间 /d
	氯化钠	磷酸盐	腺嘌呤	葡萄糖	甘露醇	
SAG	150.00		1.25	45.00		35
SAGM	150.00		1.25	45.00	30.00	42
AS-1	154.00		2.00	111.00	41.20	42
AS-2	70.15	23.00	2.22	55.51		42
AS-3	150.04		2.22	45.41	28.82	42

注：空白处的含义为不含该成分

悬浮红细胞制品中的红细胞保存较好，黏度低，易输注，是目前国内临床应用最广泛的一种红细胞类成分制品，适用于血容量正常的慢性贫血者；外伤或手术引起的急性失血者；心脏、肾、肝功能不全者；儿童慢性贫血及妊娠期并发贫血者等。由于是在浓缩红细胞基础上发展起来的，基本具备浓缩红细胞的所有特点，如少血浆、低容量、含有白细胞及血小板成分；临床疗效及副作用与浓缩红细胞也基本相同。但是，悬浮红细胞中添加的保存液可为红细胞提供营养，并具有稳定红细胞膜的作用，因此悬浮红细胞的有效保存时间更长，红细胞比容较低，临床应用更方便，一般不需要输注前另外加入生理盐水。

3. 少白细胞红细胞

许多输血相关病毒为亲白细胞病毒，如人类免疫缺陷病毒（HIV）、巨细胞病毒（CMV）、人类 T 淋巴细胞白血病病毒（HTLV）等寄生于受感染的白细胞内，通过白细胞输入而传播；各种输血不良反应，如临床常见的非溶血性输血反应、输血相关移植物抗宿主病等，55%～75% 是因为输入异体白细胞所致。因此，滤除白细胞，尤其是在储存前滤除白细胞的血液及血液成分制品能提高输血疗效，降低输血风险。

少白细胞红细胞（leukocyte-depleted red cells，LDRC）又分为去白膜红细胞（buffy coat depleted red cells）和去白细胞红细胞（leukocyte-filtered red cells）两种，其采用的去除白细胞的方法不同。

去白膜红细胞制备时是将全血在低温条件下轻离心，分成上层血浆层、中间白膜层（浓集了白细胞和血小板）和下层红细胞层，再采用挤压的方法将上层的血浆和中间层的白膜先后分出，剩余下层红细胞即少白细胞红细胞产品。这种方法可以去除全血中大约 80% 的白细胞。国家标准规定，采用去白膜法制备的少白细胞红细胞，每 200mL 全血制备的产品中残余白细胞数≤$2.5×10^8$，红细胞回收率≥80%，适用于临床预防非溶血性发热性输血反应。如果采用开放式分离法去白膜，产品只能当天使用；如果采用多联袋技术密闭式分离去除白膜后再加入红细胞保存液，产品有效期视保存液配方可分别保存 21d、35d 和 42d。

去白细胞红细胞是使用白细胞过滤器制备，一般采用连接有血站型白细胞滤器的多联袋采集全血后，在密闭条件下先用白细胞滤器过滤去除全血中的白细胞，再加工分离制备成去除白细胞的悬浮红细胞。在没有低温储存前滤除白细胞效果较好，通常白细胞清除率可达 99% 以上。国家规定的标准为：每 200mL 全血制备的产品中残余白细胞数≤$2.5×10^6$，红细胞回收率≥90%。根据红细胞保存液配方不同，4℃下分别可保存 21d、35d 和 42d。该制品适用于临床预防人类白细胞抗原（HLA）同种免疫、CMV 感染、非溶血性发热性输血反应等。

4. 洗涤红细胞

全血离心去除上层血浆和中间的白膜层后，在无菌条件下，用生理盐水洗涤红细胞 3～6 次即洗涤红细胞（washed red cell，WRC）。国家规定的洗涤红细胞制品质量标准为：红细胞回收率≥70%，白细胞清除率≥80%，血浆蛋白清除率≥98%。洗涤红细胞多采用开放式方法制备，污染的概率较大，因此通常要求尽可能在洗涤后 6～8h 临床输注，4℃低温保存不得超过 24h。

洗涤红细胞制品去除了几乎全部的血浆和 80% 以上的白细胞和血小板，适用于有血浆蛋白过敏反应的患者和部分自身免疫性溶血的患者，对预防非溶血性发热性输血反应及 HLA 同种免疫也有一定的作用；去除血浆的同时，也去除了全血中的钠、钾、氨、枸橼酸盐及乳酸等物质，因此洗涤红细胞也适用于有严重肝、肾功能不全的患者；洗涤红细胞去除血浆的同时，也去除了血浆中几乎全部的抗 A、抗 B、抗 AB 等抗体，消除了供者血浆中的有关血型抗体对受者的影响，临床交叉配血时一般只需要进行主侧配血，尤其是 O 型洗涤红细胞在一定程度上可以认为是"万能血"。母婴 ABO 血型不合的新生儿溶血病输血或换血治疗时，无论婴儿是什么血型，均宜选择 O 型洗涤红细胞输注，因为在新生儿循环血液内存在母体通过胎盘输送到胎儿体内的 IgG 型抗 A、抗 B 或抗 AB 抗体。母婴 RhD 血型不合的新生儿溶血病输血或换血治疗时，不管婴儿是 RhD 阴性还是阳性血型，均宜选择 O 型 RhD 阴性洗涤红细胞输注，因为婴儿循环血液中仍存在母体通过胎盘进入胎儿血液中的母体 IgG 型抗 D 抗体。

5. 辐照红细胞

辐照红细胞（irradiated red cell，IRC）是指针对特殊患者，为预防输血相关移植物抗宿主病（TA-GVHD）的发生，对所需要输注的各种红细胞制品在输注前进行辐照处理。辐照处理的方法是，采用适当剂量的 γ 射线或 X 射线对血液及血液成分中免疫活性淋巴细胞的 DNA 产生选择性电离辐射作用，抑制和破坏免疫活性淋巴细胞的活性和增殖能力，预防 TA-GVHD 的发生。常用的血液及血液成分制品中存在具有免疫活性的淋巴细胞，即使应用高效的白细胞滤器过滤仍有可能存在少量的免疫活性淋巴细胞。当受者存在免疫缺陷或免疫抑制的情况下，输入的血液及血液成分制剂中具有免疫活性的淋巴细胞可能在受者体内植活并复制，这些植活并复制的供者活性淋巴细胞可以对受者的靶器官进行攻击，损害受者的组织器官，导致 TA-GVHD 的发生。TA-GVHD 临床上可表现为发热、皮疹、严重腹泻、肝脾肿大、肝肾功能异常、肝炎等，严重者出现多个重要组织器官功能衰竭、死亡。TA-GVHD 的治疗手段有限，疗效较差，死亡率近 100%，因此重在预防。

常用的 γ 射线辐照源为 ^{137}Cs 和 ^{60}Co，均有专用于血液辐照的设备。血液及血液成分经辐照处理，在主要破坏有核细胞的 DNA 复制能力的同时，红细胞也会受到部分损伤，其保存期会明显缩短。有研究显示，原可以保存 42d 的悬浮红细胞，经辐照处理后，其保存期缩短到 21~28d。因此，血液制品的辐照处理多选择在临床输注前进行，一般提前一天或数小时向具有血液辐照处理专业设备的采供血机构预约。

6. 冰冻红细胞

冰冻红细胞（frozen red blood cell，FRC）是采用深低温冰冻技术长期保存的红细胞。通常采用三种模式对红细胞进行冰冻保存：①采用 14% 的羟乙基淀粉作为保护剂，用 −196℃ 的液氮冰冻后，将红细胞保存在 −150℃ 的环境中；②采用 20% 的甘油作为保护剂，用 −196℃ 的液氮冰冻后，将红细胞保存在 −150℃ 的环境中；③采用 40% 的甘油作为保护剂，冰冻储存在 −80℃ 的环境中。在超低温条件下，红细胞代谢活动几乎处于停止状态，虽经长期保存，仍然具有代谢能力和生存活力，同时也避免有毒代谢物的蓄积。因此，冰冻红细胞最突出的特点是保存时间长，通常可以冰冻保存 3~10 年或更长时间。

在临床使用前，首先要对冰冻保存的红细胞在特定程序下进行解冻，然后依序用专用不同浓度的氯化钠溶液进行特殊的洗涤处理，将冰冻红细胞制品内的甘油浓度减少到 1% 以下，才能输注给患者。国家有关标准要求，采用甘油冰冻保存的红细胞，解冻去甘油处理后，冰冻红细胞制品的红细胞回收率 ≥80%，残余白细胞 ≤1%，残余血小板 ≤1%，甘油含量 ≤10g/L，游离血红蛋白含量 ≤1g/L，体外溶血试验 ≤50%。经洗涤去除甘油后的冰冻红细胞制品，几乎去除了全部的血浆、白细胞、血小板成分，临床输注中可以避免血浆蛋白过敏反应和白细胞抗体引起的非溶血性发热反应，也可以减少白细胞相关抗原（HLA）同种免疫、CMV 传播和 TA-GVHD 发生的机会。临床配血时一般只要求做主侧配血试验。

冰冻红细胞制品由于制作成本昂贵、工艺复杂、操作时间长，目前主要用于稀有血型的红细胞长期保存，或用于有特殊要求的患者自身红细胞长期保存，以备急需时用。在汉族人中 RhD 阴性的人较少（约占 3‰），常规的采供血服务难以满足这类患者的用血要求，因此国内采供血机构多采用将日常收集到的 RhD 阴性红细胞冰冻保存，供临床应急使用。

7. 年轻红细胞

年轻红细胞（young red cell，YRC）是将全血中新生的红细胞（包括大部分网织红细胞）分离出来制备的新型红细胞制品。新生的、年龄较轻的红细胞体积较大、密度和相对密度较小，随着红细胞不断生长、衰老，细胞体积逐步减小、密度和相对密度较高。因此，可以通过离心的方法，将离心后处于较上层的年龄较轻的红细胞分离出来。成熟红细胞的半存活期为29d，而年轻红细胞为45d。因此，输入年轻红细胞可明显延长输血间隔时间。年轻红细胞质量的参考标准：网织红细胞计数为分离前的全血的 2 倍以上，每 200mL 全血制备的 1 单位年轻红细胞，血红蛋白含量＞20g，丙酮酸激酶活性间接估计红细胞日龄至少 50d。

年轻红细胞主要适用于需要长期依赖输注红细胞改善贫血状况的患者，如地中海贫血。长期反复输注红细胞，可能发生含铁血黄素沉着，严重者引起血色病。其预防的手段之一就是选择使用年轻红细胞，以延长输注红细胞在患者体内的有效存活时间，延长红细胞输注间隔周期，减少红细胞输注次数，减少在体内衰老破坏的红细胞数量，减轻含铁血黄素沉着，延缓或避免血色病的发生。

二、血小板制品

血小板的功能主要是参与止血。正常成年人的血小板数量是（100～300）$\times 10^9$/L。血小板少于 50×10^9/L，称为血小板过少，此时，微小创伤或仅血压增高就能使皮肤和黏膜下出现瘀点，甚至出现大块紫癜或瘀斑，这类疾病称为血小板减少性紫癜。血小板高于 1000×10^9/L，称为血小板过多，易形成血栓，导致心肌梗死、脑血管栓塞等血栓栓塞性疾病。

19 世纪 60 年代已报道血小板输注能降低急性白血病患者出血引起的病死率，此后血小板输注作为一种治疗方法得到稳步发展。临床上各种原因引起血小板减少而造成严重出血表现，一般都应进行血小板治疗性输注；即使没有明显出血倾向但血小板数目低下严重也应进行血小板预防性输注。预防性血小板输注是防止出血，治疗性血小板输注则控制出血。

1. 浓缩血小板制品

目前常用的血小板制品为浓缩血小板，按制备方法可分为两类：手工血小板和单采血小板。手工血小板是依据血液成分的相对密度不同，从采集的全血中将血小板离心分离，然后悬浮于一定量血浆内，质量标准要求：由 200mL 全血制备的血小板为 1 单位，体积为25～35mL，血小板含量≥2.0×10^{10}，白细胞残余量≤2.5×10^8，红细胞混入量≤1.0×10^9；pH 为 6.0～7.4；乙肝表面抗原（HBsAg）、丙肝病毒抗体（HCV-Ab）、HIV 抗体（HIV-Ab）、梅毒螺旋体血清学试验均为阴性，转氨酶正常，无细菌生长。单采血小板是使用血细胞分离机直接采集单个供血者循环血液中的血小板，并悬浮于一定量血浆内，其质量标准为：用血细胞分离机由单个献血员采集的血小板为一个机采单位或一个治疗剂量；24h 保存者体积为125～200mL，5d 保存者体积为 250～300mL；血小板含量≥2.5×10^{11}，白细胞残余量≤5.0×10^8，红细胞混入量≤8.0×10^9，pH 为 6.2～7.4；HBsAg、HCV-Ab、HIV-Ab、梅毒螺旋体血清学试验均为阴性；转氨酶正常，无细菌生长。与手工血小板相比，单采血小板具有血小板含量高、红细胞与白细胞混入量低、止血效果好，不需多个供者，无须交叉配血、同型输注即可等优势，但制备成本较高。

2. 特制血小板制品

为提高输注浓缩血小板的疗效，降低不良反应，延长有效保存期，现已研究开发许多新的特制血小板制品，如洗涤血小板、少白细胞血小板、辐照血小板、冰冻血小板等。

（1）洗涤血小板　　采用生理盐水或其他等渗溶液将机采血小板通过洗涤去除血浆蛋白等

成分，并在一定程度上洗去血小板表面吸附的血浆中的可溶性抗原成分，这样制备的洗涤血小板制品可防止血浆蛋白引起的过敏反应，并可在一定程度上降低血小板抗原引起的同种免疫，增强输注效果。若在洗涤液中加入血小板添加剂，可延长洗涤血小板的有效保存期，更利于随时供应临床之急需。

（2）少白细胞血小板　　在单采血小板过程中、血小板贮存前或输注时使用白细胞过滤器过滤白细胞，可大大降低浓缩血小板制品中的白细胞含量。血小板制品每次输注量中的白细胞污染量 $<5 \times 10^6$，可大大减少因 HLA 引起的同种免疫，增强制品疗效；减少因白细胞输入引起的发热等输血不良反应；也可减少病毒性疾病的传播。

（3）辐照血小板　　是利用紫外线或放射性同位素产生的 γ 射线照射浓缩血小板，选择性地破坏其中的活性淋巴细胞和其他抗原提呈细胞，从而大大降低同种免疫和输血相关移植物抗宿主病（TA-GVHD）的发生。通过控制射线剂量可抑制细胞抗原性而不影响血小板功能。若将白细胞过滤和射线照射结合起来，可预防绝大多数因血小板输注而引起的同种免疫。

（4）冰冻血小板与自身血小板　　是利用冷冻保护剂（如二甲基亚砜）将浓缩血小板制品在低温或深低温下长期冰冻保存而不影响其功能，需要输注时再解冻复苏，立即用于患者。这样可有计划、大规模地制备浓缩血小板库存，以及时供应临床所需。对于长期反复输血或使用血液成分而产生输血不良反应或血小板输注无效的化疗患者，若患者条件许可，可在其化疗后的骨髓造血恢复期用血细胞分离机单采其自身血小板冰冻保存，然后在再次化疗后引起的血小板减少期回输给患者，这样可大大降低血小板输注无效和输血不良反应的发生率。

除冰冻血小板外，其他血小板制品应在 20～24℃条件下振荡保存，保存时间为 1～5d。

三、白细胞制品

白细胞是一群不均一的细胞群，根据其形态、功能和来源部位可分为粒细胞、单核细胞和淋巴细胞三类。粒细胞又根据其胞质中颗粒的染色性质不同分为中性粒细胞、嗜酸性粒细胞和嗜碱性粒细胞。中性粒细胞是白细胞中数量最多且最重要的白细胞，由于它增生快、数量多、分布广，能快速到达感染或炎症部位，吞噬并释放活性氧物质和各种蛋白水解酶，杀灭侵入体内的细菌等病原体，是机体防御外来病原体入侵的第一道防线。研究表明中性粒细胞绝对值 $<1.0 \times 10^9/L$ 时，患者感染机会中度增加；$<0.5 \times 10^9/L$ 时，显著易感染；$<0.1 \times 10^9/L$ 时，几乎都有严重的感染，并且由于粒细胞的趋化、游走、吞噬及杀菌功能降低，在感染时不能产生正常的炎症反应，感染极易扩散。

白（粒）细胞输血始于 20 世纪 50 年代末期。半个世纪以来这一输血疗法曾广泛应用于临床各种原因导致的白（粒）细胞减少并发严重感染者，在提高炎症部位粒细胞数量、控制感染方面起到了很大的作用。目前临床使用的白细胞制品主要是单采中性粒细胞，是使用血细胞分离机单采粒细胞。采集后的粒细胞应在室温下保存，保存时间不能超过 24h，不可摇荡，最好采集后尽快输注。恶性肿瘤或白血病患者，在化疗或放疗过程中因骨髓抑制，或其他因素（如感染、免疫等）导致中性粒细胞缺乏并发严重感染，在强有力的抗生素治疗 48h 无效时，可考虑选用粒细胞输注。

近年来浓缩白（粒）细胞输注日益减少。主要原因有：①现有技术和条件难以从正常献血者体内获得足够剂量的粒细胞供临床输注；②粒细胞抗原性强（粒细胞表面有 HLA 抗原和粒细胞特异性抗原），反复多次输血易引起同种免疫反应；③体内有白细胞同种抗体者输注粒细胞时，如未进行 HLA 配型或白细胞交叉配血，输注效果差；④有传播血源性疾病的危险；⑤目前临床已有更有效的广谱抗生素，联合应用抗感染效果好；⑥重组人造血生长因子的应用，特别是重组粒细胞集落刺激因子可加速髓造血功能的恢复。这些都限制了粒细胞制品的广泛应用。

第四节 血浆制品

血浆（plasma）是指血液采集于含有抗凝剂的接收容器中，分离血细胞后保留的液体部分；或在单采血浆过程中抗凝血液经连续过滤或离心分离后的液体部分。将血浆直接（或经简单物理处理后）用于临床输注也属于成分输血范畴。血浆来源有两种：一是从献血者身上采集抗凝全血，再分离成血细胞和血浆；二是血浆单采，即用单采技术从供浆者身上采集血浆，而血细胞仍然回输给供浆者。中国目前将两者严格区分，全血采集只能由血液中心（血站）进行，全血分离的血浆只能用于临床输注；血浆单采只能由采浆单位进行，单采的血浆只能作为原料血浆用于蛋白质制品的分离和生产。

一、血浆制品的种类和特性

我国卫生部 2000 年颁布的《临床输血技术规范》中列有 4 种血浆制品，即新鲜冰冻血浆、普通冰冻血浆、新鲜液体血浆和冷沉淀。

1. 新鲜冰冻血浆

新鲜冰冻血浆（fresh frozen plasma，FFP）是将新鲜采集的抗凝全血于 4℃条件下在密闭的多联采血袋中分离出血浆，然后 −30℃条件下速冻成块，并于 −20℃以下冻存至使用前。从全血采集后到血浆速冻结束不应超过 6h（保存液为 ACD 时）或 8h（保存液为 CPD 或 CPDA-1 时）。自采血之日起 1 年为有效期，超过 1 年的改为普通冰冻血浆（美国 FDA 规定在 −65℃以下保存的 FFP 有效期为 7 年）。FFP 中的蛋白浓度一般为 6%～8%，最低不应小于 5%，含有血浆中全部凝血因子，临床主要用于扩充血容量和补充各种凝血因子。

2. 普通冰冻血浆

普通冰冻血浆（frozen plasma，FP）来源于保存期内或过期不满 5d 的抗凝全血，或保存期满 1 年的新鲜冷冻血浆。全血在 4℃条件下离心后分出的血浆，立即 −30℃下冷冻成块，−20℃下冻存至使用前。有效期自采血之日起为 4 年。制品内含有全部稳定的凝血因子，但缺乏不稳定的凝血因子 V（FV）和凝血因子Ⅷ（FⅧ）。临床上 FP 主要用于扩充血容量和补充各种稳定的凝血因子。

3. 新鲜液体血浆

新鲜液体血浆（fresh liquid plasma，FLP）是将保存期内的抗凝全血在 4℃条件下离心分出血浆，并保存于 4℃，24h 内输注。制品内蛋白含量为 6%～8%，含有新鲜血液中全部凝血因子，临床上用于扩充血容量和补充凝血因子。

4. 冷沉淀

冷沉淀（cryoprecipitate）又称为"冷沉淀抗血友病因子"（cryoprecipitated antihemophilic factor）。将新鲜冰冻血浆在 1～6℃复融后留下冰碴状不溶性成分，迅速高速离心，移除上层血浆，剩下的白色沉淀物即"冷沉淀"。从新鲜冰冻血浆完全融化到分离结束不应超过 1h，分离应在密闭的多联采血袋中进行，分离的冷沉淀应即刻置 −30℃速冻成块，并于 −20℃以下保存至使用之前，有效期自采血之日起为 1 年。制品中最主要的成为为 FⅧ 和纤维蛋白原，其他主要成分还有纤维连接蛋白（fibronectin）和 FXⅢ，所含凝血因子的浓度约为原来新鲜冰冻血浆的 10 倍，临床上主要用于补充 FⅧ、纤维蛋白原和 FXⅢ。

二、输注血浆制品的不良反应

1. 非免疫性溶血反应

冷冻的血浆成分在输注前需在 30～37℃下融化，如果融化后的血浆成分温度过低，输注时可能使受血者体内红细胞破裂。

2. 免疫性发热反应

血浆中白细胞或血小板抗体均可使受血者发生免疫性发热反应，主要是白细胞抗体引起，严重时可阻塞肺毛细血管网，发生输血后肺损伤。

3. 非免疫性发热反应

由血浆或输血器材中混入的致热源引起。

4. 过敏反应

血浆蛋白、血浆中的 IgA 抗体和其他过敏原可使过敏体质的受血者发生过敏反应。

5. 枸橼酸中毒

由于各种全血保存液中均含有枸橼酸盐，而全血分离后保存液大部分进入血浆，枸橼酸盐随血浆输入人体后能结合钙离子而使血钙水平下降，从而影响心肌而导致心脏收缩异常或紊乱，形成所谓枸橼酸中毒。通常这种情况并不常见，但如果受血者本来患有心脏疾病，或血浆输注速度过快使机体来不及从骨骼进行代偿性钙补充时，则发生中毒的可能性增大。

输注血浆发生反应的程度一般低于输注全血或细胞成分，但也要以必要性和合理性为原则，输注前应首先考虑是否可以采取其他安全有效的替代方法，如可否输注晶体液（生理盐水注射液等）、胶体液（白蛋白制品）、凝血因子制剂等，除非必要，不应输注血浆成分，更不能将输注血浆成分当作补充营养的手段。合理的输注不仅可以节约宝贵的血源，还能有效地避免输血反应。

第五节　血浆蛋白制品

血浆中含有很多分子大小和结构功能不同的蛋白质，占血浆总量的 6%～7%，已知的不下 200 种，已经分离纯化的有百余种，研究较多的有 70 多种。目前国际上投入临床应用的血浆蛋白制品已有 30 余种，大规模生产和推广应用的主要有 3 类：白蛋白、各种免疫球蛋白（包括肌注、静注和各种特异性免疫球蛋白）及多种凝血因子制品。此外，几种少量或微量血浆蛋白制品也已上市。随着现代生物技术的发展，重组工程菌/细胞和转基因动植物也越来越多地成为血浆蛋白制品的原料来源。

一、白蛋白制品

1. 白蛋白的性质

白蛋白（Alb）是由肝合成的单链、非糖基化蛋白质，是血浆中含量最高的蛋白（3500～5500mg/dL），占血浆总蛋白的一半多，因此易大量、高纯度地提取。成熟的白蛋白共有 585 个氨基酸残基，在正常生理条件下带负电荷，链内半胱氨酸残基间形成 17 个二硫键，使白蛋白分子交叉盘绕成稳定的球形颗粒。组成肽链的氨基酸残基中有许多亲水性氨基酸，因此白蛋白极易溶于水。白蛋白在肝中的产生速度很快，每个肝细胞每秒钟能合成约 7000 个分子，正常人每天可合成 15g，而在失血情况下，合成速率可提高 2～3 倍。故在肝功能正常、营养充足的情况下，白蛋白损失后补充很快，一般丧失 400mL 血浆，1～2d 即可恢复。人体内白蛋白总量约 300g，其中约 40% 在血管内，60% 分布在皮肤、肌肉、肠等血管外组织中，二者存在动态平衡。位于血液内的白蛋白又称为人血清白蛋白（HSA）。

2. 白蛋白的生理功能

（1）维持、调节血浆胶体渗透压与体液平衡　　人体血浆胶体渗透压的 70%～80% 由白蛋白维持。1g 白蛋白产生的渗透压相当于 20mL 液体血浆或 40mL 全血，因此白蛋白可以很好地调节组织与血管之间水分的动态平衡。与盐类及水分子相比，白蛋白的分子质量较高，透过膜的速度较慢，使得白蛋白的胶体渗透压与毛细血管的静力压相平衡，以此来维持正常与恒定的血浆容量，因此白蛋白是血容量的主要保持者。白蛋白较强的水化作用，可以促进水分从组织间隙吸收渗透到血液循环内，引起血液稀释、黏度降低，进而间接地促进利尿和水肿消退。

（2）运输和解毒　　白蛋白分子是一个单链的球蛋白，三级结构富有弹性，易于与许多物质可逆地结合，是血浆蛋白中主要的载体和运输蛋白。白蛋白分子中带有 19 个高纯负电荷，对无机或有机化合物均有很高的亲和力，能结合并转运各种离子、脂肪酸和激素、胆红素等，许多药物与白蛋白结合后被转运。作为多种物质的载体，白蛋白可调节被运输物质在体内的有效浓度和代谢速度，并减少它们可能的毒性，尤其是与药物的可逆性结合，不仅降低了药物的毒性，还延长了药效的持续时间。

（3）营养供给　　组织蛋白和血浆蛋白可互相转化，在氮代谢障碍时，白蛋白可转化成体内组织蛋白前体，作为机体内的氮源，为组织提供营养。白蛋白还能促进肝细胞的修复和再生。

3. 白蛋白制品及其应用

根据来源，可将白蛋白制品分为血浆来源白蛋白制品和重组白蛋白制品。

（1）血浆来源白蛋白制品　　又称人血白蛋白（human albumin，HA），是无菌的蛋白胶体溶液，也是目前国际上使用最多的血液制品，它采用低温乙醇蛋白分离法或经批准的其他蛋白分离方法从健康人混合血浆中分离纯化，并经病毒去除和灭活处理制成，用于补充血管内外白蛋白的缺乏。制品中白蛋白的纯度达 96% 以上，不含防腐剂和抗生素，可加入适量的辛酸钠或乙酰色氨酸钠作为稳定剂。人血白蛋白在临床的应用范围很广，主要适应证有以下几种：失血创伤、烧伤引起的休克，脑水肿及损伤引起的颅压升高，肝硬化及肾病引起的水肿或腹水，低蛋白血症，新生儿高胆红素血症，多器官功能衰竭及肺衰竭，心肺分流术、血液透析的辅助治疗。

白蛋白还是一种很好的药物稳定剂，不仅可以阻断蛋白质对容器壁的吸附，还能够稳定蛋白质药品组分并防止其降解，从而有效延长药品的货架寿命、加强药品效能。因此人血白蛋白除了在临床上用于疾病的治疗，还常作为其他生物制品的稳定剂或保护剂，以稳定或保护其有效成分，防止其降解或失活。

（2）重组白蛋白制品　　从人血浆提取的白蛋白制品主要存在两方面的问题：一是原料血浆存在艾滋病、肝炎等病毒感染的风险；二是血源紧缺，多年来全球范围内血浆采集量一直不能满足临床用药需求。由于有偿献血导致病毒感染的风险远远高于无偿献血，大部分国家已经逐步取消有偿献血制度，导致采血量进一步下降，甚至出现血荒。因此，利用基因工程技术表达重组人白蛋白（recombinant huaman Alb，rhAlb）一直是血液制品行业关注的热点之一。rhAlb 最初在大肠杆菌中表达成功。但因 Alb 含有大量的二硫键，而大肠杆菌表达的蛋白质难以正确折叠，因此未能得到有生物活性的重组蛋白质。目前，rhAlb 主要在毕赤酵母中表达，表达量高（可达 10～20g/L）且稳定，可形成正确的折叠，以成熟的蛋白质分泌到培养基中，其分子组成、空间结构及生理功能均与天然白蛋白基本一致，在人体内的耐受性、安全性及药物代谢动力学也与天然白蛋白基本相同。

由于静脉输注所需白蛋白的用量较大，目前 rhAlb 的生产规模很难达到临床用量的要求，因此目前还没有可替代人血白蛋白的成熟 rhAlb 产品用于临床，但有多个产品已被批准作为其他制品的辅料和组织、细胞培养的添加剂。在动物细胞及胚胎培养中，rhAlb 可作为自由基清除剂、重金属螯合剂、稳定剂、表面活性剂及营养物使用；rhAlb 还可与维生素或激素等药物结合，进而进入培养的动物细胞中，提升细胞的生长速度，消除毒素以及蛋白酶等物质以减少其对细胞生长的不良影响。

二、人免疫球蛋白制品

目前已经上市的人免疫球蛋白制品已有近 20 种，主要成分均为 IgG。IgG 是血浆中含量仅次于白蛋白的第二大蛋白（约 1250mg/dL），有利于从血浆中进行分离纯化。免疫球蛋白制品在临床上主要用于被动免疫，给受者补充免疫抗体以增强机体的体液免疫。根据原料血浆的特性和制品的功能效应，可分为正常人免疫球蛋白和特异性免疫球蛋白。

1. 正常人免疫球蛋白

正常人免疫球蛋白（human normal immunoglobulin）又称丙种球蛋白或多价免疫球蛋白，是从一般健康人群献血者的混合血浆（每批投产血浆应不低于 1000 人份）中分离制备的，所含的抗体种类与正常人群中所含的抗体一样，其滴度相当于正常人群平均抗体的一定浓缩倍数。根据注射途径，正常人免疫球蛋白又可分为肌内注射用人免疫球蛋白、静脉注射用人免疫球蛋白和皮下注射用人免疫球蛋白。

（1）肌内注射用人免疫球蛋白　　肌内注射用人免疫球蛋白（intramuscular immunoglobulin, IMIG）是由健康人血浆，经低温乙醇蛋白分离法或经批准的其他蛋白分离方法分离纯化，并经病毒去除和灭活处理制成，仅供肌内注射用。制品中主要含 IgG，也有一定量的 IgA、IgM。《中国药典》规定这类制品的蛋白质浓度为 10%，其中 IgG 含量在 90% 以上，抗乙肝表面抗原抗体（抗 -HBs）的效应应不低于 6.0IU/g 蛋白，抗白喉杆菌抗体则须在 3.0HAU/g 蛋白以上。

临床上 IMIG 主要用于预防某些病毒和细菌感染，如麻疹、甲肝、丙肝、风疹等的预防，以及丙种球蛋白缺乏症的治疗。当然这种预防只是暂时的、短期的。

IMIG 存在一些缺点：肌内注射后会引起注射部位非常疼痛；吸收较慢，且注射部位的组织酶对其有一定降解而使其活性降低；制品中含有一定比例的 IgG 多聚体，如果将 IMIG 用于静脉注射，制品中的 IgG 多聚体会为补体 C1q 提供 2 个以上的结合位点，通过经典途径激活补体，造成补体的消耗，使机体的防御能力下降。同时，由于补体系统的激活，产生大量的过敏毒素和过敏介质，将引起严重的过敏反应，因此 IMIG 严格禁止用于静脉输注。尽管如此，IMIG 由于制备工艺相对简单，并且具有使用方便、价格低廉、不良反应可接受等特点一直在临床实践中使用。

（2）静脉注射用人免疫球蛋白　　与 IMIG 相比，静脉注射用人免疫球蛋白（intravenous immunoglobulin, IVIG）在制备过程采用了一些特殊技术，将多聚 IgG 除去以降低其抗补体活性（anticomplementary activity, ACA，即免疫球蛋白制品中 IgG 多聚体在不结合抗原的情况下激活补体的能力），并保留其原始抗体活性，以适于静脉注射。

目前临床上使用的 IVIG 主要有 3 种：①白蛋白作保护剂的 IVIG。由于人血白蛋白的抗补体活性为负值，所以按一定比例在 IgG 中加入白蛋白，可以抵消 IgG 的抗补体活性。②聚乙二醇（PEG）沉淀法制备 IVIG。以 PEG 为沉淀剂，直接进行分段沉淀或在羟乙基淀粉的保护下进行沉淀以除去 IgG 多聚体，再除去 PEG，这样制备的 IVIG 以 7S IgG 为主。③低 pH

IVIG。将低温乙醇法制得的免疫球蛋白在低 pH（pH 4）下，经超滤透析后加入麦芽糖、甘氨酸作稳定剂而制成，制品中完整的 IgG 单体占 95% 以上，IgG 亚类构成比接近正常人血浆内 IgG 水平，无抗补体活性，虽然成品的 pH 较低，但人体有庞大的缓冲系统和足够的缓冲能力，输入此类 IVIG 后不会产生不良反应。目前我国生产的 IVIG 主要是①和③，均是由健康人血浆，经低温乙醇法或经批准的其他分离方法提纯、去除抗补体活性并经病毒灭活处理制成。每批投产血浆量应不少于 1000 人份。制品中 IgG 亚类与正常人血清中 IgG 亚类分布相近（正常人血清 IgG 亚类分布参考值：IgG1，60.3%～71.5%；IgG2，19.4%～31.0%；IgG3，5.0%～8.4%；IgG4，0.7%～4.2%），并保留了 IgG 的 Fc 段生物学活性。IgG 单体和二聚体含量之和不低于蛋白总量的 95%，含有一定效价的抗 -HBs 和白喉抗体。

临床上 IVIG 的主要适应证为原发性和继发性免疫缺陷病、各种自身免疫病、细菌性或病毒性感染疾病。近年来，又有研究陆续表明 IVIG 可适用于周期性自发性流产、癌症及过多胶原积聚等疾病。

（3）皮下注射用人免疫球蛋白　皮下注射用人免疫球蛋白（subcutaneous injection immunoglobulin，SCIG）是一种新的输注方式的免疫球蛋白制品，采用低温乙醇法，结合辛酸 - 阴离子交换层析对血浆蛋白进行分离纯化，并通过 S/D（有机溶剂 / 表面活性剂）处理和纳米膜过滤两步病毒去除工艺。成品是蛋白质浓度为 20% 的液体制剂，IgG 纯度为 98%。该类制品的优点是能够在室温（不超过 25℃）下保存，随时可用，易于携带，患者可在家自行接受治疗。目前批准的适应证为原发性免疫缺陷病，其治疗效果与 IVIG 相似；也适用于静脉通路差或对 IVIG 有不良反应的病人。

2. 特异性免疫球蛋白

特异性免疫球蛋白（specific immunoglobulin）是由对某些病原微生物具有高滴度抗体的血浆制备的特异的高效价免疫球蛋白制品。与正常人免疫球蛋白不同，此类制品必须具有至少一种高滴度抗体，用于临床上特定疾病的预防和治疗。

目前，以人血浆为原料制造的特异性免疫球蛋白制品达十余种，按其针对的抗原可分为 4 类：抗病毒类特异性人免疫球蛋白，包括巨细胞病毒人免疫球蛋白、呼吸道合胞病毒人免疫球蛋白、水痘 - 带状疱疹病毒人免疫球蛋白、痘苗人免疫球蛋白、风疹人免疫球蛋白、麻疹人免疫球蛋白、甲肝人免疫球蛋白、乙肝人免疫球蛋白、狂犬病人免疫球蛋白等；抗细菌类特异性人免疫球蛋白，如布鲁氏菌人免疫球蛋白、炭疽杆菌人免疫球蛋白等；抗毒素类特异性人免疫球蛋白，如破伤风人免疫球蛋白；抗 Rh（D）人免疫球蛋白。下面简单介绍几种《中国药典》收录的特异性人免疫球蛋白。

（1）乙型肝炎人免疫球蛋白　乙型肝炎人免疫球蛋白（human hepatitis B immunoglobulin，HBIG）是由含高效价抗 -HBs 的健康人血浆，经低温乙醇蛋白分离法或经批准的其他分离方法分离纯化，并经病毒去除和灭活处理制成。采用经批准的乙型肝炎疫苗和免疫程序对供浆员进行免疫后采集血浆，或从健康供血浆者筛选抗 -HBs 效价符合要求的血浆。按使用方法可分为肌内注射用 HBIG 和静脉注射用 HBIG 两种类型，生产时均要求每批原料应由 100 名以上的免疫供浆者的血浆混合而成，原料血浆混合后抗 -HBs 效价应不低于 10IU/mL。肌内注射用 HBIG 制品中 IgG 单体和二聚体含量之和不低于总蛋白的 90.0%，抗 -HBs 效价不低于 100IU/mL。静脉注射用 HBIG（pH 4）制品中 IgG 单体和二聚体含量之和不低于总蛋白的 95.0%，抗 -HBs 效价不低于 50IU/mL。

HBIG 的临床适应证：①出生于 HBsAg 阳性母亲的新生儿或在妊娠 6～9 个月接触过乙肝患者的母亲的新生儿；②与乙型肝炎患者或乙肝病毒携带者密切接触的人；③在外科手术或透

析过程中不能排除输注（或接触）HBsAg 阳性血液或血液成分的患者；④预防肝移植后乙型肝炎的再复发。

HBIG 可提供立即有效的短期被动免疫抗体，与乙肝疫苗在不同部位同时注射不干扰疫苗抗体的形成。

（2）破伤风人免疫球蛋白　　破伤风人免疫球蛋白（human tetanus immunoglobulin，HTIG）是由含高效价破伤风抗体的健康人血浆经低温乙醇蛋白分离法或经批准的其他分离方法分离纯化，并经病毒去除和灭活处理制成，主要通过肌内注射，用于破伤风的预防和治疗。采用经批准的人用破伤风疫苗和免疫程序对供浆员进行免疫后采血。每批投产的原料血浆应由100 名以上的免疫供浆者血浆混合而成，原料血浆混合后破伤风抗体效价应不低于 10IU/mL。成品中 IgG 单体和二聚体含量之和不低于总蛋白的 90.0%，破伤风抗体效价不低于 100IU/mL。

（3）狂犬病人免疫球蛋白　　狂犬病人免疫球蛋白（human rabies immunoglobulin，HRIG）是由含高效价狂犬病抗体的健康人血浆，经低温乙醇蛋白分离法或经批准的其他分离方法提纯，再经病毒去除和灭活处理制成，主要用于肌内注射。采用经批准的人用狂犬病疫苗和免疫程序对供浆员进行免疫后采集血浆。每批投产血浆应为 100 名以上供浆者的血浆混合而成，原料血浆混合后狂犬病抗体效价应不低于 10IU/mL。成品中 IgG 单体和二聚体含量之和不低于总蛋白的 90.0%，狂犬病抗体效价不低于 100IU/mL。

HRIG 主要用于被疯犬或其他带狂犬病毒的动物咬伤或抓伤，以及黏膜接触后的人作为被动免疫，被咬伤后立即按每千克体重肌内注射 RIG 20IU，同时接种狂犬病疫苗，在预防狂犬病中是疫苗的重要补充，生效快，使用安全，不会引起变态反应。但 RIG 对已经有狂犬病相关症状的受害者无效。

三、凝血因子制品

1. 凝血因子与血液凝固

血浆与组织中直接参与血液凝固的物质称为凝血因子（coagulation factor 或 clotting factor）。目前已知的凝血因子主要有 12 种，以罗马数字编号，即凝血因子 I～XIII（简称 FI～FXIII），其中 FVI 是血清中活化的 FV，已不再被视为一个独立的凝血因子。除 FIV 为钙离子，其余的凝血因子均为蛋白质。钙离子虽不是蛋白，却是重要的凝血因子，在凝血系统的活化过程中，许多步骤都少不了它的参与。FII、FVII、FIX、FX、FXI 及 FXII 都是丝氨酸蛋白酶，可对特定的肽链进行有限的水解，正常情况下以无活性的酶原形式存在，只有经过有限水解，在其肽链上一定部位切断或切下一个片段以暴露或形成活性中心，这些因子才具有参与凝血的活性，此过程称为激活（激活后的凝血因子，在其名字的右下方以字母"a"标注）。FIII、FV 和 FVIII 在凝血反应中起辅因子的作用，可使相应的丝氨酸蛋白酶凝血因子的催化速率增快成千上万倍。除 FIII 存在于组织中（FIII 因此又称为组织因子）外，其他凝血因子均存在于新鲜血浆中，且多数在肝内合成，其中 FII、FVII、FIX、FX 的生成需要维生素 K 的参与，故又称依赖维生素 K 的凝血因子。

凝血，即血液凝固（blood coagulation），是血液由流动的液体状态变成不能流动的凝胶状态的过程。在这个过程中凝血因子蛋白按一定顺序相继被激活，最终使可溶性纤维蛋白原（fibrinogen，Fg）变成不可溶的纤维蛋白（fibrin），纤维蛋白交织成网，把血细胞和血液的其他成分网罗在内，从而形成血凝块。根据启动因素和参与的凝血因子的不同，可将凝血途径分为内源性凝血途径和外源性凝血途径。

内源性凝血途径（intrinsic pathway）是指参与凝血的因子全部来自血液，通常因血液与带负电荷的异物表面（如玻璃、白陶土、硫酸酯、胶原等）接触而启动。当血液与带负电荷的异物表面接触时，FⅫ首先结合到异物表面并被激活为FⅫa。FⅫa再激活FⅪ；FⅪa在Ca²⁺存在的情况下激活FⅨ；FⅨa在Ca²⁺和FⅧa的辅助下激活FⅩ。由来自血液之外的FⅢ（组织因子）暴露于血液而启动的凝血过程，称为外源性凝血途径（extrinsic pathway）。FⅢ存在于大多数组织细胞，但在正常情况下，直接与循环血液接触的血细胞和血管内皮细胞不表达FⅢ。当血管损伤时暴露出FⅢ，与血液中的FⅦa（生理情况下，血液中约0.5%的FⅦ处于活化状态）结合成复合物，后者在Ca²⁺存在的情况下迅速激活FⅩ。在病理情况下，细菌内毒素、补体C5a、免疫复合物、肿瘤坏死因子等均可刺激血管内皮细胞和单核细胞表达组织因子，从而启动内源凝血过程，引起弥漫性血管内凝血。由内源性和外源性凝血途径所生成的FⅩa，在Ca²⁺存在的情况下可与FⅤa在磷脂膜表面形成FⅩa-FⅤa-Ca²⁺-磷脂复合物，即凝血酶原酶复合物（prothrombinase complex），进而激活凝血酶原（FⅡ）成为凝血酶。凝血酶一方面降解纤维蛋白原成为纤维蛋白，另一方面激活FⅩⅢ。FⅩⅢa在Ca²⁺的作用下，使纤维蛋白单体相互聚合，形成不溶于水的交联纤维蛋白多聚体凝块。

目前认为，外源性凝血途径在体内生理性凝血反应的启动中起关键作用，组织因子是生理性凝血反应过程的启动物。由于组织因子镶嵌在细胞膜上，可起"锚定"作用，有利于使生理性凝血过程局限于受损血管的部位。对凝血机制的研究，促进了对许多出血性疾病的认识，如甲、乙、丙型血友病（患者凝血过程非常缓慢甚至微小的损伤也出血不止）的发生，是机体分别缺乏FⅧ、FⅨ和FⅪ造成的；又如FⅡ、FⅦ、FⅨ和FⅩ属于维生素K依赖性凝血因子，缺乏维生素K，将会出现出血倾向；应用维生素K，可以改善凝血不良的症状。

2. 凝血因子制品的种类及临床应用

国内外已上市的凝血因子类制品，按照来源可分为血浆来源和重组来源两大类。血浆来源的凝血因子类制品包括纤维蛋白原、凝血酶、FⅦ、FⅧ、von Willebrand因子、FⅨ、凝血酶原复合物、FⅪ等。重组来源凝血因子类制品包rhFⅦ、rhFⅧ、rhFⅨ等。

（1）纤维蛋白原制品 纤维蛋白原（Fg），即凝血因子Ⅰ（FⅠ），主要由肝细胞合成，是由3对多肽链通过29个二硫键连接而成的二聚体糖蛋白（α₂β₂γ₂）。Fg在血浆中的含量较高（约300mg/dL），是血浆黏滞性的主要决定因素。在凝血过程中，Fg被凝血酶水解，先由α链脱去A肽，继而β链脱去B肽，纤维蛋白原即被水解为纤维蛋白。纤维蛋白分子相互聚合，再通过FⅩⅢ的转氨作用，交联成稳定不可逆的多聚体。

Fg很容易被沉淀，盐析法及低温乙醇法都可用来分离。目前Fg制品有两类：注射用和外用Fg制品，均是来源于健康人血浆。注射用Fg适用于：①先天性纤维蛋白原减少或缺乏症、先天性异常纤维蛋白原血症、原发性纤溶症；②获得性纤维蛋白原减少症，如严重肝损伤、肝硬化、弥散性血管内凝血；③产后、术后、创伤出血导致的凝血障碍；④血友病的合并症。外用Fg制剂，是经有效的病毒灭活处理，含Fg和凝血酶两种人血浆蛋白成分的生物制剂，包括纤维蛋白胶、纤维蛋白贴、纤维蛋白膜和纤维蛋白海绵等，在外科局部止血和创面渗血方面应用广泛。外用Fg的主要作用机制是模拟凝血级联反应的最后阶段：凝血酶降解纤维蛋白原形成纤维蛋白，在伤口处聚集成凝血块，并使血小板凝聚以止血；或者纤维蛋白贴黏附在出血伤口而填塞创面，阻止血液冲开伤口起到物理止血的作用。

（2）凝血酶制品 凝血酶（thrombin）是凝血酶原（prothrombin, FⅡ）的活化产物（FⅡa），属于维生素K依赖性丝氨酸蛋白水解酶，由A（轻链）、B（重链）2条链组成，可水解多种凝血系统蛋白，并在凝血机制中起核心作用。除了使Fg转变成纤维蛋白，凝血酶还具有以下作用：①诱导血小板聚集；②使纤溶酶原转变成纤溶酶，从而激活纤溶系统；③激活FⅩⅢ，促进纤维蛋白的交联；④激活 F V、F Ⅷ、F XI，从而生成更多的凝血酶；⑤激活某些纤溶抑制物，防止过度纤溶；⑥激活蛋白 C 系统；⑦促进伤口愈合。

目前凝血酶制品多为外用制剂，临床上用于局部止血，有血浆和重组两种来源。作为局部止血用药，上海莱士血液制品有限公司和华兰生物工程股份有限公司的外用冻干人凝血酶分别于 2003 年和 2005 年被批准上市。2007 年，美国 FDA 批准了 Omrix 公司生产的凝血酶（商品名 "Evithrom"），用于处理毛细血管和小静脉的渗血。2008 年，ZymoGenetics 公司采用经基因修饰过的 CHO 细胞系表达的重组凝血酶外用制剂（商品名 "Recothrom"）由美国 FDA 批准上市，这是首个用于局部止血的重组药品，其化学结构与功能和人凝血酶相类似，为一种喷雾制剂，可用于局部手术伤口，或可借助于手术用纱布使用，以激活凝血级联的最后几步而达到止血功效。

（3）凝血因子Ⅶ制品　　FⅦ是由肝合成的一种单链糖蛋白，属于丝氨酸蛋白酶，其合成依赖于维生素 K，又称稳定因子。FⅦ在血浆中通常以酶原形式存在，激活后（FⅦ a）和组织因子（FⅢ）形成活性复合物，然后激活 FX，启动外源性凝血途径。鉴于 FⅦ的血浆来源有限（在血浆中的含量为 0.05mg/dL），重组 FⅦ成为研发的重点。Novo Nordisk 公司研制成功的静脉注射 rhFⅦa（商品名 "NovoSeven"）先后在欧洲、美国和我国注册，用于先天性 F Ⅶ 缺乏和产生凝血因子抑制物的血友病患者出血发作时的治疗，以及预防手术出血。rFⅦa 采用的宿主细胞是乳地鼠肾（BHK）细胞，以单链形式表达，在纯化时自然被激活。与血源 FⅦ相比，两者氨基酸序列完全相同，但翻译后修饰（γ- 羧基化、O- 糖基化和 N- 糖基化）方面存在一定差异，作用机制与体内正常凝血机制也稍有不同。但两者的促凝血活性完全一致。

（4）凝血因子Ⅷ制品　　已上市的 FⅧ制品主要有两类：血源性人 FⅧ制品和重组人 FⅧ制品，用于甲型血友病的治疗。前者是从健康人血浆中提取的，后者是利用重组 DNA 技术，通过体外细胞表达的方式产生的。

1）凝血因子Ⅷ与甲型血友病。FⅧ是在血液凝固过程中起重要作用的血浆大分子糖蛋白，主要由肝和单核细胞合成，基因定位于 Xq^{28}，由 26 个外显子和 25 个内含子组成，是迄今发现的最大的编码基因之一。成熟的 F Ⅷ 为一条含 2332 个氨基酸残基的单一肽链，这些氨基酸残基组成 3 种不同结构区（ABC），以 A1-A2-B-A3-C1-C2 的方式排列。F Ⅷ 在释放出细胞前被蛋白酶切成 A1-A2-B 链和 A3-C1-C2 链，两条链通过二价金属离子结合在一起。一旦 F Ⅷ 从细胞中分泌出来并被释放到血浆中，即与血管性血友病因子（von Willebrand factor，vWF）结合成复合物，否则极易被血液中各种蛋白酶分解。当凝血信号启动后，FⅧ从 FⅧ -vWF 复合物中释出，并被凝血酶或 FXa 切去 B 结构域而活化（以凝血酶途径为主）。FⅧa 作为 FⅨa 的辅因子，参与 FⅨa 对 FX 的激活，可使 FⅨa 对 FX 的激活速度提高 20 万倍。F Ⅷ属于血浆微量蛋白，含量为 0.1～1mg/dL。发生 F Ⅷ缺陷（质或量）会导致甲型血友病。

甲型血友病（hemophilia A，HA）为 X 染色体伴性隐性遗传病，一般仅为男性患病而由女性传递，是最常见的遗传性凝血因子缺乏性疾病，在男性中发病率约为 1/5000。患者由于不能产生 F Ⅷ使得血液中的 F Ⅷ复合物水平显著降低或完全缺失。临床表现为终身具有反复发生的出血，主要以关节和肌肉出血最常见。根据临床症状可分为重型、中型、轻型和亚临床型。目前对于 HA 尚无根治方法，使用 F Ⅷ药物进行替代治疗是预防和控制患者出血的唯一途径。血友病的治疗可分为预防性治疗和按需治疗。预防性治疗是指通过定期预防性输注凝血因子，使重型血友病患者体内凝血因子含量长期维持在 1% 以上，从而防止或减少出血次数。按需治疗是指发生出血后开始治疗。预防性治疗可以防止或减少关节出血次数，维持正常关节及肌肉功能，延缓关节病变进展，提高患者生活质量。因此，预防治疗已成为重症血友病患者的首选治疗方案。

2）血源性人FⅧ制品。早期对甲型血友病的治疗是输注含有FⅧ的新鲜全血或血浆，但因受输注量的限制，疗效不佳。20世纪60年代，Pool首先发现血浆冷沉淀中富集了原血浆的绝大部分FⅧ活性，并报道了冷沉淀的制备和应用方法，从此开始了利用FⅧ制品治疗甲型血友病的新纪元。所谓冷沉淀，是指新鲜血浆离体后6h内于−30℃以下冻结，然后在0~8℃融化产生沉淀，其中含有FⅧ、纤维蛋白原和纤维结合蛋白等。

为进一步提高制品的质量和效价，20世纪70年代开发出了以冷沉淀为原料的"中纯度FⅧ浓制剂"。与冷沉淀相比，中纯度FⅧ浓制剂由于去除了很大部分杂蛋白（如纤维蛋白原等），无论在比活还是单位效价方面都有较大提高，使用中副反应较少，疗效更可靠。80年代后逐步推出了多种病毒灭活方法和提高FⅧ纯度的生产技术，于是出现了高纯度的FⅧ浓制剂，该制品最大限度地去除了纤维蛋白原、纤维结合蛋白等。在此期间，许多血液制品厂家和血液中心都推出了自己的高纯度FⅧ制品。该制品为采用健康人血浆，经分离、提纯，并经病毒去除和灭活处理、冻干制成，制品中FⅧ比活性≥10.0IU/mg蛋白，适用于中重度甲型血友病和vWF综合征患者。

3）重组人FⅧ制品。基因重组凝血因子Ⅷ（recombinant human factor Ⅷ，rhFⅧ）是第一个上市的重组凝血因子制品，自1992年美国FDA批准Baxalta公司的rhFⅧ产品"Recombinate"上市，迄今已有多家企业的十几种rFⅧ获批上市（表12-2）。采用的宿主细胞有三种：乳地鼠肾细胞、CHO细胞和人胚肾上皮细胞株（HEK293）。重组FⅧ的糖基化模式可能与天然FⅧ之间存在差异，但其对血友病的疗效与血源性FⅧ复合物一致，在血浆中与vWF的亲和性也和天然的FⅧ相同，能有效纠正甲型血友病的出血倾向，具有良好的治疗效果。目前，不少发达国家已经用rFⅧ代替血源FⅧ。

随着对表达产物的改造、生产工艺的改进和制剂配方的优化，rFⅧ制品已发展到第四代，制品的产量和质量不断提高。第一代rFⅧ制品中的有效成分多是全长rFⅧ，生产过程中培养基里往往加有动物或人源蛋白，成品中多加入人白蛋白作保护剂。为防止或减少人和动物蛋白传播病原的风险，第二代制品的生产过程不再使用来源于人或动物的蛋白，而只在制剂配方中使用人白蛋白作为稳定剂。而第三代制品更是在生产过程和制剂配方中均不再使用人或动物蛋白。

由于FⅧ的基因较大，在重组表达系统中很难高表达，而且稳定性差。对此人们对FⅧ基因进行了B区缺失性改造。FⅧ的B结构域占整个分子的40%左右，但在FⅧ活化时，B结构域被凝血酶切掉，说明B结构域对FⅧ的促凝血活性可能并非必需。而且研究表明，B结构域缺失的rFⅧ（B-domain deleted recombinant factor Ⅷ，BDD-rFⅧ）与全长的rFⅧ制品在体内外的促凝活性并无差异，但由于BBD-rFⅧ的mRNA长度减少，稳定性提高，蛋白质表达量也明显高于全长rFⅧ。因此，B结构域缺失成为rFⅧ改性的首选。目前已上市的二代、三代和四代rFⅧ制品中有多个属于BDD-rFⅧ产品。

目前市场上的多数FⅧ类产品稳定性差，体内半衰期较短（12~14h），因此甲型血友病的预防性治疗通常需要每周注射3~4次或每隔一天注射一次来维持体内足够的FⅧ循环水平。2014年上市的"Eloctate"和2015年上市的"Adynovate"分别为BDD-rFⅧ-Fc和PEG化全长rFⅧ四代产品，其在血液的循环半衰期明显较未修饰的rFⅧ延长，每周给药1~2次即可有效控制出血。

无论血源FⅧ还是rFⅧ都存在一个问题：反复输注后体内易产生抑制物（抗FⅧ的抗体）。抑制物的产生不仅导致FⅧ治疗无效，还可能诱发对内源性FⅧ产生抑制作用，导致更严重的出血情况。因此，抑制物的产生被认为是FⅧ临床应用的核心问题。早期的研究显示，血源 F Ⅷ 浓缩物在甲型血友病患者中的抑制物发生率为 6%～15%，其中重症患者的发生率可高达 21%；rF Ⅷ 在未接受治疗的血友病患者中的抑制物发生率为 24%～29%。另有报道，由 CHO 细胞和 BHK 细胞表达的 rF Ⅷ 在重度甲型血友病患者中诱发抑制物的比例高达 39%。因此，rF Ⅷ 可能比血源 F Ⅷ 更易诱发抑制物的产生。这种差异可能与 rF Ⅷ 中出现血源 F Ⅷ 中没有的新抗原表位有关。例如，在翻译后 N- 糖基化修饰过程中，由 CHO 和 BHK 细胞系表达的 rF Ⅷ 分别产生了非人源的 N- 羟乙酰神经氨酸（Neu5Gc，占总唾液酸的 0.5%）和半乳糖残基（α-1, 3-Gal，含量达 3%），这些新抗原表位的发生增加了 rF Ⅷ 制品的免疫原性。为此，有些公司采用人源细胞系 HEK293（如 2014 年上市的 "Eloctate" 和 2015 年上市的 "Nuwiq"）表达的 rF Ⅷ，糖基化修饰中无异源糖 α-Gal 和 Neu5Gc，降低了免疫原性风险。

某些患者基于后天原因，循环血中产生抗 FⅧ 的自身抗体，抑制了 FⅧ 的活性，产生与甲型血友病类似的出血症状，称获得性甲型血友病（acquired hemophilia A，AHA）。对于 AHA 患者和血浆抑制物浓度高（抗体滴度＞5BU）的 HA 患者，需采用 "旁路途径"，即应用 FⅦa 激活患者的凝血通路进行止血治疗。目前 "旁路途径" 可选用的药物包括基因重组活化 FⅦ（rFⅦa）、凝血酶原复合物（PCC）和活化的凝血酶原复合物（APCC）。2014 年上市的 "Obizur" 为重组猪源性 F Ⅷ，可用于 AHA 及产生了高浓度抑制物的 HA 患者的治疗。

表 12-2　已获批上市的 rhFⅧ

商品名	表达系统	产品特点	生产企业	获批时间
Recombinate	CHO	含有 F Ⅷ 全长分子的第一代产品	Baxalta	1992 年
Kogenate	BHK	同上	Bayer	1993 年
Helixate	BHK	同上	CSL Behring	1993 年
Helixate FS	BHK	含有 F Ⅷ 全长分子的第二代产品	CSL Behring	2000 年
Kogenate FS	BHK	同上	Bayer	2000 年
ReFacto	CHO	BDD-rF Ⅷ二代产品	Wyeth	1999 年（EMA）、2000 年（FDA）
Advate	CHO	含有 F Ⅷ 全长分子和 vWF 的第三代产品	Baxalta	2003 年
Refacto AF/Xyntha	CHO	BDD-rF Ⅷ三代产品	Wyeth	2008 年
GreenGene	CHO	BDD-rF Ⅷ三代产品	韩国绿十字	2008 年
NovoEight	CHO	BDD-rF Ⅷ三代产品	Novo Nordisk	2013 年
Eloctate	HEK293	BDD-rF Ⅷ -Fc 融合蛋白（四代）	Biogen Idec	2014 年
Obizur	CHO	重组猪源性 F Ⅷ	Baxalta	2014 年
Nuwiq	HEK293	BDD-rF Ⅷ四代产品	Octapharma	2015 年
Adynovate	CHO	PEG 化的全长 rF Ⅷ四代产品（Advate 的长效版）	Baxalta	2015 年
Kovaltry	BHK	高唾液酸化全长 rF Ⅷ	Bayer	2016 年

（5）血管性血友病因子制品　　血管性血友病因子（vWF）是由内皮细胞和巨核细胞合成的一种多聚体糖蛋白，其基因位于 12 号染色体（12q12），含有 2813 个氨基酸，由 D-D3-A1-A2-A3-D4-B1-B2-B3-C1-C2 结构域组成。在血浆中，vWF 以多聚体形式混合存在，其大小从 500kDa 的二聚体到 10 000kDa 的多聚体，各亚基之间以二硫键相连。在血浆中，vWF 还可经蛋白酶有限水解而以 140kDa、176kDa 和 189kDa 的片段形式存在。vWF 的每个亚单位都含有

许多结合位点，分别与纤维和非纤维胶原、血小板膜糖蛋白 I b（GP I b）、FⅧ、肝素、硫酸酯及瑞斯脱霉素结合。因此，vWF 是正常止血必需的一种血液糖蛋白。vWF 的 D 区与 FⅧ 结合，可防止蛋白酶对 FⅧ 的降解从而稳定其活性，并延长其在血浆中的半衰期。当凝血机制被启动后，vWF 可伴随 FⅧ 到血管损伤部位，发挥内源性止血作用。vWF 还可调节 FⅧ 的免疫原性。vWF 缺陷可导致血管性假性血友病（von Wilebrand's disease，vWD）。vWD 是由于血浆中 vWF 质和量的缺陷引起的出血倾向为主的疾病，症状较甲型血友病轻，多为显性遗传。一般用新鲜冰冻血浆（FFP）、冷沉淀和 vWF 复合物进行治疗。目前上市的 wWF 制品有分离自健康人血浆的 vWF 复合物 "Humate-P"（2000 年上市）和利用 CHO 细胞系制备的重组 vWF 制品 "Vonvendi"（2015 年上市）。

（6）凝血因子Ⅸ制品 FⅨ 是由肝细胞合成的单链糖蛋白，由 415 个氨基酸残基组成，属于维生素 K 依赖性凝血因子，基因定位于 Xq27，通常以丝氨酸蛋白水解酶原形式存在，正常人血浆含量为 5～7mg/dL。当血管壁损伤启动凝血系统时，在 Ca^{2+} 及 FⅪa 等的作用下，FⅨ 肽链内的 Arg-Ala 键断裂，生成由二硫链相连的两条多肽链：一条重链和一条轻链，此时仍无酶促活性。接着重链的 Arg-Val 键发生水解，释放一条多肽链，成为具有酶促活性的 FⅨa。不同人 FⅨ 的第 148 位氨基酸残基存在多态性，多数人为 [148]Thr，但有一部分人是 [148]Ala。

当 FⅨ 基因发生缺陷时会引起乙型血友病（hemophilia B，HB）。HB 是由先天性 FⅨ 质和量的缺陷所引起的一种出血性疾病，属于 X 染色体伴性遗传病，由女性传递而多数为男性患病，在男性的发病率约为 1/30 000。女性也可发病，但一般症状较轻。HB 可采用 FⅨ 制品进行治疗。目前普遍使用的 FⅨ 制品主要有凝血酶原复合物、血源性高纯度 FⅨ 和重组人 FⅨ 制品。

凝血酶原复合物（prothrombin concentrate complex，PCC）是一种临床上常用的血浆蛋白制品，主要含凝血酶原（FⅡ）、FⅦ、FⅨ 和 FⅩ，此 4 种凝血因子均为维生素 K 依赖性因子，理化性质相近，一般的血浆蛋白分离纯化方法很难将其分开。PCC 临床上主要用于乙型血友病及维生素 K 缺乏或患肝病而引起的出血治疗。虽然 PCC 中 FⅨ 效价较高，能满足临床上对于乙型血友病治疗的要求，但由于制品中可能含有凝血酶、FⅩa 以及能促进血凝的磷脂，可能会导致血液的高凝状态，容易引起血栓综合征，因此世界血友病联盟建议只有在无 rFⅨ 和高纯 FⅨ 时才使用 PCC。在我国 PCC 仍然是治疗乙型血友病的主要制品。我国生产的 PCC，是将健康人血浆经低温乙醇蛋白分离法或批准的其他分离方法分离纯化，并经病毒灭活处理、冻干制成，同时含 FⅡ、FⅦ、FⅩ，FⅨ 效价≥10IU/mL，比活性≥0.3IU/mg 蛋白。

高纯度 FⅨ 浓缩剂（如 2000 年在美国上市的 "Mononine"）是在 PCC 基础上进一步利用单抗，通过免疫亲和层析提纯富含 FⅨ 的纯化制品，其特点是 FⅨ 活性较 PCC 高 50～100 倍，不含或含极少量其他维生素 K 依赖的凝血因子，可快速提升和恢复患者的血浆 FⅨ 浓度，且诱发血栓的危险性较低。

"Benefix"（[148]Ala 等位基因产物，生产过程及配方均未添加人或动物源蛋白）是第一个上市（1997 年）的重组人 FⅨ 制品，用于乙型血友病及获得性 FⅨ 缺乏症的治疗。该 rFⅨ 采用 CHO 细胞系进行分泌性表达，从培养基中获得的 rFⅨ 粗品经过 4 步独立的层析步骤纯化，无须单克隆抗体纯化步骤即可得到高纯度的有生物学活性的 rFⅨ。rFⅨ 与天然 FⅨ 结构相似，但翻译后修饰（如糖基化、磷酸化、硫酸化等）有较大差异。之后，"Rixubis"（[148]Ala-rFⅨ）、"Alprolix"（[148]Thr-rFⅨ-Fc 融合蛋白）、"Ixinity"（[148]Thr-rFⅨ）、"Idelvion"（rhFⅨ-Alb 融合蛋白）和 "Rebinyn"（糖基 PEG 化）分别于 2013 年、2014 年、2015 年、2016 年和 2017 年相继上市。

四、其他血浆蛋白成分制品

1. 抗凝血酶

抗凝血酶（antithrombin，AT）是体内的一种重要抗凝物质，由肝和血管内皮细胞产生，属于丝氨酸蛋白酶抑制物家族，是一种维生素 K 依赖性单链糖蛋白，由 432 个氨基酸组成，血浆内含量为 20～30mg/dL。AT 能与凝血酶、F Ⅶ a、F Ⅸ a、F Ⅹ a、F Ⅺ a、F Ⅻ a 等凝血因子活性中心的丝氨酸残基结合而抑制其活性，从而中止凝血反应；此外，AT 对纤溶酶、激肽释放酶和补体均有灭活作用。因此，AT 虽保留了"抗凝血酶"的名称，但它在体内的作用远超出抗凝血的范畴。

通常情况下 AT 的直接抗凝作用慢而弱，但它与肝素结合后，抗凝作用可增强 1000 倍以上。肝素与 AT 分子内的赖氨酸（Lys）结合后引起 AT 构象改变，使 AT 所含的精氨酸残基（Arg）更易与凝血酶的丝氨酸残基（Ser）结合。一旦肝素 -AT- 凝血酶复合物形成，肝素就从复合物上解离，再与另一分子 AT 结合而被反复利用。AT- 凝血酶复合物则被网状内皮系统所消除。但在正常情况下，循环血浆中几乎无肝素存在。

先天性 AT 缺乏症是一种较为罕见的常染色体不完全显性遗传病。患者易发生静脉血栓。临床病例大多数为杂合子（因纯合子难以存活，多死于胚胎发育期）。患者在 20 岁之前出现血栓的机会较小，可能是由于这个阶段另一重要抗凝物质——α_2-巨球蛋白（α_2-macroglobulin，α_2-M）的血浆浓度很高的原因。20 岁之后发生血栓的危险度显著提高，50 岁之后约半数以上的患者会出现血栓栓塞症。对于此类患者可用 AT 制品进行替代治疗。

AT 浓缩剂的研制始于 20 世纪 70 年代。近年来，使用肝素亲和层析法从血浆中提纯制成的静脉注射用 AT 浓缩剂已在欧美等国普遍使用。该制品可用于治疗先天性或获得性 AT 缺乏（如肝病、口服避孕药后引起的 AT 水平降低）、弥散性血管内凝血症或一些血栓性疾病的预防和治疗。Genzyme Transgenics 公司利用转基因山羊生产的重组 AT（ATryn），先后于 2006 年和 2009 年在欧盟和美国上市，用于先天性抗凝血酶缺乏患者或术前预防静脉血栓形成，是目前用转基因动物生产药用蛋白质最成功的例子。

2. α_1-抗胰蛋白酶

α_1-抗胰蛋白酶（α_1-antitrypsin，α_1-AT 或 AAT），又称 α_1-蛋白酶抑制剂（α_1-protease inhibitor，α_1-PI），是血浆中最重要的蛋白酶抑制物，血浆总蛋白酶抑制活性的 70% 来源于 α_1-AT，能抑制多种蛋白酶的活性，如胰蛋白酶、弹性蛋白酶、糜蛋白酶、凝血酶、纤溶酶、胶原酶等，主要功能是保护机体正常细胞和器官不受蛋白酶的损伤，抑制感染和炎症，维持机体内环境的平衡。血浆中的 α_1-AT 主要由肝产生，由 394 个氨基酸组成，是一种糖蛋白，在正常人血清中的浓度为 180～280mg/dL。

α_1-抗胰蛋白酶缺乏症（α_1-antitrypsin deficiency，AATD）是一种常见的单基因遗传病，患者的肺组织抵抗弹性蛋白酶的能力低下，因而可发展为肺气肿及慢性阻塞性肺病等，可静脉输注 α_1-AT 制品进行补充治疗，以恢复病变组织的弹性蛋白酶 - 抗弹性蛋白酶的平衡。血源性 α_1-AT 制剂和 α_1-AT 浓缩制剂分别于 1987 年和 2003 年上市。

3. 蛋白质 C

人蛋白质 C（protein C，PC）是一种维生素 K 依赖性丝氨酸蛋白酶，是抗凝系统的主要成分，由肝细胞合成，血浆中的正常浓度为 0.4mg/dL。PC 通常以无活性的前体形式存在于血浆中，可被内皮细胞膜上的凝血酶 - 凝血调节蛋白复合物激活，生成活化的蛋白 C（activated protein C，aPC）。aPC 能降解 F Ⅴ a 和 F Ⅷ a，抑制外源性凝血途径；aPC 还可抑制纤溶酶原激活剂抑制物-1（PAI-1），对纤溶系统去抑制，促进纤维蛋白溶解。PC 基因缺陷或一些后天因素造成的 PC 缺陷，均可引起静脉血栓。

分别于 2001 年和 2007 年在欧盟与美国上市的 PC 制品（商品名"Ceprotin"）是采用鼠源单抗对血浆中的 PC 进行亲和层析纯化，浓缩超过 20 000 倍，可用于 PC 缺乏患者的紫癜爆发、香豆素引起的皮肤坏死及严重 PC 缺乏患者的短期预防。

重组人活化 PC 制品（商品名"Xigris"）先于 2001 年和 2002 年获准在美国和欧盟上市。"Xigris"由 HEK 细胞株合成，氨基酸序列和糖基化位点与人血浆来源的 aPC 相同，具有抗血栓、抗炎和促纤维蛋白溶解作用，主要用于治疗成人严重感染。

4. C1 酯酶抑制剂

C1-酯酶抑制剂（C1-esterase inhibitor，C1-INH），又称 C1 抑制物（C1 inhibitor），是由肝细胞合成的一种单链糖蛋白，属于丝氨酸蛋白酶抑制物家族，由 478 个氨基酸残基组成，血浆正常含量为 20mg/dL。C1-INH 在正常人体内的半衰期是 64～68h，而在遗传性血管性水肿（hereditary angioedema，HAE）患者体内的半衰期为 30～40h。C1-INH 是血浆各系统蛋白的中心调节物质。在补体系统中，C1-INH 主要在经典途径中抑制 C1r、C1s 与甘露糖结合凝集素相关的丝氨酸蛋白酶的活性，也可由旁路途径通过抑制 C3b 与 B 因子结合而对补体系统进行调节。在激肽系统中，C1-INH 抑制 FXIIa 与激肽释放酶的活性，从而影响缓激肽的形成。缓激肽可引起毛细血管扩张、渗透性增强，导致血管内容物渗出形成局部水肿，这是引起 HAE 的直接发病原因。在凝血系统中，C1-INH 抑制 FXIa 与凝血酶的活性。在纤溶系统中，C1-INH 抑制纤溶酶与组织纤溶酶原激活剂的活性。C1-INH 在发挥蛋白酶抑制作用的同时，其反应中心被切割，失去蛋白酶抑制活性，因此，C1-INH 也被称为自杀性抑制物。

C1-INH 的基因缺陷与 HAE 密切相关。HAE 是一种罕见的常染色体显性遗传病，发病率为 1/50 000～1/10 000。HAE 的发病无性别和种族差异，其临床特点为反复性皮下及黏膜下水肿，好发于四肢末端、面部皮肤和上呼吸道。当水肿发生在上呼吸道时，常因喉头水肿导致患者窒息。85% 的患者为 I 型 HAE，特征是 C1-INH 的功能正常，但血浆浓度低于正常水平；15% 的患者为 II 型 HAE，特征是 C1-INH 含量正常或略高，但功能异常。

已上市的 C1-INH 制品包括三种人血浆来源的 C1-INH 浓制剂（商品名分别为"Berinert""Cinryze""Cetor"）和一种重组 C1-INH 浓制剂（商品名"Ruconest"）。Berinert 是第一个被批准的 C1-INH 制品，最早于 1979 年在德国上市。目前市售的 Beriner 是 1985 年重新获批的第二代产品，在制备过程中使用了巴氏灭活、疏水层析及纳米膜过滤 3 种不同的病毒灭活、去除方法。Cinryze 和 Cetor 制备工艺相似，但原料血浆的来源地不同。Ruconest 是一种从转基因兔的乳汁中提取的人 C1-INH 类似物，与天然 C1-INH 相比，该产品的糖基化程度较低。以上 4 种 C1-INH 制品，除 Cetor 仅在新西兰等少数国家上市，其余 3 种产品均已在美国和欧洲等多个国家获批。

第六节　血液制品的不安全因素及其对策

一、影响血液制品安全性的因素

血液制品有许多优点，临床疗效可靠且显著，但也存在一些不安全的因素，特别是病原体染污和同种抗原性蛋白可能引起的不良后果。

1. 病原体污染问题

制备血液制品的原料是人的血液或血浆，因而通过血液传播的病原体对血液制品的污染，是导致血液制品安全性问题的主要原因。如果一种病原体符合下列 3 个基本条件，则能通过输血传播，从而对受血者的健康构成威胁：①能随血流进入宿主或患者体内；②能在被感染者的血液、血浆或血细胞中自然存活一段时间；③被感染者在一段时间内没有任何相应疾病的迹象或症状。目前已知可通过输血传播的病原体很多种（见第二节关于"全血输注不良反应"的介绍），其中对人体危害比较大的是脂包膜病毒，如乙型肝炎病毒（HBV）、丙型肝炎病毒（HCV）和人类免疫缺陷病毒（HIV）。非脂包膜病毒的危害与患者群有关，如细小病毒 B19 感染红细胞前体细胞后，会在一段时间内有效地消灭这些红细胞前体细胞。在大多数情况下，因为有成熟红细胞的大量缓冲作用，细小病毒感染温和，然而对镰刀状细胞贫血的患者来说，因为成熟红细胞的寿命较短，细小病毒可能是致命的。

多数病原体可通过血浆制品传播，而巨细胞病毒主要通过血细胞传播。可经血浆传播的疾病理论上也可经血浆蛋白制品传播，而实际上血浆蛋白制品传播疾病的种类很少，主要是病毒性疾病，因为血浆蛋白制品的生产过程对细菌有杀灭作用。但由于血浆蛋白制品的生产以混合血浆为原料，一份阳性血浆可以污染整批原料血浆，而且制品的生产过程既浓缩了蛋白成分，也浓缩了病毒，所以在病毒灭活技术发明前，血浆蛋白制品，特别是凝血因子制品传播病毒性疾病的危险性比输血或输注血浆成分大得多。血液制品的细菌污染主要以血小板为主，因血小板制品是在（22±2）℃连续振荡条件下保存，利于细菌的繁殖。常规制备的血小板制品中超过 0.6% 可能存在细菌污染。敏感的病毒检测方法及核酸检测技术的应用，使得血液制品原料污染病毒的可能性大大降低。然而，对于细菌和寄生虫感染因子的敏感筛检方法并没有得到发展，血液的细菌污染在输血医学当中仍然是一个尚未解决的问题，而且是输血后感染和死亡最主要的微生物原因。

2. 同种异体蛋白抗原性问题

不同个体都有其自己独特的血浆蛋白遗传型，使得人类血液中含有形形色色的血浆蛋白的遗传型，如各种血型物质的抗体蛋白，其变异型数量繁多；触珠蛋白（haptoglobin，Hp）、α_1-抗胰蛋白酶（α_1-AT）、转铁蛋白（transferrin，Tr）等的遗传及变异型均在 20 种以上；铜蓝蛋白（ceruloplasmin，Cp）、Gc 球蛋白、类脂蛋白（高、低密度脂蛋白）、酸性糖蛋白等也存在或多或少的遗传变异型。因此，血液制品的输注，特别是输注纯度不高的血液制品时，可能带给患者同种异型抗原。遭受过多的同种异型抗原性蛋白的重复攻击，可诱发受者的变态反应和导致免疫系统异常。

3. 其他不安全因素

人类血型是很复杂的，由于血型不合导致免疫性输血反应是影响输血安全的一个重要问题。由血型不合导致的输血不良反应可能由以下原因造成：检验者血型鉴定的错误；疾病因素导致血型鉴定错误；疑难血型；工作人员填写错误。

此外，在血液收集和加工处理的过程中，血液或血液制品同各种人工材料接触，这种接触除了可造成交叉污染之外，还可产生某些化学物质，并在储存的过程中促使一些血液细胞产生新的生物学活性因子，这些因子对受体都可能造成非预期的不良损害。

二、加强血液制品安全性的措施

近年来《血站管理办法》《血站质量管理规范》《单采血浆站管理办法》以及无偿献血的实施和血液检验技术的不断进步，已使病原体通过输血传播的危险性大幅降低。但仍然存在以下问题：血液有形成分制品生物活性有效期较短，使得对供体进行重复检测的机会较少；供体感染病原体后存在"窗口期"；献血员中可能存在免疫静止携带者；对某些致病因子或新发现的感染性因子还缺乏认识或缺乏检测手段；筛查方法本身具有一定的局限性；由于管理不善或技术培训不足，导致检验结果的人为错误，常常造成很严重的后果。

上述问题表明，从血液或血浆制品中完全清除感染因子是很难做到的，即血液制品的安全性很难达到所谓的零点危险度。因此，只能运用综合防范系统来最大限度地减少这种危险性。结合世界许多国家积累的经验和 WHO 的指导意见，血液制品安全性的综合保证系统应包括：①行政与专业技术相结合的专门管理机构，负责政策与法规的制定，并行使严格的监督管理职能，各有关环节的工作部门必须建立各自严格的档案管理系统；②血液/血浆采集单位是保证血液制品安全的重要环节，首先必须得到国家专门管理机构的批准与许可才能营业，并严格遵循国家专门管理机构所指定的检测系统和检测范围，对每一名献血员进行严格检测，并对全部献血者建立详细的病史档案，对新的献血员需进行更严格的临床及化验检查及病史调查；③制品生产厂家要严格执行 GMP 规范，既要保持生产工艺的恒定性及可重复性，同时又要防止来自任何环节的可能性污染，并负责对成品进行最后的质量控制及上市后对不良反应的追踪观察。

血液制品安全性的保障系统涉及血液学、基础微生物学、微生物诊断学及微生物灭活技术和分离纯化技术等多学科的密切配合，因此每一项技术的进步单靠生产经验的积累是远远不够的。在许多国家，从输血或血液管理部门到相关的学术研究单位、红十字会、各主要输血中心以及血液或血液制品的直接生产厂家，都投入一定力量并设立专门的实验室进行必要的基础或应用研究。

主要参考文献

董艳荣, 王丽. 2017. 重组凝血八因子及相关药物研究进展 [J]. 中国新药杂志, 26 (14): 1674-1682.

顾怡, 傅启华. 2011. 抗凝血酶研究进展 [J]. 血栓与止血学, 17 (1): 36-38.

华宝来, 赵永强. 2016. 重组 F Ⅷ用于中国人群血友病 A 的临床研究现状 [J]. 血栓与止血学, 22 (2): 235-237.

皇甫超济, 吕茂民, 马玉媛, 等. 2016. α_2-巨球蛋白的特性与功能 [J]. 中国输血杂志, 29 (2): 217-222.

黄恩, 石萍. 2010. 血液制品安全性及人血白蛋白的合理应用 [J]. 中国药业, 19 (23): 83-84.

江朝富, 崔徐江, 汪传嘉. 2003. 现代成分输血与临床. 天津: 天津科学技术出版社.

江海燕, 应跃斌, 王海彬, 等. 2015. 重组人凝血因子Ⅷ结构改造的研究进展 [J]. 药物生物技术, 22 (1): 69-73.

李芳, 张小寒, 李金霞, 等. 2011. 血液成分病原体灭活的研究进展 [J]. 医学综述, 17 (2): 262-264.

李敏, 吴日伟. 2017. 凝血因子药物市场分析 [J]. 中国生物工程杂志, 37 (5): 133-139.

李贞贞, 张辉洁, 胡兴斌, 等. 2017. 病原体灭活技术在血液成分中的应用进展 [J]. 微生物学免疫学进展, 45 (1): 87-90.

梁义安, 龙邕泉. 2013. 血小板输注风险及安全输不对策研究 [J]. 检验医学与临床, 10 (13): 1743-1745.

刘文, 李东. 2015. 血小板制品的产品特性与临床应用 [J]. 山西医药杂志, 44 (14): 1708-1710.

卢信彤, 关秀茹. 2017. 血小板及其替代物输注的研究进展 [J]. 医学综述, 23 (15): 3012-3015.

鲁丹, 曾凡一. 2018. 长效重组人凝血因子Ⅷ研究现状及进展 [J]. 生物工程学报, 34 (1): 34-43.

吕茂民, 王方, 赵雄, 等. 2015. 凝血因子与创伤止血 [J]. 军事医学, 39 (3): 211-215.

马静瑶, 徐元宏. 2012. 亚甲蓝光化学法病毒灭活血浆技术及应用 [J]. 临床输血与检验, 14 (3): 282-284.

倪道明. 2013. 血液制品 [M]. 3 版. 北京: 人民卫生出版社.

潘爱秀. 2014. α_2-巨球蛋白研究进展 [J]. 鲁东大学学报 (自然科学版), 30 (2): 133-137.

潘艳莎，贾苍松. 2011. 血小板制品输注与血小板抗体相关进展 [J]. 中国实用儿科杂志，26（10）：789-791.

庞栋，黄晓群. 2017. 血小板保存的应用性研究进展 [J]. 国际检验医学杂志，38（10）：1378-1381.

仇铭华. 2005. 机采血小板的采集与质量研究进展 [J]. 中国输血杂志，18（3）：258-262.

任芙蓉，王卓妍. 2012. 红细胞成分血病原体灭活 [J]. 中国输血杂志，25（5）：407-410.

汪菲菲，李策生. 2017. 人 C1 酯酶抑制剂的研究进展 [J]. 中国生物制品学杂志，30（11）：1227-1231.

王诗轩，孙竞，李长钢，等. 2018. 重组人凝血因子Ⅷ治疗 411 例中重型血友病 A 患者的抑制物产生及安全性的回顾性分析 [J]. 临床血液学杂志，31（1）：29-33.

王卓，赵雄，吕茂民，等. 2011. 血液制品的现状与展望 [J]. 生物工程学报，27（5）：730-746.

韦薇，白玉，罗建辉. 2016. 重组人凝血因子Ⅷ的质量研究与质量控制 [J]. 中国生物制品学杂志，29（6）：660-664.

徐德启，史维国. 2001. 保证输血与血液制品安全性的综合措施 [J]. 中国生物制品学杂志，14（4）：252-253.

詹先林，闫伟，高春芳. 2017. α_2-巨球蛋白及其糖基化在恶性肿瘤中的研究进展 [J]. 检验医学，32（10）：922-927.

张剑平，周兰贞，郭采平. 2017. α_1 抗胰蛋白酶相关疾病及其临床应用进展 [J]. 中国输血杂志，30（3）：316-319.

章金刚. 2015. 血液制品及其在伤病救治中的应用 [J]. 军事医学，39（3）：161-163.

Aubry M, Laughhunn A, Maria FS, et al. 2018. Amustaline (S-303) treatment inactivates high levels of Chikungunya virus in red-blood-cell components [J]. Vox Sanguinis, DOI: 10.1111/vox.12626

Lillicrap D, Schiviz A, Apostol C, et al. 2016. Porcine recombinant factor Ⅷ (Obizur; OBI-1; BAX801): Product characteristics and preclinical profile [J]. Haemophilia, 22(2): 308-317.

Seltsam A. 2017. Pathogen inactivation of cellular blood products-An additional safety layer in transfusion medicine [J]. Frontiers in Medicine, v4: 219.

Song HP, Yong JK, Sang KH, et al. 2012. Comparability studies of new 3rd generation recombinant human factor Ⅷ GreenGene F after improvement of formulation and viral inactivaction/removal process [J]. Biologicals, 40: 405-414.

Winge S, Yderland L, Kannicht C, et al. 2015. Development, upscaling and validation of the purification process for human-cl rhFⅧ (Nuwiq), a new generation recombinant factor Ⅷ produced in a human cell-line [J]. Protein Expression and Purication, 115: 165-175.

13 第十三章

基因治疗制品

第一节 概 述

一、基因治疗简介

1. 基因治疗的概念

基因治疗（gene therapy）是指将人的正常基因或有治疗作用的基因通过一定方式导入靶细胞或组织中，从而实现在体或离体细胞的基因修饰来达到治疗疾病目的的生物医学治疗手段。

基因治疗与常规治疗方法不同，一般意义上疾病的治疗针对的是疾病的各种症状，而基因治疗针对的是疾病的根源，即异常的基因本身。基因治疗并不需要修改所有细胞，很多疾病只需让一部分细胞表达目的蛋白即可。

2. 基因治疗的策略

目前基因治疗通常包括以下 4 种策略。

（1）基因置换 基因置换（gene replacement）是将正常的基因导入特定细胞，通过定位重组，以导入的正常基因置换基因组内原有的缺陷基因。该方法只对缺陷基因的缺陷部位进行精确的原位修复，不改变基因组的其他部位。例如，治疗甲、乙型血友病，可用正常的凝血因子Ⅷ（FⅧ）或 FⅨ基因分别替换变异的 FⅧ或 FⅨ基因。

（2）基因失活 基因失活（gene inactivation）是指应用反义技术（antisense technology），将反义寡核苷酸导入细胞以封闭某些有害基因的表达，即灭活不能正常工作的致病基因。例如，对于家族性高胆固醇血症、遗传性耳聋等疾病可用该法对致病基因进行敲除以达到治疗的目的。

（3）基因添加 基因添加（gene addition）或称基因增补（gene augmentation），是向体内引入新的或修饰的基因以帮助治疗疾病，而细胞内的缺陷基因并未除去。与基因置换相比，基因添加较易实现，是目前基因治疗中最常用的方法之一。例如，利用基因修饰后的嵌合抗原受体 T 细胞（chimeric antigen receptor T-cell，CAR-T）疗法治疗癌症。

（4）基因修复 基因修复（gene repair）是指在原位修复有缺陷的基因，是将靶细胞中致病基因的突变碱基加以纠正，使其在质和量上均能得到正常表达。对于单基因遗传病，如Ⅰ型酪氨酸血症、镰状细胞贫血、杜氏肌营养不良症等，都可以通过修复突变碱基来恢复基因功能。

3. 基因治疗的方式

实现外源基因向体内的导入通常有两种方式：离体基因传递和体内基因传递。

（1）离体（ex vivo）基因传递 离体基因传递又称体外基因治疗，其一般操作是：先将有治疗作用的外源基因与合适的载体（载体通常被设计为可以在患者染色体的一个或多个基因座整合）重组，并分离患者的体细胞进行培养，然后将携带有治疗基因的载体导入细胞内，筛选基因组中整合有治疗基因的细胞（体外基因修饰）并大量扩增，最后将这种基因修饰后的细胞重新输回患者体内，以达到治疗疾病的目的。

　　β- 地中海贫血是离体递送基因治疗的一个成功例子（图 13-1）。该病是由于血红蛋白 β 亚基（hemoglobin subunit beta，HBB）基因突变导致 β- 珠蛋白异常而引起的溶血性贫血，是全球分布最广、累及人群最多的一种单基因常染色体隐性遗传病，患者表现为严重贫血、生长发育迟缓甚至死亡。2019 年上市的 "Zynteglo" 就是针对该病的一种体外基因治疗药物。其制备和操作过程大致是：①首先从患者骨髓或经过动员的外周血中采集造血干细胞和祖细胞（hematopoietic stem and progenitor cell，HSPC），通过亲和柱分离出 CD34⁺HSPC；②在有生长因子的情况下对 HSPC 进行离体培养，从而使自我更新的干细胞得以维持和扩增；③将携带 β-珠蛋白 cDNA 的整合型慢病毒载体转染进培养的 HSPC，并筛选转染成功的细胞；④患者接受预处理方案，该方案清除骨髓中的内源性 HSPC，并在骨髓微环境中创造供离体工程细胞植入的空间；⑤经基因矫正的 HSPC 通过静脉回输到患者体内并植入骨髓，它们可以在骨髓中自我更新并分化成各造血谱系。由于载体的设计，β- 珠蛋白基因的表达仅限于红系细胞。

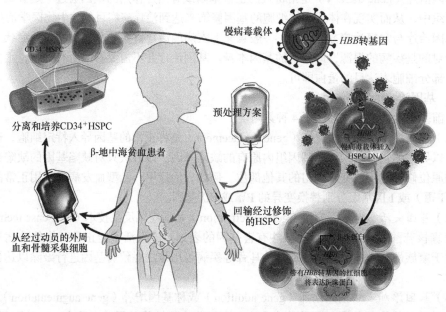

彩图 13-1

图 13-1　基因治疗的离体递送（以 β- 地中海贫血的治疗为例）

　　体外基因治疗的制品形式是外源基因转化的细胞，又可称为细胞基因治疗制品，其优势在于：外源基因的转染效率高，对难转染的细胞也能通过筛选来提高效率，且不会存在脱靶效应；外源基因整合进细胞中的染色体，能够长期稳定表达，并随着细胞分裂稳定遗传给子细胞；自体细胞的使用不会诱导机体的免疫反应。但离体基因治疗步骤烦琐，细胞离体操作后易造成活力低下。

　　（2）体内（in vivo）基因传递　　体内基因传递又称为体内基因治疗，是以局部注射的方式，将含有遗传物质的载体［多运用非整合型病毒载体（如腺相关病毒）］或裸 DNA 直接导入患者体内有关的器官组织和细胞内，在细胞生存期内行使其功能，达到治疗疾病的目的。

　　体内基因治疗的制品形式是携带有外源基因的重组病毒或重组 DNA、RNA 等遗传物质及其复（混）合物。体内基因治疗是目前主要的基因治疗形式，其优势在于：操作相对简单，治疗方式更为灵活；通过体内途径转导的基因不需整合到靶细胞的基因组上，只是在靶细胞内独立或随着载体表达目的蛋白。但目前该方法也存在不少缺点：体内编辑的不确定性导致这一方法无法避免随机整合和脱靶效应的发生；一些病毒载体有可能引起严重的免疫反应；随着细胞的分裂和机体免疫系统的作用，外源基因会逐渐在体内消失，因此这种基因疗法不能保证疗效的持久性。

基因治疗主要涉及目的基因、载体和靶细胞三方面的内容。靶细胞分为体细胞和生殖细胞。但用生殖细胞作为靶细胞受到伦理方面的限制，所以目前基因治疗主要是针对体细胞，用于包括遗传病、恶性肿瘤、心血管疾病、感染性疾病等对人类健康威胁严重的各种疾病的治疗。

二、基因治疗制品的概念及其发展

1. 基因治疗制品的概念

根据《中国药典》（2020 年版）的解释，人用基因治疗制品通常由含有工程化基因构建体的载体或递送系统组成，其活性成分可以是 DNA、RNA、基因改造的病毒、细菌或细胞，通过将外源基因导入靶细胞或组织，替代、补偿、阻断、修正特定基因，以达到治疗疾病的目的。

依据载体的不同，可将人用基因治疗制品分为以病毒为载体的制品，以质粒 DNA 为载体的制品，以及以细菌为载体的制品，其中以病毒和质粒 DNA 为载体的人用基因治疗制品最常见。

2. 基因治疗制品的发展

20 世纪 60 年代美国分子生物学家 Lederberg 首次提出基因治疗的概念，为基因治疗的发展奠定了基础；70 年代基因疗法被正式提出，并被认可作为人类遗传疾病的一种治疗方式；90 年代，美国国立医学研究院（NIH）批准了第一个基因治疗临床研究，治疗腺苷脱氨酶（adenosine deaminase，ADA）缺乏所致的重症联合免疫缺陷病（severe combined immunodeficiency disease，SCID）并获得成功，使基因治疗一度成为研究热点。然而 1999 年，1 名 18 岁患者死于腺病毒载体基因治疗引起的多器官衰竭，主要原因是免疫系统对腺病毒载体的过度反应。之后，美国 FDA 暂停了大部分基因治疗临床试验。2003 年，我国批准第一个基因治疗制品"今又生"上市，用于治疗头颈部肿瘤；2012 年，欧洲批准治疗脂蛋白脂酶缺乏症的基因治疗制品上市；2015 年，美国 FDA 批准治疗黑色素瘤的 HSV-1 溶瘤病毒基因治疗制品上市；2017 年和 2019 年 FDA 又分别批准治疗先天性黑矇症的腺相关病毒基因治疗制品"Luxturna"和治疗小儿脊髓性肌萎缩症的基因治疗制品"Zolgensma"上市。至此，基因治疗重新成为各国研究的热点。

目前已有 20 多个基因治疗制品在中国、欧盟和美国上市，临床研究针对疾病也从单基因的遗传病（如镰状细胞贫血、血友病等），扩展到多基因的肿瘤、艾滋病、心血管病、自身免疫病、感染性疾病、神经系统疾病等多种疾病，并在这些重大疾病的治疗方面显露出了独特优势。

第二节　基因递送载体

基因治疗制品的作用机制大多是基于编码功能性蛋白质的转基因表达，还可能包括采用 RNA 干扰（RNAi）、微小 RNA（miRNA）或基因编辑等形式，通过基因沉默、外显子跳跃、基因调控或基因敲减等来修复、添加或删除特定的基因序列。不管哪种形式的基因治疗制品，如何安全有效地将外源基因导入体外细胞或体内组织，是其成功治疗疾病的关键。因此选择合适的载体工具显得尤为重要。目前基因治疗选用的载体可分为生物载体和非生物载体两大类。

一、生物载体

生物载体可分为 3 类：①病毒载体，如逆转录病毒、腺病毒、腺相关病毒、慢病毒、单纯疱疹病毒等；② DNA 载体，如质粒 DNA 或基于染色体的载体（如 iBAC、S/MAR 和转座子载体）；③细菌载体，如改良的乳球菌属、李斯特菌属和链球菌属细菌。目前基于基因治疗的最常见生物载体为病毒载体和质粒 DNA 载体。

1. 病毒载体

由于病毒能够高效地进入细胞，目前约 70% 的基因治疗方案采用病毒作为递送载体。病毒载体可以是复制缺陷型、复制型或条件复制型。然而，大多数病毒具有致病性，必须经过人为改造，剔除原有的致病功能元件。病毒载体的构建是将目的基因与病毒基因组重组形成重组载体，然后将此载体以不同方式进行包装，获得重组的病毒颗粒，再感染靶细胞，以便将目的基因带入靶细胞，并得到目的基因的表达。

目前，最常见的病毒载体有逆转录病毒（retrovirus，RV）、腺病毒（adenovirus，AdV）、腺相关病毒（adeno-associated virus，AAV）和慢病毒（lentivirus，LV）等。RV 和 LV 载体可将携带的目的基因插入靶细胞的基因组中进行持续表达，但这种插入随机性较大，如果插入其他正常基因中会导致该基因失活甚至致癌，因此 RV 和 LV 多用于体外基因治疗；AdV 载体不会将基因插入靶细胞基因组中，而是通过自己的方式在靶细胞中表达其携带的目的基因，但 AdV 会引起较强的免疫反应。AAV 不会将基因插入靶细胞基因组中，引起的免疫反应也较低，因此是当前体内基因治疗中使用的主要载体。

（1）逆转录病毒（RV）载体　　RV 是最早被开发的一类病毒载体，是一种正链 RNA 病毒，在受染细胞中可逆转录产生互补 DNA（complementary DNA，cDNA）。cDNA 可随机整合到宿主细胞基因组中并能长期稳定表达。经改造的 RV 仅具单次感染性，避免了其在人体细胞间的扩散，也大大降低了病毒本身的致病性。作为基因治疗的递送工具，逆转录病毒感染效率高、毒性小，被感染的细胞不产生病变，可建立长期表达目的基因的稳转细胞株；但同时，逆转录病毒只能感染分裂细胞，可能会激活致癌基因或造成插入突变，具有一定致癌风险，因此目前只适用于体外基因治疗制品。另外，逆转录病毒可包装的外源基因小于 8kb。

（2）腺病毒（AdV）载体　　AdV 是一种无包膜非整合型的双链线性 DNA 病毒，根据血凝特性、对有免疫能力的啮齿类动物的致瘤性和 DNA 序列的同源性进行分型，现已发现 6 组 100 多种不同的亚型，其中能感染人的有 50 多种。目前人类基因治疗多用 2 型和 5 型 AdV 载体。根据转录方向，可将 AdV 的双链 DNA 分别命名为 r 和 l 链。r 链的转录方向从左至右，含早期基因 *E1A*、*E1B* 和 5 个晚期基因（*L1~L5*）；l 链的转录从右至左，只含早期基因，包括 *E2*、*E3* 和 *E4*。*E1A* 和 *E1B* 是腺病毒感染后最先转录和表达的基因，在调控腺病毒复制方面起重要作用。野生型腺病毒可感染人体多种组织细胞，并在细胞内复制，产生大量新的子代病毒。

在基因治疗中大多采用缺失了复制相关基因的改造型腺病毒，即复制缺陷型腺病毒。第一代复制缺陷型腺病毒是以转移基因取代 *E1A* 和 *E1B*，但这种载体有明显的缺陷：包装能力较低、细胞毒性较强、易引发免疫反应。切除了 *E1* 和 *E3* 的第二代载体，延长了转移基因在体内的表达时间并降低了细胞毒效应。

腺病毒载体在应用中具有以下优点：①安全。腺病毒感染后基本不致病或只引起轻微的症状。②宿主细胞范围广。可感染分裂和不分裂的多种人类细胞，适用于几乎所有细胞系和原代细胞。③稳定。腺病毒不易突变，且容易大量制备并纯化。④腺病毒由于可以感染呼吸道和消化道，不仅可以静脉注射，还可以通过口服经肠道吸收，或通过喷雾、滴注经呼吸道吸收，使得它所介导的基因治疗制品易于推广应用。⑤腺病毒载体介导的外源基因表达效率明显比逆转录病毒等载体高。但腺病毒载体也有其缺点：①由于宿主细胞范围广，导致缺乏靶向性，可造成非靶器官及非靶细胞的感染，因此存在潜在的副作用；②治疗基因表达持续时间较短。AdV在分裂旺盛的细胞中不能长期表达目的基因，需要多次感染才能达到修复效果，但这样会诱导机体产生较强的免疫应答，因此对于那些需要治疗基因长期或终身表达的疾病，不适合应用腺病毒载体。

（3）腺相关病毒（AAV）载体　　AAV是一种天然的复制缺陷型单链DNA病毒，只在辅助病毒（腺病毒、疱疹病毒）存在的条件下才具有复制能力。根据衣壳蛋白的不同，AAV可分为12种血清型和100多种变体。不同血清型的AAV对人体不同组织细胞的靶向性和感染效率存在差异，如AAV8对肝组织细胞的感染效率较高，AAV1和AAV9则分别对心脏细胞和骨骼肌细胞更为敏感。

由AAV改造而来的重组AAV（rAAV）载体具有结构简单、无致病性、不整合至基因组、免疫原性低且在多种组织细胞中都能长期稳定表达等优势，是目前基因治疗中应用最多的病毒载体之一。但外源基因容量（<5kb）也限制了它的应用。

（4）慢病毒（LV）载体　　LV也是逆转录病毒的一种，为二倍体RNA病毒，因其潜伏期长而被称为慢病毒。由HIV改造而来的慢病毒载体，因其转运外源基因稳定且高效而成为基因转导常用的载体工具。这类病毒载体的优势在于感染宿主范围广，对分裂和非分裂细胞都具有感染能力。对于一些较难转染的细胞，如原代细胞、干细胞和不分化的细胞也有很高的转染效率。除此之外，相比于腺病毒及腺相关病毒，慢病毒容量更大（可装载大至8kb的目的基因），能携带更大、更复杂的基因，能整合到宿主基因组而使产物稳定长期表达，且在整合到人类基因组上后比逆转录病毒安全性更高，尤其对 G_0 和 G_1 期的造血干细胞具有很高的转染效率，因而是目前向造血干细胞递送基因的常用工具。但这种半随机整合的特性也存在引发突变的潜在安全隐患，因此一般不进行体内应用。

（5）其他病毒载体　　其他类型的病毒载体还有牛痘病毒（vaccinia virus，VV）、单纯疱疹病毒（herpes simplex virus，HSV）、噬菌体等。其中，HSV具有宿主范围广、外源基因容量大、对神经细胞具有特异性等优点，且能够穿过血-脑屏障并持续存在于神经元中，基于这类病毒的基因治疗载体已被证明能够有效治疗神经系统疾病，如脑瘤、各种脑部疾病、包括帕金森病在内的周围神系统疾病等。但它的毒性和免疫原性等因素还需要进一步验证。为解决HSV可能引发脑炎的潜在性，人们把其编码溶解功能的基因删除，保留其表达转基因的能力和潜伏感染的能力，从而改造成无细胞毒性的重组载体。

2. 质粒DNA载体

质粒是存在于胞质中的独立于染色体外的遗传物质，是能进行自我复制的双链环状DNA分子，并可通过细胞融合等途径在不同质粒种类或个体间进行转移。获得质粒的细胞即获得质粒编码的生物学性状。将治疗基因插入质粒后导入靶细胞被认是比较安全和方便的基因治疗方法，因此使用裸质粒作为载体是基因治疗常用的手段之一。与病毒载体相比，裸质粒在安全性上更有优势，如免疫原性、毒性都低于病毒载体；不存在基因整合的风险；生产、运输和储存更方便；更有利于大规模生产。

质粒DNA载体一般可用物理、化学及融合法导入靶细胞。为了便于操作，构建的质粒载体不仅包含哺乳动物细胞的表达调控元件，也包含了能在细菌内进行复制的表达元件，因此被称为穿梭载体（shuttle vector）。目前被广泛用于哺乳动物的质粒DNA载体有pSV2、pRSV、 pcDNA3 和 pCI 载体系列等，这类载体的特点是可插入较大长度的外源基因（10kb 以上），有较为广泛的宿主细胞范围。

3. 细菌载体

相对于病毒载体介导的基因治疗，细菌载体在承载基因的大小与数量、药物安全性及药物生产成本等方面具有独特优势。

目前研究较多的是伤寒沙门菌。沙门菌是一类胞内侵袭的革兰氏阴性兼性厌氧菌，在营养丰富、代谢旺盛但相对低氧的肿瘤内很容易生长和繁殖，且对肿瘤组织具有靶向性。将减毒沙门菌通过腹膜注射入荷瘤小鼠后，其在肿瘤组织的富集是正常组织的 1000～10 000 倍，并可明显抑制肿瘤的生长，延长荷瘤小鼠的生存期。这种现象在营养缺陷型菌株中表现得更为明显。沙门菌靶向肿瘤组织的机理尚不明了，但不影响人们将其作为肿瘤基因治疗靶向递送载体的研究兴趣。有研究将带有单纯疱疹病毒腺苷激酶（herpes simplex virus -thymidine kinase, HSV-TK）基因的表达质粒转染营养缺陷型鼠伤寒沙门菌，腹腔注射到荷瘤小鼠内，能在肿瘤细胞内表达有活性的 TK，使其抑制肿瘤生长的效果进一步增强。*HSV-TK* 是最常用的自杀基因，可以使一些无毒或低毒的前药转化为强细胞毒性物质。VNP20009 是一种缺失了 *msbB* 基因的减毒沙门菌菌株，不仅其自身的致病性弱，对宿主免疫系统的刺激作用也较小，是目前临床上研究较深入的一种肿瘤基因治疗的靶向载体，能够选择性地在实体瘤组织内复制并产生抗肿瘤效应，已在 1 期临床试验中证实其具有较高的肿瘤靶向性和安全性，可抑制多种鼠源及人源移植瘤的生长，包括黑色素瘤、结肠癌、肺癌、乳腺癌等，且可通过口服给药。

除沙门菌外，人们还利用双歧杆菌（*Bifidobacterium*）、单核细胞增多性李斯特菌（*Listeria monocytogenes*）、福氏志贺菌（*Shigella flexneri*）和拜氏梭状芽孢杆菌（*Clostridium beijerinck*）等作为体内外基因递送的载体。这些细菌均能够特异性地选择低氧的肿瘤区域发挥作用，却不影响正常组织。

二、非生物载体

理想的非生物载体必须满足以下几个条件：①可携带 DNA 穿透细胞膜；②保护 DNA 在进入细胞前不被核酸酶降解，进入细胞后不被溶酶体酶降解；③可通过生物降解从细胞中清除；④无细胞毒性。目前应用较为广泛的非生物载体有阳离子多聚物载体、阳离子脂质体载体和无机纳米颗粒载体等。

1. 阳离子多聚物载体

阳离子多聚物多用于 DNA 药物的载体，与富含阴离子的 DNA 结合形成的复合物（polyplex）可黏合到细胞膜表面的硫酸糖胺聚糖上，再由细胞膜内吞进入细胞内。聚乙烯亚胺（polyethyleneimine, PEI）是应用较早的阳离子多聚物载体，被细胞吞噬后可抑制溶酶体，使吞噬泡中的正电荷增多，为 DNA 提供更大的保护作用，有利于 DNA 从吞噬泡中释放且不被破坏。此外，阳离子多聚物富含伯氨基，在酸性或者生理 pH 条件下，可质子化带正电荷的 DNA，并能够压缩 DNA 形成纳米粒。

2. 阳离子脂质体载体

阳离子脂质体（cationic liposome）由一个带正电荷的两性化合物及一个中性脂质构成，其携带的正电荷可与目的基因上的负电荷相互作用形成稳定的复合物（lipoplexes），该复合物可通过细胞内吞作用或直接与细胞膜融合而进入靶细胞内，并保护其携带的基因不被核酸酶降解。进入细胞的 lipoplexes 可在细胞质中或进一步进入核内释放基因。

阳离子脂质体可以包裹任意大小的 DNA，并以其制备简单、低毒性、低免疫原性、可生物降解等优点，成为近年来基因治疗研究中的常用载体。多种有可能用于临床治疗的基因已被制成 lipoplexes，如前药转化酶基因 *p450*、抑癌基因 *p53*、免疫调节基因、抗耐药性基因、抗肿瘤转移基因、反义寡核苷酸等。但脂质体的转染效率不高，多为瞬时表达，且存在促炎副作用、无靶组织特异性、在体内可被肝快速清除等缺点。

3. 无机纳米颗粒载体

无机纳米颗粒所介导的细胞转染具有其他类型非生物载体所没有的优势。首先，纳米材料在一定颗粒数量范围内，对细胞的生长和活性无明显影响，几乎不具备细胞毒性；其次，没有免疫原性，不会使细胞产生免疫反应；此外，纳米材料的外源基因转导效率要高于脂质体，并且它自身体积很小，从而可以随血液到达各个组织中。目前研究较多的有碳酸钙、磁性氧化铁、金纳米颗粒、天然高分子纳米颗粒等。

其他非生物载体如生物相容性材料、配体介导的靶向载体等都有一定研究和应用潜力。

第三节 体内基因治疗制品

目前已经上市和正在研究的体内基因治疗制品，根据其活性成分可分为四大类：寡核苷酸药物、重组质粒类核酸药物、重组病毒类核酸药物和溶瘤病毒。

一、寡核苷酸药物

寡核苷酸药物是各种具有治疗作用的寡聚核糖核酸（RNA）或寡聚脱氧核糖核酸（DNA），主要在基因水平上发挥作用，包括反义寡核苷酸（antisense oligonucleotide，ASON）、小干扰 RNA（short/small interfering RNA，siRNA）、核酸适配体（nucleic acid aptamer）、微小 RNA（microRNA，miRNA）、转录因子诱饵（decoy）、核酶（ribozyme）、脱氧核酶（DNAzyme）、反基因（antigene）、CpG 寡核苷酸等（表 13-1）。目前研究较多的是 ASON、siRNA 及核酸适配体。截至 2019 年，已有 7 个 ASON、2 个 siRNA 及 1 个核酸适配体上市。

表 13-1 寡核苷酸的种类及特性

种类	活性成分	靶标	作用部位	作用机制
siRNA	双链 RNA	mRNA	细胞质	mRNA 切割
miRNA	单链 RNA	microRNA	细胞质	互补序列结合 microRNA
ASON	寡核苷酸及其类似物	mRNA	细胞质或细胞核	降解或抑制 mRNA，或在剪接时跳过外显子
核酸适配体	单链 RNA/DNA	蛋白质	细胞外	以与抗体相似的方式与靶蛋白结合，抑制其功能
decoy	双链 DNA	蛋白质（转录因子）	细胞核	转录抑制
核酶	具有酶切功能的单链 RNA	RNA	细胞质	结合并裂解靶标 RNA
CpG	具有 CpG 基序的单链寡聚 DNA	蛋白质（受体）	细胞表面	诱导免疫

1. 反义寡核苷酸药物

反义寡核苷酸（ASON）药物是指人工合成的、长度为 13～25 个碱基的寡核苷酸（DNA 或 RNA）及其类似物，可以通过碱基互补配对原则结合于靶基因或靶 RNA 上的特定序列，从基因复制、转录、剪接、转运、翻译等水平上调节靶基因的表达，干扰遗传信息从核酸向蛋白质的传递。

（1）ASON 的作用机制　　作为靶向基因治疗的药物，ASON 的目标基因通常是人体自身的异常 mRNA 或侵入人体的病毒 mRNA，其序列被设计成与靶 mRNA 的一个或多个位点（互补区）互补，并通过以下几种作用机制来调节靶 mRNA 的功能：①诱导核酸酶（RNase H）对靶 mRNA 的降解。ASON 与靶 mRNA 特异性结合后形成的 DNA-RNA 杂合体将会吸引内源性 RNase H 至该位点，切割并降解靶 mRNA，从而降低与疾病相关的 mRNA 及其蛋白质产物的表达。②校正靶 pre-mRNA 的剪接。除了针对成熟 mRNA 进行的基因表达抑制作用外，ASON 还可以被设计成与目标 mRNA 前体（pre-mRNA）结合，通过空间位阻效应，阻断其他功能基团与 pre-mRNA 中参与基因剪接的功能序列的结合，调节或改变该 pre-mRNA 的基因剪接模式，诱导产生新的功能性蛋白质，从而达到治疗疾病的作用。

（2）ASON 的修饰　　未经修饰的 ASON 药物的成药性通常不理想，如 ASON 链中的磷酸二酯键结构在生理条件下极易被核酸酶降解，因此药物稳定性太差；ASON 的特异性与其分子大小有关，分子太小则没有特异性，分子太大又很难透过细胞膜进入细胞，理论上 13 个碱基的寡聚体在长度上可以获得序列特异性。因此作为药用的 ASON 必须具有以下特点：一定的稳定性，能够不被体内各种酶所破坏；必须有较好的细胞通透性，且能在靶细胞内保持一定的浓度；必须含有 13 个以上的碱基，并能准确到达靶部位，与靶细胞内特定的位点发生作用。为达到临床治疗效果，人们对 ASON 进行了各种形式的化学修饰，主要是在其 3 个结构单元，即碱基、核糖和磷酸二酯键骨架进行单一或组合修饰。ASON 的发展阶段就是因分子结构和修饰特点不同而更迭。

由于体内核酸酶对 ASON 磷酸二酯键的水解是其在体内迅速降解的主要原因，因此对 ASON 的修饰主要集中在其磷酸骨架上。第一代 ASON 药物就是以硫代磷酸酯（PS）为骨架的硫代磷酸酯寡脱氧核苷酸（phosphorathioate oligodeoxynucleotide，PS-ODN），它是将 PO（磷-氧）连接区的非桥接氧原子替换成硫原子。PS 骨架修饰减少了 ASON 的亲水性、增加了对核酸酶降解的抵抗力及增加了其与血浆蛋白的结合，进而使得 ASON 的稳定性增加，减少了肾小球的滤过。但 PS-ODN 仍有不少缺陷，首先单一的 PS 骨架修饰不能保障 ASON 完全不被核酸酶降解；高浓度给药时这种修饰会降低 ASDN 与靶标的亲和力，使组织特异性降低，进而产生非特异性毒性；此外，PS-ODN 的免疫原性也会造成一定的副反应。

第二代 ASON 修饰是在 PS 骨架修饰的基础上，在核糖 2′ 位置进行修饰，如将 2′- 羟基（2′-OH）替换成 2′- 甲氧基（2′-O-methyluridine，2′-OMe）、2′-O- 甲氧乙氧基（2′-O-methoxyehyl，2′-MOE）或 2′- 氟（2′-fluoro，2′-F）；或者引入构象约束结构，如锁核酸（locked nucleic acid，LNA）或约束乙基（constrained ethyl，cEt）。这些修饰的主要目的是增强抗核酸酶活性、增加与靶核酸的亲和力、调节蛋白结合特性、降低非特异性毒性。二代 ASON 的修饰策略中，最为典型的是 gamer 型结构的组合修饰，该结构的中央区是一段 14～16 个核苷酸的 DNA 硫代磷酸化骨架，两侧经 MOE、LNA 或 cEt 修饰。在这样的组合中，中间的 PS 修饰部分可被 RNase H 降解，允许以 RNase H 机制达到降解靶 mRNA 的目的，两侧的修饰则以具有强亲和性和抗酶解能力的修饰为选择标准。目前 2′-O-MOE-PS gapmer ODN、2′-OMe-PS gapmer ODN 是二代 ASON 药物的常用形式。

第三代 ASON 是对核糖 - 磷酸骨架进行整体修饰，使其结构发生大幅变化，这种修饰大幅度改善了 ASON 的生物稳定性和靶细胞的摄取，并优化了特定分子靶标的组织和细胞分布。主要包括桥连核酸（bridged nucleic acid，BNA）、肽核酸（peptide nucleic acid，PNA）和磷酰二胺吗啉代寡聚物（phosphorodiamidate morpholino oligomers，PMO）3 种方式，其中 PMO 的应用最为成功，而且也用于 siRNA 和 miRNA 的修饰上。BNA 是在核糖环的 2′,4′ 位由一碳氧桥键连接，这是一类具有较高熔点的化学修饰，并具有较高的酶稳定性、更强的杂交亲和力。PNA 是核酸类似物，其结构特点是 DNA 分子中的磷酸脱氧核糖骨架由重复排列的酰胺键连接的 N-（2-乙基）甘氨酸单位所取代，这种骨架由于不含磷酸，所以并不荷电，是电中性的，在与靶核酸序列杂交时只有很小的排斥力，当它与单链 DNA 或 RNA 杂交后，形成 B 型 DNA 形式。PNA 也能与双链 DNA 结合并通过转换出非互补链，而与互补链形成（PNA）$_2$-DNA 三螺旋结构，其中一个 PNA 与 DNA 以 Watson-Crick 碱基配对的形式结合，另一个以 Hoogsteen 碱基配对的形式结合。三螺旋结构能抵抗限制性内切酶的作用。PMO 中的脱氧核糖被六元环吗啉环取代，并且带电的磷酸二酯键被中性的二硫代磷酸酯键取代。PMO 类药物的优势在于可在剪接转换和翻译水平对靶基因进行调控。此外，PMO 的中性骨架可以增强其核酸酶抗性、提高生物利用度以及改善组织或细胞的选择性分布，细胞对 PMO 的内化以特异、可饱和以及能量依赖性特点进行。

除了在单体水平进行化学修饰，治疗性寡核苷酸与肽、脂质、碳水化合物或其他核酸等不同生物分子耦联被认为是第四代 ASON。与前几代 ASON 相比，第四代 ASON 改善了细胞特异性和细胞内递送的有效性。目前代表性的是阳离子细胞穿透肽（cell penetrating peptide，CPP）或 N- 乙酰半乳糖胺（N-acetyl-β-galactosamine，GalNAc）与 PMO 或 PNA 的耦联。

（3）ASON 的临床应用 ASON 已在恶性肿瘤、病毒性疾病、心血管疾病、眼科疾病、自身免疫病和精神疾病的临床治疗中取得了一定的疗效。截至 2019 年，已有 7 个 ASON 药物被批准上市。

1）Fomivirsen。Fomivirsen（商品名"Vitraven"）1998 年上市，是第一个被美国 FDA 批准用于疾病治疗的 ASON，由 21 个硫代脱氧核苷酸组成，靶标是巨细胞病毒（cytomegalovirus，CMV）-IE2 的 mRNA，通过与 CMV-IE2 mRNA 特异性结合，抑制其编码蛋白 IE2 的合成。IE2 是 CMV 复制所必需的蛋白质，所以 Fomivirsen 通过抑制 CMV 的增殖达到治疗目的。Fomivirsen 主要用于 AIDS 患者并发的巨细胞病毒性视网膜炎。后来由于高活性逆转录病毒疗法的普遍应用，人群中巨细胞病毒的感染病例数量急剧下降，该药物在 2002 年和 2006 年分别退出欧洲及美国市场。

2）Mipomersen。Mipomersen（商品名"Kynamro"）2013 年由美国 FDA 批准，用于治疗纯合子型家族性高胆固醇血症（homozygous familial hypercholesterolemia，HoFH），其靶标是载脂蛋白 B100（apolipoprotein B100，ApoB-100）的 mRNA。低密度脂蛋白（LDL）过多是导致动脉粥样硬化的关键因素，而 ApoB-100 是运载这些脂蛋白颗粒的主要蛋白，因此以 ApoB-100 作为药物靶点是治疗 HoFH 的重要突破口。Mipomersen 是 20nt 的硫代磷酸寡核苷酸钠盐，通过与 ApoB-100 mRNA 特异性结合，促进 RNase H 对其水解，从而使 ApoB-100 的合成受阻，最终降低肝 LDL 的生成，达到治疗作用。

与 Fomivirsen 相比，Mipomersen 不仅 α- 磷酸位有了硫代修饰，其核酸序列中的胞嘧啶的 5 位被甲基取代，前 5 位和后 5 位的脱氧核糖 2′ 位被 2′-MOE 所取代，这样的化学修饰使其更加稳定，且不易被体内的核酸酶降解。由于该药在部分患者中会造成一定程度的肝功能损伤，故仅用于经过其他降脂药物和饮食治疗仍不能控制的顽固性高胆固醇血症患者。

3）Eteplirsen 和 Golodirsen。Eteplirsen（商品名"Exondys51"）为 30nt 的磷酸二胺吗啉代寡核苷酸，靶标为肌营养不良蛋白基因的 pre-mRNA，2016 年 9 月被美国 FDA 批准用于治疗杜氏肌营养不良症。这是一种致命性的隐性 X 连锁遗传病，患者 DMD 基因的 pre-mRNA 在形成 mRNA 过程中有 1 个或数个外显子被移除，使阅读框发生迁移，终止密码子提前，所编码的蛋白质缺失正常功能。DMD 蛋白是肌浆复合物的一个组分，为维持肌细胞完整性所必需。

该蛋白的不足或缺乏，会导致进行性骨骼肌退化及心肌病，最终因心力衰竭和呼吸衰竭而死亡。*DMD* 基因含有 79 个外显子，Eteplirsen 采用磷酰二胺吗啉代寡核苷酸和外显子跳跃技术，使 α- 磷酸位的氧原子被二甲基胺取代，核糖骨架被吗啉取代，通过与 *DMD* 的 pre-mRNA 外显子 51 特异性结合，使该外显子在 pre-mRNA 剪接过程中被去除，从而恢复下游阅读框和后续的蛋白质合成。这样形成的 DMD 蛋白虽然短于正常蛋白，但仍含有基本的蛋白质功能，可以减缓肌纤维变性并延缓疾病进展。

Golodirsen（商品名"Vyondys53"）是基于 Eteplirsen 相似的机理，通过诱导 *DMD* 基因中外显子 53 的跳跃而达到治疗疾病的目的。该药物于 2019 年被美国 FDA 批准用于杜氏肌营养不良症的治疗。

4）Nusinersen。Nusinersen（商品名"Spinraza"）是 18nt 的 ASON 药物，靶标为 *SMN2* 基因的 pre-mRNA，2016 年被美国 FDA 批准用于治疗脊髓性肌萎缩症（spinal muscular atrophy，SMA）。SMA 是由于运动神经元存活（survival motor neuron，SMN）基因-1 突变引起的 SMN 蛋白缺乏所致。*SMN2* 与 *SMN1* 是旁系同源基因，虽然二者的编码序列几乎一致，然而由于 *SMN2* 外显子 7 中的第 6 个核苷酸的碱基变化，导致 *SMN2* 中的外显子 7 不能被有效地转录和翻译成 SMN 蛋白。在 SMA 患者体内，尽管 *SMN1* 基因发生了突变，但 *SMN2* 的基因序列是正常的。Nusinersen 通过与 *SMN2* 外显子 7 中的一段序列进行互补结合，增强外显子 7 的剪接，产生功能类似 SMA 的蛋白。

5）Inotersen。Inotersen（商品名"Tegsedi"）于 2018 年被美国 FDA 批准用于治疗家族性淀粉样多发神经病变（familial amyloid polyneuropathy，FAP）。该病是由于遗传性转甲状腺素蛋白淀粉样变性（hereditary transthyretin-mediated amyloidosis，hATTR）引起的多发性周围神经疾病。转甲状腺素蛋白（transthyretin，TTR）基因突变引起蛋白质产物的错误折叠，会导致淀粉样沉积物在体内多个组织中积聚（包括周围神经元和心脏）而致病。Inotersen 通过与 TTR mRNA 核酸序列的特异性互补结合，促使其被 RNase H 切割并降解，从而抑制 TTR 蛋白（包括突变型和野生型）在肝的生成，降低其在血液循环中的水平。

6）Volanesorsen。Volanesorsen（商品名"Waylivra"）2019 年被美国 FDA 批准上市，用于治疗家族性乳糜微粒血症综合征（familial chylomicronemia syndrome，FCS）的成年患者。FCS 与载脂蛋白 C-Ⅲ（apolipoprotein C-Ⅲ，ApoC-Ⅲ）基因过表达有关。Volanesorsen 选择性与 ApoC-Ⅲ mRNA 结合，促进 RNaseH 对其进行降解，从而抑制 ApoC-Ⅲ 的表达，降低 ApoC-Ⅲ 的血浆水平。

2. 小干扰 RNA（siRNA）药物

siRNA 药物是一类由人工合成的长度在 20～25bp 的双链 RNA 片段，进入细胞质后，通过发挥 RNAi 机制，从转录后水平进行基因沉默，抑制靶基因的表达以达到治疗疾病的目的。

当前，siRNA 药物所面临的主要障碍是如何在体内进行有效传递，且能保证发挥 RNAi 机制。具体来说，siRNA 药物存在以下几个递送难关：①与反义寡核苷酸一样，siRNA 进入机体后容易被核酸酶降解；② siRNA 药物易被肝、肾快速清除，导致无足量药物到达靶组织；③ siRNA 药物易被自身免疫系统所识别，产生免疫原性；④ siRNA 药物只有经历有效的细胞内吞和胞吐过程并保持双链 siRNA 结构的完整性，才能产生效果，但其进入细胞后易被"困"在内吞体中而难以发挥功能。因此，想要最终实现 siRNA 对疾病有效且安全的治疗效果，就必须对其进行稳定化的结构修饰并设计合理的基因传递系统。就目前已上市的两款 siRNA 药物（Patisiran 和 Givosiran）来看，推动其应用于临床的 3 种关键技术是：增加药物稳定性的化学改造技术；脂质纳米粒（lipid nanoparticles，LNPs）递送技术；靶向递送技术。

Patisiran（商品名"Onpattro"）是全球首个上市的 siRNA 药物，2018 年由美国 FDA 批准上市。该药物以脂质体作为载体，将双链 siRNA 包裹在脂质纳米颗粒（LNPs）中，经静脉注射途径给药，用于治疗成人遗传性转甲状腺素蛋白淀粉样变性（hATTR）引起的多发性周围神经疾病。该 LNPs 递送系统具有脂质双层结构，含有多种脂质组分，包括中性脂质、胆固醇及阳离子脂质。该制剂的技术优势体现在以下几方面：①所形成的 LNP-siRNA 复合物在静脉给药后具有良好的稳定性；② LNPs 可通过吸附内源性的载脂蛋白 E（ApoE），促进与肝细胞表面表达的 ApoE 受体进行特异性结合，因此具有良好的肝靶向性；③ LNPs 中的阳离子脂质在生理 pH 环境下呈电中性，在酸性条件下，如在内吞体或溶酶体中则易被电离和质子化，进而促进 siRNA 从内吞体逃逸，进入细胞质后能有效触发 RNAi 机制；④ LNPs 的细胞毒性和免疫原性均较低。

Givosiran（商品名"Givlaari"）于 2019 年 11 月由美国 FDA 批准上市，经皮下注射途径给药，用于治疗急性肝卟啉病（acute hepatic porphyria，AHP）的成年患者。该药采用 N- 乙酰半乳糖胺（GalNAc）介导的靶向递送技术，其作用机制是：①通过 RNA 双链的正义链耦联 GalNAc，形成 GalNAc-siRNA 耦联物；②肝细胞表面高表达去唾液酸糖蛋白受体（asialoglycoprotein receptor，ASGPR），该受体可识别 siRNA 连接的 GalNAc 并将其摄入肝细胞，因此 GalNAc-siRNA 耦联物具有良好的肝靶向性及迅速内化的能力；③在酸性的内吞体或溶酶体内，ASGPR 与 GalNAc-siRNA 耦联物分离，ASGPR 可返回肝细胞表面，随后 GalNAc-siRNA 的连接键被降解，siRNA 通过溶酶体逃逸机制释放至肝细胞的细胞质中，继而发挥后续有效的 RNAi 作用。ASGPR 的最佳配体是 3 个 N- 乙酰半乳糖胺，利用这一点，在 siRNA 正义链的 3′ 端连接三触角的 GalNAc，可以实现 siRNA 向肝细胞的靶向运载。

3. 核酸适配体

核酸适配体是通过指数富集的配体系统进化技术（systematic evolution of ligands by exponential enrichment technology，SELEX）从体外筛选而获得的、长度在 20~100nt 的单链 RNA 或单链 DNA 寡核苷酸序列，链内的碱基通过相互作用而折叠形成稳定的高级结构，如发卡、假结、凸环、G 四聚体等，通过这些结构形成与靶分子的特异结合位点。

核酸适配体的作用原理和抗体类似，但与传统的蛋白质抗体相比具有许多优势：①分子质量较小（8~25kDa），因此能够快速渗透组织；②在体内几乎不引起免疫反应；③具有很强的热稳定性；④识别范围非常广，能够识别离子、药物、毒素、蛋白质、病毒、细菌、癌细胞等。核酸适配体因其独特的性质而在生物传感器、生物诊断、药物治疗等诸多领域得到广泛研究和应用。

核酸适配体药物也面临核酸类药物普遍存在的跨膜能力差和稳定性差的问题。为解决此问题，多数研究聚焦在核酸适配体的 SELEX 筛选后的化学修饰上，较常见的化学修饰是 PEG 修饰和 3′,3′-dT 加帽。修饰后的寡聚核苷酸具有较好的酶稳定性。

目前有 1 款核酸适配体药物已成功用于临床，即 2004 年由美国 FDA 批准的 Pegaptanib（商品名"Macugen"），其靶标为血管内皮生长因子（VEGF），通过玻璃体内局部注射，治疗老年性黄斑变性（AMD）。该病是造成 55 岁以上人群失明的主要原因之一，它的病理机制主要是脉络膜血管形成过于活跃，引起一系列渗出、出血和瘢痕改变，最终损害眼底区域，造成视力障碍甚至失明，而 VEGF 在脉络膜新生血管发生发展中起核心作用。VEGF165 是 VEGF 的主要异构形式，也是该病最重要的治疗靶点。Macugen 是长度为 28nt 的 RNA 适配体，以分支状的 40kDa 的 PEG 修饰 5′ 端，以 3′,3′-dT 修饰 3′ 端，能特异性地与 VEGF165 结合，抑制其介导的细胞内信号通路和钙离子释放，从而抑制血管内皮细胞的增生及组织水平的血管渗漏和新生血管形成。

二、重组质粒类核酸药物

该类制品是以质粒 DNA 为载体递送目的基因的核酸药物，主要是将健康基因重组入质粒 DNA，注射到人体后被靶细胞摄取，健康基因随着质粒 DNA 在靶细胞内进行复制和表达正常蛋白，治疗因相应基因突变导致的疾病。目前已有两款此类制品上市：Cambiogenplasmid 和 Beperminogene Perplasmid。

Cambiogenplasmid（商品名"Neovasculgen"）于 2011 年在俄罗斯上市，是携带血管内皮生长因子（VEGF）基因的质粒 DAN，用于治疗包括严重肢体缺血（critical limb ischemia，CLI）在内的外周血管性疾病。CLI 是一种进行性外周动脉疾病，由于动脉粥样硬化导致肢体血管严重堵塞，引起腿部和足部因缺血而出现溃疡和伤口，有较高的截肢风险。Neovasculgen 通过肌内注射，质粒被靶细胞摄取，并在细胞内表达 VEGF165，以此刺激血管生成，其活性可在患者体内持续 5 年，显著改善了患者的生存质量。2016 年，该药在俄罗斯又被批准用于治疗糖尿病足综合征。

Beperminogene Perplasmid（商品名"Collategene"）于 2019 年 8 月由日本厚生劳动省（Ministry of Health，Labor and Welfare，MHLW）批准上市，用于治疗 CLI。该药是携带人肝细胞生长因子（hepatocyte growth factor，HGF）基因的重组质粒 DNA。HGF 具有促使新血管生成的作用，可用于治疗血管阻塞导致血液不畅的缺血性疾病。

三、重组病毒类核酸药物

该类制品是以病毒为载体递送目的基因的核酸药物，是将健康基因重组入病毒的基因组内制成。由于病毒对机体靶组织的感染，健康基因随着病毒基因组进入靶细胞，并随着病毒的复制而表达目的蛋白，达到治疗疾病的目的。目前已有多个重组病毒类核酸药物上市。

重组腺病毒 -p53 注射液（商品名"Gendicine"/"今又生"）2003 年 10 月在我国批准上市，是世界上首个批准上市的人用基因治疗制品，其病毒载体是复制缺陷型人 5 型腺病毒（AdV5），该病毒缺失了野生型 AdV5 基因组的 E1B-55KD 和 E3 区，可选择性地在肿瘤细胞内复制并杀死肿瘤细胞，而对正常细胞没有影响。Gendicine 是将复制缺陷型 AdV5 与含有 Rous 肉瘤病毒启动子的人 *p53* 基因拼装而成的重组腺病毒。P53 是一种重要的转录调节因子，其功能缺失是许多人类癌症发生发展的重要病因。Gendicine 通过瘤内直接注射，腺病毒颗粒感染肿瘤细胞并表达 P53，引起肿瘤细胞周期停滞或凋亡。

Alipogene Tiparvovec（商品名"Glybera"）于 2012 年获欧盟 EMA 批准上市，用于治疗脂蛋白脂肪酶缺乏症（lipoprotein lipase deficiency，LPLD），该病又称为家族性乳糜微粒血症（FCS）或原发性高脂蛋白血症，是由脂蛋白脂酶（LPL）或相关功能蛋白（如 ApoC-Ⅲ）编码基因突变引起的一种常染色体隐性遗传病，患者主要表现为血浆甘油三酯水平极度升高和乳糜微粒增加，导致各种急性胰腺炎反复发作，需长期限制饮食中脂肪的含量。Glybera 是以腺相关病毒（AAV1）为载体，通过下肢肌内注射，将产生功能性脂蛋白脂酶（LPL）的基因递送到患者骨骼肌，患者接受治疗后胰腺炎的发病率显著降低，可以放松饮食限制，提高生活质量。

Voretigene Neparvovec-rzyl（商品名"Luxturna"）是携带有人视网膜色素上皮特异性蛋白 65（retinal pigment epithelial-specific protein 65，RPE65）基因的重组 AAV2，2017 年由美国 FDA 批准，用于治疗双等位基因 RPE65 突变相关的视网膜营养不良患者。*RPE65* 负责编码将

全反式视黄酯转化为 11-顺式视黄醇的酶，这一过程是发生于视网膜色素上皮内的视觉周期的一部分。治疗时行玻璃体切割术，然后通过视网膜下局部注射给药，重组 AAV2 于此转导视网膜上皮细胞并表达 RPE65 蛋白。

Onasemnogene Abeparvovec-xioi（商品名"Zolgensma"）是以重组 AAV9 为载体、携带有 CMV/CβA 杂交启动子控制下的人 *SMN1* 基因（运动神经元存活基因 1）的核酸药物，2019 年被美国 FDA 批准，用于治疗双等位基因 *SMN1* 突变相关的脊髓性肌萎缩症（SMA）。通过静脉注射后，载体可转染脊髓运动神经元、脑神经元和神经胶质细胞，并表达 SMA 蛋白。

四、溶瘤病毒

溶瘤病毒（oncolytic virus，OV）是指天然或经基因改造的，可以选择性地在肿瘤细胞内复制并裂解杀死肿瘤细胞，而不对正常细胞造成过多有害影响的病毒。溶瘤病毒抗肿瘤的机制主要表现在两个方面：一是选择性地在肿瘤细胞内复制，并杀死肿瘤细胞；二是刺激机体产生抗肿瘤免疫应答。

目前用于溶瘤治疗的病毒有很多种，按其基因是否被人为改造，可分为两大类：一是野生型病毒毒株或自然减毒株，如新城疫病毒（Newcastle disease virus，NDV）、呼肠孤病毒（reovirus）、柯萨奇病毒 A21（coxsackie virus A21，CVA21）等；二是基因工程改造毒株，如删除病毒某些关键基因而实现病毒复制的肿瘤选择性的 H101、G207 等，以及在此基础上加载了外源治疗基因的 JX-594、OncoVex 等。

1. 野生型病毒毒株或自然减毒株

目前自然状态下未经修饰或连续传代后毒力衰减即用于临床研究的溶瘤病毒有新城疫病毒（NDV）、呼肠孤病毒、单纯疱疹病毒-1、柯萨奇病毒 A21（CVA21）、流行性腮腺炎病毒、西尼罗河病毒、腺病毒、牛痘病毒等。

新城疫病毒（NDV）是感染禽类呼吸器官和神经组织的一种病毒，能在具有 Ras 信号通路活性的细胞内复制，其特点是能在被感染细胞内产生具有抗肿瘤作用的细胞因子。基于 NDV 开发的多种溶瘤病毒已广泛用于肿瘤治疗的研究中，其中最具代表性的是 NDV-HUJ 和 PV701。NDV-HUJ 是一株天然减毒的 B1 疫苗株，直接静脉或瘤内注射入患者体内，可治疗复发性神经胶质瘤；PV701 是一种减毒的 MK107 疫苗株，对晚期实体瘤患者有较好的治疗效果。

呼肠孤病毒感染后通常无症状，但能在具有 Ras 信号通路活性的细胞内进行复制。Reolysin 是一株野生型呼肠孤病毒（血清型 3-Dearing 株），能特异地靶向那些 Ras 信号通路过度激活的肿瘤细胞。1 期临床试验显示，瘤内直接注射 Reolysin，患者的应答率为 37%，联合紫杉醇治疗的疾病控制率高达 88%。

单纯疱疹病毒-1（HSV-1）是以人为原宿主的病毒。HF10，也称为 Canerpaturev（C-REV），是 HSV-1 的自然变异株，具有非神经侵袭性，在 UL 和 UL/IRL 连接的右端缺失 3.9kb，导致 UL56 表达缺失。HF10 的复制毒性较低，比野生型 HSV-1 更有效。

2. 基因工程改造毒株

目前自然选择的弱毒株对肿瘤细胞的选择性均不太理想，很难满足临床肿瘤治疗的要求。因此，人们通过基因工程技术改造这些病毒的某些关键基因，和（或）加入某些有较强抗肿瘤活性的基因，既提高其肿瘤细胞靶向性，又提高其抗肿瘤效果。

（1）基因重组溶瘤腺病毒 腺病毒作为溶瘤病毒的优点在于：①能产生很高的治疗浓度，最高可达 10^{13}PFU；②腺病毒的基因组较小（只有 36kb），因而对其基因组进行重组改造相对较简单，也较容易插入外源基因；③腺病毒的 DNA 不会整合至宿主的染色体，因而不会长时间对宿主造成影响。其缺点主要有：①腺病毒自身的免疫原性较高，会引起宿主的免疫反应而降低疗效；②腺病毒杀伤细胞的作用相对较弱，因此需要较高的病毒量才能达到一定的溶瘤效果；③腺病毒感染依赖于被感染细胞上受体的存在与否，因此能用腺病毒感染而起到治疗效果的细胞种类有限。

ONYX-015（dl1520）是最早应用于临床的基因重组腺病毒，由腺病毒的两种血清型 Ad2 和 Ad5 杂交而成，该病毒同时还敲除了 *E1B-55K* 和 *E3B* 基因，能在抑癌基因 *p53* 缺失的细胞内特异性增殖而达到杀细胞功效。H101 是在 dl1520 基础上进一步敲除了 *E3-ADP* 基因，该基因的敲除能够促进病毒从感染的细胞中释放出来。

为将病毒限制在特异的肿瘤细胞或组织内复制，可将特异性启动子重组到溶瘤病毒中。例如，CG7060 和 CN706 是把前列腺特异性抗原（prostate specific antigen，PSA）作为启动子来治疗前列腺癌的溶瘤腺病毒。

（2）基因重组 HSV-1 溶瘤病毒　　单纯疱疹病毒-1（HSV-1）作为溶瘤病毒有以下几个优点：①能以较低的病毒感染量杀死肿瘤细胞；②血液中的病毒抗体不会影响到相邻细胞之间的病毒传播，所以对具有抗 HSV-1 抗体的患者反复注射也不会减弱抗肿瘤效果；③ HSV-1 的 DNA 不会整合到宿主细胞的染色体上；④ HSV-1 的基因组较大（约 152kb），可插入较大的外源基因。

经基因改造的 HSV-1 选择性减毒株有 HSV-1716、G207、G47Δ、NV1020、OncoVex 等，它们都去除了 *γ34.5* 基因。*γ34.5* 是双拷贝的神经毒基因，其编码产物为 HSV-1 病毒在神经细胞中增殖所必需，当被删除时，病毒在神经细胞及其他生长缓慢的细胞中的复制被抑制，而在肿瘤细胞中能快速复制。HSV-1716 是只缺失 *γ34.5* 基因的第一代 HSV-1；G207 是在删除双拷贝 *γ34.5* 的基础上同时敲除了 *ICP6* 基因，能高效地抑杀肿瘤细胞而不会损伤正常细胞，因此有很好的安全性。G47Δ 是从 G207 中去除 *α47* 基因，可防止已感染的肿瘤细胞免疫原性下降，增强了抗肿瘤效果。NV1020 是在 *γ34.5* 基因内插入了 HSV-2 的外壳糖蛋白基因。OncoVex 是在缺失 *γ34.5* 和 *α47* 基因的 HSV-1 中编入粒细胞巨噬细胞集落刺激因子基因（*GM-CSF*）。*GM-CSF* 基因的表达产物可诱导骨髓前体细胞活化并募集树突状细胞，增强粒细胞和巨噬细胞的活性，使机体产生抗肿瘤免疫应答。因此 OncoVex 既具有较高的癌细胞选择性，又可诱导机体产生更强的抗肿瘤免疫反应。

（3）基因重组牛痘病毒　　JX-594 是将牛痘病毒的胸苷激酶基因（*TK*）替换为 *GM-CSF* 基因而获得的溶瘤病毒。*TK* 基因的缺失使得 JX-594 具有较好的肿瘤选择性，而 *GM-CSF* 基因的表达产物可诱导产生更强的抗肿瘤免疫应答。

目前已有两款溶瘤病毒药物上市，均为经基因改造的病毒。2005 年由我国 CFDA 批准上市的重组人 5 型腺病毒注射液（商品名"Oncorine"/"安柯瑞"）是以 H101 制成的世界上第一个溶瘤病毒药物，可在 *p53* 基因缺陷的肿瘤细胞中选择性复制而诱导肿瘤细胞死亡，且不会对正常细胞产生明显的副作用，与化疗联合，用于鼻咽癌的治疗。Talimogene laherparepvec（商品名"Imlygic"）是以 OncoVex 制成的 HSV-1 型溶瘤病毒，2015 年由美国 FDA 批准上市，主要用于晚期黑色素瘤的治疗。

第四节　体外基因治疗制品

体外基因治疗制品也属于细胞治疗产品的范畴。目前各个国家和地区对细胞治疗产品的定义不尽相同，我国 CFDA 发布的《细胞治疗产品研究与评价技术指导原则（试行）》（2017 年第216号）中提出：细胞治疗产品是指用于治疗人的疾病，来源、操作和临床试验过程符合伦理要求，按照药品管理相关法规进行研发和注册申报的人体来源的活细胞产品。一般来说，细胞治疗产品需要先将人自体或异体细胞经过体外处理，然后再回输人体。其中体外操作包括细胞在体外的传代、扩增、筛选以及给予药物或其他能改变细胞生物学行为的处理。如果在体外操作中对细胞进行了基因修饰，则为体外基因治疗制品。目前全球已上市40余款细胞治疗产品（含已撤市产品），适应证包括癌症、神经系统疾病、心血管疾病、代谢系统疾病、消化系统疾病等，但属于基因治疗制品的不足10款，主要由造血干细胞和免疫细胞制成。

一、干细胞基因治疗制品

1. 干细胞的特性和种类

干细胞（stem cell，SC）是一类具有自我更新能力和高度分化潜能的细胞。自我更新（self-renewal）、增殖（proliferation）、分化（differentiation）、归巢（homing）、趋化作用（chemotaxis）、自稳定（self-stabilization）、显型（phenotype）、重编程（reprogramming）、可塑性（plasticity）、进化（evolution）等都是干细胞的生命现象，也是非常重要的生物学特性。因此，干细胞在机体内的功能是控制和维持细胞、组织、器官的再生及生命体的相对稳态。

根据发育阶段，可将干细胞分为胚胎干细胞（embryonic stem cell，ESC）和成体干细胞（adult stem cell，ASC）。ESC是指从植入前胚泡的内细胞团、早期胚胎原始生殖细胞或畸胎癌中分离克隆出来，或利用体细胞核转移技术、基因改造工程技术等获得的全能性未分化干细胞群，具有体外无限增殖、自我更新和多向分化的特性，可分化为各种组织；成体干细胞（ASC）是指存在于胎儿、儿童和成年人已经分化的各组织器官中，尚未分化的、具有自我更新潜能并负责构建和补充其所在组织内各种类型细胞的细胞群，又称组织干细胞（tissue stem cell）或体干细胞（somatic stem cell）。在人和动物体几乎所有组织中都存在ASC，是成年个体组织和器官再生的基础，参与组织更新、创伤修复等过程。在体内，ASC大多处于G_0期，分裂缓慢，但一旦环境改变，便开始发挥增殖、分化及修复能力。特殊条件下，ASC甚至具有转分化（transdifferentiation）（也称横向分化）及去分化（dedifferentiation）的能力。

根据分化潜能，又可将干细胞分为全能干细胞（totipotent stem cell，TSC）、多能干细胞（pluripotential stem cell，PSC）和专能干细胞（unipotent stem cell，USC）。TSC是具有分化为组成整个人体的所有细胞类型、并能成功构建完备的器官及形成完整个体能力的细胞，如受精卵、胚泡的内细胞群细胞；PSC具有多向分化潜能，能够产生许多类型的细胞，但不能制造出个体发育所需的所有组织，如造血干细胞；USC是具有定向分化能力的干细胞，一般情况下只能定向分化为某一类型的细胞，如神经干细胞（neural stem cell，NSC），因此又称定向干细胞。

除了人体内存在的天然干细胞外，近年来人们还利用重编程技术，将一些多能性基因导入胚胎细胞或多能体细胞，使其重编程而得到一种细胞形态和增殖能力与胚胎干细胞类似的新型干细胞——诱导性多能干细胞（induced pluripotent stem cells，iPSC）。iPSC避开了细胞来源、伦理、法律和宗教等的限制，且解决了免疫排斥问题，又因其来源广泛、容易获得，在基因治疗、疾病研究、器官再生及移植等领域的研究中有着广阔的应用前景。

2. 干细胞在基因治疗中的应用

干细胞由于具备强大的复制、分化特性和有效的调控能力而被广泛应用于疾病治疗、器官移植、生物修复和医学美容等领域，其主要机制是通过替代或重建机体损伤及衰老细胞而发挥作用。同时干细胞也是基因治疗理想的靶细胞，可将治疗基因通过干细胞带入人体持久地发挥作用，而不必担心像分化的细胞那样，在细胞更新中可能会丢失治疗基因；还可以对干细胞基因做某些特定的修饰，以达到特殊的治疗效果，矫正缺陷基因。目前应用较多的是造血干细胞和间充质干细胞。

（1）造血干细胞基因治疗　造血干细胞（hematopoietic stem cell，HSC）是血液系统中的成体干细胞，存在于脐带血、外周血和成年人骨髓中，是一群具有自我更新和分化成各类成熟血细胞能力的多能干细胞。CD34$^+$是 HSC 和造血祖细胞的主要表面标志物，是分离和纯化HSC 的重要依据。

HSC 可经离体基因操作、基因修饰后重新输注到患者体内，其用于基因治疗的优点：①许多遗传病与血细胞有关，临床治疗也依靠骨髓移植或输血，如镰状细胞贫血、地中海贫血、重症联合免疫缺陷症等，造血干细胞是这些遗传病基因治疗的理想靶细胞。② HSC 不仅能够自我更新，而且能够分化成各类血细胞。理论上，植入少量转基因 HSC 即可重建患者的整个造血和免疫系统，且可在患者体内维持终生，从而一次性治愈疾病，避免了多次治疗的烦琐程序。③造血干细胞易获取，易培养。HSC 分离纯化、体外培养和移植技术以及基因编辑技术的不断优化为造血干细胞基因治疗提供了技术保障。目前，骨髓干细胞可以大量的被动员到外周血中，其来源已经不必一定取自骨髓，从外周血中即可提取。利用 SCF、IL-1、IL-3、IL-6、GM-CSF、G-CSF、EPO、TPO 等不同时期和不同功能的细胞因子的不同组合，能够促进干细胞在短时间内（8～14d）扩增细胞 30～1000 倍。④成熟的骨髓细胞及基因产物可以通过血液循环遍布全身。

目前，HSC 基因治疗制品已成功在多种疾病的治疗中取得进展，包括血红蛋白病、原发性免疫缺陷病、代谢性疾病等。有两种造血干细胞基因治疗制品已成功上市，即"Strimvelis"和"Zynteglo"。Strimvelis 是第一个干细胞基因治疗制品，2016 年由欧盟 EMA 批准上市，用于治疗腺苷脱氨酶（ADA）缺乏导致的重症联合免疫缺陷病（SCID）。SCID 是一组由于基因突变引起的淋巴细胞发育及功能障碍的先天性免疫缺陷性疾病，临床主要表现为严重反复的致死性感染，主要包括两种类型：性联重症联合免疫缺陷症（X-linked SCID，X-SCID）和 ADA缺陷症（ADA-SCID）。X-SCID 属于 X 连锁隐性遗传病，是 IL-2 受体 γ 链（IL-2Rγ）基因突变所致。IL-2Rγ 链是多种细胞因子受体（IL-2R、IL-4R、IL-7R、IL-9R 和 IL-15R）共有的亚单位，它参与多种细胞因子的信号转导并调控 T 淋巴细胞、B 淋巴细胞的分化发育和成熟。γ 链突变使 T 细胞发育停滞于祖 T 细胞阶段，患者成熟 T 细胞和 NK 细胞缺乏或严重减少，B 细胞虽然正常但不能获得 T 细胞的辅助，故同时表现为细胞和体液免疫缺陷。ADA-SCID 属于常染色体隐性遗传病，其发病机制是 ADA 基因突变引起腺苷和脱氧腺苷分解障碍，导致核苷酸代谢产物 dATP 和 dGTP 在细胞内大量累积，这些堆积物对发育早期的 T 细胞、B 细胞有毒性作用，使其不能发育为成熟细胞，导致 T 细胞、B 细胞联合缺陷。Strimvelis 是利用逆转录病毒将 ADA 基因拷贝插入患者的造血干细胞染色体中，然后将携带 ADA 基因的干细胞重新输入患者体内并可表达腺苷脱氨酶，从而修复患者的免疫系统。该药物已成功用于多名 ADA-SCID患儿的治疗。Zynteglo 于 2019 年获欧盟 EMA 有条件批准，用于治疗 12 岁及以上的非 β0/β0基因型输血依赖性 β- 地中海贫血（transfusion-dependent β-thalassemia，TDT）患者。Zynteglo通过慢病毒载体将具备功能的 β$^{A-T87Q-}$珠蛋白基因导入从患者体内取出的造血干细胞中，再将这些干细胞回输到患者体内，使患者能自主生成健康 β- 珠蛋白，从而消除或大幅度降低继续输血治疗的必要性。Zynteglo 已成功帮助多位患者脱离输血依赖长达 5 年之久。

（2）间充质干细胞基因治疗　间充质干细胞（mesenchymal stem cell，MSC）是一种具有多向分化潜能的成体干细胞，属于多能干细胞，表面主要表达 CD105、CD73 和 CD90 分子。MSC 存在于全身结缔组织和各器官（骨髓、脐带、外周血、脂肪组织、骨骼肌等）基质中，以骨髓组织中含量最多，可分化为多种组织细胞，包括成骨细胞、脂肪细胞、软骨细胞、腱细胞、肌细胞等，并具有免疫调节、炎症趋化、组织修复等功能。MSC 是非常理想的基因治疗细胞载体，易被逆转录病毒、慢病毒、腺病毒等载体转染，经基因改造的 MSC 输注后可遍布全身，既可发挥干细胞归巢和修复作用，又可大量表达目的基因（如细胞因子等）产物，而且二者具有协同作用。与其他干细胞相比，MSC 具有来源丰富、易于培养、增殖能力强、免疫原性低、基因转染率高并能稳定表达等优点，是临床上干细胞移植治疗的首选细胞类型，在神经系统疾病、心血管疾病、糖尿病、骨组织修复等方面都有重要的应用价值。

目前研究较多的是骨髓 MSC（bone marrow MSC，BMSC）、脐带 MSC（umbilical cord MSC，UC-MSC）和脂肪 MSC（adipose tissue-derived MSC，AD-MSC）。BMSCs 是骨髓中除了造血干细胞之外的另一类干细胞，可以分化为造血基质细胞，也可以分化为许多造血以外的组织细胞，如可向成骨细胞、软骨细胞、脂肪细胞、肌腱细胞、心肌细胞、内皮细胞、肝及胆道上皮细胞、肺上皮细胞等中胚层细胞分化，也可向外胚层的神经元细胞和内胚层的肝卵圆细胞分化。UC-MSC 来源于胎盘和脐带，与其他 MSC 相比，UC-MSC 有以下优点：①脐带和胎盘中的干/祖细胞更原始，有更强的增殖分化能力；②采集方便，易于分离，纯度高，无肿瘤细胞污染；③扩增时培养体系能统一，便于质控；④潜伏性病毒和病原微生物的感染及传播概率较低。AD-MSC 是从脂肪组织中分离出的一种多向分化干细胞，与 BMSC 有相似的分化潜能，并表达许多共同的抗原。与 BMSC 相比，AD-MSC 来源更丰富，平均每 300mL 脂肪组织可获得 10^8 个 AD-MSC；更容易获得，可经脂肪抽吸术获得，患者痛苦小，且不会对人体产生明显的生物学和解剖学不良后果。AD-MSC 还具有向造血细胞分化的潜能，因而可辅助或替代骨髓移植。目前已有十多个 MSC 或其衍生物产品成功上市，但尚无相关基因治疗产品成功用于临床。

（3）其他干细胞的基因治疗 利用干细胞具有向肿瘤组织趋化的特性，将前药转化酶、凋亡诱导剂或溶瘤病毒装载于干细胞内，可靶向治疗恶性肿瘤。此类细胞基因治疗产品已进入临床试验。在装载前药转化酶方面，针对高毒性的化疗药（如 5-氟尿嘧啶，5-FU），可以将前药转化酶基因——胞嘧啶脱氨酶（cytosine deaminase，CD）基因整合到间充质干细胞（MSC）或神经干细胞（NSC）基因组上。治疗前，先全身性施用无毒前药——5-氟胞嘧啶（5-FC），然后将携带 CD 基因的干细胞输入患者体内，它会靶向迁移到肿瘤部位，并将预先存在的 5-FC 转化为高毒性的 5-FU，从而杀伤肿瘤细胞。在递送凋亡诱导剂方面，有研究将肿瘤坏死因子相关的细胞凋亡诱导配体（TRAIL）和可诱导型 caspase9 自杀基因整合到 NSC 基因组中，用于治疗恶性肿瘤。TRAIL 是一种分泌型细胞因子，可与癌细胞的死亡受体结合并诱导其凋亡，而 caspase9 可引起 NSC 递送载体自杀以防止其在患者体内长期存在。溶瘤病毒（OV）在临床治疗中可能会启动患者的干扰素反应、触发抗病毒免疫机制并激活 NK 细胞、DC 细胞和 CTL 细胞，进而影响其有效性。此外，抗病毒中和抗体也会限制 OV 的治疗效果。如果在干细胞中装载 OV，则可有效保护 OV 免受机体免疫系统的破坏。

二、免疫细胞基因治疗制品

免疫细胞基因治疗制品目前主要用于肿瘤的免疫治疗。肿瘤免疫疗法被称为继手术、放疗、化疗后的第 4 种肿瘤疗法。与传统治疗方式不同，肿瘤免疫疗法是一种针对人体免疫系统而非直接针对肿瘤的疗法，通过激发或调动机体的免疫系统，增强肿瘤微环境的抗肿瘤免疫力，从而控制和杀伤肿瘤细胞。免疫细胞基因治疗制品在癌症治疗上的应用主要是通过过继性免疫治疗（adoptive cell therapy，ACT）实现的。ACT 是指从肿瘤患者体内分离免疫活性细胞，在体外进行扩增和功能鉴定，然后向患者回输，从而达到直接杀伤肿瘤或激发机体的免疫应答来杀伤肿瘤的目的。按细胞类型，ACT 可分为树突状细胞基因治疗、T 淋巴细胞基因治疗和自然杀伤细胞基因治疗等几大类。

1. 树突状细胞基因治疗

树突状细胞（DC）是体内功能最强的抗原提呈细胞（APC），是机体免疫应答的始动者，特别在抗肿瘤免疫中起重要作用。若肿瘤患者体内 DC 功能缺陷，不能有效提呈肿瘤抗原，则会导致机体对肿瘤细胞免疫无能或免疫耐受，使肿瘤得以发生发展。将患者的 DC 前体细胞（外周血单核细胞）从体内分离，应用基因工程技术将肿瘤抗原基因通过载体导入 DC，再将这些致敏 DC 回输患者体内，则能够激活静息 T 细胞产生初次免疫应答，而激活的 T 细胞可以被点状放大并增殖。一个 DC 能激活 100～3000 个 T 细胞，其中部分 T 细胞能够发挥抗癌作用，而另一部分会成为记忆 T 细胞，在下一次接触到低剂量该抗原时发生高强度的免疫应答。因此，基于 DC 的修复和重建的免疫防护系统能够持续发挥抗癌作用数十年。美国 FDA 于 2010 年批准的治疗性 DC 疫苗"Provenge"即基因改造的树突状细胞，是世界上首个上市的免疫细胞肿瘤疫苗，由载有重组前列腺酸性磷酸酶（prostatic acid phosphatase，PAP）抗原和粒细胞巨噬细胞集落刺激因子（GM-CSF）融合蛋白的肿瘤患者自身的树突状细胞构成，用于治疗晚期前列腺癌。PAP 蛋白表达于绝大多数的前列腺肿瘤细胞和正常前列腺组织，但以极低水平存在于其他正常组织中。"Provenge"被注入患者体内后，随着血液循环到淋巴结，将经过加工的抗原（PAP）与共刺激信号（GM-CSF）一起呈递给 T 细胞，并激活 T 细胞产生对抗前列腺癌细胞的免疫应答。

2. T 淋巴细胞基因治疗

根据 T 细胞来源、体外处理方法，又可将 T 细胞免疫过继疗法分为：细胞因子诱导的杀伤细胞（cytokine-inducedd killer，CIK）疗法、肿瘤浸润淋巴细胞（TIL）疗法、淋巴因子激活的杀伤细胞（LAK）疗法、嵌合抗原受体 T 细胞（CAR-T）疗法、TCR 工程化 T 细胞（TCR-T）疗法及其他 T 细胞疗法。其中 CIK、TIL 和 LAK 疗法不需要进行基因改造，而是在体外经细胞因子（主要是 IL-2）或经 IL-2 与共刺激分子（主要是 GM-CSF）直接处理、扩增后即可使用。CAR-T 和 TCR-T 疗法需经基因改造，也是目前比较受关注的肿瘤过继性细胞疗法。

（1）CAR-T 疗法　　CAR-T 疗法的基本操作是：分离获得患者自身的 T 细胞，进行基因工程改造后，使 T 细胞表面表达嵌合抗原受体（chimeric antigen receptor，CAR），然后将改造后的 T 细胞回输至患者体内，生成大量特异性识别肿瘤抗原的 CAR-T 细胞，从而杀死肿瘤细胞。目前研究最多的是针对肿瘤细胞 CD19 分子的 CAR-T 细胞，对治疗白血病、非霍奇金淋巴瘤和多发性骨髓瘤均有较好疗效。

CAR 是一种跨膜分子，是 CAR-T 细胞发挥作用的核心，其基本结构包括：胞外抗原结合域、跨膜结构域和胞内的信号转导域。抗原结合域通常是由抗体的重链和轻链可变区所组成的单链可变片段（scFv），作用是使 CAR-T 细胞识别靶细胞表面的特异性抗原；跨膜结构域主要保证 CAR 的稳定性；胞内的信号转导域通常由 CD3ζ 和共刺激因子（如 CD28、4-1BB、OXO40 等）所组成，在抗原识别过程中促进信号转导从而激活 T 细胞发挥细胞毒性，达到消除肿瘤细胞的目的。*CAR* 基因不同于天然存在的基因，它是一种人工构建的嵌合基因，其表达的 CD3ζ 解决了由于肿瘤细胞 MHC 丢失而引起的免疫逃逸问题，而共刺激信号可提高 T 细胞的活性、增殖量以及存活时间。

目前已有 2 款 CAR-T 制品上市：Tisagenlecleucel（商品名"Kymriah"）和 Axicabtagene ciloleucel（商品名"Yescarta"），均为靶向 CD19 的 CAR-T 细胞。"Kymriah"于 2017 年由美

国 FDA 批准上市，是一种基于慢病毒载体（LV）的 CAR-T，其 CAR 中使用 4-1BB 作为共刺激分子。在体外操作中将这种人工构建的 *CAR* 基因重组到 LV 基因组中，再由 LV 携带这种基因转染患者的 T 细胞，最后经静脉输注回输到患者体内，用于治疗非霍奇金淋巴瘤和复发 / 难治性大 B 细胞淋巴瘤。"Yescarta" 于 2017 年和 2018 年分别由美国 FDA 和欧盟 EMA 批准上市，是一种基于逆转录病毒载体（RV）的 CAR-T，采用 CD28 作为共刺激分子，用于治疗成年特定类型的大 B 细胞淋巴瘤、复发 / 难治性大 B 细胞淋巴瘤和原发性纵隔大 B 细胞淋巴瘤。

CAR-T 制品最常见的副反应是细胞因子释放综合征（cytokine release syndrome，CRS）、神经毒性（neurotoxin，NTX）和脱靶效应（off-target effect）。患者接受 CAR-T 治疗后会释放大量的细胞因子（通常是 IFN-γ、IL-10、IL-6 和 GM-CSF），引起非抗原特异性炎症反应，导致出现持续高热、恶心、食欲减退、血细胞减少、心动过速、心肾功能不全、肝功能衰竭等临床症状。CRS 严重程度与肿瘤负荷及 T 细胞增殖数量有关。NTX 可以表现为 CAR-T 相关性脑病，包括多种神经系统症状，如意识错乱、谵妄、表达性失语症、肌阵挛、癫痫等。尚不清楚 NTX 发生的具体原因。CAR-T 是通过靶抗原来识别肿瘤细胞的，而正常细胞表面往往存在与肿瘤细胞相同的靶抗原，因此 CAR-T 可能导致正常细胞损伤而引起脱靶效应。此外，CAR-T 细胞疗法只能杀灭相应抗原阳性的肿瘤细胞，对抗原阴性的癌细胞却无能为力。针对以上问题，人们又采用了一些新的策略和技术方法来改进现有 CAR-T 的治疗效果。例如，在导入 CAR 基因的同时，将一些细胞因子基因（如 *IL-12*、*IL-17*、*CCL19* 等）整合进 T 细胞，这种 CAR-T 细胞称为通用细胞因子介导杀伤的重定向 T 细胞（T cell redirected for universal cytokine-mediated killing，TRUCK）。TRUCK 既可增强 T 细胞的活化，杀灭抗原阳性癌细胞，也可吸引并激活患者的先天性免疫细胞，消灭抗原阴性癌细胞；不但可以用于肿瘤治疗，还可用于病毒感染、代谢病、自身免疫病等领域。

（2）TCR-T 疗法　　T 细胞表面含有特异性的 T 细胞受体（TCR），能够识别不同的肿瘤抗原，从而实现对癌变细胞的清除。TCR 工程化 T 细胞（TCR-engineered T cells，TCR-T）疗法是筛选和鉴定能够特异性结合靶点抗原的 TCR 序列，通过基因工程手段将其转入患者外周血来源的 T 细胞（或异源 T 细胞）中，再将改造后的 T 细胞回输至患者体内，使其特异性识别和杀伤表达抗原的肿瘤细胞，从而达到治疗肿瘤的目的。TCR-T 细胞主要用于实体瘤的治疗。实体瘤抗原一般要通过主要组织相容性复合体（MHC）提呈并展现于细胞表面，才能被 T 淋巴细胞的 TCR 分子识别，继而激发特异性的 T 细胞免疫，而肿瘤患者体内的肿瘤反应性 TCR 都有缺陷。因此，应用基因修饰技术，将肿瘤反应性 TCR 转染至效应 T 细胞中，再回输至肿瘤患者体内，能够有效提高 T 细胞在肿瘤组织中的浸润和提高识别与杀伤肿瘤的能力。

TCR-T 与 CAR-T 疗法都是通过基因工程改造的方法让 T 细胞靶向特定抗原，但二者也有很大不同：①受体结构不同。TCR 是根据特异性靶点抗原筛选的天然受体，而 CAR 是人工构建的嵌合受体。②抗原的识别方式不同。TCR 识别的抗原类型是由 MHC 分子呈递的小分子抗原多肽，由于 MHC 分子的类型在人群中具有多样性，因此 TCR-T 细胞治疗具有 MHC 限制性。CAR-T 细胞通过抗体来源的 scFv 结构识别并结合抗原，因而没有 MHC 依赖性。③识别的抗原种类不同。CAR-T 细胞只能识别细胞膜上表达的抗原，而 TCR-T 细胞既可识别细胞膜上的抗原，又可识别胞内抗原。④信号传递方式不同。TCR-T 细胞识别抗原后，会通过自身 CD3 分子激活内源性 T 细胞活化信号从而发挥杀伤作用，CAR-T 的激活则依赖于 CAR 分子上的 CD3 ζ 结构域和共刺激信号。⑤对靶抗原的亲和力和灵敏度不同。TCR 与 MHC- 抗原肽复合物的亲和力比 CAR 与靶抗原的亲和力低，但 TCR 对抗原的识别却具有更高的灵敏度。有研究显示，TCR-T 细胞对于抗原肽的应答敏感度比 CAR-T 细胞高 100 倍左右。⑥在高抗原密度下，TCR-T 介导的细胞因子（如 IL-2、IL-6 等）释放量要远远低于 CAR-T，因而 TCR-T 不容易引发细胞因子释放综合征（CRS）。

（3）T 细胞自杀基因疗法　　自杀基因疗法也称前体药物活化或前体药物基因定向酶疗法，是指使用酶编码基因在细胞内将前体药物转化成毒性化学药物，并通过旁观者效应影响周边细胞。一般使用的酶及其作用的前体药物包括单纯疱疹病毒腺苷激酶（HSV-TK）/ 更昔洛韦；大肠杆菌胞嘧啶脱氨酶 /5-氟胞嘧啶；细胞色素 P450 2B（CYP2B）/ 环磷酰胺。

"Zalmoxis"是一种基于供者来源 T 细胞的自杀基因免疫疗法，2016 年欧盟 EMA 有条件批准用于部分经造血干细胞（HSC）移植的白血病和淋巴瘤患者的辅助治疗。该药物使用 γ- 逆转录病毒载体将诱导型自杀基因，即单纯疱疹病毒的腺苷激酶基因（*HSV-TK*）整合到异体来源的 T 细胞中，并通过服用更昔洛韦药物来消灭引起免疫排斥反应的 T 细胞。其原理是携带自杀基因的 T 细胞表达前药转换酶 HSV-TK，该酶可通过磷酸化激活更昔洛韦的细胞毒活性，从而诱导患者的 T 细胞"自杀"，防止可能出现的移植物抗宿主病（graft-versus-host disease，GVHD）。"Zalmoxis"通过这一机制可有效恢复患者的免疫系统，明显延长患者的生存周期，使部分匹配的造血干细胞的移植更加安全和有效。

3. 自然杀伤细胞基因治疗

自然杀伤（NK）细胞是机体内重要的先天性免疫细胞，是与 T 细胞、B 细胞并列的第 3 类群淋巴细胞，可非特异性地直接杀伤靶细胞，这种天然杀伤活性既不需要预先由抗原致敏，也不需要抗体参与，且无 MHC 限制，但需要多个表面受体结合靶细胞，以传递溶细胞信号。通常情况下，浸润到肿瘤组织中的 NK 细胞数量非常少，但某些有 NK 细胞浸润的患者发生肿瘤扩散的比例明显低于没有 NK 细胞浸润的患者，且这类患者的生存时间也显著延长。因此，NK 细胞对抑制肿瘤的发生、发展和扩散起重要作用。外周血中 NK 细胞的活性与患癌风险相关，NK 细胞活性越低，患癌风险越高，而肿瘤患者外周血中的 NK 细胞较健康人显著降低。因此，通过细胞工程或基因工程的方法恢复或重建肿瘤患者 NK 细胞的数量和活性，是肿瘤免疫治疗的重要策略。

目前关于 NK 细胞过继疗法的研究主要集中在两个方面：一是将自体 NK 细胞或同种异体 NK 细胞在体外经细胞因子活化、扩增后回输入患者体内；二是构建嵌合抗原受体自然杀伤（CAR-NK）细胞。但目前这两种疗法均未获得突破性进展，多数研究还处于早期临床阶段。

主要参考文献

陈雯霏，伍福华，张志荣，等. 2020. 已上市核酸类药物的制剂学研究进展 [J]. 中国医药工业杂志，51（12）：1487-1496.

陈曦，陈亮，李大力. 2019. 基因治疗在临床应用中的研究进展 [J]. 生物工程学报，35（12）：2295-2307.

冯振卿. 2020. CAR-T 细胞技术研究进展及发展趋势 [J]. 南京医科大学学报（自然科学版），40（7）：937-962.

何军林. 2017. 核酸药物的研究进展 [J]. 国际药学研究杂志，2017，44（11）：1028-1051.

李永红，毕华，史新昌，等. 2018. 人用基因治疗制品生产和质量控制的通用性技术要求 [J]. 中国新药杂志，27（21）：2482-2489.

罗朋，王保龙. 2013. 以树突状细胞为基础的肿瘤基因治疗的研究进展 [J]. 国际免疫学杂志，36（2）：

92-96.

毛开云，陈大明，范月蕾，等. 2018. 全球寡核苷酸类药物开发现状与趋势［J］. 中国生物工程杂志，38（4）：96-106.

宁小平，虞淦金，吴艳峰，等. 2020. 溶瘤病毒的肿瘤临床应用研究进展［J］. 中国肿瘤生物治疗杂志，27（6）：705-710.

芮魏，刘光娜，童丹，等. 2020. TCR-T 细胞疗法的开发与产业化［J］. 中国新药杂志，29（21）：2443-2449.

汤仙阁，关晓多，陈锐，等. 2020. 寡核苷酸药物的临床药理学研究进展［J］. 药学学报，55（2）：218-225.

田晓玲，杨菲，吴宇轩. 2019. 造血干细胞及其应用研究进展［J］. 中国细胞生物学学报，41（6）：1003-1011.

汪小龙，咸静女，陈刚，等. 2018. 寡核苷酸药物及寡核苷酸制备技术研究进展［J］. 生物工程学报，34（5）：664-675.

王均，王兰，吕家臻，等. 2019. 上市核酸药物的疗效分析和研究进展［J］. 中国新药杂志，28（18）：2217-2224.

王舒鹤，周新洋，朱月洁，等. 2019. 核酸适配体修饰与包载及其在疾病靶向性治疗和检测中的应用［J］. 中国药物化学杂志，20（6）：456-468.

王莹，陈绪虹，于俊涛，等. 2017. 细胞和基因生物治疗领域展望［J］. 生物产业技术，2：72-84.

王征旭，游嘉，武立华，等. 2021. 基因修饰体细胞国内外临床研究和相关产业现状及未来发展趋势［J］. 药物评价研究，44（2）：250-264.

魏运雄，曹雅青，赵明峰. 2019. 嵌合抗原受体基因修饰 T 细胞免疫疗法在肿瘤治疗中的进展与挑战［J］. 中国肿瘤生物治疗杂志，26（8）：904-909.

袁宇，徐林. 2021. 骨髓间充质干细胞联合 3D 生物打印技术治疗骨缺损的研究进展［J］. 中国医学物理学杂志，38（1）：110-124.

张岩松，陈丽娇，张婷，等. 2020. 基因治疗的研究进展［J］. 中国细胞生物学报，42（10）：1858-1869.

赵晓然，王晓亮，王颖，等. 2019. 基于核酸自组装纳米结构的 siRNA 药物递送研究进展［J］. 生物化学与生物生理进展，46（6）：533-544.

朱沛静，张仪，尤良顺，等. 2020. 嵌合抗原受体 T 细胞治疗淋巴瘤的现状及展望［J］. 中国肿瘤，29（10）：787-791.

Dunbar CE, High KA, Joung JK, et al. 2018. Gene therapy comes of age [J]. Science, 359: 175.

Ma CC, Wang ZL, Xu T, et al. 2020. The approved gene therapy drugs worldwide: from 1998 to 2019 [J]. Biotechnology Advances, 40: 107502.

第十四章

细菌免疫调节剂

第一节　免疫调节剂简介

一、免疫调节剂的概念及作用

免疫调节剂（immunomodulating agents），又称生物反应修饰剂（biological response modifier，BRM），是一类能够调节、增强、兴奋和恢复机体免疫功能的非特异性生物制品，可通过以下几种途径起到治疗疾病的目的：①激活一种或多种免疫活性细胞，增强机体的非特异性和特异性免疫功能，使低下的免疫功能恢复正常，或具有佐剂作用，增强抗原的免疫原性，加速诱导免疫应答反应；②能替代体内缺乏的免疫活性成分，具有免疫替代作用；③对机体的免疫功能有双向调节作用，既使过低的免疫功能提高，又使过高的免疫功能降低。因此，免疫调节剂是能够全面调节人体生命活动平衡的生物治疗制剂，对免疫功能低下、某些继发性免疫缺陷病和某些恶性肿瘤等疾病具有一定的治疗作用，但对免疫功能正常的动物及人却不起作用。

二、免疫调节剂的作用机制

免疫调节剂的作用机制涉及：①激活单核巨噬细胞和自然杀伤（NK）细胞；②促进 T 淋巴细胞增殖、分化，改变 T 细胞亚群的比例；③促进 B 淋巴细胞增殖、分化和免疫球蛋白产生；④促进和影响其他免疫活性细胞的增殖、分化和功能；⑤保护或重建因化疗和放疗损伤的骨髓造血干细胞等。

免疫调节剂的种类很多，细胞因子、转移因子、胸腺素、某些植物成分、某些微生物及其成分、某些动物器官提取物与一些化学合成药物均具有免疫调节作用。这里主要介绍几种研究较多的细菌及菌体成分所制成的细菌类免疫调节剂。

第二节　细菌免疫调节剂及其临床应用

细菌免疫调节剂是历史最悠久的免疫治疗制剂，有多种细菌免疫调节药物用于临床预防和治疗相关疾病，如分枝杆菌、短小棒状杆菌、溶血性链球菌、红色诺卡氏菌、绿脓杆菌等，它们通过菌体、细胞结构成分或代谢物调节机体的非特异和（或）特异性免疫反应，达到防治疾病的目的。

一、分枝杆菌类免疫调节剂

1. 分枝杆菌制剂简介

分枝杆菌（*Mycobacterium*）是一类细长略弯曲、细胞壁含分枝酸的需氧、无运动性的抗酸杆菌，因呈分枝样生长而得名。已报道的分枝杆菌有 160 多种，其中少部分具有致病性，部分菌种在调节人和动物机体免疫力及治疗相关疾病方面有一定作用。

分枝杆菌菌体内含有胞壁酰二肽（muramyl dipeptide，MDP）、CpG 二核苷酸基序、分枝杆菌多糖（mycobacterium polysaccharide，MPS）及热激蛋白 65（heat shock protein-65，HSP65）等多种免疫活性成分。MDP 是分枝杆菌细胞壁骨架中具有免疫活性的最小结构单位，有很强的免疫调节功能；MPS 是分枝杆菌经过去蛋白、除核酸等处理和纯化后得到的，对机体的非特异性和特异性免疫功能均具有良好的调节作用；CpG 是细菌 DNA 中以非甲基化的胞嘧啶鸟嘌呤为核心的寡聚脱氧核苷酸序列，有很强的佐剂作用，可直接刺激 B 细胞增殖分化，激活抗原提呈细胞释放多种细胞因子；HSP65 是广泛存在于所有分枝杆菌中的热激蛋白 60 家族的成员，也是分枝杆菌的主要抗原分子，可刺激机体的体液和细胞免疫反应。

目前国内外研究较多的分枝杆菌制剂主要有卡介苗制剂、母牛分枝杆菌制剂和草分枝杆菌制剂等。

2. 卡介苗制剂

卡介苗（BCG）是牛型结核分枝杆菌的减毒活疫苗，是目前预防结核病的有效疫苗，也是一种有效的细胞免疫增强剂。卡介苗的多糖、核酸、胞壁酰二肽和细胞壁骨架等成分均具有免疫调节作用。自 1976 年 Morales 等首次报道了膀胱内灌注治疗膀胱癌获得成功之后，BCG 在疾病治疗中的作用引起广泛重视，相应研究不断增多。目前用于临床治疗的卡介苗制剂有：卡介苗活菌制剂、卡介苗死菌制剂和卡介苗菌体成分提取物（如细胞壁骨架、MDP、多糖核酸等）等，可广泛用于肿瘤、呼吸系统疾病、过敏性疾病、皮肤病等的治疗。我国自行研制并已成功用于临床的卡介苗制剂主要有治疗用卡介苗和卡介苗多糖核酸。

（1）治疗用卡介苗　治疗用卡介苗（BCG for therapeutic use，tBCG）是用卡介菌经培养收集菌体，制备成高浓度卡介菌悬液，再加入适宜的稳定剂冻干制成，主要用于膀胱原位癌术后的治疗和预防复发。该品种于 2012 年在我国首次批准上市，为《中国药典》收载的第一个治疗性疫苗。

膀胱灌注 tBCG 是临床上非肌层浸润性膀胱癌（non-muscle-invasive bladder cancer，NMIBC）的主要治疗方法。作为 NMIBC 的一线药物，tBCG 在降低术后复发率方面优于化学药和干扰素，并可延缓肿瘤的进展和减少死亡。此外，tBCG 在乳腺癌、结肠癌、黑色素瘤等恶性肿瘤的临床治疗研究中也取得了一定的疗效。

tBCG 治疗肿瘤的机理主要体现在两个方面：①对癌细胞的直接作用。首先 BCG 通过其自身产生的纤连蛋白附着蛋白（fibronectin attachment protein，FAP）与膀胱肿瘤细胞表达的对纤连蛋白具有亲和力的整联蛋白（a5b1）结合，从而黏附在癌组织上。与癌细胞黏附的 BCG 通过细胞膜内化进入癌细胞，促进细胞内一氧化氮（NO）水平升高。高浓度的 NO 可导致 DNA 损伤、细胞抑制和细胞毒性。②通过激活患者的免疫系统间接起作用。BCG 可募集中性粒细胞、巨噬细胞、NK 细胞、T 细胞、树突状细胞（DC）等向肿瘤病灶迁移，并促进其释放大量细胞因子（如 IL-1、6、8 和 TNF-α、GM-CSF 等），导致炎症级联反应；巨噬细胞、树突状细胞吞噬 BCG 后，将其抗原提呈给 CD4+辅助性 T 细胞（Th）并促使其活化为不同 Th 细胞表型，介导针对肿瘤细胞的特异性免疫应答。活化的 CD4+T 细胞还可通过分泌大量的 INF-γ 而发挥抗肿瘤作用。

（2）卡介苗多糖核酸　卡介苗多糖核酸是经热酚法提取的卡介苗多糖与核酸，配以灭菌生理盐水制成。具有免疫调节及抗炎作用，在改善免疫功能、抗过敏、抗感染方面具有良好的疗效，临床上主要用于预防和治疗慢性支气管炎、感冒及哮喘，还可用于慢性湿疹、荨麻疹等皮肤病的治疗。

卡介苗多糖核酸可有效促进巨噬细胞分泌 IL-1、IL-12 和 GM-CSF。IL-1 是一种重要的炎症介质，在抗微生物感染的炎症反应中起重要作用；IL-12 可启动并加强 Th1 型免疫应答，从而促进细胞免疫反应，并有效缓解 Th2 型免疫反应引起的过敏症状；GM-CSF 可增强巨噬细胞和粒细胞的吞噬功能。

3. 母牛分枝杆菌制剂

母牛分枝杆菌（*Mycobacterium vaccae*）是从牛乳腺中分离的一种腐生非结核分枝杆菌，在自然界广泛分布，对人和动物无致病性。20 世纪 70 年代，人们利用母牛分枝杆菌死菌液对麻风病进行免疫治疗；80 年代发现它与结核分枝杆菌和卡介苗有相似的免疫调节作用，于是开始利用其对结核病进行免疫治疗。

母牛分枝杆菌主要通过增强 Th1 型免疫反应发挥免疫调节作用。Th1 反应诱导的 $CD8^+$ 细胞毒 T 细胞（CTL）既可刺激巨噬细胞产生 IL-2 和 IFN-γ，又可杀死结核杆菌感染的巨噬细胞。因此，母牛分枝杆菌可用于结核病的辅助治疗，尤其在耐多药结核病的治疗中有良好的治疗效果，具有治疗时间短、应用安全有效等优点。以母牛分枝杆菌制备的灭活疫苗，对于具有结核感染高风险而又不适合接种卡介苗的人群（如免疫抑制、免疫缺陷人群）和感染结核分枝杆菌但尚未发病的潜伏感染者，可用于预防感染和发病。

4. 草分枝杆菌制剂

草分枝杆菌（*Mycobacterium phlei*，*M. ph*）属于非结核分枝杆菌，在自然界广泛存在，对人和动物无致病性。*M. ph* 菌体、细胞壁成分、非甲基化 CpG、多糖等均具有免疫调节作用，可用于抗肿瘤、抗辐射。目前临床上广泛应用的是全菌体低浓度灭活制剂，与其他治疗方式配合，可治疗反复呼吸道感染、支气管哮喘、耐药性肺结核、恶性肿瘤（非小细胞肺癌、胃癌、膀胱癌）等疾病。

二、短小棒状杆菌制剂

短小棒状杆菌（*corynebacterium parvum*，Cp）是一种革兰氏阳性专性厌氧菌。Prevof 于 1958 年首次证实 Cp 能使家兔的单核吞噬细胞系统发生可逆性增生。1963 年，Halper 提出 Cp 能刺激单核吞噬细胞系统、激活巨噬细胞、具有免疫佐剂的特性，并有抑制肿瘤生长的效果。以后许多实验和临床研究均证实 Cp 有抗肿瘤效果，可抑制乳腺癌、白血病和甲基胆蒽诱发的肉瘤的生长。

Cp 的免疫增强作用主要表现在：①激活巨噬细胞，增强其黏附能力和吞噬功能，使细胞内溶菌酶活力增加，前列腺素含量增高。巨噬细胞在 Cp 抗肿瘤效应中起关键作用。注射 Cp 疫苗后，体内巨噬细胞的数量和质量都会升高。②加强体液免疫功能，使体内 IgM、IgG 水平升高。③激活 NK 细胞，增加干扰素的产生。Cp 的抗瘤作用速度很快，甚至在 24h 内已形成抗瘤保护作用，并且可不需肿瘤抗原参加和不需要通过对肿瘤的免疫反应，就可呈现杀瘤作用。

市售菌苗为短小棒状杆菌经加热及甲醛灭活而制成的死菌悬液，有皮下注射、肌内注射、静脉注射及腔内注射几种接种方法。在临床上主要用于以下几种情况：延长生存期，尤其是晚期肿瘤患者和不适于手术的肿瘤患者，接种 Cp 菌苗可显著延长生存期；减轻化疗对骨髓的抑制作用，化疗合并此菌苗的治疗过程中，因白细胞减少而终止化疗的现象大大降低，从而使化疗得以顺利进行；治疗癌性胸腔、腹腔及关节腔积液，对胸、腹水有突出疗效，对癌肿侵犯骨质及关节滑膜患者，局部注入本菌苗也可控制积液渗出。

三、溶血性链球菌制剂

1. 链球菌简介

链球菌属（*Streptococcus*）细菌是化脓性球菌中一大类常见的革兰氏阳性菌，广泛分布于自然界、人及动物粪便和健康人鼻咽部，大多不致病。需氧或兼性厌氧，营养要求较高，普通培养基上生长不良，需补充血清、血液、腹水等，在血清肉汤中易形成长链。

根据对红细胞的溶血能力可将链球菌分为甲型溶血性链球菌、乙型溶血性链球菌和丙型链球菌。甲型溶血性链球菌在血液培养基上培养后，菌落周围会形成 1～2mm 宽的草绿色溶血环，称甲型溶血或 α- 溶血，因此将这类细菌又称为草绿色链球菌。α- 溶血环中的红细胞并未完全溶解，绿色物质可能是细菌产生的 H_2O_2 破坏血细胞所致。甲型溶血性链球菌通常寄生在人的口咽腔、呼吸道及肠道中，除肺炎链球菌外多为条件致病菌。乙型溶血性链球菌可产生强烈的溶血毒素，在血液琼脂培养基上，可使菌落周围形成一个 2～4mm 宽、界限分明、完全透明的溶血环，称乙型溶血或 β 溶血。溶血环内的红细胞完全溶解。这类菌的致病力强，常引起人类和动物的多种疾病。丙型链球菌菌落周围无溶血环，因此又称不溶血性链球菌，一般不致病。

根据 C 多糖抗原结构的不同，可将链球菌分成 A～V 共 20 个群。对人类有致病性的主要是 A 群，B 群、C 群、D 群、G 群偶可致病。同群链球菌根据 M 抗原不同又可分为若干亚型，其中 A 群链球菌有 100 多个型。链球菌的群别与溶血性间无平行关系，但对人类致病的 A 群链球菌多呈乙型溶血。

2. 甲型溶血性链球菌制剂

从甲型溶血性链球菌培养液中提取的 α- 甘露聚糖肽，又名多甲抗素，是菌体分泌的一种具有抗原性的含肽链的可溶性多聚糖，可通过与靶细胞表面的甘露糖受体或其他凝集素受体结合，发挥免疫增强作用：提升白细胞数量；增强单核 / 巨噬细胞系统的吞噬功能；活化巨噬细胞和淋巴细胞；促进补体系统的活化等。α- 甘露聚糖肽还有明显的抗辐射损害作用，可显著减轻放疗、化疗的毒性反应。临床上主要用于各类肿瘤（包括肺癌、乳腺癌、胃癌、食管癌、鼻咽癌、恶性淋巴瘤等）和恶性胸腔积液的辅助治疗，可延缓肿瘤生长，延长患者生存期；也可用于再生障碍性贫血、呼吸道感染和化疗所致的末梢血白细胞减少等疾病的治疗。

3. 乙型溶血性链球菌制剂

乙型溶血性链球菌制剂 OK-431 和 OK-432 最早由日本金泽大学冈本教授于 1969 年研制，是利用 A 群溶血性链球菌弱毒株经培养、扩增、青霉素处理后制成的冻干制品。该制剂具有确切的抗癌作用，可治疗肺癌、头颈癌、乳腺癌等实体瘤，对癌性胸腹水也有明显疗效。通过瘤体内注射，可使不能手术的中晚期患者的肿瘤部分缩小或完全消退；通过胸腔注射，可激活NK 细胞，对来自胸腔积液中的癌细胞有杀伤作用；与化疗配合，可明显提高化疗的有效率，并减轻化疗对骨髓的抑制作用。

乙型溶血性链球菌制剂有效活性成分主要为脂磷壁酸（LTA）。LTA 是许多革兰氏阳性菌细胞壁和细胞膜的成分，为含磷非核酸物质，其免疫调节作用表现在：①促进 DC 的增殖和成熟；②增加炎性细胞（主要是中性粒细胞、巨噬细胞和淋巴细胞）的数量和活性，促进它们浸润、包围和牢固地黏附在肿瘤细胞上，破坏肿瘤细胞的 RNA 合成；③激活 NK 细胞和 CTL 细胞，提高其对肿瘤细胞的杀伤能力；④诱导巨噬细胞产生肿瘤坏死因子（TNF）等细胞因子，促使肿瘤细胞死亡；⑤动员边缘库白细胞进入血液循环，增加循环血的中性粒细胞数量，并通过促进集落刺激因子（CSF）的产生，加强骨髓造血功能。

A 群乙型溶血性链球菌制剂还可治疗血管瘤和脉管畸形，其机理是刺激血管、淋巴管内皮细胞增殖和促进与炎症反应密切相关的细胞因子释放，导致局部发生无菌性炎症反应而形成血栓，从而阻断瘤体的营养供给，并使管腔闭塞，最终导致瘤体缩小、消退。

乙型溶血性链球菌制剂还可激活补体，提高因老龄化而低落的免疫功能。

四、红色诺卡氏菌细胞壁骨架

红色诺卡氏菌细胞壁骨架（No-cardia Rubra cell wall skeleton，N-CWS）是从放线菌诺卡氏菌属红色诺卡氏菌的细胞壁中提取的细胞壁骨架成分，最早由日本学者 Azuma 于 1976 年报道其抗肿瘤作用。

N-CWS 制剂为白色粉末，不溶于水，也不溶于多数有机溶剂，分子内含有类脂化合物、多糖、黏肽等。对肝癌、肺癌、黑色素瘤、肥大细胞瘤等有较好疗效；对癌性胸、腹水疗效在60%～80% 及以上；与放疗合用治疗肺癌可提高放疗的效果；对膀胱癌患者术后灌注可有效预防复发。其作用机制是：诱生、活化并聚集巨噬细胞；提高中性粒细胞的吞噬功能和向肿瘤病灶迁移的能力；促进 B 细胞分化，提高机体体液免疫的抗肿瘤功能；提高 Th 细胞和 CTL 细胞的活性，增强肿瘤特异性细胞免疫反应；增强巨噬细胞和 NK 细胞的免疫活性；促进多种抗肿瘤细胞因子的产生。

五、绿脓杆菌制剂

绿脓杆菌（*Pseudomonas aeruginosa*，PA），又名铜绿假单胞菌，是假单胞菌属中最为常见的一种机会致病菌，广泛分布于自然界中，可通过环境污染、交叉感染、内源性感染和医源性感染等途径传播，是革兰氏阴性杆菌感染中仅次于大肠杆菌、克雷伯菌的常见病原菌，可使人体多个部位和组织发生感染，如中耳、角膜、尿道、呼吸道、心内膜和胃肠道等；也可引起烧伤创面及褥疮感染、败血症和肺部感染等。当宿主免疫功能低下、长期使用广谱抗菌药物、糖皮质激素及肿瘤放疗、化疗时，极易发生绿脓杆菌感染。

1975 年，日本学者本间逊曾发现绿脓杆菌的死菌体具有免疫调节作用，可激发动物体的体液和细胞免疫反应，但因该菌体毒性太大，免疫效价低，因而无法实际应用。我国微生物学家牟希亚教授以自然界的非周菌毛性、非 MSHA 性绿脓杆菌强毒株为样本，在普通培养基中加入低浓度抗菌物质，37～41℃条件下多次传代后获得减毒的但仍保持原有完整免疫原性的疫苗株，并利用生物工程技术，为该疫苗株嫁接上Ⅰ型菌毛，从而构建成一株具有跨菌属的广谱免疫原性的菌株。因嫁接上的Ⅰ型菌毛能凝集红细胞，且其中介导黏附作用的结构蛋白FimH 能与甘露糖结合，因而称为甘露糖敏感血凝菌毛（mannose sensitive haemagglutination，MSHA），该菌株也因此称为 PA-MSHA 菌株。Ⅰ型菌毛的遗传性能、蛋白质组成较其他菌毛相对稳定，且广泛存在于多个不同种属的细菌如大肠杆菌、变形杆菌、肺炎杆菌、沙雷菌属、沙门菌属、福氏痢疾杆菌等。因此，PA-MSHA 具有广谱高效价跨越菌属的免疫原性，可刺激机体产生广谱抗体和各种细胞因子，提高巨噬细胞和自然杀伤细胞的活性，活化 T 细胞，诱发 T 细胞产生 IL-2，刺激 $CD4^+T$ 细胞合成 IFN-γ 干扰素，并促进 T 细胞自身的增殖，因此，PA-MSHA 菌毛株既可增强机体的体液免疫反应，也可提高细胞免疫功能，既可防治绿脓杆菌、大肠杆菌、变形杆菌和肺炎杆菌等多种不同菌属的革兰氏阴性杆菌的感染，也可抑制肿瘤细胞的生长和转移。

使用 PA-MSHA 菌毛株的死菌制成的免疫制剂（商品名"绿幕安"）是一种强效的双向免疫调节剂：在帮助激活人体免疫功能，抵抗多种致病微生物感染的同时，还能使人体恢复免疫平衡，既能抗菌也能抗病毒；既能上调机体的免疫低下状态，防治慢性支气管炎、慢性胰腺炎、反复发作的肾盂肾炎和免疫力低下继发的机体感染，以及恶性淋巴瘤、肺癌、白血病等恶性肿瘤的免疫治疗；也能调节免疫亢进状态，防治过敏性疾病，如哮喘、银屑病、多发性硬化症、迁延性乙型肝炎等。

主要参考文献

白莹，孙民，邱芳萍，等. 2010. A群链球菌脂磷壁酸的提取纯化及其抑瘤活性［J］. 浙江大学学报（农业与生命科学版），36（4）：370-374.

霍志军，李飞，张朕华. 2013. 链球菌免疫针剂不良反应或不良事件的系统评价研究［J］. 中国新药杂志，22（2）：159-165.

马健尊，闫东梅. 2019. 卡介苗治疗膀胱癌作用机制的研究进展［J］. 中国生物制品学杂志，32（7）：810-813.

马磊，张占栋，秦燎阳. 2020. 红色诺卡氏菌细胞壁骨架对肺癌细胞的抗癌作用及机制［J］. 基因组学与应用生物学，39（6）：2773-2778.

倪月琴. 2017. 卡介苗多糖核酸注射液在皮肤病治疗中的应用［J］. 中国生化药物杂志，37（9）：46-48.

苏城，卢锦标. 2019. 结核分枝杆菌感染人群的免疫干预进展［J］. 中国医药生物技术，14（5）：453-456.

王思权，丁雪燕，朱国强. 2021. 沙门氏菌 I 型菌毛研究进展［J］. 生命科学，33（2）：231-236.

魏亚丽. 2012. A群链球菌制剂与平阳霉素制剂注射治疗颌面血管瘤和脉管畸形疗效观察［J］. 中国实用医药，7（22）：170-171.

于丽梅，陈剑群，陈复兴，等. 2012. 经链球菌菌体制剂 OK-432 刺激的树突状细胞对自然杀伤细胞增殖及功能的影响［J］. 中国免疫学杂志，28（6）：517-521.

钟金凤，方热军. 2014. 灭活草分枝杆菌免疫调节研究进展［J］. 免疫学杂志，30（11）：1011-1016.

Antonelli AC, Binyamin A, Hohl TM, et al. 2020. Bacterial immunotherapy for cancer induces CD4-dependent tumor-specific immunity through tumor-intrinsic interferon-γ signaling [J]. PNAS, 117(31): 18627-19637.

Huang CY, Hsieh WY. 2017. Efficacy of Mycobacterium vaccae immunotherapy for patients with tuberculosis: A systematic review and meta-analysis [J]. Human Vaccines & Immunotherapeutics, 13(9): 1960-1971.

Sewell WA, Thomas WR. 2011. Immunotherapy of allergic diseases by bacterial products [J]. Immunology and Cell Biology, 89: 749-750.

第十五章

微生态制剂

第一节 微生态学与人体微生态系统

一、微生态学简介

1. 微生态学的定义

微生态学（microecology）是一门新兴学科。1977 年，德国 Volker Rush 博士首先提出微生态学的概念，并在 1985 年给出了微生态学的定义，即"微生态学就是细胞水平或分子水平的生态学"。但这一定义过于笼统。我国微生态学家康白教授提出了更具体的定义，即"微生态学是研究正常微生物结构和功能，以及与其宿主相互关系的学科。"

随着科学技术的不断发展，微生态学和其他学科一样逐渐形成许多分支。着重研究微生物学基本理论、基本知识和技能的为普通微生态学；按宿主不同可分为植物微生态学、动物微生态学和人体微生态学；按研究领域和应用目的可分为农业微生态学、工业微生态学、兽医微生态学和医学微生态学。本章要介绍的微生态制剂属于医学微生态学的范畴。

2. 微生态系统

微生态学的研究对象是微生态系统。在长期的历史进化过程中，由于适应和自然选择，微生物与其宿主之间，微生物与微生物之间，以及微生物、宿主、环境之间呈动态平衡状态，形成一个相互依存、相互制约的系统。这一系统即微生态系统（microecosystem）。因此，一个微生态系统由 3 部分组成：宿主，生活在宿主体内或体表特定生态空间的正常微生物群，以及对以上两者都有影响的环境条件。

正常微生物群（normal microbiota）是指定居于健康人、动物和植物的体内或体表的各种微生物。正常微生物群对其宿主不仅无害，而且是有益和必需的。在微生态系统中，宿主的个体、系统、器官、组织或细胞构成微生物存在的微生态空间。在这些微生态空间内，细菌、真菌、病毒、原虫及原生动物等微生物构成生命因子；而微生物及其宿主的代谢产物和细胞崩解物，以及微小环境的温度、生物化学与生物物理学特性、营养、水分、气体、pH 等条件构成无生命因子。一定微生态空间内的各种生命因子和无生命因子构成了存在于该空间内每种微生物的外环境。

3. 微生态空间的层次

每个宿主体内的微生态空间具有一定的层次。

宿主个体（host individual）是微生态学中最大的微生态空间，是微生态空间的最高层次。在这个空间内，宿主个体与其所携带的正常微生物群构成一个最大的生态系统，称为总生态系。

在宿主的总生态系内，存在许多性质相异的亚结构系统或器官，称为生态区（biotic area）。生态区是微生态空间中的第 2 个层次，其上面层次是宿主个体，下面层次是生境。人或动物的各系统，如呼吸系统、消化系统、泌尿系统、皮肤系统、口腔及阴道部位，从整体上具有统一性，但每个系统均为一个相对独立的生态区，都有其复杂的内部结构，并且在这些内部结构中定居的微生物种类和数量均不同。

位于同一生态区的不同微生物又有各自不同的定居地或栖息地，称为生境（habitat）。生境具有特异性，对一些微生物是原籍生境，对另一些微生物就可能是外籍生境。例如，口腔对唾液链球菌是原籍生境，而对大肠杆菌则为外籍生境；反之，肠道是大肠杆菌的原籍生境，对唾液链球菌而言，则为外籍生境。生境的特异性是在生物进化过程中形成的。

微生态空间的第 4 个层次是生态点（biotopes），它是狭义生境的亚结构区。例如，回肠是一个生境，但在回肠的不同区段定居着不同的微生物，这种同一生境的不同结构区即生态点。

某种微生物在生态点内所占据的具体位置称为生态位（niche）。生态位又称为小生境、生态灶，是微生态空间的第 5 个层次。在生态位内，相异物种可共存，相似物种产生竞争。因此完全相近的异种物种不能共存于同一个生态位内。

每种正常微生物在其宿主体内都有其存在的特定生态空间。微生物与其生态空间在长期进化过程中形成了不可分割的统一联合体。例如，大肠杆菌在人胃肠道内生存良好，但进入宿主的其他部位（如呼吸道及皮肤）则很快会消亡。

4. 微生态平衡与失调

微生态学研究的核心问题是微生态平衡。在正常环境条件下，正常微生物群与其宿主在长期伴生进化过程中处于生理性组合状态，形成相互依存、相互制约的生理性统一体，即所谓微生态平衡。此时，宿主表现为生理功能正常、身体健康。这是一种动态的平衡，在不同年龄、不同生理发育阶段、不同的生态环境或不同种属的宿主，都有其特定的微生态平衡。少数优势种群常常是决定一个微生物群的生态平衡的核心因素，如在肠道，厌氧菌占绝对优势，如果厌氧菌数量下降或消失，就会导致微生态失调。所谓微生态失调，是指正常微生物群之间及其与宿主之间由生理性组合转变为病理性组合状态，此时宿主表现为生理功能紊乱、身体处于不健康的疾病状态。引起微生态失调的因素很多，如外界强烈的物理、化学、生物刺激等，或宿主出现感染性疾病、免疫功能下降、手术创伤尤其是滥用抗生素等。正常状态下，正常微生物群对宿主不表现致病作用。例如，在正常人的皮肤上有金黄色葡萄球菌，在消化道内有大肠杆菌，在口唇周围的细胞内可找到单纯疱疹病毒。当人的健康状况不佳，免疫功能低下时，金黄色葡萄球菌就可能引起炎症，大肠杆菌可能引起腹泻，单纯疱疹病毒也可引起疱疹等微生态失调现象。微生态失调大多是暂时的、可逆的，通过消除不良的环境因素、改善微生态环境、合理的营养调整、应用微生态制剂治疗等，可以调整失调、恢复微生态平衡。

二、人体微生态系统

人（包括动物）自出生开始，机体就立即处于周围微生物世界的包围之中，凡有与外界相接触或相通的部位，皆有微生物存在。一个健康成人全身大约有 10^{13} 个体细胞，而其体表与体内携带的正常微生物细胞约 10^{14} 个，是人体细胞数的 10 倍，种类达 1000 多种，重量约1271g。这些微生物分布于口腔、胃肠道、呼吸道、阴道、皮肤、眼等部位，通过彼此之间及与宿主细胞间相互传递遗传信息和进行物质、能量交换，构成一个个相互联系又彼此独立的微生态区。每个微生态区都有其特异的微生物类群，而各微生物类群的相对含量以及各菌株的有无或比重会随着宿主个体的年龄、性别、种族、地域、生理状况、生活习惯等的变化而有所改变。

1. 胃肠道微生态

人体携带的正常微生物 78.67% 位于胃肠道，重达 1000g 左右，其中 95% 以上为专性厌氧菌，不仅数量庞大，而且繁殖速度快。除细菌外，胃肠道内还有病毒、真菌、螺旋体等，在一定条件下也具有生理作用。由于 pH、底物浓度、氧化还原电势和传输时间的不同，肠道内不同解剖区域的菌群组成会有所不同。

胃内由于胃酸的影响，细菌的种类和数目较少，数量最多的是乳酸杆菌，其次是酵母菌、链球菌、葡萄球菌等。伯氏疏螺旋体（*Burgdorferi*）和幽门螺杆菌（*Helicobacter pylori*）也较常见，且与胃黏膜上皮细胞保持密切联系，因此可认为是原籍菌群，但与溃疡病等疾病的关系密切，故不属于正常菌群。

肠道是一个庞大的微生态系，正常菌群数量随着肠道的下行逐渐增多，按照对宿主的作用可分为 3 类：①共生菌。为专性厌氧菌，是肠道的优势菌群，包括双歧杆菌、类杆菌等。这些细菌对宿主有益无害，它们通过代谢宿主不能消化的食物成分，产生有机酸（主要是乙酸、丙酸、丁酸、乳酸等短链脂肪酸）、维生素等代谢产物，不仅为宿主提供营养物质和能量，还能调节宿主肠道免疫力，降低结肠内环境的 pH，抑制有害菌的生长和结肠炎症反应。②条件致病菌。以兼性厌氧菌为主，如肠杆菌、肠球菌等。正常情况下，由于微生态环境的平衡，这些细菌数量少，不会致病，而且是保持微生物群落生态平衡的必要组成部分。但在病理条件下，这些细菌的数量异常增多，就可致病。③病原菌。大多为外籍菌群，在肠道微生态处于平衡状态时一般不会在肠道定植，也不会致病，但微生态失调时可能会在肠道驻留并大量繁殖而致病，如假单胞菌等。

肠道微生态的平衡在维持肠道稳态中发挥重要作用。肠道微生物群可以通过改变免疫系统的结构与功能，重塑免疫微环境，促进或抑制特定疾病的发生发展。在生命早期，特定的微生物群在肠道中适当定植，可以促进肠黏膜相关淋巴组织的成熟。如果在这个阶段没有形成合适的肠道微生物群，肠道的结构和功能发育就会受损。当不良饮食习惯、衰老、有害微生物感染、药物、手术以及营养不良等因素对肠道菌群造成破坏时，也会导致一系列急、慢性疾病的发生，包括肠道相关疾病（便秘、腹泻、肠易激综合征等）、代谢类疾病（糖尿病、心脑血管疾病、肥胖等）、免疫相关疾病（炎症性肠病、肠道肿瘤、哮喘、过敏等）和精神性疾病（自闭症、抑郁症、阿尔茨海默病等）。

2. 口腔微生态

口腔微生物群中的主要优势菌是链球菌（*Micrococcus*），它们能发酵碳水化合物产生乳酸，某些链球菌还与牙斑形成有关。其次是革兰氏阴性专性厌氧的韦荣球菌（*Veillonella*）。此外，口腔中还有丝杆菌、罗氏菌、白假丝酵母和纤毛菌等。

3. 皮肤微生态

皮肤微生态由细菌、真菌、病毒、螨虫和节肢动物等各种微生物与皮肤表面的组织、细胞分泌物、微环境等共同组成。皮肤的正常菌群主要是革兰氏阳性菌，包括葡萄球菌、棒状杆菌、丙酸杆菌、铜绿假单胞菌等。其中优势种群丙酸杆菌和表皮葡萄球菌是最重要的常住菌。不动杆菌是皮肤唯一的革兰氏阴性菌。皮脂分泌旺盛区以丙酸杆菌属为主，潮湿区域以葡萄球菌属和棒状杆菌属分布最多，干燥皮肤区域的菌群分布呈多样化，含有较多的革兰氏阴性菌。

皮肤正常菌群可分泌抗菌物质，也可将皮脂中的三酰甘油分解成游离脂肪酸，从而对皮肤表面的金黄色葡萄球菌（*Staphylococcus aureus*）、链球菌（*S.Rosenbach*）、白假丝酵母菌（*Candida albicans*）和皮肤癣菌（*Dermato phytes*）等致病菌或条件致病菌起一定的抑制作用。

外界环境包括气候、空气污染和紫外线，宿主个人的卫生习惯、化妆品涂抹习惯、免疫状态及生理和病理状况，都会影响皮肤菌群的分布，或导致皮肤微生态失调，从而可能引起特应性皮炎、痤疮、头皮屑等皮肤疾病或问题。

4. 呼吸道微生态

在健康人鼻腔、咽喉及扁桃体部位经常可分离到类白喉杆菌与葡萄球菌、肺炎链球菌、溶血性链球菌及流感嗜血杆菌等。但人的鼻窦是无菌的，气管和支气管在无感染存在时，只有少量的细菌。细小支气管以下的部分及肺内和胸腔中是无菌的。

5. 泌尿生殖道微生态

泌尿生殖道的微生物群主要定居于阴道。主要的常住优势菌是乳杆菌，它们通过分泌有机酸保持阴道的酸性环境，对乙型链球菌、大肠埃希菌、金黄色葡萄球菌等有拮抗作用，并在激活宿主免疫中发挥作用。阴道的常驻菌还有表皮葡萄球菌、大肠埃希菌、梭状杆菌、粪链球菌等。主要的过路菌有金黄色葡萄球菌、肠杆菌、丙酸杆菌、消化链球菌、韦荣球菌等。健康妇女阴道排出物中，厌氧菌与需氧菌的比例为 5:1。除细菌外，白假丝酵母菌是阴道内常住的真菌。阴道内还常常可分离出疱疹病毒-2 型和巨细胞病毒。

第二节　微生态制剂及其应用

一、微生态制剂的定义及其发展

微生态制剂（microecologics），又称微生态调节剂（microecological modulator），是根据微生态学的基本原理，利用人体内正常微生物群成员或对其有促进作用的其他微生物或物质制成的生物制品，它具有调整微生态失调、恢复微生态平衡、促进宿主健康的作用。

1906 年，俄国科学家梅契尼科夫在研究"长寿"时，发现用乳酸菌发酵的牛奶（酸奶），能抑制大肠杆菌等腐败性细菌生长，推想在人肠道中也会出现类似现象，它使肠道内腐败性细菌不能增殖，毒性物质不能产生，自体中毒得以避免，因此认为饮用酸奶可促进健康，延年益寿。他的发现奠定了微生态制剂的诞生和发展。抗生素的问世及广泛应用、无菌动物的出现及悉生动物研制成功，大大促进了微生态学理论的研究，也促进了微生态制剂的研制和开发。20世纪 50 年代，日本、法国、德国等先后利用人体肠道内正常生理性细菌（主要为双歧杆菌、乳酸菌）或来自环境中对人体无毒无害的细菌（如枯草杆菌、丁酸梭菌等）在体外培养发酵后制成活菌或经灭活的死菌制剂，治疗肠道菌群失调引起的腹泻疾病，取得良好效果。以后日本等又发现低聚糖类物质可促进肠道内正常生理性细菌增殖、具有防治肠道菌群失调的作用。目前，微生态制剂品种不断增加、应用范围越来越广，全球市场已出现数千个品种，年产量很大。其中大部分产品用于人们的日常保健，也有相当数量的品种用于临床治疗菌群失调引起的各种病症。

二、微生态制剂的种类

微生态制剂种类繁多，分类方法也多种多样。例如，按制剂中有效成分的来源，可分为益生菌（probiotics）、益生元（prebiotics）、合生元（synbiotics）和益生素（postbiotics）；按制剂中细菌的组成，可分为活菌制剂、死菌制剂、单菌制剂、联菌制剂等；按剂型分类，有胶囊、片剂、粉末、口服液等；按用途分类，有药用、保健用、食用等；按宿主分类，有人用、动物用、植物用等。本书主要按第一种分类方法来介绍。

1. 益生菌

益生菌是目前研究最多、应用最广泛的一大类微生态制剂，是临床治疗用的主要类型。

（1）益生菌含义的发展　1971 年，Sperit 等提出"能够促进肠道菌群平衡的微生物和物质称为益生菌"。1989 年，国际微生态学会议上 Fuller 认为益生菌必须是活的微生物，将益生菌定义改为"能够促进肠道菌群平衡，对宿主起有益作用的活菌制剂"。1992 年，Fuller 又提出益生菌必须符合以下标准：所含活菌在大规模工业化生产中能保持存活状态；所含活菌在贮存和使用过程中应保持稳定的存活状态；能在宿主肠内存活；必须对宿主产生有益作用。此后，随着微生态学研究的深入，微生态制剂的开发和应用越来越广泛。1996 年，国际微生态学会议进一步扩大益生菌的含义，认为"益生菌由活菌或灭活死菌、菌体成分、代谢产物制成，经口服或其他黏膜途径投入，旨在改善黏膜表面微生态平衡、激活机体免疫功能"。

（2）可作为益生菌的细菌类型　　常用的益生菌菌种包括双歧杆菌（*Bifidoacterium*）、乳杆菌（*Lactobacillus*）、芽孢杆菌（*Bacillus*）、丁酸梭菌（*Clostridium butyricum*）、肠球菌（*Enterococcus*）、嗜热链球菌（*Streptococcus thermophilus*）等，多以活菌制剂为主。

1）双歧杆菌。1899 年，法国科学家 Tissier 从婴儿粪便中首次分离出双歧杆菌。该菌为革兰氏阳性菌，专性厌氧，属于放线菌科，已发现有 40 多个种型，其中婴儿型双歧杆菌、短型双歧杆菌、两歧型双歧杆菌、长型双歧杆菌、青春型双歧杆菌、角型双歧杆菌、小链型双歧杆菌、假小链型双歧杆菌和齿型双歧杆菌等 9 个种型存在于人体内。双歧杆菌主要定居在人的结肠部位，是人体肠道内的优势菌群。它们与人终生相伴，但在不同年龄阶段其数量和种型会有变化。在母乳喂养后的新生儿体内含量最高，成年人体内含量相对减少，老年人体内的含量最少。婴儿肠道内主要是婴儿型和短型双歧杆菌，青壮年和成年人以青春型、两歧型和长型双歧杆菌为主。

双歧杆菌可产生多种特殊的代谢酶系，不仅可提高人体肠道的营养利用率，还可产生对人体健康有益的乙酸、乳酸、维生素 B_1、维生素 B_2 和多种酶。例如，糖代谢酶系可提高葡萄糖的利用率，并特异性降解人体不能吸收的寡糖；蛋白代谢酶系可提高蛋白消化率；胆盐水解酶系能够水解胆盐，增强胆酸的抗菌活性。双歧杆菌细胞表面存在脂磷壁酸、细胞壁肽聚糖、细胞壁蛋白质等生物活性物质，其中脂磷壁酸可与细胞膜相互作用，使双歧杆菌黏附于肠上皮细胞，阻碍致病菌与上皮细胞的结合，从而发挥抗菌作用。双歧杆菌还可分泌生物素、抗生素、多糖、N- 亚硝胺降解酶、超氧化物歧化酶等多种活性物质，对机体免疫起调节作用，并在抗肿瘤及抗衰老方面起重要作用。

目前，双歧杆菌是制备益生菌制剂应用最多的菌种，具有调节肠道微生态平衡、抗菌、抗感染、免疫调节、降低胆固醇、抗肿瘤等多种生理功能，在医药、食品保健等方面有广泛的应用。

2）乳杆菌。乳杆菌为革兰氏阳性杆菌，多呈兼性厌氧。现有 56 个种型，在自然界分布广泛，很少有致病性。有的种型是人体胃肠道和妇女阴道内的优势菌群。嗜酸乳杆菌能黏附于小肠上皮细胞和阴道上皮细胞，形成生物防御屏障，阻止外袭致病菌。乳杆菌在代谢过程中产生乳酸、乙酸、酶和抗菌物质等，有益于微生态平衡。

乳杆菌制剂是目前使用最早，种类最多的益生菌制剂，常用的菌种有嗜酸乳杆菌、保加利亚乳杆菌、德氏乳杆菌、干酪乳杆菌、鼠李糖乳杆菌和植物乳杆菌等，它们的共同特征是能大量产酸，常统称为"乳酸菌"。

3）芽孢杆菌。芽孢杆菌是细菌的一科，是形态较大、革兰氏阳性、严格需氧或兼性厌氧的有荚膜杆菌，能产生对不良条件具有特殊抵抗力的芽孢。目前已发现有 35 属 200 多种，其中许多菌株具有特殊功能，在工业、农业、医学等领域有广泛的应用价值。医药领域应用的主要有枯草芽孢杆菌、凝结芽孢杆菌、蜡样芽孢杆菌和地衣芽孢杆菌等，前两种是需氧菌，后两种是兼性需氧菌，它们主要存在于土壤等外环境中，对人体无毒无害。

芽孢杆菌活菌制剂进入肠道后可通过生物夺氧作用（消耗肠道内氧气），使局部微环境中氧分子浓度降低，氧化还原电位下降，造成适合厌氧的正常优势菌群——双歧杆菌、乳杆菌等生长的微环境，起到间接调整菌群失调的作用。此外，枯草芽孢杆菌代谢产物中含有蛋白酶、淀粉酶等酶类，以及乳酸和细菌素等物质，不仅有利于宿主的消化吸收，还可刺激宿主的免疫功能，增强机体免疫力。

4）丁酸梭菌。丁酸梭菌也称酪酸梭状芽孢杆菌，属专性厌氧菌，可存在于人结肠内，其代谢产物丁酸不仅可抑制和清除有害细菌和物质，恢复机体微生态平衡，还能促进钙的吸收和分解胆固醇。目前，丁酸梭菌已被用来治疗多种疾病。

5）肠球菌。肠球菌属中的粪肠球菌和屎肠球菌也是益生菌制剂常用菌种，它们主要栖居在人和动物的胃肠道，其代谢产物主要为乳酸，具有促进肠道微生态平衡的作用。

6）其他。目前，其他常用的菌种还有链球菌属中的嗜热链球菌、乳酸链球菌，乳球菌属中的乳酸乳球菌，以及布拉氏酵母菌等。

2. 益生元

1995年，Gibson和Roberforid首先提出"益生元是一种不被宿主消化的食物成分，它能选择性地刺激肠道内某些有益细菌的生长繁殖，起到增进宿主健康的作用"。以后又进一步明确益生元必须符合以下标准：在上消化道不被分解和吸收；选择性地刺激肠道内一种或数种有益细菌的生长及代谢；能够促进肠道内菌群的正常组合，即促进肠道微生态平衡；能起到增进宿主健康的作用。2017年，国际益生菌和益生元科学协会（ISAPP）将益生元定义为：一类可被宿主体内微生物选择性利用并对宿主产生健康效应的物质。通俗来讲，益生元就是有益菌的食物。

常见的益生元包括功能性低聚糖、微藻类、蛋白水解物等。其中功能性低聚糖，如低聚果糖、低聚半乳糖、低聚木糖等，是最常用的益生元。有关益生元功能的研究，多体现在不同种类的低聚糖（又称寡糖）对于肠道的影响，它们经口服进入肠道后，可作为有益菌的代谢原料，发酵后产生短链脂肪酸（乙酸、丙酸、丁酸、乳酸等）和维生素等产物，不仅可显著促进有益菌的生长繁殖，还可通过降低微生态空间内的pH和调节渗透压，抑制腐败和有害细菌的生长。

3. 合生元

合生元是由益生元和益生菌两者结合制成的，可以达到协同增效效果。例如，在双歧杆菌等活菌制剂中加进低聚果糖等益生元，既可直接补充双歧杆菌，促进双歧杆菌的生长和代谢，促进微生态平衡，也可提高制剂中双歧杆菌在肠道的存活力和定植力。

4. 益生素

益生素，也称后生元，是益生菌的代谢产物或由益生菌释放的对宿主有直接或间接作用的化合物，包括益生菌的细胞壁碎片成分，如胞外多糖、肽聚糖等；也包括益生菌分泌的代谢产物，如乳酸、乙酸、细菌素（双歧杆菌素、嗜酸菌素等），以及各种多肽分子。后生元有着与益生菌相近的菌群调控、免疫调控等功能。

三、微生态制剂的作用机制

1. 促进微生态平衡

根据微生态系统优势种群理论，使用微生态制剂可直接补充体内微生态区的优势菌群，或促进优势菌群的生长繁殖，促进微生态平衡，调节因微生态失调引起的疾病状态。

2. 参与生物防御屏障结构

微生态活菌制剂进入人体肠道后，通过以下屏障作用，恢复微生态平衡：①菌体黏附于肠黏膜上皮细胞并定植，构成生物屏障，可阻止外袭致病菌在肠道内定植、占位、生长和繁殖；②其代谢产物乳酸、乙酸、丁酸、细菌素、过氧化氢等活性物质，组成化学屏障，可抑制和清除有害细菌和有害物质；③某些代谢产物可促进肠黏膜上皮细胞脱落、纤毛运动、肠蠕动、黏液分泌等，形成机械屏障，清除外袭致病菌和有害物质；④作为非特异免疫调节因子，通过细菌本身或其细胞壁成分刺激宿主局部免疫系统，刺激吞噬作用、增强自然杀伤细胞的活力和提高机体抗体水平，即形成免疫屏障，增强机体抵抗外袭致病菌的能力。

3. 生物夺氧作用

利用来自外环境无毒无害的需氧性细菌制备的微生态制剂，可在人体肠道内暂时定植，使局部环境中氧分子浓度降低，氧化还原电位下降，即通过生物夺氧作用，造成适合正常优势菌群——厌氧菌生长的微环境，促进双歧杆菌等厌氧菌生长，恢复微生态平衡。

4. 营养作用

微生态活菌制剂在人体肠道内生长繁殖过程中，产生的多种维生素和酶有利于宿主对蛋白质的消化吸收，产生的乳酸、乙酸等短链脂肪酸也有助宿主对钙、磷、铁和维生素 D 的吸收。短链脂肪酸中的丁酸还能促进肠黏膜细胞的增生，使受损的肠黏膜细胞功能恢复，减少机体炎症介质的产生，减轻结肠炎症反应。

5. 改善微环境，促进三流运转

微生态系统中微生物与微生物之间及其与环境和宿主之间相互依存、相互制约的关系是通过物质、能量和基因的流动来实现的，称为三流运转。在微生态失调情况下，三流运转不能正常进行。微生态制剂在宿主肠道内形成生物防御屏障发挥生物拮抗作用，抑制致病菌生长，降解有害物质（如氨、酚、硫化氢等），促进肠蠕动，有利排泄和改善微环境，从而保证物质流、能量流和基因流正常运转，恢复微生态平衡。

四、人用微生态制剂

人用微生态制剂可作为药物、食品添加剂、保健品和化妆品原料，用于预防和治疗微生态失调引起的相关疾病或症状。

1. 药用微生态制剂

药用微生态制剂是由人体内正常菌群成员或具有促进正常菌群生长和活性作用的无害外籍细菌，经培养、收集菌体、干燥成菌粉后，加入适宜辅料混合制成的，用于预防和治疗因菌群失调引起的相关症状和疾病的益生菌，《中国药典》将其命名为"微生态活菌制品"。

已上市的微生态活菌制品有很多种，均由非致病的活细菌组成，其生产过程、制品贮存和使用期间均应保持稳定的活菌状态。它可由一株、多株或几种细菌制成单价或多价联合制剂，根据不同的使用途径和方法可制备成片剂、胶囊剂、颗粒剂、散剂和喷雾剂等多种剂型（表 15-1），临床上可用于防治胃肠道相关疾病（幽门螺杆菌感染、炎症性肠病、急慢性腹泻、功能性便秘等）、肝相关疾病（非酒精性脂肪肝、肝细胞癌等）、高胆固醇血症、妇女阴道炎、某些皮肤疾病及烧伤创伤感染等。

随着抗生素的广泛应用，人们已认识到长期使用或滥用抗生素带来的弊病，因为抗生素在抑制和杀灭病原微生物的同时，也会抑杀机体内正常微生物，破坏微生态平衡，使有害菌过度繁殖和有害物质过度释放，引起患者内源性感染或二重感染。此外，细菌在抗生素巨大选择压力下会产生自我保护的天然本能，即耐药性，此耐药性又可以通过质粒等在细菌的种属间迅速传递，造成抗生素治疗无效，给人类带来新的危害。为克服抗生素治疗带来的弊端，目前很多学者将抗生素生态疗法作为治疗感染性疾病的一个新方向。所谓抗生素生态疗法，是以保护微生态平衡为前提来合理选择抗生素，并在使用抗生素的同时或事后，及时应用双歧杆菌、乳杆菌等微生态活菌制剂，以调节和恢复患者的微生态平衡。

表 15-1 已批准上市的微生态活菌制品

制品名称	细菌种类
双歧杆菌活菌胶囊	青春型双歧杆菌
双歧杆菌活菌散	青春型双歧杆菌
双歧杆菌三联活菌胶囊	长型双歧杆菌、嗜酸乳杆菌、粪肠球菌
双歧杆菌三联活菌肠溶胶囊	长型双歧杆菌、嗜酸乳杆菌、粪肠球菌
双歧杆菌三联活菌散	长型双歧杆菌、嗜酸乳杆菌、粪肠球菌
双歧杆乳杆菌三联活菌片	长型双歧杆菌、保加利亚乳杆菌、嗜热链球菌
地衣芽孢杆菌活菌胶囊	地衣芽孢杆菌
地衣芽孢杆菌颗粒	地衣芽孢杆菌
地衣芽孢杆菌活菌片	地衣芽孢杆菌
蜡样芽孢杆菌活菌片	蜡样芽孢杆菌
蜡样芽孢杆菌活菌胶囊	蜡样芽孢杆菌
双歧杆菌四联活菌片	婴儿型双歧杆菌、嗜酸乳杆菌、粪肠球菌、蜡样芽孢杆菌
酪酸梭菌活菌胶囊	酪酸梭状芽孢杆菌
酪酸梭菌活菌散	酪酸梭状芽孢杆菌
酪酸梭菌活菌片	酪酸梭状芽孢杆菌
凝结芽孢杆菌活菌片	凝结芽孢杆菌
酪酸梭菌二联活菌胶囊	酪酸梭状芽孢杆菌、婴儿型双歧杆菌
酪酸梭菌二联活菌	酪酸梭状芽孢杆菌、婴儿型双歧杆菌
枯草杆菌活菌胶囊	枯草芽孢杆菌
枯草杆菌肠球菌二联活菌多维颗粒	枯草芽孢杆菌、屎肠球菌
枯草杆菌肠球菌二联活菌胶囊	枯草芽孢杆菌、屎肠球菌
阴道用乳杆菌活菌胶囊	德氏乳杆菌

2. 保健用微生态制剂

保健用微生态制剂主要有两种形式：一种是保健品，以冲剂和胶囊剂型为主，产品主要成分为益生菌、益生元或合生元，功能上以调节肠道菌群和提高免疫力为主；另一种是以食品添加剂的形式，应用于普通食品（尤其在酸奶、乳制品、乳饲料、甜品、面包及饼干类广泛应用）或婴幼儿食品中（婴幼儿奶粉中应用最为普遍）。

根据《新食品原料安全性审查管理办法》《可用于食品的菌种名单》《可用于婴幼儿食品的菌种名单》，我国可用于普通食品的益生菌菌种有 33 个（包括 7 个亚种），其中双歧杆菌属 6个，乳杆菌属 14 个，乳球菌属 3 个，片球菌属 2 个，葡萄球菌属 3 个，链球菌属、丙酸杆菌属、明串球菌属、克鲁维酵母属、芽孢杆菌属各 1 个；可用于保健食品的有 21 个，包括 11 种真菌和 10 种益生细菌；可用于婴幼儿食品的包括 7 种乳酸菌。这些菌种大多是从食品原料或人体肠道正常菌群中分离筛选出来的，少数菌种来源于土壤、木材或哺乳动物肠道，已有大量临床数据证明其对人体的安全性和有益性。

一些益生元对有益菌具有选择性促进作用，可以高效地调节机体的微生态平衡，如低聚木糖因高效选择性促双歧杆菌增殖而被称为"双歧因子"。这些益生元已经越来越广泛地被添加在普通食品和婴幼儿食品中。

3. 化妆品用微生态制剂

基于皮肤微生态研发的微生态制剂，可作为化妆品原料，用于促进皮肤有益菌的生长，改善皮肤菌群的多样性，解决因微生态失调引起的皮肤疾病和问题。例如，一些化妆品公司已成功将提取自某些植物的功能性糖作为益生元添加在化妆品中，这些益生元可被皮肤细菌代谢或者生物转化，释放出对皮肤有修复功能的活性成分；以双歧杆菌等有益菌的代谢产物、细胞质成分、细胞壁组分及细胞器碎片制成的益生素，添加到化妆品中能够促进紫外线照射后皮肤的DNA修复，从而对抗紫外线引起的皮肤老化；表皮葡萄球菌、透明颤菌、酵母菌和双歧杆菌等益生菌制剂，也都展示出护肤功效，对于防治青春型痤疮、黄褐斑等皮肤问题，具有很强的应用价值。

主要参考文献

董沛晶. 2017. 微生态制剂的应用研究进展［J］. 现代临床医学，43（2）：91-93.

段小慧，覃树林，崔艳，等. 2017. 微生态制剂的应用现状及展望［J］. 生物技术产业，02：85-93.

国家卫生和计划生育委员会. 2013. 关于印发《新食品原料申报与受理规定》和《新食品原料安全性审查规程》的通知：国卫食品发（2013）23号［EB/OL］.（2013-10-15）［2017-2-8］. http://www.moh.gov.cn/sps/s3585/201311/e8dc7f4ec58444f8bbf32ec079d7e905.shtml.

国家卫生和计划生育委员会. 2011. 关于公布《可用于婴幼儿食品的菌种名单》的公告：卫生部公告（2011）25号［EB/OL］.（2011-10-24）［2017-2-8］. http://www.nhfpc.gov.cn/sps/s7891/201111/a10fe4a0b1dd477c9884649220368cc2.shtml.

李吉平，陈雪，刘建华，等. 2020. 双歧杆菌生物特性及其功能研究进展［J］. 中国奶牛，6：57-60.

梁仙志，廖旻晶，王宏波，等. 2020. 肠道微生物群与部分人类疾病的研究进展［J］. 基因组学与应用生物学，39（12）：5874-5880.

林广欣，刘艳红，李雪竹. 2020. 皮肤微生态相关化妆品原料研究进展［J］. 香料香精化妆品，6：86-90.

秦秀云，孔永. 2008. 人体微生态系统与人类宏基因组计划［J］. 生物学通报，43（7）：18-20.

王丽娜，苏秀兰. 2021. 肠道微生物与结直肠癌［J］. 生命的化学，41（1）：25-32.

卫生部. 2010. 卫生部办公厅关于印发《可用于食品的菌种名单》的通知：卫办监督发（2010）65［EB/OL.（2010-04-22）［2017-2-8］. http://www.nhfpc.gov.cn/sps/s3593/201004/65839d2d57554dd29ae40a52dca92c74.shtml.

卫生部. 2001. 关于印发真菌类和益生菌类保健食品评审规定的通知：卫法监发（2001）84号［EB/OL］.（2001-03-23）［2017-2-8］. http://www.zybh.gov.cn/d?xh=20594.

杨景云. 1997. 医用微生态学［M］. 北京：中国医药科技出版社.

袁超，张林军，师景双，等. 2020. 益生元降血脂功效研究进展［J］. 食品与药品，22（5）：416-419.

张彦位，路江浩，鄢梦洁，等. 2020. 益生菌对微生态系统的改善作用及其应用研究进展［J］. 食品工业科技，42（4）：369-377.

第四篇

诊 断 制 品

第十六章

诊断制品概论

第一节 概 述

一、诊断制品的定义

诊断类生物制品（简称诊断制品）是指采用生物化学、免疫学、微生物学、分子生物学等原理或方法制备的，用于疾病的预测、预防、诊断、治疗监测、预后观察和健康状态评价的试剂、试剂盒、校准品、质控品等产品，可以单独使用，也可以与仪器、器具、设备或者系统组合使用。

二、诊断制品的分类

诊断制品种类繁多，试剂成分复杂多样，反应原理各不相同，因此分类方法也多种多样。

1. 按使用途径分类

根据使用途径，可分为体内诊断制品和体外诊断制品。

体内诊断制品是由变应原或有关抗原材料制成的免疫诊断试剂，用于疾病的体内免疫诊断。这类制品种类较少，目前只有极少数几种产品，如利用结核分枝杆菌或卡介苗的培养滤液经纯化制成的结核菌素纯蛋白衍生物（purified protein derivative of tuberculin，TB-PPD）和卡介菌纯蛋白衍生物（purified protein derivative of BCG，BCG-PPD），可用于结核病的临床诊断、卡介苗接种对象的选择及卡介苗接种后机体免疫反应的监测；由布氏杆菌培养滤液经纯化制成的布鲁氏菌纯蛋白衍生物（purified protein derivative of brucellin，BR-PPD），可用于布鲁氏菌病的临床诊断与筛查、布氏疫苗接种对象的选择及布氏疫苗接种后机体免疫反应的监测；用纯化白喉毒素经稀释制成的锡克试验毒素（shick test toxin），可用于检查人群对白喉的免疫状态。这几种制品均用于皮内注射，并作为药物收录于《中国药典》。

目前诊断制品绝大部分用于体外诊断。体外诊断（*in vitro* diagnosis，IVD）是指将血液、体液、组织等样本从人体中取出，使用体外检测试剂、仪器等对样本进行检测与校验，以便对疾病进行预防、诊断、治疗检测、预后观察、健康评价、遗传疾病预测等过程。基于市场需求的不断扩增，体外诊断行业发展迅猛，在疾病预防、临床诊断、健康监测和指导治疗中的作用日益明显。据统计，临床诊断信息的 80% 左右来自体外诊断。

2. 按管理办法分类

根据国家监管部门对诊断制品的管理办法，可将诊断制品分为两类：按药品管理的诊断制品和按医疗器械管理的诊断制品。体内诊断制品均按药品管理。绝大多数体外诊断制品按医疗器械管理，而放射免疫试剂（盒）、ABO 血型定型试剂（盒）、乙型肝炎表面抗原（HBsAg）试剂（盒）、丙型肝炎病毒（HCV）抗体试剂（盒）、人类免疫缺陷病毒（HIV 1＋2 型）抗体试剂（盒）、HIV 抗原/抗体诊断试剂（盒）和梅毒螺旋体抗体试剂（盒）等体外诊断制品，如果预期用途为血源筛查时按药品管理，用于临床诊断时按第三类医疗器械进行管理。

我国 2014 年发布的《体外诊断试剂注册管理办法》根据产品风险程度由低到高，将按医疗器械管理的体外诊断试剂分为第一类、第二类和第三类产品。第一类产品包括微生物培养基（不用于微生物鉴别和药敏试验）和样本处理产品（如溶血剂、稀释液、染色液等）。第二类产品包括用于蛋白质、糖类、激素、酶类、酯类、维生素、无机离子、自身抗体、药物及药物代谢物、其他生理生化或免疫功能指标检测的试剂；用于微生物鉴别的试剂；用于药敏试验的试剂。第三类产品包括与致病性病原体抗原、抗体以及核酸等检测相关的试剂；与血型、组织配型相关的试剂；与人类基因检测相关的试剂；与遗传性疾病相关的试剂；与麻醉药品、精神药品、医疗用毒性药品检测相关的试剂；与治疗药物作用靶点检测相关的试剂；与肿瘤标志物检测相关的试剂；与变态反应（过敏原）相关的试剂。

3. 按反应原理及技术分类

根据检测时试剂成分与被检物的反应原理及所使用的技术，可将诊断制品为三大类：临床生化试剂、免疫诊断试剂和基因诊断试剂。

生化试剂是一类用来测定人体的某些体液和排泄物中一些化学成分以及酶含量，通过观察它们的含量变化，帮助疾病的诊断和治疗的试剂，主要有测定酶类、糖类、脂类、蛋白质和非蛋白氮类、无机元素类等几大类产品，用于配合手工、半自动和全自动生化分析仪等仪器检测。生化试剂的检测原理是各种化学或生物化学反应，一般用于精确的定量测定，其临床检测性能与全自动生化分析仪的设备性能相关，为保证测定结果的可靠性，必须在测定过程中使用标准参考物质。

免疫诊断试剂是基于抗原 - 抗体特异反应的原理，由特定抗原、抗体或有关生物物质制成的诊断试剂或试剂盒，主要用于体外免疫诊断。免疫诊断试剂是种类最多、用途最广的一类诊断制品，可用于传染性疾病、肿瘤、性病和心脑血管疾病等的诊断，以及血源筛查、药物检测、血型鉴定、孕检等。在实际应用中，可用已知的特异性抗体检测未知的抗原，也可用已知的抗原检测未知的抗体。

基因诊断（gene diagnosis）又称分子诊断（molecular diagnosis），是运用分子生物学技术在 DNA 或 RNA 水平检测致病基因或疾病相关基因的改变，或检测患者体内是否存在病原体的核苷酸序列，以此辅助疾病的诊断。基因诊断是继形态学、生物化学和免疫学诊断之后的第 4 代诊断技术，其临床已经使用的相关产品主要有核酸扩增技术产品和基因芯片产品。

4. 按诊断对象所属学科分类

按诊断对象所属学科可分为细菌学诊断制品、病毒学诊断制品、免疫学诊断制品和肿瘤学诊断制品等。

细菌学诊断制品是采用免疫诊断技术、基因诊断技术或其他技术，检测样本中细菌、细菌抗原、抗细菌抗体或细菌遗传物质，从而对细菌感染疾病进行诊断的一类制品。主要包括用于诊断样本中抗体的诊断菌液，用于诊断样本中病原菌或相关抗原的诊断血清，以及用于诊断样本中细菌遗传物质的基因诊断制品。

病毒学诊断制品是采用免疫诊断技术、基因诊断技术或其他技术，检测样本中的病毒相关物质，以进行病毒感染的确诊、病毒性传染病的监测与预防。主要包括用于诊断样本中病毒抗原或抗病毒抗体的免疫诊断制品、用于诊断样本中病毒遗传物质的基因诊断制品。

免疫学诊断制品是根据免疫学原理研制的用于测定人体细胞免疫和体液免疫功能状态的一类制品，包括测定人体免疫球蛋白 IgG、IgA、IgM 和 IgE 的试剂；测定血清中某些补体成分如 C3、C4 和 B 因子等含量或活性的试剂；检测各种 T 淋巴细胞、B 淋巴细胞功能的诊断试剂；以及检测自身免疫病的诊断试剂，如类风湿因子、抗核抗体、抗甲状腺球蛋白抗体、抗心肌抗体的检测试剂等。在临床医学中，该类制品可用于对各种感染性疾病、免疫缺陷病、超敏反应、自身免疫病、移植排斥反应等的诊断、疗效评估及发病机制的探讨。

肿瘤学诊断制品主要用于肿瘤标志物的检测，是肿瘤实验室诊断的主要内容。肿瘤标志物是指肿瘤细胞在癌变过程中由于癌基因的表达而生成的抗原或生物活性物质，它们可在肿瘤患者的体液或排泄物中检出，但在正常组织或良性疾病中几乎不产生或产量极微。不同的肿瘤可产生不同的标志物，根据其生化本质可分为：蛋白质类、酶及其同工酶、激素类、癌基因和抑癌基因等。不同肿瘤标志物所需的诊断制品及检测方法不同，目前临床应用最广泛的是用于检测各种肿瘤抗原的酶标诊断试剂和用于癌基因或抑癌基因检测的基因诊断制品。检测肿瘤标志物的目的在于：肿瘤的早期发现、早期诊断；良性和恶性肿瘤的鉴别诊断；判断肿瘤的部位及病情严重程度，为选择治疗方案提供依据；监测肿瘤治疗效果；预测肿瘤的复发。

其他试剂，如红细胞血型系统（如 ABO、RH、MN 等）分型试剂，白细胞分型试剂，各种妊娠试剂，体内微量元素及激素等检测试剂也广泛应用于临床诊断。

三、诊断制品的发展

诊断制品的发展萌芽于 19 世纪晚期，1895 年就已制造出可用于治疗和诊断的抗炭疽血清。其后诊断细菌用的试剂随着细菌培养方法的改进而得到迅速发展，每当分离出某种病原菌，即有相应的诊断血清诞生。至 20 世纪 30 年代，细菌诊断血清已臻完备，同时诊断菌液也得到广泛的应用，其中最著名的当属外斐氏菌液和肥达氏菌液，它们分别用于检测样本中是否含有立克次体抗体和伤寒、副伤寒沙门菌抗体。病毒学诊断制品的发展稍晚于细菌学制品，免疫学诊断制品的发展更晚。但所有类型的诊断制品都与细菌诊断制品一样，随着该学科的进展而不断改进和发展。而诊断制品的不断发展也促进了相应学科的发展。多种诊断试剂的开发，使得人们对疾病的诊断更准确，在评价生物制品在人体的使用效果上，也提供了快捷、有效的工具。

第二节　诊断制品的质量要求

一、简易性

一种好的诊断试剂在使用操作上应力求简易。首先，只有操作简易才能使制品被广泛应用，发挥更大的社会效益；其次，操作越简易，由于实验室条件不同、使用者的水平不同而发生的操作上的系统误差就越小。

二、灵敏度

灵敏度表示该制品具有检测出被检物质最低量的能力。诊断试剂的灵敏度根据品种不同而异。检测细菌分离物、感染病毒的动物或组织培养材料所用的试剂并不要求特别高的灵敏度，因为这些标本都是经过增殖和纯化的，相应的检测试剂只要求有足够的特异性就可以了，并不要求极其灵敏。但用于直接检测所取材料中的抗原或抗体时（如直接检查血、尿等样品中的目的物），一般试剂要有足够的灵敏度，方能获得正确的结果。

三、特异性

特异性是指制品能正确检定不存在的被检物质的能力（无假阳性）。诊断试剂要求有足够的特异性。在免疫检测中抗原抗体反应的特异性取决于抗原的性质和纯度。一般微生物大颗粒

（如完整的细菌或病毒颗粒）由于相近种属之间的共同特征，很难做到完全特异。基因工程技术表达的抗原，其纯度主要取决于分离手段是否能在提纯过程中完全除去与表达载体有关的物质，如果载体能分泌完整的病毒状抗原，则相对容易分离到纯度好的抗原，如 CHO 细胞表达的 HBsAg 就是比较容易分离的小圆球颗粒。合成肽抗原一般要查明所合成的肽链是否与微生物的肽段同源。另外，在设计和合成上还应充分注意所选用的位点在免疫学上是否足以代表这一抗原。

四、准确性

准确性是指实验测定值与真实值的符合程度。不管是进行定量还是定性检测，试剂的准确性都是非常重要的。在免疫学检测中，只有特异性和灵敏度都好的试剂，准确性才不存在大问题。此外，标准品本身的准确性也是保证检测结果准确的依据。

五、稳定性

稳定性有两种含义。一是指一种产品的热稳定性，二是指同一试剂的不同批产品质量变异性。一般来说，产品的抗热性能好，有效期长，贮藏和运输条件要求较低，就易于保持制品出厂时的质量。此外，一种试剂批与批之间的差异过大，往往使一个实验室前后测定的结果或者不同实验室之间的结果缺乏可比性。因此，试剂在成为商品时必须对其稳定性进行充分的考核。

主要参考文献

李耀华，张世庆. 2017. 体外诊断试剂行业发展回顾与展望［J］. 检验医学与临床，14（2）：299-301.

唐秋艳，王云龙，陈兴业. 2009. 免疫诊断试剂实用技术［M］. 北京：海洋出版社.

袁银池，赵晓勤，陈大明，等. 2017. 体外诊断试剂研究及市场发展概况［J］. 生物产业技术，04：16-22

中华人民共和国食品药品监督管理局（局令第 5 号）. 2014-7-30. 体外诊断试剂注册管理办法［Z］.

17

第十七章

诊断相关技术

诊断技术涉及生化诊断、免疫诊断及分子诊断下的多个分支方法学。生化诊断依据的原理是体外各种化学或生化反应，免疫诊断依据的是抗原抗体反应原理，而分子诊断依据的是基因在体内的表达情况。由于只有免疫诊断和分子诊断体现的是生物过程，因此这里主要介绍免疫诊断技术和基因诊断技术。

第一节　免疫诊断技术

根据抗原与相应抗体特异性反应的原理，设计用已知抗原检测未知抗体或用已知抗体检测未知抗原的试验，称为免疫诊断技术，相应的检测试剂即免疫诊断制品。因抗体多来自血清，因此体外抗原抗体反应又称血清学反应。血清学反应的特点就是免疫诊断制品的检测依据。免疫诊断技术广泛应用于医学和生物学领域的研究，也是目前临床应用最广泛的一类诊断技术，可用于免疫相关疾病（如传染病、免疫缺陷病、自身免疫病、移植排斥反应、超敏反应等）的诊断、发病机制的研究、疗效和预后评价、传染病的疫情监测等。根据抗原或抗体上是否有标志物，可将免疫诊断技术分为两类：非标记免疫检测技术和免疫标记技术。

一、血清学反应的特点

1. 高度特异性

所谓特异性，即一种抗原只能和相应的抗体相结合，不能与其他抗体发生反应。抗原抗体反应的这种特异性是由抗原决定簇与抗体可变区的化学组成、空间立体构型所决定的。当两种抗原物质间存在共同抗原决定簇时，则可与相应抗体发生交叉反应。

2. 可逆性

抗原与抗体的结合虽有一定稳定性，但因其只是抗原的表面决定簇与相应抗体间的非共价结合，因此它们的结合又是可逆的，二者在一定条件下仍可解离，且解离后抗原、抗体的生物学活性不变。

3. 需要合适的浓度

抗原一般都是多价的，含有 $10 \sim 50$ 个抗体结合位点（抗原决定簇），而抗体 IgM 有 10 个抗原结合位点，分泌型 IgA 有 4 个结合点，IgG 有 2 个结合点，因此只有二者比例合适时，抗原抗体才结合得最充分，形成的抗原抗体复合物最多，反应最明显、结果出现最快，此称为等价带。如果抗原过多或抗体过多，则二者结合均不能形成大的复合物，不出现可见反应现象，此称为带现象。为克服带现象，在进行血清学反应时，需将抗原和抗体作适当稀释，通常是固定一种成分而稀释另一种成分。凝集反应时，因抗原为大的颗粒状抗原，容易因抗体过多而出现带现象，因而多是固定抗原浓度，而将抗体作递进稀释。相反，沉淀反应的抗原为小分子的可溶性抗原，因此通常稀释抗原，以避免抗原过剩。

4. 分两个阶段进行

第一阶段是抗原与相应抗体的特异性结合阶段，反应发生快，一般在几秒钟或几分钟内即可完成，但无可见反应；第二阶段为抗原、抗体反应的可见阶段，出现沉淀、凝集等现象，这一阶段反应发生慢，需几分钟至几小时才能完成，同时受环境因素如酸碱度、温度、电解质等的影响。为加速第二阶段反应的进行，常采用最适条件，如 pH 为 6～8，37℃孵育或振摇以增加抗原、抗体接触的机会。电解质可消除抗原抗体复合物表面的斥力，促进其相互聚集而呈现可见的凝集或沉淀反应。

二、非标记免疫检测技术

抗体与相应抗原在体外特异性结合后，可因抗原或抗体的物理性状不同，以及参与反应的物质不同而出现各种反应现象，如凝集、沉淀、补体结合及中和反应等，根据这些反应现象对检测结果进行定性或定量判断的免疫检测技术，称为非标记免疫检测技术（unlabeled immunotechniques）。

1. 凝集反应

凝集反应（agglutination）是指细菌、螺旋体、细胞等颗粒性抗原或吸附于颗粒上的可溶性抗原（或抗体），在适当电解质参与下可直接与相应抗体（或抗原）结合形成大小不等凝集块的现象。参加凝集反应的抗原称为凝集原（agglutinogen），相应抗体称为凝集素（agglutinin）。凝集反应是最经典的免疫检测技术，反应可在试管、玻片及微量滴定板上进行，分别称为试管凝集反应、玻片凝集反应和微量凝集反应。根据反应原理，又可分为直接凝集反应、间接凝集反应、协同凝集试验和抗球蛋白试验。

（1）直接凝集反应　　用颗粒性抗原与抗体直接反应引起的凝集称为直接凝集反应（direct agglutination）。一种方法是把抗原和相应抗体在玻片上反应，叫玻片法，用于定性测定抗原，如 ABO 血型鉴定、细菌鉴定等。另一种方法是在试管中系列稀释待检血清，加入已知颗粒性抗原来测抗体，叫试管法，是半定量试验，通常用抗体的滴度或效价来表示抗体的相对含量，如诊断肠热症的肥达反应（Widal reaction）、诊断布鲁氏菌病的瑞特反应（Wright reaction）、诊断斑疹伤寒及恙虫病的外斐反应（Weil-Felix reaction）均为试管凝集反应。

（2）间接凝集反应　　将可溶性抗原（或抗体）吸附于一种与免疫无关的、一定大小的颗粒载体（如红细胞或乳胶颗粒）表面，制成致敏载体颗粒，再与相应抗体或抗原反应形成凝集块，称为间接（或被动）凝集反应（indirect or passive agglutination）。例如，以红细胞（O 型人红细胞、羊红细胞、兔红细胞等）为载体的间接血凝试验、以聚苯乙烯乳胶颗粒为载体的间接乳胶凝集试验等。

绵羊红细胞的表面有大量（1000 个以上）糖蛋白受体，极易吸附抗原性物质，且吸附性能好，吸附后的颗粒大小均匀一致，因此广泛用于间接血凝试验。其基本原理是：红细胞经丙酮醛或甲醛固定后，在酸性条件下能吸附蛋白质（抗原或抗体），若待测样品中含有相应抗体或抗原，则与血细胞上致敏的抗原或抗体起反应，形成抗原 - 抗体复合物，引起血细胞凝集，形成肉眼可见的血凝块。将纯化的抗原吸附到醛化的血细胞上时，抗原即被致敏而具有抗原活性。用已知抗原致敏醛化血细胞测定相应抗体，称为被动血凝试验（passive haemagglutination，PHA）或被动红细胞凝集反应；反之，用已知抗体致敏醛化血细胞测定相应抗原，称为反相被动血凝试验（reverse passive haemagglutionation，RPHA）。

聚苯乙烯经过乳化聚合可得到高分子乳胶微球，对蛋白质、核酸等高分子物质具有较好的吸附性能。用这种乳胶微球作载体颗粒，吸附某些抗原或抗体，用以检测相应抗体或抗原的试验，称为乳胶凝集试验。本方法具有简洁、快速、保存方便、准确等优点。

（3）协同凝集试验　　以金黄色葡萄球菌A蛋白作为免疫球蛋白IgG的载体进行的凝集反应称为协同凝集试验。金黄色葡萄球菌细胞壁成分中的A蛋白（*Staphylococcal* protein A, SPA）能与多种哺乳动物（人、猪、兔、牛、马、豚鼠等）的IgG类抗体的Fc段结合，但不影响抗原与抗体的结合。如将已知的特异性IgG与SPA结合，其Fc段与SPA结合后，2个Fab段暴露在葡萄球菌表面，仍能与相应抗原特异性地结合。当其与相应抗原相遇时，即可出现特异性凝集反应。该试验广泛应用于多种细菌性疾病和病毒性疾病的快速检测。

（4）抗球蛋白试验　　抗球蛋白试验（antiglobulin test，AGT）又称Coombs试验，是利用抗球蛋白抗体作为第二抗体，连接与红细胞表面抗原结合的特异抗体，使红细胞凝集。AGT是检测不完全抗体的主要方法之一。机体受到某些抗原刺激后，可产生不完全抗体（主要是IgG类），这种抗体体积小、长度短，只能与一个红细胞抗原决定簇结合，不能同时与另一个红细胞抗原决定簇结合。因而在盐水介质中，不完全抗体只能致敏红细胞，即与红细胞表面抗原牢固结合，但不会出现肉眼可见的凝集反应。加入抗球蛋白试剂后，抗球蛋白分子的Fab段与包被在红细胞表面的不完全抗体的Fc段结合，从而通过抗球蛋白分子的搭桥作用而产生细胞凝集。如果红细胞未被不完全抗体致敏，加入抗球蛋白分子后则不会出现凝集。

AGT常用于自身免疫性溶血性贫血的诊断以及输血前交叉配血试验，包括直接抗球蛋白试验和间接抗球蛋白试验。前者检测红细胞是否被不完全抗体致敏，后者是检测血浆中游离的不完全抗体。

2. 沉淀反应

沉淀反应（precipitation）指比例适当的可溶性抗原与相应抗体，在电解质存在的条件下结合，出现肉眼可见沉淀物的现象。反应中的抗原称为沉淀原（precipitinogen），可以是细菌培养滤液、细菌或组织的浸出液、血清及各种蛋白质等。沉淀反应中的抗体称为沉淀素（precipitin）。沉淀反应的发生机理与凝集试验基本相同，不同之处是沉淀原分子小、单位体积内总面积大，故在定量试验时，通常需稀释抗原。

沉淀反应包括环状沉淀反应、絮状沉淀反应、免疫扩散试验、免疫电泳试验、免疫浊度试验等。

（1）环状沉淀反应（ring precipitation）　　是将已知抗体加入小口径（2～2.5mm）玻璃管内，再小心加入已适当稀释的抗原溶液于抗体表面，使两种溶液界面清晰。数分钟后，在抗原、抗体交界处出现白色沉淀环者为试验阳性。此法操作简便，常用于抗原的定性试验，如诊断炭疽的Ascoli试验、血迹鉴定、测定媒介昆虫的嗜血性等。

（2）絮状沉淀反应（flocculation precipitation）　　是将已知可溶性抗原与抗体溶液在试管或凹玻片内混匀，在电解质存在下，若抗原抗体两者对应且比例适当，即可出现肉眼可见的絮状沉淀，以此判定为阳性反应。该方法可用于检测毒素或抗毒素。

（3）免疫扩散试验（immunodiffusion）　　又称凝胶上的沉淀反应，是指在含有电解质的凝胶（如琼脂、琼脂糖或葡聚糖凝胶）中，可溶性抗原与相应抗体在其中向四周辐射状扩散，形成浓度梯度，并在比例合适处形成肉眼可见的乳白色沉淀物。沉淀物在凝胶中可长期保存于固定部位，不仅便于观察，且可染色保存。本法灵敏度低，但特异性较高，可作为定性、半定量或定量分析。根据抗原抗体反应的方式及特性可分为单向免疫扩散和双向免疫扩散。

单向免疫扩散主要用于定性或定量检测抗原，是在凝胶中混入一定量的抗体，使待测的抗原溶液从局部向凝胶内自由扩散，在一定区域内形成可见的沉淀。

双向免疫扩散是指可溶性抗原与相应抗体在琼脂介质中相互扩散，彼此相遇后形成一定类型的特异性沉淀线。沉淀线的特征与位置不仅取决于抗原抗体的特异性及相互间的比例，而且与其分子大小及扩散速度相关。依据沉淀线的形态、条数、清晰度及位置可判定抗原或抗体的浓度、特异性等特征。

（4）免疫电泳试验　　免疫电泳（immunoelectrophoresis）是将凝胶电泳与双向免疫扩散相结合的一种实验技术。在电场作用下样本中各组分因电泳迁移率不同而分成区带，然后沿电泳平行方向将凝胶挖一沟槽，将抗体溶液加入沟槽内，使抗原与抗体相互扩散而形成沉淀线。根据沉淀线的数量、位置及形状，分析样本中所含各组分的性质，该法常用于抗原分析及免疫性疾病的诊断。

（5）免疫浊度试验　　抗原抗体在一定的电解质溶液中快速形成 Ag-Ab 复合物，使反应液出现浊度，根据浊度的深浅可对结果进行定性或定量判定，称为免疫浊度试验（immune turbidity）。该方法多用已知抗体检测样本中的未知抗原，一般保持反应系统中抗体过量，形成的复合物会随抗原量的增加而增加，反应液的浊度也会随之增加。

3. 补体结合反应

补体结合反应（complement fixation，CFT）是用免疫溶血机制做为指示系统，来检测另一反应系统抗原或抗体的试验，即应用可溶性抗原，如蛋白质、多糖、类脂、病毒等，与相应抗体结合，形成的抗原抗体复合物可以结合补体，但这一反应不能产生肉眼可见的现象，如在反应系统中再加入致敏红细胞，即可根据是否出现溶血反应判定反应系统中是否存在相应的抗原或抗体。通常是利用已知抗原检测未知抗体。

整个试验需要有补体、待检系统（已知抗体或抗原、未知抗原或抗体）及指示系统（绵羊红细胞和溶血素）参与。试验时先让待测系统与补体作用，然后加入指示系统。若待测系统有相应的抗原抗体形成的复合物，则可消耗补体，指示系统因无补体参与而无溶血现象，此即补体结合试验阳性；反之为阴性。本方法影响因素较多，操作也烦琐，但敏感性及特异性均较高，且对颗粒性抗原和可溶性抗原均可使用。临床上多用于检测某些病毒、立克次体或螺旋体患者血清中的抗体，也可用于病毒的分型。

4. 中和试验

病毒或毒素与相应的抗体结合后，会失去对易感动物的致病力。中和试验（neutralization test）就是将病原体及其产物（如毒素）与免疫血清相混合，在体内或体外检测其致病力，用以检查机体的免疫状态、测定抗原滴度或鉴定病原等。中和试验是一种特异性和敏感性均很高的血清学试验，常用的有病毒中和试验和毒素中和试验。因是用来测定病毒感染力或毒素致病力的，所以试验必须在敏感的活体动物或活细胞中进行。

（1）病毒中和试验　　当机体感染病毒后，能产生特异性的抗病毒中和抗体，该抗体可使相应病毒失去毒力。检测时，将病毒的抗血清与病毒悬液按一定比例混合，经过适当时间的作用后，接种于易感细胞进行培养，根据对细胞的保护效果判断病毒是否已被中和。该试验可将已知免疫血清用于病毒鉴定，或用已知病毒检测患者血清中的抗体，以帮助流行病学调查及病毒性疾病的诊断。

（2）毒素中和试验　　最常用的毒素中和试验是抗链球菌溶血素 O 试验。乙型溶血性链球菌能产生一种溶解人或兔红细胞的溶血素 O，具有抗原性，能刺激机体产生相应的抗体。当该毒素与相应抗体作用时，毒性被中和而失去溶血活性。试验时，患者血清先与溶血素 O 混合，作用一定时间后加入人红细胞，若不出现溶血表明待测血清中有相应抗体（抗 O），即试验阳性。由于健康人血清中也有一定的抗体，其含量与地区、季节、年龄等因素有关，因此检测到抗体并不一定有链球菌感染，而当效价高达 400 单位以上时，方可表明患者近期曾感染或正在感染乙型溶血性链球菌。

三、免疫标记技术

免疫标记技术（immunolabelling technique）是指用荧光素、放射性同位素、酶、铁蛋白、胶体金及化学（或生物）发光剂作为示踪物，标记抗体或抗原进行的抗原抗体反应，借助于荧光显微镜、酶标检测仪等仪器，对实验结果直接镜检观察或进行自动化测定，可在细胞、亚细胞及分子水平上，对抗原抗体反应进行定性和定位研究；或应用各种液相和固相免疫分析方法，对体液中的半抗原、抗原或抗体进行定性、定量测定。抗原或抗体由于携带有标志物，与标本中的抗体或抗原反应后，可以不必测定 Ag-Ab 复合物本身，而只需测定复合物中的标志物。

免疫标记技术是目前应用最广泛的一类免疫学检测技术，在检测的特异性、敏感性和快速性，以及对抗原、抗体的定量、定性、定位检测方面较经典的血清学反应都有了提高。根据标志物的种类和检测方法不同，免疫标记技术可分为免疫荧光技术、酶免疫技术、放射免疫分析技术和免疫印迹技术等。

1. 免疫荧光技术

免疫荧光技术（immunofluorescence technique）是最早建立的一种免疫标记技术，用荧光素标记抗体或抗抗体，以检测样本中的抗原或抗体。常用的荧光素有发绿色荧光的异硫氰酸荧光素（FITC）、发橙色荧光的四乙基罗丹明（RB200）和四甲基异硫氰酸罗丹明（TRITC）、发红色荧光的藻红蛋白（PE）、发蓝色荧光的 7-氨基-4-甲基香豆素（AMC）以及稀土金属镧系的螯合物等，在激发光的作用下可产生发射光（荧光）。包括直接荧光法、间接荧光法和补体结合免疫荧光法。

直接荧光法是将荧光素标记的抗体直接与待测样品中的抗原反应，以鉴定未知抗原。该法的优点是特异性强，缺点是每检测一种抗原必须制备相应的荧光抗体。间接荧光法是用一抗与样品中的抗原结合，再用荧光素标记的二抗与一抗结合。该法的优点是敏感性比直接法高，制备一种荧光素标记的二抗可用于多种抗原的检测，但非特异性荧光亦会增加。补体结合免疫荧光法是在间接法的第一步抗原-抗体反应时加入补体，使之与抗原-抗体复合物结合，再用荧光素标记的抗 C3 抗体进行示踪。

2. 酶免疫技术

酶免疫技术（enzyme immunotechnique）是用酶标记抗体（抗原）来检测抗原（抗体）的方法，它是将抗原抗体反应的特异性与酶催化作用的高效性相结合，通过酶作用于底物后显色来判定结果。最常用的酶是辣根过氧化物酶（horseradish，HRP）和碱性磷酸酶（alkaline phosphatase，AKP）。

酶免疫技术可分为两大类：一类是用酶标记抗体，用作组织切片或其他标本中抗原的定位检查，称为酶免疫组织化学技术，是最早应用的酶免疫技术，本书不做介绍；另一类是用酶标记抗体（抗原），用于体液中可溶性抗原（抗体）的测定，称为酶免疫测定法（enzyme immunoassay，EIA），是目前广泛应用的酶免疫技术。

根据抗原抗体反应后是否需要将结合的酶标志物与游离的酶标志物进行分离，EIA 又分为均相法和非均相法。均相 EIA 不需将结合的酶标志物和游离的酶标志物进行分离，测定对象为小分子抗原或半抗原，主要用于药物测定。在临床检验中常用的酶免疫测定为非均相法，需经过结合的标志物和游离的标志物的分离才能进行测定。分离的方法是通过固相载体，即将一种反应物固定在固相载体上，当另一种反应物与之结合后，可通过洗涤、离心等方法与液相中的其他物质相分离，这类测定法称为固相酶免疫测定。酶联免疫吸附试验（ELISA）是一种最常用的固相酶免疫测定法，也是目前免疫测定技术中应用最广的技术。其原理是：利用酶标记技术，将酶与抗原或抗体用交联剂结合起来，形成酶结合物（酶标记抗原或酶标记抗体）。标记抗原或抗体可与吸附或包被于固相载体（常用微孔反应板）的相应抗体或抗原发生特异反应，并牢固结合，待加入该酶的底物时，底物被酶催化生成呈色产物，根据呈色的有无或深浅作定性或定量观察。

ELISA 法具有敏感性高，特异性好，试剂稳定，结果容易判断等优点，既可用来检测微量抗体，也可定量测定微生物成分、激素、细胞因子、黏附因子等微量抗原。根据包被、检测、酶标记的对象不同，可分为间接法、夹心法、竞争抑制法、IgM 捕捉法等。

（1）间接法　　主要用于检测抗体。其过程如下：①包被。将已知抗原吸附于固相载体上，一定时间后适当洗涤以除去未固定的抗原。②加样。加入被测血清，作用一定时间，如被测血清中有相应抗体，则与包被抗原结合，形成固相的免疫复合物，经洗涤，除去未结合的抗体和其他杂质蛋白。③加酶结合物。加入酶标记的抗抗体，作用一定时间使酶标抗抗体与固相免疫复合物中的抗体结合而被固定，再洗涤除去未结合的酶标抗抗体。④加酶的底物。加入酶作用底物使显色，一定时间内终止酶反应。最后用肉眼观察或酶标仪检测有色产物，进而推知血清中抗体的有无或含量。

（2）夹心法　　又分为双抗体夹心法和双抗原夹心法两类。

双抗体夹心法： 检测抗原最常用的方法，但仅用于两价或两价以上抗原的检测，而不适用于小分子抗原或半抗原物质的测定。先将已知抗体吸附于固相载体上，再加入待检抗原使之与吸附的抗体结合；然后加入酶标记的特异性抗体，酶标抗体也会与抗原结合，最后加入酶的底物，由于酶的催化作用，使无色的底物通过水解、氧化、还原等反应而显示颜色。显色后用酶标仪测定 OD 值，即可测定相应抗原的含量。

双抗原夹心法： 用于抗体的检测。其反应模式与双抗体夹心法相同，不同的是用已知抗原包被固相载体和制备酶结合物以检测未知抗体，如抗 -HBs、抗 -HIV 的检测均采用这种方法。

（3）竞争抑制法　　既可用于抗原、半抗原的测定，也可用于抗体的测定。将待检标本中的抗原（抗体）与酶标记的抗原（抗体）混合后，加入包被抗体（抗原）进行反应，那么待检样品中的抗原（抗体）与酶标抗原（抗体）就会与包被抗体（抗原）发生竞争性结合。待测样品中含有的相应抗原（抗体）越多，则酶标抗原（抗体）与固相抗体的结合就越少，加入底物后的颜色反应就越弱。可根据颜色改变的程度，测出待检标本中相应的抗原（抗体）含量。

（4）IgM 捕捉法　　血清中针对某些抗原的特异性 IgM 常和特异性 IgG 同时存在，后者会干扰 IgM 抗体的测定，本法专用于检测特异性 IgM 抗体。其操作流程如下：①包被。将抗人 IgM(或抗人 μ 链)与固相载体连接，形成固相抗抗体，洗涤除去未结合的抗抗体。②加样。加入待测标本，使其中的 IgM 与固相抗抗体反应而被固定，洗涤除去标本中的 IgG。③加特异性抗原。反应一定时间后，使特异性抗原与固相免疫复合物中的特异性 IgM 抗体结合而被固定，再洗涤除去未结合的特异性抗原。④加酶标抗体。经一定时间反应，形成抗人 IgM- 待检特异性 IgM- 抗原 - 酶标抗体的复合物。洗涤除去未结合的酶标抗体。⑤加酶底物。固相上的酶催化底物形成有色产物，终止反应后比色，测定被测标本中的特异性 IgM。

3. 放射免疫分析技术

放射免疫分析（radioimmunoassay, RIA）技术是用放射性核素标记抗原，通过竞争结合的原理，使标本中待检抗原与标记抗原竞争结合有限的抗体，两者比例的差别可造成结合相与游离相中放射性含量的变化。测定结合相中的放射性强度，可推测标本中待检抗原含量。RIA

将放射性核素显示的高灵敏性和抗原抗体反应的特异性结合，使检测的灵敏度达到 pg 水平。常用于胰岛素、生长激素、药物等微量物质的测定。

4. 免疫印迹技术

免疫印迹技术（immunoblotting/Western blotting）是一种将高分辨率凝胶电泳和免疫化学分析相结合的杂交技术。由于此项技术具有凝胶电泳分析容量大、分析率高和免疫化学分析敏感度高、特异性强等优点，已广泛用于分子生物学和医学领域，主要用来检测蛋白质特性和蛋白质表达与分布。其操作流程包括：①待测抗原的电泳分离。制备适合浓度的抗原，然后将其进行凝胶电泳分离。十二烷基硫酸钠 - 聚丙烯酰胺凝胶电泳（SDS-PAGE）是免疫印迹分离蛋白质最常用的方法。②转印。将经过 SDS-PAGE 分离后的蛋白质多肽带转印至固相支持物上，使成为固定相，并保持其原有物质类型和生物学活性，以利于进一步分析和鉴定。用于免疫印迹法的固相支持物有多种，如硝酸纤维素膜（NC）、重氮苯氧甲基纸（DBM 纸）、尼龙衬底膜（ZB）等，孔径为 0.45μm 的硝酸纤维素膜因成本低廉、背景清晰而成为最常用的免疫印迹固相支持物。③转印后的抗体杂交。为防止免疫试剂的非特异性吸附，在进行免疫印迹杂交前，须对转印膜进行封闭。一般采用异源蛋白或去污剂进行封闭。常用的是 5% 的脱脂奶粉、2% 的牛血清白蛋白（BSA）、0.2% 的吐温 20 等。进行抗体杂交有两种方法，一种为直接法，即用标记的抗体直接与膜上的抗原反应，完成杂交与检测的过程。直接法可在低背景下得出结果，反应时间短、假阳性交叉反应低，但直接法敏感性较低，且每种抗原的抗体都必须进行纯化和标记。另一种是间接法，即先加入未标记的特异性抗体与膜上抗原结合后，再加入标记的抗抗体进行杂交检测。间接法的优点在于只需要一种标记的抗抗体就能检测同一种属来源的第一抗体，并可通过逐级放大来增加检测的敏感性，因此较普遍采用。④杂交结果的检测。根据标记抗抗体的标志物不同，其结果的检测方法也不同，如放射自显影、酶免疫测定法（EIA）及免疫荧光法等。较常用的检测方法是辣根过氧化物酶 - 增强化学发光（ECL）检测系统，具有操作简便、敏感度高、背景浅、标本易于保存且无放射性污染等优点。该方法是利用辣根过氧化物酶催化化学发光物质，在暗室内形成明显肉眼可见的化学发光带，利用 X 射线胶片感光原理将结果记录下来。

第二节　基因诊断技术

目前认为，一切疾病均可在基因水平找到答案，通过基因诊断技术对相应基因进行检测，可达到早检测、早预防、早发现、早治疗的目的。由于基因诊断是对疾病的基因或核苷酸序列进行直接的检测，因此理论上是最准确的一种诊断方法，它可以在基因水平甚至在单个碱基发生改变的情况下做出明确诊断，还可以在全基因组水平查出任何碱基的改变。基因诊断的主要技术有核酸分子杂交、PCR、基因测序和生物芯片技术，其产品主要体现在 3 个方面：试剂（盒）、设备和软件（包括服务），在临床上主要用于感染性疾病病原体核酸检测、血液筛查核酸检测、人体基因核酸检测，其中 PCR 技术产品是目前市场占比最大的一类。

一、核酸分子杂交技术

具有一定互补序列的 2 条核苷酸单链在液相或固相中按碱基互补配对原则缔合成异质双链的过程，称为核酸分子杂交（nucleic acid hybridization）。在核酸分子杂交技术中，杂交的 2 条核苷酸分子分别是待测核酸序列和探针序列。待测核酸序列可以是克隆的基因片段，也可以是未克隆化的基因组 DNA 或细胞总 RNA；核酸探针是用放射性核素、生物素或其他活性物质标记的，能与特定的核酸序列发生特异性互补的已知 DNA 或 RNA 片段。应用该技术可对特定 DNA 或 RNA 序列进行定性或定量检测。

按反应介质的不同，可将核酸分子杂交分为固相杂交和液相杂交。固相杂交是将参与杂交反应的一条核酸链固定在固体的支持物上（硝酸纤维素滤膜、尼龙膜、乳胶颗粒、磁珠和微孔板等），另一条参加反应的核酸链则游离在溶液中；而液相杂交是指参加反应的 2 条核酸链都游离在溶液中。液相杂交反应速度快，但不易分离杂交体和游离核酸探针，给应用带来困难；而固相杂交后未杂交的游离探针容易通过漂洗除去，膜上的杂交分子方便检测，还能避免靶 DNA 的自我复性，所以该法发展迅速、应用广泛。因此，这里主要介绍固相杂交技术。

常用的固相杂交类型有 Southern 印迹杂交（Southern blot hybrization）、Northern 印迹杂交、斑点杂交（dot blot hybrization）、条形斑点杂交（slot blot hybrizatin）、原位杂交（in situ hybridization）、菌落杂交（colony hybridization）等。可根据检测目的的不同，选择适用的杂交方法。虽然这些方法各具特点，但操作流程基本一致，可概括为：待测核酸的制备和探针分子的制备及标记→待测核酸固定于固相载体→预杂交和杂交→漂洗→检测杂交信号→分析杂交结果。预杂交的目的是用非特异性 DNA 分子（如变性的鲑鱼精子 DNA）及其他高分子物质，将杂交膜上非特异性 DNA 结合位点全部封闭。鲑鱼精子 DNA 被吸附到固相膜表面，杂交时由于探针 DNA 与其无任何同源性，探针 DNA 就不会被吸附到膜上，因此可降低杂交背景，提高杂交的特异性。

1. Southern 印迹杂交

Southern 印迹杂交是由英国分子生物学家 Southern 建立的用于检测 DNA 的技术。其检测过程包括：将待测 DNA 样品经限制性内切酶消化→琼脂糖凝胶电泳分离 DNA 片段→分离后的 DNA 片段经碱变性和 Tris 缓冲液中和，高盐下通过毛细作用转移到特定的固相支持物上→预杂交→与特异 DNA 探针杂交→洗去未杂交的游离探针→利用放射自显影或显色等检测方法，确定与探针互补的每条 DNA 带的位置，从而确定在众多酶解产物中含某一特定序列的 DNA 片段的位置和大小。

利用 Southern 印迹杂交可进行 DNA 限制性内切酶图谱分析、基因组 DNA 的定性和定量、基因突变分析及限制性片段多态性分析等，进而在分子克隆、遗传病诊断、法医学等方面发挥重要作用。

2. Northern 印迹杂交

Northern 印迹杂交是检测 RNA 的技术，其基本原理和操作与 Southern 印迹杂交相似，但因 RNA 不稳定，容易降解，而且不能用碱变性，因此操作程序略有差异：Northern 印迹是在变性剂（甲基氧化汞、乙二醛或甲醛）存在下，以琼脂糖凝胶电泳分离 RNA，变性剂的作用是防止 RNA 分子形成发夹式二级结构，保持其单链状态。因 RNA 极易被广泛存在的 RNA 酶所降解，因此提取过程中需特别注意 RNA 酶的污染。印迹前将含变性剂的凝胶用水冲洗掉。此方法可用于测定细胞的总 RNA 或 mRNA 的分子质量大小，特别用于细胞生长分化发育过程中相关基因的表达检测。

3. 斑点杂交和条形斑点杂交

斑点杂交和条形斑点杂交都是建立在 Southern 印迹杂交基础上的快速、简便检测微量 DNA 或 RNA 的方法。其原理和操作流程相同，都是直接将待测 DNA 或 RNA 样本固定于小孔径硝酸纤维素膜或尼龙膜上，再与已标记的探针杂交，只是印迹分别呈圆形和狭缝状。一张膜上可同时检测多个样品，由于不需要电泳和转膜，整个过程简便、快速，常用作核酸定性、半定量分析和杂交条件的优化。

斑点杂交技术和条形斑点杂交技术在确定 DNA 样品之间的同源性或确定两个克隆 DNA 片段是否来源于同一 DNA 样品等方面有特殊用途。在有靶核酸序列做对照的条件下，适用于分析细胞基因拷贝数变化和基因转录水平变化，如核酸样品中某种特殊 DNA 或 RNA 序列的相对含量的分析。

4. 原位杂交

原位杂交是以标记的核酸探针分子与细胞或组织切片中的核酸进行杂交并对其进行检测的技术。检测的靶核酸可以是 DNA，也可以是 RNA。其基本步骤为：玻片的处理和组织细胞的固定→组织细胞杂交前的处理→预杂交、杂交→漂洗→杂交结果的检测。

由于原位杂交不需要从组织或细胞中提取核酸，对于组织中含量极低的 DNA 或 RNA 分子有较高的敏感性，并可保持组织和细胞形态的完整。该技术主要应用于以下几个方面：染色体中特定核酸序列的精确定位；通过与细胞内 RNA 杂交，检测某个特定基因在该组织细胞中的表达水平；应用特异的病原体核酸作为探针与受试者组织或细胞进行杂交，以检测有无该病原体的感染。

5. 菌落杂交

菌落杂交是在固相载体上原位裂解细菌菌落，释放出 DNA，烘干后与放射性标记的探针杂交，放射自显影检测杂交信号，并与平板上的菌落对应。该法主要用于重组细菌克隆的筛选。

二、PCR 技术

聚合酶链反应（polymerase chain reaction，PCR）是在体外迅速特异性扩增靶 DNA 序列的方法，其进行分子诊断的基本流程是：核酸提取→核酸扩增→核酸检测。由于特异性强、灵敏度高、操作简便，可直接观察待测基因存在与否，而且只要有极微量的 DNA（如毛发、血痕甚至单个细胞的 DNA）即可作为扩增的模板，并在短时间内做出准确诊断，PCR 技术已广泛用于基因诊断、肿瘤癌基因研究、病原体 DNA 的检出、法医学、古人类学等领域，并发展出多种衍生 PCR 技术，如荧光实时定量 PCR（quantitative real time PCR，qPCR）、数字 PCR（digital PCR，dPCR）、免疫杂交 PCR 等。

1. 荧光实时定量 PCR（qPCR）

qPCR 就是通过对 PCR 扩增反应中每一个循环产物荧光信号的实时检测，实现对起始模板定量及定性分析。用于荧光定量 PCR 的酶不仅具有延伸引物的活性，还有 5′-3′ 外切核酸酶活性，可以在链延伸过程中实现链替换，并将被替换的链切断，这就是荧光定量的酶学基础。qPCR 反应体系中，除有两条普通的引物外，还有一条荧光标记的基因探针。这条探针的 5′ 端和 3′ 端分别标记了一个特殊基因，5′ 端的基因称为荧光报告基团（R），3′ 端的基因称为荧光猝灭基因（Q）。当这条探针保持完整时，Q 基因将抑制 R 基团的荧光信号，一旦探针被切断，抑制作用消失，R 基团的荧光信号就可以被检测到。反应开始后，随着链的延伸，*Taq* 酶沿着模板移动到荧光标记探针结合部位，发挥它的 5′-3′ 外切核酸酶活性，将荧光探针切断，释放出 R 基团的荧光信号。被释放的游离 R 基团的数目和产物的数量是一一对应的关系，因此 R 基团的荧光信号强弱就与产物数量成正比关系，测量出基团的荧光信号就可以推算出产物的量。该方法还可采用竞争性内标，对样本中影响 PCR 反应体系的各种因素进行校正，并能对扩增过程进行监控和定量。

目前，qPCR 已广泛应用于临床诊断、生物育种、食品安全检测和法医鉴定等领域。

2. 数字 PCR（dPCR）

dPCR 的作用原理是将含有核酸分子的反应体系进行极限稀释，通过控制阀门或微滴生成器分散成为体积可小至皮升级的反应单元，每个反应单元作为一个独立的 PCR 反应器，其中含有或不含待检核酸分子，在 PCR 扩增结束后，采集每个反应单元信号，并以终点信号的有无作为判断标准（有荧光信号的微滴判读为"1"，无荧光信号的微滴判读为"0"），最后根据阳性微滴的比例或泊松分布公式计算待检靶标分子的浓度或拷贝数（图 17-1）。

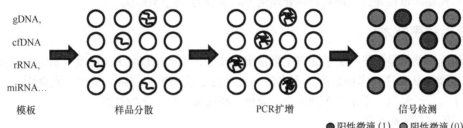

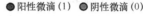

图 17-1 数字 PCR 的检测原理（冯秀晶等，2020）

dPCR 不需要校准物和绘制标准曲线即可对样品的初始浓度进行绝对定量，直接测出样品中的核酸拷贝数，比 qPCR 具有更加出色的灵敏度、特异性和精确性。根据反应单元形成的方式不同，可将 dPCR 技术分为两大类：①基于微流控技术的芯片式 dPCR。此类平台又分为封闭式和开放式两种。封闭式平台是在硅片或石英玻璃上光刻多个微管或微腔室，通过不同的阀门控制溶液的流动，实现样品制备、反应、分离和检测；开放式平台是以超高密度亲疏水微孔芯片作为反应载体，芯片表面被处理成疏水，而微孔内部为亲水，这种亲疏水结合的方式可使样品及反应体系轻易进入微孔而不会停留在表面，从而形成密集的独立微反应室，避免了各反应之间的交叉污染。②基于油包水技术的微滴式数字 PCR。其原理是把每个样本的反应液，通过液滴发生器均匀分割成 2 万个或 100 万～1000 万个乳液包裹的微液滴，在每个微滴内分别进行 PCR 扩增反应。最后通过类似流式细胞术的方法逐个对液滴的荧光信号进行检测。

3. 免疫杂交 PCR

早期多使用琼脂糖凝胶电泳检测 PCR 扩增产物，这种方法无法区别特异性产物和非特异性产物，且无法进行定量检测。免疫杂交 PCR 是在作为固体支持物的聚乙烯板上，包被与扩增产物特异结合的寡核苷酸探针，在引物上连接生物素，带有生物素的扩增产物首先与聚乙烯板上的探针结合，洗去未结合的非特异产物后，加入标记了过氧化物酶的亲和素，形成探针 - 产物 - 生物素 - 亲和素 - 过氧化物酶复合物，最后加入酶底物显色。这种方法不但避免了非特异杂交并且可以进行半定量测定。为避免扩增产物的二次污染，还在系统中加入了尿苷酶，同时在反应体系中用脱氧尿苷代替脱氧胸苷，尿苷酶在反应前将上次扩增中含有脱氧尿苷的扩增产物降解掉，使其不能作为模板被第二次扩增。

三、基因芯片技术

基因芯片（gene chip），又称 DNA 芯片或 DNA 微列阵（DNA microarray），它是基于核酸分子杂交原理，利用微点阵技术，将大量已知序列的核酸分子探针（通常是 DNA 或 cDNA 或寡核苷酸片段）集成排列在基片（硅片、玻片、尼龙膜等）上，再将所要检测的样本材料（如 DNA、RNA 或 cDNA）用荧光标记，并在芯片上与探针杂交；然后经激光共聚焦检测系统对芯片进行扫描，并配合计算机系统根据杂交信号强度对样品中的核酸数量和序列信息进行分析。

目前，基因芯片是生物芯片中最成熟、最先进和商品化应用最早的技术，只需一次实验，便能将成千上万的基因表达图谱记录下来，主要应用于医疗领域的基因表达分析、疾病诊断与治疗、药物研究等。基因表达分析的具体应用包括分析基因表达时空特征、基因差异表达检测、发现新基因、大规模 DNA 测序等；疾病诊断与治疗的具体应用包括遗传病相关基因的定位、肿瘤诊断、感染性疾病诊断、耐药菌株和药物检测等；药物研究方面的具体应用包括新药研发、对药物的毒性评价、调查药物处理细胞后基因的表达情况等。

四、基因测序技术

基因测序技术是分子生物学研究中最常用的技术，它的出现极大地推动了核酸分析及临床检验的发展。从测序技术的发展历程来看，它经历了从简单到复杂，从单一到全面，从时间长、成本高、通量低、手工操作到快速、廉价、高通量、自动化的过程。

1. 第一代测序技术

第一代测序技术以 20 世纪 70 年代 Sanger 发明的"双脱氧链终止法"为代表，其原理是：脱氧核苷三磷酸（dNTP）和双脱氧核苷三磷酸（ddNTP）共同参与反应过程。dNTP 参与 DNA 复制，而 ddNTP 用来中断 DNA 合成（因其 2′ 和 3′ 都不含羟基，在 DNA 合成反应中不能形成磷酸二酯键）。测序时分成 4 个反应，每个反应中加入 DNA 聚合酶、待测模板、引物、4 种 dNTP 和 1 种放射性标记或荧光标记的 ddNTP。反应时 ddNTP 会随机取代相应的 dNTP，使正在延伸的寡聚核苷酸选择性地在 A、T、C 或 G 处终止。通过调整 dNTP 和 ddNTP 的相对浓度，可扩增得到一系列末端由 ddNTP 构成的长短不一的 DNA 片段产物，这些产物具有共同的起始点，但终止点不同。最后通过变性凝胶电泳或高分辨率毛细管电泳分离出大小不同的片段，再用放射自显影或通过荧光标记识别片段末端碱基，从而获得所测片段的碱基序列。

双脱氧链终止法因测序读长（read）长、准确性高等优点，在其问世后的 30 年里一直占据着统治地位，其测序长度可达 1000bp，可用于未知或已知的基因变异的检测，基本适用于所有的基因变异类型，如点突变、插入或缺失变异等，准确性几乎 100%，可以说是测序技术的金标准，在基因病特别是单基因病现症患者和携带者的基因诊断、高危胎儿的产前基因诊断乃至胚胎植入前基因诊断方面都是不可或缺的诊断手段。但该法也有一些缺点：①只能在 PCR 扩增后才能测序，且只能逐段测序，即只能分析单个的 DNA 片段，因此通量小，无法完成全基因组层面的分析；②测序成本高，数据分析量大；③自动化程度不高或需手工操作，速度慢，检测时间长。

2. 第二代测序技术

二代测序技术多是在 Sanger 测序的基础上进行改良，具有代表性的是 Roche、Illumina 和 ABI 公司分别推出的 454（2005 年）、Solexa（2006 年）和 Solid（2007 年）测序平台。与第一代测序技术相比，二代技术在通量、灵敏性、自动化程度方面显著升高，且合成与测序同时进行，可一次性检测未知物种、未知基因全基因组区域的所有位点。

根据测序覆盖范围，可将二代测序技术分为全基因组测序（whole genome sequencing，WGS）、全外显子测序（whole exome sequencing，WES）和靶向区域测序（targeted/panel sequencing）。WGS 主要针对全基因组水平的变异进行检测，可最大限度地覆盖靶标，但费用昂贵，某些着丝粒区、端粒区和某些高 GC 含量区等特定区域，属于测序盲区，数据可信度较差。目前，除应用于基因组拷贝数变异（染色体微小片段缺失或重复）等少数情况外，WGS 一般不用于临床检测。外显子序列只占到人类基因组序列的 1%～2%，但遗传性疾病变异主要发生在外显子区域，因此 WES 与 WGS 相比，数据分析量显著减少，成本相对较低，基因型-表型关系更直接，可一次性捕获约 20 000 个与人类疾病相关的基因，在遗传性疾病诊断方面得到了更为广泛的应用，如对孕妇和胎儿进行 WES 检测，可为孕妇及其家庭提供优生优育咨询等服务。靶向区域测序是对可引起某种临床表现（即表型）的多种可能致病基因进行测序，对目标序列的检出率可达 99% 以上，其数据质量显著优于 WGS 和 WES。

第二代测序技术近年来发展很快，应用也日益广泛，其应用范围包括：对未被测序过的生物基因组从头测序、单核苷酸多态性研究、转录组及表达谱分析、小分子 RNA 研究及转录调控研究等。在临床上，二代测序技术主要应用于寻找疾病的候选基因，可用于单基因病、多基因相关疾病（如糖尿病、肥胖症等）甚至癌症的致病基因或易感基因的筛选，并在无创性产前基因诊断方面得到广泛应用。但二代测序技术的工作量仍较大，费用仍较高，且不适合用于序列已知的单基因病的突变检测。

3. 第三代测序技术

第三代测序技术是在单分子和单细胞水平对基因组进行测序的技术，该技术在二代基础上增加了读长（可达 10kb，理论上甚至可达无限长），降低了试剂成本，且加快了运行速度（每秒读碱基数可达 10 个）。测序时不需进行 PCR，边合成边测序，不仅简化了样品处理过程，避免了扩增可能引入的错配，而且不受鸟嘌呤和胞嘧啶或腺嘌呤和胸腺嘧啶含量的影响，因此能直接对 RNA 和甲基化 DNA 序列进行测序。但该方法成本高，通量及准确性相对低，目前多应用于科研领域，对遗传性疾病的检测并非首选。现有的三代测序平台包括 Helicos Bioscience 公司的 HeliScope 遗传分析系统、PacificBiosciences 公司的 PacBioRS 单分子实时测序系统和 Oxford Nanopore 公司的单分子纳米孔测序系统。

当前，基因诊断对疾病预防、诊断、预估预后、制定个体化医疗方案等方面起着越来越重要的作用。对于感染性疾病，基因诊断可直接探查侵入人体的外源基因（感染性病原体的 DNA 或 RNA）存在的状态，做到早期、快速、敏感、特异地检测，还可以对感染性病原体进行基因分型和耐药性监测。对于遗传性疾病，基因诊断不仅可以直接检测基因是否发生点突变、缺失、插入等异常变化，还可通过检测先证者的遗传标记和在家系中进行连锁分析，判断家系的其他成员是否也带有这种遗传缺陷。对于多基因参与的肿瘤性疾病，可通过分子手段检测活化的原癌基因、抗癌基因、肿瘤细胞内的染色体易位、肿瘤病毒或残留的肿瘤细胞等。随着医疗模式的转变，越来越多的人开始关注预防，这将会刺激基因诊断市场不断发展，使得分子诊断还有望在未来普遍应用于人群健康筛查与体检、重大疾病预警与诊断、公众分子基因档案建立等领域。

主要参考文献

冯秀晶，易红梅，任星旭，等. 2020. 数字 PCR 技术及其在检测领域的应用［J］. 遗传，42（4）：353-373.

冯兆民，舒跃龙. 2017. 数字 PCR 技术及其应用进展［J］. 病毒学报，33（1）：103-107.

郭奕斌. 2014. 基因诊断中测序技术的应用及优缺点［J］. 遗传，36（11）：1121-1130.

梁晨，段钟平，郑素军. 2020. 基因测序技术的选用与检测报告解读［J］. 实用肝脏病杂志，23（3）：307-311.

梁振山，曾令兵，万腊根. 2016. 基因组测序技术及其临床应用进展［J］. 实验与检验医学，34（1）：48-51.

刘可君，郭世富，崔乐，等. 2018. 基因测序技术在临床检验领域的应用及国内外监管现状比较研究［J］. 中国药事，32（11）：1520-1529.

夏琳，姜侃. 2013. 临床输血医学检验［M］. 武汉：华中科技大学出版社.

邢钊，乐涛. 2006. 动物微生物及免疫技术［M］. 郑州：河南科学技术出版社.

詹成，燕丽，王琳，等. 2015. 数字 PCR 技术的发展和应用［J］. 复旦学报（医学版），42（6）：786-789.

张小珍，尤崇革. 2016. 下一代基因测序技术新进展［J］. 兰州大学学报（医学版），42（3）：73-80.

周琳颖，苏燕，许丽，等. 2018. 分子诊断研发与市场发展概况［J］. 生物产业技术，2：6-13.

左伋，刘晓宇. 2014. 遗传医学进展［M］. 上海：复旦大学出版社.

Sabour L, Sabour M, Ghorbian S. 2017. Clinical applications of next-generation sequencing in cancer diagnosis [J]. Pathology & Oncology Research, 23: 225-234.

主要缩写词索引

CAR-T（chimeric antigen receptor T-cell）	嵌合抗原受体 T 细胞
CD（cluster of differentiation）	白细胞分化抗原
CDC（complementary dependent cytoxicity）	补体依赖的细胞毒作用
CDR（complementary determining region）	互补决定区
ChAd（chimpanzee adenovirus）	黑猩猩腺病毒
CHO（Chinese hamster ovary）	中国仓鼠卵巢
CLL（chronic lymphocytic leukemia）	慢性淋巴细胞白血病
CMV（cytomegalovirus）	巨细胞病毒
CoV（coronavirus）	冠状病毒
COVID-19（coronavirus disease-19）	新型冠状病毒感染疾病
CR（complement receptor）	补体受体
CRP（C-reactive protein）	C 反应蛋白
CPS（capsular polysaccharide）	荚膜多糖
CSF（colony stimulating factor）	集落刺激因子
CT（cholera toxin）	霍乱毒素
CTL（cytotoxic T lymphocyte）	细胞毒 T 细胞
CTLA（cytotoxic T lymphocyte-associated antigen）	细胞毒 T 细胞抗原
DAMP（damage-associated molecular pattern）	损伤相关分子模式
DC（dendritic cell）	树突状细胞
dPCR（digital PCR）	数字 PCR
DR-TB（drug-resistant tuberculosi）	耐药性结核病
dsRNA（double-stranded RNA）	双链 RNA
DT（diphtheria toxin）	白喉毒素
DTP（diphtheria, tetanus and pertussis combined vaccine）	百白破联合疫苗
DTwP（diphtheria, tetanus and whole cell pertussis combined vaccine）	全细胞百白破联合疫苗
DTaP（diphtheria, tetanus and acellular pertussis combined vaccine）	无细胞百白破联合疫苗
EBV（Epstein-Barr virus）	EB 病毒
EGF（epidermal growth factor）	表皮生长因子
EHF（epidemic hemorrhagic fever）	流行性出血热
ELISA（enzyme linked immunosorbent assay）	酶联免疫吸附试验
EMA（European Medicines Agency）	欧洲药品管理局
EPI（Expend Programme on Immunization）	扩大计划免疫规划
EPO（erythropoietin）	促红细胞生成素
ETEC（enterotoxigenic Escherichia coli）	产肠毒性大肠埃希菌
EV（enterovirus）	肠道病毒
FA（Freund's adjuvant）	弗氏佐剂
Fab（fragment of antigen binding）	抗原结合活性片段
Fc（fragment crystallizable）	容易形成晶体的片段
FCA（Freund's complete adjuvant）	弗氏完全佐剂
FcR（Fc receptor）	抗体 Fc 段的受体
FDA（Food and Drug Administration）	食品药品监督管理局
FFP（fresh frozen plasma）	新鲜冰冻血浆

HGF（hepatocyte growth factor）	肝细胞生长因子
Hib（heamophilus influenza b）	b 型流感嗜血杆菌
HIV（human immunodeficiency virus）	人类免疫缺陷病毒
HLA（human leukocyte antigen）	人类白细胞抗原
HPV（human papilloma virus）	人乳头瘤病毒
HRIG（human rabies immunoglobulin）	狂犬病人免疫球蛋白
HSA（human serum albumin）	人血清白蛋白
HSC（hematopoietic stem cell）	造血干细胞
HSP（heat shock protein）	热激蛋白
HSV-TK（herpes simplex virus thymidine kinase）	单纯疱疹病毒腺苷激酶
HTIG（human tetanus immunoglobulin）	破伤风人免疫球蛋白
HTIG（human tetanus immunoglobulin）	人破伤风免疫球蛋白
HV（hantavirus）	汉坦病毒
IAV（influenza A virus）	甲型流感病毒
IBD（inflammatory bowel disease）	炎症性肠病
IBV（influenza B virus）	乙型流感病毒
ICM（immune checkpoint molecule）	免疫检查点分子
ICV（influenza C virus）	丙型流感病毒
IDV（influenza D viurs）	丁型流感病毒
IFN（interferon）	干扰素
Ig（immunoglobulin）	免疫球蛋白
IGF（insulin-like growth factor）	胰岛素样生长因子
IL（interleukin）	白细胞介素
IMIG（intramuscular immunoglobulin）	肌内注射用人免疫球蛋白
INS（insulin）	胰岛素
IPV（inactivated poliomyelitis vaccine）	脊髓灰质炎灭活疫苗
IRC（irradiated red cell）	辐照红细胞
ISCOM（immune stimulating complex）	免疫刺激复合物
ISS（immunostimulatory sequence）	具有免疫刺激作用的 DNA 序列
ITP（immune thrombocytopenia）	免疫性血小板减少症
IV（influenza virus）	流感病毒
IVIG（intravenous immunoglobulin）	静脉注射用人免疫球蛋白
JEV（Japanese encephalitis virus）	乙型脑炎病毒
JIA（juvenile idiopathic arthritis）	幼年特发性关节炎
KGF（keratinocyte growth factor）	角质细胞生长因子
LAK（lymphokine-activated killer）	淋巴因子激活的杀伤细胞
LAM（lipoarabinomannan）	脂阿拉伯甘露聚糖
LBP（LPS binding protein）	脂多糖结合蛋白
LD_{50}（median lethal dose）	半数致死量
LFA（lymphocyte functionassociated antigen）	淋巴细胞功能相关抗原
LGL（large granular lymphocyte）	大颗粒淋巴细胞
LH（luteinizing hormone）	促黄体生成素

LK（lumbrukinase） 蚓激酶

LOS（lipooligosaccharide） 脂寡糖

LPS（lipopolysaccharide） 脂多糖

LTA（lipoteichoic acid） 脂磷壁酸

LTR（long terminal repeat） 长末端重复序列

MAC（membrane attack complex） 攻膜复合物

MAMP（microbe-associated molecular pattern） 微生物相关分子模式

MAPK（mitogen-activated protein kinase） 丝裂原活化的蛋白激酶

MBL（mannose-binding lectin） 甘露糖结合凝集素

McAb（monoclonal antibody） 单克隆抗体

M-CSF（macrophage colony stimulating factor） 巨噬细胞集落刺激因子

MCV（meningococcal polysaccharide conjugate vaccine） 脑膜炎球菌多糖结合疫苗

MDCK（Madin-Darby canine kidney） 犬肾

MERS（Middle East respiratory syndrome） 中东呼吸综合征

MHC（major histocompatibity complex） 主要组织相容性复合体

MHLW（Ministry of Health, Labor and Welfare） 日本厚生劳动省

mIg（membrane immunoglobulin） 膜型免疫球蛋白

MMR（measles mumps rubella） 麻疹 - 流行性腮腺炎 - 风疹

MR（Measles Rubella） 麻疹 - 风疹

MR（mannose receptor） 甘露糖受体

MPL（monophosphoryl lipid A） 单磷酰脂质 A

MPV（meningococcal polysaccharide vaccine） 流脑荚膜多糖疫苗

MS（multiple sclerosis） 多发性硬化症

MSC（mesenchymal stem cell） 间充质干细胞

MTB（*Mycobacterium tuberculosis*） 结核分枝杆菌

MuV（mumps virus） 流行性腮腺炎病毒

Multi-CSF（multipotential-colony stimulating factor） 多潜能集落刺激因子

MV（measles virus） 麻疹病毒

MVA（modified vaccinia virus Ankara） 经修饰的安卡拉牛痘病毒

NA（neuraminidase） 神经氨酸酶

NEP（nuclear export protein） 核输出蛋白

NGF（nerve growth factor） 神经生长因子

NHL（non-Hodgkin's lymphoma） 非霍奇金淋巴瘤

NIH（National Institute of Health） 美国国立医学研究所

NIP（National Immunization Programm） 国家免疫规划

NK（natural killer） 自然杀伤

NK（nattokinase） 纳豆激酶

NLR（nucleotide binding oligomerization domain-like receptor） 核苷酸结合寡聚化结构域样受体

NLV（Norwalk like virus） 诺瓦克病毒

Nm（*Neisseria meningitides*） 脑膜炎奈瑟菌

NMPA（National Medical Products Administration） 国家药品监督管理局

NNIAb（non-neutralizing inhibitory antibody） 非中和抑制性抗体

NOV（norovirus） 诺如病毒

ODN（oligodexynucleodeotide） 脱氧寡核苷酸

OMP（outer membrane protein） 外膜蛋白

OMV（out membrane vesicle） 外膜囊泡

OPV（oral poliomyelitis vaccine） 口服脊髓灰质炎减毒活疫苗

ORF（open reading frame） 开放阅读框

PA（plasminogen activator） 纤溶酶原激活剂

PA（psoriasis arthritis） 银屑病性关节炎

PAI（plasminogen activator inhibitor） 纤溶酶原激活剂抑制剂

PAMP（pathogen-associated molecular patten） 病原相关分子模式

PCC（prothrombin concentrate complex） 凝血酶原复合物

PCV（pneumococcal conjugate vaccine） 肺炎球菌多糖结合疫苗

PD-1（programmed death-1） 程序性死亡因子1

PDGF（platelet-derived growth factor） 血小板衍生生长因子

PEG（polyethyleneglycol） 聚乙二醇

PEP（post-exposure prophylaxis） 暴露后预防

PFU（plaque forming unit） 蚀斑形成单位

PG（peptidoglycan） 肽聚糖

Pg（plasminogen） 纤溶酶原

PLGF（placental growth facto） 胎盘生长因子

PLT（platelet） 血小板

Pm（plasmin） 纤溶酶

PrEP（pre-exposure prophylaxis） 暴露前预防

PRN（pertactin） 百日咳黏着素

PRR（pattern recognition receptor） 模式识别受体

PP（plaque psoriasis） 斑块性银屑病

PPV（pneumococcal polysaccharide vaccine） 肺炎球菌多糖疫苗

PT（pertussis toxin） 百日咳毒素

PV（poliovirus） 脊髓灰质炎病毒

RABV（rabies virus） 狂犬病毒

qPCR（quantitative real time PCR） 荧光实时定量PCR

RA（rheumatoid arthritis） 类风湿性关节炎

RBC（red blood cell） 红细胞

RCC（red cell concentrate） 浓缩红细胞

RCS（red cell suspension） 悬浮红细胞

RdRP（RNA-dependent RNA polymerase） RNA依赖的RNA聚合酶

RIA（radioimmunoassy） 放射免疫分析

RNAi（RNA interference） RNA干扰

RNP（ribonucleoprotein complex） 核糖核蛋白复合物

RSV（respiratory syncytial virus） 呼吸道合胞病毒

RV（rotavirus） 轮状病毒

RV（rubella virus） 风疹病毒

WHO（World Health Organization）　世界卫生组织
WRC（washed red cell）　洗涤红细胞
WPV（wild poliovirus）　野生脊髓灰质炎病毒
WPV（whole cell pertussis vaccine）　全细胞百日咳疫苗
YRC（young red cell）　年轻红细胞
α_2-AP（α_2-antiplasmin）　α_2-抗纤溶酶
α_1-AT（α_1-antitrypsin）　α_1-抗胰蛋白酶
α_2-M（α_2-macroglobulin）　α_2-巨球蛋白